HANDBUCH DER MEDIZINISCHEN RADIOLOGIE

ENCYCLOPEDIA OF MEDICAL RADIOLOGY

HERAUSGEGEBEN VON · EDITED BY

L. DIETHELM
MAINZ

O. OLSSON
LUND

F. STRNAD
FRANKFURT/M.

H. VIETEN
DÜSSELDORF

A. ZUPPINGER
BERN

VIII

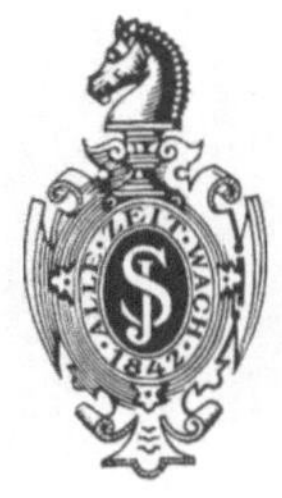

SPRINGER-VERLAG BERLIN · HEIDELBERG · NEW YORK · 1968

RÖNTGENDIAGNOSTIK DER WEICHTEILE

ROENTGEN DIAGNOSIS OF THE SOFT TISSUE

VON · BY

W. BUCHWALD · A. FRANTZELL
J. GERSHON-COHEN · S. JOHANSSON · H. S. KLICKSTEIN
G. LEMKE · K. PFEIFFER · G. SEVERIN
P. W. SPRINGORUM · S. WELIN · H. WERNER · Z. B. ZSEBÖCK

REDIGIERT VON · EDITED BY

L. DIETHELM
MAINZ

MIT 566 ZUM TEIL FARBIGEN ABBILDUNGEN
WITH 566 PARTLY COLOURED FIGURES

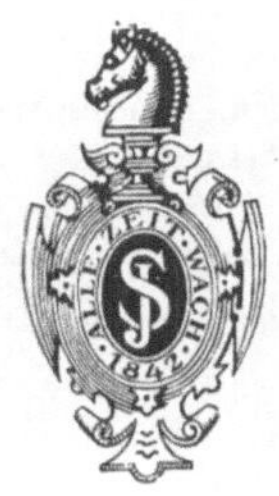

SPRINGER-VERLAG BERLIN · HEIDELBERG · NEW YORK · 1968

ISBN-13: 978-3-642-95049-0 e-ISBN-13: 978-3-642-95048-3
DOI: 10.1007/978-3-642-95048-3

Softcover reprint of the hardcover 1st edition 1968
Library of Congress Catalog Card Number 68-12798

Titel-Nr. 5843

Vorwort

Die Röntgendiagnostik der Weichteile hat in den letzten beiden Jahrzehnten erheblich an Bedeutung gewonnen. Eine Zusammenfassung des heutigen Wissensstandes in einem geschlossenen Handbuchband war daher wünschenswert. Bei der Durchführung erschien es den Herausgebern jedoch zweckmäßiger, die Erkrankungen der peripheren Arterien und Venen in größerem Zusammenhang mit dem Herzen und den großen Gefäßen im Band X, 3 abzuhandeln, die Lymphographie und Lymphadenographie aber wegen ihrer Sonderstellung im Rahmen der Weichteildiagnostik zu belassen. Hierdurch wurde es möglich, unter Vermeidung von Wiederholungen der eigentlichen Weichteildiagnostik einen größeren Raum zur Verfügung zu stellen und die Akzente so zu setzen, daß auch dieser Band als eine relativ geschlossene Einheit angesehen werden kann.

Mainz, Februar 1967

L. Diethelm

Preface

The importance of roentgendiagnosis of the soft structures has increased considerably during the past two decades. Therefore a summary of present knowledge on the subject in a single textbook was desirable. In compiling such a summary, however, it seemed more appropriate to the editors to discuss the diseases of the peripheral arteries and veins together with the heart and large vessels in Volume X, 3 and to leave lymphography and lymphadenography in the frame of soft structure diagnosis because of their particular nature. In this way it became possible to allow more space to actual soft structure diagnosis and to place the emphasis in such a manner that this volume as well can be considered a relatively complete unit.

Mainz, February 1967

L. Diethelm

Inhaltsverzeichnis

Spezieller Teil

Allgemeiner Teil

Spezieller Teil

Mitarbeiter von Band VIII — Contributors to volume VIII

Dr. Wolfgang Buchwald, Institut für klinische Strahlenkunde der Universität, 65 Mainz, Langenbeckstr. 1

Dr. Arne Frantzell, Samariterhemmet, Uppsala/Schweden

Professor Dr. J. Gershon-Cohen, Medical Tower, 255 South 17th Street, Philadelphia, Pa./USA

Dr. Sven Johansson, Malmö allmänna sjukhus, Röntgendiagnostische Abteilung, Malmö/Schweden

Herbert S. Klickstein, M. D., Adjunct, Division of Radiology, Albert Einstein Medical Center, York and Tabor Roads, Philadelphia, Pa. 19141/USA

Dr. Gotthard Lemke, Obermedizinalrat, Beratungsstelle und Poliklinik für Haut- und Geschlechtskrankheiten, 85 Nürnberg, Burgstr. 4

Privatdozent Dr. Klaus Pfeiffer, Stadtkrankenhaus, Röntgenabteilung, 48 Bielefeld

Dr. Gerd Severin, Röntgenabteilung des St. Vincenz- und Elisabeth-Hospitals, 65 Mainz, Am Fort Elisabeth 1

Dr. P. W. Springorum, Knappschaftskrankenhaus, Chirurgische Abteilung, 465 Gelsenkirchen

Professor Dr. Sölve Welin, Malmö allmänna sjukhus, Röntgendiagnostische Abteilung, Malmö/Schweden

Privatdozent Dr. Hans Werner, Radiologische Universitätsklinik, 23 Kiel, Schwanenweg 21

Professor Dr. B. Zoltán Zsebök, Radiologische Universitätsklinik, Budapest VIII (Ungarn), Üllöi ut 78

A. Allgemeiner Teil

I. Grundlagen der röntgenologischen Weichteildiagnostik

Von

A. Frantzell

Mit 17 Abbildungen

1. Die technischen Voraussetzungen

Da, soweit dem Verfasser bekannt ist, keine strenge und allgemein gebräuchliche Definition für den Begriff Weichteile im röntgenologischen Sinne existiert, soll darauf hingewiesen werden, daß mit dem genannten Begriff in den folgenden Ausführungen nur die peripheren Weichteile gemeint sind, d.h. die das Skelet der Extremitäten umgebenden samt den für die Röntgenuntersuchung zugänglichen äußeren Teilen von Bauch, Thorax und Hals. In diesem Zusammenhang werden demnach nicht die großen Organkomplexe von weichen Geweben besprochen, die innerhalb des Craniums, Thorax und Abdomens liegen; für diese sind seit vielen Jahren mehr oder weniger standardisierte röntgendiagnostische Methoden ausgearbeitet, meist in Kombination mit Kontrastmittelverfahren verschiedener Art.

Die gebräuchlichste Methode für eine röntgenologische Weichteiluntersuchung ist eine direkte Abbildung ohne Kontrastmittel. Da man es durchgehend mit feinkalibrigen Einzelheiten und kleinen Absorptionsdifferenzen zu tun hat, setzt die Methode in erster Linie die Lösung eines technischen Problemkomplexes voraus. Diese wird im Kapitel 1 behandelt.

Kapitel 2 sieht vor, die wichtigsten Charakteristika des normalen Weichteilbildes auseinanderzusetzen und behandelt teils das Normalbild von Haut und Unterhaut, teils das Normalbild der Muskulatur. Die Absicht dieser Disposition ist, zu vereinfachen und zu schematisieren, da der Verfasser die genannten Weichteilregionen für besonders repräsentativ hält, wenn man die Grundlagen für die röntgenologische Weichteildiagnostik aufzeigen will. Aus diesem Grunde sind unter anderem nicht die vielfältigen Einzelheiten wie Sehnenstränge u.a., welche in der Peripherie der Gelenke beobachtet werden können, behandelt worden, auch nicht das Weichteilgebiet der Mamma, dem ein eigenes Kapitel vorbehalten ist.

Wenn auch die Röntgenuntersuchung der peripheren Weichteile gewöhnlich ohne vorhergehende Kontrastmittelzufuhr gemacht wird, werden doch im Kapitel 2 einige Bilder nach Kontrastmittelinjektion in die Unterhaut bzw. Muskulatur gezeigt, um die Ausbreitung und Resorption der Flüssigkeit unter normalen Verhältnissen in verschiedenen Regionen zu demonstrieren und vor allem, um dadurch gewisse anatomische Gewebsstrukturen klarzulegen. Es soll schließlich hervorgehoben werden, daß man bei diesen Kontrastmittelinjektionen absichtlich eine intravasale oder intraartikuläre Kontrastzufuhr vermeidet, und daß der Begriff röntgenologische Weichteildiagnostik somit nicht Untersuchungen wie Arteriographie, Venographie und Arthrographie umfaßt.

a) Röntgenphysikalische Voraussetzungen

Dank seines großen Calciumgehaltes absorbiert das Skeletsystem die Röntgenstrahlung in bedeutend höherem Grade als die Weichteile, daher lenkte in der Frühzeit der Röntgenologie in erster Linie das Skelet die Aufmerksamkeit auf sich. Man erinnere sich des klassischen Bildes von Frau Röntgens Hand, welches natürlich in erster Linie ein Skeletbild war, aber auf welchem man doch einen schwachen Weichteilschatten um das Skelet herum ahnen konnte.

Schon im Anfang des 20. Jahrhunderts hatte man Beobachtungen gemacht, welche darauf hindeuteten, daß die Weichteile nicht als vollkommen homogener Schatten abgebildet werden, sondern gewisse Absorptionsdifferenzen zeigen, die mit einer entsprechenden Technik eine Abbildung von z.B. peripheren subcutanen Blutgefäßen zulassen (Révész 1913). Um 1920 nahmen Schlayer, Glocker und Nick Messungen der Röntgenabsorption bei verschiedenen weichen Geweben vor. Sie fanden, daß die Mehrzahl der Gewebe wie Bindegewebe, Muskulatur, Nerven und Körperflüssigkeiten praktisch untereinander die gleiche Absorption hatten, die im großen und ganzen gleich der des Wassers war. Dies bedeutete, daß man praktisch nicht damit rechnen konnte, diese Gewebe auf dem Röntgenbild unterscheiden zu können. Eine Ausnahme bildete das Fettgewebe, das eine bedeutend geringere Röntgenabsorption als andere weiche Gewebe zeigte und das auch ein geringeres spezifisches Gewicht als diese hat.

Schlayer und Nick geben (1922) die relative Schwächung verschiedener Gewebe für eine mittlere diagnostische Strahlung, bezogen auf Wasser, gemäß folgender Tabelle an:

Wasser	1000	Gehirn	1075	Herzmuskel	1056	Milz	1118
Fettgewebe	533	Muskel	1000	Niere	1061	Knochen	5000
Blutserum	1027	Lunge	864	Leber	1075		

Wenn man vom Lungengewebe absieht, das eine relativ niedrige Absorption als Folge eines gewissen Luftgehaltes aufweist, erscheint das Fettgewebe als das einzige weiche Gewebe, dessen Absorption sich wesentlich von der des Wassers unterscheidet. Man beachte jedoch den bedeutend größeren Absorptionsunterschied zwischen Wasser und Knochen.

Eggert hat 1951 und auch früher schon die Bedeutung verschiedener Härtegrade der Röntgenstrahlung für den Bildkontrast gezeigt. Folgendes Beispiel stammt aus seiner Publikation von 1951:

Strahlungsmenge in Prozent, die bei verschiedener Strahlenhärte durchgelassen wird

Schicht	0,3 Å (hart)	0,5 Å (weich)	0,7Å (sehr weich)
1. 1 cm Gewebe	77	61	37
2. 1 cm Knochen	24	0,4	0,00014
Strahlenkontrast	$\frac{77}{24} = 3{,}2$	$\frac{61}{0{,}4} = 152$	$\frac{37}{0{,}00014} = 260000$

Auch andere Verfasser haben rein zahlenmäßig diese Röntgenabsorption verschiedener Gewebe bei verschiedenen Härtegraden aufgezeigt. So zitiert Liechti eine Tabelle von Küstner, die zeigt, daß der Massenschwächungskoeffizient für $\lambda = 0{,}4$ bei Fett 0,28, bei Muskulatur 0,32 und bei Blut 0,34 ist. Bei $\lambda = 0{,}2$ lag praktisch kein Unterschied vor. Auch Zuppinger hat Messungen mit ähnlichem Resultat angeführt.

In der Praxis haben ab 1928 besonders Laurell und mehrere seiner Schüler die große Bedeutung der Absorptionsunterschiede zwischen Fett und anderen Geweben betont, z.B. für die Abgrenzung von Nieren- und Psoaskonturen, aber auch für die Diagnose des Lipoms und für das Studium von subcutanen Strukturen bei inflammatorischen Zuständen, für den Nachweis von Fett im Kniegelenk bei Skeletschäden usw. Hier seien unter anderen Holmgren (1942) und Skarby (1946) sowie später Frantzell (1944 und 1951) angeführt.

Auch spätere Forschungen haben gezeigt, daß die einzigen, praktisch ausnutzbaren, röntgenphysikalischen Voraussetzungen für eine röntgenphotographische Differenzierung von Details innerhalb der peripheren Weichteile im Absorptionsunterschied von Fett einerseits und den übrigen weichen Geweben andererseits liegen, ein Unterschied, der jedoch ziemlich unbedeutend ist im Verhältnis zu dem großen Absorptionsunterschied zwischen Skelet und weichen Geweben.

Die Möglichkeit, mittels direkter Röntgenphotographie ein detailreiches und einigermaßen kontrastreiches Bild zu erhalten, muß im Hinblick auf die genannten röntgenphysikalischen Voraussetzungen im höchsten Grade begrenzt erscheinen. Dies würde zunächst in der Praxis bedeuten, daß innerhalb der Weichteile nur zwei Regionen zu unterscheiden sind, nämlich die zum größten Teil fettführende Haut- und Unterhautregion und die nicht fettführende Muskelregion inklusive der in diese eingebetteten anderen weichen Gewebe, von denen die Mehrzahl die Röntgendichte des Wassers hat.

Eine geeignete Methodik gibt jedoch die Möglichkeit, innerhalb der Unterhautregion vorkommende Gewebe von der Dichte des Wassers abzubilden, z.B. normalerweise Blutgefäße und Bindegewebe und pathologischerweise Flüssigkeitsinfiltrationen im Fettgewebe oder Bindegewebsvermehrung verschiedener Genese. Ebenso kann man innerhalb der Muskelregion eventuell interstitiell oder subfascial vorkommendes Fett aufdecken; letzteres ermöglicht, gewisse Fascien sichtbar zu machen. Daß man sowohl innerhalb der Unterhaut als auch der Muskulatur sowohl Verkalkungen als auch eventuell vorkommendes Gas leicht aufdecken kann, dürfte selbstverständlich sein.

b) Die Technik der Röntgenabbildung

Bei der Röntgenuntersuchung von Weichteilen ohne vorhergehende Kontrastmittelzufuhr muß man einerseits die verhältnismäßig kleinen Absorptionsdifferenzen zwischen Fettgewebe und anderen weichen Geweben berücksichtigen, andererseits auch die Tatsache, daß die Details, welche für die Diagnose von Interesse sind, beinahe durchgehend sehr feinkalibrig sind. Man muß also eine Abbildungstechnik anwenden, welche einen ausreichend großen Kontrast ergibt. Gleichzeitig muß die Detailauflösung innerhalb des Bildes die bestmögliche sein.

α) Optimale Spannung

Man kann heutzutage von zwei verschiedenen Methoden für die Weichteiluntersuchung sprechen, die innerhalb verschiedener optimaler Spannungsgebiete arbeiten. Die eine Methode, welche ohne Zweifel die am meisten angewandte ist, arbeitet mit einem Spannungsgebiet, das um 40 kV herum liegt, im Einzelfalle bis gegen 50 kV. Diese Methode ist deshalb die gebräuchlichste, weil sie mit einer gewöhnlichen Apparatur in Kombination mit Glasröhren ausgeführt werden kann, die eine Eigenfilterung entsprechend ungefähr 1 mm Aluminium haben. Diese Methodik arbeitet praktisch immer mit Verstärkerfolien und ist für die unten gezeigten Bilder angewandt worden. Die andere Methode, deren Fürsprecher vor allem Bonse und Lemke sein dürften, arbeitet innerhalb eines bedeutend niedrigeren Spannungsgebietes, nämlich 20 bis höchstens 40 kV, wobei man eine spezielle Röntgenröhre mit Berylliumfenster und einen speziellen Röntgenfilm ohne Verstärkerfolien verwendet. Den Verfassern, die diese Methode angewandt haben, ist es außerordentlich gut gelungen, Einzelheiten vor allem in Haut und Unterhaut sichtbar zu machen. Dank der großen Durchlässigkeit des Berylliumfensters für die Bremsstrahlung kommt ein großer Teil ihrer weichen Komponente zur Anwendung. Der Anwendungsbereich für diese zweite Methode dürfte jedoch auf die Untersuchung eines nicht allzu großen Gebietes der Unterhaut begrenzt sein (also eine gewisse Begrenzung im Format), wobei es natürlich auch ein Nachteil ist, daß eine spezielle Apparatur erforderlich ist.

Was im folgenden über die Technik der Röntgenabbildung gesagt wird, bezieht sich auf die zuerst erwähnte Methode, die gewöhnlich mit der in jeder Röntgenabteilung vorhandenen Apparatur durchgeführt wird.

β) Focusabstand

Die Focusunschärfe muß auf ein Minimum reduziert werden, was einen relativ langen Focusabstand voraussetzt. Aus praktischen Gründen vergrößert man jedoch den Focusabstand nicht mehr als notwendig. Dabei hat sich gezeigt, daß bei einer Focusgröße von

2×2 mm ein Focusabstand vom Zehnfachen der Dicke der aktuellen Extremität vollständig zufriedenstellend ist (Frantzell 1951). Arbeitet man mit dem Focus 1×1 mm, so kann der Focusabstand auf ungefähr die Hälfte des oben genannten Abstandes reduziert werden.

γ) Sekundärblenden

Sekundärblenden werden bei Weichteilröntgenaufnahmen vermieden. Sie werden nicht gebraucht, da die Sekundärstrahlung bei der oben erwähnten niedrigen Spannung recht unbedeutend ist und vernachlässigt werden kann (Lemke 1956). Außerdem würde die Anwendung solcher Blenden mit sich bringen, daß man mit einer um 10 kV höheren Spannung — als geeignet — arbeiten müßte, und außerdem würde ein noch so feines, festes Raster durch seine Struktur die oft sehr feinkalibrigen Bilddetails stören. Das Einführen von beweglichen Rastern bringt stets eine unnötig hohe Spannung mit sich und außerdem einen nicht erwünschten Abstand zwischen dem Weichteilgebiet und dem Röntgenfilm.

δ) Verstärkerfolien

Arbeitet man mit gewöhnlichen Glasröhren bei einer Spannung von ungefähr 40 kV, so verwendet man vorteilhafterweise doppelte Verstärkerfolien, da ein Film ohne Verstärkung allzu geringen Kontrast ergibt. Man vermeide jedoch allzu hoch verstärkende und deshalb grobkörnige Folien. Der Verfasser arbeitet gerne mit einer eosingefärbten Folie, welche eine ausgeprägtere Oberflächenwirkung hinsichtlich der Fluorescenzstrahlung von der Folie ergibt. Hierbei erreicht man eine reduzierte Folienunschärfe unter Beibehaltung eines guten Kontrastes.

ε) Exponierung

Bei der Exponierung mit optimaler Spannung, geeignetem Focusabstand und geeigneten Verstärkerfolien ist es besonders wichtig, daß das Bild weder über- noch unterexponiert wird. Die Nachteile des allzu unterexponierten Bildes sind einleuchtend und brauchen nicht näher berührt zu werden. Das mäßig überexponierte Bild kann vielleicht brauchbar erscheinen, wenn man es gegen ausreichend starkes Licht betrachtet. Es zeigt sich jedoch, daß auch bei sehr mäßiger Überexponierung eine Menge Einzelheiten verschwinden oder zumindest schwer zu entdecken sind. Das dürfte darauf beruhen, daß zu einer kräftigeren Schwärzung eine Lichtstreuung innerhalb des Röntgenfilmes und längs der Folien kommt (Frantzell 1951). In der Regel sollte man daher Weichteilbilder gegen einen gewöhnlichen Schaukasten (ohne starke Lampe) betrachten können. Die aktuellen Weichteilgebiete sollen einen Schwärzungsgrad von 1,0 log Einheiten haben (Frantzell 1951). Das bedeutet, daß man meistens Unterhaut und Muskulatur für sich getrennt exponieren muß, wenn beide Regionen aus diagnostischen Gründen aktuell sind. Dennoch muß man in der Peripherie des Bildes den optimalen Schwärzungsgrad von 1,0 log Einheiten oft überschreiten.

c) Technik der Reproduktion des Weichteilbildes

α) Verschiedene Arten von Kontrastdifferenzierung

Eine Kopierung des Weichteilbildes zum Positiv oder Negativ auf Röntgenfilm, bestimmt zur Betrachtung in durchfallendem Licht, bietet selbstverständlich keine größeren Schwierigkeiten, wenn man dabei der Kopie denselben Schwärzungsumfang wie dem Originalbild geben kann. Es ist jedoch ein ziemlich schwer lösbares Problem, das zur Durchsicht bestimmte Originalbild auf eine Papierkopie zu überführen. Dieser kann nämlich nur ein außerordentlich begrenzter Schwärzungsumfang gegeben werden, weil das Papier in auffallendem Licht betrachtet werden soll. Da die weißesten Flächen des Papiers nur 70—80% des Lichtes reflektieren, während die schwärzesten Flächen noch immer ein paar Prozent reflektieren, ist der Schwärzungsumfang des Papiers oft nicht größer als 1,5 log Einheiten (Bäckström 1942; Meese 1945 u.a.). Im Vergleich dazu kann gesagt werden, daß dem Röntgenbild ein Schwärzungsumfang von maximal 4—5 log Einheiten gegeben werden kann und daß von diesem Umfang zumindest 2—3 log Einheiten praktisch immer ausgenützt werden.

Auch wenn es, wie oben gezeigt wurde, wünschenswert wäre, den aktuellen Details innerhalb des Weichteilbildes eine allgemeine Schwärzung zu geben, die 1,0 log Einheiten nicht übersteigt, muß man leider immer damit rechnen, daß die Weichteile entsprechend ihrer Rundung in der Peripherie oft eine bedeutend stärkere Schwärzung bekommen, wenn man so exponiert, daß die zentralen Teile gerade noch durchexponiert sind. Hierzu trägt natürlich nicht nur die Form der Weichteile bei, sondern auch die Tatsache, daß man weniger kV anwenden muß, um einen ausreichend großen Detailkontrast zu erreichen.

Das Problem bei der Herstellung einer Papierkopie, welche eventuell im Druck reproduziert werden soll, scheint zunächst zu sein, mit dem großen Schwärzungsumfang des Röntgenbildes im Rahmen des unbedeutenden des Papiers Platz zu finden. Das bietet an und für sich keine unüberwindlichen Hindernisse, wenn man z.B. eine Umphotographierung des Originals auf weichem photographischen Material vornimmt und danach auf geeignetem, eventuell weichem Papier kopiert. Eine solche Verminderung des Gesamtkontrastes beim Originalbild bringt jedoch den großen Nachteil mit sich, daß auch der Detailkontrast im gleichen Maße abnimmt. Man verliert, was man an Detailreichtum durch die niedrige Spannung bei der ersten Abbildung gewonnen hat, wobei es doch eher wünschenswert wäre, bei der Kopierung den vielleicht allzu geringen Detailkontrast vermehren zu können.

Aus dem oben Gesagten dürfte hervorgehen, daß man hinsichtlich des Kontrastes einerseits zwischen dem Gesamtkontrast oder der Kontrastbreite und andererseits dem Detailkontrast des Röntgenbildes unterscheiden kann (Grobkontrast bzw. Feinkontrast nach Bischoff und Schott).

Es dürfte auch einleuchten, daß es bei der Kopierung des Originalbildes auf Papier wünschenswert wäre, eine Kontrastdifferenzierung zustande zu bringen, welche darin bestehen würde, daß man den Gesamtkontrast ausreichend verminderte, damit er im Rahmen des geringen Schwärzungsumfanges des Papiers überführt werden könnte, wobei gleichzeitig der Detailkontrast beibehalten oder noch besser verstärkt werden könnte. Im Prinzip bedeutet das vor allem, daß man bei der Kopierung jeden einzelnen Teil des Originalbildes in direkter Proportion zu dessen Schwärzung müßte beleuchten können, wobei die Kopierung, falls erwünscht, auf einem relativ harten Positivmaterial vorgenommen werden könnte, um die Detailkontraste zu vermehren.

Eine solche Beleuchtungsdifferenzierung wird oft in der gewöhnlichen Photographie verwendet und ist schon früh bei der Kopierung von Röntgenfilmen versucht worden, indem man die Bildteile während längerer oder kürzerer Zeit beschattete, um eine Überexponierung dieser Teile zu vermeiden. Diese Beschattung kann entweder mehr zufällig mit der Hand oder mit Hilfe von für jedes Bild speziell geformten beschattenden Pappscheiben (Masken) oder ähnlichem ausgeführt werden, eine Methode, welche große Unsicherheit schafft und ganz auf der subjektiven Beurteilung beruht.

Bereits Ende der 20er Jahre begann man eine exaktere und für jede Partie mehr adäquat abgestimmte Beschattung anzuwenden, indem man bei der Kopierung das Originalnegativ mit einem Positiv desselben beschattete. Dieses durfte kein gewöhnliches scharfes Positiv sein, da in diesem Falle eine allgemeine Kontrastnivellierung beim Zusammenfügen der beiden Bilder zustande gekommen wäre. Außerdem zeigte es sich bei den ersten Versuchen, daß man leicht eine Verschiebung zwischen Negativ und Positiv erhielt, die eine Art Pseudorelief als Folge ergab. 1930 arbeiteten Spiegler und Juris eine solche Methode aus, die zum Ziele hatte, bei der Kopierung das Negativ mit einem Positiv zu beschatten, wobei das letztere in einem gewissen Abstand von dem Negativ lag. Dies hatte zur Folge, daß das Negativ unscharf auf dem photographischen Kopierungsmaterial abgebildet wurde. Man verwendete damals Glasplatten in Originalformat, später ist aber die Spieglersche Methode in verschiedener Weise modifiziert und gleichzeitig vereinfacht und verbessert worden. Abb. 1 und 2 zeigen einen Bereich von Haut und Unterhaut an der Innenseite des Oberschenkels mit einem lokalen Ödem nach Injektion von physiologischer Kochsalzlösung. Abb. 1 wurde mit der gebräuchlichen Methode und Abb. 2 mit Hilfe einer speziellen Kontrastdifferenzierungsmethode kopiert, welche der Verfasser dieses Kapitels 1943 anzuwenden begann, nach und nach verbesserte und 1950 beschrieben hat. Die Methode beinhaltet in Kürze, daß man einen Vergrößerungsapparat als Kamera verwendet, das beleuchtete Originalnegativ photographiert, wobei

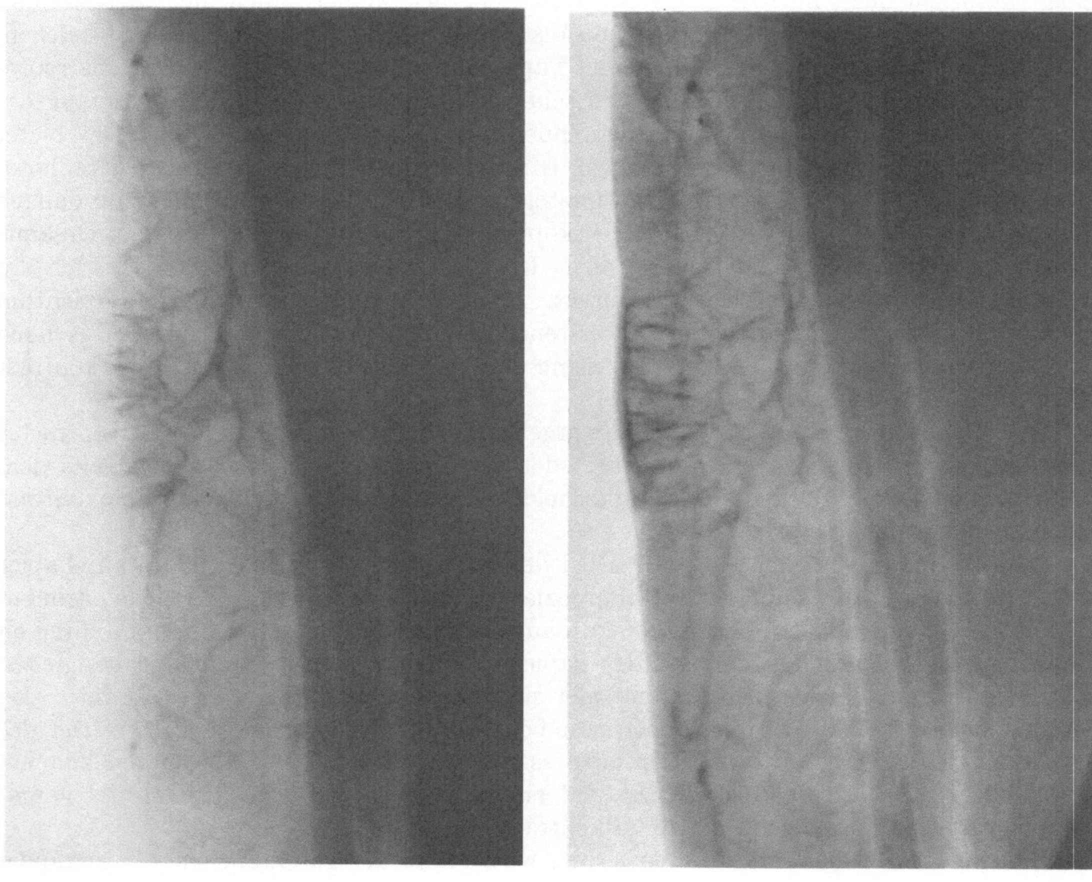

Abb. 1 Abb. 2

Abb. 1 u. 2. Ein Abschnitt von der Innenseite des Oberschenkels nach subcutaner Injektion physiologischer Kochsalzlösung. Abb. 1 auf gebräuchliche Art kopiert. Abb. 2 mit Kontrastdifferenzierung

man den Vergrößerungsapparat so focussiert, daß das erhaltene Bild unscharf wird. Nach der Entwicklung des unscharfen Diapositives wird dieses an genau den gleichen Platz gebracht wie beim Photographieren im Vergrößerungsapparat und dient nun als beschattendes Diapositiv bei der Kontaktkopierung des Originalnegatives, wofür entweder Film oder Papier angewandt werden können. Eine ähnliche Methode ist von PONS 1958 beschrieben worden. Der gleiche Verfasser beschrieb auch eine sog. Doppelfilmtechnik. Hierbei werden zwei simultane Röntgenbilder auf zwei Röntgenfilmen von verschiedener Empfindlichkeit ohne Verwendung von Verstärkerfolien hergestellt.

In diesem Zusammenhang sei erwähnt, daß die sog. *Xeroradiographie* oder *Xerographie* (ROACH und HILLEBOE 1955) ein Photographieverfahren ist, das durch photoelektrische Erzeugung eines Ladungsbildes automatisch ein Bild mit sehr geringem Gesamtkontrast, aber hohem Detailkontrast ergibt.

Es lag nahe, daß man, als man das Fernsehen anzuwenden begann, eine solche elektronische Methodik zur Kontrastverstärkung oder Kontrastdifferenzierung auszunützen versuchte. BISCHOFF und SCHOTT beschrieben 1957 eine Art Fernsehanlage zur Betrachtung und zur Photographie von Röntgennegativen, wobei eine weitgehende Kontrastdifferenzierung und Detailkontrastverstärkung durchgeführt werden konnte.

Es soll schließlich hier noch einmal die absolute Notwendigkeit hervorgehoben werden, bei der Reproduktion von Weichteilbildern im Druck irgendeine Form von Kontrastdifferenzierungsverfahren zu verwenden; vielleicht wird das unten erörterte, sog. loge-

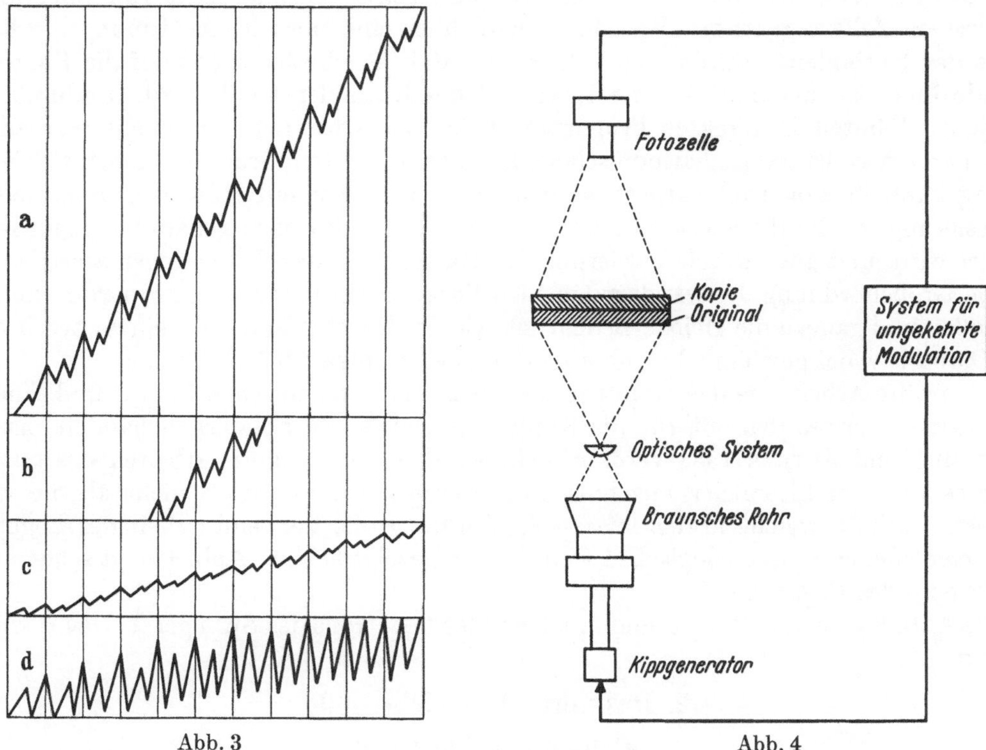

Abb. 3 Abb. 4

Abb. 3. a) Stellt den Schwärzungsunterschied des Originalbildes von 0 bis zum Schwärzungsmaximum dar (Gesamtkontrast). Die Zacken stellen den Detailkontrast dar. b) Kontaktkopie auf normalem Papier, wo das Originalbild mit Berücksichtigung der Zwischentöne kopiert worden ist. c) Kopie nach Umphotographie und Kopieren auf weichem Papier. Der Schwärzungsumfang des Originalbildes findet auf dem des Papiers Platz, aber der Detailkontrast wird erheblich vermindert. d) Kontrastdifferenzierung mit Verminderung des Gesamtkontrastes bei gleichzeitiger Vermehrung des Detailkontrastes

Abb. 4. Das Prinzip des Logetrons

tronische Verfahren sich als die ideale Methode erweisen. Abb. 3 zeigt schematisch das Verhältnis zwischen Gesamtkontrast und Detailkontrast bei gebräuchlicher Kopierung und bei Kontrastdifferenzierung.

β) Das logetronische Kopierungsverfahren

Das Logetron, eine elektronische Apparatur für automatische Kontrastdifferenzierung bei Kopierung von photographischen Negativen, scheint das erste Mal von CRAIG 1954 beschrieben worden zu sein. Der gleiche Verfasser hat die Apparatur und deren Anwendung auch 1955 und 1957 beschrieben. Der Name Logetron ist auf folgende Weise zu deuten: Log: Logarithmus; e: Exponierung; tron: Elektron. Im Prinzip wird in dieser Apparatur der Originalfilm auf solche Weise kopiert, daß jeder Teil in der Proportion zu seiner Schwärzung beleuchtet wird, doch ohne daß der Detailkontrast von der allgemeinen Kontrastnivellierung berührt wird. Eher pflegt man im Zusammenhang mit der Kopierung den Detailkontrast durch Kopierung auf kontrastreichem Positivmaterial zu vermehren.

Das Ganze geht so vor sich, daß ein Kathodenstrahl auf einen fluorescierenden Schirm projiziert wird, wo sich also ein Lichtfleck bildet. Dieser wird nun seinerseits durch ein gewöhnliches optisches System auf das Originalnegativ, das kopiert werden soll und das in Kontakt mit einem Positivmaterial (Papier oder Film) liegt, projiziert. Der Lichtfleck trifft zuerst das Negativ und dann das Positiv, aber durchdringt auch dieses bis zu einem gewissen Grad. Durch ein z.B. in Fernsehapparaten übliches Verfahren werden Negativ und Positiv rasterartig durch Pendeln des Kathodenstrahles, der von einem sog. Kippgenerator gesteuert wird, beleuchtet. Auf der anderen Seite dieses Systems, d.h. auf der Seite des Positivs, wird das durch Negativ und Positiv fallende Licht von einer photoelektrischen Zelle registriert. Von dieser wird über eine spezielle Anordnung die Lichtstärke der Kathodenstrahlröhre so kontrolliert, daß je schwächer das auf die Photozelle fallende Licht ist, desto stärker die Intensität des Kathodenstrahls wird. Dadurch wird also jeder Filmteil in direkter Proportion zu seiner Schwärzung beleuchtet. Dadurch kann man ein vollständig „harmonisches" Bild erhalten. Der Grad der Kontrastdifferenzierung kann im Logetron variiert werden, unter anderem mit Hilfe von verschiedener Focussierung des Kathodenstrahls, wodurch die Größe des oben genannten Lichtfleckes variiert wird, und auch durch Variierung des Härtegrades des Kopierungsmaterials.

Die Größenordnung des wandernden Lichtfleckes steht in direkter Proportion und hat im großen und ganzen die gleiche Bedeutung wie der Unschärfegrad bei einem beschattenden Diapositiv bei gewöhnlicher photographischer Kontrastdifferenzierung.

Die größte Arbeit, die das Logetron mit allen seinen technischen Details und Finessen samt dessen Verwendbarkeit für die Kopierung von Röntgenbildern behandelt, ist von FISCHGOLD und JUTRAS 1958 veröffentlicht worden. Auf andere Arbeiten des gleichen Gebietes wird im Literaturverzeichnis hingewiesen, welches jedoch nicht all die vielen Verfasser enthält, welche in den letzten Jahren die große Verwendbarkeit des Logetrons auf verschiedenen röntgenologischen Gebieten aufgezeigt haben. Abb. 4 zeigt schematisch das Prinzip des Logetrons.

Die Abb. 8a—c und 13a—c sind mit Hilfe des Logetrons des Springer-Verlages kopiert worden.

2. Das normale Weichteilbild

a) Haut und Unterhaut

Von den nicht wenigen Verfassern, welche seit ungefähr 1920 das röntgenologische Weichteilbild bei pathologischen Zuständen beschrieben haben, hat die Mehrzahl nur das Normalbild gestreift. Das beruht wohl vor allem darauf, daß das normale Weichteilbild relativ detailarm ist, besonders bei jüngeren und vor allem bei mageren Individuen. Was das Normalbild von Haut und Unterhaut anbelangt, so spielt dabei natürlich die Technik dafür eine große Rolle, welche Details sichtbar und welche nicht erkennbar sind.

Natürlich können die Fürsprecher der Weichteilmethodik, die Spezialröhren mit Berylliumfenster anwenden und somit mit besonders weicher Strahlung arbeiten, mehr Details innerhalb des aktuellen Weichteilgebietes aufweisen als diejenigen, die mit den konventionellen Röhrentypen arbeiten. Der Verfasser dieses Kapitels zeigt vor allem auf, was man mit der letztgenannten Methode beobachten kann, hat aber dankbar die Beobachtungen akzeptiert, die besonders von BONSE und LEMKE mit der erstgenannten Methode gemacht worden sind. Die anatomischen Einzelheiten, die bei Anwendung von Glasröhren und des 40 kV-Gebietes nicht hervortreten, können oft trotzdem im selben Gebiet studiert werden dank der Verstärkung des bindegewebigen Fasergerüstes von Haut und Unterhaut, die im Zusammenhang mit einer Flüssigkeitsvermehrung innerhalb des Fasergerüstes beobachtet wird, entweder in pathologischen Fällen bei der Entstehung eines leichten Ödems oder bei experimentellem Ödem durch subcutane Flüssigkeitsinjektion.

Die Haut erscheint auf dem Normalbild als eine zuweilen deutliche, zuweilen gerade noch kaum millimeterdicke, äußere Begrenzungszone zur Unterhaut, der sog. Cutislinie

(FRANTZELL 1944). In die Cutislinie dürfte sowohl die Cutis als scheinbar auch der nahe angrenzende Teil der Subcutis einbezogen sein, wo das Bindegewebsstroma relativ dicht im Verhältnis zu den hier ziemlich kleinen, eingesprengten Fettlobuli liegt. Die Cutislinie tritt oft bei Männern etwas deutlicher als bei Frauen hervor (scheinbar ?) und kann in gewissen Regionen, z.B. in der Schulterpartie, dicker erscheinen als anderswo. Die

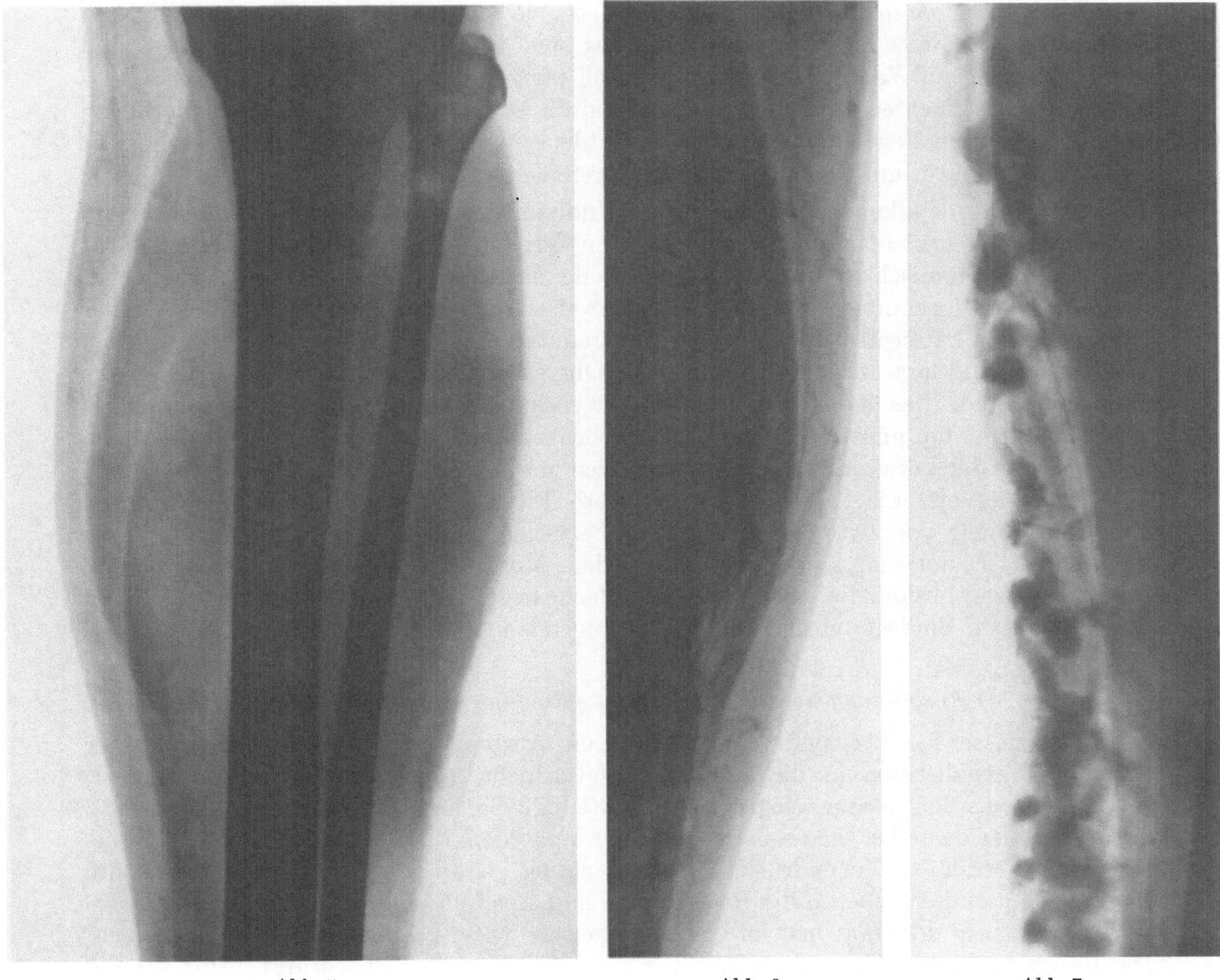

Abb. 5 Abb. 6 Abb. 7

Abb. 5. Linker Unterschenkel einer 22jährigen, gesunden Frau. Normales Bild

Abb. 6. Rechter Unterschenkel einer 50jährigen Frau. Normales Bild mit normaler Gefäßzeichnung und deutlicher subcutaner Fascie

Abb. 7. Innenseite des Unterschenkels einer 45jährigen Frau mit ausgebildeten Krampfadern der V. Saphena und deutlicher Fascie neben der Muskelkontur

große Bedeutung der Cutislinie liegt darin, daß ihre deutliche Verdickung und Verdichtung eine Flüssigkeitsvermehrung oder möglicherweise eine Bindegewebsvermehrung in der Hautregion bedeutet.

Die Unterhaut (Panniculus adiposus) wird auf dem Originalbild als eine relativ dunkle Zone mit scharfer Abgrenzung gegen die Muskulatur gesehen (Abb. 5). Diese Zone, welche hauptsächlich aus Fettgewebe besteht und dank ihrer geringeren Röntgenabsorption dunkler als die Muskulatur hervortritt, variiert von Individuum zu Individuum bedeutend in ihrer Breite (Dicke). Sie ist bei Frauen durchgehend breiter als bei Männern und kann bei adipösen Frauen z.B. an der Innenseite des Oberschenkels eine Breite von nahezu 10 cm erreichen. Sie ist im allgemeinen etwas mächtiger in der unteren als in der oberen Extremität. Wenn die Dicke der Unterhaut bei der Frau oft 1 cm übersteigt, so unterschreitet sie beim Mann gewöhnlich dieses Maß. Bei muskulösen, gut trainierten Männern ist es nicht ungewöhnlich, daß die Dicke der Unterhaut speziell in der oberen Extremität so gering ist, daß man gerade noch die Cutislinie von der Muskelkontur zu unterscheiden vermag. Es dürfte nicht Erstaunen erregen, daß man bedeutend leichter Details in einer breiten als in einer schmalen Fettzone beobachten kann. Die am häufigsten beobachteten Details im Panniculus adiposus sind Blutgefäße und deren Zweige und zwar praktisch nur Venen. Besonders deutlich pflegen die Vena saphena und ihre Verzweigungen beobachtet werden zu können, und die so häufigen varicösen Veränderungen bei der genannten Vene sind sehr leicht zu entdecken (Abb. 6 und 7). Am Oberarm sieht man oft V. basilica und V. cephalica mit einigen Verzweigungen.

Unter den vor allem bei wohlgenährten Individuen oft beobachteten Details in der Fettschicht bemerkt man einen feinen, dichten Streifen, direkt neben der Muskelkontur verlaufend, anatomisch der subcutanen Fascie oder der äußeren Muskelfascie entsprechend, die durch das Vorkommen von Fett innerhalb derselben sichtbar wird (Abb. 6). Dieser Streifen ist am häufigsten in den unteren Extremitäten zu finden und besonders deutlich pflegt die Fascia lata an der Außenseite des Oberschenkels hervorzutreten. Das lockere Bindegewebsnetz, das überall in der Unterhaut vorhanden ist, kann man bei gewöhnlicher Technik nur unter günstigen Verhältnissen beobachten oder vielmehr Teile desselben erahnen. Bei der Verwendung von Spezialröhren und Weichteilstrahlung tritt es natürlich deutlicher hervor. Liegt jedoch die geringste Flüssigkeitsvermehrung im genannten Bindegewebsnetz vor, tritt dieses, wenn die Fettschicht relativ gut ausgebildet ist, sehr deutlich hervor, und man kann dabei verschiedene Muster unterscheiden, abhängig davon, ob das Bindegewebsnetz tief oder an der Oberfläche liegt. Auf die detailliertere Anordnung des subcutanen Bindegewebsnetzes wird im folgenden Abschnitt eingegangen.

α) Ausbreitung und Resorption von subcutan injizierter Flüssigkeit

Der Verfasser hat 1944 und 1951 die Frage der Ausbreitung und Resorption von unter normalen Verhältnissen in die subcutane Fettschicht injizierter Flüssigkeit studiert, soweit man aus dem röntgenologischen Weichteilbild Schlüsse darauf ziehen kann. 1952 hat SALDANHA dasselbe Thema behandelt, aber außerdem die Beeinflussung des Organismus durch erhöhten Venendruck, Gefäßverengung, Gefäßerweiterung und muskuläre Kontraktion studiert, ebenso die Resorptions- und Ausbreitungsverhältnisse von injizierter Flüssigkeit in der Haut und im Unterhautgewebe unter pathologischen Verhältnissen. Da die nachfolgende Darstellung nur die normalen Verhältnisse berührt, wird für die pathologischen Verhältnisse auf SALDANHAs ausgezeichnete Arbeit verwiesen.

Will man die Verhältnisse bei subcutaner Flüssigkeitsinjektion studieren, kann man bei optimaler Technik physiologische Kochsalzlösung verwenden, die entsprechend dem im Kapitel 1 Gesagten eine größere Röntgenabsorption als die Hauptmasse des Unterhautgewebes, das Fett, hat. Man erzeugt durch eine Injektion ein lokales Ödem und Abb. 2 zeigt, wie deutlich dieses im Röntgenbild sichtbar ist. Will man jedoch ganz sicher sein, daß die Flüssigkeit überall wirklich deutlich sichtbar wird und daß man bis ins einzelne ihre Ausbreitungs- und Resorptionsverhältnisse verfolgen kann, so kann man eine geringe Menge jodhaltigen Kontrastmittels zusetzen (Perabrodil usw.), wobei eine geringe Fehlexponierung keine wesentliche Rolle spielt. Es hat sich auch gezeigt, daß sich eine solche verdünnte Kontrastmittellösung wie eine isotone, nicht gewebereizende Flüssigkeit, z.B. physiologische Kochsalzlösung, verhält. Abb. 8a—c zeigen den gewöhnlichen Verlauf einer subcutanen Injektion, wobei 4 ml einer etwa 5%igen Urografinlösung in Form von zwei Quaddeln eingespritzt wurde: die obere relativ tief subcutan, die untere näher der Haut. Die Injektionen wurden an der Innenseite des Oberschenkels einer relativ adipösen

Frau gemacht, welche keine nachweisbaren Zirkulationsstörungen in der unteren Extremität zeigte. Man sieht auf Abb. 8a, daß man bei Exponierung gleich nach der Kontrastinjektion ein ziemlich uncharakteristisches Bild einer Flüssigkeitsanhäufung rund um die Injektionsstellen erhält. 20 min nach der Injektion haben sich die Quaddeln nach allen Seiten hin ausgebreitet und bilden ein Netzwerk, welches anzeigt, daß sich

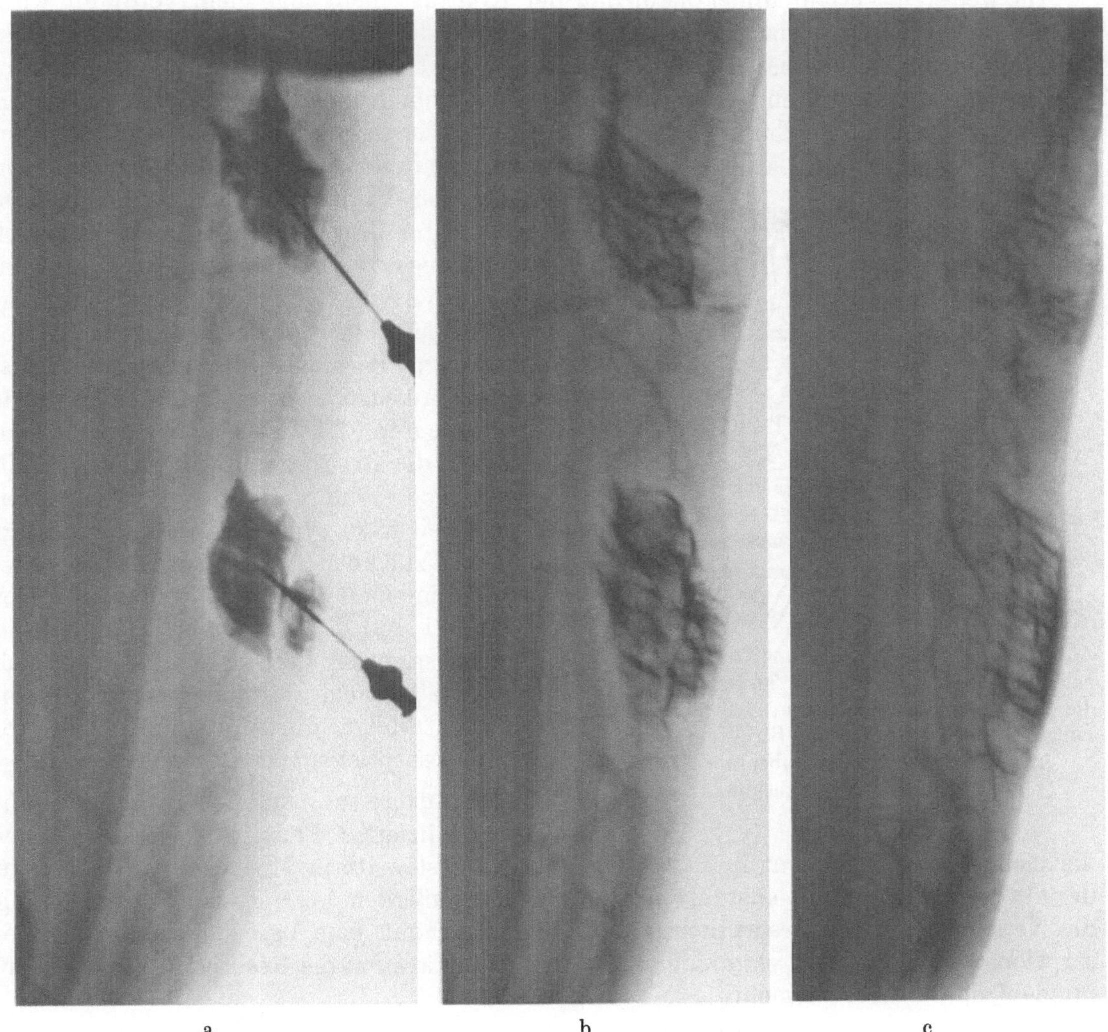

a b c

Abb. 8a—c. a) Innenseite des Oberschenkels einer 58jährigen, etwas adipösen Frau. Die Aufnahme ist unmittelbar nach Injektion von zwei Kontrastquaddeln — jede 4 cm³ etwa 5%ige Urografinlösung enthaltend — gemacht worden. Die eine Injektion ist relativ tief, die andere oberflächlicher gesetzt worden. b) Aufnahme 20 min nach der Injektion: Bild typischer Netzwerkbildung dank der Verbreitung des Kontrastes im lockeren Bindegewebe. c) Aufnahme 1 Std nach der Injektion: maximale Ausbreitung der Quaddeln. Beachte die Verdickung der Cutislinie innerhalb der Injektionsgebiete

die Flüssigkeit nun in dem lockeren Unterhautbindegewebe ausbreitet (wahrscheinlich dank des Überdruckes). Ungefähr 1 Std nach der Injektion sieht man ein für solche subcutan injizierte Quaddeln recht charakteristisches Bild (Abb. 8b): die Flüssigkeit hat sich, ob sie nun dicht unter die Haut oder tief injiziert worden ist, beinahe rechtwinklig gegen die Haut zu ausgebreitet, wobei die Cutisschicht auf Grund der lokalen Flüssigkeitsansammlung hier beträchtlich verdickt worden ist. Die Ausbreitung der Flüssigkeit gegen die Muskulatur zu erfolgt sozusagen gegen eine Barriere von längsverlaufenden Bindegewebselementen, entlang welcher die Flüssigkeit eine gewisse Ausbreitungstendenz besitzt, gleichzeitig aber gehindert wird, sich bis zur Muskelfascie auszubreiten. 2 Std nach der Injektion ist das Bild etwa das gleiche, abgesehen davon, daß jetzt eine gewisse Verdünnung und Abschwächung des Kontrastes, mit anderen Worten eine Resorption eingetreten ist. Eine weitere Ausbreitung der Flüssigkeit nach irgendeiner Richtung ist nicht mehr zu sehen und immer noch hat die Flüssigkeit ihre größte Ansammlung entlang der sog. Cutislinie.

Im weiteren Verlauf findet man, daß der Kontrast mehr und mehr verdünnt wird, so daß die Flüssigkeitsquaddel praktisch 3 Std nach der Injektion verschwunden zu sein pflegt. Für gewöhnlich hält sie sich direkt unter der Haut am längsten, d.h. ist dort am leichtesten zu beobachten. Dieses zusammen mit dem früher Beschriebenen berechtigt vielleicht zur Annahme, daß eine subcutan injizierte Flüssigkeit hauptsächlich dicht unter der Haut resorbiert wird, d.h. von den Capillaren, die in der Haut und den angrenzenden Teilen der Unterhaut liegen, aufgenommen wird. Unter allen Umständen dürfte es jedoch das Bindegewebsorgan in der Unterhaut sein, welches die ganze Zeit die Flüssigkeit zurückhält. Eine Infiltration des subcutanen Fettes selbst durch Permeabilität dürfte in nennenswertem Ausmaß nicht eintreten. Das würde also bedeuten, daß das Bild in irgendeinem Stadium der Resorption diffuser ausfiele. Ein Zusatz von Hyaluronidase zu der injizierten Flüssigkeit hat — wie viele Verfasser gezeigt haben — zur Folge, daß sich die Flüssigkeitsquaddel in einem bedeutend größeren Gebiet ausbreitet und daß die Ausbreitung auch in der Längsrichtung der Extremitäten vor sich geht. Die Tatsache, daß die Resorption dann schneller erfolgt, dürfte als Folge der größeren Resorptionsfläche anzusehen sein.

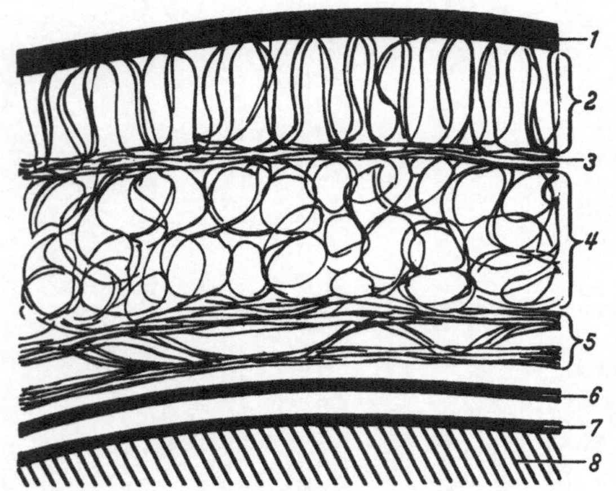

Abb. 9. Schematische Zeichnung von Haut, Unterhaut und Fascien. *1* Cutislinie; *2* rechtwinklig gegen die Haut verlaufende Stränge; *3* Stränge in der Längsrichtung; *4* netzförmige Struktur; *5* Stränge in der Längsrichtung; *6* subcutane Fascie; *7* Muskelfascie; *8* Muskulatur

Die Ausbreitung und Resorption von subcutan injizierter Flüssigkeit geht schneller vor sich, wenn der Patient in Bewegung ist oder systematisch Muskelkontraktionen in der aktuellen Extremität ausführt. SALDANHA hat außerdem gezeigt, daß eine Erhöhung des Venendruckes die Resorptionsgeschwindigkeit erhöht, eine Vasoconstriction die Resorptionsgeschwindigkeit vermindert und eine Vasodilatation die Resorption anfangs vermindert, später aber vermehrt.

Was oben über die subcutan injizierte Flüssigkeit gesagt worden ist, ist nicht als eine physiologische Untersuchung größeren Wertes anzusehen, wenngleich die große Neigung der Flüssigkeit, sich rasch zur Peripherie hin auszubreiten und sich im Cutisgebiet anzusammeln, eine früher nicht genügend beachtete Tatsache sein mag. Das wichtigste Resultat liegt indessen eher auf morphologischem Gebiet. Man bekommt durch Erzeugung eines experimentellen, lokalen Ödems ein ziemlich klares Bild von der Anordnung des subcutanen, lockeren Bindegewebes. Man findet, was dessen Struktur betrifft, eine gewisse, zur Muskulatur längsgerichtete und in den mittleren Teilen des Panniculus adiposus eine mehr netzförmige Anordnung der Bindegewebsstränge, die in der Nähe der Haut in hauptsächlich rechtwinklig zur Haut angeordnete Stränge übergeht. Nicht selten sieht man (mit vielen individuellen und lokalen Variationen) auch in den mittleren Teilen der Panniculus adiposus Bindegewebsstränge in hautpsächlich längsgehender, also parallel zur Muskelkontur verlaufender Richtung. Dies wird besonders oft in der Fettschicht der Bauchflanken beobachtet, wo solche Stränge sowohl von LAURELL als auch von SKARBY entdeckt worden sind. Abb. 9 ist eine schematische Zeichnung des lockeren

Bindegewebes von Haut und Unterhaut, wie es bei einem gut entwickelten Panniculus adiposus in Erscheinung tritt.

Während man auf einem normalen Weichteilbild kein klares Bild von der lockeren interstitiellen Bindegewebsanordnung erhält, so erhält man sofortige Klarheit darüber nicht allein durch subcutane Flüssigkeitsinjektionen, sondern vor allem dann, wenn ein leichtes subcutanes Ödem, d.h. eine gewisse Flüssigkeitsvermehrung in dem lockeren Bindegewebe vorliegt. Abb. 10 zeigt auf der rechten, gesunden Seite eine ziemlich unbe-

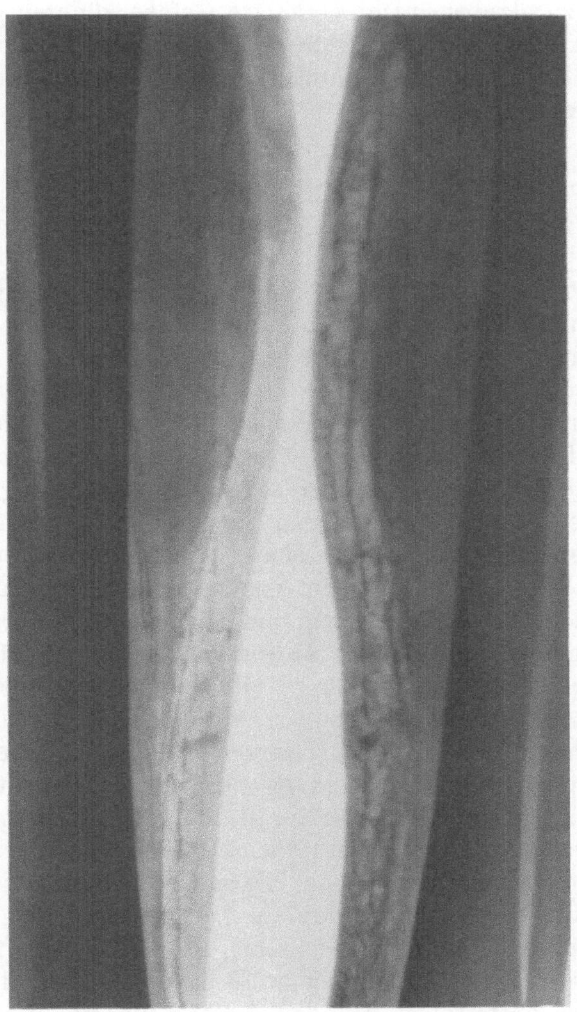

Abb. 10. 62jährige Frau mit durch Thrombose verursachtem, linksseitigem Unterschenkelödem

deutende, gerade noch zu erkennende, netzförmige Zeichnung in der Subcutis, während auf der anderen Seite, wo ein Ödem vorliegt, die Zeichnung deutlich verstärkt ist; hier können sowohl die netzförmige Anordnung als auch die längsgerichteten Bindegewebsstränge besonders gut beobachtet werden. Die Reproduktion gibt leider nicht die auf dem Originalbild deutlich sichtbare, verdickte Cutislinie wieder.

b) Die Muskulatur

Das normale Weichteilbild der Muskulatur ist bei jüngeren Individuen sehr detailarm und einförmig (Abb. 5). Die äußere Muskelkontur kontrastiert scharf gegen die Subcutis oder vielleicht noch öfter gegen das subfasciale Fett, welches zur äußeren Muskelfascie gehört, aber innerhalb des Muskelschattens sind Einzelheiten äußerst spärlich. Man kann jedoch hier und da verschiedene Muskelgruppen durch das Vorkommen von intermuskulärem Fett unterscheiden, so z. B. bei den meisten Individuen den lateralen Kopf des M. gastrocnemius vom M. soleus, den M. gracilis und manchmal auch den M. sartorius von den übrigen Muskeln des Oberschenkels. Sowohl im Ober- als auch im Unterarm können oft mehrere verschiedene Muskeln mehr oder weniger deutlich unterschieden werden. Wenn man auch normalerweise die äußere Muskelfascie oft sehen kann, können prinzipiell die verschiedenen Eigenfascien der Muskeln praktisch nur bei einer pathologischen Muskelverfettung beobachtet werden. Es sei auch bemerkt, daß man sich nicht verleiten lassen soll zu glauben, nicht verkalkte Gefäße könnten gesehen werden, wenn sie in oder zwischen den Muskeln eingebettet liegen. Die Venenschatten, die man oft den Muskelschatten kreuzen sieht, stammen immer — soweit sie nicht verkalkt sind — von subcutanen Venen.

α) „Nicht pathologische", interstitielle Verfettung

Untersucht man die Extremitäten bei einer großen Anzahl gesunder Individuen verschiedener Altersgruppen, so wird man finden, daß nach dem 30. Lebensjahr vor allem in den unteren Extremitäten in immer größerer Häufigkeit eingesprengtes Fett auftritt, welches in Form von dünnen Fettsträngen in der Muskelrichtung verläuft — sog. Fiederung. Das Vorkommen von solchem Fett scheint sein Maximum im 65. Lebensjahr zu erreichen und betrifft in diesem Alter 60—70% der Fälle (FRANTZELL u. INGELMARK 1950). In höherem Alter tritt eine allgemeine Weichteilatrophie ein, die das Fett schlechter hervortreten läßt. Diese interstitielle Verfettung, die parallel mit der Bindegewebsdegeneration während des Alterns zu gehen scheint, kann pathologisch-anatomisch nachweisbar schon in den frühen Kinderjahren beginnen, ist jedoch röntgenologisch erst ungefähr im 30. Lebensjahr sicher nachweisbar. In jüngeren Jahren (30—40 Jahre) sieht man die genannten Verfettungen in Form von versprengten, dünnen Fettsträngen, die in der Muskelfaserrichtung verlaufen und am leichtesten in der Gastrocnemiusregion beobachtet werden können. In höherem Alter nimmt sowohl die Häufigkeit als auch vor allem die Deutlichkeit dieser Lipomatose zu, die Fettstränge liegen dichter und werden deutlicher. Man beachte jedoch, daß die sog. normale, interstitielle Verfettung niemals soweit geht, daß sich wirkliche Fettlöcher in der Muskulatur bilden, wie man sie in gewissen Stadien der progressiven Muskeldystrophie sieht. Die Tatsache, daß man z. B. unter gesunden 60jährigen mehr als 50% mit röntgenologisch nachweisbarer Muskelverfettung findet, während die restliche Klientel keine Veränderungen aufweist, kann zur Zeit nicht befriedigend erklärt werden. Diese Verfettung darf zunächst als eine degenerative Veränderung angesehen werden, die parallel mit dem Altern einhergeht, das aus irgend einem Grunde bei manchen Menschen zur Fettbildung führt. Abb. 11 und 12 zeigen Fälle von interstitieller Muskellipomatose mit deutlicher Fiederung und gewöhnlicher Anordnung der Fettstränge. Handelt es sich um eine ältere Person (Abb. 11), brauchte man das Bild nicht als pathologisch zu bezeichnen. Dreht es sich aber wie auf Abb. 12 um ein 17jähriges Mädchen, muß die Diagnose Dystrophia musculorum progressiva gestellt werden.

β) Ausbreitung und Resorption von intramuskulär injizierter Flüssigkeit

Injiziert man intramuskulär eine Flüssigkeit von gleicher Röntgendichte wie Wasser, z. B. physiologische Kochsalzlösung, so kann diese unter normalen Verhältnissen für gewöhnlich nicht auf dem Röntgenbild gesehen werden. Eine Ausnahme bildet jedoch die Muskulatur älterer Menschen mit ausgesprochen interstitieller Verfettung. Diese wird mehr oder weniger unsichtbar gemacht, wenn man eine große Flüssigkeitsmenge — auch ohne spezielle Kontrastmittelzufuhr — injiziert. Man vergleiche damit die Tatsache, daß ein Muskel, der von einer intramuralen Blutung betroffen wurde, bedeutend dichter als die angrenzenden Muskeln erscheinen kann, besonders wenn diese eine bis zu einem gewissen Grad ausgebildete, interstitielle Lipomatose aufweisen. Man braucht jedoch nur einige Prozent eines wasserlöslichen Kontrastmittels hinzuzusetzen, um die Verteilung und Resorption der Flüssigkeit studieren zu können, auch wenn es sich um eine Injektion von kleinen Mengen handelt.

Bei einer intramuskulären Kontrastmittelinjektion sieht man auf einem während oder unmittelbar nach der Injektion aufgenommenem Bild den Kontrast als eine relativ diffuse

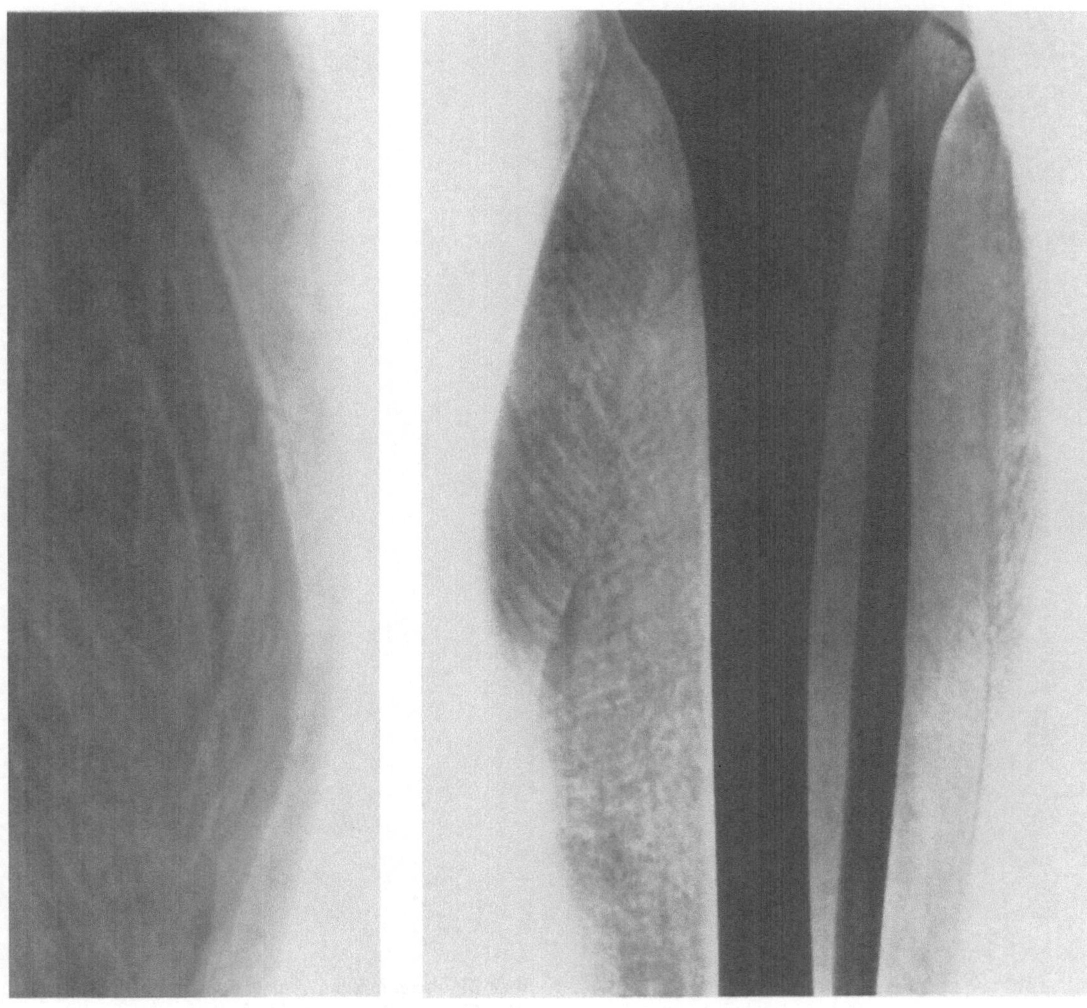

Abb. 11 Abb. 12

Abb. 11. Innenseite des rechten Unterschenkels einer 58jährigen Frau mit deutlicher „Fiederung" in den Mm. gastrocnemius und soleus

Abb. 12. Unterschenkel eines 17jährigen Mädchens mit markanter interstitieller Muskellipomatose. Diagnose: Dystrophia musculorum progressiva

Quaddelbildung um die Injektionsstelle (Abb. 13a). Schon nach einigen Minuten beginnt jedoch die Quaddel ihr Aussehen zu verändern, woraus hervorgeht, daß sich die injizierte Flüssigkeit in dem lockeren Bindegewebe der Muskulatur, dem sog. Perimysium internum verbreitet. Man erhält dabei eine Streifung in der Muskelfaserrichtung, die einer umgekehrten Zeichnung zur interstitiellen, intramuskulären Verfettung gleicht.

Das Ausbreitungsgebiet für die injizierte Flüssigkeit hängt von der Kontrastmittelmenge ab. Wenn man z.B. 5 cm^3 Flüssigkeit in den M. gastrocnemius eines Erwachsenen injiziert, breitet sich dieses Quantum ungefähr über einem Drittel der Muskeloberfläche

— im Röntgenbild gesehen — aus (Abb. 13b). Schon nach 15 min beginnt der Schatten durch Resorption verdünnt zu werden (Abb. 13c).

Injiziert man größere Mengen, füllt man so allmählich den ganzen Muskel oder, richtiger gesagt, sein ganzes lockeres Bindegewebssystem aus, praktisch wird jedoch niemals beobachtet, daß sich die Flüssigkeit von einem Muskel zum anderen ausbreitet. Abb. 14 zeigt den flüssigkeitsgetränkten M. gastrocnemius bei einem elfjährigen Mädchen. Abb. 15

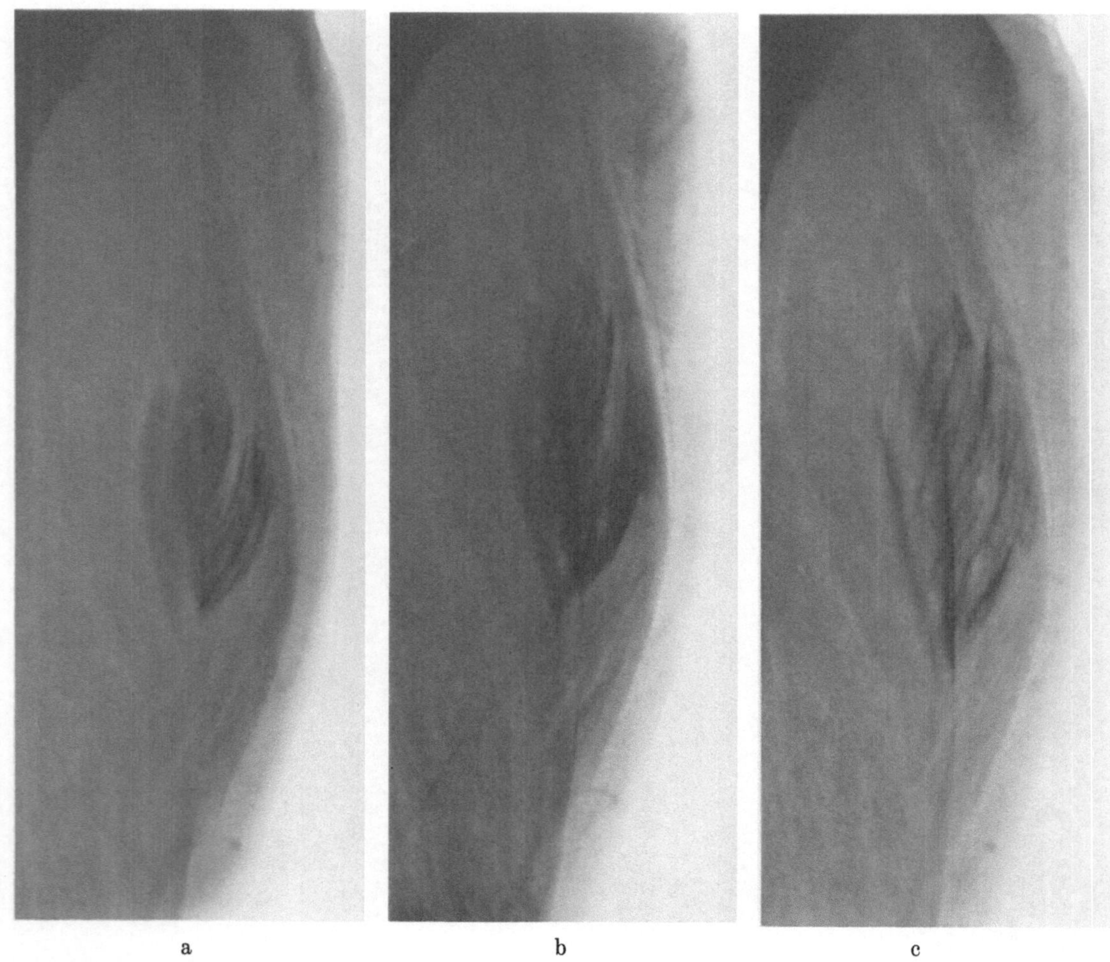

Abb. 13a—c. a) Innenseite des rechten Unterschenkels einer 58jährigen Frau gleich nach der Injektion von 5 cm³ 5%iger Urografinlösung in den M. gastrocnemius. Ein Teil des Kontrastmittels ist auch in die intermuskuläre Fettschicht zwischen Mm. gastrocnemius und soleus injiziert worden. b) Ausbreitung der Kontrastquaddel 5 min nach der Injektion. c) Ausbreitung der Kontrastquaddel 12 min nach der Injektion. Beachte die deutliche Ansammlung in der Muskelfaserrichtung

zeigt eine fast vollständige Kontrastmitteltränkung des M. sartorius von einer einzigen Injektionsstelle aus und Abb. 16 und 17 zeigen einige kontrastmittelgetränkte Muskeln des Unterschenkels. Die drei letzteren Untersuchungen sind an Leichen gemacht worden.

Die Tatsache, daß die injizierte Flüssigkeit immer in dem lockeren Bindegewebe und somit genau wie in der Unterhaut interstitiell zu liegen kommt, weist darauf hin, daß die Flüssigkeit wahrscheinlich vom Capillarsystem des Bindegewebes und nicht von dem des Muskels resorbiert wird. Forscher haben auch gezeigt, daß die Resorption der Flüssigkeit nicht parallel mit dem Durchblutungsgrad der Muskulatur geht (mündliche Mitteilung von Prof. E. BÁRÁNY). Eine Ausnahme gibt es, wo sich das injizierte Kontrastmittel nicht strich- oder fiederförmig in der Muskulatur ausbreitet: Kommt man zufällig mit der

Spitze der Injektionsnadel entweder in eine subfasciale oder intermuskuläre Fettschicht, so breitet sich das Kontrastmittel nur in dieser Schicht aus und scheint keine Neigung zu haben, sich zu dem intramuskulären, lockeren Bindegewebe hin zu verteilen. Die Flüssigkeitsquaddel, die man in Abb. 13a—c sieht, kann eigentlich in zwei verschiedene Quaddeln aufgeteilt werden, die eine interstitiell im medialen Kopf des M. gastrocnemius und die

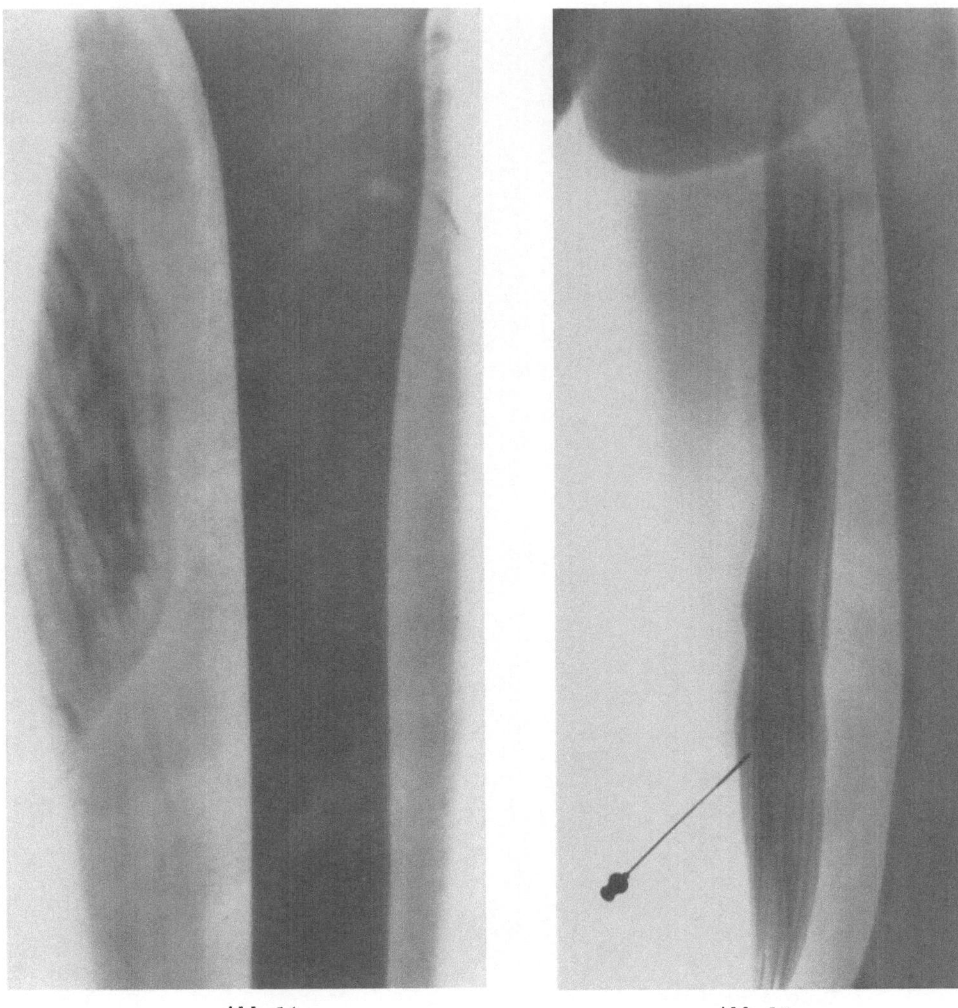

Abb. 14 Abb. 15

Abb. 14. Der mediale Kopf des M. gastrocnemius eines elfjährigen, gesunden Mädchens 10 min nach Injektion von 4 ml Kontrastmittel

Abb. 15. Kontrastausfüllung des M. sartorius an einer Leiche

andere intermuskulär zwischen den Mm. gastrocnemius und soleus gelegen. Die letztere tritt dank der schiefen Projektion mit diffusen Grenzen hervor.

Intramuskulär injizierte, kristallinische Substanzen werden, soweit man dies röntgenologisch beurteilen kann, innerhalb eines Zeitraumes von etwa 20 min unter der Voraussetzung normaler Verhältnisse resorbiert. Bei gesunder Muskulatur kann man zeigen, daß Muskelaktivität die Resorptionszeit um etwa 30 % und mehr verkürzt.

Wie schon oben hinsichtlich der subcutanen Injektionen betont, haben die intramuskulären Injektionen hauptsächlich das Ziel, eine morphologische Orientierung über das Bindegewebsorgan in der Muskulatur zu geben, wenn auch gewisse physiologische Aspekte an die gemachten Versuche angelegt werden können. Es darf noch hinzugefügt werden, daß durch eine Kontrastmittelinjektion direkt in den Muskel — vorschlagsweise Myographie genannt — gewisse pathologische Veränderungen wie Rupturen, Tumoren u.ä. in der Muskulatur aufgedeckt werden können, was jedoch eine systematische Kenntnis des klinischen Normalbildes voraussetzt.

Weiter sei hierauf nicht eingegangen, da diese Problematik außerhalb des Rahmens dieser Arbeit liegt.

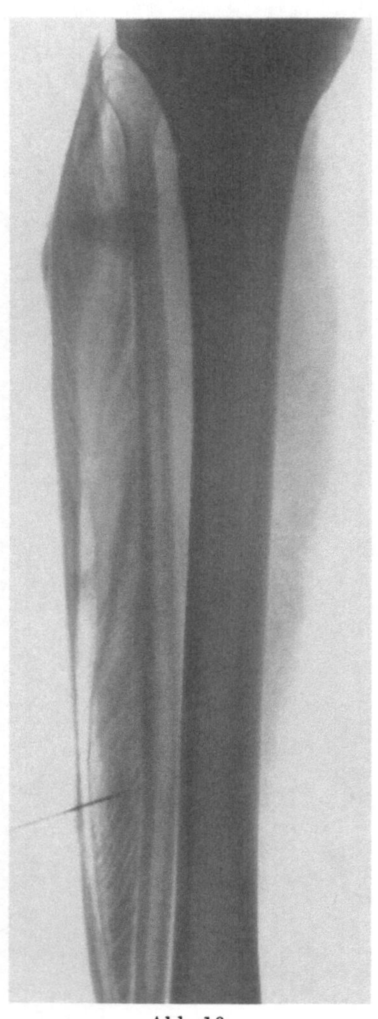

Abb. 16

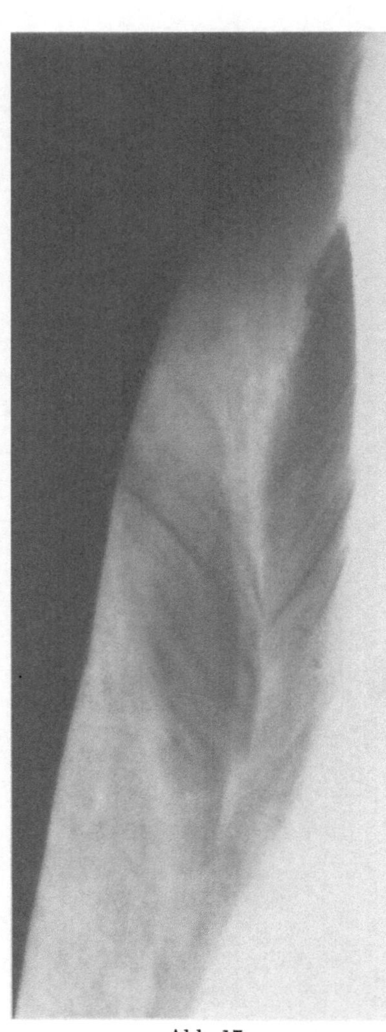

Abb. 17

Abb. 16. Kontrastausfüllung der Mm. peronei brevis et longus an einer Leiche

Abb. 17. Partielle Kontrastausfüllung der Mm. gastrocnemius und soleus an einer Leiche

Literatur

Bäckström, H.: Fotografisk handbok I. Stockholm: Natur och Kultur 1942.

Bársony, T., u. K. Winkler: Zur Röntgenologie der Muskelschatten. Röntgenpraxis **9**, 447 bis 450 (1937).

Bischoff, K., u. O. Schott: Eine neue Kontrastverstärkungseinrichtung für Röntgenaufnahmen. Fortschr. Röntgenstr. **87**, 239—248 (1957).

Bonse, G.: Anwendungsmöglichkeiten röntgenologischer Weichteildiagnostik ohne Kontrastmittel. Fortschr. Röntgenstr. **74**, 450—456 (1951).

— Über Röntgenweichstrahl-Weichteildiagnostik. Röntgenstrahlen. 9. Internat. Kongr. für Radiologie München 1959, S. 28—35.

—, u. K. Schuermann: Röntgenologische Diagnostik in der Dermatologie (unter besonderer

Berücksichtigung der Weichstrahldiagnostik). In: Handbuch der Haut- und Geschlechtskrankheiten, Ergänzungswerk Bd. V/2, S. 901 bis 930. Berlin-Göttingen-Heidelberg: Springer 1959.

CARTY, J.: Soft tissue roentgenography. Anatomical, technical and pathological considerations. Amer. J. Roentgenol. **35**, 474—484 (1936).

CRAIG, D. R.: The Logetron: Fully automatic. servocontrolled scanning light source for printing. Phot. Eng. **5**, 219—226 (1954).

DREY, L.: The radiology of soft tissue. A preliminary consideration of basic principles. Brit, J. Radiol. **26**, 619—627 (1953).

EGGERT, J.: Einführung in die Röntgenphotographie. Zürich: S. Hirzel 1951.

ELMER, G., E. G. ST. JOHN and D. R. CRAIG: Logetronography. Amer. J. Roentgenol. **78**, 124—133 (1957).

FISCHGOLD, H., et A. JUTRAS: Amélioration et reproduction des radiographies par modulation électronique (le logetron). Paris: Masson & Cie. 1958.

FRANTZELL, A.: Röntgenologische Weichteilstudien von Cutis und Subcutis. Ein Beitrag zur röntgenologischen Ödemdiagnostik. Acta radiol. (Stockh.) **25**, 460—479 (1944).

— The printing of roentgen negatives on paper. Acta radiol. (Stockh.) **33**, 83 (1950).

— Soft tissue radiography. Technical aspects and clinical applications in the examination of limbs. Acta radiol. (Stockh.), Suppl. **85** (1951).

—, and B. E. INGELMARK: Occurrence and distribution of fat in human muscles at various age levels. Acta Soc. Med. upsalien. **56**, 59—87 (1951).

HOLMGREN, B.: Flüssiges Fett im Kniegelenk nach Trauma. Acta radiol. (Stockh.) **23** (1942).

LAURELL, H.: Über die Röntgensymptome bei einem Fall von intra- und retroperitonealer Entzündung und über frühe röntgenologische Zeichen der akuten Osteomyelitis. Acta radiol. (Stockh.) **8**, 289—302 (1927).

— Zur Röntgendiagnose klinisch schwer feststellbarer fettführender Tumoren, insbesondere Lipome. Upsala Läk.-Fören. Förh. **34**, 693 — 708 (1028).

LEMKE, G.: Röntgenphysikalische Grundlagen der Weichstrahldiagnostik. Derm. Wschr. **134**, 801—803 (1956).

— Das Röntgen-Weichstrahlbild der gesunden Haut. Arch. klin. exp. Derm. **204**, 253—261 (1957).

LIECHTI, A.: Röntgenphysik. Wien: Springer 1939.

MEES, K.: The theory of the photographic process. New York: Mac Millian Company 1945.

MELOT, G. J.: Demonstration radiologique des altérations intra- et péri-articulaires. J. Radiol. Électrol. **32**, 198—209 (1951).

PONS, H.: Contribution à l'exploration radiologique des tissus mous. Ann. Radiol. **9/10**, 671—686 (1958).

RÉVÉSZ, V.: Röntgenbilder normaler peripherischer Blutgefäße. Fortschr. Röntgenstr. **20**, 39—42 (1913).

ROACH, J. F., and H. HILLEBOE: Xeroradiography. Amer. J. Roentgenol. **73** (1), 5—9 (1955).

SALDANHA, A.: Estudio radiologico de la circulacion plasmotisular. II. Congr. Electroradiol. de Cultura Latina Ponencias Madrid 1952.

SCHLAYER, C. R., u. H. NICK: Versuche zur Messung der spezifischen Röntgenabsorption der Gewebe. Fortschr. Röntgenstr. **29**, 571—576 (1922).

SKARBY, H. G.: Beiträge zur Diagnostik der Paranephritiden mit besonderer Berücksichtigung des Röntgenverfahrens. Acta radiol. (Stockh.), Suppl. **62** (1946).

SPIEGLER, G., u. K. JURIS: Ein neues Kopierverfahren zur Herstellung ideal harmonischer Kopien nach kontrastreichen Negativen. Fortschr. Röntgenstr. **42**, 509—518 (1930).

WERNER, K., W. BADER, D. BUTTENBERG u. H. ZEITZ: Logetronographie in der Röntgenologie. Fortschr. Röntgenstr. **90**, 110—120 (1959).

— D. BUTTENBERG u. H. ZEITZ: Zur Röntgenuntersuchung der Mamma. Fortschr. Röntgenstr. **88**, 690—698 (1958).

ZUPPINGER, A.: Die theoretischen Grundlagen und Möglichkeiten der röntgendiagnostischen Weichteiluntersuchung. Fortschr. Röntgenstr., Erg.-Bd. **48** (1935).

II. Röntgendiagnostik der Muskeln, Sehnen und Bänder
Pathologische Verdichtungen und Aufhellungen im Weichteilmantel

Von

W. Buchwald und G. Severin

Mit 104 Abbildungen

1. Die Röntgenanatomie des Weichteilmantels. Erkrankungen, die mit Veränderungen von Kontur und Struktur der Weichteile einhergehen

a) Das Röntgenbild des pathologisch nicht veränderten Weichteilmantels

Die Röntgendiagnostik des Weichteilmantels ist durch die Tatsache erschwert, daß Muskulatur, Sehnen und Bänder, Gefäße, periphere Nerven, Haut und Anhangsgebilde eine annähernd gleiche Schattenintensität im Röntgenbild hervorrufen. Die

Tabelle 1. *Absorption von Röntgenstrahlen in von Wasser verschiedenen Geweben* (nach WACHSMANN u. DIMOTSIS)

Röhrenspannung in kV	Massenabsorptionskoeffizient Gewebe/Luft		
	Wasser	Knochen	Fett
10	1,04	5,7	0,53
20	1,04	5,6	0,54
30	1,04	5,2	0,55
40	1,05	4,8	0,58
50	1,05	4,0	0,60
60	1,06	3,7	0,65
80	1,08	3,2	0,72
100	1,09	2,7	0,78

Tabelle 2. *Spezifische Gewichte* (nach ZUPPINGER 1935)

Fettgewebe	0,9	Sehnengewebe	1,1
Wasser	1,0	Knorpelgewebe	1,11
Nervengewebe	1,03	Haare	1,3
Muskelgewebe	1,06	Knochengewebe	1,9

Strahlenabsorption steht in Abhängigkeit von verwendeter Strahlenqualität und von effektiver Ordnungszahl und Dichte der entsprechenden Medien (Tabelle 1 und 2). Bei der röntgenologischen Weichteildiagnostik ergeben sich also relativ geringe Bildkontraste, die durch geeignete Aufnahmetechnik, besondere Behandlung des belichteten Filmes oder künstliche Kontrastgebung (positive Kontrastmittel, Gasinsufflation) bei fehlenden natürlichen Kontrasten teilweise verbessert werden können.

Besondere Bedeutung kommt dem *Fettgewebe* mit seiner, gegenüber den übrigen Weichteilen erhöhten Strahlendurchlässigkeit zu. Selbst geringe Fetteinlagerungen im Interstitium können kontrastgebend wirken und zur klaren Abgrenzung einzelner Gebilde verhelfen. Größere, vorwiegend in der Umgebung von Gelenken lokalisierte Fettkörper pflegen diagnostisch wertvolle Hinweise zu vermitteln. Der Mantel des subcutanen Fettgewebes ermöglicht die Differenzierung der Haut von tiefergelegenen Weichteilschichten. Bei Säuglingen und Kleinkindern wird die Röntgendiagnostik des Weichteilmantels wegen des relativen Fettgewebereichtums erleichtert (AUGUSTIN; CAFFEY; FRANTZELL).

Die Röntgenanatomie pathologisch nicht veränderter Weichteile im *Kopfgebiet* hat praktisch keine Bedeutung. FRANKE gibt eine Methode für die gleichzeitige Darstellung von Weichteilen und Schädelskelet für orthodontische Zwecke an, indem er zwei verschieden belichtete Filme auf einen dritten überträgt.

Im *Halsbereich* spielt die Diagnostik von Hypopharynx, Kehlkopf und Trachea eine wichtige Rolle (s. Beitrag TRÜBESTEIN u. HOFMANN, Bd. IX/1 dieses Handbuches). Bei dorsofrontalem Strahlengang lassen sich die größeren Muskelgruppen des Halses (M. trapezius, M. sternocleidomastoideus, Scalenusgruppe) und die Supraclaviculärräume gut differenzieren. Im Seitbild erkennt man die Rückenstrecker und das Septum nuchae. Die nicht vergrößerte Schilddrüse taucht in den allgemeinen Weichteilschatten ein und verursacht keine Einengung oder Lageabweichung der Trachea. Einzelheiten über das normale Weichteilbild des Halsgebietes sind bei CARTY beschrieben.

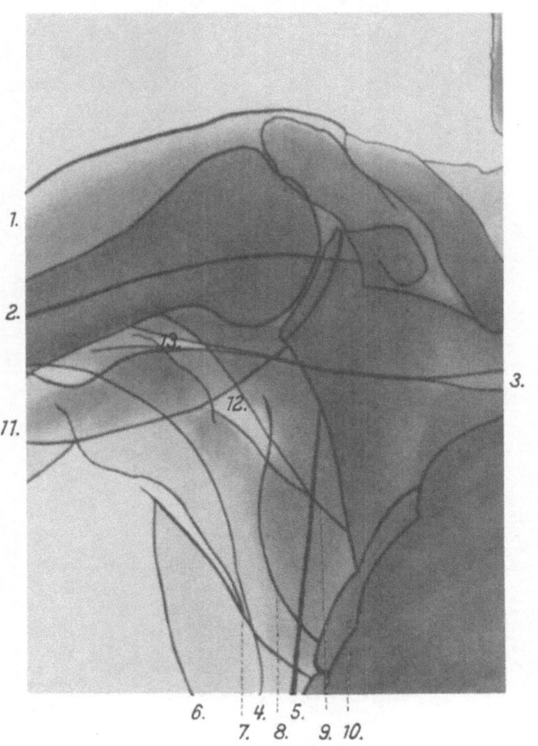

Abb. 1. Röntgenanatomie der Schultermuskulatur. Sektionspräparat (G. J. MELOT 1941). *1* M. deltoideus; *2* Spalt zwischen M. deltoideus und M. pectoralis major; *3* Spalt zwischen clavicularem und sternalem Anteil des M. pectoralis major; *4* laterale Kontur des M. pectoralis major; *5* laterale Kontur des M. pectoralis minor; *6* M. latissimus dorsi; *7* M. teres major; *8* M. teres minor; *9* M. subscapularis; *10* M. serratus lateralis; *11* langer Kopf des M. triceps brachii; *12* mediale Achsellücke; *13* laterale Achsellücke

Eingehenden röntgenanatomischen Studien der *Schulterregion* (Abb. 1 und 2) widmete sich MELOT (1941).

Für die Beurteilung der Weichteile der *Ellenbeuge* ist vor allem das Seitbild aufschlußreich (Abb. 10a und b). Eine systematische Beschreibung der einzelnen Gebilde findet sich bei CARTY. Dicht vor dem distalen Humerusende erkennt man als scharf begrenzte Aufhellung das an der Beugeseite extracapsulär gelegene Fettdepot bei Aufnahmen in seitlichem Strahlengang (KOHN; NORELL). Der an der Streckseite in der Fossa olecrani gelegene Fettkörper ist normalerweise nicht sichtbar. Beide Fettkörper gewinnen bei pathologischen Prozessen (Abhebung bei Gelenkergüssen, Verwaschenheit der Kontur bei Entzündung) diagnostische Bedeutung. Arterien und Venen der Ellenbeuge sind erkennbar (RÉVÉSZ; SPILLER), ohne daß eine sichere Differenzierung zwischen Arterien und Venen aus dem Nativbild erfolgen kann (KUCHENMEISTER).

Mit röntgenanatomischen Untersuchungen der Sehnen in *Handgelenknähe* befaßten sich unter anderem BARGY u. Mitarb.

Mit der Röntgenanatomie der Muskulatur des *Stammes* beschäftigen sich die Arbeiten von FRIMANN-DAHL (Thoraxwandmuskulatur) und BARSONY u. WINKLER (1937). BARSONY u. WINKLER (1937, 1938) machen auf die physiologischen Variationen im Erscheinungsbild des M. psoas und auf die unterschiedlich erkennbaren Konturen des Erector trunci aufmerksam, die lateral des M. psoas sichtbar werden und zur Verwechslung mit Nierenweichteilschatten, Nebennierentumor, Gallenblase oder einer intraabdominal gelegenen Geschwulst Anlaß geben kann. LEVENE u. KAUFMAN berichten über Studien der Beckenweichteile, wobei auf die Topographie der Beckenbinnenmuskulatur und des Bandapparates, der auch normalerweise sichtbar sein kann, näher eingegangen wird. Die einzelnen Schichten der Gesäßmuskulatur sind wegen ihrer relativ groben Fiederung zuweilen abgrenzbar.

Systematische Studien über die Weichteilanatomie des *Hüftgelenkes* und des *Oberschenkels* beim Gesunden liegen im Schrifttum nicht vor. Hier muß auf die Arbeiten von Drey und von Jorup u. Kjellberg verwiesen werden, die neben pathologischen Veränderungen auch das nicht krankhaft veränderte Weichteilbild der betreffenden Regionen behandeln.

Zahlreiche Untersuchungen beschäftigen sich mit dem Weichteilmantel des *Kniegelenkes* (Abb. 3 und 4) und seiner Umgebung (Bonola; Carty; Chazin; Lewis; Meier-

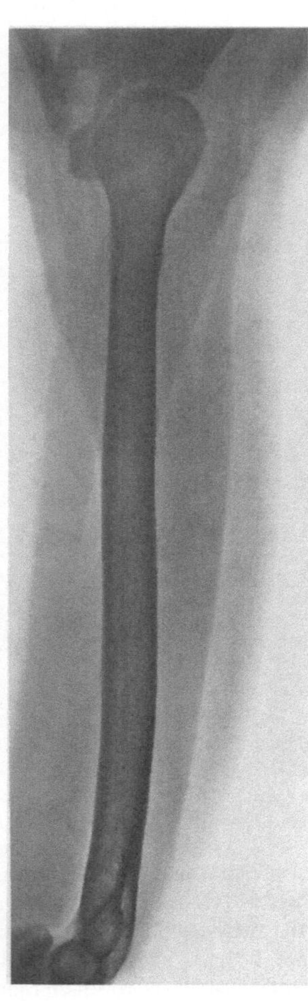

a

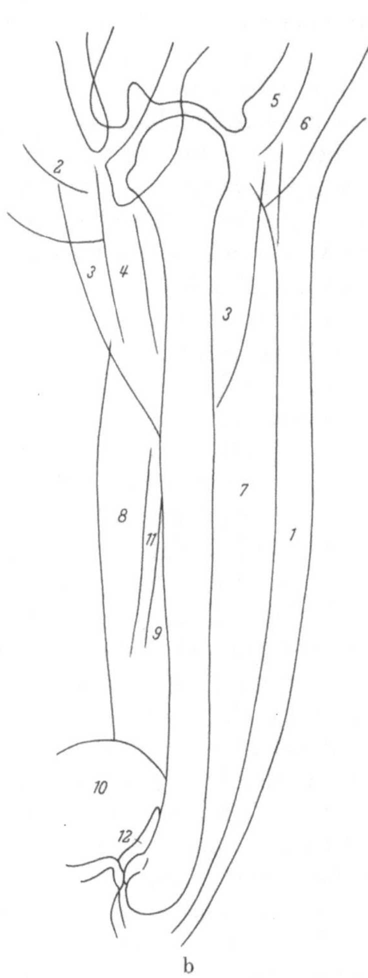

b

Abb. 2a u. b. Röntgenanatomie der Weichteile von Schulter-, Oberarm- und Ellenbogenregion. Axiale Aufnahmetechnik. *1* Haut und Subcutis; *2* M. pectoralis major; *3* M. deltoideus; *4* M. coracobrachialis; *5* Mm. infraspinatus und teres minor; *6* Mm. teres major und latissimus dorsi; *7* M. triceps brachii; *8* M. biceps brachii; *9* M. brachialis; *10* Mm. brachioradialis und extensor carpi radialis longus; *11* Gefäßnervenscheide; *12* vorderer Ellenbogenfettkörper

Siem; Melot 1951; Sacchi u. a.). Auch hier pflegt — wie beim Ellenbogengelenk — die Aufnahme in seitlichem Strahlengang im allgemeinen diagnostisch aufschlußreicher zu sein als das antero-posteriore Bild. Die Muskulatur der Beuge- und Streckseite läßt sich relativ gut differenzieren, Quadricepssehne, Lig. patellae und große Gefäße sind auf technisch guten Aufnahmen ohne weiteres erkennbar. Die drei Fettkörper der Beuge- und Streckseite (vorderes Fettpolster am distalen Femurende; vorderer infrapatellar gelegener Fettkörper; hinteres, dem Planum popliteum anliegendes Fettpolster) tragen durch ihre verstärkte Strahlendurchlässigkeit zur Kontrastgebung im Weichteilbild bei.

Snoke führte mit seitlichen Röntgenaufnahmen Längenmessungen des Lig. patellae durch. Diese Messungen ergaben, daß die Länge der Patellarsehne in den einzelnen Dezennien nach Abschluß der Wachstumsperiode zunimmt.

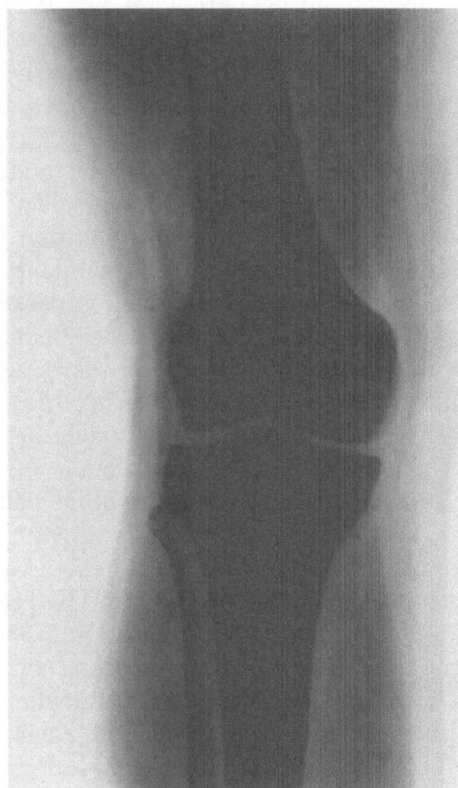

a

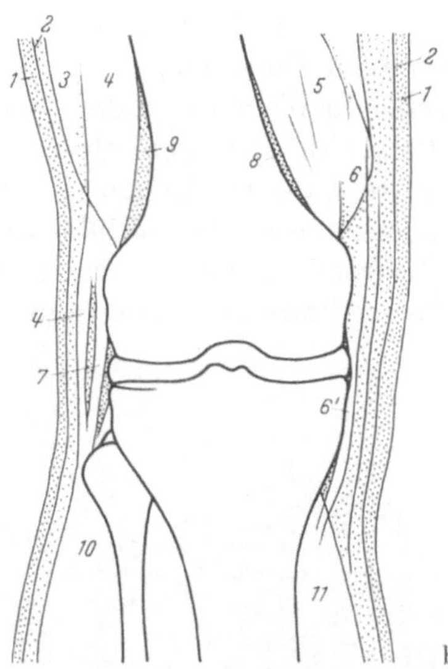

b

Abb. 3a u. b. a) Weichteile der Knieregion bei anteroposteriorem Strahlengang. b) Weichteilanatomie der Knieregion (von vorn) (A. SACCHI 1952). *1* Haut mit Subcutis; *2* Fascia femoralis; *3* M. vastus fibularis; *4* M. biceps femoris; *5* M. semimembranaceus; *6* M. gracilis mit seiner Sehne(6'); *7* Lig. collaterale fibulare; *8* und *9* muskelfreie, transparente parametaphysäre Areale; *10* M. fibularis longus; *11* M. soleus

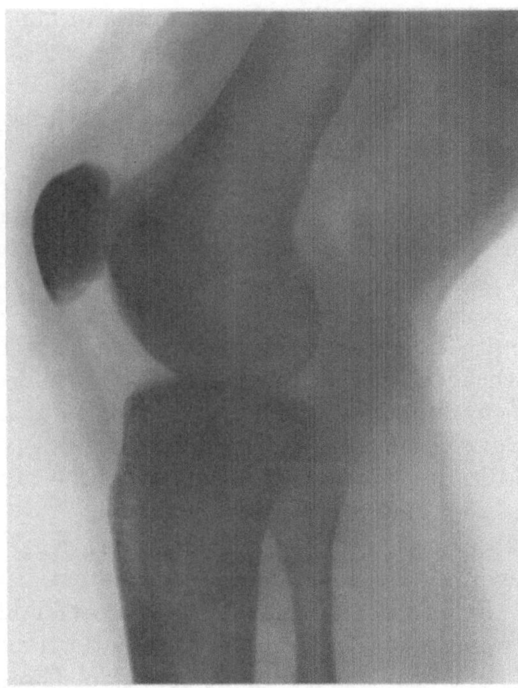

a

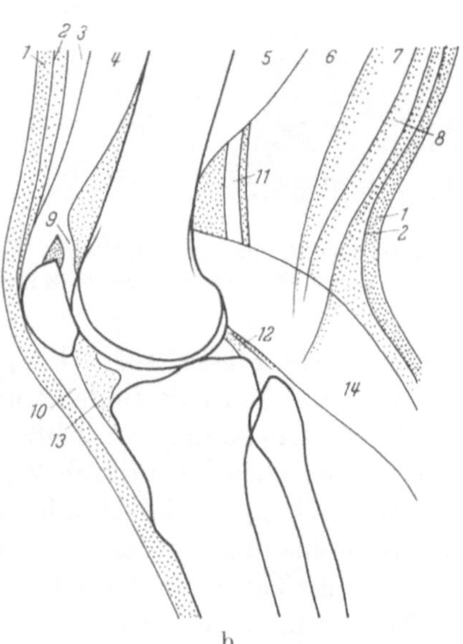

b

Abb. 4a u. b. a) Weichteile der Knieregion bei seitlichem Strahlengang. b) Weichteilanatomie der Knieregion (seitlich) (A. SACCHI 1952). *1* Haut mit Subcutis; *2* Fascia femoralis; *3* M. rectus femoris; *4* M. vastus intermedius; *5* M. vastus fibularis; *6* M. biceps femoris; *7* M. semimembranaceus; *8* M. semitendineus; *9* Synovialmembran des Recessus suprapatellaris; *10* Lig. patellae; *11* Gefäßnervenscheide; *12* kleiner hinterer Fettkörper; *13* Hoffascher Fettkörper; *14* M. gastrocnemius

Die Muskelfiederung der *Wadenmuskulatur* tritt auch unter normalen Verhältnissen zuweilen zart in Erscheinung, deutlich ausgeprägt jedoch nur bei pathologischen Prozessen und bei älteren Personen.

Eingehende Weichteilstudien betreffen die distale Unterschenkelgegend und die *Umgebung des oberen Sprunggelenkes*, wobei speziell die Diagnostik der Achillessehne berücksichtigt wird (ARNER u. Mitarb.; CARTY; CHIAPPA; KAGER; SCHOEN; SILBERMANN; TOYGAR). Die Achillessehne ist im Seitbild als deutlicher Weichteilschatten sichtbar und bildet die dorsale Begrenzung des ca. 15 cm hohen und 2—4 cm breiten, sog. Kagerschen Dreieckes, dessen Basis vom Oberrand des Calcaneus und dessen Vorderseite von den tiefen Flexoren des Unterschenkels gebildet wird. Diese Dreiecksfigur, die bei Verletzungen der Achillessehne diagnostische Bedeutung gewinnt, entspricht dem vor der Achillessehne gelegenen Fettkörper (Abb. 12a).

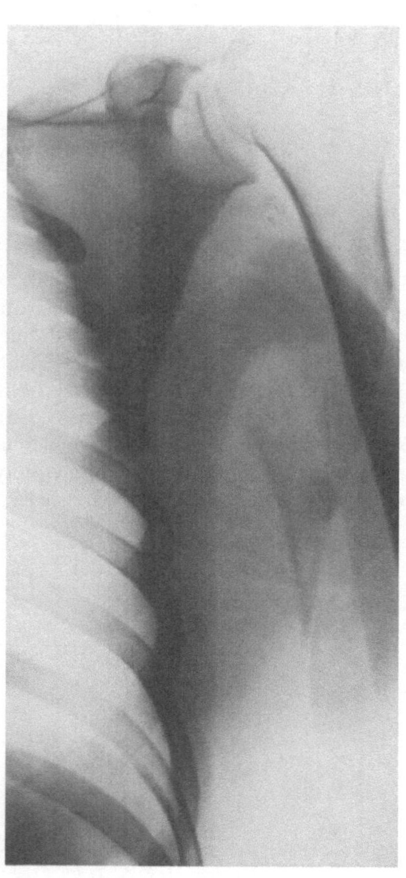

Abb. 5. Vortäuschung eines pathologischen Weichteilbefundes durch atypisch projezierte Mamille

Im Seitbild des *Fußes* läßt sich die Plantaraponeurose deutlich darstellen.

Blutgefäße sind im Weichteilbild sichtbar, wenn sie sich als Kontrastband vom perivasculären Fettgewebe abheben. An den Beugeseiten von Ellenbogen- und Kniegelenk sind die großen Gefäße meist gut erkennbar. Eine sichere Unterscheidung zwischen Arterien und Venen ist nicht möglich, obwohl zuweilen aus Verlauf und Anordnung der Gefäße Rückschlüsse gezogen werden können. Varicen im Subcutangewebe lassen sich bei ausgeprägten Befunden nachweisen. In den Weichteilen der Thoraxwand können gelegentlich varicenähnlich erweiterte und geschlängelte Arterien bei bestehendem Kollateralkreislauf einer Aortenisthmusstenose erkannt werden (FISCHER). Wegen des relativ stark ausgebildeten Fettpolsters sind bei Säuglingen und Kleinkindern subcutane Gefäße auf Nativbildern oft in ihrem ganzen Verlauf zu verfolgen.

Anthropometrische Weichteilstudien, die mit Hilfe von Röntgenaufnahmen aus der Dicke des Weichteilmantels an verschiedenen Meßpunkten des Stammes und der Extremitäten Rückschlüsse auf Alter und Entwicklungszustand gestatten, liegen von MARESH vor. Die Methode findet vorwiegend in der Pädiatrie Anwendung. Eine tabellarische Zusammenstellung von Meßergebnissen ist auch bei NELSON zu finden.

Täuschungsmöglichkeiten durch Weichteilüberlagerungen sind vor allem dort gegeben, wo asymmetrisch ausgebildete oder in ihrer Konsistenz veränderte (Hämatom, Entzündung, Atrophie usw.) Weichteile vorliegen. Bei der Beurteilung der Nasennebenhöhlen muß an derartige Täuschungseffekte gedacht werden, das Ohrläppchen kann zu Irrtümern bei der Diagnostik der oberen Halswirbelsäule und des Schädels Anlaß geben, im Thoraxbereich täuschen Überlagerungen durch den M. pectoralis, die Mamma (Abb. 5) oder herabhängende Zöpfe (die als Kette verkalkter Halslymphknoten angesehen werden können!) Verschattungen vor (Abb. 6). In der Axilla führt die Superposition von vorderer und hinterer Achselfalte häufig zur Darstellung eines ovalen Gebildes, das als vergrößerter Lymphknoten diagnostiziert wurde. Auf die Täuschungsmöglichkeiten durch die Rücken-

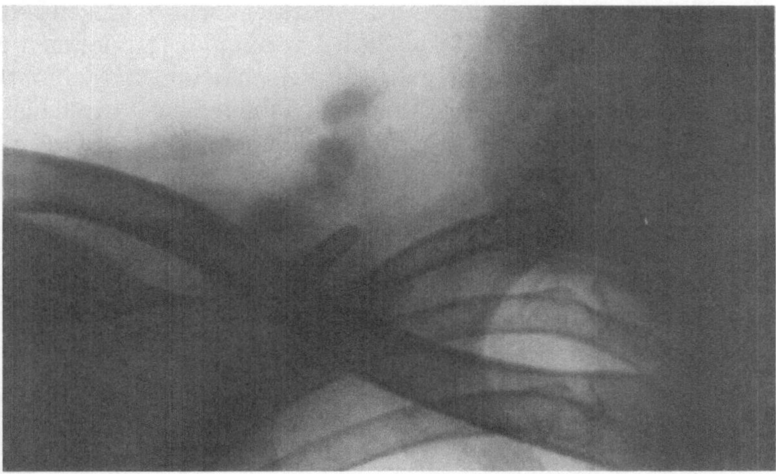

Abb. 6. Vortäuschung eines pathologischen Weichteilbefundes durch herabhängenden Zopf

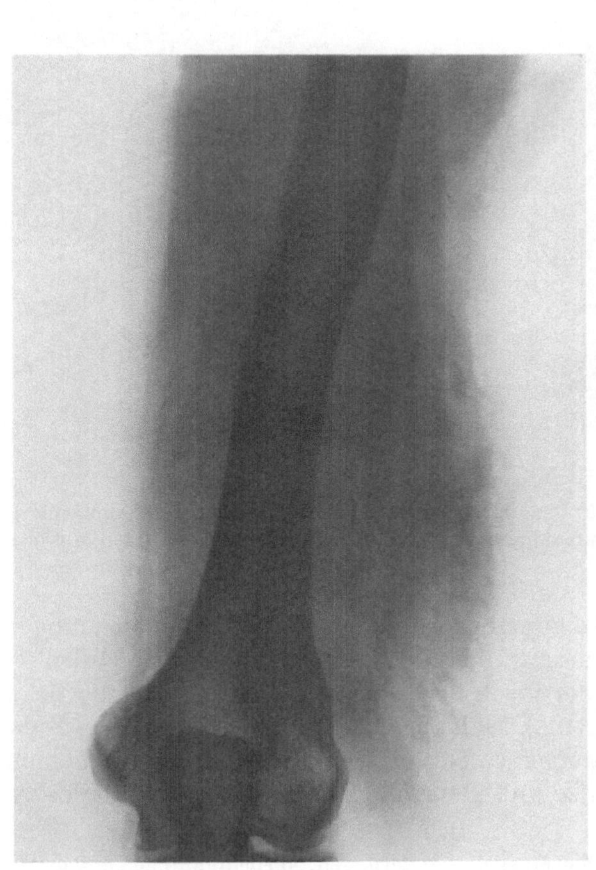

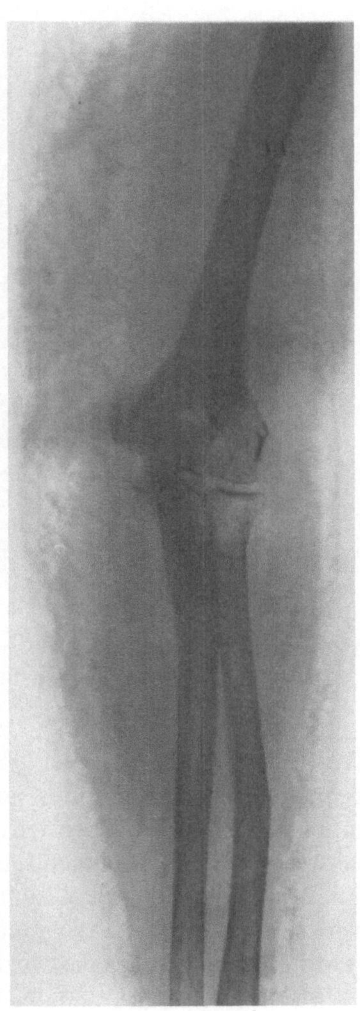

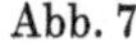

Abb. 7 Abb. 8

Abb. 7. Hämatom und kollaterales Ödem der distalen Oberarmweichteile nach Kontusion

Abb. 8. Lymphödem des Armes bei Zustand nach Ablatio mammae mit Achsellymphknotenausräumung wegen Mammacarcinom

muskeln bei Beurteilung von Aufnahmen des Abdomens wurde hingewiesen. Hautfalten, Nates, Vulva und Membrum geben vor allem bei verkippten Aufnahmen mitunter Anlaß zu Fehlschlüssen. Daneben muß an exogene Verschattungen (Schmutz, Salbenreste, Bekleidung usw.) gedacht werden. Auf Film- und Filmverarbeitungsfehler, die besonders im Rahmen der Weichteildiagnostik störend sein können, sei hingewiesen.

b) Traumatisch bedingte Weichteilveränderungen ohne Verkalkung

Die Röntgendiagnostik spielt bei Verletzungen des Weichteilmantels im allgemeinen gegenüber klinischer Diagnostik eine untergeordnete Rolle. Dies ist vor allem bei offenen

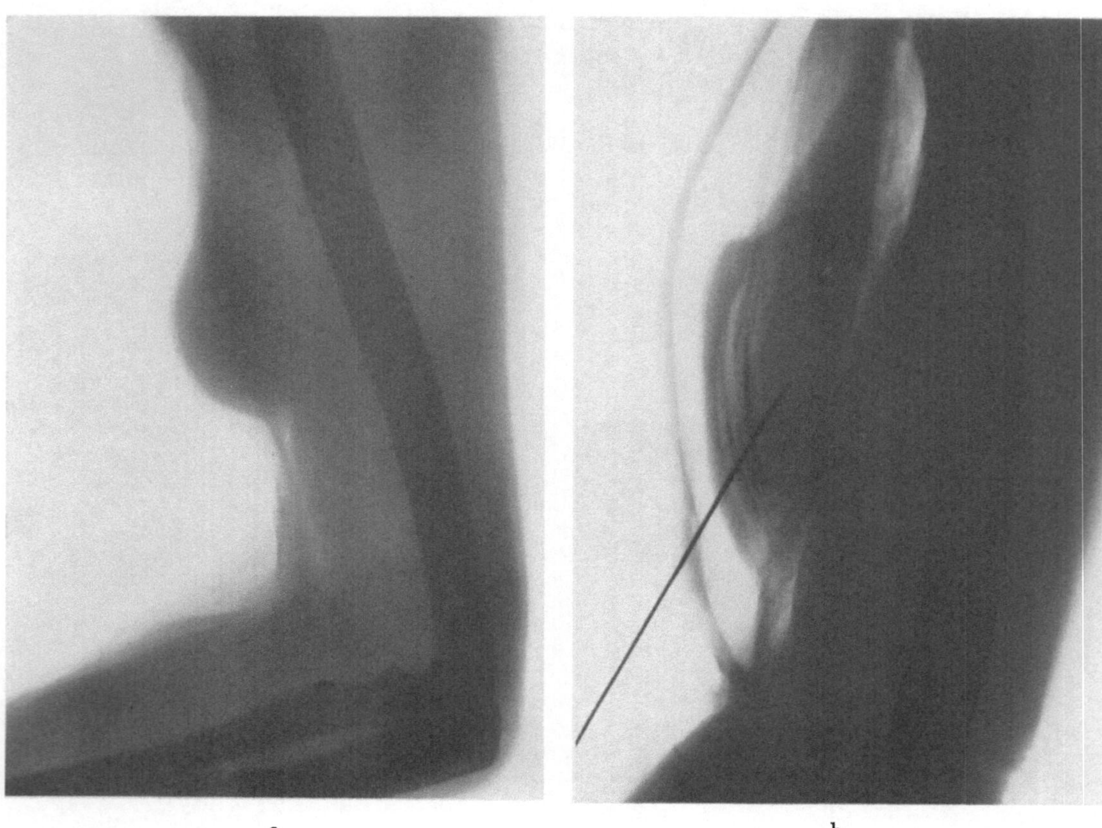

a b

Abb. 9a u. b. a) Traumatische Muskelruptur (Caput longum vom M. biceps). Nativaufnahme bei kontrahiertem Muskel. b) Derselbe Fall wie in Abb. 9a. Aufnahme nach CO_2-Insufflation in den verletzten Muskel

Weichteilverletzungen der Fall. Das Röntgenbild, das eine Kontinuitätstrennung erkennen läßt, bringt selten eine Bereicherung des klinischen Befundes. In Fällen von subcutanen Muskel-, Sehnen- oder Bänderrissen, bei denen die klinische Diagnostik oft schwer und unbefriedigend ist (v. BRANDIS), sollte nach den Vorschlägen von BONSE (1952, 1965), FISCHER-WASELS u.a. häufiger eine Röntgenuntersuchung vorgenommen werden. Sie ist bei sachgemäßer Technik und Beurteilung keineswegs so nutzlos, wie gewöhnlich angenommen wird.

Die Diskontinuität von Muskeln, atrophischen Muskelveränderungen, Narbenbildungen und die Ausdehnung von Hämatom- oder kollateralen Ödembildungen (Abb. 7 und 9) können erkannt werden und von differentialdiagnostischem Interesse sein (BONSE 1952; CHIAPPA; PIRKEY u. HURT; WICHTL 1941). MIZBAH berichtet über ein innerhalb der Rectusscheide gelegenes Hämatom, das irrtümlich als intraabdominale Cyste angesprochen wurde. Auflockerung und Verbreiterung der subcutanen Fettschicht mit sichtbarem „Netzwerk" und verdichteten Hautkonturen beschreibt FRANTZELL als pathognomisch für die — nicht nur traumatisch bedingte — Ödembildung (Abb. 8). Hämatom- oder ödembedingte Weichteilschwellung kann andererseits auch wieder die Beurteilung erschweren, weil die Strukturen der tiefer gelegenen Weichteilschichten überlagert werden. Schließlich ist bei gelenknahen Sehnenrissen die Kontrastdarstellung des betroffenen Gelenkes (LINDBLOM u. PALMER; SEYSS) oder in Fällen frischer oder älterer Verletzung die CO_2-Insufflation in der Lage, diagnostisch weiterzuführen (Abb. 9b).

Als indirektes Zeichen frischer Sehnenverletzungen kann die Absprengung kleiner Knochenelemente an den Ansatzstellen oder die Dystopie eingelagerter Sesambeine gewertet werden, z.B. die Lageabweichung der Patella bei Quadricepssehnenriß oder Riß des Lig. patellae.

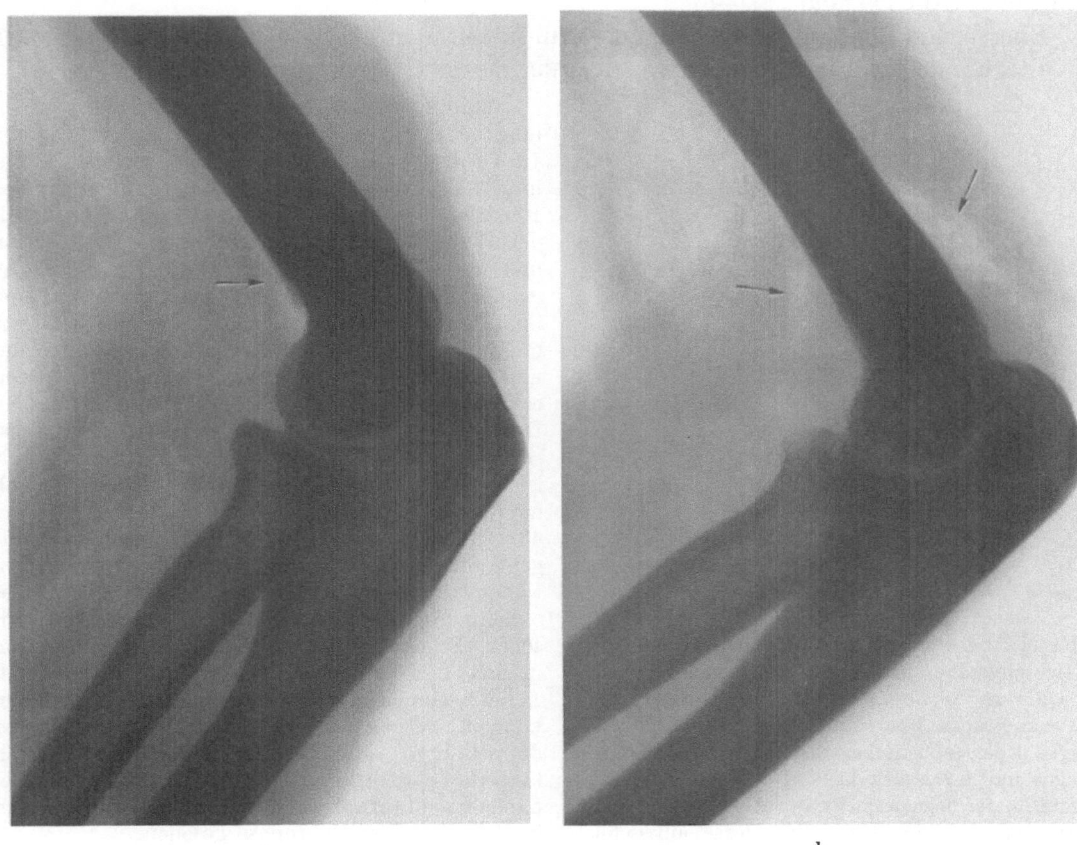

a b

Abb. 10a u. b. a) Normaler vorderer Ellenbogenfettkörper. Der Fettkörper an der Streckseite befindet sich in der Fossa olecrani und ist nicht sichtbar. b) Verlagerung des vorderen und hinteren Ellenbogenfettkörpers bei intraartikulärem Erguß (Hämarthros bei Radiusköpfchenfraktur)

Aufschlußreich kann die Verlagerung paraartikulär gelegener Fettkörper sein, die insbesondere im Ellenbogenbereich (NORELL) signifikante Aussagen gestattet. Bei intraartikulärer Ergußbildung des Ellenbogengelenkes ist der schon normalerweise im Seitbild sichtbare, vor dem distalen Humerusende gelegene Fettkörper nach vorn und proximal verlagert und nimmt keilförmige Gestalt an. Der dorsale, für gewöhnlich nicht erkennbare Fettkörper tritt bei Dehnung der Gelenkkapsel aus der Fossa olecrani hervor und wird oberhalb von ihr sichtbar (Abb. 10a und b).

Dieses sehr verläßliche Phänomen fanden EIKEN u. LESTER in 96 von 103 Frakturfällen positiv, bei einfachen Kontusionen jedoch nur in 3 von 109 Beobachtungen. Sein Wert liegt im Hinweis auf kleinste Frakturen bzw. Infraktionen der gelenkbildenden Knochenabschnitte — Befunde also, die im Nativbild leicht übersehen oder nur durch speziell eingestellte Aufnahmen erfaßt werden können. Nach KOHN ist trotz intracapsulär gelegener Verletzung eine Fettkörperverlagerung nicht nachweisbar bei starker extracapsulärer Weichteilschwellung und im Frühstadium bei geringfügigen Traumen. Ebenso fehlt sie bei Zerreißung der Gelenkkapsel (BLEDSOE u. ITZENSTARK).

Ergußbildungen im *Kniegelenk* sind durch Nachweis der vorgewölbten Recessus superior und posterior mit ihren glatten, weichteildichten Konturen, durch Abhebung der Patella und durch Verdrängung anderweitiger Weichteilgebilde zu erkennen. Die Darstellung von Läsionen des Kapsel- und Bandapparates ist ohne Anwendung zusätzlicher Untersuchungsmaßnahmen (Kontrastverfahren, gehaltene Aufnahmen) nicht möglich. Die Röntgensymptome bei der metatraumatischen Hoffaschen Sklerose des vorderen Kniegelenkfettkörpers sind unter anderem von FRIEDRICH erörtert worden.

Im oberen *Sprunggelenkbereich* können Ergüsse durch sackförmige Vorbuchtung der vorderen und hinteren Gelenkkapselanteile im Röntgenbild in Erscheinung treten (CHIAPPA) (Abb. 11 und 12a—c).

Eingehende Röntgenuntersuchungen beim subcutanen *Achillessehnenriß* führten ARNER u. Mitarb. nach früheren Studien von KAGER, SCHOEN, TOYGAR u. a. durch.

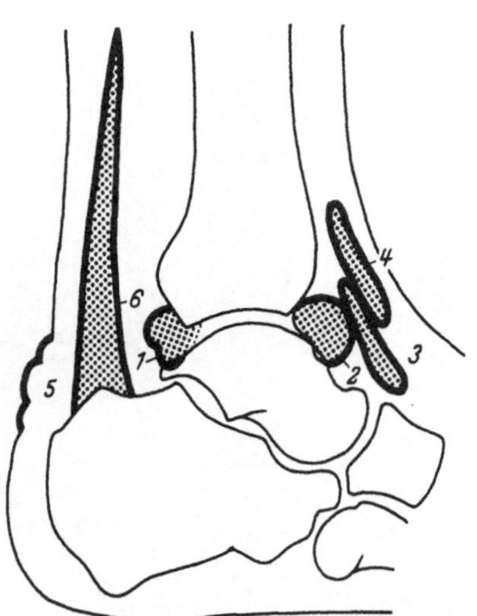

Abb. 11. Schema der traumatischen gelenknahen Weichteilveränderungen am Sprunggelenk (nach S. CHIAPPA 1952). *1* und *2* hintere und vordere Gelenkaussackung bei Hämarthros; *3* endosynovialer Erguß in den Sehnenscheiden des M. extensor hallucis longus und M. extensor dig. longus; *4* endosynovialer Erguß in der Sehnenscheide des M. tibialis anterior; *5* Hautfalten hinter dem Ansatz der Achillessehne, die bei perimalleolärem Ödem verstreichen; *6* retromalleolärer Fettkörper (Kagersches Dreieck), der bei perimalleolärem Ödem seine Transparenz verliert und bei Achillessehnenrissen deformiert wird

Auf die Möglichkeit röntgenologischer Darstellung des Achillessehnenrisses hat v. SAAR bereits 1914 aufmerksam gemacht: „Es ist vielleicht nicht unwichtig, darauf hinzuweisen, daß auch das Röntgenbild — bei Zerreißung des sehnigen Anteils der Wade — imstande ist, über die Lokalisation und die Größe der Dislokation Aufschluß zu geben, da die Achillessehne einen gut erkennbaren Schatten auf der Platte liefert." — Auf die Deformierung der von Achillessehne, Calcaneusoberrand und Flexoren des Unterschenkels gebildeten Dreiecksfigur weist KAGER besonders hin (Abb. 13). Da häufig eine Berstung der Sehne in der Längsrichtung und eine Vielzahl kleiner Einrisse besteht, ist eine *genaue* Lokalisation der Läsion jedoch nicht immer möglich. ARNER u. Mitarb., die bei 63 Achillessehnenrissen in 61 Fällen positive Röntgenbefunde erheben konnten (in den beiden übrigen Fällen waren die klinischen Zeichen des Risses ohnehin offensichtlich), verbesserten ihre diagnostischen Ergebnisse durch Kontrastmittelinjektion in den Verletzungsbereich. Es ist bekannt, daß Achillessehnenrisse schleichend zustande kommen können. So berichten COWAN u. ALEXANDER über doppelseitige schleichende Sehnenruptur nach längerer Corticosteroidtherapie; LOUYOT u. Mitarb. haben Spontanrupturen bei Sehnenveränderungen im Gefolge einer Ochronose gesehen.

Über röntgenologisch nachweisbare Gaseinschlüsse in den Weichteilen im Anschluß an Verletzungen siehe S. 83, 89 u. 91. Posttraumatisch bedingte Weichteilverkalkungen siehe S. 63.

c) Atrophische und dystrophische Muskelveränderungen

Allgemeine *Weichteilatrophie* kann ihre Ursache in verschiedenen, mit Mesenchymdysplasien einhergehenden Erkrankungen, in nerval bedingten, postparalytischen Veränderungen oder im Gefolge länger bestehender Inaktivität haben (Abb. 14). Vollständiger Verlust des subcutanen Fettgewebes kann bei Kindern mit Tumoren der Hypothalamusregion gesehen werden. Auf entsprechende Röntgenbefunde ist von POZNANSKI u. MANSON hingewiesen worden.

Die *Dystrophia musculorum progressiva* (ERB) gehört in die Gruppe der erblichen, chronischen Muskelleiden (BECKER) und ist durch fortschreitenden, symmetrischen Muskelschwund ohne nachweisbares Nervenleiden charakterisiert.

Nach dem Erkrankungsbeginn wird eine *infantile* (Beginn 3.—5. Lebensjahr, vorwiegender Befall der Muskulatur des Rückens, Beckengürtels, der Oberschenkel und Waden-„Gnomenwade") und eine *juvenile* Form (Beginn in der Pubertät, vorwiegender Befall der Muskulatur des Schultergürtels und der Oberarme) unterschieden.

Es ist das Verdienst MELDOLESIs (1937), auf die röntgenologisch erkennbaren Weichteilveränderungen aufmerksam gemacht zu haben. Der herabgesetzte Eisengehalt (Myoglobinverarmung) läßt den kranken Muskel im Röntgenbild transperanter als einen gesunden Muskel erscheinen (MELDOLESI), und durch vermehrte Fetteinlagerung in den Interstitien (Pseudohypertrophie) kommt ein fischgrätenähnliches Aussehen zustande. Beim Strahlengang in Längsrichtung des erkrankten Muskels findet sich eine siebartige, einem groben Netz ähnliche Struktur. Die Muskelrandkonturen sind verschleiert und nicht scharf abgesetzt. Besonders eignet sich die Wadenmuskulatur zum Nachweis dieser Veränderungen (s. Abb. 12b, Beitrag FRANTZELL in diesem Handbuchband). Zur Beurteilung

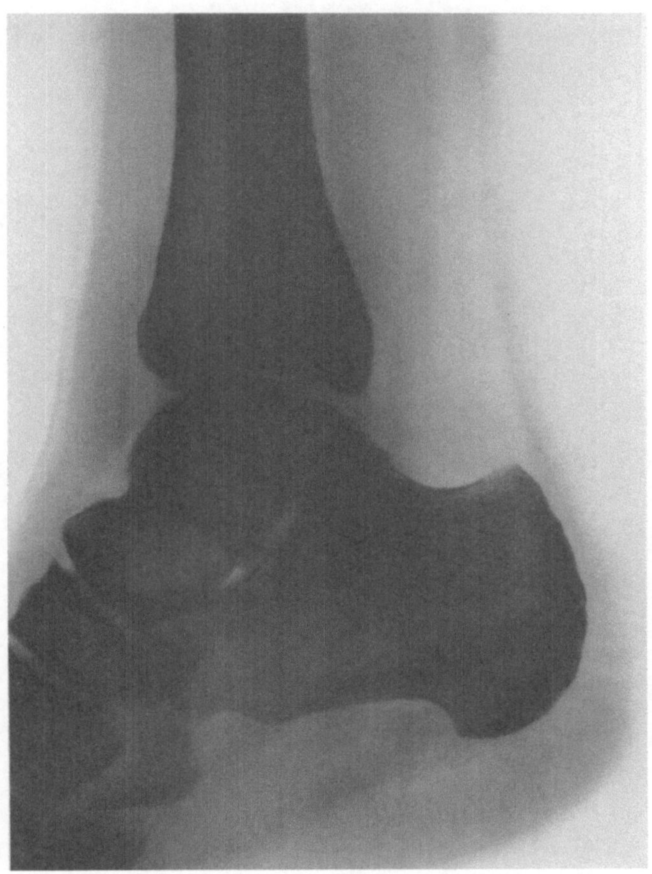

Abb. 12a. Pathologisch nicht veränderte Weichteile der Sprunggelenkgegend. Regelrechte Kagersche Dreiecksfigur

von Ausdehnung und Progredienz des Degenerationsprozesses ist die Röntgenuntersuchung neben anderen Untersuchungsverfahren eine wertvolle Hilfe (BOECKER; DI CHIRO u. NELSON; FRANTZELL; GIRDANY u. DANOWSKI; LEWITAN u. NATHANSON). Am Knochen finden sich sekundär bedingte osteoporotische und atrophische Veränderungen. Nach KAUFMANN soll eine Verdickung des mittleren Drittels der Fibuladiaphyse als charakteristischer Knochenbefund bei den Formen der Erkrankung gelten, die mit Pseudohypertrophie der Muskulatur einhergehen.

Bei den *neurospinal* bedingten Formen der Muskelatrophie sind ähnliche Röntgenbefunde wie bei der Erbschen Erkrankung zu erheben, die Bilder pflegen jedoch nicht derart markant zu sein. Beim Charcot-Marieschen Typ der Muskelatrophie konnten die Veränderungen bereits von MELDOLESI u. GARETTO nachgewiesen werden. Röntgenbefunde beim Werdnig-Hoffmannschen Typ der progressiven spinalen Muskelatrophie beschreiben FRANTZELL u. Mitarb., wobei jedoch auf die Unspezifität dieser Befunde hingewiesen wird.

HULTÉN hat 1928 vermehrte Längs- und Schrägstreifen der Wadenmuskulatur als Ausdruck fettiger Degeneration bei *Diabetes* beschrieben. Da sich jedoch bei mehr als 50% älterer, gesunder Individuen Muskelverfettungen röntgenologisch nachweisen lassen, sind diese Befunde relativ uncharakteristisch (s. FRANTZELL, Beitrag in diesem Handbuchband).

d) Entzündliche Veränderungen der Weichteile

Die Mehrzahl *primär* in den Weichteilen lokalisierter entzündlicher Veränderungen spielt für die Röntgendiagnostik keine wesentliche Rolle. Eine Ausnahme stellen die mit Gasbildung einhergehenden Entzündungen dar (s. Anm. S. 28). Ihre Früherkennung ist von

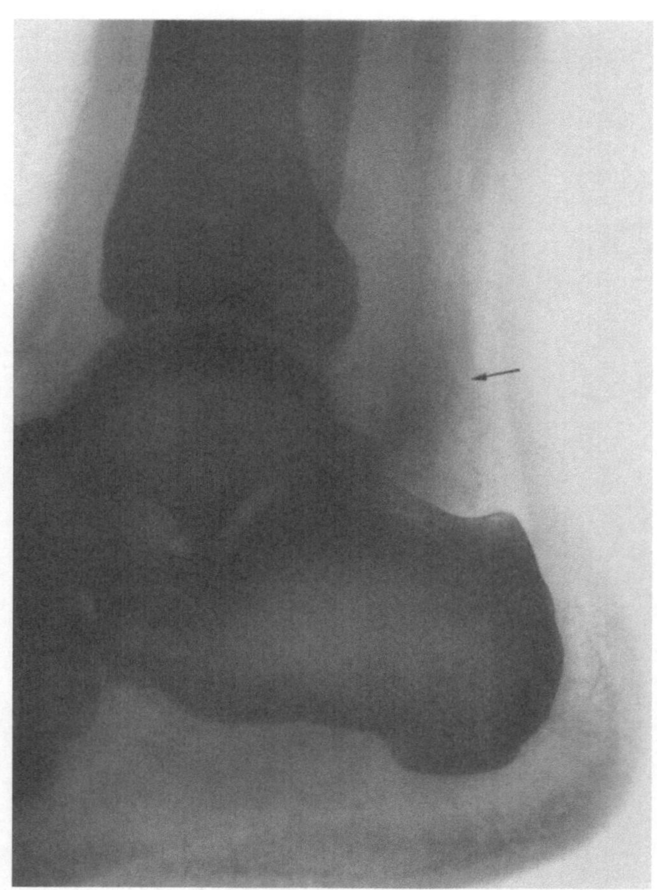

Abb. 12b. Hämatom im retromalleolären Fettkörper nach Kontusion

größter praktischer Bedeutung und rechtfertigt auch die eventuell „überflüssige" Röntgenuntersuchung.

In der Muskulatur gelegene, isolierte Absceßbildungen können als homogene, nach der Umgebung hin oft unscharf begrenzte (kollaterales Ödem) Herde imponieren (GRAY), die die normale Weichteilkontur und -struktur auslöschen (Abb. 15 und 16). Die Differentialdiagnose gegenüber weichteildichten Tumoren oder Metastasen ist auf Grund des Röntgenbildes nicht durchzuführen (Abb. 17). Über primäre und sekundäre Muskelveränderungen bei gonorrhoischer Septicämie berichten CARNOT u. Mitarb., sowie MELDOLESI (1940). WICHTL (1943) erwähnt die röntgenologisch erfaßbaren Veränderungen primärer Psoasabscesse; ZADEK hat von sieben nicht tuberkulösen Psoasabscessen allerdings nur einen röntgenologisch diagnostizieren können.

Sofern in den Weichteilen gelegene *Fremdkörper* Ursache für die Bildung oder Unterhaltung von entzündlichen Veränderungen sind, hat die Röntgendiagnostik natürlich ihre volle Berechtigung.

Bedeutungsvoll ist die Weichteildiagnostik bei entzündlichen Knochen- oder Gelenkaffektionen. Dabei geben röntgenologisch erfaßbare, *sekundär* bedingte Weichteilver-

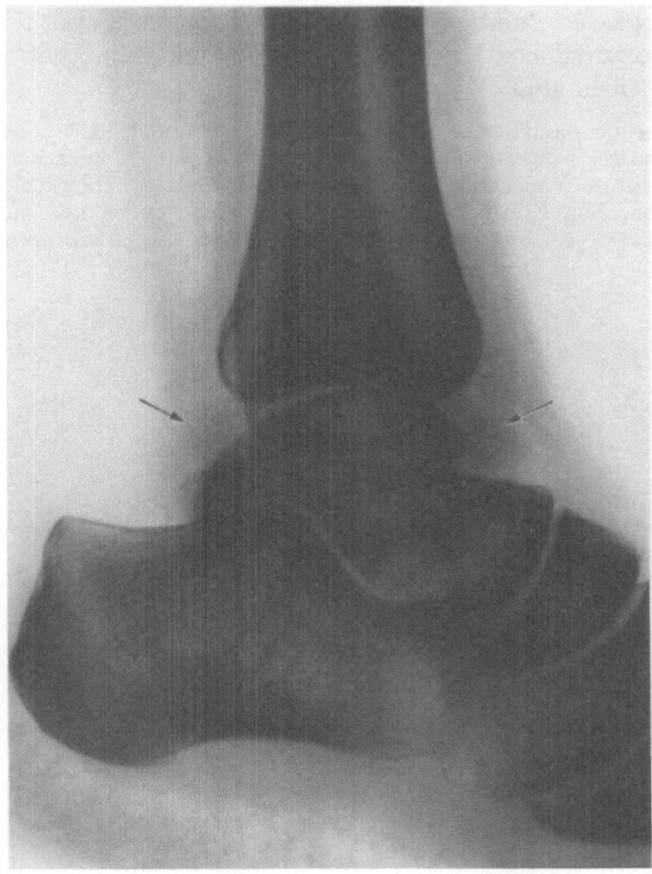

Abb. 12c. Vordere und hintere Gelenkkapselaussackung bei Hämarthros nach Distorsion

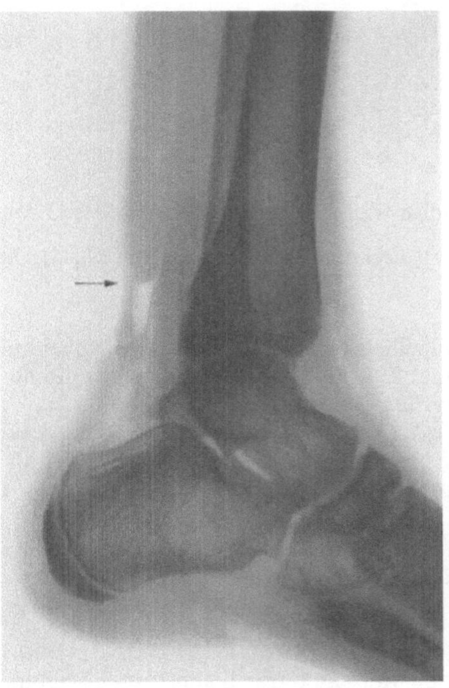

Abb. 13. Schnittverletzung mit Durchtrennung der Achillessehne. 17jähriges Mädchen

änderungen wichtige Hinweise zu einem Zeitpunkt, an dem der zugehörige Skeletabschnitt noch kein pathologisches Substrat erkennen läßt. Dies gilt sowohl für spezifisch als auch für unspezifisch entzündliche Knochen- und Gelenkerkrankungen, wobei die Frage der Spezifität offen bleiben muß.

Für die beginnende hämatogene *Osteomyelitis* hat LAURELL 1927 bereits auf entsprechende Weichteilbefunde aufmerksam gemacht. Das Röntgenbild kann — auch der klinischen Diagnostik unzugängliche — diffuse Weichteilschwellungen im Herdgebiet aufdecken. Die intermuskulären Septen verschwinden, dem Knochen benachbarte Fetträume zeigen unscharfe Begrenzung, durch die zentrifugal gerichtete Ausbreitung der Entzündung wird die Grenze zwischen Muskulatur und

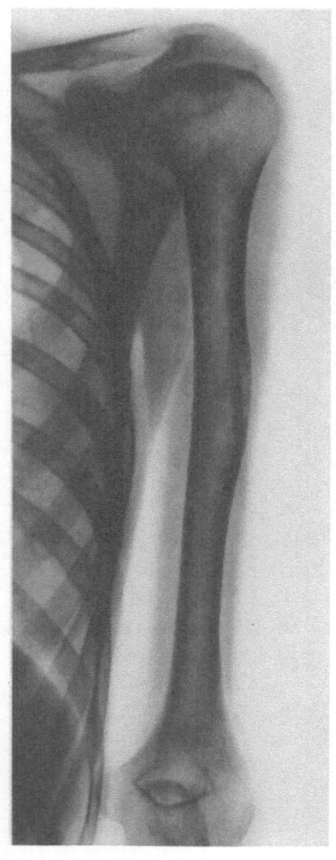

Abb. 14

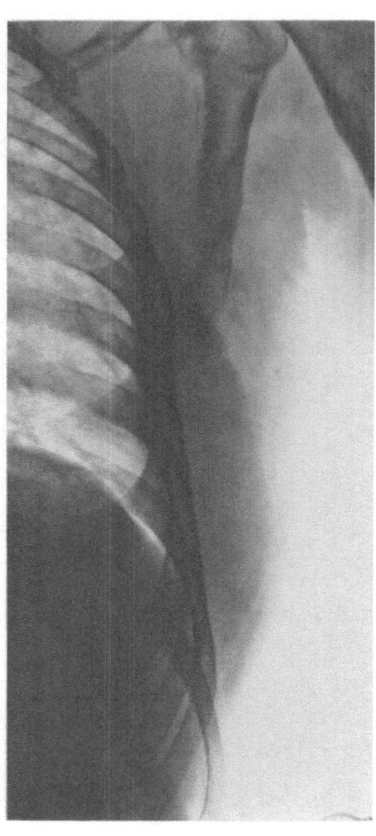

Abb. 15

Abb. 14. Hochgradige Weichteilatrophie: Simmondsche Kachexie. 24jährige Frau

Abb. 15. Unspezifischer Thoraxwandabsceß. 51jähriger Mann

Subcutis verwaschen und schließlich resultiert ein massives subcutanes Ödem (GIEDION; MARCHESE; PIRKEY u. HURT) (Abb. 18 und 19). Die ersten Röntgensymptome können schon 24 Std nach Erkrankungsbeginn manifest werden (BAYLIN u. GLENN).

Analoge Veränderungen werden bei spezifischen und unspezifischen *Gelenkentzündungen* beobachtet. Für das Hüftgelenk haben BERGSTRAND u. NORMAN, DREY, JORUP u. KJELLBERG auf die beschriebenen Charakteristika hingewiesen. Der Nachweis eines Gelenkergusses kann röntgenologisch mitunter früher als klinisch geführt werden (MEIER-SIEM). ARCOMANO u. Mitarb. äußern sich diesen Befunden gegenüber sehr kritisch und verweisen auf die Unspezifität bezüglich der Ätiologie derartiger Weichteilveränderungen.

Als Nachbarschaftsymptome von Erkrankungen des Bauch- und Retroperitonealraumes (WICHTL 1941), der Thoraxwand (FRIMANN-DAHL) oder der Kopf-Halsregion können Strukturänderungen der topographisch zugehörigen Weichteile auf entzündliche Organmanifestationen hinweisen.

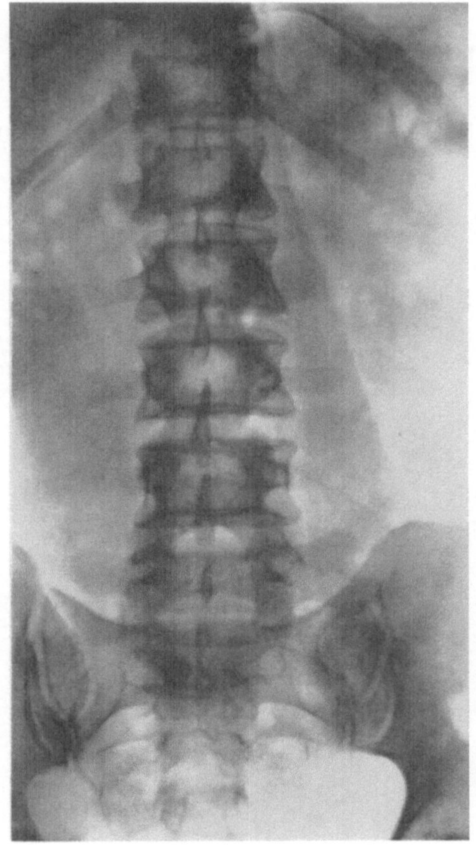

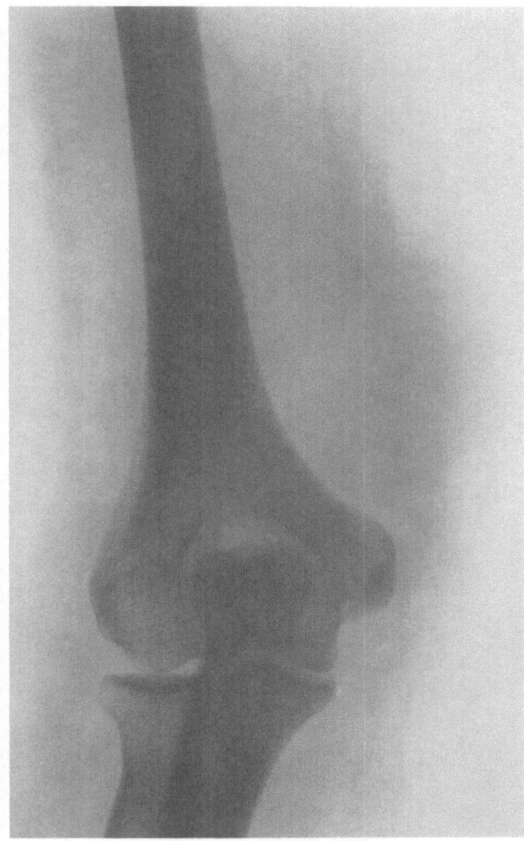

Abb. 16 Abb. 17

Abb. 16. Auslöschung der lateralen Psoaskontur bei (operativ bestätigtem) unspezifischem Psoasabsceß. 31jähriger Mann

Abb. 17. Weichteilmetastase eines Hypernephroms. Klinisch und röntgenologisch wurde zunächst an einen Absceß gedacht. Nach erfolgter Probeexzision konnte bei anschließender Untersuchung der Nierentumor nachgewiesen werden. 35jährige Frau

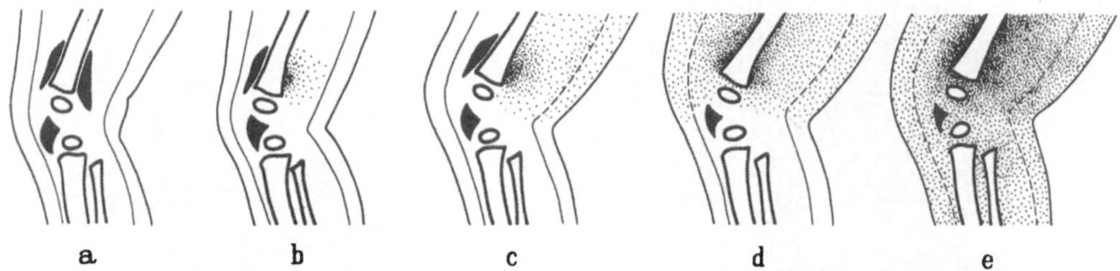

Abb. 18a—e. Schematische Darstellung der radiologisch erfaßbaren Weichteilveränderungen bei der akuten Osteomyelitis. Fetträume schwarz, Ödem punktiert. a) Normal; b) lokalisiertes Ödem; c) d) wie b) aber weiter fortgeschritten; e) uncharakteristische ausgedehnte Weichteilveränderungen (nach A. GIEDION 1960)

Über den Nachweis paravertebraler Weichteilbeteiligung bei Wirbelsäulenerkrankungen siehe Bd. VI dieses Handbuches.

e) Lymphknoten im Weichteilbild

Hautnahe Lymphknoten sind bei entsprechender Aufnahmetechnik im Weichteilbild erkennbar. Schattendichte, Konturen und Strukturen und die Weichteilzeichnung in unmittelbarer Umgebung lassen unter Umständen Vermutungen auf die Art der Veränderung zu (BONSE 1954, 1965; LEBORGNE u. Mitarb.; MELOT 1941). Hinreichende diagnostische Sicherheit kann nur durch die Lymphographie erzielt werden.

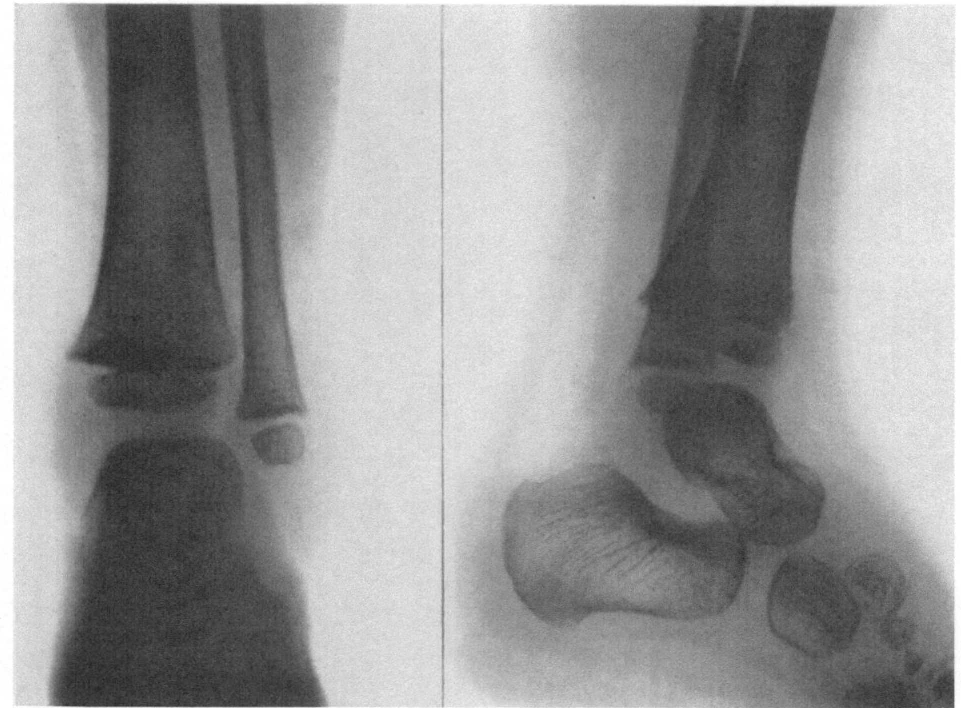

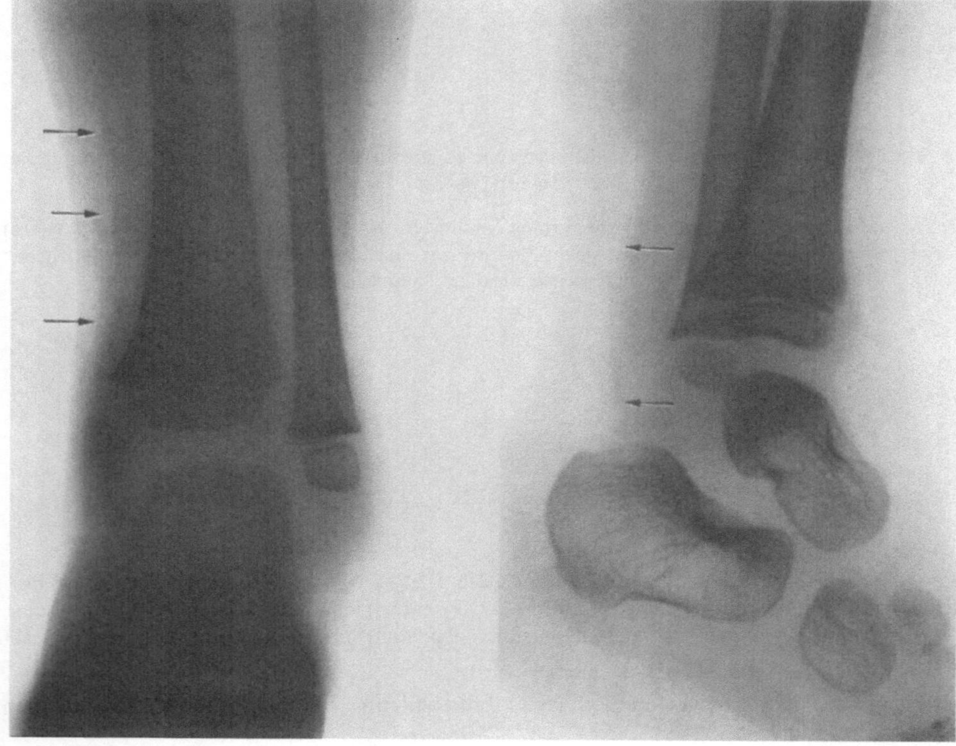

Abb. 19a—d. Weichteilveränderungen im Frühstadium einer akuten Osteomyelitis der distalen Tibiaepiphyse: $3^1/_2$ Jahre alter Junge (Universitäts-Kinderklinik Mainz, Direktor: Prof. Dr. H. U. KÖTTGEN). a) Gesundes Sprunggelenk (zum Vergleich spiegelbildlich). b) Weichteilveränderungen am erkrankten Sprunggelenk: perimalleoläres Ödem, Schwellung und verwaschene Konturen der Flexoren im distalen Unterschenkelbereich; Einengung und Deformierung des retromalleolären Fettkörpers. c) 2 Wochen nach Behandlungsbeginn: zarte periostale Reaktion an der distalen Tibiainnenseite. d) Restzustand nach abgeschlossener Behandlung 7 Wochen nach Beginn der Erkrankung: sklerosierende Knochenveränderungen im Bereich der distalen Tibiaepiphyse

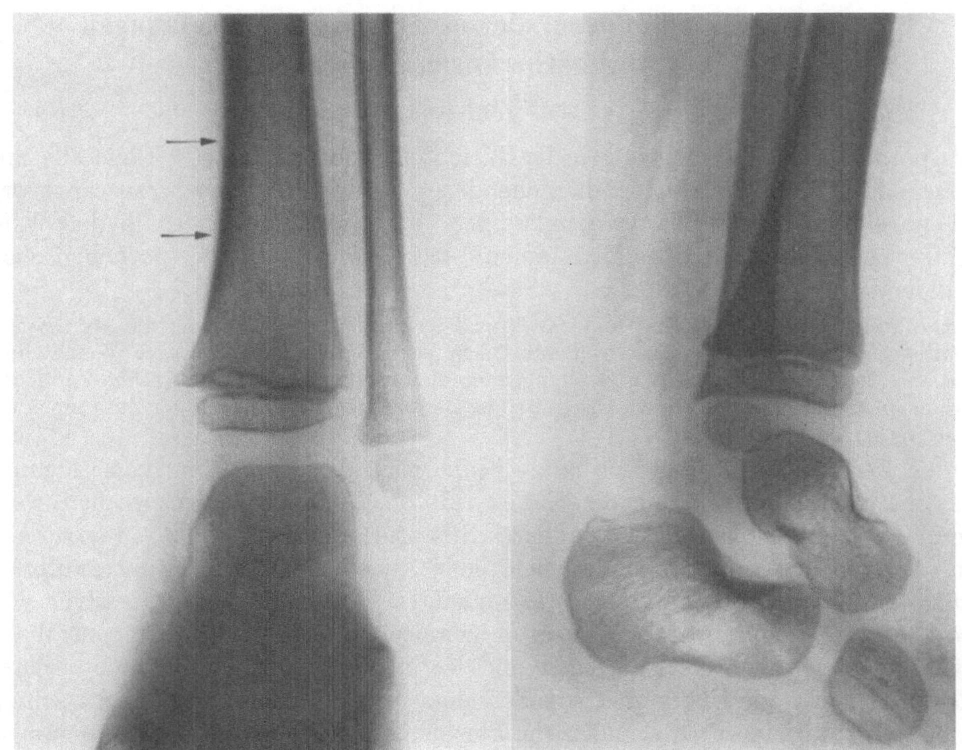

Abb. 19c

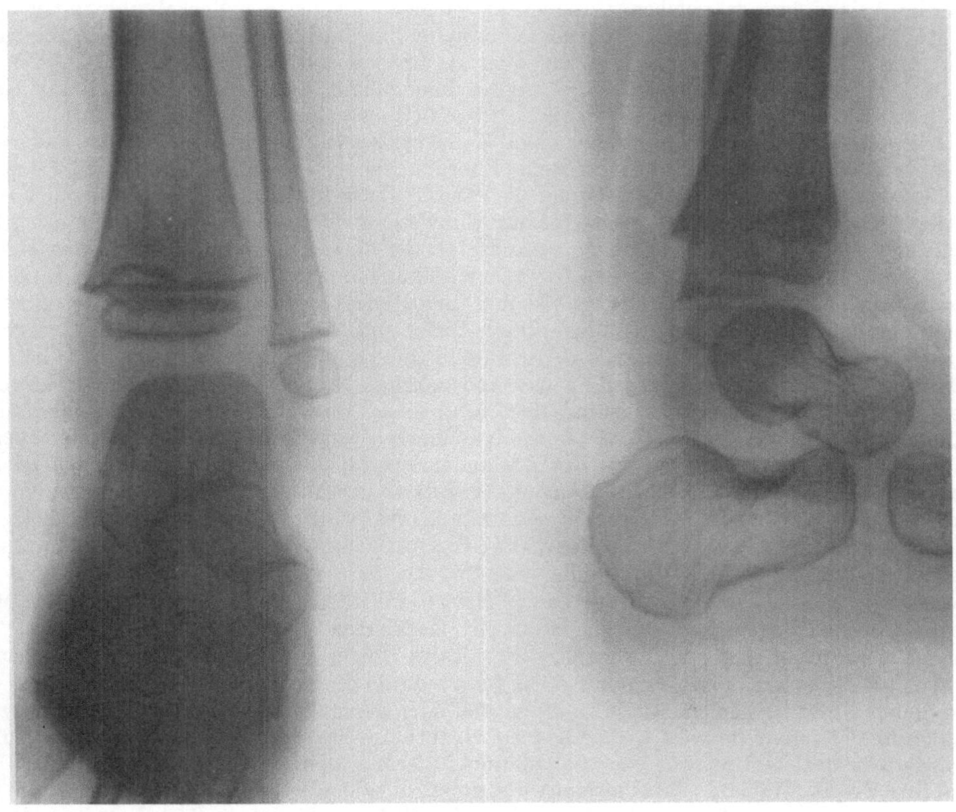

Abb. 19d

2. Pathologische Verdichtungen Weichteilveränderungen, die vorwiegend mit Verkalkungen und Verknöcherungen einhergehen

a) Einleitung

Als pathologische Verdichtungen der Weichteile werden in erster Linie alle mit *Verkalkung* oder *Verknöcherung* einhergehenden Weichteilveränderungen angesprochen. Daneben gehören unmittelbar *exogen bedingte Verschattungen* innerhalb der Weichteile (Fremdkörper, Reste injizierter Medikamente usw.) zum Begriff der pathologischen Verdichtungen.

Erkrankungen mit Konsistenz- und Strukturänderungen der Weichteile, die als *weichteildichte Verschattungen* (Tumoren, Metastasen, traumatisch oder entzündlich bedingte Weichteilveränderungen) im Röntgenbild erkennbar und strenggenommen ebenfalls als „pathologische Verdichtungen" anzusehen sind, finden im folgenden Abschnitt nur Berücksichtigung, sofern der Zusammenhang dies geeignet erscheinen läßt.

Unter *Verkalkung* im übergeordneten Sinne wird die Ablagerung von Calciumsalzen im Gewebe verstanden. Im engeren Sinne wird von Verkalkungen gesprochen, wenn eine regelmäßige, röntgenologisch erkennbare Strukturanordnung fehlt; *Verknöcherungen* zeigen dagegen einen knochenähnlichen oder knochengleichen Strukturaufbau. Die meisten extraossären Verkalkungen entstehen auf dem Boden regressiver Gewebsdystrophie, die Weichteilverknöcherungen vorwiegend auf metaplastischem Wege. Im Röntgenbild lassen sich Verkalkungen und Verknöcherungen häufig nicht scharf voneinander trennen, weil Übergänge von der einen in die andere Form nicht selten sind, und weil es oft nur eine Frage des Zeitpunktes der Untersuchung in Relation zum Beginn der pathologischen Veränderungen ist, welche der beiden Formen zur Darstellung kommt. Verkalkungen können aus Geweben wieder herausgelöst werden (Eisenberg u. Bartholow; Letterer).

Es gibt keinen grundsätzlichen Unterschied im Mechanismus der Verkalkung unter normalen und pathologischen Bedingungen. Chemisch bestehen auch die heterotopen Verkalkungen vorwiegend aus kristallinem Calciumphosphat, dem Hydroxylapatit $[Ca_{10}\ (PO_4)_6\ (OH)_2]$. Der Apatit ist im Organismus nicht rein nachweisbar; neben Beimengungen von organischem Material (Kollagen) kann durch Ionenaustausch Citrat, Carbonat, Na^+, Mg^{++} usw. angelagert werden und einen kleinen veränderlichen Zusatz darstellen. Neben dem Kollagen (bzw. stellvertretend einem anderweitigen unbekannten Aktivator) spielt die alkalische Phosphatase eine wichtige Rolle, weil sie einen im Plasma (und auch im Urin) nachweisbaren, die Hydroxylapatitkristallisation hemmenden Inhibitor inaktiviert (Bucher; Fleisch. Weitere Literaturhinweise s. dort). Untersuchungen hinsichtlich der Aciditätslage, insbesondere nekrobiotisch veränderten Gewebes, sind unterschiedlich ausgefallen. Im Gegensatz zu früheren Ansichten werden Gewebsverkalkungen nicht nur in alkalischem, sondern auch in saurem Milieu gefunden. Der Höhe des Calcium- und Phosphorspiegels im strömenden Blut kommt — wenn überhaupt — nur eine untergeordnete Bedeutung für dystope Verkalkungsvorgänge zu. Es müssen mikrobiochemische und mikrostrukturelle Gewebsänderungen als verantwortlich für den Verkalkungsprozeß angesehen werden, wobei anderweitige lokale oder allgemeine Faktoren (pH-Wechsel des Gewebes, Funktionszustand der Nebenschilddrüsen, Störungen im Vitaminhaushalt, nekrobiotische Veränderungen auf dem Boden vasculärer, nervaler, physikalischer oder chemischer Irritationen) die Voraussetzungen für das Zustandekommen heterotoper Verkalkungen oder metaplastischer Knochenbildung schaffen können. (v. Brand u. Holtz; Brandenberger u. Schinz; Frejka; Gilmer u. Anderson; Giuliani; Gruber; Heinen jr. u. Mitarb.; Hellner 1942; Ipponsugi; Jones u. Roberts; Leriche u. Policard; Lexer; Liebig; Magliulo; McCaroll; Naegeli; Nakahara u. Dilger; Neef; Orton; Pollock; Rotolo; Sandström 1951; Schreier; W. Schulze; Seeliger; v. Seemen; Welcker; Wheeler u. Mitarb.; Widmann u. Mitarb.; Wilkins u. Mitarb.). Möglicherweise sind Untersuchungen mit radioaktiv markierten Substanzen (Oeff u. Mitarb.; Tamburino u. Mitarb.) in der Lage, die Kenntnisse auf diesem Gebiet zu fördern. In seinen Konsequenzen heute noch nicht überschaubare Ergebnisse hat Selye durch die experimentelle *Calciphylaxie* erzielen können, indem es ihm gelungen ist, lokalisierte und/oder generalisierte Organverkalkungen zu induzieren. Unter Calciphylaxie wird die veränderte Reaktionsweise von Geweben verstanden, die nach Sensibilisierung mit bestimmten, die Calciummobilisierung bewirkenden Agentien (z.B. Dihydrotachysterin, Vit. D_2, Vit. D_3, Parathormon) auf einen auslösenden Reiz (z.B. mehrwertige Metallsalze oder -komplexverbindungen, Eigelb, Hühnereiweiß) hin ausgeprägte Verkalkung zur Folge hat. Lokalisation und Intensität der Verkalkung kann durch verschiedene Kombination sensibilisierender

Substanzen („sensitizer") und auslösender Stoffe (Provokatoren, „challenger"), in bestimmten Fällen auch allein durch Veränderung des Zeitintervalls zwischen beiden Applikationen („kritische Periode") variiert werden. Die Funktion der Provokatoren können auch physikalische Noxen (Quetschung, Kälteanwendung, Epilation) übernehmen. — Die Forschung hat auf dem Gebiet des Calciumstoffwechsels und der Verkalkungsvorgänge in den letzten Jahren entscheidende Impulse erfahren und dabei gleichzeitig eine Vielzahl neuer Probleme aufgedeckt (Lit. s. FOURMAN; SEIFERT; SELYE 1962).

Extraossäre Verkalkungen im weitesten Sinne sind nach VIRCHOW lange Zeit als „Kalkmetastasen" bezeichnet worden. Durch zunehmende Kenntnis der Pathophysiologie und klinischen Erscheinungsformen wurden späterhin auf Grund verschiedener Ätiologie und unterschiedlicher Lokalisation einzelne, als selbständig geltende oder im Gefolge anderweitiger Erkrankungen auftretende Formen von Weichteilverkalkungen abgegrenzt. Bis heute ist wegen Überschneidung klinischer Symptome und Unklarheiten über die Ätiologie vieler, mit dystopen Verkalkungen einhergehender Krankheiten eine Klassifizierung schwierig, z.T. sogar unmöglich (BARTON u. REEVES).

b) Weichteilverdichtungen, Verkalkungen und Ossifikationen bei mesenchymalen Systemerkrankungen

α) Die Calcinosen

KRAUSE u. TRAPPE haben 1907 erstmalig eine klare Trennung der „Calcinosis multiplex progressiva sive interstitialis ossificans" von der schon länger bekannten Myositis ossificans progressiva vorgenommen. STEINITZ (1931) hat die Calcinosis interstitialis universalis von der Calcinosis interstitialis circumscripta unterschieden. Die als Lipocalcinogranulomatose (TEUTSCHLAENDER) im Schrifttum bekannte, von anglo-amerikanischen Autoren als „tumoral calcinosis" bezeichnete Erkrankung kann durchaus den Calcinosen zugeordnet werden, obwohl sie eine gewisse Sonderstellung einnimmt. Daneben finden sich noch Formen der Calcinose, die sich nicht zwanglos in diese Gruppierung fügen, aber in diesem Rahmen abgehandelt werden sollen. Sie bieten klinisch wie röntgenologisch ähnliche Bilder.

Die früher gebräuchliche Bezeichnung „Kalkgicht" ist verlassen worden. Eine der Harnsäuregicht vergleichbare Stoffwechselstörung liegt nicht vor; der Begriff der „Kalkgicht" ist irreführend, zumal bei der Urat-Gicht Tophusverkalkungen vorkommen können.

Ausführliche Literaturzusammenstellungen finden sich unter anderem bei STEINITZ (1931), ROTHSTEIN u. WEST (1936), KATTHAGEN (1949), CLARA u. THYS (1950), SCHWINGER (1952), WHEELER u. Mitarb. (1952), EGGELING u. KNOLLE (1960), BARTON u. REEVES (1961), LEISTYNA u. HASSAN (1964).

Zur *Differentialdiagnose* der Calcinosen siehe auch S. 63 und Tabelle 3.

αα) Die Calcinosis interstitialis universalis

Die Calcinosis interstitialis universalis wird als primäre Mesenchymerkrankung angesehen. Sie ist durch das Vorkommen zahlreicher Kalkeinlagerungen in das interstitielle Gewebe gekennzeichnet (Abb. 20a und b). Der Beginn des Leidens liegt in der Spanne zwischen frühem Kindesalter (KATTHAGEN: 1. Lebensjahr, ROOVERS: 2. Lebensjahr) und drittem Dezennium. Späterer Erkrankungsbeginn ist bekannt, aber selten (EGGELING u. KNOLLE; NOCKEMANN). Am Beginn stehen „rheumatische" Beschwerden, die mit Fieberschüben einhergehen können (BAUSCHAT; HALPER; MASSE u. Mitarb.; MUNTEAN; SCHOLZ; ZUPPINGER 1952). Das Auftreten der Erkrankung ist im Anschluß an Infektionskrankheiten beobachtet worden (CLARA u. THYS; AISENBERG), ein akut entzündliches Stadium kann aber auch völlig fehlen (EGGELING u. KNOLLE; PEDERSEN u. Mitarb.). Die Relation im Befall zwischen weiblichem und männlichem Geschlecht wird mit 3:2 angegeben (CLARA u. THYS).

Neben der Lokalisation in der Subcutis lassen sich die krümelig-wolkigen, z.T. bandartigen Verkalkungen auch in den tiefer gelegenen Bindegewebssepten finden. In fortgeschrittenen Fällen kann außer den Muskelinterstitien, Fascien und Bändern Kalk in Nerven-, Sehnen- und Gefäßscheiden gefunden werden. Die subcutan gelegenen, mitunter tumorösen oder cystischen Verkalkungen (ONG-OEI) (Abb. 21a—d) können nach außen perforieren und zur Geschwürsbildung mit langdauernder Eiterung und Abscheidung kalkiger Massen führen. Die Kalkablagerungen werden symmetrisch in der Umgebung der großen

Tabelle 3. *Differentialdiagnose der Calcinosis universalis oder Calcinosis circumscripta* (nach WHEELER u. Mitarb.)

Erkrankung	Serum Ca	Serum P	Alkalische Phosphatase	Urincalcium	Nierenfunktion	Röntgenologische Knochenveränderungen
Sklerodermie	N	N	N	N	N	Inaktivitätsosteoporose; Akroosteolyse
Dermatomyositis . .	N	N	N	N	N	Inaktivitätsosteoporose
Raynaudsche Erkrankung	N	N	N	N	N	Osteoporose der Hände
Rheumatische Arthritis.	N	N	N	N	N	Gelenkveränderungen; Inaktivitätsosteoporose
Acrodermatitis chronica atrophicans	N	N	N	N	N	Gelegentlich Osteoporose
Primärer Hyperparathyreoidismus	↑	↓	N oder ↑	↑	N oder ↓	Knochenveränderungen können fehlen bzw. generalisierte Ostitis fibrosa cystica
Chronische Nierenerkrankungen bzw. sekundärer Hyperparathyreoidismus	N oder ↓	↑	↑	N oder ↓	↓	Renale Ostitis fibrosa generalisata. Bei Kindern: Störungen der enchondralen Ossifikation
Vitamin D-Intoxikation	↑	↑ oder N oder ↓	N oder ↑	↑	N oder ↓	Knochenveränderungen können fehlen; generalisierte „Osteoporose"; wechselnde, rarefizierende Knochenbefunde
Knochenmetastasen	↑	↑ oder N oder ↓	↑	↑	N	Umschriebene Knochenbefunde
Multiples Myelom . .	↑ oder N	↑ oder N	↑	↑ oder N	N oder ↓	Umschriebene Knochenbefunde
Morbus Paget	↑ oder N	↑ oder N	↑	↑ oder N	N oder ↓	Umschriebene Knochenbefunde
Pseudohypoparathyreoidismus . . .	↓	↑	N oder ↓	↓	N	Erhöhte Knochendichte; verkürzte Metacarpal- und Metatarsalknochen

Gelenke und entlang längerer Extremitätenabschnitte, vorzugsweise an den Beugeseiten gefunden. Der Stamm wird häufiger befallen, Hals- und Kopfbereich nur in Ausnahmefällen. Die Finger bleiben meist frei von den Veränderungen. Innere Organe bleiben bei

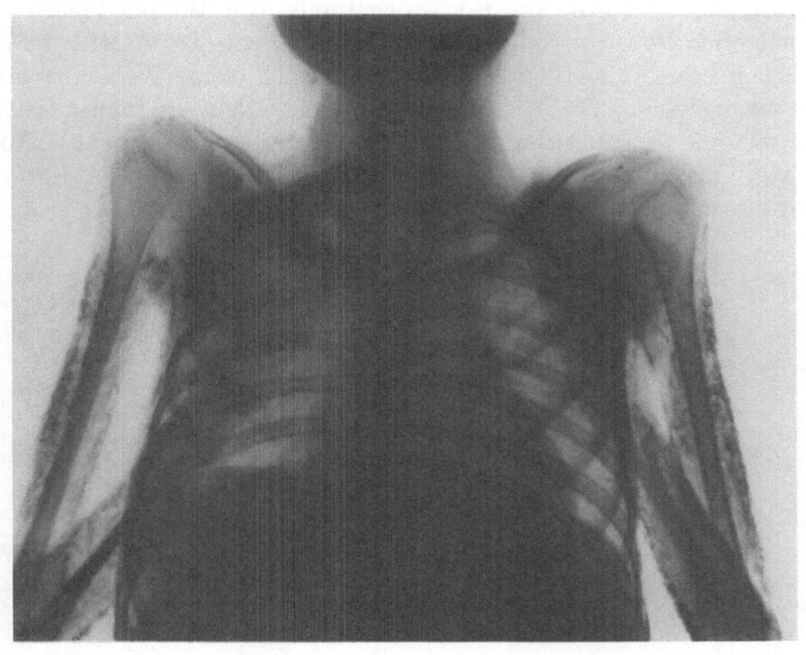

a

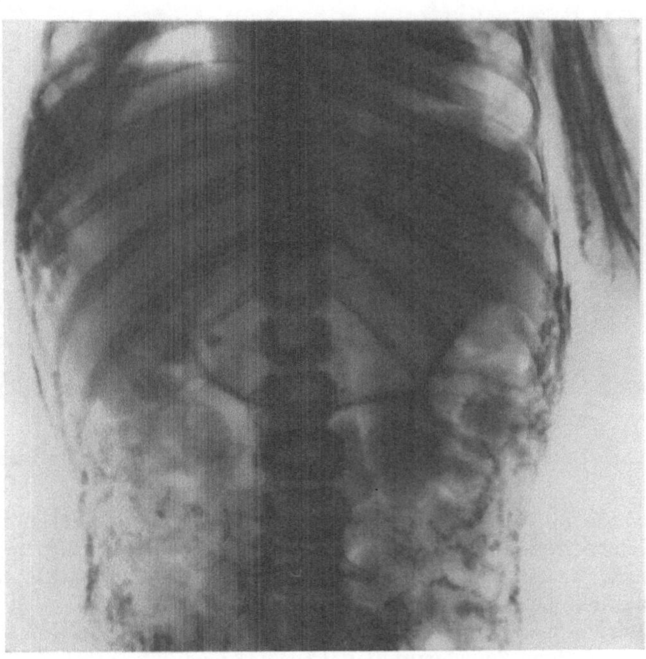

b

Abb. 20a u. b. Ausgedehnte Verkalkungen bei Calcinosis interstitialis universalis. 11jähriger Junge (Universitäts-Kinderklinik Mainz, Direktor: Prof. Dr. H. U. KÖTTGEN)

der reinen Form der Calcinosis interstitialis universalis unbeteiligt. Die Krankheit verläuft schubweise progredient, längere stationäre Phasen kommen vor, Remissionen gehören zu absoluten Seltenheiten (KALBAK; KATTHAGEN). Das Röntgenbild deckt oft Verkalkungen auf, die klinisch noch stumm sind; andererseits brauchen klinisch tastbare

Knotenbildungen noch nicht mit röntgenologisch nachweisbaren Kalkeinlagerungen einherzugehen.

Gemeinsames Vorkommen mit *Sklerodermie* ist häufig beobachtet worden (BEATH; GONDOS 1960; GÜNTHER; HALPER; HOLTEN; JESSERER 1960b; KENNEDY; RAMSDELL; RUBISZ-BRZEZIŃSKA; ROMANOWSKI u.a.). Erstmals von WEBER (1878) erwähnt, ist das Zusammentreffen von Sklerodemie und Calcinose von THIBIERGE u. WEISSENBACH (1911) ausführlich erörtert worden und seitdem als Thibierge-Weißenbach-Syndrom in die Literatur eingegangen. 25—30% aller Fälle von Calcinosis interstitialis universalis sind mit Sklerodermie vergesellschaftet (STEINITZ; ATKINSON u. WEBER). Auf pulmonale (NICE u. Mitarb.) und intestinale (KEATS; LESZLER; MESZAROS; THURNHER) Veränderungen, die in diesen Fällen beobachtet werden, sei hingewiesen.

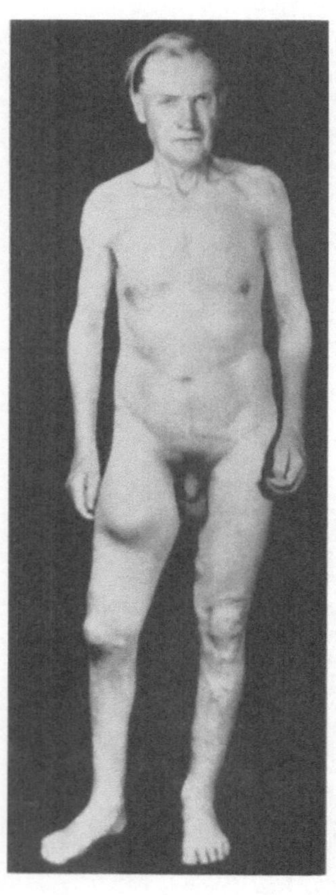

a

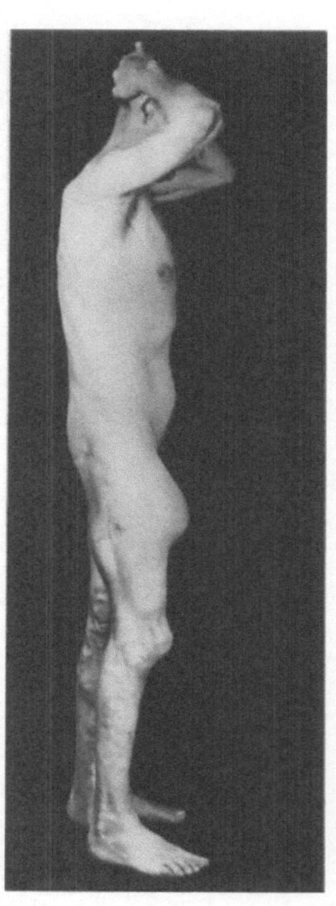

b

Abb. 21a—d. a) und b). Teilweise tumorös-cystische Calcinosis interstitialis universalis. 61jähriger Mann

SCHWINGER berichtet über das Zusammentreffen von Calcinosis interstitialis universalis mit Dermatomyositis; gleichzeitiges Vorkommen mit Raynaudscher Erkrankung beobachteten unter anderem LEHRNBECHER, RAMSDELL, SVÁB (1936). POLLOCK fand verstärkte Hautpigmentierungen; über erbliches Vorkommen berichten AMBS u. BONSE sowie VOGT. Die bei der Calcinosis interstitialis universalis vorkommenden *Skeletveränderungen* beziehen sich auf eine allgemeine Kalksalzarmut mit entsprechendem Knochenumbau (KALBAK; NOCKEMANN; E. SCHULZE u.a.), werden aber nicht regelmäßig gefunden. Allen Fällen gemeinsame, signifikante Störungen im Mineralhaushalt konnten nicht gefunden werden. Insbesondere hat die Bestimmung des Calcium- und Phosphor-Serumspiegels zu keinerlei eindeutigen Ergebnissen geführt.

Die *Ätiologie* der Erkrankung ist ungeklärt. Hypothetisch sind verschiedene Faktoren angenommen worden: konstitutionelle Momente, primäre Skeleterkrankungen, Durchblutungsstörungen, Endokrinopathien, Infektionskrankheiten, neuro-humorale Dysregulationen. Die *Prognose* ist schlecht und führt in schweren Fällen durch Kachexie der hilflosen, unbeweglichen Kranken meist auf dem Wege über interkurrente Infektionen (infizierte, perforierte Kalkknoten, Decubitus, Bronchopneumonie, metastatische Abscedierungen) zum Tode.

ββ) Die Calcinosis interstitialis circumscripta

Die lokalisierte Form der Calcinose wird im Gegensatz zur generalisierten Form vorwiegend bei älteren Menschen gefunden (BRANDT; HALPER; JONASCH; KLEIN; STEINITZ u.a.). Mit 85% werden ganz überwiegend Frauen betroffen (MORAN; WESTERLUND), wobei der Erkrankungsbeginn mit der Menopause zusammenfallen kann (KATTHAGEN; STEINITZ). Die Calcinosis interstitialis circumscripta entwickelt sich im allgemeinen sehr

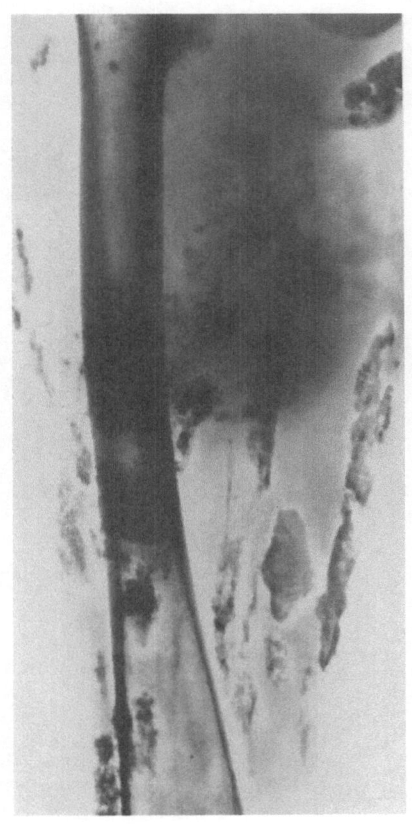

c

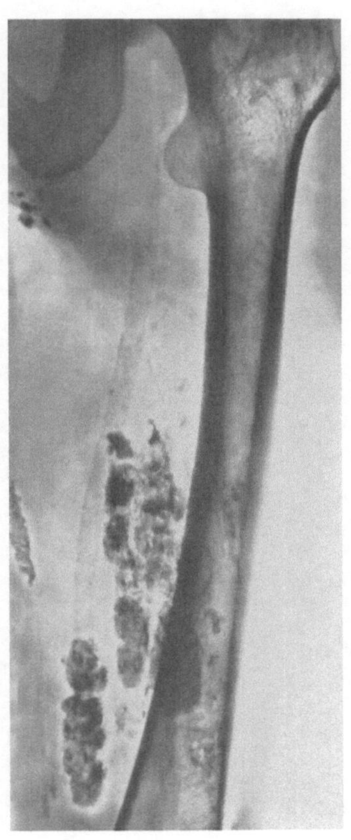

d

Abb. 21c und d. Aufnahmen beider Oberschenkel: ausgedehnte schollige Verkalkungen. Mediasklerose der Femoralarterien (T. L. ONG OEI 1961)

langsam und klinisch stumm, kann jedoch auch unter akut-entzündlichen Erscheinungen ihren Anfang nehmen. Es bilden sich derbe, kalkimprägnierte Knötchen mit bevorzugter Lokalisation an der oberen Extremität (Finger besonders disponiert, Handwurzel, Mittelhand, Streckseite des Ellenbogengelenkes) und der Umgebung der Kniescheibe. Die Füße sind seltener, der Körperstamm ist in der Regel nicht beteiligt. Die zugehörigen Gelenke haben am Krankheitsgeschehen primär keinen Anteil. Die Verkalkungen liegen im Unterhautzellgewebe, aber auch in den Sehnen, im paraartikulären Bindegewebe, in Muskeln und Nervenfasern (ZUPPINGER 1952). Perforationen nach außen mit Fistelbildung werden wie bei der Calcinosis interstitialis universalis beschrieben, die Übergänge zwischen dieser und der lokalisierten Form können fließend sein (JONASCH). Die Erkrankung, die im anglo-amerikanischen Schrifttum z.T. unter der Bezeichnung „Hypodermoliths“ (BOWEN; PIERSALL) bekannt ist, ist etwa zu 50% häufiger verbreitet als der universale Typ (KRAFT) (Abb. 22).

Das Röntgenbild zeigt feinste bis größere, krümelige, umschriebene Verkalkungen in der Umgebung der betroffenen Gelenke. Verkalkungen in Bezirken, die klinisch noch unverändert erscheinen, können durch die Röntgenuntersuchung aufgedeckt werden. Am Knochen können sekundär bedingte atrophische Merkmale bestehen.

Bei der Calcinosis interstitialis circumscripta liegt keine nachweisbare Stoffwechselerkrankung vor. In zahlreichen Fällen besteht gleichzeitig eine Sklerodermie (ATKINSON u. WEBER: 40%) und/oder es finden sich Zeichen eines Morbus Raynaud (BERCOW u. POPPEL). Die *Ätiologie* ist unbekannt. Die *Prognose* ist an sich gut; bei stärkeren Kalkeinlagerungen können eingeschränkte Beweglichkeit und Schmerzen die Arbeitsfähigkeit beeinträchtigen.

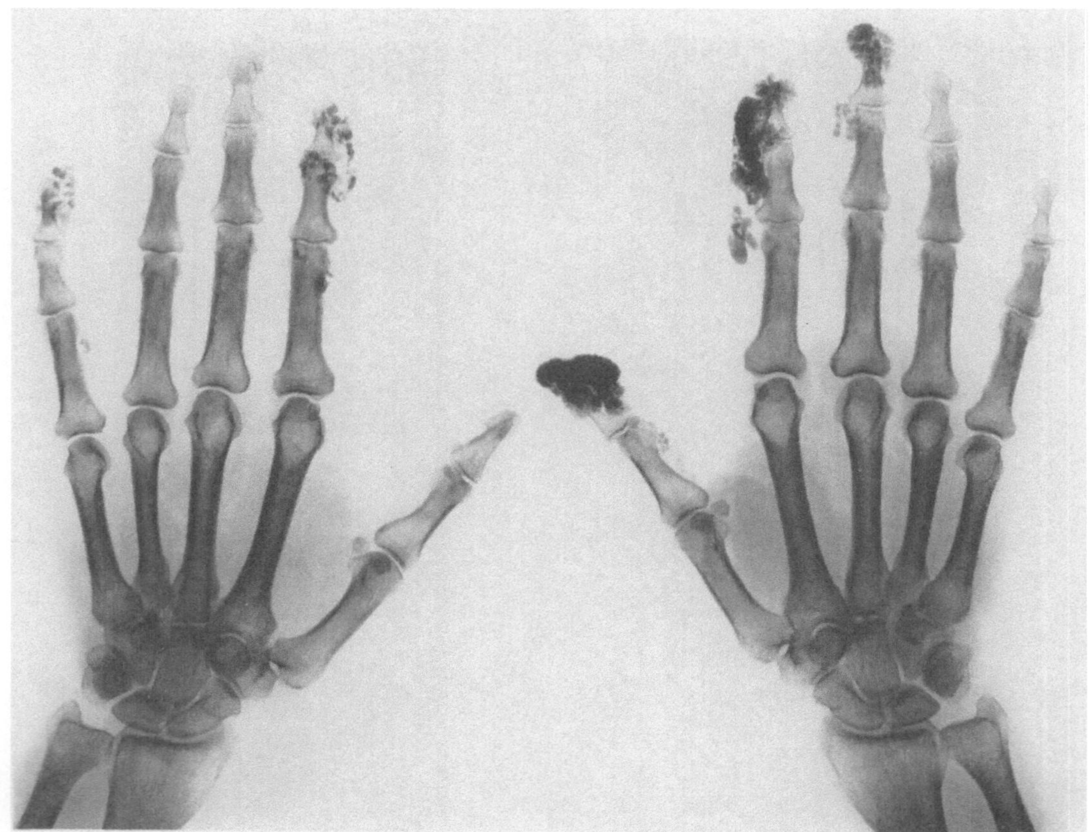

Abb. 22. Calcinosis interstitialis circumscripta. 56jährige Frau

γγ) Die Lipocalcinogranulomatose oder pseudotumoröse Calcinose (TEUTSCHLAENDER)

Im deutschen und italienischen Schrifttum ist die Erkrankung als Lipocalcinogranulomatose, einem von TEUTSCHLAENDER geprägten Begriff bekannt. In der anglo-amerikanischen Literatur wird sie als „tumoral calcinosis" (INCLAN; P. PALMER; THOMSON u. TANNER) beschrieben. Verschiedenen Vorschlägen (BARTON u. REEVES; OOSTHUIZEN u. Mitarb.; SOEUR; SOMMER u. TRESS) folgend, kann die Erkrankung als Sonderform der Calcinose bezeichnet werden.

Die Krankheit ist durch multiple kalkhaltige, paraartikuläre Geschwulstbildungen charakterisiert. Das Erkrankungsalter liegt vorwiegend in der ersten und zweiten Lebensdekade, späterer Erkrankungsbeginn ist bekannt (LAUCHENAUER; MELHOP). Es bilden sich, häufig symmetrisch in Gelenknähe (Schulter, Ellenbogen, Hüfte bevorzugt, Acromioclavicular-, Scapular-, Inguinal-, Sacralgegend, Knie und Fuß können betroffen sein) derbe Tumoren, die fast immer schmerzlos entstehen und Größen von 20 und mehr Zentimeter Durchmesser und Gewichte über 1 kg erreichen können. Von Ausnahmefällen abgesehen, fehlen Knochen- und Hautveränderungen; das Allgemeinbefinden braucht nicht beeinträchtigt zu sein. Der Mineralhaushalt weist keine signifikanten Abweichungen von der Norm auf, sofern nephrogene Störungen fehlen (s. unten). Familiäres

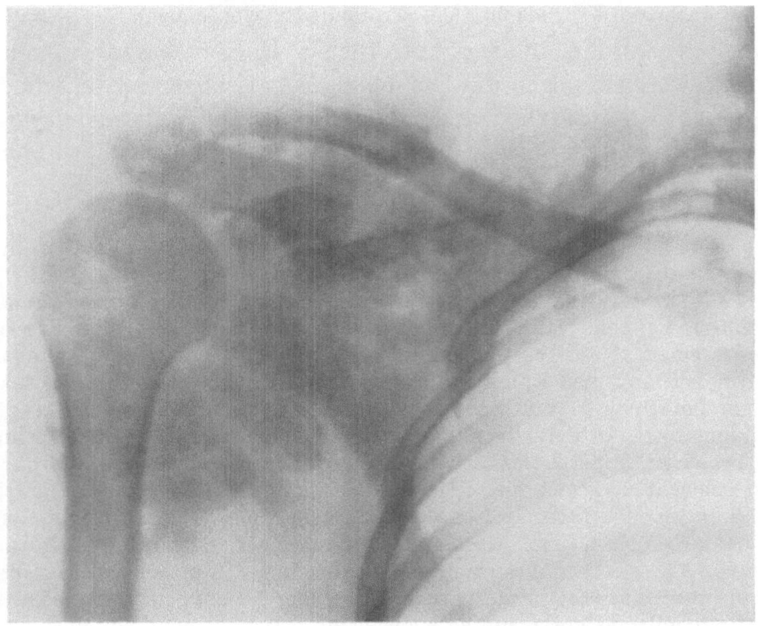

a

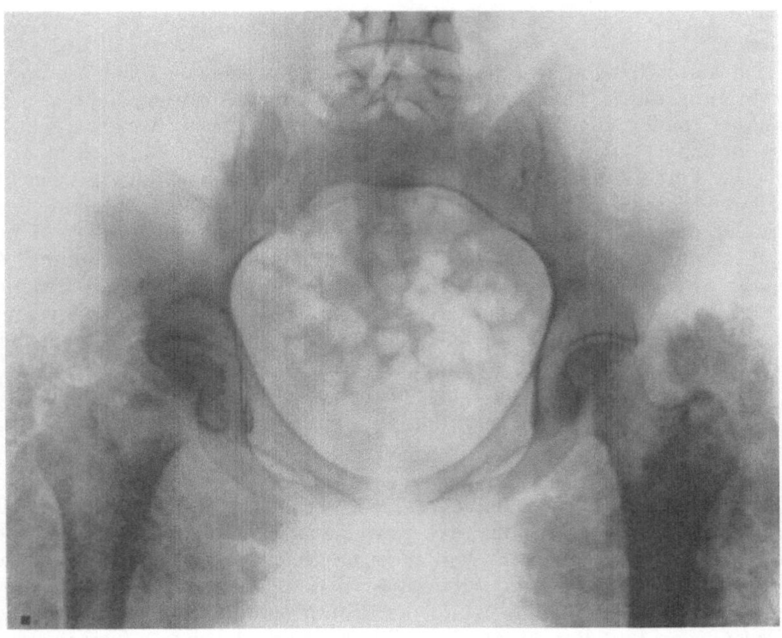

b

Abb. 23a u. b. Lipocalcinogranulomatose (Teutschlaender) oder „tumoral calcinosis". 32jährige Frau. Es bestanden Zeichen einer renalen Insuffizienz. Neben anderweitigen Kalkablagerungen in den Weichteilen waren Verkalkungen der Conjunctiva und Cornea, der Trommelfelle und beider Nieren nachweisbar. Exploration der Epithelkörperchen: fragliche Sarkoidose. a) Verkalkungen in der Umgebung des Schultergelenkes. b) Verkalkungen in der Umgebung beider Hüftgelenke (D. L. Barton u. R. J. Reeves 1961)

Auftreten ist beschrieben (Andreas; Barton u. Reeves), die Prognose wird unterschiedlich beurteilt (Abb. 23a und b).

Die derben, mitunter gelappten Tumoren sind mit benachbarten Muskeln, Sehnen und Fascien verbacken. Innerhalb einer bindgewebigen Kapsel finden sich sekundäre Höhlenbildungen, die Kalk und nekrotisches, lipoidreiches Material enthalten. Raso u. Giliberti fanden 52% Calcium und 16,8% Lipoide in der Trockenmasse. Elektronenmikroskopische Befunde liegen von Lafferty u.

Mitarb. vor. Daß es sich um eine reine Systemerkrankung des Schleimbeutelapparates handelt, gilt nicht als erwiesen, nachdem mehr als 30 Fälle veröffentlicht worden sind.

Röntgenologisch werden in der betroffenen Region kalkdichte, körnig-krümelig strukturierte oder wolkige, gegen die Umgebung scharf abgegrenzte, tumorähnliche Verschattungen gefunden. Zusätzlich anzutreffende Gefäßverkalkungen sind nicht selten. BURACZEWSKI u. Mitarb. fanden Gelenkknorpelverkalkungen, POHL berichtet über Lungenbeteiligung.

Die *Ätiologie* der Erkrankung ist ungeklärt (KOPARI). Eine nachweisbare Störung des Lipoidstoffwechsels ist nicht allen Fällen gemeinsam. Nachgewiesen ist das Auftreten im Gefolge oder in Kombination mit Nierenerkrankungen (BARTON u. REEVES; BURKHOLDER u. BRAUND; COMROE u. Mitarb.; LAUCHENAUER; SOMMER u. TRESS u.a.), die möglicherweise zum sekundären Hyperparathyreoidismus führen können. Hinweise dafür finden sich auch bei BURACZEWSKI u. Mitarb. — WEINREICH konnte einen 16jährigen Patienten beobachten, bei dem es im Rahmen einer schweren renalen Osteopathie zu multiplen Epiphysenlösungen kam. Neben dem Bild des sekundären Hyperparathyreoidismus fanden sich multiple Lipoidkalkgranulome im Sinne der Teutschlaenderschen Lipocalcinogranulomatose. In derartigen Fällen liegen neben den Zeichen fortschreitender Niereninsuffizienz nachweisbare Mineralstoffwechselstörungen (Normocalcämie, Hyperphosphatämie) vor; die Prognose ist schlecht. Wieweit hier fließende Übergänge zwischen den paraartikulären, tumorähnlichen Verkalkungen (TEUTSCHLAENDER) und den im Gefolge des Albright-Syndroms häufiger beschriebenen, paraartikulären und vasculären Verkalkungen (ALBRIGHT u. Mitarb.; CRONQVIST; LEVIN u. GENOVESE; E. MILLER) bestehen, müssen weitere Untersuchungen klären. FONTAINE u. Mitarb. berichten über eine 13jährige Patientin, bei der Calciumstoffwechselstörungen im Sinne eines Hyperparathyreoidismus vorlagen und zugleich ein persistierender Thymuslappen bei operativer Revision der Epithelkörperchen gefunden wurde.

δδ) *Sonderformen der Calcinose*

Oft lassen sich klare Grenzen zwischen den einzelnen Formen der Calcinose nicht ziehen. Auch unter Berücksichtigung dieser Tatsache gibt es Sonderformen, die sich nicht zwanglos in die vorgenannten Krankheitsbilder einordnen lassen. Sie betreffen vor allem Neugeborene, Kleinkinder und Jugendliche; es muß hier auf die einschlägigen Standardwerke der Pädiatrie und Pathologie verwiesen werden. Die Verkalkungen finden sich in diesen Fällen ebenfalls in der Haut, Subcutis, den intermuskulären Septen, teilweise auch in der Muskulatur. So beschreibt KATTHAGEN einen Fall, einen Säugling, der sofort nach der Geburt auf die Cervicalsegmente II—VII beschränkte Verkalkungen der Haut und Unterhaut aufwies. KATTHAGEN prägte die Bezeichnung: *Calcinosis interstitialis segmentalis.* SWANSON u. Mitarb. fanden bei einem 2 Wochen alten Säugling ausgedehnte Verkalkungen der Weichteile zwischen unterer Abdominal-, Gesäß- und Knieregion, die sich nach kurzer Progression vollständig zurückbildeten, so daß sie im 8. Lebensmonat nicht mehr nachweisbar waren. LEVITIN beobachtete eine ungewöhnliche Calcinose bei einem 24jährigen Patienten, die mit ausgedehnten Arterienverkalkungen einherging. Stoffwechselstörungen waren nicht nachweisbar.

β) *Die Myopathia lipo-fibro-calcarea*

Die Myopathia lipo-fibro-calcarea ist eine 1947 von MATTIOLI-FOGGIA erstmals beschriebene, erbliche Krankheit, die zunächst regional bei Bewohnern eines oberitalienischen Bergtales, später auch in einer anderen Gegend beobachtet worden ist und charakteristische pathologisch-anatomische, klinische und röntgenologische Befunde aufweist. Bei den Erkrankten, die schwere familiäre Entartungen zeigen (Nanismus, Wirbelsäulen- und Extremitätenmißbildungen, neurologische Störungen in Form von Paraplegien und Paraparesen, psychische Abwegigkeiten), treten symmetrische, holzharte, schmerzlose Muskelschwellungen auf, deren pathologisch-anatomisches Substrat lipoid-fibröse Entartung der Muskulatur mit ausgedehnten Verkalkungen darstellt. Diese ausgedehnten, intramuskulär gelegenen Verkalkungen (Schulter-, Gluteal- und Hüftregion bevorzugt) führen zu entsprechenden Röntgenbefunden (BIGLIARDI; BOFFANO; ORLANDINI). Die Ätiologie der Erkrankung ist ungeklärt. Das Vorliegen einer primären Lipoidthesaurismose wird neben der Annahme einer primären Mesenchymschädigung diskutiert.

γ) *Die sog. Kollagenosen*

Unter dem von KLEMPERER eingeführten, inzwischen erweiterten Begriff der sog. *Kollagenosen* wird eine Reihe von Erkrankungen zusammengefaßt, deren Gemeinsamkeit in einer Schädigung mesenchymaler Gewebe besteht. Innerhalb des gegebenen Rahmens können nur einzelne, den Kollagenkrankheiten zugeordnete Krankheitsbilder Erwähnung finden. Die Besprechung anderweitiger Erkrankungen (viscerale Beteiligung bei Kollagenkrankheiten, Hauterkrankungen) findet sich an entsprechender Stelle des Handbuches. So umstritten Begriff und Definition der „Kollagenkrankheiten" sein mag, so liegt ihrer Konzeption ein „ordnendes Prinzip" zugrunde, das „eine gewisse vorläufige Ordnung in das Chaos chronischer Osteoarthromyopathien zu bringen vermag" (SCHOEN u. TISCHENDORF). Auf die zusammenfassenden Darstellungen von TALBOT u. FERRANDIS, sowie TISCHENDORF u. MÜLLER sei verwiesen. Die Unspezifität von Röntgenbefunden bei Kollagenkrankheiten ist unter anderem von KEATS herausgestellt worden, eine gute Übersicht über die mit Weichteilverkalkungen einhergehenden Kollagenosen ist bei WHEELER u. Mitarb. zu finden.

αα) Weichteilbefunde bei rheumatischen Erkrankungen

Röntgenologische Weichteilbefunde bei Erkrankungen des rheumatischen Formenkreises sind im allgemeinen uncharakteristisch und für die Ergänzung oder Sicherung anderer und besserer diagnostischer Ergebnisse kaum brauchbar. Eine Reihe der im älteren Schrifttum als „Rheumatismus" beschriebenen Fälle halten den jetzt gültigen Kriterien nicht stand, und die Befunde sind anderweitigen Krankheitsgruppen zuzuordnen.

Der Röntgennachweis von Weichteilschwellungen beim Rheumatismus nodosus stellt keine nennenswerte diagnostische Bereicherung dar. Weichteilschwellungen der Gelenkumgebung bei beginnender rheumatischer Polyarthritis können im Röntgenbild erfaßt werden (BRUGSCH, SOILA). THIELE und POHL geben an, bei Fällen gesicherter rheumatischer Polyarthritis der Hände in ca. 10% para- und periartikuläre Verkalkungen im Sinne einer Peritendinitis calcarea bzw. einer Calcinosis interstitialis circumscripta beobachtet zu haben. Angaben über Weichteilverkalkungen bei rheumatischer Polyarthritis finden sich auch bei MARTEL u. Mitarb. MILATZ diskutiert bei paraartikulären Verkalkungen im Bereich des Sprunggelenkes die rheumatische Genese. KÜHNE u. SCHEID beschreiben Schleimbeutelhygrome im Knie-Wadenbereich bei chronischer Polyarthritis. Auf die Möglichkeit vorzeitiger Verkalkungen peripherer Arterien bei Jugendlichen mit rheumatischer Arthritis wird an entsprechender Stelle hingewiesen (s. Anm. S. 28).

Am Beispiel der fieberhaften, rezidivierenden Panniculitis rheumatica (Morbus Pfeiffer-Weber-Christian) hat FALCK auf den Nachweis zwiebelschalenförmig verkalkter lipophager Granulome aufmerksam gemacht. Die Autorin fand sie im Subcutangewebe des Stammes (Glutealregion) und am Oberarm.

ββ) Die Dermatomyositis

Bei der Dermatomyositis, einer generalisierten entzündlichen Muskelerkrankung, treten frühzeitig derbes Ödem der Haut und Subcutis, erythematöse Veränderungen, meist eine Milzvergrößerung und Bluteosinophilie, späterhin Kalkablagerungen auf. Die Ätiologie der Erkrankung ist unbekannt. Der röntgenologischen Weichteiluntersuchung kommt in der Erfassung pathologischer Veränderungen im Muskel- und Unterhautgewebe besondere Bedeutung zu. Mit der von SCHUERMANN, BONSE (1961) u. a. empfohlenen Weichstrahltechnik lassen sich die großen Muskelinterstitien unscharf begrenzt und verbreitert erkennen. Die Muskulatur ist abgeflacht und erscheint oft an umschriebenen Bezirken auffallend transparent mit Auslöschung der normalen Muskelstruktur. Es kommt dadurch zur Abgrenzung erweiterter Gefäßverläufe, die sich sonst nicht von der Umgebung abheben. Als Ursache für die Verbreiterung der Muskelinterstitien ist das Ödem anzunehmen; durch Schwund von Muskelparenchym läßt sich die erhöhte Transparenz erklären. Die bei der Dermatomyositis zu beobachtenden Kalkablagerungen, oft multipel, kleinfleckig-schollig bis netzförmig, liegen vorzugsweise in der Unterhaut, auch schalenförmig an der Unterhautmuskelgrenze, zuweilen auch im Muskelparenchym (Abb. 24a—d). Auffällig ist, daß die Kalkablagerungen bei der Dermatomyositis im Kindesalter und bei Jugendlichen häufiger vorkommen sollen, als bei Erwachsenen (WEDGWOOD u. Mitarb.).

Die Blutkalkwerte werden meist normal gefunden. Die Kalkablagerungen werden nicht als Ausdruck einer allgemeinen Stoffwechselstörung angesehen. Es werden vielmehr periphere Kreislaufstörungen mit verlangsamter Zirkulation der Blut- und Gewebsflüssigkeit in dem durch dieselbe Kreislaufstörung veränderten, meist durch Stase nekrotisierten Gewebe angenommen.

Relativ häufig ist die Dermatomyositis mit malignen Tumoren, meist Carcinomen vergesellschaftet (KORTING). Eine eingehende Röntgenuntersuchung, insbesondere des Magen-Darm-Traktes ist daher zu fordern. Über die Zusammenhänge zwischen Dermatomyositis und malignem Tumorwachstum ist noch nichts bekannt.

Über pulmonale, kardiovasculäre und intestinale Veränderungen bei Dermatomyositis finden sich unter anderem bei Feldman u. Marshak, Nice u. Mitarb., sowie bei Lutier Angaben. Auf die eingehende Besprechung des Krankheitsbildes der Dermatomyositis durch Schuermann u. Hornstein sei verwiesen.

c) Verkalkungen peripherer Gefäße und Weichteilveränderungen bei peripheren Gfeäßleiden

α) *Arterien*

Im Röntgenbild sichtbare Kalkeinlagerungen in peripheren Arterien sind ein relativ oft erhobener Nebenbefund. Auf die Möglichkeit des Nachweises verkalkter peripherer

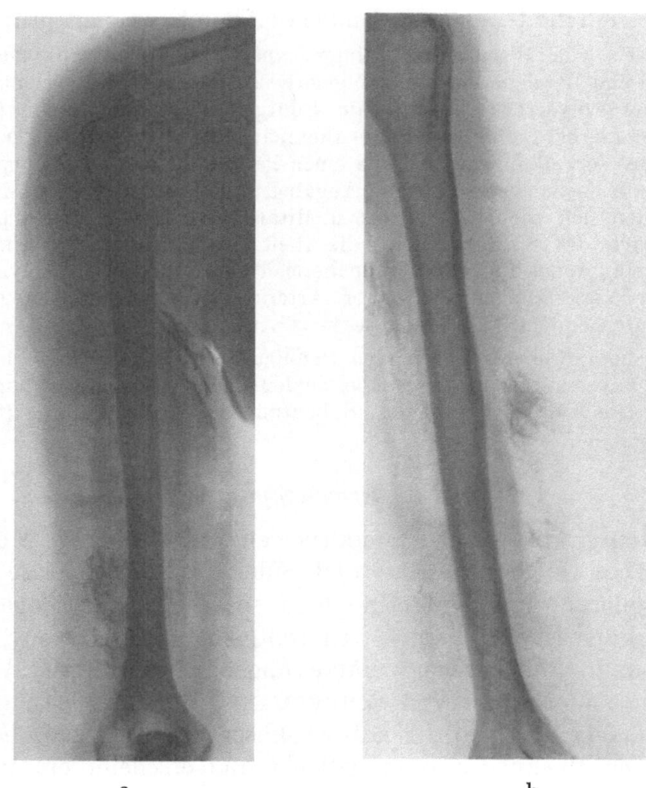

a b

Abb. 24a—d. Verkalkungen bei Dermatomyositis. 37jährige Frau. a) und b) netzförmige Weichteilverkalkungen an den Oberarmen

Gefäße haben Hoppe-Seyler (1896) und Opitz (1896) bereits aufmerksam gemacht. Ein umfangreiches Schrifttum über das Problem röntgenologisch nachweisbarer Arterienverkalkungen (Literatur bei Brauer) hält in vieler Hinsicht heute gültigen Kriterien nicht mehr stand. *Die häufig noch vertretene Ansicht, aus Art, Lokalisation und Ausdehnung Rückschlüsse auf etwa vorliegende Durchblutungsstörungen zu ziehen, muß abgelehnt werden* (Bredt; Jungmann u. Langsch; Hempel; Levitin; Lundsgaard u. Rud; Spiller u.a.). „Die Intensität der Verkalkung ist kein Gradmesser der Krankheit, in keinem Falle ein prognostisch verwertbares Symptom" schreibt Bredt in Hinblick auf die Arteriosklerose und macht darauf aufmerksam, daß die erfolgte „Versteifung der Wand eher ein Garant für die Durchgängigkeit der so erkrankten Arterie" ist. Diese Feststellung gilt erst recht für die idiopathische Mönckebergsche Mediasklerose. Mittelmeier fand in 100 Fällen obliterierender Gefäßerkrankungen bei pathologisch-anatomischen Untersuchungen zwar in 69% Kalkeinlagerungen der Intima, teilweise auf die Media übergreifend, jedoch dürfte der Prozentsatz röntgenologisch nachweisbarer Verkalkungen dem keineswegs gleich zu setzen sein. Zur Feststellung und Lokalisation obliterierender Prozesse ist neben den gebräuchlichen klinischen Untersuchungsmethoden die *Angiographie* heranzuziehen.

Die Diagnose „*Arteriosklerose*" ist aus dem Röntgenbild nicht zu stellen, sofern man nicht den Begriff der Arteriosklerose fälschlich als Gefäßverkalkung schlechthin auffaßt. Den Gefäßverläufen entsprechende unregelmäßige, schollige, stippchen- oder plaque-

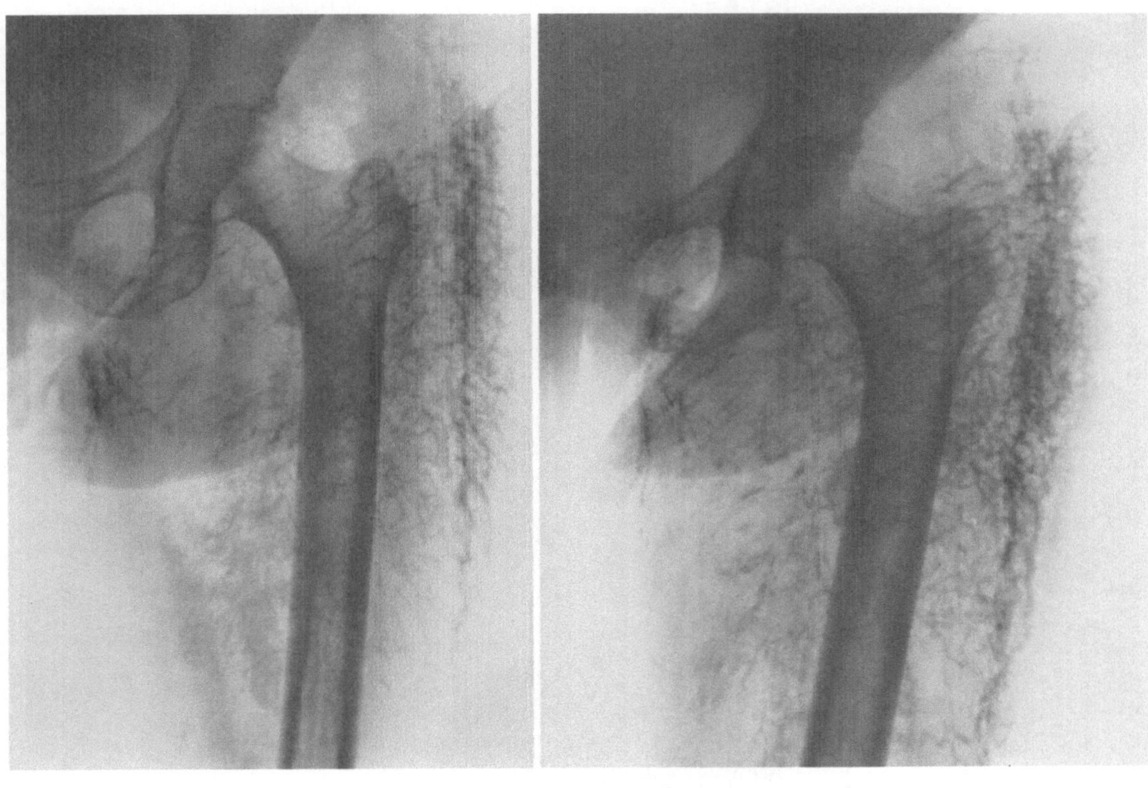

Abb. 24c u. d. c) ausgedehnte Verkalkungen der Subcutis, teilweise auf die Muskulatur übergreifend, im Bereich des Gesäßes und Oberschenkels. d) Verlauf: 1 Jahr später, 3 Jahre nach Erkrankungsbeginn

förmige Verkalkungen lassen an eine Arteriosklerose denken (Abb. 25a). In den Anfangsstadien häufig auf die Stellen der Gefäßteilungen und -abgänge entsprechend den Prädilektionsstellen arteriosklerotischer Intimaveränderungen lokalisiert, können sie in fortgeschrittenen Fällen in ausgedehntem Umfange beobachtet werden. Stets sind sie Ausdruck eines abgelaufenen, ruhenden Prozesses und sagen nichts über „floride" Prozesse aus. Verknöcherungen können aus den anfänglichen Verkalkungen ebenso resultieren, wie Auflösung und Verschwinden der Kalkspangen.

Die reine *Mediaverkalkung* (MÖNCKEBERG) bietet ein recht charakteristisches Röntgenbild: „Arterien mit Mediaverkalkung, selbst nur geringen Grades, geben im Röntgenbild kräftige Schatten, die mehr oder weniger zusammenhängend das Gefäß deutlich sichtbar machen. Finden sich in atheromatösen Herden Kalkablagerungen, so sieht man diese im Röntgenbild als isolierte, herdweise Schatten bei sonst kaum sichtbarem Gefäße, so daß auch hierbei eine Verwechslung mit Mediaverkalkung in den meisten Fällen ausgeschlossen ist" (MÖNCKEBERG).

Typisch für die *Mediaverkalkung* sind Querriffelung und Perlschnurform in der Anordnung der Gefäßverkalkungen, das Bild ist homogen, geordnet und entspricht dem

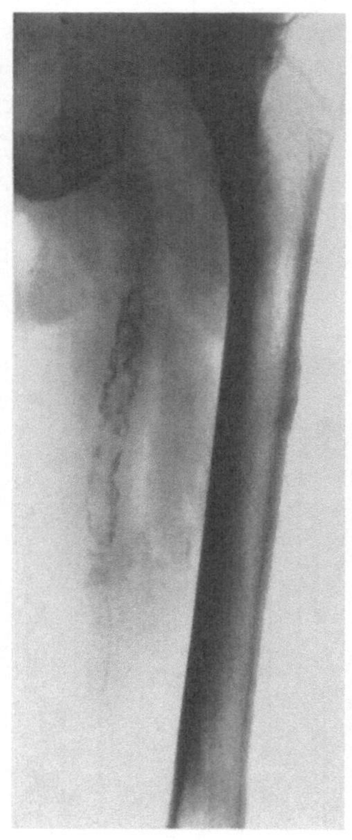

a

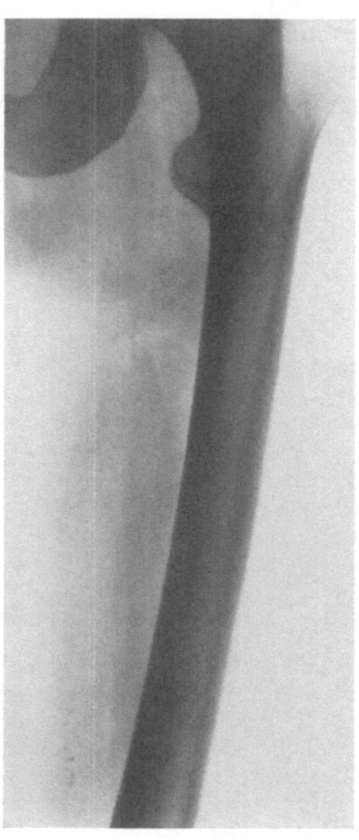

b

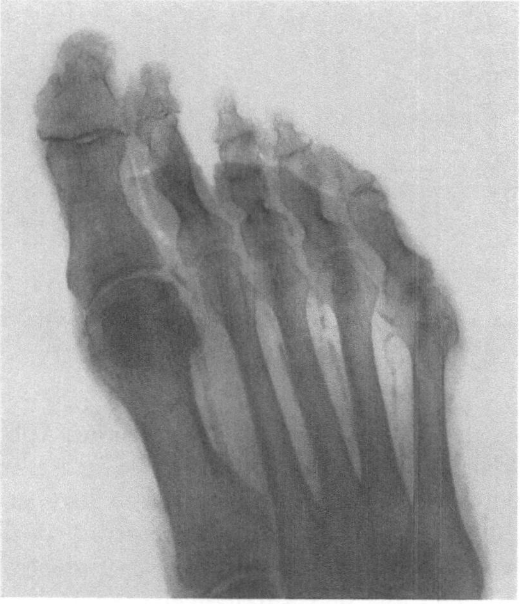

c

Abb. 25a—c. Arterielle Gefäßverkalkungen. a) unregelmäßig-schollige Verkalkungen atheromatöser Intimaveränderungen. 85jähriger Mann. b) regelmäßig-zarte Verkalkungen bei Mönckebergscher Mediasklerose. 66jähriger Mann. c) ausgeprägte Verkalkungen der Interdigitalarterien. 77jähriger Mann

klinischen Befund der „Gänsegurgelarterie" (Abb. 25b und c). Im allgemeinen wird der Kreislauf nicht beeinträchtigt (Bredt).

Mischformen von Gefäßverkalkungen, die in verschiedenem Ausmaß alle Arterienwandschichten betreffen und sich röntgenologisch nicht voneinander trennen lassen, sind bei einer Reihe von Krankheitsbildern anzutreffen. *Dadurch wird der Wert röntgendiagnostisch bindender Aussagemöglichkeiten eingeengt und bezieht sich fast ausschließlich auf die Feststellung, daß Verkalkungen vorliegen.*

Bei der *Physiosklerose* (BÜRGER) als altersbedingtem Gefäßumbau mit unterschiedlich ausgeprägten Kalkinkrustationen aller Wandschichten sind röntgenologisch nachweisbare Verkalkungen ein gewohntes Bild.

Bei 162 *Diabetikern* unter 40 Jahren fanden BOWEN u. KOENIG in 63% der Fälle Arterienverkalkungen, 121 gleichaltrige Nichtdiabetiker wiesen nur 28% analoge Veränderungen auf. Bei 53% von 324 Diabetikern im Alter von 2—81 Jahren sahen MORRISON u. BOGAN Gefäßverkalkungen. HEUCK u. SCHMIDT geben die Quote nachweisbarer Gefäßverkalkungen, die sie bei 234, z.T. auch jugendlichen Patienten nachweisen konnten, mit 12% an. Auftreten und Ausmaß der Veränderungen sind abhängig von Alter, Dauer der Erkrankung und Art der erfolgten Behandlung. HEINSEN weist darauf hin, daß diabetische Frauen in deutlich höherem Ausmaß an sklerosierenden Gefäßerkrankungen gegenüber Nichtdiabetikerinnen beteiligt sind. Beide Geschlechter werden von diabetischen Angiopathien gleich häufig befallen (HARDERS).

Neben anderweitigen dystopen Verkalkungen werden bei der *Sarkoidose* häufig vasculäre Verkalkungen beobachtet (BATSON; DAVIDSON u. Mitarb.; HILBISH u. BARTTER; SCHÜPBACH u. WERNLY).

STEINBACH u. Mitarb. (1961) fanden Gefäßverkalkungen in fortgeschrittenen Fällen von *primärem Hyperparathyreoidismus.* Das Vorkommen muß als Ausnahme angesehen werden und ist nicht typisch für das Krankheitsbild.

Häufiger dagegen finden sich Gefäßverkalkungen im Gefolge *chronischer Nierenerkrankungen* und beim *sekundären Hyperparathyreoidismus.* ALBRIGHT u. REIFENSTEIN zählen sie zu den charakteristischen Erscheinungen des sekundären Hyperparathyreoidismus. Weitere Angaben finden sich bei CRONQVIST, PENDERGRASS u. BROOKS, WEENS u. MARIN.

Außer den charakteristischen Haut- und Retinaveränderungen werden vorzeitige Verkalkungen der mittleren und kleinen Gefäße beim *Pseudoxanthoma elasticum* (Grönblad-Strandberg-Syndrom) gesehen (BARTON u. REEVES; CARLBORG; MCKUSICK; SCHUPPENER u. MEITINGER-STOBBE; SHAFFER u. Mitarb.). Kalkablagerungen in den Gefäßen bei *Lipocalcinogranulomatose* (TEUTSCHLAENDER) sahen BURACZEWSKI u. Mitarb.. HOLMAN fand in 18 von 56 Fällen bei *D-Hypervitaminose* Gefäßverkalkungen, wobei jedoch 15 dieser Patienten über 50 Jahre alt waren. Das „*Milkdrinker-syndrome*" kann mit vasculären Verkalkungen einhergehen (POPPEL u. ZEITEL). Verkalkungen in *Aneurysmen* peripherer Arterien sind häufiger beobachtet worden (GIFFORD u. Mitarb.; MELOT u.a.). SILVERMAN u. HURWITT konnten die schleichend eingetretene Ruptur eines Poplitea-Aneurysmas durch versprengte Kalkpartikel, die sich in den umgebenden Weichteilen fanden, nachweisen.

Daneben bleiben Fälle, die keinem der vorgenannten Krankheitsbilder zugeordnet werden können. LEVITIN fand ausgedehnte Arterienverkalkungen bei einem 24jährigen Mann, der gleichzeitig eine Calcinose hatte. WILHELM beschreibt massive Verkalkungen beider Aa. subclaviae ohne anderweitige Krankheitserscheinungen.

Angaben über periphere Arterienverkalkungen bei *Kindern* und *Jugendlichen* sind bei BACON, BICKEL u. JANSSEN, KIS-VÁRDAY, MORVAY, WEENS u. MARIN zu finden. In den meisten Fällen handelt es sich um eine Mediasklerose, die im Rahmen der folgenden Erkrankungen beobachtet wird:

1. bei chronischen (u.U. angeborenen) Nierenerkrankungen und beim sekundären Hyperparathyreoidismus (ANDERSEN u. SCHLESINGER; HILD; MENVILLE u. Mitarb.; PENDERGRASS u. BROOKS; WEENS u. MARIN. Weitere Hinweise auf die umfangreiche Literatur s. dort);
2. bei D-Hypervitaminose (Literatur bei KIS-VÁRDAY);
3. bei Werners Syndrom (HERSTONE u. BOWER; JACOBSON u. Mitarb.; POMERANZ);

4. bei rheumatischer Arthritis (Forsyth; Martel u. Mitarb.);
5. bei Osteogenesis imperfecta (Johansson);
6. bei Mongolismus (Köhler 1928).

β) *Venen*

Pathologisch nicht veränderte subcutan gelegene periphere Venen sind im Weichteilnativbild (Ellenbeuge, Kniekehle, Unterschenkel) erkennbar, ohne daß diesen Befunden wesentliche diagnostische Bedeutung zukommt. Varicenbildungen der unteren Extremitäten sind bei entsprechender Aufnahmetechnik zwar nachweisbar (Abb. 26); klare Be-

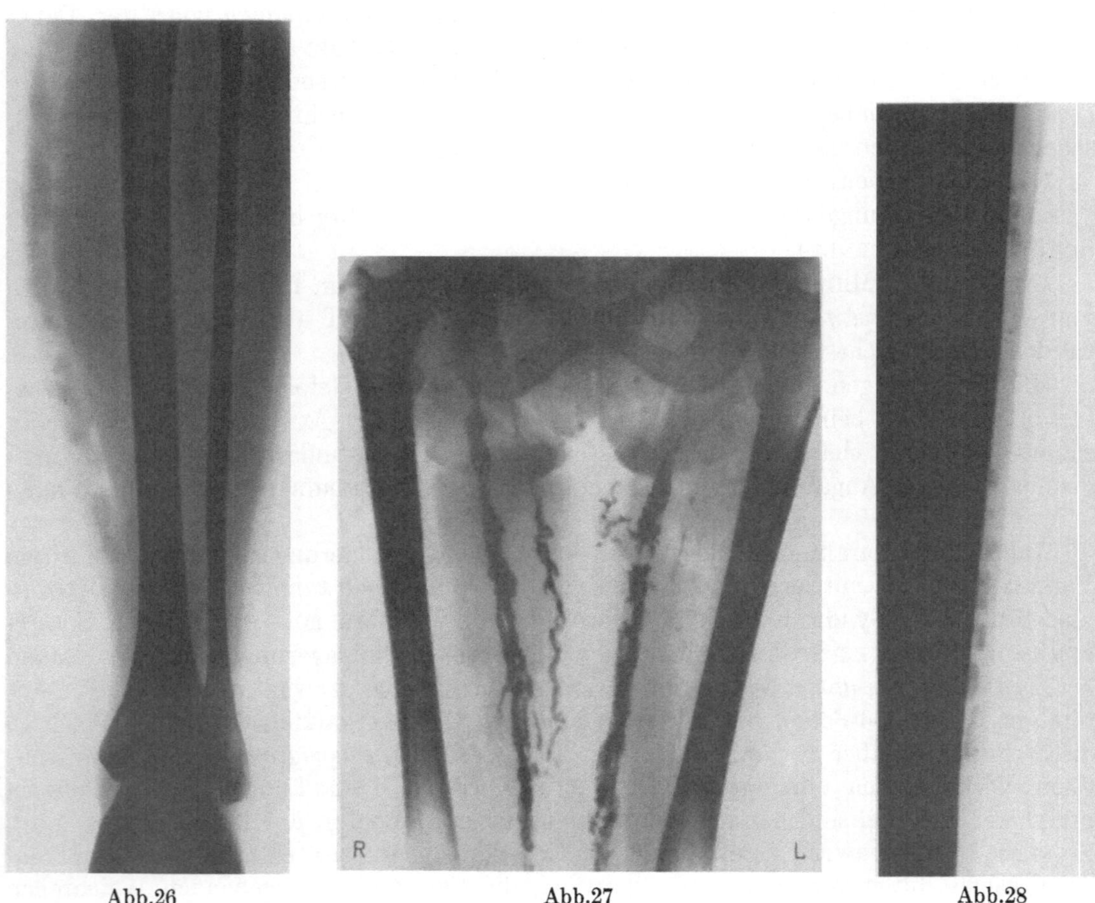

Abb.26 Abb.27 Abb.28

Abb. 26. Varicen im Subcutangewebe des Unterschenkels. 42jährige Frau

Abb. 27. Phlebosklerose der V. saphena magna beider Oberschenkel. 70jährige Frau (H. Kapp 1935)

Abb. 28. Phlebolithen in der Subcutis vor der Tibia gelegen. 57jährige Frau

funde sind nur durch die Phlebographie zu erheben. Auf Weichteilveränderungen im Gefolge akuter thrombotischer Venenverschlüsse (Verdickung der Hautzeichnung, akzentuierte, netzförmige subcutane Strukturen, Erweiterung von Gefäßabschnitten, vermehrte Muskelschattendichte, Verbreiterung der erkrankten Extremität) ist von Frimann-Dahl eingehend hingewiesen worden.

Im Bereich des Unterschenkels werden bei chronischen *Venenerkrankungen* außer den Zeichen eines eventuell vorhandenen Ödems örtliche oder ausgedehnte extravasale Weichteilverkalkungen gefunden. Lippmann u. Goldin berichten über 60 Patienten mit chronischer Unterschenkelveneninsuffizienz, bei denen derartige Verkalkungen nachweisbar waren. Sie erscheinen als kalkdichte, granuläre oder ovaläre Fleckschatten, netzförmig oder bandartig; die Membrana interossea kann unter Umständen mitbetroffen sein, periostale Appositionen werden beobachtet (BONSE 1957; CAMPBELL; ENTZIAN; FISHER; GOMBERT; MOBERG; MUNTEAN; REINHARDT 1963; G. STEIN u.a.).

Verkalkungen der Oberschenkelweichteile bei venösen Zirkulationsstörungen werden kaum gesehen. ENTZIAN beobachtete einen solchen Fall, wobei netzförmige Verkalkungen im Subcutangewebe von Oberschenkel, Knie und Wade mit venösen Abflußstörungen (Schwangerschaftsthrombose) in Zusammenhang gebracht werden.

Nach der ersten Veröffentlichung von Bildern verkalkter Venenabschnitte durch OUDIN u. BARTHÉLEMY (1897) konnten BAASTRUP, C. BECK, KAPP, STAHL u.a. Verkalkungen der Venenwände bei exzessiver *Phlebosklerose* der Beinvenen nachweisen (Abb. 27).

Intravasale Verkalkungen in Form von Phlebolithen werden als Nebenbefund häufig — vor allem im Gebiet der Beckenvenen, aber auch in den Venen der Extremitäten — gesehen (Abb. 28). Diagnostische Bedeutung kommt ihnen bei multiplem Auftreten in Hämangiomen (s. S. 78) zu.

Bei Lage der Phlebolithen im kleinen Becken ergeben sich gelegentlich differentialdiagnostische Schwierigkeiten gegenüber der Abgrenzung von Harnwegskonkrementen (BÜTZLER). BEYER u. STECKEN beobachteten Phlebolithen in der Axilla und in den Händen bei ausgedehnten arteriovenösen Aneurysmen im Rahmen eines Klippel-Trenauny-P. Weber-Syndromes.

Verkalkte *Thromben* dürften im Bereich der Extremitäten zu Seltenheiten zählen. In zentralen Venengebieten (Beckenvenen, V. cava caudalis, V. renalis, V. lienalis) sind sie eher anzutreffen. Die bisher wohl einzigen Fälle postthrombotischer Verkalkungen der V. cava caudalis bei Kindern beschreiben SINGLETON u. ROSENBERG.

d) Weichteilverdichtungen, Verkalkungen und Ossifikationen als Begleiterscheinung anderweitiger Allgemeinerkrankungen

α) *Weichteilveränderungen bei Störungen des Stoffwechsels, des Mineral- und Vitaminhaushaltes, bei Endokrinopathien, im Gefolge von Entwicklungsstörungen und Erbleiden*

Eine Reihe von Erkrankungen, die teils Störungen des Mineralhaushaltes auf der Basis endokriner Dysregulationen zeigen, teils ohne nachweisbare Stoffwechselveränderung auftreten, geht mit röntgenologisch faßbaren Weichteilalterationen einher. Vorwiegend handelt es sich dabei um dystope Verkalkungen, wobei die Problematik ihrer „Klassifizierung“ vom Standpunkt des Röntgenologen offenbar wird. Wegen Zufallsbefunden oder Befunden, die mehr als Ausnahme, denn als Regel gelten können, müssen ätiologisch und morphologisch völlig verschiedene Krankheitsbilder gestreift werden. Dabei sind die Röntgenbefunde der Weichteile vielfach uncharakteristisch und können oft nur dazu beitragen, anderweitige Befunde zu ergänzen. *Differentialdiagnostische Hinweise* siehe Tabelle 3 (S. 38).

Erkrankungen, die obligat oder fakultativ mit *Hypercalcämie* einhergehen (nach KEATING: maligne Tumoren mit oder ohne Knochenbeteiligung, Hyperparathyreoidismus, Sarkoidose, Milch-Alkali-Syndrom, Hyperthyreoidismus, D-Hypervitaminose, akut auftretende Osteoporose, M. PAGET, Hypothyreoidismus, Diabetes mellitus), können, brauchen aber keineswegs mit Gewebsverkalkungen einherzugehen. Andererseits werden dystope Verkalkungen auch bei normo- oder hypocalcämischer Stoffwechsellage beobachtet. Künftige Untersuchungen werden zur Klärung dieses Komplexes, bei dem dem Blutkalkgehalt sicher nur sekundäre Bedeutung zukommt, beitragen.

Bei der *Sarkoidose*, die in 15—35% der Fälle mit Hypercalcämie einhergeht, werden neben anderweitigen Organverkalkungen auch Verkalkungen der Weichteile gefunden. Sie sind paraartikulär (VAN CREVELD; DAVIDSON u. Mitarb.; FISCHER 1955), innerhalb der Lymphknoten (HILBISH u. BARTTER; SCHÜPBACH u. WERNLY) oder in den knorpligen Anteilen des Ohres (BATSON) lokalisiert.

Außer typischen Knochen- und Gelenkveränderungen werden bei der *Gicht* in Ausnahmefällen Verkalkungen der sonst strahlendurchlässigen Tophi beobachtet (BRAILSFORD 1959; HOLMAN; MARSON; SÉZARY u. Mitarb.; TALBOT; TALBOT u. Mitarb.). Ob diese Verkalkungen mit Nierenschäden, die bei der Gicht relativ häufig bestehen (FEURSTEIN), in ursächlichem Zusammenhang stehen, müßte durch weitere systematische Untersuchungen geklärt werden (Abb. 29 und 30).

Meist im Gefolge renaler Insuffizienzerscheinungen kommt es beim sog. „*Milkdrinker's syndrome*" zu Weichteilverkalkungen, die häufig gelenknahe Lokalisation zeigen und erhebliche, tumorähnliche Größen erreichen können (BURNETT u. Mitarb.; POPPEL u. ZEITEL; WERMER u. Mitarb.). Zuweilen bilden sich die Veränderungen nach Absetzen

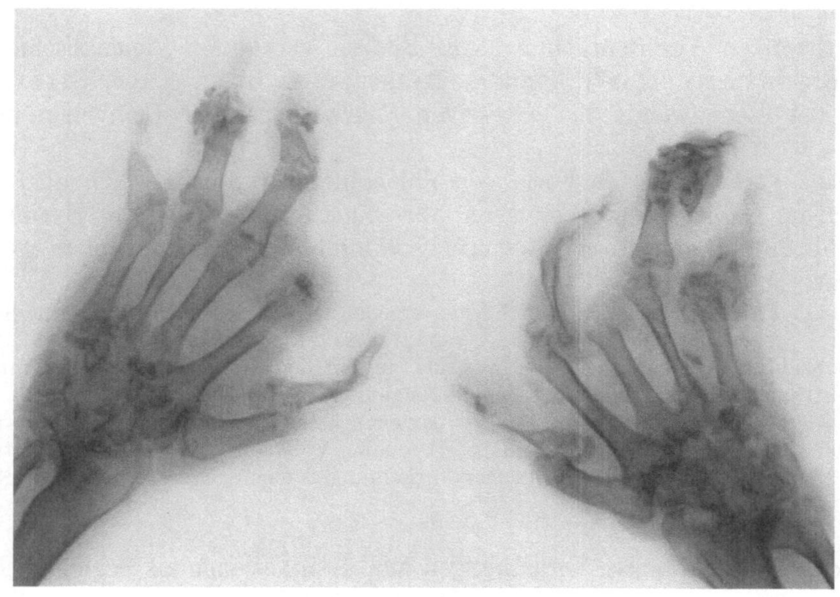

a

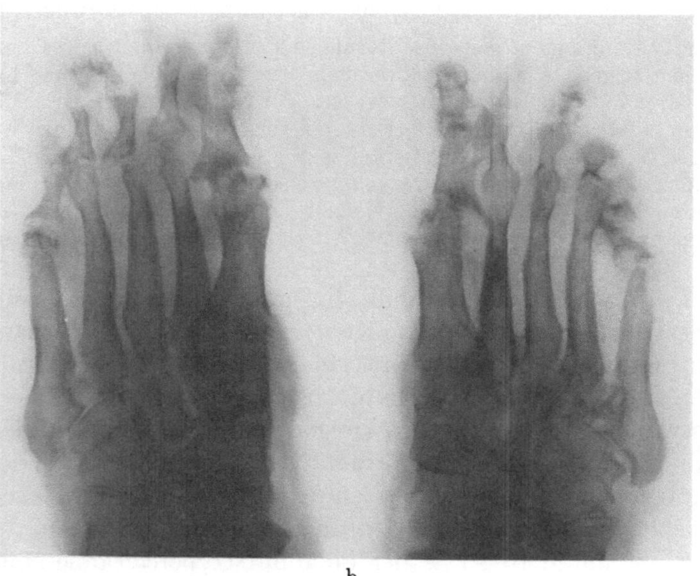

b

Abb. 29a u. b. Multiple Tophusverkalkungen bei schwerer Gicht. a) an den Händen, b) an den Füßen. 46jähriger Mann

der einseitigen Kostform (vorwiegende Milchernährung bei Ulcus-Patienten) vollständig zurück (DWORETZKY). Die alkalische Stoffwechsellage wird ätiologisch für die Erkrankung verantwortlich gemacht. In einem Teil der beschriebenen Fälle hat ein sekundärer Hyperparathyreoidismus mit Epithelkörperchenhyperplasie vorgelegen.

Der *Säuglingsskorbut* (Möller-Barlowsche Krankheit) zeigt im Frühstadium neben den destruktiven Veränderungen der Epiphysen diffuse blutungsbedingte Weichteilschwellungen. Ausgeprägte subperiostale Blutungen sind im weiteren Verlauf der Erkrankung vor allem daran zu erkennen, daß es während der Behandlung zu Kalkinkrustationen des abgehobenen Periostes kommt (Abb. 31a—d). Auf den Beitrag von W. SWOBODA u. H. ELLEGAST in Bd. V/1 dieses Handbuches sei verwiesen.

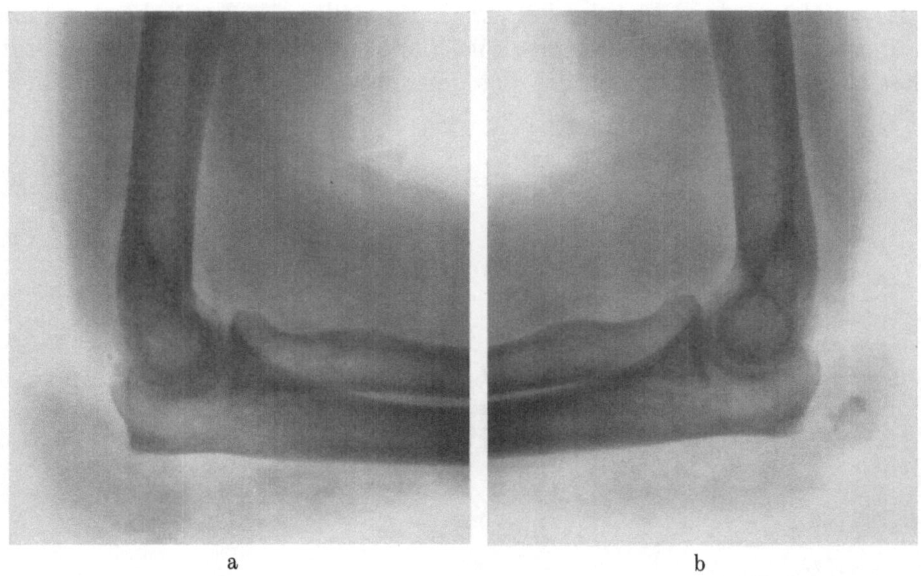

a b

Abb. 30a u. b. Gicht. Tophi an der Streckseite der Ellenbogen. a) ohne Verkalkung, b) mit zentraler Verkalkung. 57jähriger Mann

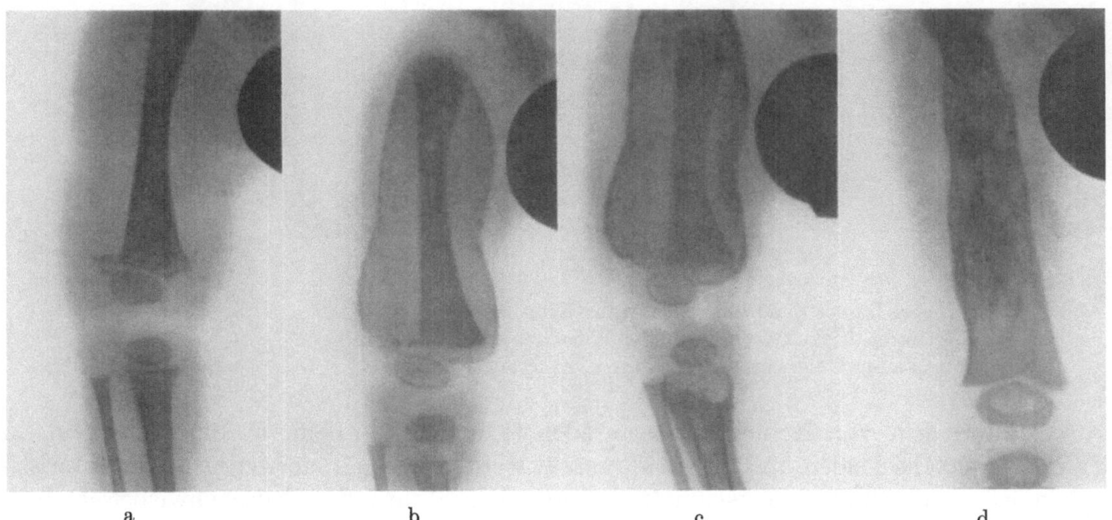

a b c d

Abb. 31a—d. Möller-Barlowsche Krankheit. 9 Monate alter männlicher Säugling. a) neben distaler Femurepiphyseolyse besteht eine diffuse Weichteilschwellung, die vorwiegend durch subperiostale Blutung bedingt ist. b) und c) im weiteren Verlauf kommt es unter entsprechender Behandlung zur Kalkinkrustation des abgehobenen Periostes. d) 10 Monate nach Behandlungsbeginn: unregelmäßige, sklerosierende Knochenveränderungen (Universitäts-Kinderklinik Mainz, Direktor: Prof. Dr. H. U. KÖTTGEN)

Gelenknahe Weichteilverkalkungen (Kapselapparat, Schleimbeutel, Sehnenscheiden), die erhebliche Ausdehnung zeigen können, werden neben anderweitigen Organverkalkungen (Magen, Niere, Lunge, Gefäße) bei der *Vitamin D-Intoxikation* gesehen. Osteoporotische Skeletveränderungen sind bekannt; Zeichen chronischer Niereninsuffizienz mit Störungen des Calcium- und Phosphorhaushaltes sind in hohem Prozentsatz der

Fälle zu finden (Christensen u. Mitarb.; Holman; Jesserer 1962; Wilson u. Mitarb.; dort weitere Literaturhinweise).

Beim *Diabetes mellitus* sind neben erhöhter Rate vasculärer Kalkeinlagerungen (s. S. 49) Verkalkungen des Bandapparates und der Muskelansatzstellen zu finden (Heuck u. Schmidt). Sie sollen nach Andersch im Vergleich zu Nichtdiabetikern gleicher Altersgruppen verhältnismäßig häufiger vorkommen und können im Bereich des Beckens, an den Trochanteren der Oberschenkel, im Lig. patellae, in der Nähe der Fußwurzelknochen und besonders am Schultergelenk im Sinne einer Periarthrosis humero-scapularis beobachtet werden. Verkalkungen des Vas deferens bei Diabetikern beschreibt Camiel.

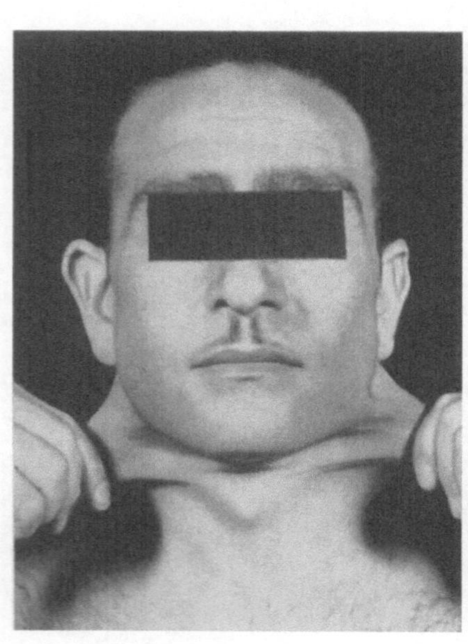

a

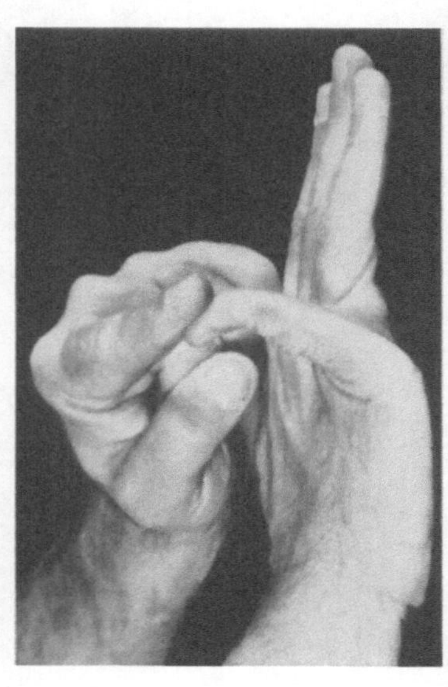

b

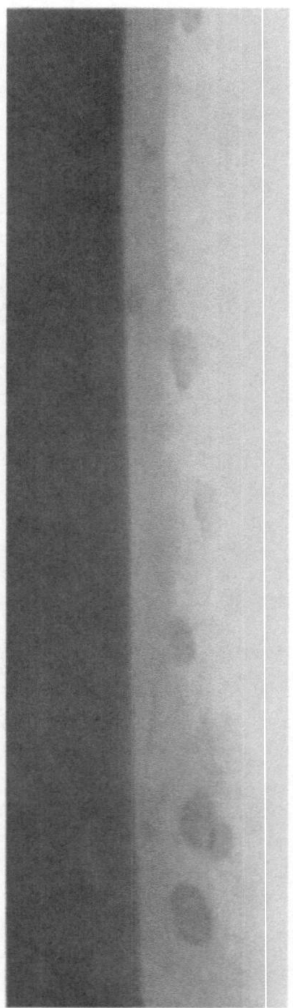

c

Abb. 32a—c. Ehlers-Danlos-Syndrom. 38jähriger Mann. a) Hyperelastizität der Haut. b) Überstreckbarkeit der Gelenke. c) Weichteilverkalkungen in der Subcutis am Unterschenkel (I. Katz u. K. Steiner 1955)

Verkalkungen von Homogentisinsäuredepots in Ohrknorpeln, in Skeletmuskeln, in Sehnen, Sehnenscheiden und im Bandapparat werden neben anderweitigen charakteristischen Röntgenbefunden (Verschmälerung und Verkalkung der Zwischenwirbelscheiben, osteoarthrotische Wirbelsäulen- und Gelenkveränderungen) bei der *Ochronose* gesehen (Hegglin; Leszczyński u. Wróblewska; Louyot u. Mitarb.; McKusick; Nägele; Pomeranz u. Mitarb.; Smith u. Smith; Thompson).

Ausgedehnte Blutungen in die Weichteile bei *Hämophilie* führen zu tumorähnlichen Hämatomen, die sekundäre Verkalkungen aufweisen können (Engels; Holstein; Pachner u. Soave; Steim u. Doll). Zarte, umschriebene, intraartikulär gelegene Verdichtungen in Blutergelenken entsprechen Eisenpigmentablagerungen (Schloessmann). Irrtümlich können größere Hämatombildungen Anlaß zur Verwechslung mit bösartigen Weichteiltumoren geben (Becker).

Das Ehlers-Danlos-Syndrom, eine konstitutionelle Erkrankung, die teilweise familiär vorkommt, ist durch Hyperelastizität der Haut, Brüchigkeit von Blutgefäßen, Überdehnbarkeit aller Gelenke und subcutane Knotenbildung gekennzeichnet (Abb. 32). Daneben bestehen andere morphologische und psychische Abnormitäten. Röntgenologisch lassen sich außer eventuell vorhandenen Subluxationsstellungen der Gelenke die tastbaren, in der Subcutis liegenden Pseudotumoren nachweisen. Sie zeigen im Röntgenbild rundliche, teilweise ringförmige kalkdichte Schatten, die in ihrem Aussehen Phlebolithen gleichen können, jedoch oberflächlicher als diese gelegen, an Armen und Beinen zu finden sind (ANGST; COCCHI; COLBACK u. Mitarb.; HOLT; KÖHLER u. ZIMMER; LAPAYOWKER; MCKUSICK; NEWTON u. CARPENTER; ROSSI u. ANGST). Sie sind ein pathognomonischer Röntgenbefund für die Erkrankung. Verknöcherungen in der Umgebung der Hüftgelenke beobachteten KATZ u. STEINER.

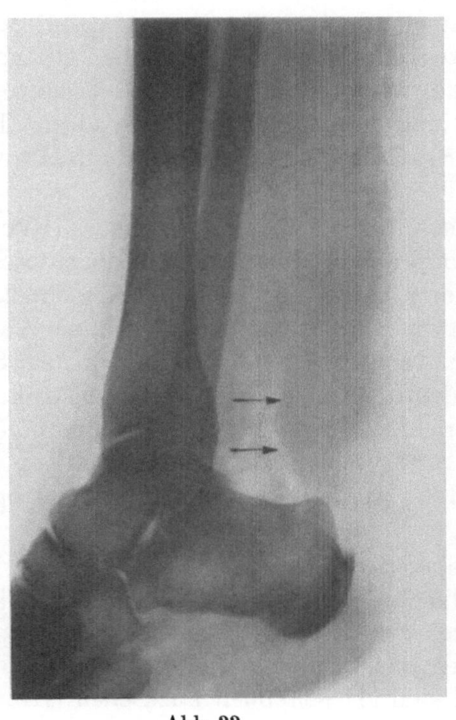

Abb. 33

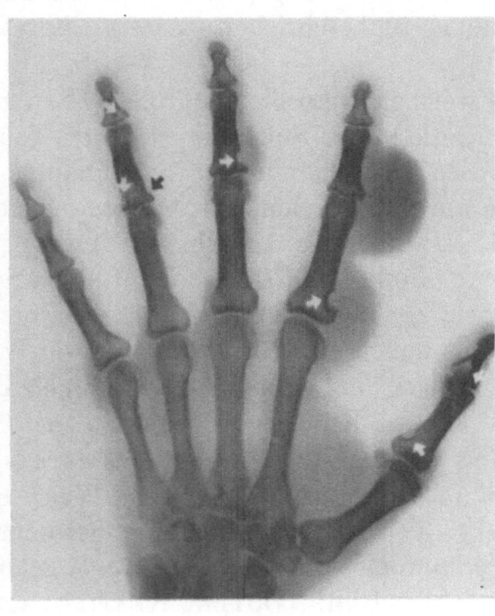

Abb. 34

Abb. 33. Verdickung der Achillessehne durch xanthomatöse Veränderungen beim hypercholesterämischen Xanthom. 67jährige Frau (H. C. MARCH u. Mitarb. 1957)

Abb. 34. Xanthomatöse Herde und Knochenusuren bei einem 34jährigen Mann mit hypercholesterämischem Xanthom (H. C. MARCH u. Mitarb. 1957)

Werners Syndrom, eine seltene, hereditäre Erkrankung mit Zeichen der Progerie bei körperlich Unterentwickelten tritt meist im 3.—4. Dezennium auf. Sklerodermieähnliche Hauterscheinungen mit Hautatrophie, Ulcerationen, Bewegungsstarre der Gelenke, bilaterale Kataraktbildungen, vorzeitiges Ergrauen der Haare und Haarausfall, Teleangiektasien und arterielle Gefäßverkalkungen, endokrine Dysfunktionen, Muskelatrophie, Osteoporose und dystope Kalkablagerungen charakterisieren das Krankheitsbild. Die dystopen Verkalkungen finden sich im Bandapparat (bevorzugt Sprunggelenkgegend und Füße), in Sehnen, Schleimbeuteln und im Subcutangewebe und sind im Röntgenbild entsprechend nachweisbar (HEGGLIN; HERSTONE u. BOWER; JACOBSON u. Mitarb.; LEIBER u. OLBRICH; POMERANZ; RILEY u. Mitarb.).

Typische Weichteilveränderungen werden beim *hypercholesterämischen Xanthom* gefunden, einer meist primären, familiären (seltener im Gefolge von Diabetes oder Lebererkrankungen sekundär auftretenden) Cholesterinstoffwechselstörung. Die häufig bilateral auftretenden, vornehmlich an den Streckseiten der Extremitäten in der Haut, in den Sehnen und Sehnenscheiden der Hände und Füße, am Ellenbogen, über der Tuberositas tibiae und in der Achillessehne lokalisierten xanthomatösen Herde treten im Röntgenbild als charakteristische, „wasserdichte" Weichteilschwellungen in Erscheinung (March u. Mitarb.) (Abb. 33).

Blomquist fand diese Veränderungen bei systematischen Untersuchungen an 150 Patienten mit erhöhtem Cholesterinspiegel in 22 Fällen an den Achillessehnen. Daneben werden gichtähnliche Defekte der benachbarten Knochen (Gaál; Merill; Schinz) gefunden (Abb. 34). Das Gefäßsystem, vor allem der Coronarkreislauf, ist bei der Erkrankung in Mitleidenschaft gezogen.

Im wesentlichen auf das arterielle Gefäßsystem (s. S. 49) beschränken sich röntgenologisch nachweisbare Verkalkungen beim Grönblad-Strandberg-Syndrom, einer erblichen Systemerkrankung mit Haut-, Augen- und kardiovasculären Symptomen. Wegen seiner auffälligen Hautveränderungen ist die Erkrankung unter dem Begriff des *Pseudoxanthoma elasticum* bekannt. Außer frühzeitigen Arterienverkalkungen können ausgedehnte, plaqueartige, vorwiegend subcutan gelegene Weichteilverkalkungen (Shaffer u. Mitarb.) und calcifizierende Tendinitiden (Whitcomb u. Brown) vorkommen. Vergesellschaftung mit Pagetscher Erkrankung (Shaffer u. Mitarb.) und dem Ehlers-Danlos-Syndrom (Leiber u. Olbrich) ist beschrieben (weitere Literatur s. Carlborg; Schuppener u. Meitinger-Stobbe).

Die weichen, verschieden großen Hauttumoren bei der *Neurofibromatose* (Recklinghausen), die in der Subcutis gelegenen Neurofibrome und die häufig beobachteten, z.T. monströsen Lymphangiome, Lymphhämangiome, Angioneurome und Angiolipofibrome am Stamm und an den Extremitäten zeigen im Röntgenbild entsprechende Weichteilbefunde (Heublein u. Mitarb.; Kaufmann; Kotscher; Levin; Pirkey u. Hurt; Sörensen u.a.). Bonse (1957) beschreibt eine „ranken-schirmähnliche" Weichteilstruktur, die möglicherweise vasculären Prozessen entspricht. Verkalkte Neurofibromknoten der Weichteile haben Holt u. Wright sowie Wilson gesehen. Neben anderweitigen Skeletveränderungen (s. Uehlinger, Handbuch Bd. V) werden Usuren und druckatrophische Effekte an den Knochen beobachtet.

Beim *primären Hyperparathyreoidismus* stehen entsprechende Skeletveränderungen absolut im Vordergrund. Typische Weichteilveränderungen und Weichteilverkalkungen (abgesehen von Nierensteinbildung, gelegentlich verstärkt auftretender Gefäßverkalkung oder Verkalkung von Gelenkknorpeln) gehören nicht zum Krankheitsbild (Albright u. Reifenstein; Camp; Doyle; Keating) und sind als Seltenheit anzusehen (Hilbish u. Bartter; Steinbach u. Mitarb. 1961).

Im Gegensatz zum primären Hyperparathyreoidismus finden sich bei Erkrankungen, die mit *sekundärem Hyperparathyreoidismus* einhergehen, in vielen Fällen Weichteilverkalkungen, deren Umfang von zarten, paraartikulären Kalkablagerungen bis zu großen, tumorähnlichen Kalkdepots reichen kann. Das zum sekundären Hyperparathyreoidismus führende Grundleiden besteht fast immer in einer chronischen Nierenerkrankung, die eine renale Acidose mit eingreifenden Störungen im Calcium-Phosphor-Metabolismus zur Folge hat. Als weitere Ursachen kommen alimentärer Calciummangel (Schwangerschaft, Laktationsperiode), Rachitis und Osteomalacie in Betracht (Albright u. Reifenstein). Neben dem Skeletbild der renalen Osteodystrophie werden arterielle Gefäßverkalkungen (s. S. 49) und Verkalkungen der paraartikulären Weichteile (Albright u. Mitarb.; Cronqvist; Curtis u. Feller; Levin u. Genovese; Menville u. Mitarb.; E. Miller; Mulligan; Pendergrass u. Brooks) gefunden, die in ihrer Erscheinungsform der Lipocalcinogranulomatose (Teutschlaender) (s. S. 42) völlig entsprechen können. Eisenberg u. Bartholow haben reversible Verkalkungen in der Haut beobachten können.

Bei dem seltenen Krankheitsbild des idiopathischen *Pseudohypoparathyreoidismus*, einer erblichen Erkrankung mit Mineralstoffwechselstörungen im Sinne der — gegenüber Parathormongaben refraktären — Epithelkörpercheninsuffizienz, werden neben dysplastischen Skeletveränderungen extraskeletale Calcifikationen und Ossifikationen beobachtet (KRANE; SCHWARZ u. BAHNER; UHR u. BEZAHLER). Sie werden vorzugsweise in der Umgebung der Gelenke von Händen und Füßen gefunden; CUSMANO u. Mitarb. fanden sie in zwei Drittel der Fälle. In anderen Fällen werden Hirnverkalkungen gesehen (SINGLETON u. CHING TSENG TENG). (Zusammenfassende Darstellung mit Schrifttumsübersicht bei KESSLER u. MARTINI sowie G. SCHWARZ.)

Bei der *Akromegalie* fällt besonders im Röntgenbild der Hände und Füße die Verdickung der Weichteile auf (LANG u. BESSLER; MEEMA u. Mitarb.; v. PANNEWITZ 1935; STEINBACH u. Mitarb. 1959; STEINBACH u. RUSSEL). Daneben werden Verkalkungen der Bänder und der Sehnenansätze am Knochen gesehen, die ihm ein rauhes, grobes Aussehen verleihen und sich auch weiter in die Weichteile hinein erstrecken können (FINLAY u. MC DONALD; KÖHLER u. ZIMMER). Verkalkungen in den Ohrmuscheln beschreiben NATHANSON u. LOSNER.

Weichteilverkalkungen bei der *Melorheostose* (Léri-Syndrom) erwähnen BRAILSFORD (1948) sowie LEIBER u. OLBRICH.

Ein dem Klippel-Trenaunay-P. Weber-Syndrom nahestehendes Krankheitsbild haben BACIU u. ROBANESCU in zwei Fällen beobachten können. Dabei fanden sich neben einseitiger Hypertrophie der unteren Gliedmaßen und angiomatösen Veränderungen ausgedehnte heterotope Ossifikationen in den Weichteilen der kranken Extremität.

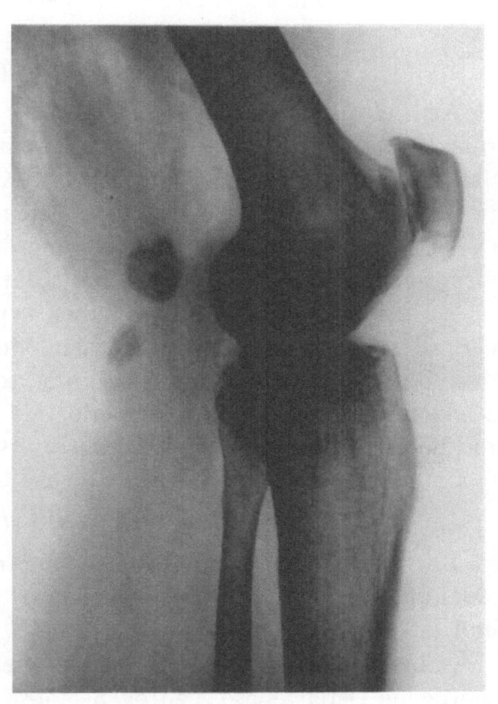

Abb. 35. Verkalkte (tuberkulöse?) Lymphknoten der Kniekehle. 63jähriger Mann

β) Weichteilverkalkungen nach Infektionskrankheiten

Verkalkungen in Muskeln, Muskelansätzen, Bändern, Lymphknoten, Schleimbeuteln oder anderen Weichteilgeweben im Anschluß an verschiedene Infektionskrankheiten stellen einen Endzustand dar, der nur in Ausnahmefällen den Rückschluß auf eine bestimmte Erkrankung zuläßt und in den meisten Fällen als Nebenbefund ohne aktuelles Interesse erhoben wird. Es handelt sich stets um dystrophische Verkalkungen in entzündlich oder nekrobiotisch veränderten Geweben, deren Läsion sowohl durch spezifische als durch unspezifische, entzündliche oder toxische Affektionen erfolgt (Literatur bei CLARA u. THYS; BOFFANO; LIEBIG; ORTON; WHEELER u. Mitarb.).

Verkalkte *Lymphknoten*, bei denen es sich in der überwiegenden Mehrzahl um Verkalkungen *tuberkulöser Genese* handelt, bieten ein körniges, maulbeerartiges, zuweilen blasiges Bild und werden abgesehen vom Hilus- und Abdominalbereich hauptsächlich im Halsgebiet gefunden (BATTIGELLI; DIENST; DUNHAM u. SMYTHE; PIERGROSSI; RADTKE; VIRIOT; WIDMAN u. Mitarb. u.a.). In der Regel stellen verkalkte Halslymphknoten den Endzustand eines oralen Primärkomplexes, gelegentlich aber auch die Folgen einer tertiären Organtuberkulose dar (HEGGLIN).

Die Verkalkung tritt 15—24 Monate nach der Primärinfektion auf, bis zur vollständigen Verkalkung können 5—12 Jahre vergehen (URECH u. Mitarb.). Gegenüber der Lokalisation am Halse sind anderweitige verkalkte tuberkulöse Lymphknoten im Weichteilbereich (Axilla, Hüfte, Kniekehle) weit seltener. Sie sind nach hämatogener Aussaat zu finden (Abb. 35).

Ausgehend von verkäsenden Lymphknoten können kleinere Senkungsabscesse innerhalb der Weichteile auftreten und sekundär ebenfalls verkalken. Röntgenologisch sind sie als tropfen- oder fingerförmige Kalkschatten erkennbar (RADTKE; SIEBNER).

Verkalkungen von Weichteilabscessen, deren Ausgangspunkt tuberkulöse Knochenaffektionen darstellen, sind relativ häufig zu beobachten (Abb. 65).

Im Anschluß an *Typhus* sind Weichteilverknöcherungen von Cottenot, Danger, Podkaminski u.a. beobachtet worden. Es handelte sich um Verknöcherungen der Ligg. ischiofemoralia, Knochenbildungen in den Adduktoren der Oberschenkel und Narbenverknöcherungen nach Operation einer typhösen Coxitis. Die Neigung, metastatische Abscesse zu bilden, ist beim Typhus bekannt. Ob die beschriebenen Ossifikationen mit der Typhuserkrankung in direktem Zusammenhang stehen, ist nicht absolut sicher.

Bei chronischen *Brucellosen* werden Weichteilveränderungen beobachtet, die in uncharakteristischen Verkalkungen von Muskel- und Bänderinsertionen bestehen. Bevorzugte Lokalisation soll der Ansatz der Achillessehne am Calcaneus (Frolov) sein, aber auch die Umgebung von Schulter-, Ellenbogen- und Kniegelenken kann betroffen werden (Koljakowa). Weichteilabscesse beobachteten Weed u. Mitarb.

Aisenberg hat im Anschluß an hartnäckige *Malaria* eine Calcinose auftreten sehen, Clara u. Thys beobachteten sie nach schwerem *Scharlach* mit begleitender Nephritis. Als seltenes Ereignis im Gefolge eines Scharlachs beschreibt Radtke verkalkte suboccipitale Lymphknoten.

Weichteilverkalkungen im unteren Femurdrittel bei *gonorrhoischer Gonitis* hat Casazza gesehen.

γ) *Weichteilverkalkungen nach toxischen Schädigungen*

Als seltene Komplikation schwerer, oft lebensbedrohlicher *CO-Vergiftung* können Muskeldegenerationen auftreten, die von entzündlichen Reaktionen mit anschließender Narbenbildung (unter Umständen mit Kontrakturen) begleitet werden (Gegesi; Hedinger). Dabei kann es zu fleckförmigen oder ausgedehnteren Verkalkungen innerhalb der Skeletmuskulatur kommen. Über metaplastische Knochenbildungen im Verlaufe einer chronischen *Thalliumvergiftung* berichtet Klages.

Bei der *Fluorose* kommt es neben typischen, sklerosierenden Skeletveränderungen zu Verkalkungen von Muskelansätzen, Sehnen und Bändern (Møller u. Gudjonsson; Morris). Sistiert die Fluoreinwirkung, so lassen die Knochenveränderungen häufig einen Rückgang erkennen, während periostale Appositionen, Bänder- und Sehnenverkalkungen und dadurch bedingte Versteifungen unverändert bestehen bleiben (Fritz 1964).

δ) *Die paraartikulären Ossifikationen bei organischen Nervenkrankheiten*

Bei verschiedenen organischen Nervenkrankheiten werden in der Umgebung großer Gelenke Knochenbildungen beobachtet, die unter wechselnder Nomenklatur beschrieben sind.

Gebräuchlich sind die Bezeichnungen *Myositis ossificans* (circumscripta) neurotica, neurogene Osteogenese, neurogene Paraosteoarthropathie, neurogene ossifizierende Paraarthropathie, neurogene paraartikuläre Ossifikation, neurogene ossifizierende Fibromyositis, neurogene ossifizierende Fibromyopathie.

Es bestehen z.T. keine klaren Grenzen zur hypertrophischen Form der neuropathischen Arthropathie, wie sie bei Tabes und Syringomyelie (Charcotsches Gelenk) gefunden wird. Während in diesen Fällen der primäre Gelenkschaden mit degenerativen Knorpelveränderungen beginnend erst *sekundär* zu mächtigen Randwulstbildungen, Knochenappositionen und paraartikulären Ossifikationen führen kann, interessieren hier die *primär* in den gelenknahen Weichteilen entstehenden Verknöcherungen, die sekundär unter Umständen Gelenkschäden hervorrufen können, meistens aber das Gelenk selbst nicht betreffen.

Paraartikuläre Ossifikationen werden bei Erkrankungen des *Gehirns*, des *Rückenmarkes*, der *Nervenwurzeln* und der *peripheren Nerven* gefunden. Eine ausführliche Zusammenstellung der Grundleiden, die zu paraartikulären Ossifikationen führen können, findet sich bei Voss. Die meisten Fälle sind im Anschluß an traumatische Querschnittsläsionen des Rückenmarkes gesehen worden, die Häufigkeit des Vorkommens schwankt hier zwischen 15 und 50% (Abramson u. Mitarb.; Benassy 1957; Ceillier; Dejerine u. Ceillier; Liberson; Lüdeke; Miller u. O'Neill; Soule; Štěpánek u. Štěpánek).

Neben posttraumatischen Hirn-, Rückenmark- oder peripheren Nervenläsionen kann das Grundleiden in Mißbildungen (Meningocele, Syringomyelie), unspezifischen (Encephalitis epidemica, Myelitis, Myeloencephalitis, Poliomyelitis, Polyneuritis, Tetanus) oder spezifischen (Lues cerebrospinalis,

Tabes, Meningomyelitis tuberculosa) Entzündungen oder in Blutungsherden verschiedener Genese bestehen. Anhaltende comatöse Zustände (traumatischer Hirnschaden, Anoxämie, Vergiftung durch Kohlenmonoxyd oder Barbiturate), Hemiplegien unterschiedlicher Ursache, intracranielle, intra- und extradurale Tumoren und Metastasen werden als Grundleiden genannt (BARD; BÉTOULIÈRES; BOPP; COSTE u. Mitarb. 1957a; DREHMANN; FETT u. YOST; FÜLÖP u. WALKO; GROSSIORD u. Mitarb.; HAENISCH 1922; ISRAEL; KOHLMANN; KÜTTNER; LARSEN u. WRIGHT; LÄSKER; LAUX; LEVY u. LUDLOFF; LIEBIG; PITTS; RAVAULT u. Mitarb.; RHODE; SCHILLING; SEZE u. Mitarb.; WARTER u. Mitarb.; WILMS; WOLFSOHN). KLAGES beschreibt Ossifikationen im Anschluß an eine Thalliumvergiftung, die zur Polyneuritis mit Paresen der Beine führte und läßt dabei offen, ob eine zusätzliche direkte toxische Wirkung auf die Muskulatur (Zenkersche Degeneration) ursächlich mit den Ossifikationen in Zusammenhang gebracht werden kann.

In jedem Falle neurogen bedingter, paraartikulärer Ossifikation handelt es sich beim Grundleiden um Erkrankungen, die mit mehr oder minder ausgedehnten Lähmungs-

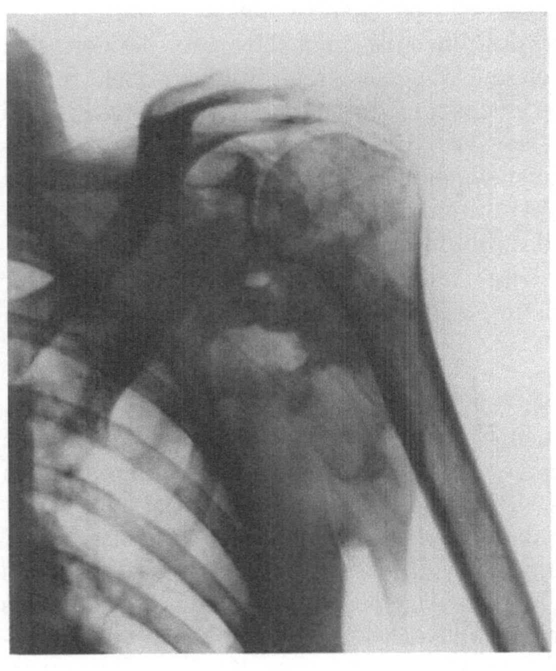

a

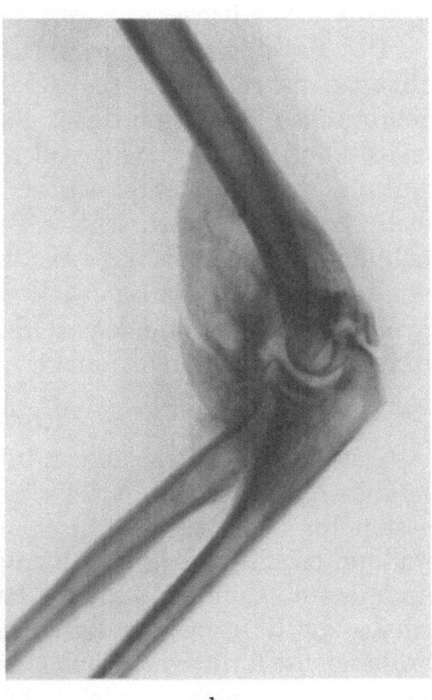

b

Abb. 36a u. b. Paraartikuläre Ossifikationen der Schulter- (a) und Ellenbogenweichteile (b) bei einer 52jährigen Frau mit langdauernder Bewußtlosigkeit (traumatischer Hirnschaden) und spastischer Parese der oberen Extremitäten (A. BÉTOULIÈRES 1962)

erscheinungen und Ausfällen sensibler Versorgung einhergehen. Die Knochenbildungen finden sich in den gelähmten, hyp- oder anaesthetischen Körperabschnitten: in der Umgebung der Hüft- und Kniegelenke, bei entsprechend höherer Lokalisation einer zentralnervösen Läsion an Schulter- und Ellenbogengelenk. Dabei befinden sich die Kalkeinlagerungen und Ossifikationen sowohl im Kapselapparat als in der gelenknahen Muskulatur. In der Nachbarschaft des Kniegelenkes sind vorwiegend die Weichteile der Innenseite betroffen. Bei peripherer Nervenläsion liegen die Veränderungen im dazugehörigen Versorgungsgebiet. Verknöcherungen der Achillessehne sind beschrieben (BRAILSFORD 1941b; GELDMACHER), symmetrischer Befall mehrerer Gelenke kann vorkommen. Charakteristisch ist die fehlende Beteiligung der Umgebung kleiner Gelenke.

Sofern nicht erst ein Endzustand erfaßt wird, zeigt das Röntgenbild zunächst einzelne oder mehrfache, lokalisierte oder ausgedehntere, wolkige oder streifenförmige zarte Kalkschatten in der Gelenkumgebung. Im Verlauf von Wochen oder Monaten nehmen die Verschattungen an Intensität zu, um schließlich als massive, z.T. bizarr geformte, dichte Verkalkungen und später als knochenstrukturierte Gebilde unterschiedlicher Ausdehnung zu imponieren (Abb. 36a und b). Spontane Remissionen gehören auch nach Besserung der neurologischen Symptomatik zu ausgesprochenen Seltenheiten (DERRA u. NADERMANN; ISRAEL) und sind nur in Ausnahmefällen (JACOBS) vollständig. Außer einer häufig anzutreffenden Osteoporose lassen die zugehörigen Gelenke in den meisten Fällen pathologische Veränderungen vermissen. Eine zunehmende Funktionsbehinderung infolge der Fixation ist unausbleiblich.

Die Ossifikationen erscheinen in einem Zeitraum zwischen 2 Wochen (COSTE u. Mitarb. 1957b) und 2 Jahren nach Manifestierung der Nervenläsion. Am häufigsten haben HEILBRUN u. KUHN das Auftreten bei 99 untersuchten Paraplegikern nach 10—14 Monaten gesehen. Da das Grundleiden im Vordergrund steht, wird der Zeitpunkt beginnender paraartikulärer Ossifikation sicher in den meisten Fällen nicht erfaßt. Die Entwicklung der metaplastischen Veränderungen kann relativ rasch erfolgen. So konnte ROSSACK 5 Wochen nach traumatischer Tetraplegie unter den Zeichen entzündlicher Weichteilveränderungen Kalkeinlagerungen innerhalb von 4 Tagen entstehen sehen. Die Beobachtung beschleunigter und überschießender Callusbildung und Frakturheilung bei Querschnittsgelähmten und Patienten mit schweren traumatischen Hirnschäden spricht im selben Sinne für die Möglichkeit und Bereitschaft rasch erfolgender Kalkablagerung (BENASSY 1961).

Die *Pathogenese* der paraartikulären Ossifikationen ist ungeklärt. Es handelt sich offenbar um ein komplexes Geschehen lokaler und allgemeiner Faktoren, wobei trophoneurotischen Einflüssen sicher eine besondere Bedeutung zukommt. Lokale makro- und mikroskopische Blutungen sollen eine Rolle spielen. Die schon früher geäußerte Vermutung, daß die metaplastische Osteogenese maßgeblich von Sympathicuszentren und -bahnen beeinflußt sei, stützte BENASSY (1961) durch Untersuchungen, wobei er in den Lähmungsgebieten analoge Veränderungen des Blutchemismus (pH, Alkalireserve, Gesamtkohlensäure, Partialdruck der Kohlensäure) fand, wie sie nach präganglionärer Sympathektomie gefunden werden. Übereinstimmende, signifikante Veränderungen im Mineralhaushalt bestehen nicht.

ε) *Tierische Parasiten in den Weichteilen*

Tierische Parasiten können in verschiedenen Entwicklungsstadien in den Weichteilen gefunden werden. Die mit Verkalkung einhergehenden Parasitenstadien eignen sich am besten für den röntgenologischen Nachweis. Daß in diesen Fällen zumeist ein Ruhestadium erfaßt und es sich häufig um Nebenbefunde handeln wird, liegt auf der Hand. Andererseits kann ein positiver Parasitenbefund über differentialdiagnostische Interessen hinaus zur Klärung von Beschwerden oder anderweitigen Befunden beitragen. An das Vorhandensein aktiver Parasitenstadien wird beim Nachweis abgestorbener oder abgekapselter Parasiten in vielen Fällen gedacht werden müssen (ausführliche Literaturhinweise bei PIEKARSKI; VOGEL u. MINNING).

αα) *Rundwürmer (Nematoden)*

Dracunculus medinensis (Medina- oder Guinea-Wurm). Der Medinawurm ist in Afrika, im nahen Osten und in Indien verbreitet. Einzelfälle sind in Südamerika (Brasilien) bekanntgeworden. 9—14 Monate nach Infektion mit verseuchtem Trinkwasser (Larven tragende Cyclopskrebse) werden die ausgereiften weiblichen Würmer unter der Haut gefunden. Dabei kommen im einzelnen kaum geklärte hydrotaktische Eigenschaften zur Geltung, sodaß sich die Würmer mit Vorliebe in Körperregionen befinden, die häufig mit Wasser in Berührung kommen (Unterschenkel, Füße, Nacken). Sie werden jedoch auch in anderweitigen Regionen gesehen (Kopf, Thorax- und Bauchwand, Rücken, Scrotum). Über das Schicksal der 2—4 cm langen männlichen Würmer ist wenig bekannt, sie werden extrem selten beobachtet. Der weibliche Wurm durchbricht die Haut, dabei entstehen Ulcera, Abscesse und Phlegmonen.

Abgestorbene weibliche Würmer können verkalken und treten röntgenologisch als lineare oder geschlängelte, geknäuelte oder perlschnurartig fragmentierte, kalkdichte Verschattungen in Erscheinung (Abb. 37a und b). Die Länge der Würmer, die sich meist im Subcutangewebe finden, beträgt bis zu 1,20 m, die Breite 1—1,5 mm. Von den zahlreichen Beobachtungen verkalkter Medinawürmer seien die von BEAL, DI EGIDIO, DRUCKMANN, FISCHER (1956), GARLAND, GHIGO u. MAGRINI, GREIG, MOHR, SAMUEL genannt. Mit der Darstellung lebender Würmer durch Kontrastmittelinjektion in das herausragende Ende des Wurmes befaßten sich unter anderem BOTREAU-ROUSSEL sowie DI EGIDIO.

Loa-Loa-Wurm. Der Parasit wird im tropischen Afrika gefunden, als Zwischenwirt dient eine Bremsenart (Chrysops). Die Würmer finden sich beim Menschen im Subcutangewebe und führen durch allergische Reaktionen zu vorübergehenden lokalen Entzündungen und charakteristischen Schwellungen (Kalabar-Schwellung). Prädilektionsstellen der Lokalisation sind Hände, Unterarme und Augennähe. Kommt es zur Verkalkung, so zeigen Röntgenaufnahmen knäuelartige oder bogenförmige Verschattungen im Subcutangewebe. Ihre Größe beträgt beim weiblichen Wurm 6—7 cm × 0,5 mm, beim männlichen Wurm 3 cm × 0,3 mm (GREIG; SAMUEL; WILLIAMS).

Acanthocheilonema perstans. Lineare und sphärische Verkalkungen von Acanthocheilonema perstans in den Händen beschreiben HILBISH u. BARTTER.

Oncocerken. Röntgenologisch nachweisbare Verkalkungen von Oncocerken sollen extrem selten vorkommen (SAMUEL).

Filaria Bancrofti. Zu den tropisch-subtropischen Parasiten gehört die Filaria Bancrofti. Vereinzeltes endemisches Auftreten wurde in Südspanien, Ungarn, Jugoslawien und der Türkei beobachtet.

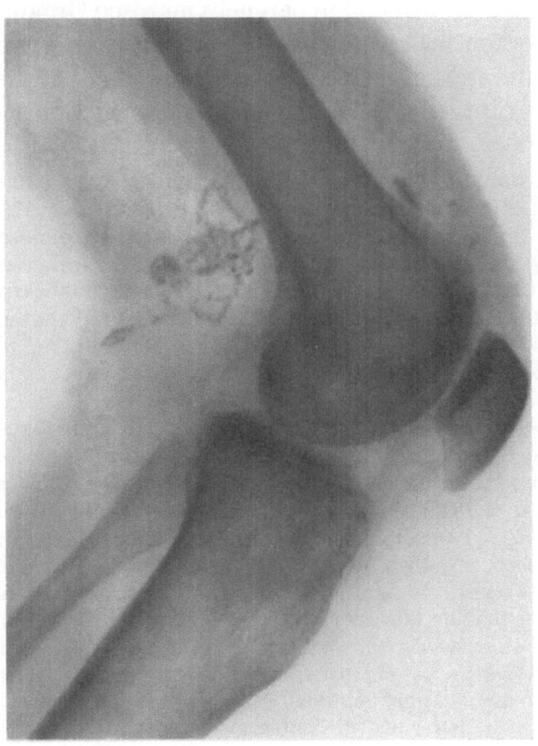

a

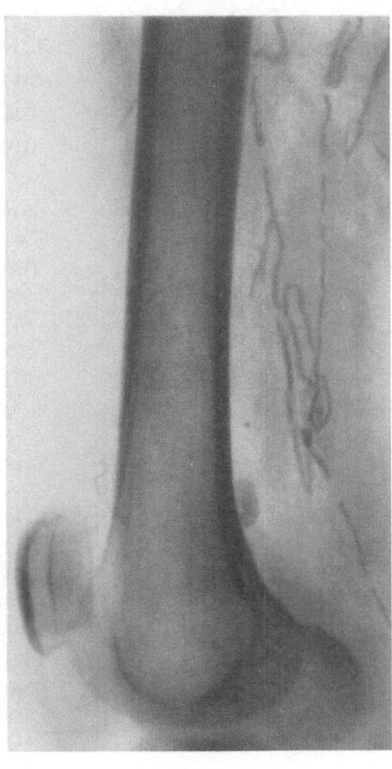

b

Abb. 37a u. b. a) Perlschnurartige, knäuelförmige Verkalkungen bei Dracunculose. 40jähriger Mann (M. GHIGO u. M. MAGRINI 1959). b) Fragmentierte Verkalkungen bei Dracunculose. 30jähriger Mann (M. GHIGO u. M. MAGRINI 1959)

Bestimmte Mückenarten fungieren als Überträger, die erwachsenen Würmer leben bevorzugt in den peripheren Lymphgefäßen und bewirken durch mechanische Blockade die typische Elephantiasis, u. U. auch monströse Scrotalödeme. Erwachsene Weibchen sind 50—100 mm lang und 0,2 mm breit, Männchen erreichen die Hälfte dieser Größen. Sofern die abgestorbenen Würmer verkalken, sind sie im Röntgenbild sichtbar und finden sich im Subcutangewebe als feine, geschlängelte Kalkschatten (O'CONNOR u. Mitarb.; KÖHLER u. ZIMMER führen einen Fall von BROCHER an). Wichtig ist, daß neben den abgestorbenen auch lebende Parasiten in der gleichen Region vorhanden sein können.

Trichinen. Verkalkte Trichinen, in der Skeletmuskulatur abgekapselte Embryonen der Trichinella spiralis, sind röntgenologisch nicht sicher nachweisbar, da sie mit einem Durchmesser von ca. 1 mm an der Grenze der Darstellbarkeit liegen (BARBILLIEN u. REPCIUC; BOFFANO; BRAILSFORD 1926; CASUCCIO; KÖHLER u. ZIMMER; SAMUEL u.a.). Der Röntgennachweis gelingt im isolierten Muskelpräparat. Klinische und histologische Diagnostik übertrifft bei weitem die Möglichkeit der Röntgenuntersuchung. *Nachdrücklich sei vor der Verwechslung von Cysticerken mit Trichinen gewarnt.*

ββ) Bandwürmer (Cestoden)

Cysticerkose. Im europäischen Raum spielt der Cysticercus cellulosae, die Finne des Schweinebandwurmes (Taenia solium) insofern eine besondere Rolle, als er der häufigste röntgenologisch nachweisbare Weichteilparasit ist.

Anstelle des Schweines als Zwischenwirt können die Eier des Bandwurmes auch durch Eigeninfektion (Erbrechen, digitale Übertragung von der Analgegend in den Mund) in den Magen gelangen. Im Magen entwickeln sich Embryonen, durchbohren die Magen- oder Darmwand und gelangen außer in Leber, Lunge, Gehirn, Auge in die Muskulatur und können dort verkalken.

Verkalkte Cysticerken sind röntgenologisch in der Skeletmuskulatur als ovoide Kalkschatten (Größe schwankend zwischen 5—15 ×1—5 mm) zu erkennen (Abb. 38). Sie stellen meist einen Zufallsbefund dar. Die ovoide Form kommt durch Zug- und Druckkräfte innerhalb der Muskulatur zustande, im Gehirn und in parenchymatösen Organen pflegen Cysticerken meist kugelige Gestalt zu haben. Der Scolex verkalkt stärker als die umgebende Cystenwand und kann auch röntgenologisch schattendichter in Erscheinung treten (SAMUEL; SCHUMANN).

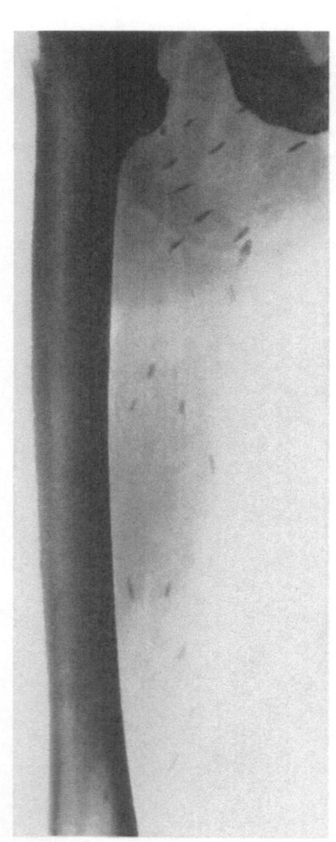

Abb. 38. Verkalkte Cysticerken in der Skeletmuskulatur. 50jähriger Mann

Auf die Erkennbarkeit verkalkter Cysticerken im Röntgenbild haben frühzeitig STIEDA (1904), LANDOIS (1912), ENDERLEIN (1913), KÖHLER (1914) hingewiesen. Von zahlreichen später erfolgten Veröffentlichungen seien diejenigen von BAERTZ, BIGNAMI, BRAILSFORD (1941a), BRETON u. LAVIER, DOMBROVSKY, FLOROS u. Mitarb., GAVAZZENI, HINRICHSEN, KREMSER, MCMENEMEY u. VICKERS, MUSUMECI, SORGE, TÓTH genannt. Unverkalkte Cysticerken, die als miliare Herde in der Muskulatur zu sehen waren, haben AUSTONI u. GARETTO beschrieben.

Echinokokkose. Das Vorkommen der Finnen vom Hundebandwurm (Taenia echinococcus) in der Skeletmuskulatur wird mit 1,5—6 % der beim Menschen nachgewiesenen Echinococcuslokalisationen angegeben (LATTERI; LEHMANN; RAFFAELE u.a.). Dabei sind am häufigsten die unteren Extremitäten, insbesondere die Adductoren befallen, es folgen der Häufigkeit nach obere Extremitäten, Rücken (Psoas!), Hals und Bauchwand. Der Befall der Muskulatur kann primär auf dem Blutwege oder sekundär (Spontanruptur einer anderweitig lokalisierten Cyste, im Gefolge von Operationen visceraler Cysten, fortschreitend von primär ossärer Lokalisation) erfolgen. Angaben über Echinococcuscysten, die in der Muskulatur gefunden wurden, finden sich unter anderem bei ACEVEDO u. Mitarb., AMBROŠIČ, BOLOGNESI, BRUN, FAZAKAS u. Mitarb., GOINARD u. SALASC, LOIZZI, LONGO u. SARRO, MCNALLY u. CASE, MEOSSI, OOSTHUIZEN u. FAINSINGER, TOOLE.

Im Röntgenbild erscheint der Muskelechinococcus als glattwandig begrenzter, meist ovoider oder eingedellter, mitunter gelappter, weichteildichter Tumor mit größter Ausdehnung in Richtung des geringsten Widerstandes, der durch benachbarte Weichteile gegeben ist. Die Diagnose, die im allgemeinen nur vermutet werden kann, wird erleichtert, wenn die Cystenwand verkalkt. Allerdings kommen Verkalkungen von Muskelechinokokken im Vergleich zu anderweitigen Lokalisationen selten vor (GOINARD u. SALASC). Verwechslungsmöglichkeit ist mit (kalten) Absceßbildungen gegeben. Bei längerem Bestehen können Druckeffekte am benachbarten Knochen nachzuweisen sein. Anderweitige Nachbarschaftssymptome (Gefäß- oder Nervenkompression, Ureterdeviation usw.) richten sich nach der Lokalisation der Cysten.

γγ) Arthropoden

Als ausgesprochene Seltenheit werden Einzelbeobachtungen verkalkter, in den Weichteilen gelegener Larven von Linguatuliden (Zungenwürmer) mitgeteilt, einer in tropischen Breiten beheimateten degenerierten Arthropodengattung. Von BRETLAND (Literaturübersicht s. dort), LIÈVRE u. Mitarb.

STEINBACH u. JOHNSTONE liegen Beschreibungen verkalkter Armilliferen, die zu den Linguatuliden gehören, vor. Verwechslungen mit Cysticerken oder Phlebolithen sind auf Grund des Röntgenbildes möglich. Häufiger als in den Weichteilen werden verkalkte Armilliferen in der Lunge und in den Abdominalorganen gefunden.

e) Weichteilverdichtungen, Verkalkungen und Ossifikationen als Folge vorwiegend lokalen Geschehens

Verkalkungen und Ossifikationen der Weichteile als Ausdruck lokaler Gewebsalterationen können ihre Ursache in physikalischen (traumatisch, thermisch), chemischen (z.B. Injektion bestimmter Medikamente), entzündlichen oder degenerativen Einflüssen

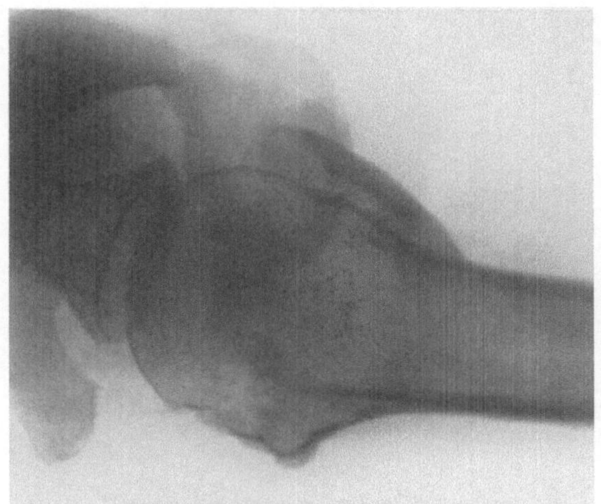

Abb. 39. Myositis ossificans traumatica der Außenrotatoren des Schultergelenkes nach Luxation. 61jähriger Mann

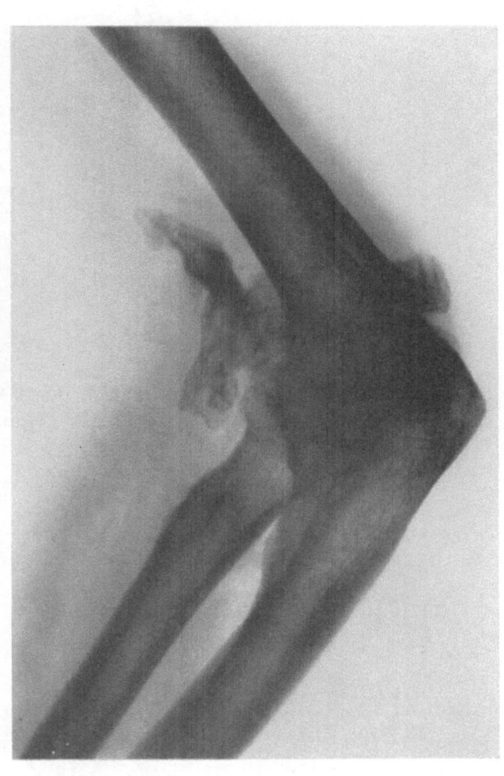

Abb. 40. Myositis ossificans traumatica nach Ellenbogenluxation. 63jähriger Mann

haben. Dabei sind allgemein begünstigende Faktoren (vasculär, nerval, endokrin) nicht immer auszuschließen. Die Wege, auf denen lokale Gewebsverkalkungen zustande kommen können, sind im Einleitungskapitel kurz erörtert worden. Eine abschließende Klärung der Vorgänge ist im einzelnen bis heute nicht möglich.

Jeder Versuch der „Klassifizierung" örtlicher Weichteilverkalkungen — mag sie vorwiegend nach topographisch-anatomischen, morphologischen oder ätiologischen Gesichtspunkten erfolgen — birgt Zwang in sich. Die Grenzen sind oft fließend und im Schrifttum herrscht keine Einheitlichkeit im Hinblick auf Nomenklatur und Zuordnung der einzelnen Befunde. Die klassischen Gliederungen von KÜTTNER, LIEBIG u.a. sind in mancher Hinsicht überholt und unvollständig. Für die Praxis des Röntgenologen ergibt sich zudem die Schwierigkeit, daß in vielen Fällen aus dem morphologisch faßbaren Substrat die Zuordnung zu einem Krankheitsbild auch bei Kenntnis von Vorgeschichte und klinischen Befunden keineswegs generell möglich ist.

α) *Myositis ossificans circumscripta*

αα) *Myositis ossificans traumatica*

Im Anschluß an scharfe oder stumpfe, einmalige oder wiederholte, mit oder ohne Knochen- bzw. Gelenkbeteiligung einhergehende Weichteiltraumen können in einer Zeitspanne von einigen Tagen bis zu wenigen Wochen nach dem Unfall im Röntgenbild anfangs wolkig-zarte Weichteilverschattungen gefunden werden, die im weiteren Verlauf kalkdichten oder knochenstrukturierten Charakter annehmen (BENASSI; DEISTER; GILMER u. ANDERSON; GRUCA; JESSERER 1960a; KÜTTNER; LIEBIG; v. PANNEWITZ 1940; PLACEO; W. SCHWARZu. a.) (Abb. 39—46). Die Röntgensymptomatologie mit ihrem großen Variationsreichtum ist um die Jahrhundertwende erörtert worden (BREMIG; KIENBÖCK; RAMM-

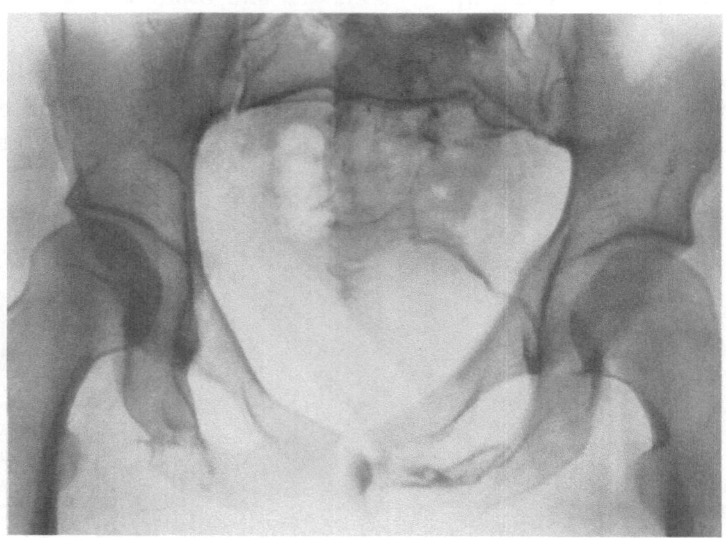

Abb. 41. Posttraumatische Ossifikation der Beckenweichteile nach doppelseitigem Beckenringbruch. 24jährige Frau

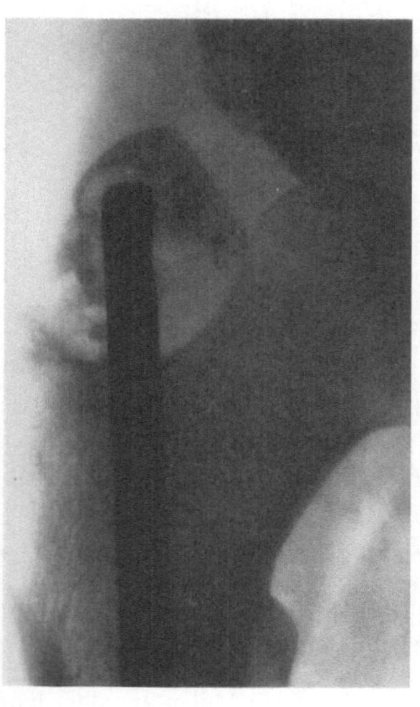

a

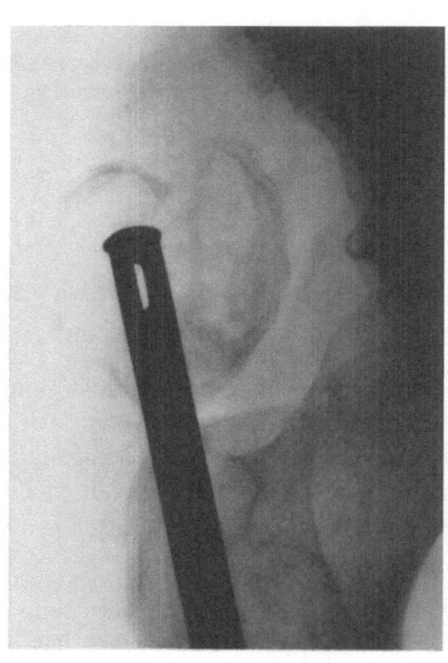

b

Abb. 42a u. b. Myositis ossificans an der Einschlagstelle des Nagels bei Oberschenkelmarknagelung (sog. „Knochenhütchen")

STEDT; ROTHSCHILD u.a.). Die Häufigkeit einer Myositis ossificans traumatica liegt nach Weichteilkontusionen zwischen 0,05‰ und 0,5 % (GELEHRTER; SCHILLING). Von keiner isolierten Weichteilverletzung, keinem Hämatom (DYES; MAKRYCOSTAS; MALAN; MANDL; SEELIGER) oder keiner, mit Weichteilzerreißungen einhergehenden Knochen- oder Gelenkverletzung kann jedoch im voraus gesagt werden, ob eine Myositis ossificans auftreten wird oder nicht. Die Art der Behandlung Frischverletzter (BÖHLER) ist sicher nicht in allen Fällen für die Entstehung entscheidend. Prinzipiell sind alle Lokalisationen möglich, dennoch ergeben sich gewisse Prädilektionsstellen: die Streckmuskulatur und die Adductoren der Oberschenkel (nach stumpfem Trauma) und die Beugemuskulatur im distalen Oberarmabschnitt (nach Ellenbogenverletzung). Im allgemeinen bleiben die Veränderungen nach gewisser Zeit stationär, gelegentliche Regressionen sollen vorkommen (DUBACH; SAUPE 1942; WAGNER).

Von ungewöhnlichen Lokalisationen, die zu Fehlschlüssen Anlaß geben können, seien posttraumatische Verknöcherungen der Kaumuskulatur (H. BECK; DIEZ u. ETCHEGORRY) und Verknöcherungen der Rückenmuskeln im Anschluß an Querfortsatzfrakturen der Lendenwirbelsäule (ESSER) genannt.

Maligne Entartung ist in seltenen Fällen beobachtet worden (GESCHICKTER u. MASERITZ; MIROLLI u.a.). Die Differentialdiagnose gegenüber malignen Neubildungen (Abb. 70) (myxochondro-osteoblastisches Sarkom, sekundäres chondro-osteoblastisches Sarkom, juxtacorticales osteogenes Sarkom) kann sowohl röntgenologisch als auch histologisch außerordentlich schwierig sein (BRAILSFORD 1948; DOHRMANN; GELEHRTER; HELLNER 1961; LÜCHTRATH; MÖBIUS; NEHRKORN; RIDDEL u. WILSON; SCHÜTZ u. Mitarb.; WETTE; WIESER; WILSON u.a.). Ob und wann eine Probeexcision anzuraten ist, wird in Abhängigkeit vom Einzelfall unterschiedlich beurteilt.

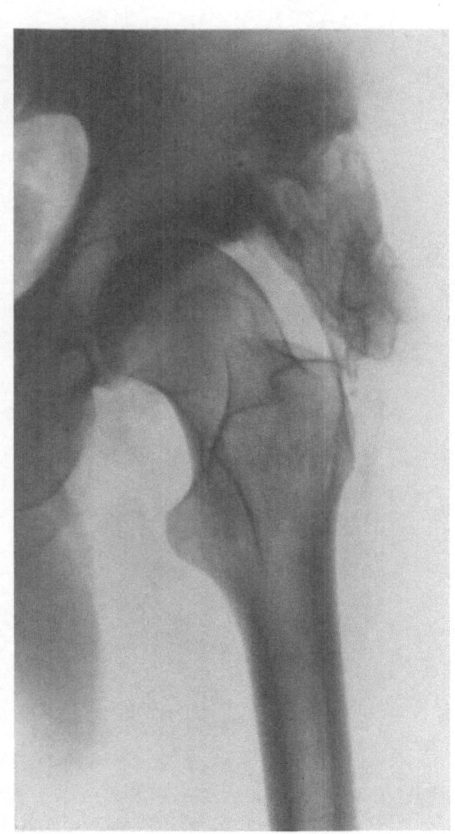

Abb. 43. Myositis ossificans traumatica nach Hüftprellung. 33jähriger Mann

Die *Angiographie* kann im akuten Stadium der Myositis ossificans traumatica eine deutlich erhöhte Vascularisation zeigen (LAGERGREN u. LINDBOM). Die Befunde dürfen nicht als Zeichen der Malignität gedeutet werden. GRASSBERGER u. SEYSS haben 4 bzw. 7 Wochen nach dem Trauma in der Umgebung der posttraumatischen Verkalkungen eine auffallende Gefäßarmut gefunden. Auf die Unsicherheit angiographischer Befunde weisen auch MAURER u. NOETZLI hin, die auf Grund des Gefäßbildes ein Sarkom anfangs für ein verkalktes Hämatom gehalten haben. Systematische Untersuchungen an einer größeren Patientenzahl liegen nicht vor.

Posttraumatische Verkalkungen von gelenknahen *Fettkörpern* (Schulter, Ellenbogen, Knie) beschreiben BUCHWALD, FERGUSON sowie ROBILLARD. Über die Röntgensymptome der metatraumatischen Hoffaschen Sklerose des vorderen Kniegelenkfettkörpers ist bei FRIEDRICH nachzulesen. Abb. 47 zeigt eine posttraumatisch entstandene Verkalkung des Hoffaschen Fettkörpers.

ββ) *Verknöcherungen in Operationsnarben*

Verknöcherungen in Operationsnarben werden meist als Zufallsbefunde bei der Röntgenuntersuchung der Abdominalorgane gefunden. Am häufigsten werden sie im Oberbauch (ANTONIOLI; HILLEMAND u. Mitarb.; KATZ u. LE VINE; LEHRMAN u. Mitarb.; LO MONACO; MORIN u. Mitarb.; NATALE; RÖPKE; RUBESCH; SEELIGER) nach Magen- oder Gallenoperationen gesehen (Abb. 48). Sie kommen jedoch auch nach Cystostomie (BOURNE;

FOG-MØLLER; SCHWARTZ) oder nach Nephrektomie (LJVRAGA) vor. ASSHOFF, GYURKÓ sowie MUNTEAN beobachteten postoperative Achillessehnenverknöcherung.

Differentialdiagnostisch können gelegentlich Abgrenzungen gegenüber malignen Neubildungen bzw. lokalen Metastasen (z.B. nach Operation eines Magencarcinoms) erforderlich sein (BADE). Bei Wirbelsäulenaufnahmen in antero-posteriorem Strahlengang können pathologische Befunde vorgetäuscht werden (KATZ u. LE VINE). Seitaufnahmen oder Durchleuchtung mit Freiprojektion der Gebilde klären die Verhältnisse.

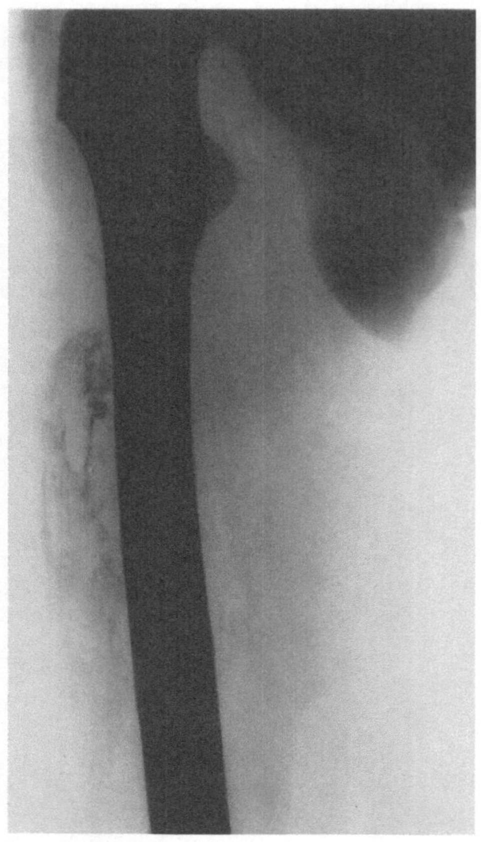

a

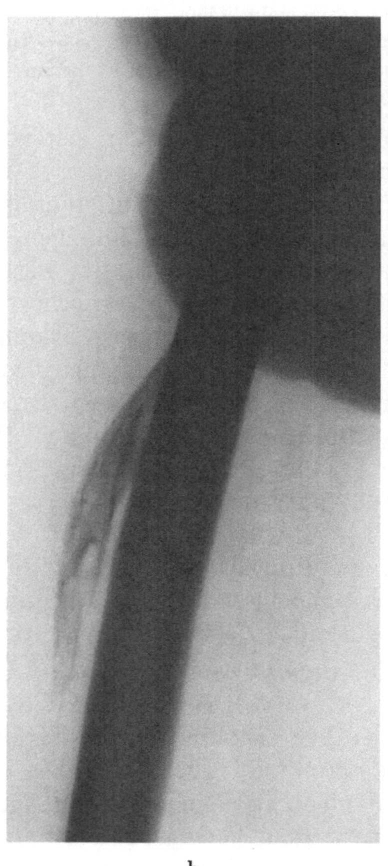

b

Abb. 44a u. b. Myositis ossificans traumatica der Oberschenkelstreckmuskulatur nach Kontusion. 20jähriger Mann. a) 8 Wochen nach dem Unfall, b) 3 Jahre nach dem Unfall

γγ) Verkalkungen und Verknöcherungen nach Verbrennung und Erfrierung

Verkalkungen und Knochenbildung in gelenknahen Weichteilen nach Verbrennungen haben KOLÁŘ u. VRABEC bei systematischer Untersuchung einer größeren Patientenzahl mono- oder polytop in 3,3% der Fälle beobachtet. Meist handelte es sich um Verbrennungen schwersten Grades, in denen die später verkalkten oder ossifizierten Weichteile direkt betroffen waren (Abb. 49). Ohrknorpelverkalkungen können als Folge von Erfrierungen auftreten.

Eingehende Erörterung von Weichteilbefunden bei Verbrennungen und Erfrierungen siehe Beitrag von ŠVÁB in diesem Handbuch, Bd. V, 1.

β) Verkalkungen von Bändern, Gelenkkapseln, Sehnen und Fascien

αα) Traumatisch bedingte Verkalkungen von Bändern, Gelenkkapseln, Sehnen und Fascien

Posttraumatische Verkalkungen der Bänder, des Gelenkkapselapparates, der Sehnen und Sehnenansatzstellen (Abb. 50—52) sind prinzipiell ebenso in allen Körperregionen anzutreffen, wie die posttraumatische Myositis ossificans (KOEHNLEIN; KÖHLER u.

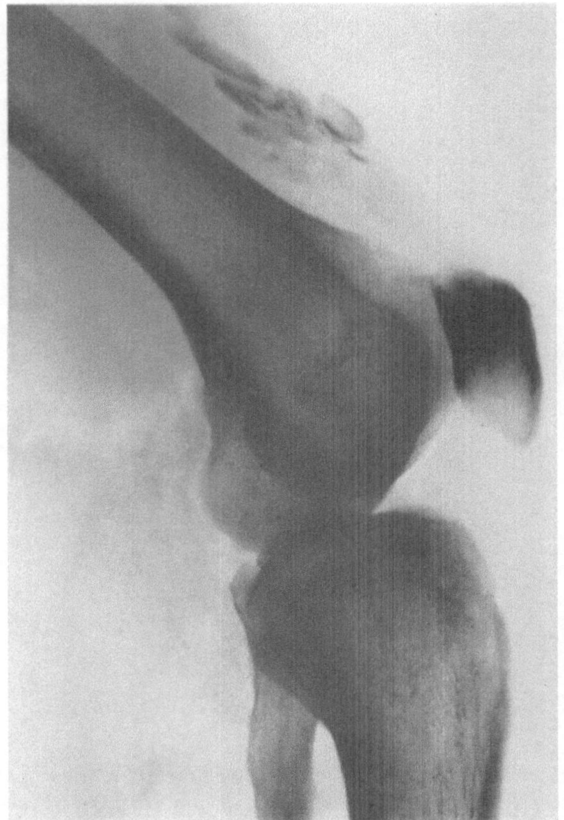

Abb. 45

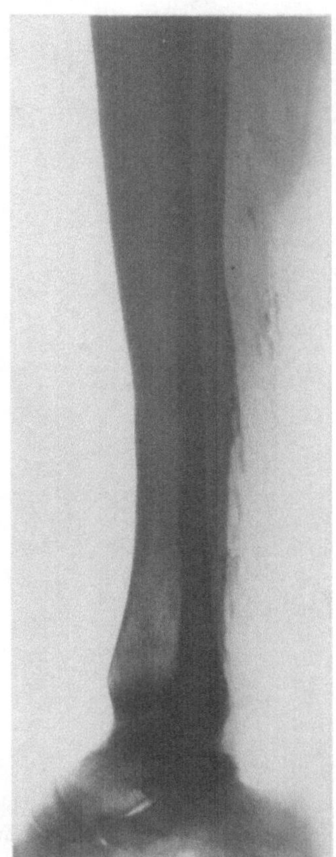

Abb. 46

Abb. 45. Myositis ossificans traumatica nach Hufschlagverletzung. 34jähriger Mann

Abb. 46. Myositis ossificans traumatica der Wadenmuskulatur nach Unterschenkelfraktur. 34jähriger Mann

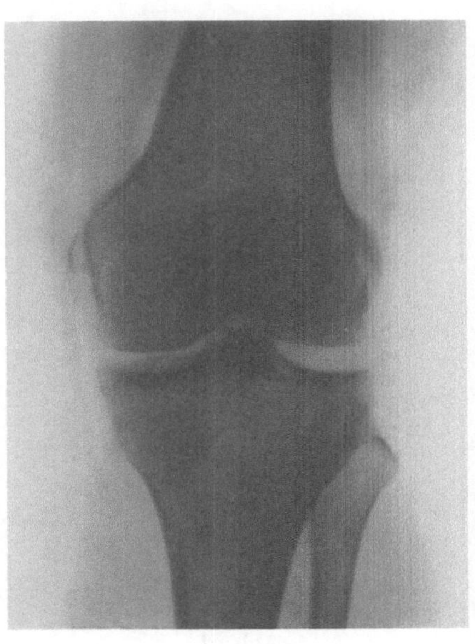

a

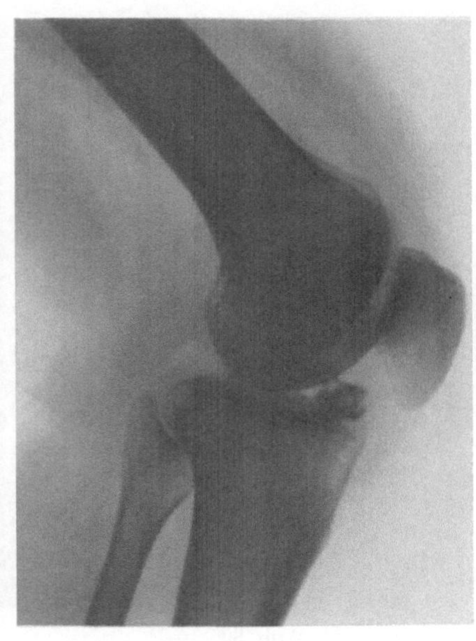

b

Abb. 47a u. b. Posttraumatische Verkalkung des Hoffaschen Fettkörpers. Stieda-Schatten am inneren Femurcondylus. 25jähriger Mann

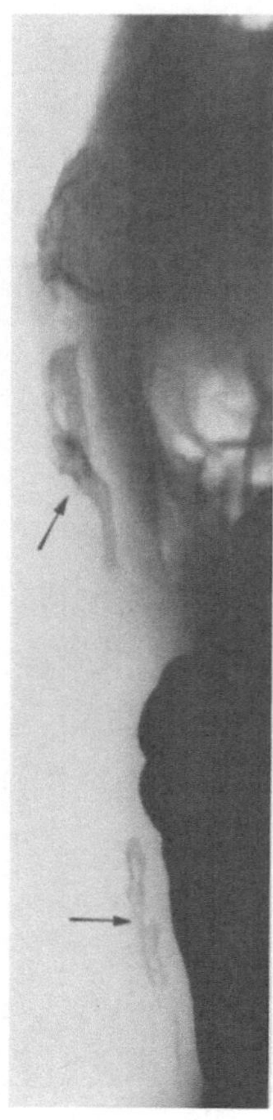

Abb. 48

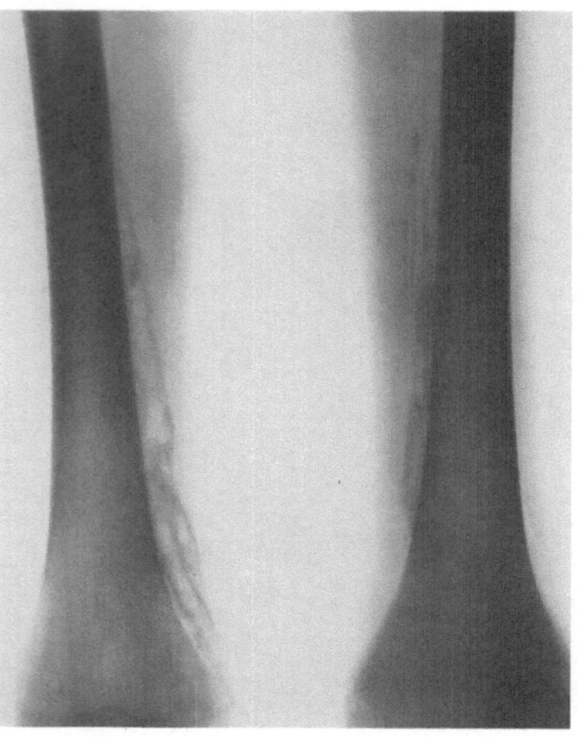

Abb. 49

Abb. 48. Verknöcherung in einer Laparotomienarbe. 62jähriger Mann, Zustand nach Magenresektion. Tangentialaufnahme der Bauchwand, Kontrastbrei im Colon

Abb. 49. Verknöcherung der Adductorenansätze nach Verbrennung (J. Kolář u. R. Vrabec 1958)

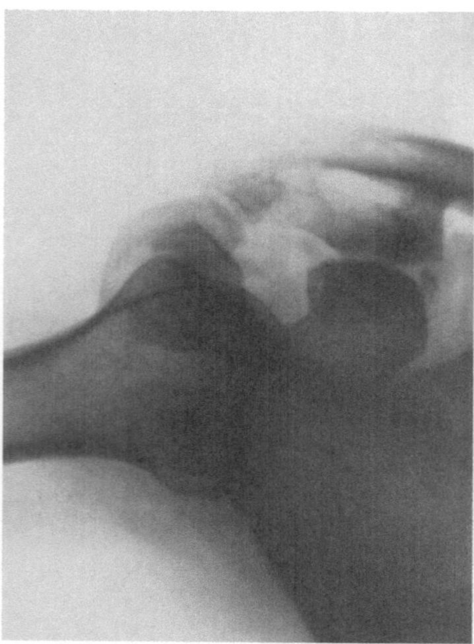

Abb. 50

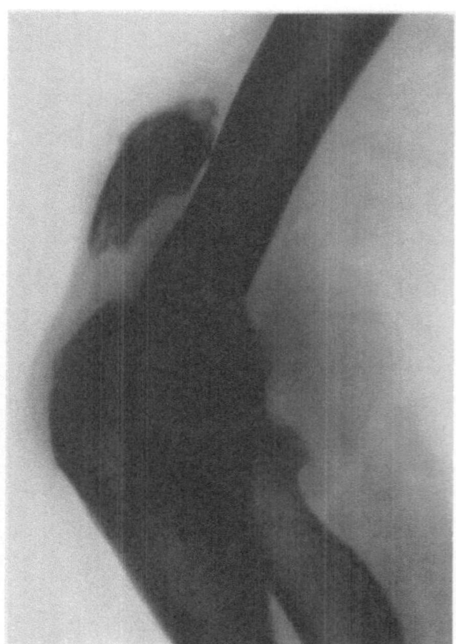

Abb. 51

Abb. 50. Posttraumatische Verknöcherung des Lig. coracoclaviculare. 45jähriger Mann

Abb. 51. Posttraumatische Ossifikation der Tricepssehne nach Sehnenausriß am Olecranon. 50jähriger Mann

ZIMMER; PALAZZI; PELLEGRINI 1938; PETRIGNANI). Fließende Übergänge zwischen der Myositis ossificans traumatica und den paraartikulären posttraumatischen Ossifikationen lassen eine scharfe Trennung beider Erscheinungsformen vielfach nicht zu. Wie bei der Myositis ossificans traumatica können auch posttraumatische Band- und Kapselverkalkungen trotz sachgemäßer Behandlung frischer Verletzungen auftreten (SEYSS 1958).

Für die Röntgendiagnostik liegt das Problem nicht im Erkennen, sondern in der Differentialdiagnose entsprechender Verkalkungen. So eindeutig und typisch in vielen Fällen die Röntgenbefunde sind und so sicher ein sehr hoher Prozentsatz aller para- und periartikulären Verkalkungen auf eine traumatische Genese zurückgeführt werden kann, so ist die Abgrenzung gegenüber akzessorischen Knochenelementen, abgesprengten kleinen Knochenfragmenten, atypischen Sesambeinen, persistierenden Epiphysenkernen, atraumatischen Bandverkalkungen oder Spornbildungen, Verkalkungen bei Periarthrosen, Peritendinitiden oder anderweitigen degenerativen, entzündlichen oder stoffwechselbedingten Verkalkungen auch bei genauer Kenntnis der Anamnese häufig nicht durchführbar. Vergleichsaufnahmen der Gegenseite oder speziell eingestellte Aufnahmen können unter Umständen weitere Klärung bringen. In diesem Zusammenhang sei nachdrücklich auf KÖHLER u. ZIMMER verwiesen.

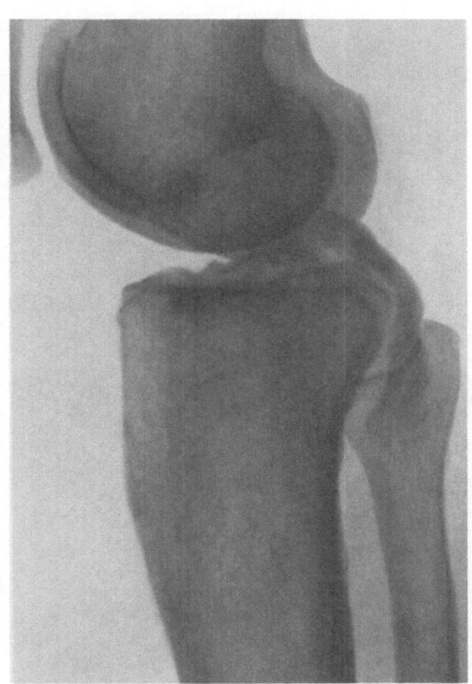

Abb. 52. Posttraumatische Verkalkung des Retinaculum lig. arcuati. 36jähriger Mann (R. SEYSS 1958)

Neben den oben genannten, zusammenfassenden Arbeiten sind posttraumatische Bänder-, Sehnen- und Kapselverkalkungen in einer Vielzahl von Einzelmitteilungen beschrieben worden. Folgende seien ergänzend genannt: Isolierte Verkalkung der Sehne des M. temporalis beschreibt H. BECK. Über Verkalkungen des Lig. coracoclaviculare (AGATI; BERENS u. LOCKIE; CALAMAJ u. TENCONI; GÜNSEL; ŠVÁB 1937), der Tricepssehne am Ellenbogenansatz (ROSTOCK), der Ellenbogengelenkkapsel (BUXTON; KATZENSTEIN 1935), der Bänder von Mittelhand- und Fingergelenken (AGRIFOGLIO), des Kniegelenkes (BRUMBAUGH; ESAU; KOEHNLEIN; KULOWSKI; PAAS; SEYSS 1958), der Achillessehne (HÖRING; RAUBER) ist an entsprechender Stelle nachzulesen. Über Verkalkungen der Umgebung des Schultergelenkes, die nach traumatischer und habitueller Luxation beobachtet werden, s. S. 71 (Peritendinitis calcarea). Als Folge chronischer Traumen („Tennisellenbogen", Baseballspieler usw.) müssen Kapselverkalkungen im Sinne einer Peritendinitis calcarea an Schulter- und Ellenbogengelenk angesehen werden (GONDOS 1957; MIDDLEMAN).

Posttraumatische Verkalkungen in Höhe des inneren Femurcondylus (Köhler-Pellegrini-Stiedasche Erkrankung) können nach VOLKMANN (1949) drei verschiedene Lokalisationen (mit Übergangsformen) zeigen: in Form des sog. Stieda-I-Schattens („klassischer" Stieda-Schatten) „an der tibialen Seite, nahe dem Übergang der Epiphyse auf den Condylus internus femoris"; als sog. Stieda-II-Schatten an der Umbiegungsstelle des Schaftes zum Condylus und als Stieda-III-Schatten in Höhe des medialen Kniegelenkspaltes (Abb. 53 und 54). Dabei handelt es sich im letzten Falle um Verkalkungen nach medialen Seitenbandrissen, also nicht um einen eigentlichen „Stieda-Schatten". (Weitere Literaturhinweise bei FINDER; GIUNTOLI u. CHIAPPA; KÖHLER u. ZIMMER; KULOWSKI; SEYSS 1956 sowie JONASCH in diesem Handbuch, Bd. IV).

ββ) Die Peritendinitis calcarea

Bei der Peritendinitis calcarea, die nach SANDSTRÖM (1930, 1938) mit Schmerzen, lokaler Druckempfindlichkeit, Einschränkung der aktiven Beweglichkeit, eventuell erhöhten Temperaturen und beschleunigter Senkungsreaktion einhergeht und klinisch akut oder chronisch verlaufen kann, lassen sich in den Sehnen und in ihrer Umgebung Kalkablagerungen nachweisen. Bevorzugt ist das Schultergelenk betroffen, jedoch werden in von cranial nach caudal abfallender Häufigkeit Verkalkungen auch am Ellenbogen, an den Fingern, am Trochanter major, am Kniegelenk und im Fußbereich gesehen.

Das zuerst von Duplay 1872 beschriebene, auch als Peritendinitis humero-scapularis, bzw. Tendinitis calcarea benannte Krankheitsbild führt zu einer schmerzhaften Bewegungseinschränkung des Schultergelenkes mit starker Druckempfindlichkeit des An-

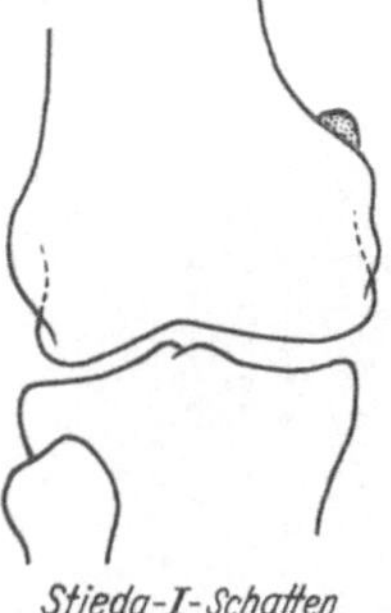

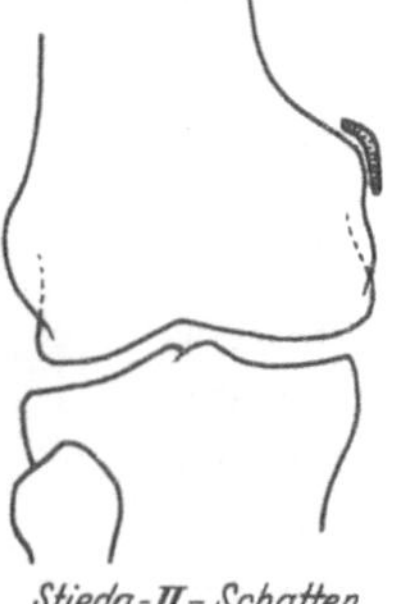

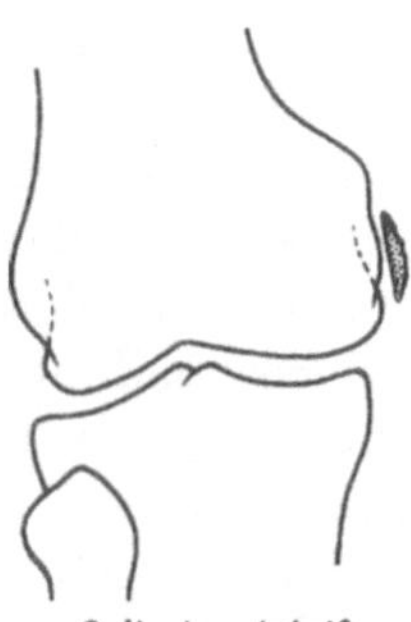

Abb. 53. (J. Volkmann 1949)

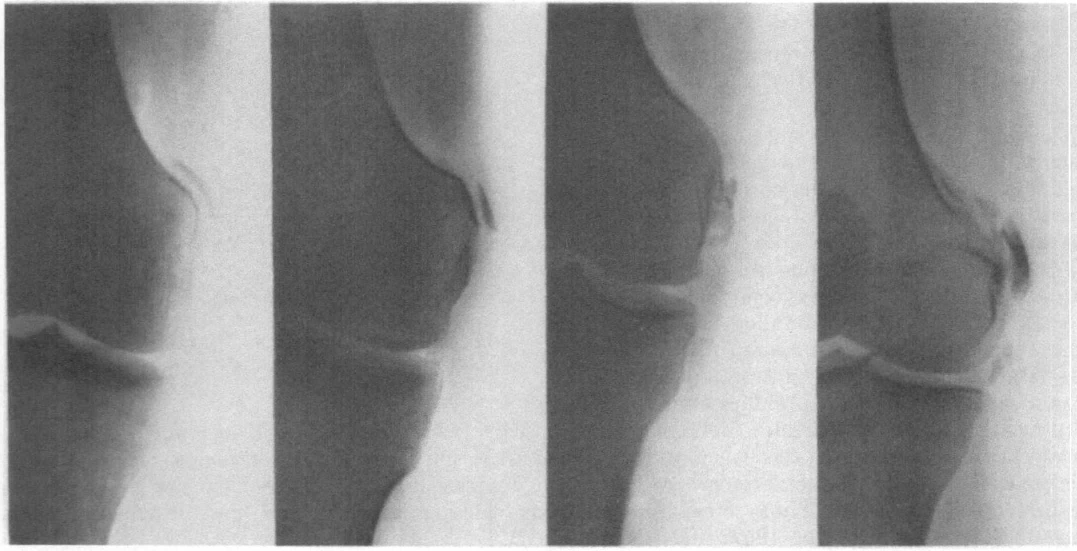

Abb. 54. Verschiedene Formen Köhler-Pellegrini-Stiedascher Schatten

satzes der Supraspinatussehne. Hierbei kann es später zu einer degenerativen Sehnennekrose mit sekundärer Verkalkung, die dann im Röntgenbild nachweisbar ist, kommen. Die Lokalisation ist vorwiegend einseitig; befallen sind meist körperlich arbeitende Menschen beiderlei Geschlechts mit Bevorzugung des mittleren und höheren Lebensalters, die ihren Arm in lang andauernder leichter Abduktion gebrauchen. So sahen Dick u. Mitarb. die Erkrankung vorwiegend bei Pianisten, Stenotypistinnen, Scheuerfrauen, Malern, Schneidern usw.

Während früher das Krankheitsbild oft als Bursitis calcarea bezeichnet und lediglich eine Verkalkung des Schleimbeutels angenommen wurde, haben die eingehenden anatomischen Untersuchungen von Sandström (1930, 1938), Sandström u. Wahlgren u.a. ergeben, daß der Schleimbeutel nur in Ausnahmefällen primär vom Krankheitsgeschehen betroffen ist, aber häufig die hierbei vorliegenden degenerativen Veränderungen (mit nachfolgenden Verkalkungen) auf ihn übergehen können. In erster Linie handelt es sich um eine Erkrankung der Sehne und des Peritenons sowie der

Gelenkkapsel mit nekrotischen Veränderungen, Ein- und Abrissen der Sehne und später nachfolgenden Kalkablagerungen im sehnigen Gewebe, in den Bändern sowie im umgebenden Bindegewebe (GLATTHAAR; H. MEYER; SCHAER). Prädilektionsort ist die Sehne des M. supraspinatus, jedoch kommen ähnliche Veränderungen auch in der Infraspinatussehne, im Sehnenansatz des M. subscapularis und teres minor vor (FAHEY u. HARMON) (Abb. 55). Störungen im Kalkstoffwechsel ließen sich auf Grund von chemischen Blutuntersuchungen nicht nachweisen. Die lokalen Verkalkungen wurden verschiedentlich analysiert. So konnten BRANDENBERGER u. SCHINZ nachweisen, daß die lokalen Ablagerungen aus hypokristallinem Hydroxylapatit bestanden. H. MEYER konnte über Verkalkungen aus kohlen- und phosphorsaurem Kalk berichten.

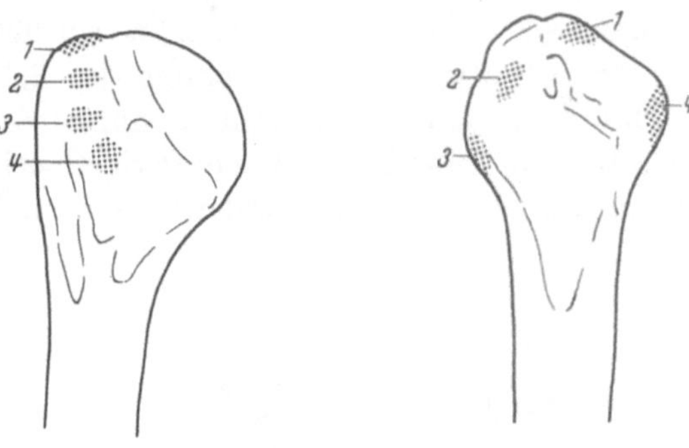

Abb. 55. Projektionen der Muskelansätze am Oberarmkopf bei antero-posteriorem und axialem Strahlengang (H. P. PLENK 1952). *1* M. supraspinam; *2* M. infraspinam; *3* M. teres minor; *4* M. subscapularis

Unter den Röntgensymptomen stellte SKINNER als wichtigstes Frühsymptom vor Auftreten von Verkalkungen die Verschmälerung des subacromialen Raumes infolge chronisch-degenerativer Veränderungen in der Sehnenplatte zwischen Humeruskopf und Acromion heraus. WOJTA u. HILGERT wiesen nach ihren klinisch-röntgenologischen Beobachtungen auf dieses beachtenswerte Röntgensymptom hin. Bei akut mit Exsudatbildung einhergehendem Prozeß im subacromialen Bereich (Bursa subacromialis) läßt sich dagegen eine Verbreiterung desselben nachweisen (COOPERMAN; WOJTA u. HILGERT). Später finden sich dann die im Röntgenbild nachweisbaren Kalkablagerungen, die bei akuter Verlaufsform in einem Zeitraum von wenigen Tagen (GWYNNE u. ROBB) bis zu 4 Wochen (IDELBERGER) auftreten können. Diese Kalkherde variieren nach Zahl, Größe, Form und Dichte oft erheblich und sind oft schlecht von den umgebenden Weichteilschatten abgrenzbar. Nicht selten sieht man einzelne oder mehrere, stecknadelkopf- bis erbsgroße, rundlich-ovalär geformte, zuweilen eigenartig wolkige, strukturlose Kalkschatten (Abb. 56). Sie können unterhalb oder vor dem Tuberculum majus, gelegentlich auch hinter dem Humeruskopf gelegen sein. Da sich auf den typischen Aufnahmen des Schultergelenkes die Ablagerungen oft nicht darstellen, bei axialer Abbildung der Humeruskopf die Verschattungen verdekken kann, werden Zielaufnahmen unter Durchleuchtungskontrolle sowie Spezialeinstellungen empfohlen (KLAMI; PINNER u. STADERMAN). Bei älteren Menschen können bei der Periarthritis humero-scapularis Knochenveränderungen am Tuberculum majus in Form von kleineren bis größeren Usuren mit umgebenden Knochenverdichtungen oder klein-cystischen Aufhellungen auftreten (KÖHLER-ZIMMER).

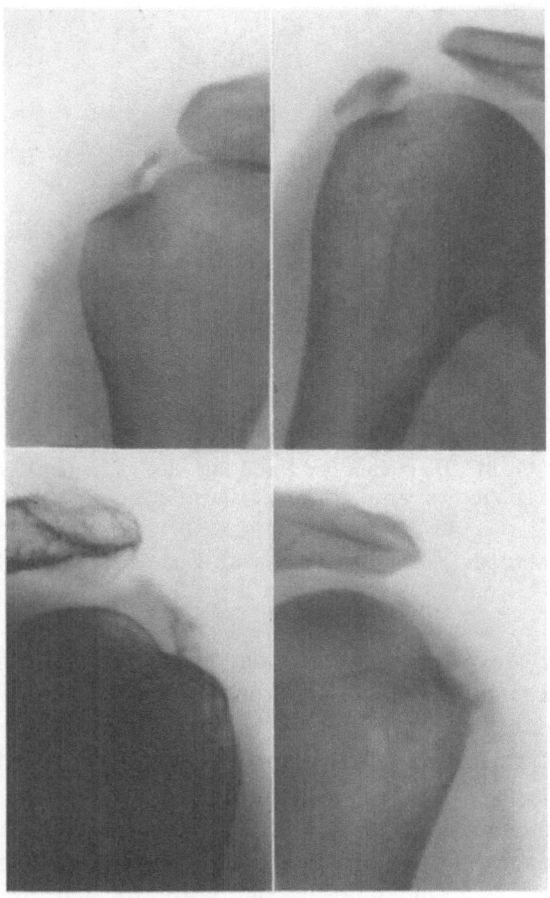

Abb. 56. Verschiedene Formen der Verkalkung bei Periarthritis humero-scapularis

Lindblom empfiehlt die Arthrographie zum Studium von Einrissen und Rupturen der Sehnenaponeurose oder der langen Bicepssehne.

Nicht selten werden Kalkablagerungen auch als Zufallsbefund im Schultergelenksbereich gesehen, ohne daß diesbezügliche Klagen angegeben oder Einzeltraumen berichtet werden. So hat Bosworth in 2,7 % bei 6061 gesunden Personen Kalkablagerungen ein- oder doppelseitig in der Umgebung der Schultergelenke gefunden.

Die *Ätiologie* der Periarthritis humero-scapularis ist ungeklärt. Glatthaar faßt die auftretenden Veränderungen bei Periarthritiskranken und einem unausgelesenen Autopsiematerial auf Grund von Vergleichsuntersuchungen als eine, bis zu einem gewissen Grade

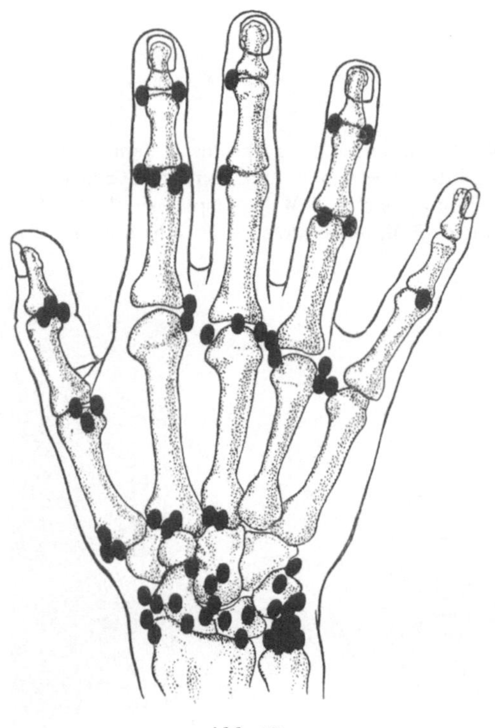

Abb. 57

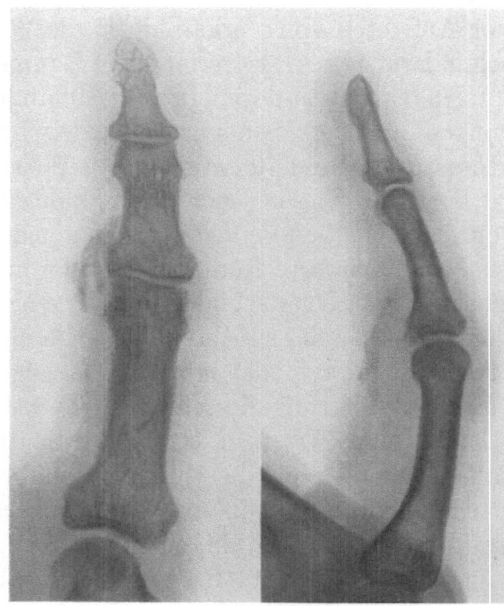

Abb. 58

Abb. 57. Diagramm der Hand mit möglichen Lokalisationen von Verkalkungen (schwarze Punkte) bei Peritendinitis calcarea. Die Zusammenstellung erfolgte auf Grund 100 beobachteter Fälle (R. E. Caroll, W. Sinton u. A. Garcia 1955)

Abb. 58. Peritendinitis calcarea. Verkalkung in der Sehne des M. flexor dig. superficialis. 61jähriger Mann, seit einigen Tagen Schmerzen und Schwellung des Zeigefingermittelgliedes

zwangsläufig auftretende Alters- und Aufbraucherscheinung auf. Ein Zusammenhang zwischen Gefäßerkrankungen und Periarthritis humero-scapularis wurde nicht gefunden, dagegen weitgehende Übereinstimmung der pathologischen Veränderungen bei Periarthritis humero-scapularis und Arthrosis deformans, deren Zusammentreffen häufiger beobachtet werden kann. Nach Glatthaar ist die Periarthritis humero-scapularis nicht mehr als reine Krankheit oder Unfallfolge aufzufassen. Sandström (1930, 1938) ist dagegen der Meinung, daß die Periarthritis humero-scapularis als Folge einer Zirkulationsstörung angesehen werden kann, da von ihm pathologisch veränderte Arterienzweige mit Verengerung des Lumens histologisch gefunden wurden. Pfeifer macht neben endokrinen Störungen eine besondere Disposition (Fibroplastikertyp) für das Vorkommen der Periarthritis humero-scapularis verantwortlich, wobei akute und chronische kleine Traumen, wie sie z.T. unbewußt erlitten werden, als auslösende Faktoren in Frage kommen. Karcher sah die Erkrankung oft in Zusammenhang mit arthrotischen Gelenkveränderungen und weist besonders darauf hin, die Halswirbelsäule mit in die Röntgenuntersuchung einzubeziehen, da spondylarthrotische Prozesse oft Ausgangspunkt schmerzhafter Schultersteifen sind.

Neben der häufigsten Lokalisation der Peritendinitis calcarea im Schulterbereich werden gleichartige Verkalkungen am Ellenbogen, an Handwurzel, Mittelhand und Fingern, im Hüftbereich, am Kniegelenk und in der Umgebung der Sprunggelenke, der Fußwurzel und der Zehen gefunden. Zusammenfassende Arbeiten über das Vorkommen der Peritendinitis calcarea in den verschiedenen Gelenkregionen stammen von SANDSTRÖM (1930, 1938), LAPIDUS, MUSTAKALLIO u. LAITINEN, GONDOS (1957), KEY.

Als Anhaltspunkt für die Häufigkeit der Beteiligung verschiedener Körperregionen bei der Peritendinitis calcarea kann die folgende Zusammenstellung von 454 Fällen dienen. Die Angaben sind den Arbeiten von SANDSTRÖM (1930, 1938), GONDOS (1957) sowie LAPIDUS entnommen. Die Autoren fanden danach Kalkeinlagerungen in der Umgebung

des Schultergelenkes	in 334 Fällen
der Hüfte	in 63 Fällen
des Ellenbogens	in 21 Fällen
des Handgelenkes und der Handwurzel	in 11 Fällen
des Kniegelenkes	in 11 Fällen
der Finger	in 7 Fällen
der Sprunggelenke, der Fußwurzel und der Zehen	in 7 Fällen.

Im *Ellenbogenbereich* beschreibt HUGHES Kalkablagerungen in der Nähe des Ursprunges der Unterarmextensoren unterhalb des Epicondylus humeri mit akuter Symptomatik, die klinisch dem sog. „Tennisellenbogen“ ähnlich war. Die akuten Erscheinungen sollen durch den plötzlichen Ausfall von Calcium-Phosphat, wie er operativ am Ursprungsort der Aponeurosen der Unterarmextensoren gefunden wurde, hervorgerufen werden. Im Radiusköpfchen-Bereich fand STAUNING bei heftigsten Schmerzen schalenförmige, größtenteils wolkige Verkalkungen und stellte, analog der Periarthritis humeroscapularis wegen der klinischen Parallele, das Krankheitsbild der Periarthritis humeroradialis auf. Über Kalkeinlagerungen in der *Hand* (Abb. 57 und 58) berichten CAROLL u. Mitarb. auf Grund von 100 Fällen und stellen sie als ein Pendant zur Periarthritis humeroscapularis heraus. Bevorzugt war der M. flexor carpi ulnaris in der Erbsbeingegend (37 %) betroffen. Die Wichtigkeit geeigneter Projektionen zur Darstellung der Verkalkungen wird hervorgehoben. COOPER machte bei acht Fällen mit Peritendinitis calcarea in der Umgebung der Metakarpalköpfchen darauf aufmerksam, daß fünfmal der 3. Strahl und stets die rechte Hand betroffen war, weshalb ätiologisch ein chronisches Trauma verantwortlich gemacht wird. Zehn Beobachtungen über Kalkablagerungen im Handwurzelbereich und in den Fingern stammen von MARTIN u. BROGDON, welche auf die eventuelle Spätossifikation der zunächst keine Trabekelstruktur aufweisenden Verkalkungen hinweisen. Weitere Beobachtungen über Kalkeinlagerungen im Sinne einer Peritendinitis calcarea im Hand- und Fingerbereich stammen von HITCHCOCK u. LANGTON, JANSEN, MILCH u. GREEN, PHALEN, STRANDELL, WINCHESTER u. MEKIE.

Im *Hüftbereich* sahen GOLDENBERG u. LEVENTHAL längliche Verkalkungen oberhalb des Trochanter major, die sich in die Sehne des M. glutaeus medius bzw. in den Schleimbeutel zwischen M. glutaeus medius und Trochanter major lokalisieren ließen. Klinisch wurden dabei manchmal reflektorische Spasmen im betroffenen Muskel gesehen, die nach chirurgischer Entfernung der Verkalkungen verschwanden. PACCIARDI sowie SCHÜTTEMEYER beschreiben homogene Verkalkungen am oberen hinteren Hüftpfannenrand in der Gegend des Ansatzes des M. rectus femoris, wobei es dort zusätzlich zu Schleimbeutelverkalkungen kommen soll. In den Arbeiten SANDSTRÖMs (1930, 1938) sind Kalkablagerungen an der Außenseite des Trochanter major bzw. minor sowie am oberen lateralen Acetabularrand erwähnt. Auch STEGEMANN hebt das nach seiner Erfahrung nicht seltene Vorkommen von Kalkablagerungen in der Umgebung des Hüftgelenkes hervor, die in den Sehnenansätzen, in der Gelenkkapsel und in Schleimbeuteln zu finden sind. ZANDER hat häufig Verkalkungen im peritendinösen Bereich in Höhe der oberen acetabulären Fissur gesehen und geht besonders auf die Differentialdiagnose gegenüber anderen Verknöcherungen und Verkalkungen ein.

Im *Knie-* und *Unterschenkelbereich* fand SANDSTRÖM (1930, 1938) Verkalkungen im Sinne der Peritendinitis calcarea in Höhe des medialen und lateralen Condylus. Ähnliche Beobachtungen machte LAPIDUS, der außerdem bilaterale Kalkablagerungen in der Sehne des M. rectus femoris und auch solche in der Achillessehne beschreibt.

Kalkeinlagerungen in den Weichteilen des *Fußes* beobachtete BORGERSEN. Betroffen waren die Sehnen des M. flexor hallucis longus und brevis unterhalb und medial des 1. Metatarsalköpfchens. DITTERT konnte im Sehnengebiet des M. fibularis longus, neben dem Os cuboideum gelegene, zerklüftete kalkdichte Herdschatten unterschiedlicher Größe, z.T. mit knochenähnlicher Struktur beobachten. C. F. MILLER beschreibt isolierte Kalkeinlagerungen am Ansatz der Peroneussehne, am Cuboid und lateral des Calcaneo-Cuboid-Gelenkes. Auch WESTON berichtet über Peritendinitis calcarea in Höhe des Cuboids, sowie über eine ungewöhnliche Lokalisation zwischen Cuboid und Metatarsale II in den dorsalen Weichteilen.

γγ) Verkalkungen und Ossifikationen von Bändern und Sehnen im Rahmen degenerativer Prozesse und als anatomische Varianten

Isolierte oder multiple Bandverkalkungen, Verkalkungen der Sehnenansätze und Spornbildungen im Rahmen anatomischer Varianten, bei altersbedingten regressiven Mesenchymveränderungen, als Begleitsymptom einer Arthrosis deformans oder im Gefolge funktioneller Anpassung bei statischer Fehlbelastung stellen in der Regel Nebenbefunde mit untergeordneter Bedeutung dar. Klinische Erscheinungen fehlen oft vollständig oder sind auf ein Grundleiden zu beziehen. Vielfach ist eine kausale Klärung der Befunde nicht möglich und die differentialdiagnostische Abgrenzung gegenüber anderweitigen Verkalkungen und Ossifikationen schwierig (KÖHLER u. ZIMMER; KÜTTNER; WEIDENREICH). Auf einen Teil der Fälle mag ätiologisch der Begriff „chronisches Trauma" zu beziehen sein.

In die *Differentialdiagnose* müssen entzündlich bedingte und posttraumatische Verkalkungen, Ossifikationen und Periostausrisse in erster Linie einbezogen werden. Daneben ist an Befunde zu denken, wie sie bei Störungen des Mineral- und Vitaminhaushaltes, bei primären mesenchymalen Systemerkrankungen, im Gefolge von Infektionskrankheiten, toxischen Schädigungen und organischen Nervenleiden gefunden werden. Die Befunde sind schließlich gegenüber Exostosen, Skeletmißbildungen, persistierenden Knochenkernen und Gelenkchondromatosen abzugrenzen.

Im *Kopf-* und *Halsgebiet* sind vollständige oder partielle Verkalkungen bzw. Verknöcherungen des *Lig. stylohyoideum* (Abb. 59) relativ häufig zu beobachten (BEUTEL; BARTH; BRAT; BRISOTTO; CAVENAGH; v. EICKEN; EVANS; JANKER 1931; KNOX; MASY u. GUNS u.a.). Verwechslung mit Fremdkörpern (verschluckte Gräte), Tonsillensteinen und andere Mißdeutungen sind vorgekommen. Klinisch kann ein derartiger Befund unter Umständen Bedeutung erlangen, indem Schmerzen, Schluckbeschwerden und ständiges Fremdkörpergefühl bestehen können (WIRTH) oder bei längerer Intubationsnarkose der N. hypoglossus zwischen Tubus und Lig. stylohyoideum eine mechanisch bedingte Lähmung erleidet, wie sie KONRAD u. LAKOMY (bei nicht verkalktem Ligament) beobachteten. Isolierte Verkalkungen im *Septum nuchae* (GRASHEY 1941; THOMSON) sind keine Seltenheit (Abb. 60). Differentialdiagnostisch müssen sie gegen Abrißfrakturen der Dornfortsätze abgegrenzt werden. Verkalkung des *Lig. stylomandibulare* beschreibt THOMA. Über knöcherne Metaplasie ungeklärter Ätiologie des clavicularen Anteiles des M. sternocleidomastoideus, die zur Schiefhalsstellung führte, berichtet SKUBISZEWSKI.

Im Gebiet des *Schultergürtels* kann das *Lig. coracoclaviculare* auch ohne vorangegangenes Trauma verkalkt sein (HORVÁTH). Pseudogelenkbildungen zwischen Clavicula und Proc. coracoideus sind bekannt. G. PALMER hat eine Fraktur in einem derart verknöcherten Band gesehen. SCHULTE deutet die Verknöcherung als Rückschlag in der Phylogenese, da bei Affen Ossifikationen der Coracoclavicularbänder regelmäßig vorkommen sollen. Verknöcherung des *Lig. transversum scapulae* beschreibt MICHNIEWICZ.

Über Verkalkungen und Ossifizierungen des Bandapparates bei Erkrankungen der *Wirbelsäule* siehe Band VI des Handbuches. Verkalkungen der *Ligg. interspinalia* zeigt Abb. 61.

Im *lumbo-pelvinen Übergangsgebiet* werden Verknöcherungen des *Lig. iliolumbale* gesehen (Abb. 62). Auf zusammenfassende Darstellungen von BOEBEL, JAPPERT, ODESSKY, REISNER (1931), SCHREDL sei hingewiesen.

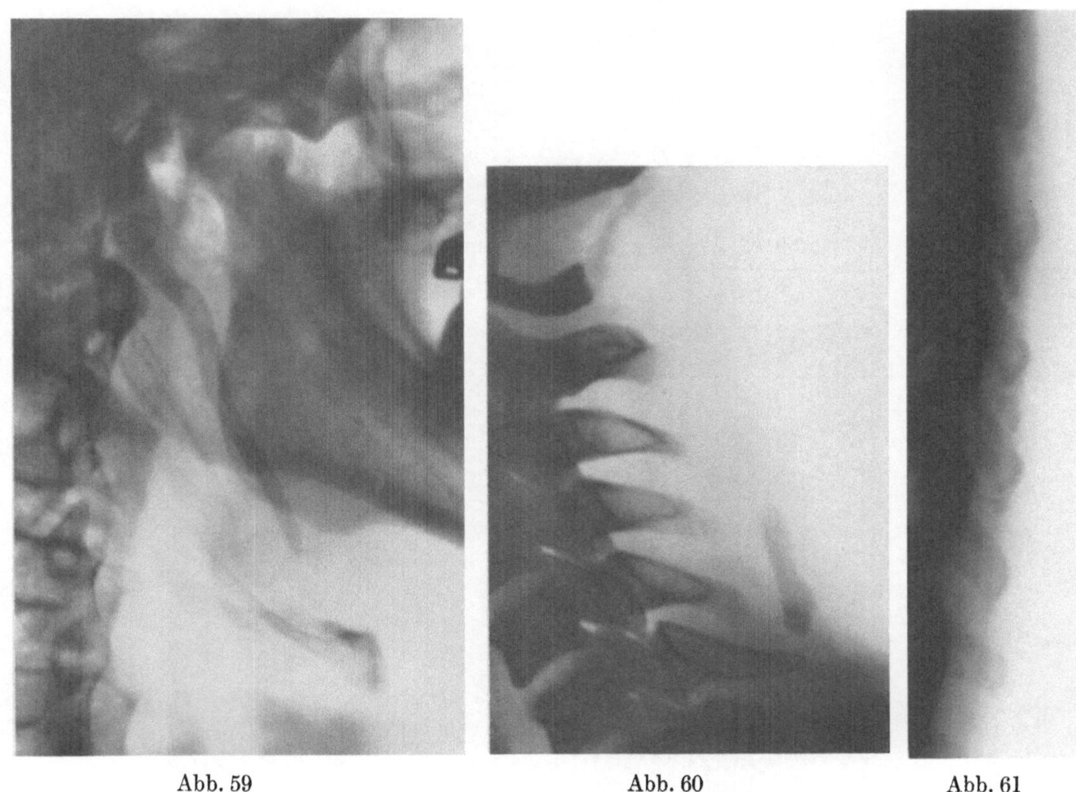

Abb. 59 Abb. 60 Abb. 61

Abb. 59. Verknöcherte Ligg. stylohyoidea. 36jähriger Mann

Abb. 60. Verkalkung im Septum nuchae. 31jähriger Mann

Abb. 61. Verkalkungen der Ligg. interspinalia der Brustwirbelsäule. 58jährige Frau

Verkalkungen des Bandapparates und der Muskelansätze im *Beckenbereich* können isoliert oder generalisiert — als sog. Stachelbecken — vorkommen. Verkalkungen des *Lig. sacroiliacum* beschreibt JANKER (1931), der auch verkalkte *Ligg. sacrospinalia* beobachtete. Analoge Fälle sind von GRASHEY (1942) und von MÜLLER-MINY mitgeteilt worden. Über verkalkte *Ligg. sacrotuberalia* (Abb. 63) berichten P. FISCHER, LEVENE und KAUFMANN, RICCIARINI sowie ŠVÁB (1933). Verkalkungen und Ossifikationen der Bänder des Beckenbodens können ein Geburtshindernis darstellen. Doppelseitige Verkalkungen der Glutaealmuskulatur ungeklärter Ätiologie hat STÖCKER gesehen. Spalt- oder bandartige Aufhellungen, die bei verkalkten oder verknöcherten Gelenkkapseln degenerativ veränderter Hüftgelenke auftreten können, dürfen nicht als Frakturen des Femurkopfes mißdeutet werden (HERZOG).

Verkalkungen des Sehnen- und Bandapparates in der Umgebung des *Kniegelenkes*, insbesondere am oberen und unteren Patellarpol werden häufig im Gefolge degenerativer

Gelenkveränderungen gesehen. Angaben über die Häufigkeit suprapatellarer Verknöcherungen in Abhängigkeit vom Lebensalter finden sich bei AUSTONI u. AUSTONI. Auf die Differentialdiagnose zwischen Verknöcherungen des *Lig. patellae* und Befunden bei Schlatterscher Erkrankung geht GÜNTZ ein. LOSSEN beschreibt überzählige Knochenbildung im Lig. patellae. Über hochgradige, doppelseitige, möglicherweise angeborene Verknöcherung des Lig. patellae berichtete REISNER (1932).

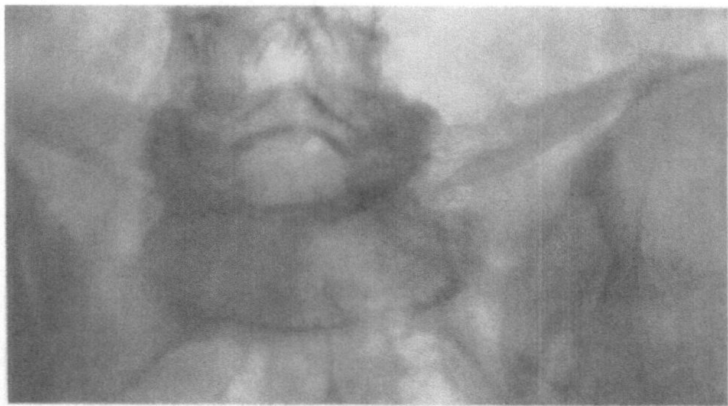

Abb. 62. Verknöchertes Lig. iliolumbale. 64jährige Frau

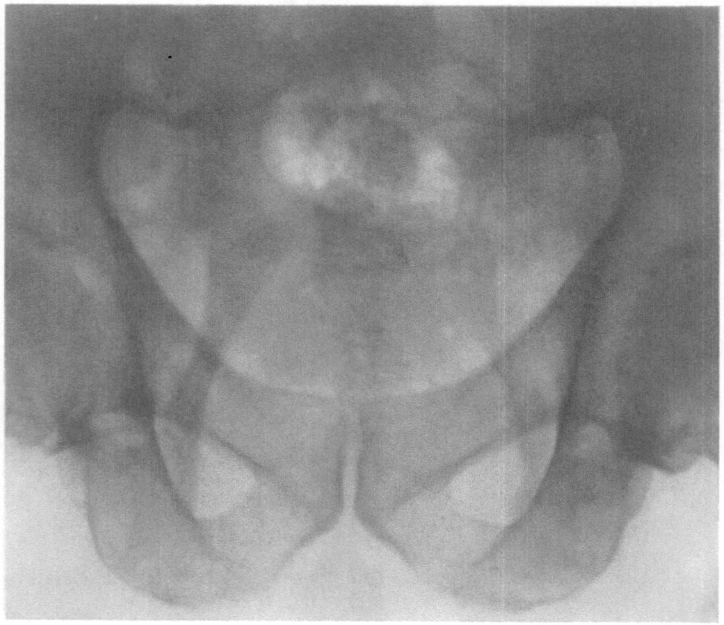

Abb. 63. Verknöcherte Ligg. sacrotuberalia. 78jähriger Mann

Verkalkungen und Verknöcherungen der *Achillessehne* werden meist im Anschluß an ein Trauma beobachtet (KOEHNLEIN), kommen jedoch auch ohne nachweisbare Traumatisierung vor (REINHARDT 1961; VOLKMANN 1933). GHORMLEY diskutiert die congenitale Genese derartiger Veränderungen. Bei dem Patienten der Abb. 64 bestand vor 43 Jahren eine Trichinose, die Durchuntersuchung der übrigen Weichteile ergab keine pathologischen Befunde. BRAILSFORD (1941b) beschreibt Verknöcherungen der Achillessehne bei einem Tabiker mit neuropathischem Hüftleiden, bei dem zugleich ein Morbus Paget bestand. Plantare und dorsale *Spornbildungen* am Calcaneus können mitunter zu anhaltenden Schmerzen führen. Verkalkungen der *Plantaraponeurose des Fußes* beschreibt SEYSS (1960).

γ) Verkalkungen nach örtlicher Entzündung, bei Weichteilabscessen, Phlegmonen und Fisteln

Bei den Verkalkungen von chronisch-entzündlich veränderten Geweben und Absceßbildungen innerhalb der Weichteile werden stippchenförmige Kalkeinlagerungen oder massive Verkalkungen am häufigsten in *spezifischen Abscessen* (Abb. 65) gesehen, deren Ausgangspunkt tuberkulöse Knochenaffektionen darstellen (BOFFANO; BRAILSFORD 1953 u.a.). Die Befunde bieten differentialdiagnostisch selten Schwierigkeiten, da die meist typische Lokalisation bei gleichzeitig nachweisbaren Knochenveränderungen eindeutig sind. Verkalkungen in der *Umgebung osteomyelitischer Knochenherde* sind meist um-

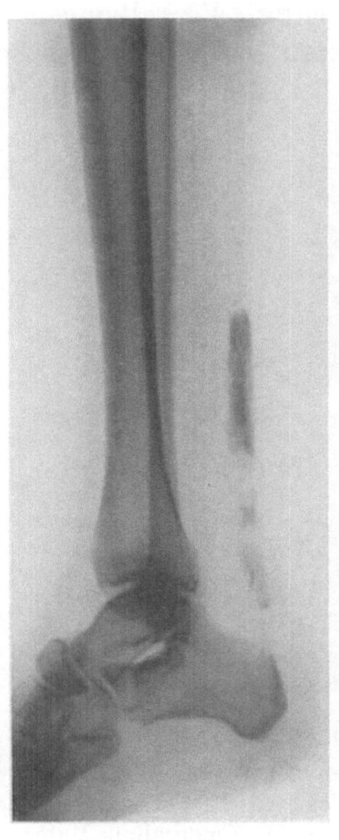

Abb. 64

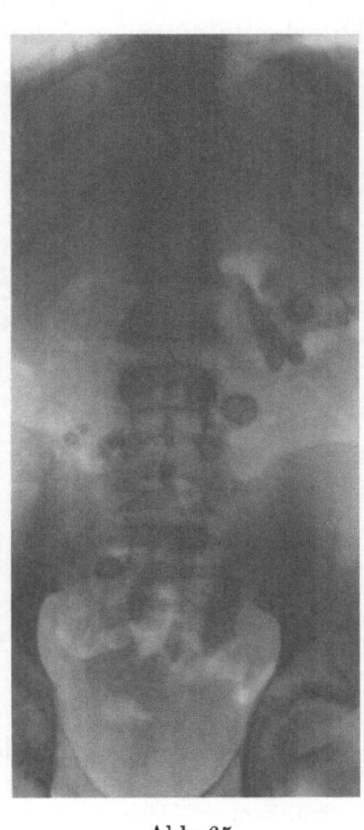

Abb. 65

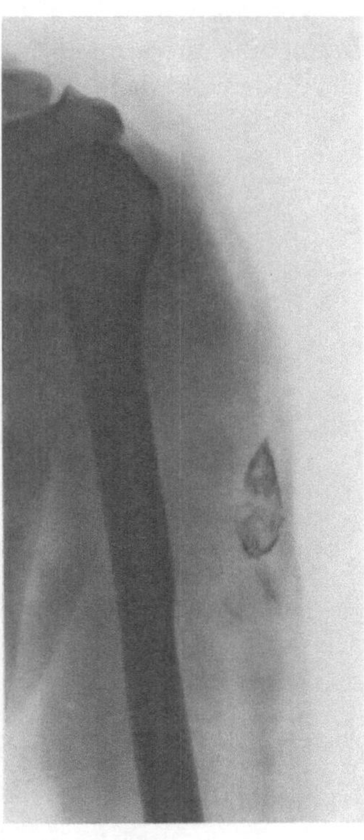

Abb. 66

Abb. 64. Achillessehnenverknöcherung unbekannter Ätiologie (Sammlung H. KRAFT, Röntgen-Abteilung der Poliklinik des Volksheilbades Bad Elster)

Abb. 65. Verkalkter Senkungsabsceß bei Wirbeltuberkulose (L_1/L_2). Verkalkte Abdominallymphknoten. 12jähriger Junge (Universitäts-Kinderklinik Mainz, Direktor: Prof. Dr. H. U. KÖTTGEN)

Abb. 66. Tropfenförmige Verkalkung eines Weichteilabscesses im Anschluß an Chinin-Injektion. 48jähriger Mann

schrieben, können jedoch auch ausgedehnte Weichteilabschnitte betreffen (H. BECK; CHIZZOLA; FRIEDLÄNDER; KOEHNLEIN u.a.). Über Verkalkungen örtlicher Nekrosen und Absceßbildungen nach *Injektion von Medikamenten* s. S. 80 und Abb. 66. Perifocale *Fremdkörperabscesse* der Weichteile zeigen nicht selten Verkalkungen (Abb. 76).

In der Umgebung chronischer *Ulcerationen* werden Verkalkungen beobachtet. So beschreibt WÜTHRICH derartige Befunde bei einem Decubitalgeschwür. Auf Verkalkungen der Unterschenkelweichteile bei venösen Zirkulationsstörungen (Ulcus cruris) wird auf S. 50 eingegangen.

δ) Verkalkungen und Ossifikationen in Weichteiltumoren

Verkalkungen in Weichteiltumoren sind — abgesehen von den angiomatösen Tumoren — im ganzen gesehen selten (BOFFANO). Sie entstehen auf dem Boden degenerativer und nekrobiotischer Veränderungen. Echte Ossifikationen kommen in Mischgeschwülsten (Teratomen) und in knorpeligen Tumoren vor; sie werden in Fällen der seltenen extraskeletalen ossifizierenden Sarkome gefunden. Schließlich werden Ossifikationen in posttraumatischen Osteomen beobachtet, die zwar keine Weichteilgeschwülste im eigentlichen Sinne darstellen, differentialdiagnostisch jedoch stets Berücksichtigung finden müssen (s. Myositis ossificans S. 65).

Bezüglich der Klassifizierung von Weichteiltumoren, sei auf die Arbeiten von JÖNSSON (1938) sowie STOUT verwiesen. Die folgende Gliederung erfolgt in Anlehnung an DIETHELM u. WANKE.

αα) Gutartige Tumoren

Verkalkungen in *Fibromen* beschreiben DREYER sowie MATHER. Verkalkungen in *Desmoiden* erwähnt KÜTTNER, Knochenbildung in *Fibromyxomen* hat BOSSI gesehen. Über Verkalkungen in *Lipomen* (Abb. 103) finden sich Angaben bei ARDINGHI u. Mitarb.,

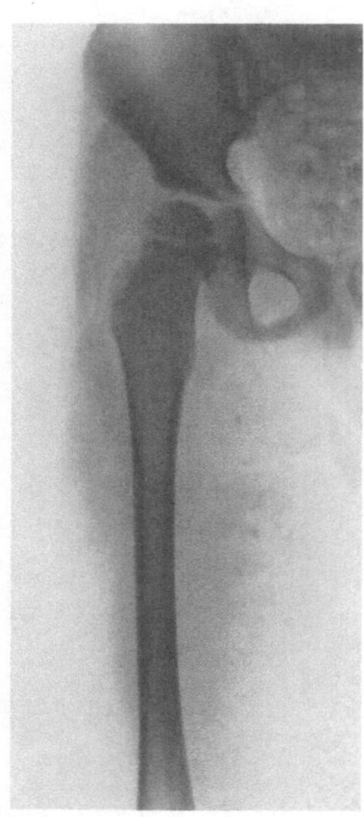

Abb. 67

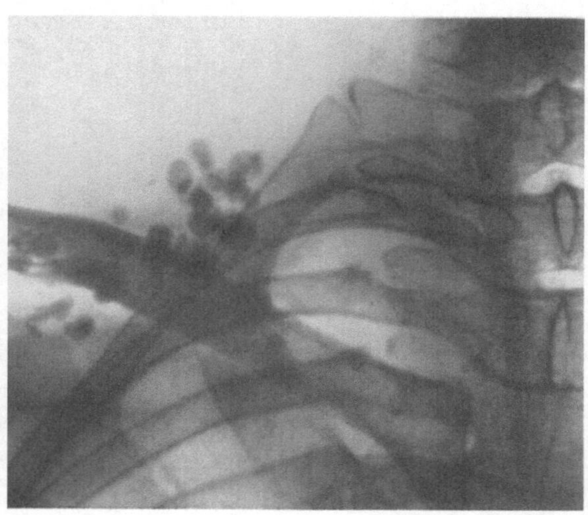

Abb. 68

Abb. 67. Kavernöses Hämangiom an der Innenseite des rechten Oberschenkels. Innerhalb wolkiger Weichteilschatten einzelne Phlebolithen. 5jähriges Mädchen (Universitäts-Kinderklinik Mainz, Direktor: Prof. Dr. H. U. KÖTTGEN)

Abb. 68. Hämangiom der rechten Supra- und Infraclavucularregion mit multiplen Phlebolithen. 56jähriger Mann

echte Knochenbildung haben PLAUT u. Mitarb. beobachten können (s. S. 99, weitere Literaturangaben dort). *Chondrome* der Weichteile sind außerordentlich selten (DIETHELM u. WANKE); bei R. MEYER findet sich eine Zusammenstellung der Literatur dieser meist juxtacortical gelegenen Verkalkungen und Ossifikationen aufweisenden Tumoren.

Kalkeinlagerungen in Form von Phlebolithen sind häufig in *Hämangiomen* (Abb. 67 und 68) anzutreffen (BUCHTALA; FABIAN; HAENISCH 1925; HEITZMAN u. JONES; SHERMAN u. WILNER). Daneben können unregelmäßige Tumorverkalkungen der fibrösen oder fettigen Anteile oder Verkalkungen nekrobiotisch veränderter Partien des Muttergewebes vorkommen (HITZROT; JENKINS u. DELANEY; WACHTLER).

Nach den Untersuchungen RIBBERTS entstehen *Phlebolithen* aus wandständigen, schichtweise verkalkenden Thromben. Die Phlebolithen haften der Gefäßwand an und liegen nicht frei im Lumen. Differentialdiagnostisch müssen sie im Bereich des kleinen Beckens gegenüber Harnwegkonkrementen, bei intramuraler Lage in der Wange (PFEIFFER u. SEIGE) gegenüber Speichelsteinen abgegrenzt werden. In seltenen Fällen wird bei subcutaner Lage an das Ehlers-Danlos-Syndrom (S. 54) zu denken sein.

Hämangiome treten als kavernöse, solitäre Geschwülste auf; der Befall größerer Gebiete kann vorkommen. Die Übergänge zu den mit arteriovenöser Fistelbildung einhergehenden, ausgedehnten angiomatösen Veränderungen sind fließend. Auch in diesen Fällen werden Phlebolithen beobachtet. Einseitig-positive (wie beim Klippel-Trenaunay-P. Weber-Syndrom) oder negative (BONSE 1951; SCHAAF) Wachstumsstörungen können neben anderweitigen ossalen Veränderungen gesehen werden (HEITZMAN u. JONES; STECKEN). In drei Viertel der Fälle ist die Röntgendiagnose kavernöser Hämangiome der quergestreiften Muskulatur auch ohne Hinzuziehung der Angiographie möglich. — Phlebolithen im Hämangiom eines Säuglings beschreibt SCHINK.

OTTO u. ALNOR beobachteten die selten vorkommende Verkalkung eines *Glomustumors* am Finger (Abb. 69).

ββ) Bösartige Tumoren

Verkalkungen und Ossifikationen in *Weichteilsarkomen* (Abb. 70) sind extrem selten. VIETEN u. WILLMANN haben auf Grund zwei eigener Beobachtungen eine umfassende Übersicht des Schrifttums extraskeletaler ossifizierender Sarkome zusammengestellt. Gleichartige Beobachtungen liegen unter anderem von LE BIHAN u. Mitarb. sowie VICKERS vor.

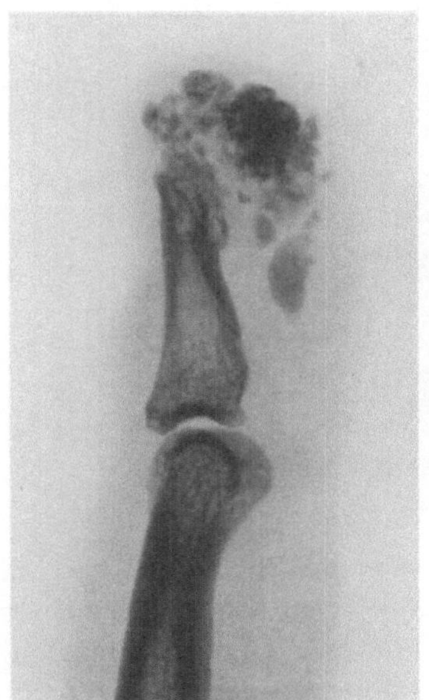

Abb. 69

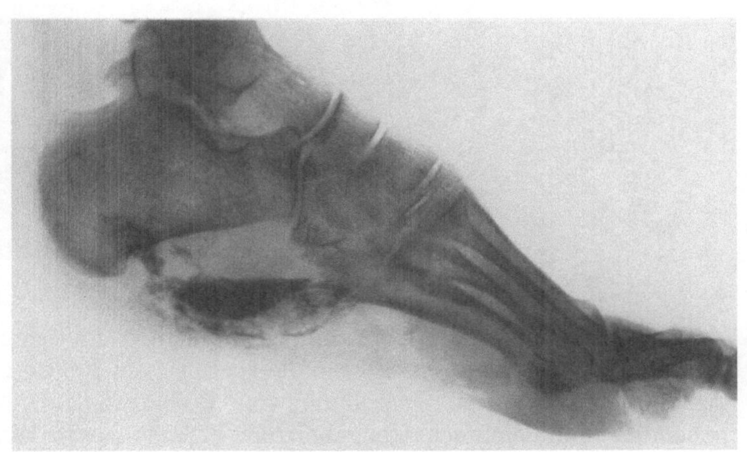

Abb. 70

Abb. 69. Verkalkung in einem Glomustumor am Finger (K. OTTO u. P. C. ALNOR 1961)

Abb. 70. Extraskeletales, ossifizierendes Sarkom (Osteoidsarkom) der Fußsohle. Anlaß zur Röntgenuntersuchung war ein vor $1^1/_2$ Jahren erlittenes Trauma. Zunächst wurde an ein verkalktes Hämatom gedacht. Operation und histologische Untersuchung führten zur Diagnose. $^1/_2$ Jahr später Lungenmetastasen. 22jähriger Mann (H. VIETEN u. K. WILLMANN 1960)

DOLAN hat bei Tumoren Weichteilverkalkungen beschrieben, die nach Strahlen- oder Chemotherapie in nekrotisch gewordenen Gewebsbezirken nachweisbar wurden. In den meisten Fällen handelte es sich um Tumoren des lymphatischen Systems oder um Metastasen in Lymphknoten. Eine subcutan gelegene, stippchenförmig verkalkte *Metastase* eines Duodenalcarcinoms konnte SALVINI röntgenologisch nachweisen.

γγ) Anderweitige in den Weichteilen gelegene Tumoren, die Verkalkungen aufweisen können

Innerhalb von *Teratomen* werden verschiedene schattendichte Gebilde (Kalkschatten, Knochen, Zähne) häufig gefunden. Verkalkungen in retroperitoneal gelegenen *Neuroblastomen* (Sympathicusblastome) beschreiben CLINE u. Mitarb. unter Berücksichtigung der entsprechenden Literatur. Auf Verkalkungen innerhalb der *Schilddrüse* wird auf S. 87 eingegangen.

Verschiedene, von den *Gelenkweichteilen* ausgehende Tumoren, die gegenüber anderweitigen Weichteiltumoren abgegrenzt werden müssen, zeigen Verkalkungen oder Ossifikationen (Chondrome, Chondromatose, Kapselosteome, Gelenkosteomatose). Synovaliome, die am häufigsten in der Umgebung des Kniegelenkes auftreten, weisen in einem Drittel der Fälle Verkalkungen auf (CRAIG u. Mitarb.). Auf die monographische Darstellung GEILERs sei hingewiesen.

Über z.T. mit Verkalkung einhergehende *Pseudotumoren* im Glutaealbereich, wie sie im Anschluß an Fettgewebsnekrosen bei Arteriosklerotikern auftreten, berichtet Wassner (Abb. 104). Entsprechende differentialdiagnostische Erwägungen werden berücksichtigt. Eine außergewöhnliche *cystenartige Weichteilverkalkung* am Unterschenkel, möglicherweise mit einer lange zurückliegenden Knochenoperation zusammenhängend, beschreibt Jakob.

ε) Der röntgenologische Nachweis von Fremdkörpern und schattengebenden Medikamenten in den Weichteilen

Seit den ersten Anfängen diagnostischer Radiologie ist von der Möglichkeit Gebrauch gemacht worden, applizierte oder durch ein Unfallereignis in den Körper eingedrungene Fremdkörper durch das Röntgenbild nachzuweisen (Forster; Forster u. Hugi; Hammer; Jastrowitz; Kölliker; Petersen; Siedentopf u. Geroulanos; A. Stein). Ob ein Fremdkörper röntgenologisch darstellbar ist, hängt von seiner atomaren

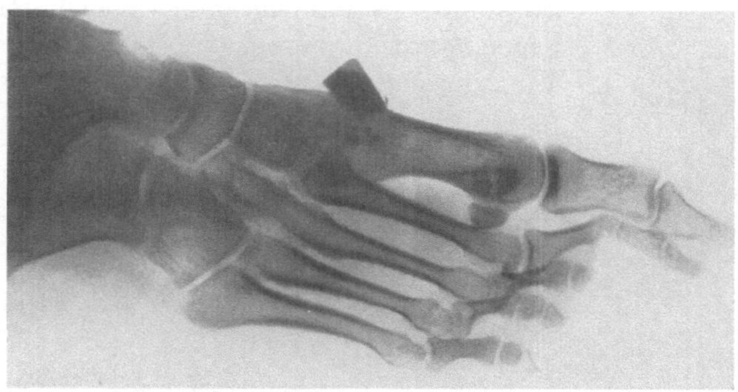

Abb. 71. Glassplitterverletzung (Industrieglas). 18jähriger Mann

Zusammensetzung und der damit verbundenen Fähigkeit der Strahlenabsorption ab. Für die Erkennbarkeit eines Fremdkörpers ist die Relation seines spezifischen Gewichtes zu demjenigen seiner Umgebung von Bedeutung. Die Grenzen zwischen schattengebenden und nichtschattengebenden Fremdkörpern sind daher in der Praxis nicht scharf zu ziehen, denn eine geeignete *Aufnahmetechnik* (Qualität der verwendeten Strahlung, günstige Projektionsrichtung, Anwendung negativer oder positiver Kontrastverfahren) spielen neben der *Lokalisation* (Dicke des umgebenden Gewebes) und der *Größe des Fremdkörpers* in Verbindung mit sorgfältig erhobener *Anamnese* eine entscheidende Rolle für seine Darstellung. „Der positive Nachweis eines Fremdkörpers ist oft sehr leicht, der negative oft sehr schwierig" (Grashey 1906). Ein negativer Röntgenbefund darf vor allem dann nicht als beweiskräftig angesehen werden, wenn über die Natur des Fremdkörpers keine sicheren Angaben (z.B. bei Kindern) vorliegen. Günstige Umstände (Farbreste an Holzsplittern, metallhaltige Glasur an Porzellanscherben, schattengebende Medikamentenreste an Gazetupfern, Lufteinschlüsse) können Fremdkörper, die selbst keinen Schatten geben, sichtbar werden lassen, während sich andererseits selbst metallische Fremdkörper (Leichtmetall!) dem Nachweis entziehen können, wenn sie plattenförmig in relativ dünner Schicht vorliegen und der Zentralstrahl angenähert senkrecht zur Fläche auftrifft.

Von den zahlreichen systematischen Untersuchungen schattengebender und nichtschattengebender Fremdkörper seien die Arbeiten von Forster u. Hugi, Grilli, Impallomeni, Manges, Reichenbach u. Christ (metallische Fremdkörper), Lewis, Roberts, v. Saar (Gläser, Tonwaren, Porzellan), Gutierrez, Roberts (Steine, Erden) genannt. Bei den genannten Autoren finden sich weitere Literaturhinweise.

Eine Zusammenstellung häufiger, in der Praxis vorkommender Fremdkörper (Abb. 71 bis 75) kann in Anlehnung an Köhler u. Zimmer und an Zuppinger (1941, 1952) nur mit den genannten Vorbehalten erfolgen.

Röntgenologisch nicht sichtbare Fremdkörper sind: Stoffteile, Verbandmaterial, Holzsplitter und andere Pflanzenteile, feine Glas- und Porzellansplitter und kleine Sand- oder Granitkörner in dicken Körperschichten, viele Kunststoffe ohne schattengebende Zusätze.

Röntgenologisch erkennbare Fremdkörper sind: Sandstein, Granit, kleine Knochenfragmente, Fischgräten, Bleistiftminen, Glas (Tafelglas, optische Gläser, chemische Gerätegläser), Porzellan in dünnen Körperregionen, Heftpflaster, Kautschuk.

Röntgenologisch gut sichtbare Fremdkörper sind: metallhaltige Kunststoffe und Gläser, Gummidrains mit Zusatz von Pb_3O_4, metallische Objekte (Metallsplitter, Projektile,

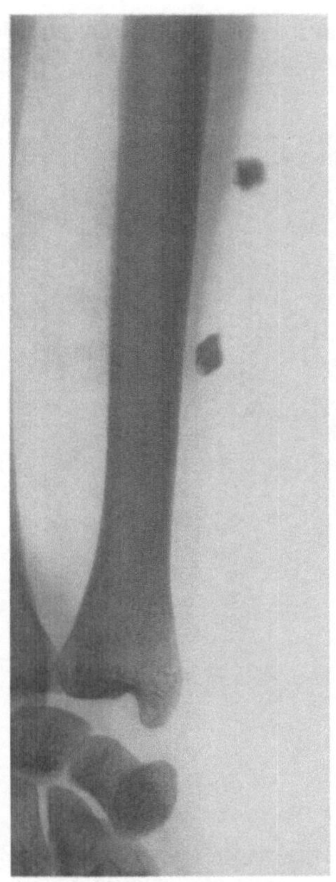

Abb. 72

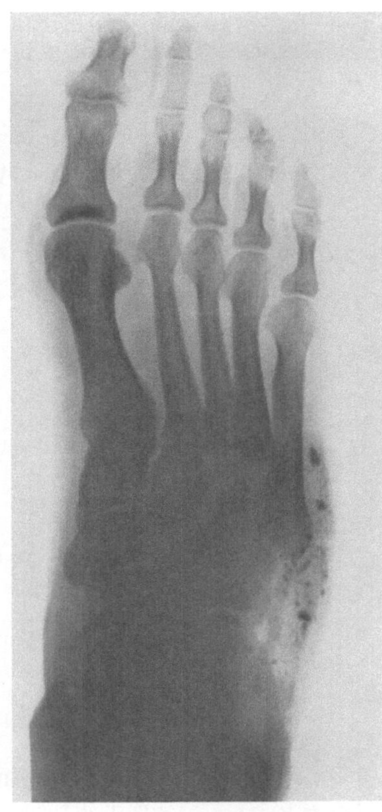

Abb. 73

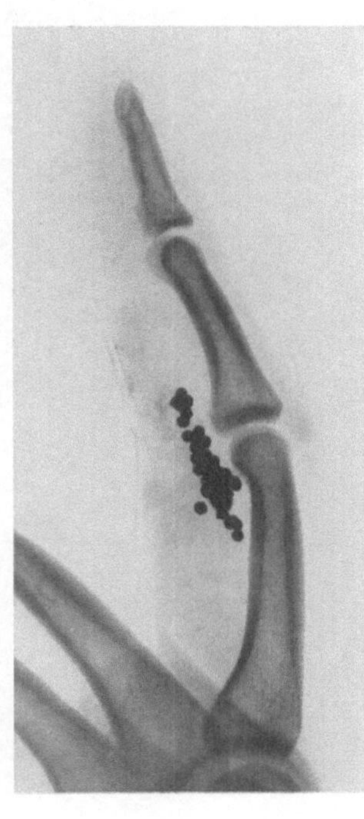

Abb. 74

Abb. 72. Typischer Aspekt von Glassplittern einer zersprengten Sicherheitsglasscheibe (Windschutzscheibe eines Kraftfahrzeuges). 21jähriger Mann

Abb. 73. Steine und Sand in einer Weichteilwunde an der Außenseite des Fußes. 31jähriger Mann

Abb. 74. Schrotschußverletzung an der Beugeseite des Zeigefingers. 21jähriger Mann

Nägel, Nadeln, Münzen usw.), halogen- oder metallhaltige Salben und Medikamente (Silber, Zink, Jod, Brom, Barium, Wismut usw.).

Über seltene Beobachtungen und Beschreibungen von Kuriositäten finden sich viele Angaben in der Literatur, sie haben jedoch keinen Anspruch auf allgemeines Interesse. Im Anschluß an eine gewerbliche Reihenuntersuchung hat SAUPE 1928, das sog. „Müllergewerbezeichen", beschrieben: Beim Schleifen der Mühlsteine dringen feine Stahl- und Steinsplitter in die Weichteile der Hände ein und können eine Geschoßsplitterverletzung vortäuschen. Von forensischem Interesse kann u. U. der Nachweis eines feinen Ringes von Metallstaub an der Haut sein, der die Geschoßeinschußstelle markiert (EIDLIN). Bei Dum-Dum-Geschossen ist die Markierung des Schußkanals durch feinste Metallsplitter gesehen worden (IMPALLOMENI). Die Möglichkeit, den Verlaufsweg gewanderter, bleihaltiger Geschosse durch Bleireste an den Wänden des Wanderungskanales zu verfolgen, beschreibt LOHMÜLLER.

Die „Wanderung" von Fremdkörpern, d.h. die sekundäre Änderung ihrer Lage nach zunächst erfolgter Einheilung, ist vielfach diskutiert worden (HABERLAND; v. HASSELBACH; KANERT; LOHMÜLLER; MARGARUCCI; PLATZ; ULRICH u.a.). Über die Möglichkeiten einer Fremdkörperwanderung herrschen „im allgemeinen übertriebene Vorstellungen" (GRASHEY 1940). Oft handelt es sich um Fälle, bei denen eine Eiterung und fortschreitende Gewebseinschmelzung vorliegt, in anderen Fällen erfolgt die Wanderung entlang präformierter Spalträume oder Hohlorgane in Richtung der Schwerkraft. Aus diesen Gründen ist unmittelbar vor einem geplanten operativen Eingriff eine Kontrolluntersuchung erforderlich, da durch Einwanderung in Hohlorgane oder Verschleppung durch einen Fistelgang nach außen auch eine spontane Eliminierung eines Fremdkörpers möglich ist (MÜNCH). Bei intravasaler Lage erfolgt die Verschleppung mit dem Blutstrom und kann zur Embolie führen.

Tierexperimentelle Studien sind von WARTHEN durchgeführt worden: er führte metallische Fremdkörper in die V. femoralis von Hunden ein und verfolgte ihre Verschleppung.

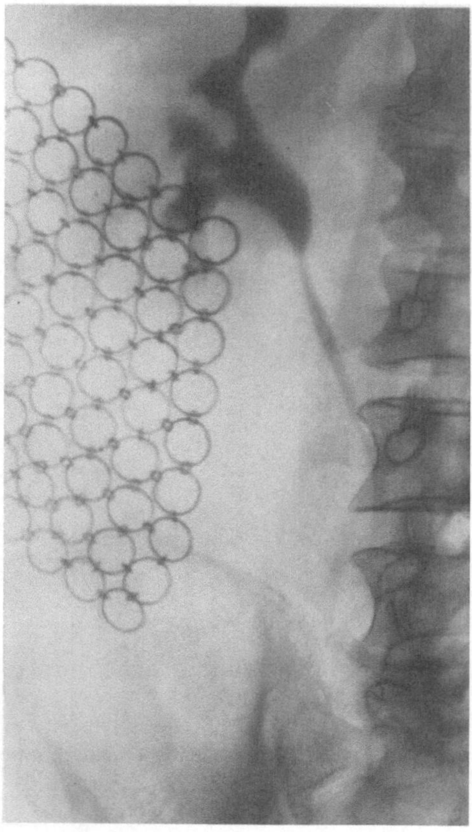

Abb. 75

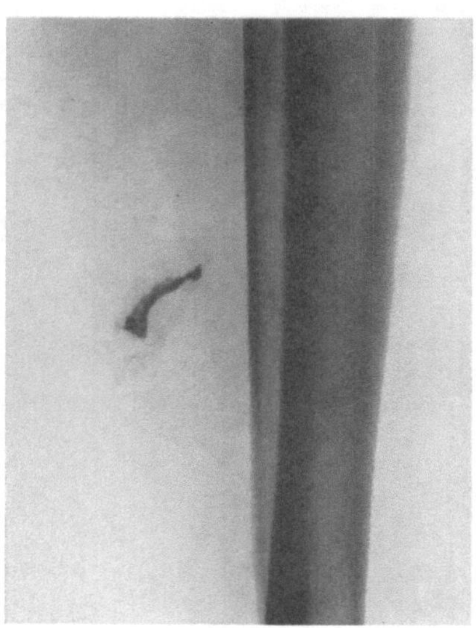

Abb. 76

Abb. 75. Metallnetz, das wegen eines großen Bauchnarbenbruches in die Bauchwand eingenäht worden ist. 55jährige Frau

Abb. 76. Granatsplitterverletzung der Wadenmuskulatur mit perifocaler Absceßverkalkung. 52jähriger Mann

Ätiologisch sind in erster Linie verschiedene Unfallereignisse Anlaß dafür, daß Fremdkörper in den Körper gelangen. Arbeits-, Verkehrs- oder häusliche Unfälle stellen neben den Schußverletzungen das Hauptkontingent eingedrungener Fremdkörper. Vergessenes Operationszubehör oder operativ eingebrachte Fremdkörper (Nähte mit metallischem Material, Fremdkörper bei plastischen Operationen, Pessare usw.) sind Anlaß zur Röntgenuntersuchung oder werden als Nebenbefund gesehen. Kinder bringen sich Fremdkörper vornehmlich auf dem Wege über die Körperöffnungen bei. Psychopathen und Simulanten haben keine Scheu vor ungewöhnlichen Zugangswegen bei der Inkorporierung von verschieden gestalteten Fremdkörpern.

Schicksal und Folgen eines im Körper befindlichen Fremdkörpers sind von seiner Größe, Lokalisation und chemischen Beschaffenheit abhängig. In den meisten Fällen heilen Fremdkörper in den Weichteilen unter Bildung eines Granulationsgewebes reizlos ein. Funktionsbehinderungen (Nervenläsionen, Gefäßalterationen, Gelenkbehinderungen usw.) ergeben sich möglicherweise aus der Lokalisation des Fremdkörpers. Durch Infektion kann es zur Bildung putrider, mitunter gashaltiger Abscesse kommen. Kupferhaltige Fremdkörper neigen zur Bildung aseptischer Entzündungen und Abscesse (GRASHEY 1940; LOHMÜLLER). Sekundäre Verkalkungen von perifocalen Abscessen können den Fremdkörper mit einem Kalkmantel umgeben (Abb. 76). Im Operationsgebiet zurückgelassene Tupfer können durch derartige Verkalkung röntgenologisch erkennbar sein (KATZENSTEIN 1936; REINHARDT 1958). Der Fremdkörper selbst kann arrodiert werden und in einzelne Fragmente zerfallen. Bei bleihaltigen Fremdkörpern ist die Resorption von Blei und die Entwicklung dadurch bedingter toxischer Krankheitsbilder möglich (MACHLE; SENTURIA). Die Kontrolle des Pb-Spiegels im Blut (normal 5—30 γ-%, die kritische Grenze wird mit 60 γ-% angegeben) sollte in derartigen Fällen durchgeführt und die Exstirpation des Fremdkörpers angestrebt werden (LACHNIT; ZUPPINGER 1952). Ob metallische Fremdkörper malignes Tumorwachstum induzieren können (BLÜMLEIN), erscheint fraglich. Die Möglichkeit der „Wanderung" eines Fremdkörpers wurde erwähnt.

Über die Bestimmung der wahren Größe und die Methoden zur röntgenologischen *Fremdkörperlokalisierung* siehe Beiträge von BÜCHNER und KÖHNLE in Band III dieses Handbuches.

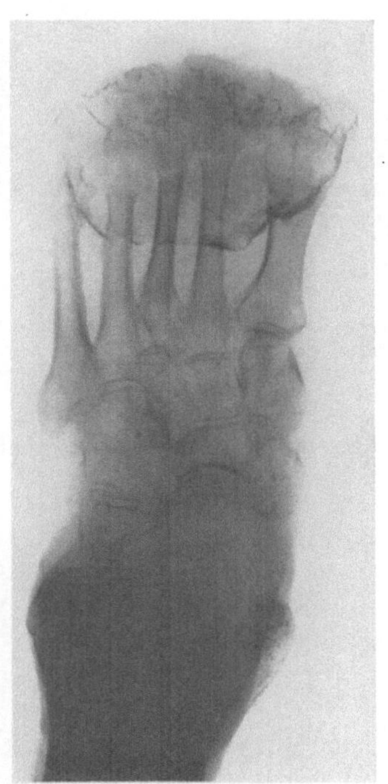

Abb. 77. Zinkhaltige Salbenreste auf einer Wundfläche (maligne Entartung nach Amputation wegen Erfrierung der Zehen). 50jähriger Mann

Eine gewisse Sonderstellung unter den Fremdkörpern nehmen die Kontrastschatten applizierter *Medikamente* ein. Dabei müssen unterschieden werden: direkte, durch das betreffende Medikament hervorgerufene, im Röntgenbild sichtbare Veränderungen und sekundäre, lokale Folgen injizierter Medikamente, wie sie in Form umschriebener Verkalkungen nach örtlicher Nekrose gefunden werden.

Halogen- oder metallhaltige *Salben* (Abb. 77) geben deutliche Schatten und sind als solche erkennbar. Subcutan oder intramuskulär *injizierte Medikamente* zeigen je nach Gehalt an schattengebender Substanz tropfen- bis streifenförmige Verschattungen, die in den Interstitien der einzelnen Muskelbündel gelegen sind (Abb. 78). Die *Resorptionsdauer* derartiger Medikamente schwankt naturgemäß außerordentlich, wasserlösliche Medikamente werden relativ rasch resorbiert, Medikamente in öliger Lösung können z.T. noch Jahrzehnte nach ihrer Applikation unresorbiert nachgewiesen werden. MONTLAUR konnte an Kaninchenversuchen zeigen, daß 2 Tage nach intramuskulärer Injektion öliger Wismut-Lösungen noch deutliche, 10 Tage nach der Injektion noch gut erkennbare, nach 24 Tagen dagegen keine Verschattungen mehr zu sehen waren. Diese Untersuchungen, wie auch die Resorptionsstudien von COLETTE, SALDANHA, SMELOV u. FELDMANN, SCHREUSS, OETTINGEN u. Mitarb. u.a. lassen sich nicht verallgemeinern, da außer der chemischen Zusammensetzung des Medikamentes, der Art des Lösungsmittels und dem Ort der Applikation noch Faktoren von seiten des Patienten (Durchblutungsverhältnisse, individuelle Disposition, Verträglichkeit usw.) ins Gewicht fallen, die in ihren Einzelwirkungen kaum zu erfassen sind. OLSSON u. LÖFGREN konnten den Nachweis beschleunigter Resorption von intramuskulär injizierten Medikamenten nach vorheriger lokaler Applikation von Hyaluronidase erbringen und empfehlen die Verabreichung von Hyaluronidase vor intramuskulärer Gabe von Kontrastmitteln bei der Ausscheidungsurographie. FLACH hat unter Röntgenkontrolle in Tierversuchen die Resorptionsdauer wasserlöslicher Kontrastmittel verschiedener Viscosität geprüft. Eine Verlängerung der Resorptionszeit hat sich durch Zusätze viscöser Substanzen zum Kontrastmittel zwar erreichen lassen, eine gesetzmäßige Abhängigkeit zwischen Viscositätshöhe und Resorptionsdauer scheint jedoch nicht zu bestehen. ETZLER hat eine Reihe von Medikamenten auf ihre Kontrastdichte hin untersucht. Eine Vollständigkeit derartiger Untersuchungen ist wegen des schwankenden Marktangebotes niemals zu erreichen. Daß wasserlösliche Kontrastmittel auch zur gezielten Darstellung bestimmter Muskelgruppen herangezogen werden können, zeigen die von FRANTZELL und von SUCK RIN KANG durchgeführten Untersuchungen (Abb. 79).

Bei den in der Glutaealmuskulatur anzutreffenden streifigen oder tröpfchenförmigen Medikamentenschatten handelt es sich zwar häufig um nicht resorbierte Wismutpräparate

(BOFFANO; FROMENT u. Mitarb.; GALLIOT; KÖHLER 1927; LEESER; LOMMEN u.a.), aber die Assoziation: Medikamentenschatten—Wismutpräparat—Luetiker ist keineswegs so zwingend, wie sie in der Praxis oft gehandhabt wird. Klarheit kann letztlich nur eine

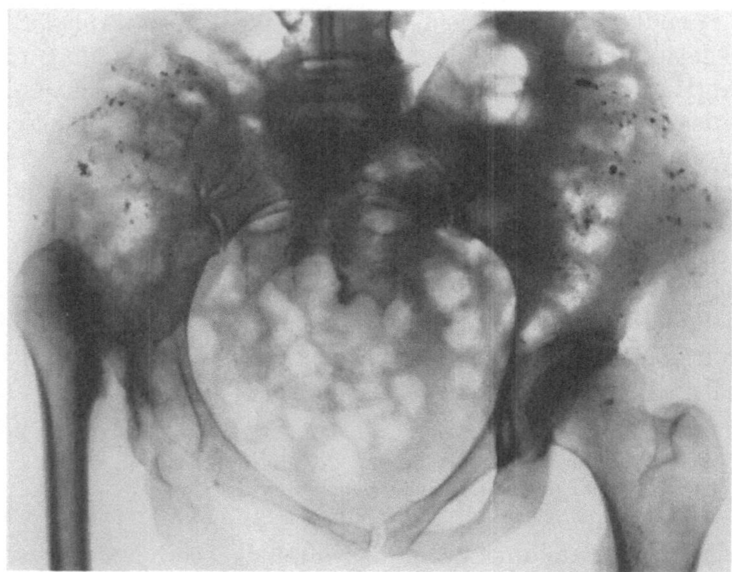

Abb. 78. Reste injizierter, schattengebender Medikamente in beiden Gesäßhälften. Rechtsseitige Luxatio coxae cong. 38jährige Frau

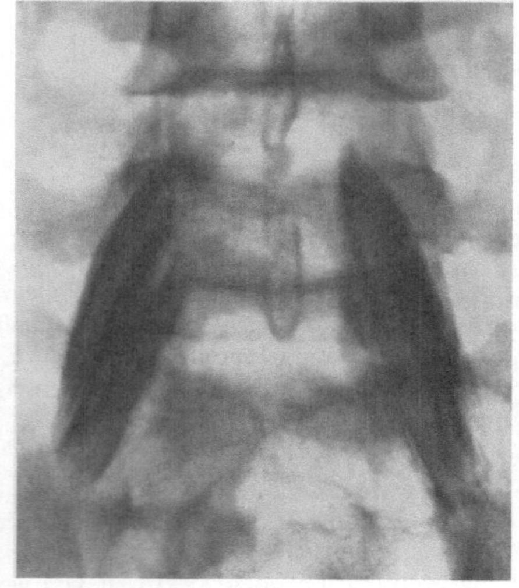

Abb. 79

Abb. 79. Beiderseitige Myographie des M. multifidus mit 45%igem Hypaque in Lokalanaesthesie (SUCK RIN KANG 1962)

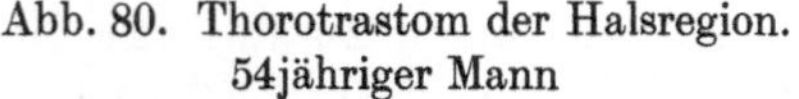

Abb. 80. Thorotrastom der Halsregion. 54jähriger Mann

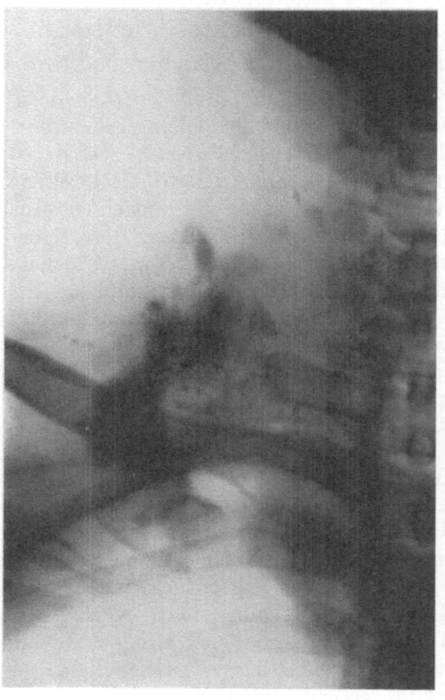

Abb. 80

Probeexcision mit anschließender histochemischer Untersuchung bringen. Niemals kann aus einem Röntgenbild das Medikament abgelesen werden, das die betreffende Verschattung bedingt! Jodhaltige Medikamente (BERGERHOFF; BOFFANO; KÖHLER u. ZIMMER; KÜTTNER; MOGGI) können genauso wie Arsendepots oder quecksilberhaltige Medikamente (BOFFANO; ULLMANN) ein gleiches, über lange Zeiträume konstant bleibendes Bild zeigen.

Demgegenüber ist das Bild paravasal injizierten *Thorotrastes* (Abb. 80 und 81) wegen bevorzugter Lokalisation (Ellenbeuge, Hüfte, Halsgebiet) und Form der Verschattung recht charakteristisch (ARMORY u. BUNCH; BECKER u. MATZKER; BÖRNER u. Mitarb.; BRADY u. Mitarb.; GEHRMANN u. Mitarb.; HAAGE u. BRAEDEL; LEVOWITZ u. Mitarb.; SCHÄFER). Neben nachgewiesenen Knochenmarkschädigungen scheinen von der Gefahr maligner (McMAHON u. Mitarb.) und benigner (OTT), thorotrastbedingter Neubildungen die in den parenchymatösen Organen gelegenen Depots eher betroffen zu sein, als diejenigen der Weichteile im Gefolge paravasaler Injektion.

Auf die zusammenfassende Darstellung ROTTHAUWEs von Spätbeobachtungen thorotrastbedingter Organschäden sei verwiesen. Dieser Zusammenstellung ist zu entnehmen, daß tierexperimentell zwar maligne Neubildungen am Orte der Injektion erzeugt werden konnten, beim Menschen jedoch maligne

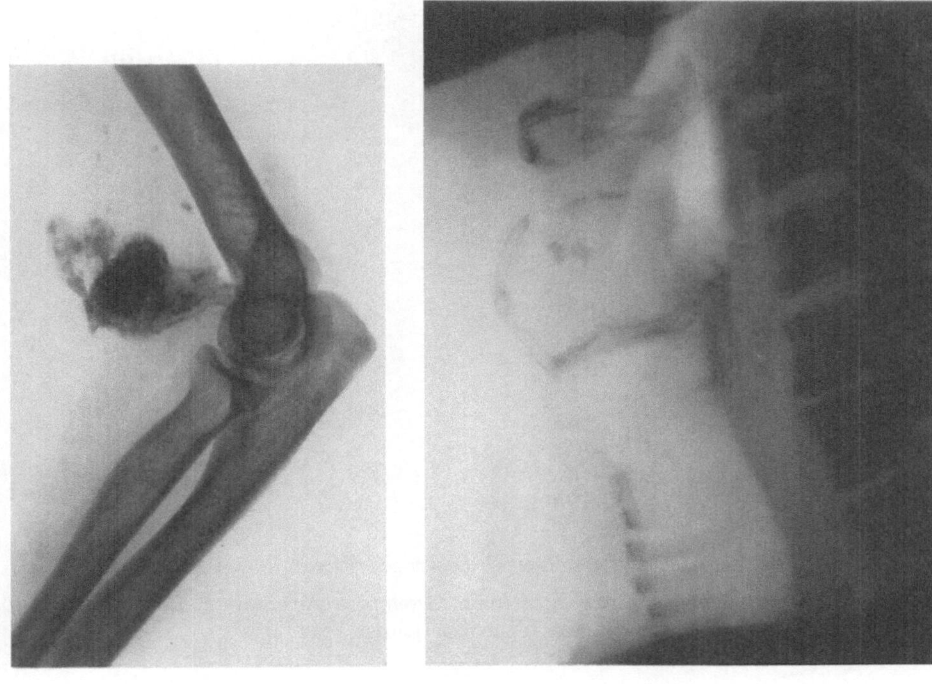

Abb. 81 Abb. 82

Abb. 81. Thorotrastom der Ellenbeuge. 64jährige Frau

Abb. 82. Kehlkopf- und Trachealknorpelverkalkungen. 52jähriger Mann

Entartung eines paravasalen Thorotrastoms bisher nicht beobachtet wurde. Der einzige von PLENGE u. KRÜCKEMEYER mitgeteilte Fall, bei dem ein Fibrosarkom am Ort der paravasalen Injektion entstanden sein soll, erscheint bei kritischer Betrachtung und auf Grund der weiteren Verlaufskontrolle (2 Jahre nach Exstirpation kein Anhalt für Rezidiv oder Metastasierung, obwohl der Tumor nicht restlos entfernt werden konnte) äußerst fraglich.

Die Thorotrastparavasate pflegen durch fibröse, narbige Veränderungen gegenüber der Umgebung abgekapselt zu werden, wobei es zu ausgedehnten Verkalkungen kommt. Die im Röntgenbild sichtbaren, z.T. bizarren Verschattungen entsprechen in erster Linie Verkalkungen nekrobiotisch veränderten Gewebes. Nur zum kleineren Teil sollen sie direkt durch Thoratrastreste hervorgerufen sein (HAAGE u. BRAEDEL). Die Exstirpation eines Thorotrastoms der Weichteile ist nur bei erheblichen subjektiven Beschwerden indiziert oder wenn die Oberflächenmessung besonders hohe Thorotrastkonzentration vermuten läßt.

Zu Aufhellungen innerhalb der Weichteile kommt es nach Injektion öliger Medikamente ohne schattengebende Zusätze (DREY). Sie können zur Bildung von Ölgranulomen (dichte, bindegewebige Kapsel mit aufgehelltem Zentrum) führen, wie HESSE sie nach Campherinjektionen beobachtete.

Lokale *Folgen* intramuskulär applizierter Medikamente sind *Weichteilverkalkungen am Ort der Injektion,* die auf dem Wege über eine aseptische oder putride Entzündung bzw. Absceßbildung zustande kommen (Abb. 66). Sie sind vor allem nach Gabe chininhaltiger Präparate (BOFFANO; DUKEN; FUGGAZOLA; LINDÉN), aber auch nach Applikation von Calcium-Lösungen (HEINEN u. Mitarb.; HOFE u. JENNINGS; MCLAREN) beobachtet worden. Eine nach Sulfonamidgabe (Eleudron) beobachtete Verkalkung erklärt BÜNGELER auf ähnliche Weise. Salvarsan- und Wismutinjektionen sollen zur Verkalkung führen können (CHIZZOLA; LEESER). DUKEN sah Verkalkungen nach Eigenblutinjektionen und HEINEN u. Mitarb. konnten experimentelle Knochenbildung in den Weichteilen durch Alkoholinjektionen erzielen. Als Folge (versehentlich) subcutaner Injektion von Medikamenten, wurden im Fettgewebe der Nates Kalkherde gefunden, die auf dem Boden von Fettgewebsnekrosen entstanden waren (BOFFANO 1963; DIHLMANN u. PETER).

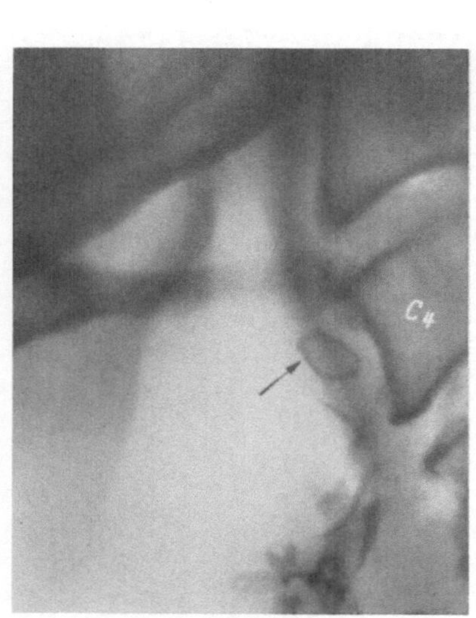

Abb. 83

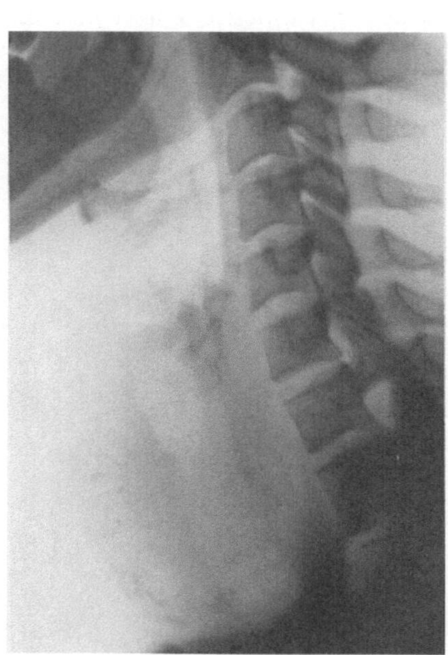

Abb. 84

Abb. 83. Verkalkter Weizenknorpel (Cartilago triticea). 72jähriger Mann

Abb. 84. Diffuse Verkalkungen innerhalb einer Struma. Dreimal voroperierte Rezidivstruma, histologisch: papilläres Adenom. 31jährige Frau

f) Anhang

α) *Verkalkungen und Verknöcherungen der Ohrmuscheln*

Verkalkungen und Verknöcherungen der Ohrmuscheln sind relativ selten. Es werden Erfrierungen, degenerative Altersveränderungen und Traumafolgen (Boxer, Ringkämpfer) in erster Linie für Verkalkungen der Ohrknorpel verantwortlich gemacht (BRUCH; FRAENKEL; WASSMUND). Die Verkalkungen können ein- oder doppelseitig auftreten, Männer sind häufiger als Frauen betroffen (SCHERRER).

BATSON hat Ohrmuschelverkalkungen bei Sarkoidose beobachtet und führt Fälle aus der Literatur an, in denen erbliche Verkalkungen und Verkalkungen bei Akromegalie und bei Diabetes mellitus gesehen worden sind. Unter 120 Patienten mit M. Addison haben JARVIS u. Mitarb. 6mal Ohrmuschelverkalkungen gesehen. Über Fälle, die im Rahmen einer Ochronose beobachtet wurden, finden sich Angaben bei NÄGELE, POMERANZ u. Mitarb., sowie THOMPSON. MARTIN beschreibt Ohrmuschelverkalkungen bei der Myopathia lipo-fibro-calcarea, MATTIOLI-FOGGIA im Anschluß an Röntgenbestrahlung wegen Trigeminusneuralgie.

β) *Verkalkungen und Verknöcherungen der Halsweichteile*

Als *physiologische Verkalkungen* finden sich regelmäßig mehr oder minder ausgeprägte, mit Einsetzen der Pubertät nachweisbare Verkalkungen des *Kehlkopfes.* VASTINE u. VASTINE haben bei Untersuchungen an eineiigen Zwillingspaaren die Kalkeinlagerungen stets identisch gefunden und begründen damit den Vorgang der Verkalkung als erb-

bzw. genbedingt und unabhängig von Umwelteinflüssen. Als absolute Ausnahme berichten RUSSO u. COIN über Kehlkopf- und Trachealringverkalkungen bei einem 3 Monate alten Säugling. — In den Rahmen altersphysiologischer Veränderungen gehören Verkalkungen der *Trachealknorpel* (Abb. 82), ähnlich verhält es sich mit gelegentlich nachweisbaren Verkalkungen der *Arterien* im Halsgebiet (HAYLER u. FISCHER; RING u. EDDY).

Anatomische Varianten stellen Ossifikationen des Lig. stylohyoideum (Abb. 59) und des Lig. stylomandibulare dar (S. 74). Verkalkungen des zwischen Zungenbein und oberen Schildknorpelhörnern im Lig. hyothyreoideum dicht vor der Wirbelsäule gelegenen Cartilago triticea (Abb. 83) können Absprengungen aus dem Wirbelkörper vortäuschen (GROSSMAN; JANKER 1935b; VERTOVA u. CARUBA).

Unter den *entzündlichen Erkrankungen* führen am häufigsten tuberkulöse *Lymphknoten* (s. S. 57) zu Verkalkungen im Halsgebiet. Stippchenförmige oder massive Verkalkungen postpharyngealer *Senkungsabscesse* nehmen ihren Ausgang von der Wirbel-

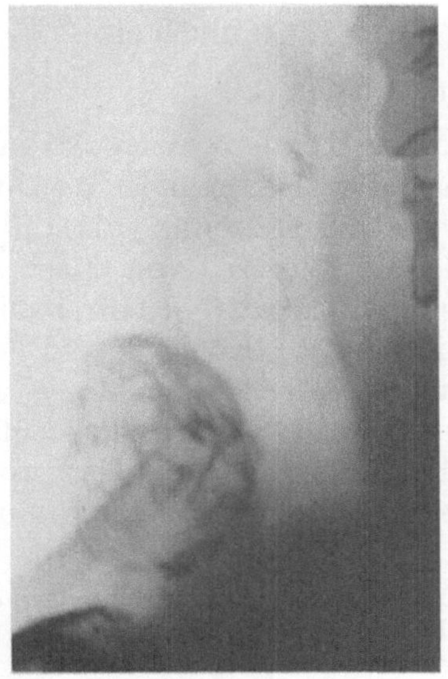

Abb. 85

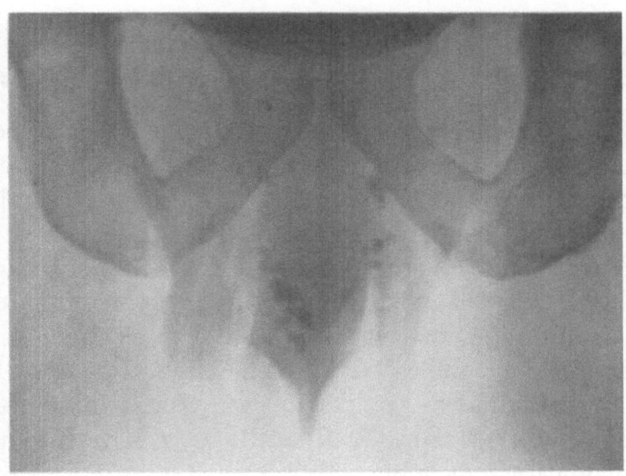

Abb. 86

Abb. 85. Isolierter verkalkter Strumaknoten. 53jährige Frau

Abb. 86. Phlebolithen im Plexus pampiniformis. 50jähriger Mann

säule oder der Schädelbasis. Offenbar als Folge einer *Phlegmone* im Anschluß an eine Schußverletzung hat ESCHBACH ausgedehnte, bandartige Verkalkungen der Halsweichteile gesehen.

Unter den *Tumoren* im Halsgebiet, bei denen Verkalkungen beobachtet werden, sind die Tumoren der *Schilddrüse* dominierend (Abb. 84 und 85). Verkalkungen kommen bei benignen und malignen Schilddrüsengeschwülsten vor (GÉRARD-MARCHANT u. Mitarb.).

Speichelsteine müssen gegenüber anderweitigen Verkalkungen differentialdiagnostisch abgegrenzt werden. Über *Thorotrastome* und über Verkalkungen im Septum nuchae wird auf S. 85 bzw. 74 berichtet. Metaplastische Ossifikationen des M. sternocleidomastoideus beobachtete SKUBISZEWSKI.

Auf die zusammenfassende Darstellung der Weichteilveränderungen im Halsgebiet bei KÖHLER u. ZIMMER sei verwiesen.

γ) *Verkalkungen und Verknöcherungen im Bereich der Genitalorgane*

Verkalkungen in den *weiblichen Genitalorganen* beziehen sich in der Mehrzahl der Fälle auf den krankhaft veränderten Uterus (Uterus myomatosus) oder auf Tumoren und Cysten der Ovarien. Verkalkte Konkremente in den Skeneschen Gängen beschreibt HERZENBERG. Symmetrische Verkalkungen der Corpora cavernosa konnte SAUPE (1932) beobachten.

Verkalkungen in den *männlichen Genitalorganen* finden sich in Form von Kalkeinlagerungen oder Knochenbildungen im Penis, wie sie von BROHL, FRANGENHEIM, ROMEO u.a. beschrieben sind. Congenitale Knochenbildung im Penis erwähnen CHAMPION u. WEGRZYN bei einem 5jährigen Knaben. Bei Kalkeinlagerungen im Scrotum muß an Parasiten (DRUCKMANN, STEINBACH u. JOHNSTONE), posttraumatische Zustände (JOFFE; MOORHERJE; SEELIGER), Tumor- oder Atheromverkalkungen (FRITZ 1941; PHILLIPS) gedacht werden. Phlebolithen im Plexus pampiniformis zeigt Abb. 86. Über Verkalkungen der Vasa deferentia, die im intra- oder extraabdominalen Abschnitt bei älteren Menschen, bei spezifischen (Tuberkulose, Genorrhoe) und unspezifischen Entzündungen und bei Diabetikern gesehen werden, finden sich Angaben bei CAMIEL, CHIARI, HOFER u. LOSSEN, MARKS u. HAM, WIELAND. Verkalkungen der Samenblasen beschreibt JANKER (1935a). Prostatasteine, die bereits von ALBERS-SCHÖNBERG röntgenologisch nachgewiesen wurden, können als Nebenbefund relativ häufig gesehen werden.

3. Aufhellungen innerhalb der Weichteile durch Gase und Fett

a) Kontrastdarstellung durch Gasinsufflation

Der Wert negativer Kontrastdarstellungen verschiedener Körperregionen war lange bekannt, als GRATZ und CARTY erstmals das negative Kontrastverfahren in der Weichteildiagnostik anwandten. Von FÜHNER und insbesondere von TESCHENDORF (1924) liegen grundlegende Untersuchungen über Verträglichkeit und Resorptionszeit von Gasen vor.

Außer Luft und Sauerstoff werden in der Diagnostik als negative Kontrastmittel Lachgas (N_2O) (TESCHENDORF 1936, 1951, SCHULZ u. Mitarb. u.a.), Kohlendioxyd (CO_2) und Helium (MAZZANTI u. DAL MONTE) verwendet. Lachgas zeichnet sich durch gute Verträglichkeit und relativ schnelle Resorption aus. Kohlendioxyd hat durch die Möglichkeit intrakardialer Applikation zur Darstellung der Herzinnenräume und der großen Gefäße (DURANT; GROSSE-BROCKHOFF u. Mitarb.; HOEFFKEN; MOORE u. BRASELTON u.a.) an Bedeutung gewonnen.

GRATZ und CARTY haben zur „fasciagraphy“, die auch zur Diagnostik von Weichteiltumoren empfohlen wurde, Luft benutzt. Sie wurde in die Weichteilspalträume injiziert und führte zur Aufblätterung und Trennung der einzelnen Gebilde. HENSSGE verwendet Luft zur Darstellung der Sehnenscheiden; LENZI (CERUTTI) hat ebenfalls Luft zur „miografia gassosa“ bei der Dermatomyositis benutzt. KULCZYCKI injizierte zur Sehnenscheiden-, Sehnen- und Bänderdarstellung an Pferdeextremitäten Sauerstoff. Wegen schlechter Verträglichkeit ging er zum gut verträglichen Kohlendioxyd über. FRANCO u. QUINA empfehlen die O_2-Insufflation des Halses zur Darstellung der Schilddrüse und ŠILINKOVÁ-MÁLKOVÁ gelang es nach CO_2-Insufflation und anschließender Schichtuntersuchung Epithelkörperchenadenome nachzuweisen.

Für die Diagnostik im Weichteilbereich sollten nur Gase Verwendung finden, bei denen die Gefahr einer Gasembolie ausgeschlossen ist, die rasch resorbiert werden und die keine Reizerscheinungen zeigen (BUCHWALD 1965). Diesen Forderungen entspricht in hohem Maße das Kohlendioxyd.

Obwohl von anderen Autoren (BONOLA; MARCHESE u.a.) die Gasinsufflation in die Weichteile mit der Begründung abgelehnt wird, daß gute Normalaufnahmen Gleiches für die Beurteilbarkeit leisten, stehen BUCHWALD (1963) sowie STEIN auf dem Standpunkt, daß diese technisch einfache und ungefährliche, ambulant durchführbare Methode geeignet ist, die Weichteildiagnostik zu bereichern (Abb. 9, 87 und 88).

b) Pathologische Aufhellungen

α) Pathologische Aufhellungen durch Anwesenheit von Gas im Gewebe

Abgesehen von der Möglichkeit diagnostisch durchgeführter Gasinsufflation ist die Anwesenheit von Gas in den Weichteilen stets ein pathologisches Vorkommnis. Allerdings ist die klinische Bedeutung derartiger Befunde, die vom belanglosen Nebenbefund bis zu lebenswichtigen Konsequenzen reichen, recht unterschiedlich. In allen Zweifelsfällen übertrifft die Röntgenuntersuchung die klinischen Untersuchungsmethoden. Bei dem Verdacht auf beginnende gasbildende Infektionen muß es als Kunstfehler angesehen werden, wenn eine Röntgenuntersuchung nicht rechtzeitig durchgeführt worden ist.

αα) Gasbrand, Gasabsceß, Gasphlegmone

Fast immer handelt es sich bei den gasbildenden Erkrankungen um Mischinfektionen verschiedener pathogener und apathogener Anaerobier mit pathogenen und apothogenen Aerobiern. ZEISSLER fand unter 157 Gasödemen 18% Einfach- und 82% Mischinfektionen.

Unter der Vielzahl möglicher Erreger (darunter anaerobe und aerobe Bakterien und Kokken, Streptokokken, Staphylokokken, Bact. coli, Fäulniserreger) spielen die Clostridien eine dominierende Rolle: Clostr. perfringens (WELCH-FRAENKEL), Clostr. NOVYI (Bact. oedematiens), Clostr. septicum (Pararauschbrandbacillus). Die reine Novyi-Infektion kann ohne Gasbildung einhergehen.

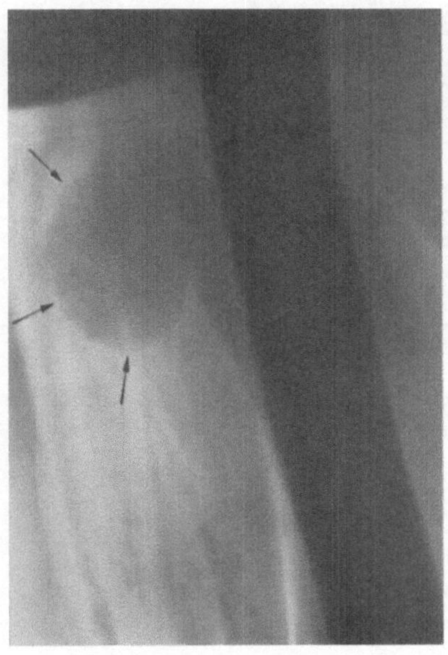

Abb. 87. Neurinom im proximalen Oberarmdrittel. Darstellung durch CO_2-Insufflation. 47jährige Frau

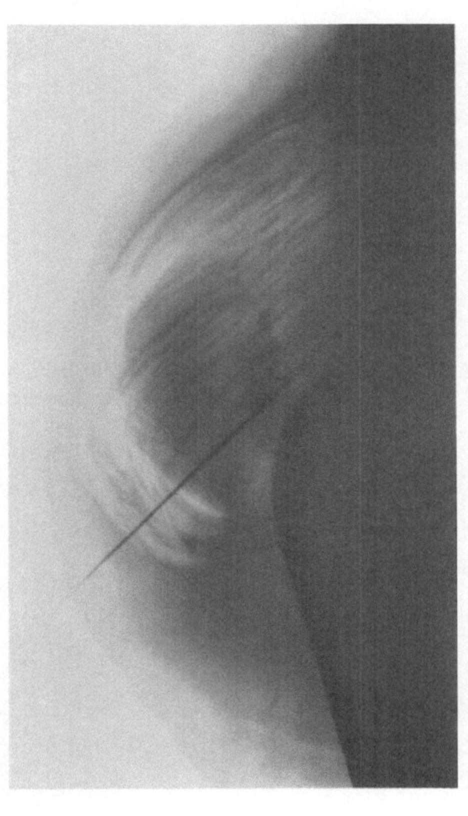

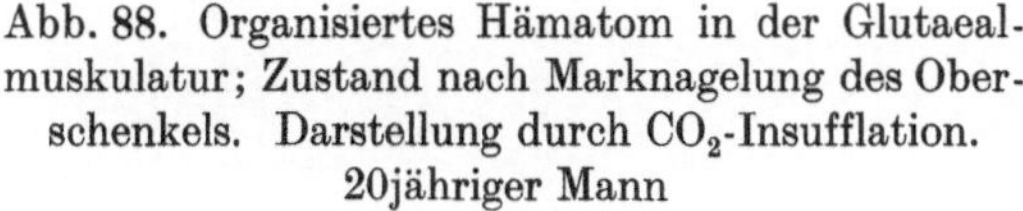

Abb. 88. Organisiertes Hämatom in der Glutaealmuskulatur; Zustand nach Marknagelung des Oberschenkels. Darstellung durch CO_2-Insufflation. 20jähriger Mann

Die Erkrankung tritt im Anschluß an Kriegs- oder Straßenverletzungen, oft erst nach einem 2. Trauma (z.B. Splitterentfernung) auf. Ausgangspunkt der Infektion können weiterhin sein: der Uterus nach Geburt oder Fehlgeburt, Injektionen mit verunreinigten Instrumenten, perforierende oder entzündliche Harnwegs- und Darmerkrankungen, Wunden nach Zahnextraktion oder Tonsillektomie, Decubitalgeschwüre. Mangelhafte Durchblutung als Folge einer Verletzung (KILLIAN 1940), einer obliterierenden Gefäßerkrankung oder bereits manifester Infektion (WILDEGANS) begünstigen in jedem Falle Entstehung bzw. Ausbreitung gasbildender Infektionen. Sekundär-metastatisches Auftreten in anderen Organen ist möglich (ZEISSLER u. Mitarb.).

Die Möglichkeit, gasbildende Infektionen im Röntgenbild nachzuweisen, wurde ziemlich gleichzeitig von DÖHNER, FINCKH, MARTENS, MORISON, SCHWARZ zu Beginn des 1. Weltkrieges erkannt und empfohlen. Von BURCHARD (1919, 1922) liegen die ersten systematischen Darstellungen vor.

Das Röntgenbild des *Gasbrandes* oder *Gasödems*, prognostisch die ungünstigste Form einer gasbildenden Infektion, ist durch die typische Muskelfiederung des voll entwickelten Krankheitsbildes sehr charakteristisch (Abb. 89 und 90). Die Inkubationszeit beträgt am häufigsten 24—48 Std, seltener 3 Tage, noch seltener 4 Tage, ganz selten 5—23 Tage (ZEISSLER u. Mitarb.). Die ersten röntgenologischen Zeichen umschriebener Gasbildung wurden im Tierversuch 4 Std nach der Infektion beobachtet. Beim Menschen betrug der

Durchschnittswert von 30 Fällen 18,8 Std bei röntgenologischer gegenüber 50,5 Std bei ausschließlich klinischer Diagnostik (RHINEHART). Die ersten Röntgensymptome be-

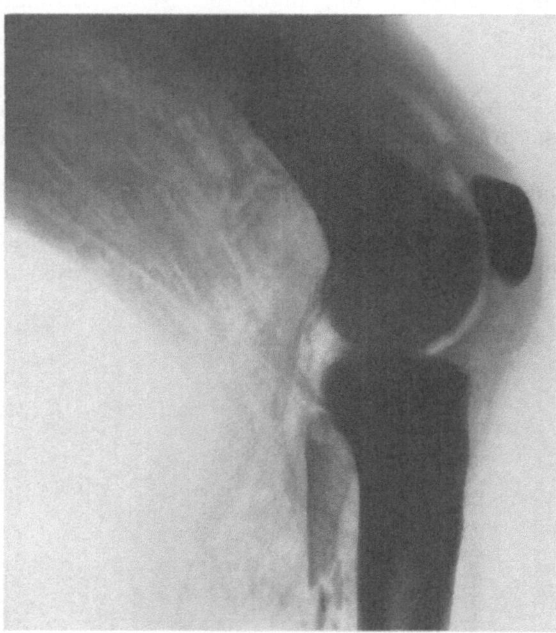

Abb. 89. Gasbrand nach Fibulaschußbruch (G. SÄTTLER 1951; Sammlung W. BUFE, Evangelisches Krankenhaus Hohenlimburg)

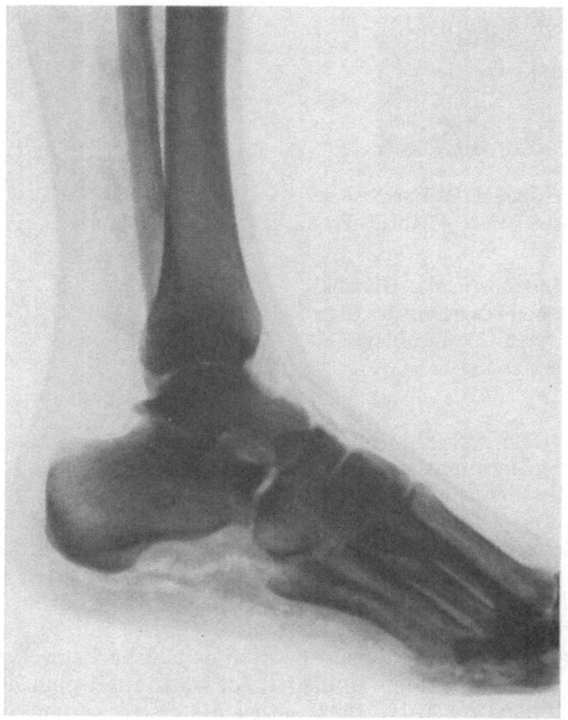

Abb. 90. Gasbrand nach Unterschenkelschußbruch (G. SÄTTLER 1951; Sammlung W. BUFE, Evangelisches Krankenhaus Hohenlimburg)

stehen in kettenartig gereihten, rundlich-länglichen Bläschen, die längs der Spalträume angeordnet sind. Man erkennt traubenförmige Gasansammlungen um den Infektionsherd und bald finden sich die ersten, diffusen, zartstreifigen Aufhellungen innerhalb der

Muskulatur. Es besteht eine allgemeine Weichteilschwellung. Bei fortschreitender Erkrankung konfluieren die Bläschen, bis das typische Bild erkennbar ist: deutliche Weichteilschwellung, fischgräten-, feder-, kamm- oder schwammartige, streifige Muskelzeichnung, wobei nekrotische Muskelbündel großenteils durch Gasansammlungen ersetzt sind und die unzerstörten Interstitien, sehnige Anteile und restliche, erhaltene Muskelpartien das „Gerippe" bilden. Im Gegensatz zu anderen, in den Weichteilen nachweisbaren Gasansammlungen, die vorwiegend in den Spalträumen anzutreffen sind, breitet sich der Gasbrand kontinuierlich unter Destruktion der Muskulatur aus. Die Haut ist zumeist durch langgestreckte Aufhellungsbänder deutlich abgehoben. Durch eingelagerte größere Gasblasen kann ein mehr unregelmäßiges Bild zustande kommen. Bei einer putriden

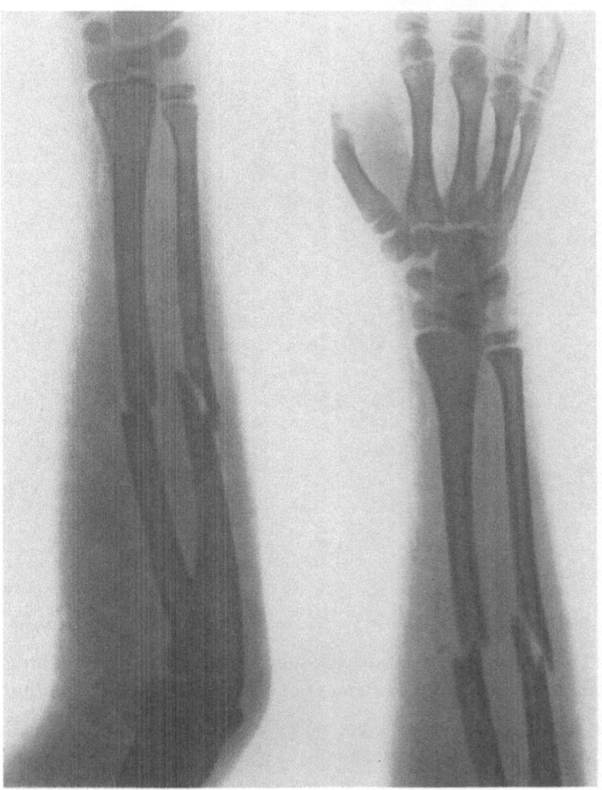

Abb. 91. Gasphlegmone (kein Gasbrand) nach Unterarmbruch. Perlschnurartige Anordnung der Gasblasen, die vorwiegend in der Subcutis und distal der Verletzungsstelle liegen (G. SÄTTLER 1951; Sammlung W. BUFE, Evangelisches Krankenhaus Hohenlimburg)

Gangrän werden in noch stärkerem Maße Zeichen ausgedehnter Weichteildestruktionen sichtbar. Ein Fortschreiten der Infektion in proximaler Richtung ist prognostisch ungünstiger zu bewerten (OBERDALHOFF) als die Ausbreitung nach distal, wie sie im allgemeinen für Gasbrand und Gasgangrän typisch ist (DOMRICH).

Auf die frühzeitige Röntgenuntersuchung, die auch bei bloßem Verdacht nicht versäumt und unter Umständen in stundenweisen Abständen wiederholt werden sollte, ist immer wieder hingewiesen worden (BRAILSFORD; BUFE; CASTRONOVO; DOYLE; EUFINGER; FOSSATI; GRILLI; HABERLAND; HAUBRICH; KURASEV; LENARDUZZI; DE QUERVAIN; RHINEHART; SÄTTLER; SCHNEIDER; SGALITZER; ZEDGÉNIDZÉ). Bei erfolgter Absetzung einer erkrankten Extremität muß die röntgenologische Stumpfkontrolle als obligat angesehen werden.

Die *Gasphlegmone* (Abb. 91), Begleiterscheinung einer eitrigen Infektion und oft „nur" durch anaerobe Streptokokken oder Erreger, die nicht der Clostridien-Gruppe angehören, hervorgerufen, ist im allgemeinen prognostisch günstiger als Gasbrand und Gasgangrän zu beurteilen.

BURCHARD gab 1916 die heute noch gültige Beschreibung des Röntgenbefundes der Gasphlegmone. Es „finden sich im Gewebe flecken- und streifenförmige Schatten, die teils zwischen den einzelnen Muskeln eindringen und diese deutlich gegeneinander abheben, teils aber sich in den Muskeln selbst verbreiten und hier eine schicht- und lagenförmige Anordnung zeigen. Die Gasansammlungen in den Muskelzwischenräumen sind mitunter so stark, daß sie auf der Originalplatte eine Breite von 1 cm und mehr einnehmen.“ „Besonders große Gasansammlungen konnten wir stets an einzelnen, aus

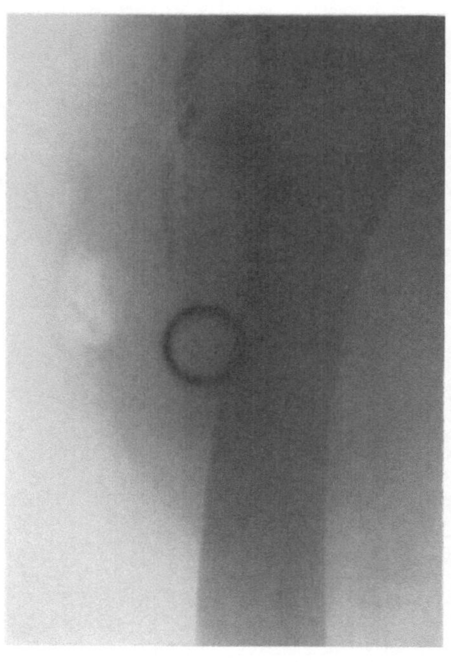

Abb. 92

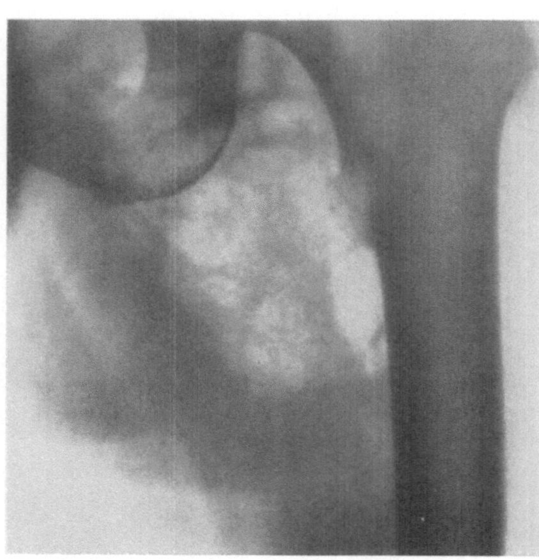

Abb. 93

Abb. 92. Gasabsceß des Oberschenkels; Spätabsceß, der $^1/_2$ Jahr nach Verwundung auftrat (G. SÄTTLER 1951; Sammlung W. BUFE, Evangelisches Krankenhaus Hohenlimburg)

Abb. 93. Gasabsceß der linken Leistenregion bei perforiertem Sigmacarcinom. Der Befund wurde zunächst als Hernie mit gasgefüllten Darmschlingen gedeutet. 65jährige Frau (M. CEN 1961)

anatomischen Gründen besonders bevorzugten Stellen finden, so am Planum popliteum, in der Nähe des Trochanter major, an der Achillessehne und andere“.

Es fehlt dem Bild der Charakter ausgeprägter Weichteildestruktion, die Konturen der einzelnen Gebilde sind im wesentlichen erhalten, sie selbst nur in Relation zum vorhandenen Gasdruck auseinandergedrängt. Einschmelzungshöhlen werden mit Gas ausgefüllt. Der „Umfang der nachweisbaren Gasbildung ist keineswegs immer identisch mit der Ausdehnung der Phlegmone, sondern richtet sich nach den jeweils für den Einzelfall verschiedenen örtlichen Bedingungen“ (SCHLOTTER). Daß eine Gasphlegmone in eine Gasgangrän „umschlagen“ kann, ist nachgewiesen (SCHLOTTER).

Analog anderweitig lokalisierter gashaltiger Abscesse (Leber, Lunge, Gehirn, Niere usw.) stellt das typische Bild eines in den Weichteilen gelegenen *Gasabscesses* (Abb. 92) eine runde oder ovale Aufhellungshöhle unterschiedlicher Größe mit eventuell nachweisbarem Flüssigkeitsspiegel dar. Entsprechend den Zug- und Druckkräften benachbarter Weichteile kommt jedoch diese charakteristische Form oft nicht zustande. Gasabscesse werden bei verschiedenen pyogenen Mischinfektionen gefunden. Anlaß kann ein Fremdkörper sein, postoperative Infektionen, Erkrankungen des Harn- und Intestinaltraktes sind als Ursache ebenso bekannt wie die Entstehung auf metastatischem Wege. Das unter erhöhtem Druck stehende Gas entweicht bei der Incision unter hörbarem Zischen oder sucht sich unter Umständen auf präformiertem Wege selbst eine Bahn in die umgebenden Weichteilspalten bzw. nach außen.

SOMOGYI berichtet über röntgenologisch diagnostizierte gashaltige Abscesse im Halsbereich, WHITE wies einen gashaltigen retropharyngealen Absceß nach Verletzung bei Gastroskopie nach. WINTERSTEINs Beobachtungen beziehen sich auf Gasansammlungen nach eitriger, in die Trachea perforierter Strumitis und einen tuberkulösen Schilddrüsenabsceß, der nach außen durchbrach. Extraabdominale Gasabscesse können intestinaler Herkunft sein (CEN; DUNCAN u. SAMUEL; KEMP; NICHOLS). Ohne daß intestinale Erscheinungen unbedingt vorzuliegen brauchen, können sie in der Leisten-, Hüft- und Oberschenkelgegend nach Perforation bei Dickdarmcarcinom oder Colondiverticulitis (linksseitig) (Abb. 93), Appendicitis oder schwerer Ileitis (rechtsseitig) (Abb. 94) auftreten.

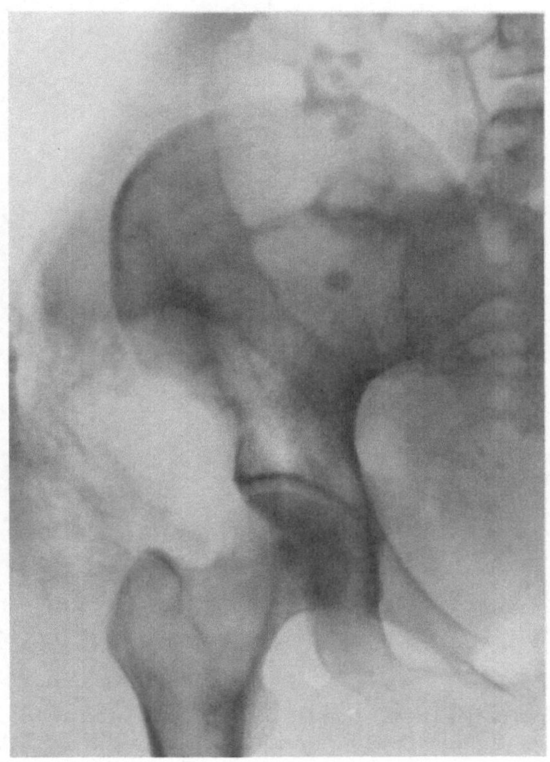

Abb. 94. Gashaltige Absceßhöhle am rechten Oberschenkel bei Crohnscher Erkrankung des terminalen Ileum (J. G. DUNCAN u. E. SAMUEL 1960)

Extraperitoneal in den Beckenweichteilen gelegene Gasansammlungen nach Rectumperforation (Pfählungsverletzung, Kriegsverletzungen, perforierende pelvine Abscesse) bieten eher das Bild diffuser Gasfüllung der interstitiellen Räume (AINSWORTH; SLATER). Diese und die vorgenannten Formen nachweisbarer Gasbildung können zum echten Gasbrand führen und die untere Extremität in ihrer gesamten Länge befallen. CLIFFORD u. KATZ, OLSSON u.a. veröffentlichten Fälle, in denen es bei Diabetikern im Anschluß an Niereninfektionen zu Gasbildungen der Lendenregion, der lateralen Thoraxwand und des Oberschenkels gekommen war. Über Hautemphyseme im Gefolge intraperitonealer Absceßbildungen finden sich Angaben bei STAHLGREN u. THABIT. Es ist kein Fall bekannt geworden, in dem ein spezifischer Absceß, sofern er nicht mischinfiziert war oder perforierte, Gasbildung zeigte. Dies kann differentialdiagnostisch von Bedeutung sein.

ββ) Gewebsemphyseme, die nicht im Gefolge gasbildender Infektionen auftreten

Allgemeine Gewebsemphyseme, wie sie nach Verletzungen oder als Folgen von Gasinsufflationen auftreten, sind röntgenologisch durch netzförmige, schwammartige Zeichnung der Subcutis, durch eine mehr oder minder stark ausgeprägte und ausgedehnte, diffuse Weichteilaufhellung erkennbar (Abb. 95 und 96). Darstellung einzelner Muskelbündel (GUINARD) oder Organumrisse (Halsgebiet) infolge Gasfüllung der interstitiellen

Räume ist möglich. Vom Nachweis geringer, subcutan gelegener Gasansammlungen bis zum Befall des gesamten Körpergebietes sind alle quantitativen Übergänge anzutreffen. Kopfschwarte, Hand- und Fußinnenflächen bleiben wegen ihrer festen Verbindung mit der Unterlage meist unbeteiligt und sind höchstens im Säuglings- und Kleinkindesalter mitbetroffen. Bevorzugt sind Regionen mit lockerem interstitiellem Gewebe: Halsgebiet, Orbita, Beugeseiten der großen Gelenke und Scrotum. Lokalisation und Form der

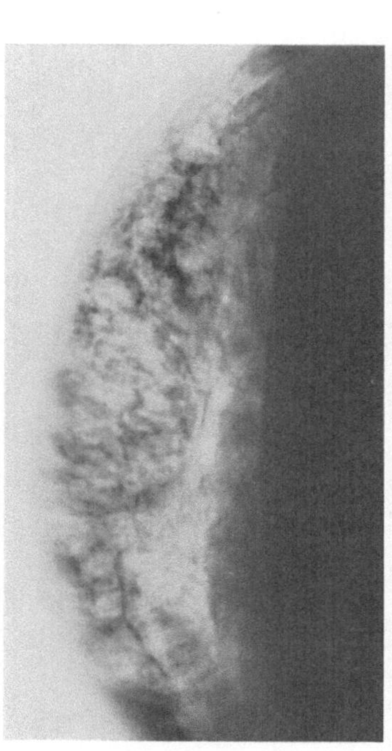

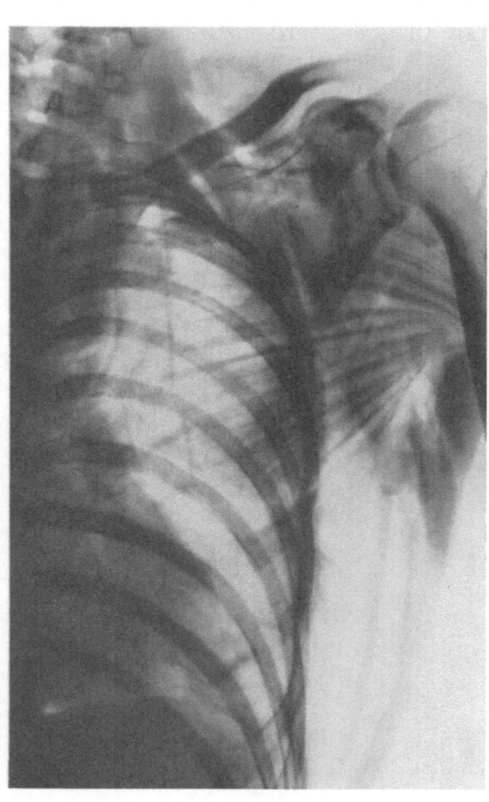

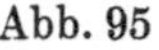

Abb. 95 Abb. 96

Abb. 95. Artefizielles Emphysem der Gesäßweichteile nach Lachgasinsufflation. Das Emphysem kam durch Abweichung der Nadellage bei Gasfüllung des Retroperitonealraumes zustande. Die Resorption erfolgte rasch (N_2O!). (Sammlung W. TESCHENDORF, Strahleninstitut der AOK Köln)

Abb. 96. Haut- und Muskelemphysem nach Rippenfraktur. 44jähriger Mann

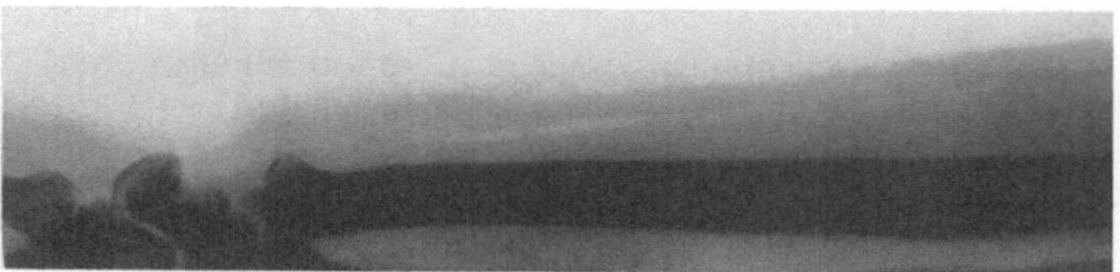

Abb. 97. Lufteinschlüsse im epifascialen Raum im Anschluß an Weichteilschußverletzung in Handgelenknähe. 49jähriger Mann

nachweisbaren Gasaufhellungen in Verbindung mit Anamnese und klinischem Befund erlauben die Differentialdiagnose gegenüber den infektionsbedingten Gasansammlungen. Verlaufskontrollen sollten nicht unterlassen werden.

Ätiologisch kommen zunächst alle Faktoren in Frage, die eine Kommunikation (eventuell mit Ventilbildung) zwischen luft- oder gashaltigen Körperhohlräumen und dem Interstitium herstellen.

Für den *oberen Körperabschnitt* sind zu nennen: Offene oder geschlossene Verletzungen von Nasennebenhöhlen, Mund, Trachea, Kehlkopf und Oesophagus, offene und geschlossene Lungenverletzungen (Rippenfraktur), postoperative Zustände oder Perforationen der betreffenden Organe durch entzündliche oder tumoröse Prozesse, fortgeleitetes Mediastinalemphysem, Pneumothorax und Spannungspneumothorax verschiedener Genese (Abb. 96). Nach Entbindungen auftretende Hautemphyseme, die als Folge von Alveolarrupturen mit anschließendem Mediastinalemphysem zu erklären sind, sind unter anderem von KNOX beschrieben worden. Bei schwerem Erythema exsudativum multiforme haben BREHM u. SEVERIN ein ausgedehntes Mediastinal- und Hautemphysem beobachten können, das offenbar als Folge ausgedehnter ulcerös-nekrotischer Veränderungen im Bereich der Bronchialaufzweigungen aufgetreten war; auf die Differentialdiagnose der Emphysementstehung im oberen Körperbereich und ihre Genese wird eingegangen. — Ausführliche Literaturangaben finden sich bei KILLIAN (1939).

Die *untere Körperregion* als Ausgangspunkt allgemeiner Emphyseme ist weit seltener, wenn man absichtlich vorgenommene Gasfüllungen außer Betracht läßt. In seltenen Fällen können größere Mengen Dickdarmgas nach intraabdominellen Eingriffen (ausgehend von einer Anus praeter-Naht oder einer Operationswunde nach Anlegen einer Dickdarmanastomose) in die Subcutis gelangen und zu Hautemphysemen führen (BAUMECKER; DOLEZIL; v. HASSELBACH). Ausgedehntes Hautemphysem nach Spontanpneumoperitoneum (Maceration des Peritoneum parietale ist in solchem Falle Voraussetzung) haben McCORKLE u. STEVENSON sowie KORACH nach Ulcusperforationen gesehen.

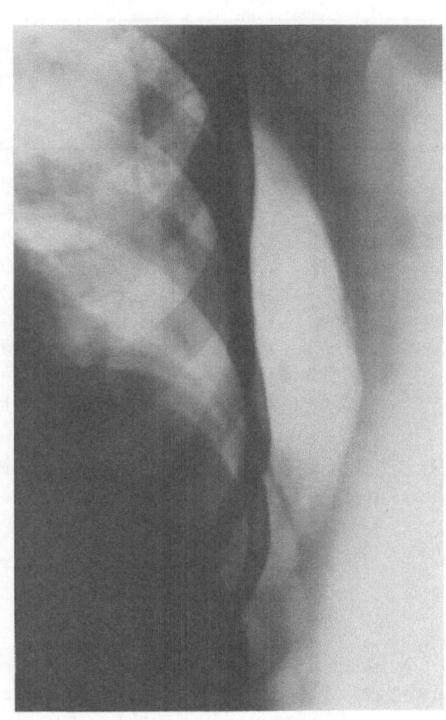

Abb. 98. Pneumothorax und Thoraxwandemphysem. Zustand nach Thorakotomie. 62jähriger Mann

Auf interstitielle Gasansammlungen in den Beckenweichteilen nach Pfählungsverletzung wurde hingewiesen.

Eine ätiologisch andere Gruppe bilden die Emphyseme, die unbeabsichtigt als Folge künstlicher Gasinsufflation auftreten können (Abb. 95).

Beim Anlegen eines *Pneumothorax* erwähnt KILLIAN (1939) vier Möglichkeiten, die entweder auf dem Umweg über ein Mediastinalemphysem oder direkt zum Hautemphysem führen können:

1. Das Gas entweicht rückläufig über die Stichstelle. Dabei kommt es unter Umständen auch zu subpleural gelegenen Gasblasen, die zu scharf begrenzten, sich auf die Lunge projizierenden Aufhellungen führen.
2. Sprengung von Verwachsungen der Pleura mediastinalis bei Anwendung von Überdruck.
3. Verletzung von Lungengewebe. Das Gas sucht sich entlang des Bronchialbaumes den Weg in das Mediastinum.
4. Anstechen eines Bronchiolus mit Ventilbildung. Die Luft des entstehenden Spannungspneumothorax verhält sich im o.a. Sinne.

Generalisiertes Hautemphysem nach Anlegen eines *Pneumoperitoneum* ist bisher nicht mitgeteilt worden. Dagegen ist das Auftreten größerer Emphyseme nach Gasfüllung des *Retroperitoneum* keine Seltenheit. Auf dem Wege über ein retrogrades Mediastinalemphysem kann es zur Gasfüllung der Jugulargrube und des Halsgebietes, durch Wanderung der Füllungsgase entlang der Ureteren zum Emphysem von Scrotum und Leistenbeuge kommen. Bei dem heute kaum noch üblichen Zugang von der Flanke her kann durch den Stichkanal Gas in die Flanken und die laterale Thoraxwand gelangen und ein Emphysem verursachen.

Ätiologisch in Betracht zu ziehen sind schließlich artefizielle Emphyseme von Psychopathen und Simulanten.

In einem selbst erlebten Falle wurde ein 58jähriger Mann wegen schwerer Dyspnoe in die Klinik eingewiesen. Anamnestisch gab er an, von Jugendlichen in einer Parkanlage überfallen worden zu sein. Diese hätten ihn mit einer Fahrradluftpumpe vom Scrotum her „aufgepumpt". Die Angaben wurden später widerrufen, und es stellte sich heraus, daß der Patient sich selber mit einer Luftpumpe vom Scrotum her Luft in die Weichteile gepumpt hatte und er gab zu, dies schon öfter getan zu

Tabelle 4. [W. TESCHENDORF, Naunyn-Schmiedebergs Arch. exp. Path. Pharmak. **104**, 352 (1924)]

Absorptionskoeffizient a bei 0°	Dichte d bei 0°	$\frac{a}{\sqrt{d}}$	Gas	Absorptionskoeffizient a bei 40°	Dichte d[1] bei 40°	$\frac{a\ 40°}{\sqrt{d}\ 40°}$	Beobachtete Resorptionszeit von 100 cm³ in der Bauchhöhle des Kaninchens	Beobachtete Resorptionszeit von 600 cm³ in der Pleura des Hundes in Stunden
0,02340	0,97026	0,0238	Stickstoff	0,01183	0,9689	0,018048	3—4 Tage	20—26
0,0489	1,1053	0,0466	Sauerstoff	0,02306	1,1055	0,02195	20—24 Std	10—12
0,02148	0,069255	0,0816	Wasserstoff	0,1644	0,06965	0,063853	22—24 Std	7—10
0,03537	0,96715	0,03596	Kohlenoxyd	0,07175	0,9672	0,018048	16—18 Std	6—8
0,0946	1,0367	0,09468	Äthan	0,02915	1,04939	0,0284	7—9 Std	2—3
1,3052	1,5229	1,0576	Stickoxydul	0,54435	1,52065	0,4414	1—1½ Std	½—1
1,7967	1,5198	1,4574	Kohlensäure	0,530	1,520	0,4293	45—90 min	—
1,73	0,89829	1,8248	Acetylen	0,711	0,89884	0,8809	25—30 min	—
4,670	1,17664	4,0293	Schwefelwasserstoff	1,042	1,1777	1,513	3—5 min	—

[1] Die Dichte bei 40° wurde bezogen auf die Dichte von Luft bei 40°. Die Berechnung ergibt sich nach der Formel:

$$d\ 40° = \frac{\text{Gewicht 1 l Gas bei } 0° - \text{Gewicht 1 l desselben Gases bei } 0° \cdot \frac{40}{273}}{\text{Gewicht 1 l Luft bei } 0° - \text{Gewicht 1 l Luft bei } 0° \cdot \frac{40}{273}}.$$

haben. Klinisch fand sich ein massives Hautemphysem, das von der Stirnhaargrenze bis zum Fußrücken die gesamte Körperoberfläche einnahm. Ein hochgradiges Mediastinalemphysem war Ursache der schweren Dyspnoe. Die Injektionsstelle am Scrotum war durch ein flaches, schmierig belegtes Ulcus erkennbar. Ohne Komplikationen konnte der Patient wenige Tage später die Klinik verlassen.

KÜTTNER veröffentlichte einen analogen Fall. Von HESSE liegen Berichte über Simulanten vor, die sich Luft in die Leisten- und Scrotalregion einpumpten, um Hernien vorzutäuschen. THEISEN zitiert einen Fall, bei dem nach Kanülenstich unter die Wangenschleimhaut mit anschließender forcierter Atmung ein Emphysem der Schlundgegend hervorgerufen wurde, das ein Quinckesches Ödem vortäuschen sollte.

Örtliche Gewebsemphyseme sind im Röntgenbild durch lokalisierte Aufhellungen unterschiedlicher Form, Ausdehnung und Lokalisation erkennbar. Die Differentialdiagnose dieser an sich harmlosen Nebenbefunde ist oft nur durch kurzfristige Verlaufskontrollen möglich.

Örtliche Gewebsemphyseme finden sich als Lufteinschlüsse bei Weichteilverletzungen (Explosion, Hautablederung, Stich- oder Schußkanäle, offene Frakturen, Laparotomie- oder Thorakotomiewunden usw.) und nach Wundbehandlung mit H_2O_2 (RHINEHART) in der Umgebung der entsprechenden Läsion (Abb. 97 und 98). Über lokalisierte Emphyseme der Scrotal- und Leistengegend finden sich unter anderem Angaben bei KILLIAN (1939), KÜTTNER, RANKIN u. JUDD. Umschriebene, gasförmige Stickstoffansammlungen, vorwiegend in der Umgebung großer Gelenke, fanden sich bei Personen, die analog den Tauchern oder Höhenfliegern rasch dekomprimiert wurden. Die „bends" der Taucher mögen in einem Teil der Fälle auf diese Affektion zurückzuführen sein (BURKHARDT u. Mitarb.; THOMAS u. WILLIAMS u.a.). Gasaufhellungen in Hernien stammen von lufthaltigen Darmschlingen oder einer Darmperforation in den Bruchsack, die wiederum Ausgangspunkt eines regionalen Emphysems (KÜTTNER) oder einer gasbildenden Infektion sein kann. WICHMANN beschreibt den wohl einzigen Fall eines lokalisierten Gewebsemphysems nach versehentlicher Benzininjektion in die Glutaealmuskulatur. Die Benzingase entstanden bei Verdampfung durch die Körperwärme.

Die *Resorptionsdauer* von Emphysemen steht in Abhängigkeit von Art, Menge, Lokalisation (Durchblutungsverhältnisse) und etwa vorhandener weiterer Gaszufuhr bzw. -erzeugung. Die Zusammensetzung der Gase ändert sich mit der Verweildauer im Gewebe. Den experimentellen Studien TESCHENDORFS (1924) ist die Tabelle 4 entnommen, die sinngemäß auf die Weichteilemphyseme übertragen werden kann. Hoher Stickstoffanteil verlängert, hoher Kohlensäureanteil verkürzt die Resorptionsdauer. Ausgedehnte Luftemphyseme pflegen spätestens nach 8 Tagen (DOMRICH; KILLIAN 1939; PENDERGRASS, SANTAGATI u.a.) resorbiert zu sein, bei einzelnen Luftblasen im Gefolge von Weichteilverletzungen kann dies in 1—2 Tagen geschehen. Aus diagnostischen Gründen

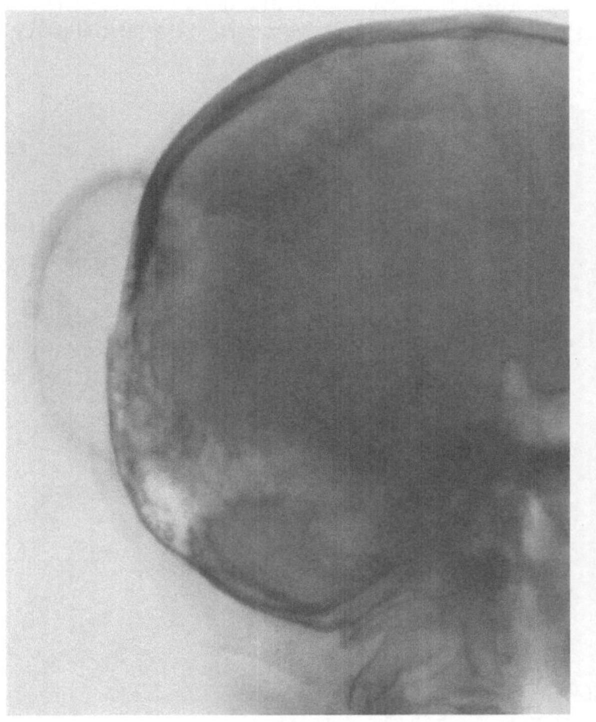

Abb. 99

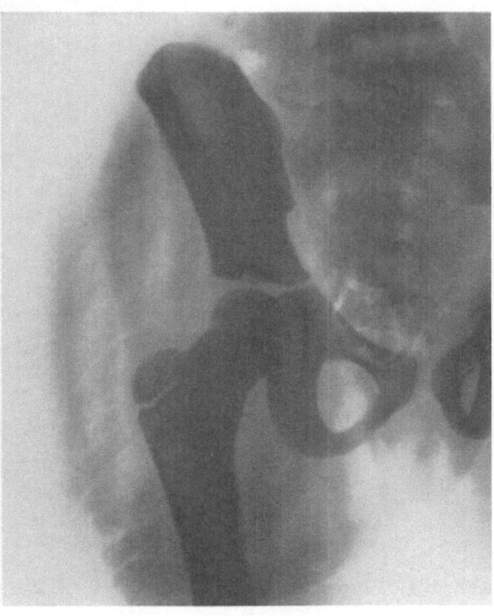

Abb. 100

Abb. 99. Posttraumatische Pneumatocele. 57jähriger Mann (E. BENASSI 1962)

Abb. 100. Histologisch gutartiges Fibrolipom der rechten Gesäßseite, z.T. in den Muskelinterstitien wachsend. 6jähriges Mädchen

in die Weichteile insufflierte Kohlensäure ist je nach Menge innerhalb von 20—90 min resorbiert.

γγ) Pneumatocelen

Äußere Pneumatocelen im *Kopfbereich* entstehen posttraumatisch bei Eröffnung lufthaltiger Höhlen, bei chronischen Eiterungen oder spezifischen Prozessen, die mit Wandzerstörung der pneumatischen Kammern einhergehen. Angeborene Defektbildungen oder osteolytische Altersveränderungen sind als Ursache bekannt. Röntgenologisch besteht eine kugelschalenförmige bis turbanähnliche Abhebung der Galea, unter Umständen auch des Periostes (Abb. 99). Der unter erhöhtem Luftdruck stehende Spaltraum kann ein- oder mehrkammerig sein. Je nach Ausdehnung und Ätiologie werden äußere Pneumatocelen über allen Anteilen der Kalotte gefunden (BENASSI; KILLIAN 1939; KITTEL; MUIR).

Seltene Krankheitsbilder mit differentialdiagnostischem Interesse, meist als Nebenbefund erhoben, bieten die Pneumatocelen im *Halsgebiet.*

Äußere Laryngocelen (aus der vergrößerten Appendix ventriculi, einem Anhangsgebilde des Sinus Morgagni hervorgehend) erscheinen im Röntgenbild als haselnuß- bis kindsfaustgroße, meist einseitig in den oberen, lateralen Halsweichteilen gelegene, glattwandig begrenzte Aufhellungen mit einem Ausläufer, der sich konisch in Richtung auf den Kehlkopf hin verjüngt (BLEWETT; BURKE u. GOLDEN). GLANZ u. SALINGER berichten über Röntgenbefunde bei inneren Laryngocelen, die sich ebenfalls aus der Appendix ventriculi entwickeln, die Membrana thyreohyoidea jedoch nicht durchbrechen. Über „gemischte Laryngocelen" — gleichzeitiges Vorhandensein innerer und äußerer Laryngocele — finden sich Angaben bei ISSA. Noch seltener sind die vorwiegend mittelständigen Tracheocelen (ADDINGTON u. Mitarb.). Sie können bis Hühnereigröße erreichen. Gelegentlich können Pharyngocelen Luftbeimengungen enthalten.

β) Pathologische Aufhellungen durch Anwesenheit von Fett und Schleim im Gewebe

Bereits unter nicht krankhaften Bedingungen finden sich fettbedingte Aufhellungen im Röntgenbild an typischer Stelle. Beispiele dafür sind das Subcutangewebe, gelenknahe Fettkörper (Ellenbogen, Knie, Sprunggelenk), Streifenzeichnung der Muskulatur durch vermehrtes interstitielles Fett bei älteren Personen.

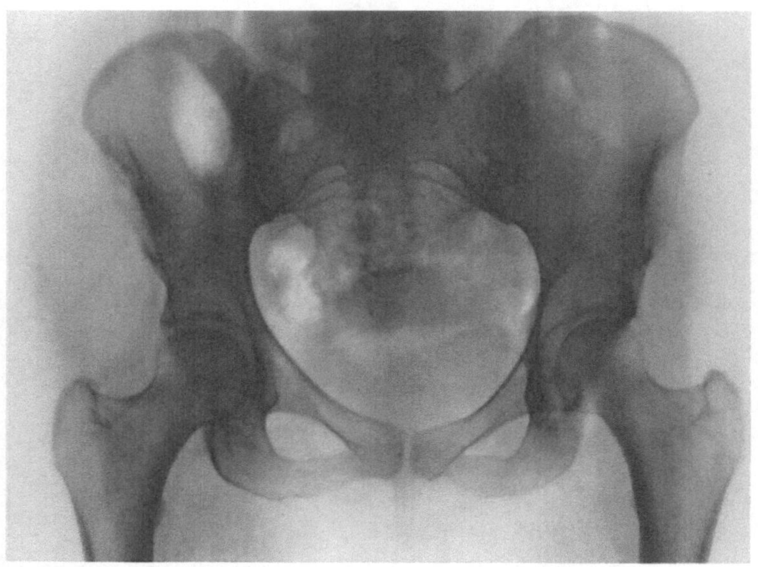

Abb. 101. Parossales Lipom der rechten Gesäßseite mit periostalen Veränderungen am Darmbein. 63jähriger Mann

Eine Vermehrung des Fettgewebes ist von differentialdiagnostischem Interesse. Auf die hervorragenden Möglichkeiten der Röntgendiagnostik in der Erkennung von *Lipomen* (Abb. 100 und 101) ist vielfach hingewiesen worden (BROWN u. GROLLMANN; CHASIN; DEMPSTER; FÈVRE; GORDON-WATSON; HUNT u. BISGARD; JANKER; LAURELL; PORZELT; REISS; SILBERMANN; SPITZENBERGER; TEMPLETON; WEITZNER u.a.). Je nach Sitz, Größe und topographischer Lage imponieren sie als charakteristische Aufhellung in den umgebenden Weichteilen, scharf begrenzt gegen die Umgebung, zuweilen typische Lappung erkennen lassend. Während klinisch meist nur oberflächlich gelegene Lipome als solche erkannt werden können, gestattet die Röntgenuntersuchung, auch tief in den Weichteilen gelegene Lipome zu erfassen und gegenüber anderen Tumoren abzugrenzen. Dazu werden bei parossal gelegenen Lipomen (Abb. 101) Periostunregelmäßigkeiten, Corticalisverdickungen oder Knochenusuren gefunden (FLEMING u. Mitarb.). Bei Projektion von Lipomen der Weichteile auf die Lungen werden Verschattungen gesehen, die zu Irrtümern Anlaß geben können (Abb. 102).

CHASIN stellte 1930 nach Untersuchungen an Leichen fest, daß das Volumen der Fetteinlagerung in den Weichteilen des Oberarmes mindestens 2 cm^3, des Unterarmes 1,5 cm^3, des Oberschenkels 10 cm^3 und des Unterschenkels 6 cm^3 betragen müßte, um im Röntgenbild erkennbar zu sein. Dies entspräche z.B. für den Oberarm einem Kugeldurchmesser von etwa 1,6 cm. Durch die inzwischen wesentlich verbesserte Aufnahmetechnik dürften diese Angaben nur noch bedingte Gültigkeit besitzen.

Differentialdiagnostisch muß an branchiogene oder anderweitige Cystenbildungen, Speicheldrüsentumoren, Hygrome, Dermoide, Meningocelen, Hernien und Hydrocelen gedacht werden. Eine Abgrenzung gegenüber bösartigen Neubildungen ist nicht immer mit Sicherheit durchzuführen (SAMUEL). Gelegentlich werden Kalkeinlagerungen oder Verknöcherungen in Lipomen gesehen (PLAUT u. Mitarb.; ROBSON; SILBERMANN) (Abb. 103).

Ebenfalls knotige, gut abgrenzbare Tumoren, die röntgenologisch als Aufhellungen imponieren, stellen die selten vorkommenden, reinen *Myxome* dar. Sie werden vorwiegend in den Weichteilen der Extremitäten gefunden.

Übergangs- und Mischformen von Tumoren, die partiell Schleim- oder Fettgewebe enthalten (Fibromyxom, Fibrolipom, Myxolipom usw.) zeigen entsprechend ihrem Anteil vermehrt strahlen-

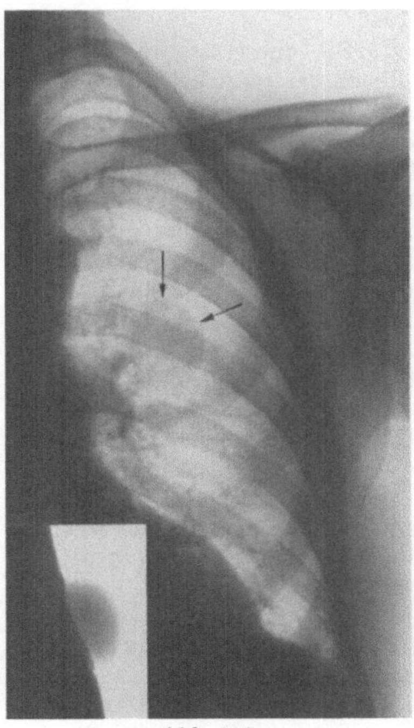

Abb. 102

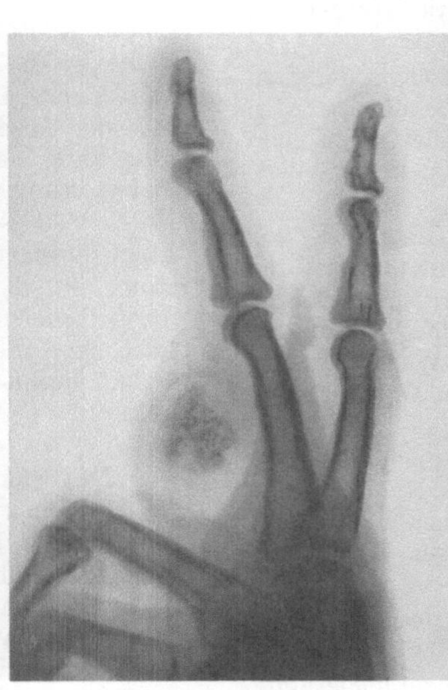

Abb. 103

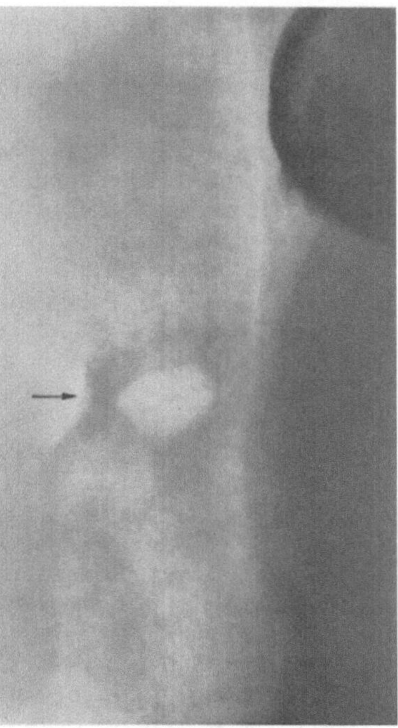

Abb. 104

Abb. 102. Lipom des Rückens. Vortäuschung eines Rundherdes der Lunge. Im Ausschnitt der tangential dargestellte Tumor. 61jähriger Mann

Abb. 103. Verknöcherung in einem Lipom am Finger. 60jährige Frau (G. S. PLAUT, R. SALM u. D. E. TRUSCOTT 1959)

Abb. 104. Pingranliquose (Erläuterung s. Text). (U. J. WASSNER 1962)

durchlässigen Gewebes unterschiedliche Bilder. Eine Artdiagnose ist aus dem Röntgenbild allein kaum zu stellen.

Schwierigkeiten in der Diagnostik bereiten in jedem Falle die bösartigen Tumoren, die mit Aufhellungen des Röntgenbildes einhergehen. Die mangelnde Konturschärfe läßt ein *Liposarkom* vermuten (LINGLEY), doch sei darauf hingewiesen, daß auch Lipome gelegentlich als unscharf begrenzte Aufhellungen zur Darstellung kommen. Die Unschärfe der Konturen darf nicht allein als Kriterium einer röntgenologischen Differenzierung zwischen Lipom und Liposarkom gewertet werden (SILBERMANN).

GESCHICKTER berichtet über zwölf Fälle von Liposarkomen, von denen fünf an den unteren Extremitäten lokalisiert waren. LINGLEY gibt an, daß Liposarkome am häufigsten in den Weichteilen der unteren Extremitäten gefunden werden. HAMPERL bezeichnet das Fettgewebe der Bauchhöhle als häufigsten Ausgangspunkt.

Myxosarkome und *Myxochondrosarkome* lassen unterschiedliche Aufhellungen je nach ihrem Schleimgehalt neben anderen Gewebsformationen im Röntgenbild erkennen.

Unter dem Begriff der sog. „Pingranliquose" (Abb. 104) beschreibt WASSNER symmetrisch vorkommende Fettgewebsnekrosen im Gesäß und in den Bauchdecken bei Arteriosklerotikern. Bei den

2—6 cm großen Pseudotumoren findet sich innerhalb einer fibrösen, mitunter verkalkenden Kapsel verflüssigtes Fett. Röntgenologisch stellen sich diese Einschmelzungshöhlen als Weichteilaufhellungen dar, die von dem schattendichteren Saum der fibrösen Kapsel umgeben sind.

Herrn Photomeister H.-G. Goetsch, Leiter der lichtphotographischen Abteilung des Institutes für klinische Strahlenkunde der Universität Mainz, möchten wir für seine Beratung und für die Anfertigung der Abbildungsvorlagen herzlichen Dank sagen.

Literatur

Übersichtsarbeiten und zusammenfassende Darstellungen

Adams, R. D., D. Denny-Brown, and C. M. Pearson: Diseases of muscle. A study in pathology, 2nd edit. New York: Harper and Brothers 1962.

Albertini, A. v.: Spezielle Pathologie der Sehnen, Sehnenscheiden und Schleimbeutel. In: Handbuch der speziellen pathologischen Anatomie und Histologie, Bd. 9/1, S. 508—609. Berlin: Springer 1929.

Bonse, G.: Röntgenologische Diagnostik von Hautkrankheiten. In: Dermatologie und Venerologie einschließlich Berufskrankheiten, dermatologischer Kosmetik und Andrologie, hrsg. von H. A. Gottron u. W. Schönfeld, Bd. I/1, S. 705—743. Stuttgart: Georg Thieme 1961.

—, u. H. Schuermann: Röntgenologische Diagnostik der Dermatologie. In: Handbuch der Haut- und Geschlechtskrankheiten, Bd. V/2, S. 903—941. Berlin - Göttingen - Heidelberg: Springer 1959.

Caffey, J.: Pediatric x-ray diagnosis, 4th edit., S. 1147—1154. Chicago: Year Book Publ. 1961.

Carty, J. R.: Soft tissue roentgenography. Anatomical, technical and pathological considerations. Amer. J. Roentgenol. **35**, 474—484 (1936).

Exner, G.: Muskel- und Bindegewebserkrankungen. In: Handbuch der Orthopädie, Bd. I, S. 480—548. Stuttgart: Georg Thieme 1957.

Frantzell, A.: Soft tissue radiography. Technical aspects and clinical application in the examination of limbs. Acta radiol. (Stockh.), Suppl. 85 (1951).

Gray, E. D.: The soft tissues. A textbook of x-ray diagnosis by British authors, vol. III., S. 644—671. London: H. K. Lewis & Co. Ltd. 1939.

Köhler, A., u. E. A. Zimmer: Grenzen des Normalen und Anfänge des Pathologischen im Röntgenbilde des Skelettes, 10. Aufl. Stuttgart: Georg Thieme 1956.

Lingley, J. R., and W. J. Elliot: Soft tissue roentgenography. In: Diagnostic Roentgenography (R. Golden). Baltimore: Williams & Wilkins Co. 1948.

Markovits, E.: The soft tissues. In: Bone and Joint Radiology, S. 249—256. New York: Macmillan & Co. 1949.

Melot, G.: Contribution à l'étude radiographique des tissus de faible densité. J. belge Radiol. **30**, 281—389 (1946).

Meyenburg, H. v.: Die quergestreifte Muskulatur. In: Handbuch der speziellen pathologischen Anatomie und Histologie, Bd. 9/1, S. 299—507. Berlin: Springer 1929.

Oberdalhoff, H.: Röntgendiagnostik der Weichteile der Gliedmaßen. In: Klinische Röntgendiagnostik chirurgischer Erkrankungen (H. Oberdalhoff, H. Vieten u. H. Karcher), Bd. 2, S. 399—407. Berlin-Göttingen-Heidelberg: Springer 1959.

Schoen, R., u. W. Tischendorf: Krankheiten der Knochen, Gelenke und Muskeln. In: Handbuch der Inneren Medizin, Bd. VI/1, S. 647—1042. Berlin-Göttingen-Heidelberg: Springer 1954.

Zuppinger, A.: Die theoretischen Grundlagen und Möglichkeiten der röntgendiagnostischen Weichteiluntersuchung. Fortschr. Röntgenstr., Erg.-Bd. **48** (1935).

— Pathologische Aufhellungen im Weichteilschatten. Pathologische Verdichtungen im Weichteilschatten. In: Lehrbuch der Röntgendiagnostik (H. R. Schinz, W. E. Baensch, E. Friedl u. E. Uehlinger), 5. Aufl., Bd. 2, S. 1768—1796. Stuttgart: Georg Thieme 1952.

1. Die Röntgenanatomie des Weichteilmantels. Erkrankungen, die mit Veränderungen von Kontur und Struktur der Weichteile einhergehen

Arcomano, J. P., G. Stunkle, J. C. Barnett, and J. P. Sackler: Muscle group signs and pubic varus as a manifestation of hip disease in children. Amer. J. Roentgenol. **89**, 966—969 (1963).

Arner, O., and A. Lindholm: Subcutaneous rupture of the achilles tendon. Acta chir. scand., Suppl. **239** (1959).

— —, and N. Lindvall: Roentgen changes in subcutaneous rupture of the achilles tendon. Acta chir. scand. **116**, 1—5 (1958/59).

Augustin, V.: Weichteilradiologie der Extremitäten in der Differentialdiagnostik von Krankheiten des Säuglings- und Kindesalters. Radiol. diagn. (Berl.) **3**, 317—321 (1962).

Bargy, P., P. Nicard, et J. Girard: Étude anatomo-radiologique des tendons du poignet. J. Radiol. Électrol. **40**, 326—327 (1959).

BARGY, P., P. NICARD, et J. GIRARD: Étude des parties molles dans les affections articulaires des doigts. J. Radiol. Électrol. **40**, 328—330 (1959).

BÁRSONY, TH., u. K. WINKLER: Zur Röntgenologie der Muskelschatten. I. Die laterale Kontur des Erector trunci. Röntgenpraxis **9**, 447—450 (1937).

— — Zur Röntgenologie der Muskelschatten. II. Ein Beitrag zur Röntgenologie des Musculus psoas unter physiologischen Verhältnissen. Röntgenpraxis **10**, 242—249 (1938).

BAYLIN, G. J., and J. C. GLENN jr.: Soft tissue changes in early acute osteomyelitis. Amer. J. Roentgenol. **58**, 142—147 (1947).

BECKER, P. E.: Die Myopathien. In: Handbuch der Inneren Medizin, Bd. V/2, S. 922—966. Berlin-Göttingen-Heidelberg: Springer 1953.

BERGSTRAND, I., u. O. NORMAN: Die Krankheiten des Hüftgelenkes im Kindesalter. Radiologe **1**, 76—89 (1961).

BLEDSOE, R. C., and J. C. IZENSTARK: Displacement of fat pads in disease and injury of the elbow. A new radiographic sign. Radiology **73**, 717—724 (1959).

BOECKER, W.: Röntgenologisch nachweisbare Muskelfiederung bei Dystrophia musculorum progressiva. Dtsch. med. Wschr. **1950**, 938—940.

BONOLA, A.: Sulla interpretazione radiografica delle ombre normali e patologiche delle parti molli del ginocchio senza mezzi di contrasto. Chir. Organi Mov. **23**, 39—56 (1936).

BONSE, G.: Beitrag zur Röntgenweichstrahldiagnostik traumatischer Muskelveränderungen. Medizinische **1952**, 1125.

— Beitrag zur Röntgendiagnostik hautnaher Lymphknoten. Hautarzt **5**, 507—509 (1954).

— Zur Röntgenweichstrahldiagnostik. Radiologe **5**, 35—38 (1965).

BRANDIS, H. J. v.: Über subcutane Muskelrisse. Dtsch. Z. Chir. **253**, 639—658 (1940).

CAFFEY, J.: Siehe Übersichtsarbeiten.

CARNOT, P. CAROLI et MAISON: Myosite gonococcique. Bull. Soc. méd. Hôp. Paris **50**, 481—487 (1934). Ref. Zbl. ges. Radiol. **18**, 27 (1934).

CARTY, J. R.: Siehe Übersichtsarbeiten.

CHAZIN, A.: Die Röntgendiagnostik von Weichteilerkrankungen der Extremitäten. Nov. khir. Arkh. **20**, 124—140 (1930). Ref. Zbl. ges. Radiol. **10**, 491 (1931).

CHIAPPA, S.: Studio radiologico sulle parti molli articolari e periarticolari. Le parti molli dell' articolazione tibiotarsica nel quadro normale e nelle da trauma. Radiol. med. (Torino) **38**, 621—635 (1952).

COWAN, M. A., and S. ALEXANDER: Simultaneous bilateral rupture of achilles tendons due to triamcinolone. Brit. med. J. **1961I**, 1658.

DI CHIRO, G., and K. B. NELSON: Soft tissue radiography of extremities in neuromuscular disease with histological correlations. Acta radiol. (Stockh.) N.S. diagn. **3**, 65—88 (1965).

DREY, L.: The radiology of soft tissue. A preliminary consideration of basic principles. Brit. J. Radiol. **26**, 619—627 (1953).

EIKEN, M., u. J. LESTER: Röntgenologisch sichtbare Veränderungen, die durch Blutungen bei Ellenbogengelenkfrakturen verursacht werden. Ugeskr. Laeg. **119**, 184—187 (1957). Ref. Radiol. exc. Med. **12**, 814 (1958).

FISCHER, E.: Ein neues Zeichen des Kollateralkreislaufs bei der Aortenisthmusstenose. Fortschr. Röntgenstr. **83**, 861—865 (1955).

FISCHER-WASELS, J.: Sehnen- und Bandverletzungen, röntgenologisch dargestellt. Mschr. Unfallheilk. **62**, 383—387 (1959).

FRANKE, H.: Ein röntgenphotographisches Verfahren zur gleichzeitigen Darstellung der Weichteile und Knochenpartien des Profilschädels. Röntgenpraxis **8**, 43—46 (1936).

FRANTZELL, A.: Siehe Übersichtsarbeiten.

— B. HAGBERG, and L. SÖDERHJELM: Werdnig-Hoffmann's progressive muscular atrophy. Creatine excretion following vitamin E treatment and muscle radiography. Acta Soc. Med. upsalien. **56**, 209—223 (1952).

FRIEDRICH, H.: Über die Hoffasche Sklerose des vorderen Kniegelenkfettkörpers und ihre Röntgendiagnose. Fortschr. Röntgenstr. **36**, 646—651 (1927).

FRIMANN-DAHL, J.: Examination of the soft tissues of the chest. Acta radiol. (Stockh.) **37**, 246—252 (1952).

GIEDION, A.: Weichteilveränderungen und radiologische Frühdiagnose der akuten Osteomyelitis im Kindesalter. Fortschr. Röntgenstr. **93**, 455—466 (1960).

— Die akute Osteomyelitis im Kindesalter und ihre radiologische Frühdiagnose. Chir. Praxis **6**, 285—290 (1962).

GIRDANY, B., and T. S. DANOWSKI: Muscular dystrophy. II. Radiologic findings in relation to severity of disease. III. Serum and blood solutes and other laboratory indices. IV. Endocrine studies. Amer. J. Dis. Child. **91**, 339—364 (1956).

GRAY, E. D.: Siehe Übersichtsarbeiten.

HULTÉN, A.: Muskellipomatose. Svenska Läk.-Tidn. **25**, 222—224 (1928). Ref. Zbl. ges. Radiol. **5**, 250 (1928).

JORUP, S., and S. R. KJELLBERG: The early diagnosis of acut septic osteomyelitis, periostitis and arthritis and its importance in the treatment. Acta radiol. (Stockh.) **30**, 316—325 (1948).

KAGER, H.: Zur Klinik und Diagnostik des Achillessehnenrisses. Chirurg **11**, 691—695 (1939).

KAUFMANN, H. J.: A new roentgen finding in pseudo-hypertrophic muscular atrophy. Amer. J. Roentgenol. **89**, 970—974 (1963).

KOHN, A. M.: Soft tissues alterations in elbow trauma. Amer. J. Roentgenol. **82**, 867—874 (1959).

KUCHENMEISTER, E.: Die Methodik der Darstellung peripherer Gefäße im Röntgenbild und ihre Ergebnisse am normalen Gefäßsystem. Ergebn. med. Strahlenforsch. **6**, 131—170 (1933).

Laurell, H.: Über die Röntgensymptome bei einem Fall von intra- und retroperitonealer Entzündung und über frische röntgenologische Zeichen der akuten Osteomyelitis. Acta radiol. (Stockh.) **8**, 289—302 (1927).

Leborgne, R., F. Leborgne jr., and J. H. Leborgne: Soft tissue radiography of axillary nodes with fatty infiltration. Radiology **84**, 513—515 (1965).

Levene, G., and S. A. Kaufman: The diagnostic significance of roentgenologic soft tissue shadows in the pelvis. Amer. J. Roentgenol. **79**, 697—704 (1958).

Lewis, R. W.: Roentgenographic study of the soft tissue pathology in and about the knee joint. Amer. J. Roentgenol. **65**, 200—220 (1951).

Lewitan, A., and L. Nathanson: The roentgen features of muscular dystrophy. Amer. J. Roentgenol. **73**, 226—234 (1955).

Lindblom, K., and I. Palmer: Ruptures of the tendon aponeurosis of the shoulder joint, the so-called supraspinatus ruptures. Acta chir. scand. **82**, 133—142 (1939).

Louyot, P., J. Mathieu, A. Gaucher, J. Guillemin, Mme. J. Mathieu et C. Busmey: Alcaptonurie et Ochronose. Rev. Rhum. **28**, 573—581 (1961).

Marchese, G. S.: Uteriore contributo alla conoscenza della radiologia delle parti molli. G. Accad. Med. Torino **116**, 55—63 (1953).

Maresh, M. M.: Bone, muscle and fat measurements. Longitudinal measurements of bone, muscle and fat widths from roentgenograms of the extremities during the first six years of life. Pediatrics **28**, 971—984 (1961).

Meier-Siem, M.: Röntgenologisch nachweisbare Weichteilveränderungen im Kniegelenksbereich und ihre Deutung. Fortschr. Röntgenstr. **73**, 479—481 (1950).

Meldolesi, G.: Pathologie und Therapie der progressiven Muskeldystrophie. Dtsch. med. Wschr. **1937a**, 1654—1658.

— Indicazioni limiti e resultati dell' imagine radiologica nella distrofia musculare progressiva. Nunt. radiol. (Roma) **5**, 157—194 (1937b).

— Alterazioni muscolari radiologicamente apprezzabili negli eseti di setticoemia gonococcica. Atti Soc. ital. Derm. Sif. **3**, 14—15 (1940).

—, e U. Garetto: Sull' aspetto radiologico dei muscoli in alcune miopatie (nella forma primitiva e nella forma neurogena — tipo Charcot-Marie). Policlinico, Sez. med. **45**, 1—15 (1938).

Melot, G. J.: Roentgenologic examination of the soft tissues. 1) Technical considerations; 2) Study of the axillar region. Amer. J. Roentgenol. **46**, 189—196 (1941).

— Démonstration radiologique des altérations intra- et périarticulaires. J. Radiol. Électrol. **32**, 198—209 (1951).

— Siehe Übersichtsarbeiten.

Mizbah, G.: Hematoma of rectus sheath. Amer. J. Surg. **88**, 964—966 (1954).

Nelson, W. E.: Textbook of Pediatrics, 7th edit. Philadelphia and London: W. B. Saunders Co. 1959.

Norell, H. G.: Roentgenologic visualisation of the extracapsular fat: its importance in the diagnosis of traumatic injuries to the elbow. Acta radiol. (Stockh.) **42**, 205—210 (1954).

Pirkey, E. L., and J. Hurt: Roentgen evaluation of the soft tissues in orthopedics. Amer. J. Roentgenol. **82**, 271—276 (1959).

Poznanski, A. K., and G. Manson: Radiographic appearance of the soft tissues in the diencephalic syndrome of infancy. Radiology **81**, 101—106 (1963).

Révész, V.: Röntgenbilder normaler peripherischer Blutgefäße. Fortschr. Röntgenstr. **20**, 39—42 (1913).

Saar, G. v.: Die Sportverletzungen. In: Neue Deutsche Chirurgie, Bd. 13. Stuttgart: Ferdinand Enke 1914.

Sacchi, A.: Contributo allo studio radiologico delle parti molli del ginocchio. Radiol. med. (Torino) **38**, 735—751 (1952).

Schoen, D.: Der Achillessehnenriß im Röntgenbild. Fortschr. Röntgenstr. **78**, 604—606 (1953).

Seyss, R.: Zur Röntgendiagnostik von Seitenbandverletzungen des Kniegelenkes. Mschr. Unfallheilk. **59**, 353—358 (1956).

Silbermann, J.: Die röntgendiagnostische Bedeutung des Fettgewebes. Radiol. clin. (Basel) **8**, 114—128 (1939).

Snoke, P. O.: The tendo patellae. A roentgen consideration of its length. J. Bone Jt Surg. **14**, 830—833 (1932).

Spiller, U.: Beitrag zur Darstellbarkeit nicht verkalkter, peripherischer Gefäße im Röntgenbild ohne Benutzung von Kontrastmitteln. Fortschr. Röntgenstr. **39**, 660—666 (1929).

Toygar, O.: Subcutane Ruptur der Achillessehne. Helv. chir. acta **14**, 209—231 (1947).

Wachsmann, F., u. A. Dimotsis: Kurven und Tabellen für die Strahlentherapie. Stuttgart: S. Hirzel 1957.

Wichtl, O.: Zur Pathologie des Psoas und des Psoasschattens. Fortschr. Röntgenstr. **63**, 84—99 (1941).

— Über Veränderungen des Psoas im Röntgenbild. Fortschr. Röntgenstr. **67**, 289—297 (1943).

Zadek, I.: Acute non-tuberculous psoasabscess: a clinical entity: report of 7 cases. J. Bone Jt Surg. **32A**, 433—438 (1950).

Zuppinger, A.: Siehe Übersichtsarbeiten.

2. Pathologische Verdichtungen. Weichteilveränderungen, die vorwiegend mit Verkalkungen und Verknöcherungen einhergehen

Abramson, D. J., and S. Kamberg: Spondylitis, pathological ossification, and calcification associated with spinal-cord injury. J. Bone Jt Surg. **31A**, 275—283 (1949).

Acevedo, E. B., J. L. Morador y R. Minetti: Los quistes hidáticos musculares. Arch. int. Hidatid. **9**, 221—253 (1949).

Agati, D.: Sulla genesi e sull'importanza clinica dell'articolazione coraco-claviculare. I. Un caso di ossificazione dei ligamenti conoide e trapezoide. II. Un caso si abnorme tuberosita coracoidea della clavicola. Arch. Radiol. (Napoli) **6**, 813—826 (1930). Ref. Zbl. ges. Radiol. **10**, 371 (1931).

Agrifoglio, M.: Ossificazioni traumatiche para-articolari della mano. Arch. ital. Chir. **36**, 409—421 (1934).

Aisenberg, M. F.: Über Calcinosis interstitialis universalis. Fortschr. Röntgenstr. **39**, 443—447 (1929).

Albers-Schönberg, H. E.: Über Fehlerquellen bei der Harnleitersteinuntersuchung. Verh. dtsch. Röntg.-Ges. **2**, 46—49 (1906).

Albright, F., T. G. Drake and H. W. Sulkowitch: Renal osteitis fibrosa cystica; report of a case with discussion of metabolic aspects. Bull. Johns Hopk. Hosp. **60**, 377—399 (1937).

—, and E. C. Reifenstein: The parathyroid glands and metabolic bone disease. Selected study. Baltimore: Williams & Wilkins Comp. 1948.

Ambrošič, F.: Problem Ehinokokoze u kirurgiji i općenito umedicini nr crne gore. Habil. Titograd 1961.

Ambs, E., u. G. Bonse: Familiäres Vorkommen einer Calcinosis interstitialis universalis. Kinderärztl. Prax. **27**, 11—21 (1959).

Andersch, H.: Röntgenologische Weichteil- und Skelettuntersuchungen an 102 Diabetikern. Dtsch. Gesundh.-Wes. **17**, 380—390 (1962).

Andersen, D. H., and E. R. Schlesinger: Renal hyperparathyreoidism with calcification of arteries in infancy. Amer. J. Dis. Child. **63**, 102—125 (1942).

Andreas, H.: Die Lipocalcinogranulomatose — eine neue Lipoidose. Med. Klin. **1949**, 913—916.

Angst, H.: Ehlers-Danlos-Syndrom. Diss. Zürich 1951.

Antonioli, G. M.: Sulle ossificazioni nelle cicatrice operatorie. Med. contemp. (Torino) **6**, 544—554 (1940).

Ardinghi, G., G. Nieri e P. Piccione: Tumori connettivali maligni delle parte molli. Considerazioni radiodiagnostiche e radiotherapiche. Cancro **14**, 1—89 (1961).

Armory, H. I., and R. F. Bunch: Perivascular injection of thorotrast and its sequelae. Radiology **51**, 831—838 (1948).

Asshoff, H.: Symmetrische Verkalkung der Achillessehnen nach frühkindlicher Achillotomie. Z. Orthop. **98**, 535—537 (1964).

Atkinson, F. R. B., and F. P. Weber: Cutaneous and subcutaneous calcinosis. Brit. J. Derm. **50**, 267—310 (1938).

Austoni, A., e G. Austoni: Rottura totale soprarotulea del tendine de quadricipite. Quadro clinico con osservazioni personali e ricerche sulla etiopatogenesi. Chir. Organi Mov. **21**, 381—415 (1936).

Austoni, M., e U. Garetto: Su di un caso di cisticercosi disseminato (Studio clinico e radiologico). Boll. Accad. med. Roma **64**, 35—39 (1938).

Baastrup, C. I.: Subcutaneous calcifications of a phlebolitic or phlebosclerotic character in the leg. Acta radiol. (Stockh.) **13**, 206—212 (1932).

Baciu, C., et N. Robanescu: Un nouveau syndrom d'hypertrophie du membre inférieur. Hypertrophie, angiomatose et ossification hétérotopique. Acta orthop. belg. **23**, 265—270 (1957).

Bacon, J. F.: Arterial calcification in infancy. J. Amer. med. Ass. **188**, 933—935 (1964).

Bade, H.: Knochenbildung in einer Laparotomienarbe als Carcinommetastase angesprochen. Röntgenpraxis **13**, 237—238 (1941).

Baertz, L.: Cysticercus cellulosae der Körpermuskulatur im Röntgenbild. Diss. Münster/Westf. 1938.

Barbilien, N., et E. Repciuc: Sur un cas de cysticercose généralisée diagnostiqué radiographiquement. J. Radiol. Électrol. **23**, 317—319 (1939).

Bard, M.: Contribution à l'étude des ostéomes paraarticulaires (paraostéoarthropathies de Dejerine-Ceillier) chez les paralysés. A propos d'une observation personelle chez un hémiplégique. Thèse, Paris 1956.

Barth, H.: Klinische und röntgenologische Betrachtungen über anormale Verknöcherungsvorgänge im menschlichen Zungenbeinapparat. Z. Hals-, Nas-. u. Ohrenheilk. **23**, 9—17 (1929).

Barton, D. L., and R. J. Reeves: Tumoral calcinosis. Report of three cases and review of the literature. Amer. J. Roentgenol. **86**, 351—358 (1961).

Batson, J. M.: Calcification of the ear cartilage associated with the hypercalcemia of sarcoidosis. New Engl. J. Med. **265**, 876—877 (1961).

Battigelli, G.: Generalisierte Lymphdrüsentuberkulose. Fortschr. Röntgenstr. **52**, 53—64 (1935).

Bauschat, H.: Über das Krankheitsbild der Calcinosis universalis. Diss. Königsberg 1933.

Beal, A. M.: Calcified guinea-worm (Dracunculus medinensis). A report of five cases. Amer. J. Roentgenol. **39**, 210—215 (1938).

Beath, R. M.: A case of "Calcinosis universalis" with premature senility. Brit. J. Radiol. **7**, 372—374 (1934).

Beck, C.: Über Verknöcherungsvorgänge in den Venen im Lichte des Röntgenverfahrens. Dtsch. med. Wschr. **1904**, 882.

Beck, H.: Zur Klinik und Pathogenese der Kaumuskelverknöcherungen. Dtsch. Zahn-, Mund- u. Kieferheilk. **19**, 433—456 (1954).

Becker, A., u. J. Matzker: Thorotrastschädigungen am Hals. Dtsch. med. Wschr. **1959**, 853—859.

Becker, F.: Sarkom vortäuschende sogenannte Resorptionsgeschwulst bei Hämophilie. Zbl. Chir. **1942**, 1133—1137.

Benassi, E.: Ossificazione post-traumatica paratibiale. Arch. Ortop. (Milano) **45**, 409—415 (1929).

— Segni radiologici precoci di ossificazioni intramuscolari posttraumatiche a rapida formazione. Riv. Radiol. e Fisica med. **3**, 619—629 (1931).

Benassy, J.: Ostéomes des paraplégiques. Rev. Rhum. **24**, 457—461 (1957).

— L'ostéogenèse neurogène. Rev. Rhum. **28**, 234—240 (1961).

BERCOW, C., and M. H. POPPEL: Interstitial calcinosis circumscripta associated with sleroderma and Raynaud's disease. Radiology **39**, 96—98 (1942).

BERENS, D. L., and L. M. LOCKIE: Ossification of the coraco-acromial ligament. Radiology **74**, 802—805 (1960).

BERGERHOFF, W.: Spätschädigung durch Jodipin. Fortschr. Röntgenstr. **36**, 374—375 (1927).

BÉTOULIÈRES, A.: Les ossifications para-articulaires neurogènes. Presse méd. **70**, 194—196 (1962) u. Thèse, Montpellier 1961.

BEUTEL, A.: Die Verknöcherung des Ligamentum stylohyoideum. Röntgenpraxis **7**, 665—670 (1935).

BEYER, A., u. A. STECKEN: Ossale Strukturveränderungen beim Klippel-Trenaunay-P. Weber-Syndrom. Fortschr. Röntgenstr. **97**, 45—51 (1962).

BICKEL, E., u. W. JANSSEN: Arteriopathia calcificans infantum. Arch. Kinderheilk. **169**, 274—285 (1963).

BIGLIARDI, I.: I riperti dei controlli radiografici distanzi in due osservazioni di miopatia lipofibrocalcarea. Boll. Soc. ital. Pat. **11**, 77—79 (1952).

BIGNAMI, G.: Sul quadro radiologico dei cisticerchi calcificati. Arch. Radiol. (Napoli) **4**, 817—832 (1928). Ref. Zbl. ges. Radiol. **7**, 497 (1930).

BLOMQUIST, G.: Xanthoma of the tendon Achilles. Acta radiol. (Stockh.) **57**, 45—48 (1962).

BLÜMLEIN, H.: Bösartige Tumoren nach Steckschußverletzungen. Arch. Ohr.-, Nas.- u. Kehlk.-Heilk. **171**, 239—244 (1958).

BOEBEL, R.: Anatomische Untersuchungen am Ligamentum iliolumbale. Z. Orthop. **95**, 131—139 (1961).

BÖHLER, L.: Die Ursachen der Myositis ossificans traumatica nach Ellbogenverrenkungen. Fortschr. Röntgenstr. **53**, 823—840 (1936).

BÖRNER, W., E. MOLL, P. SCHNEIDER u. K. STUCKE: Zur Problematik der Thorotrastschäden. Klinische und radiologische Untersuchungen zum Verhalten von Thorium und seiner Zerfallsprodukte im Organismus. Fortschr. Röntgenstr. **93**, 287—297 (1960).

BOFFANO, M.: Calcificazioni e ossificazioni muscolari e tendinee. Ann. Radiol. diagn. (Bologna) **33**, 165—232 (1960).

— Ossificazione patologica focali multipli della regione glutea. Minerva radiol. (Torino) **8**, 472—476 (1963).

BOLOGNESI, G.: Echinococcuscyste des Musculus psoas. Zbl. Chir. **62**, 1398—1402 (1935).

BONSE, G.: Röntgenbefunde bei ausgedehnten angiomatösen Veränderungen im Bereiche der rechten oberen Körperhälfte. Fortschr. Röntgenstr. **74**, 91—94 (1951).

— Über Röntgenweichstrahldiagnostik unter spezieller Berücksichtigung der Röntgendiagnostik von Hautkrankheiten. Hautarzt **8**, 529—534 (1957).

— Siehe Übersichtsarbeiten.

BOPP, J.: Calcinosis interstitialis am Unterschenkel. Fortschr. Röntgenstr. **76**, 542 (1952).

BORGERSEN, A.: Myotendinitis calcarea at the proximal joint of the great toe. Acta radiol. (Stockh.) **50**, 361—364 (1958).

BOSSI, R.: I tumori dei tessuti molli contributo radiodiagnostico. Radiol. med. (Torino) **41**, 563—593 (1955).

BOSWORTH, B. M.: Examination of the shoulder for calcium deposits. Technique of fluoroscopy and spot-film roentgenography. J. Bone Jt Surg. **23**, 567—577 (1941).

— Calcium deposits in the shoulder and subacromial bursitis. J. Amer. med. Ass. **116**, 2477—2482 (1941).

BOTREAU-ROUSSEL: Radiographie du ver de Guinée (filaire de Médine) après injection intrasomatique de lipiodol. Bull. Soc. Path. exot. **21**, 103—104 (1928). Ref. Zbl. ges. Radiol. **5**, 251 (1928).

BOURNE, N. W.: Bone formation in cystotomy scars. Urol. cutan. Rev. **39**, 692—695 (1935).

BOWEN, A.: Hypodermoliths: Report of a localized case. Radiology **37**, 103—104 (1941).

BOWEN, B. D., and E. C. KOENIG: Arteriosclerosis and diabetes; including a roentgenological study of the lower extremities. Bull. Buffalo Gen. Hosp. **5**, 31—43 (1927). Ref. Zbl. ges. Radiol. **5**, 116 (1928).

BRADY, L. W., D. E. CHANDLER, R. O. GORSON, and J. CULBERSON: Perivascular extravasation of thorotrast. Report of a case with eleven-year follow-up. Radiology **74**, 392—398 (1960).

BRAILSFORD, J. F.: The X-ray diagnosis of animal parasites (helminthes) in man. Proc. roy. Soc. Med. **19**, 41—52 (1926).

— Cysticercus cellulosae — its radiographic detection in the musculature and in the central nervous system. Brit. J. Radiol. **14**, 79—93 (1941a).

— Changes in bones, joints and soft tissues associated with disease or injury of the central nervous system. Brit. J. Radiol. **14**, 320—328 (1941b).

— Ossifying haematomata and other simple lesions mistaken for sarcomata. The responsibility of biopsy. Brit. J. Radiol. **21**, 157—170 (1948).

— The radiology of bones and joints, 5th edit. London: J. & A. Churchill Ltd. 1953.

— The radiology of gout. Brit. J. Radiol. **32**, 472—478 (1959).

BRAND, TH. v., u. F. HOLTZ: Über die lokale Gewebsverkalkung nach subcutaner Zufuhr von bestrahltem Ergosterin. Hoppe-Seylers Z. **195**, 241—247 (1931).

BRANDENBERGER, E.: Feinstrukturanalyse mit Röntgenstrahlen. In: Lehrbuch der Röntgendiagnostik (H. R. SCHINZ, W. E. BAENSCH, E. FRIEDL u. E. UEHLINGER), 5. Aufl., Bd. 1, S. 72—93. Stuttgart: Georg Thieme 1952.

—, u. H. SCHINZ: Über die Natur der Verkalkungen bei Mensch und Tier und das Verhalten der anorganischen Knochensubstanz im Falle der hauptsächlichen menschlichen Knochenkrankheiten. Basel: Benno Schwabe & Co. 1946.

BRANDT, C.: Beitrag zur Calcinosis interstitialis localisata. Fortschr. Röntgenstr. **94**, 140—142 (1961).

BRAT, L.: Klinische Fehldiagnose durch abnorm langen Griffelfortsatz des Felsenbeines. Fortschr. Röntgenstr. **75**, 758—759 (1951).

BRAUER, A. E.: Ergebnisse der Röntgenologie peripherer Blutgefäße am pathologisch veränderten Gefäßsystem und ihre klinische Bedeutung für die Diagnostik und Differentialdiagnostik. Ergebn. med. Strahlenforsch. **6**, 171—232 (1933).

BREDT, H.: Morphologie und Pathogenese der Arteriosklerose. In: Arteriosklerose: Ätiologie, Pathologie, Klinik und Therapie, hrsg. v. G. SCHETTLER, S. 6—50. Stuttgart: Georg Thieme 1961.

BREMIG: Über Myositis ossificans nebst Mitteilung von drei Fällen solitärer Myositis ossificans. Diss. Greifswald 1897.

BRETLAND, P. M.: Armillifer armillatus infestation. Radiological diagnosis in two Ghanaian soldiers. Brit. J. Radiol. **35**, 603—608 (1962).

BRETON, M., et G. LAVIER: Un cas de cysticercose musculaire généralisée, décelé par la radiographie. Bull. Soc. méd. Hôp. Paris **54**, 1721—1725 (1938).

BRISOTTO, P.: Ossificazione del processo jugostiloideo simulante corpo estraneo. Arch. ital. Mal. Trach. **8**, 2—7 (1940). Ref. Zbl. ges. Radiol. **32**, 73 (1940/41).

BROHL: Eine Graviditas tubaria und ein Os penis im Röntgenbilde. Fortschr. Röntgenstr. **7**, 125—128 (1903/1904).

BRUCH, E.: Über doppelseitige Verknöcherung der Ohrmuschel. Z. Laryng. Rhinol. **25**, 434—435 (1935).

BRUGSCH, H. G.: Rheumatic diseases, rheumatism and arthritis. Philadelphia and Montreal: J. B. Lippincott Co. 1957.

BRUMBAUGH, H. L.: Tendinitis ossificans traumatica. J. Bone Jt Surg. **14**, 953—957 (1932).

BRUN, M.: Note sur la localisation musculaire des kystes hydatiques d'après 23 observations recueillies à l'hôpital Sadiki. Mém. Acad. Chir. **65**, 1199—1205 (1939). Ref. Zentr.-Org. ges. Chir. **101**, 364 (1941).

BUCHER, R.: Neue Gesichtspunkte zur Kalkablagerung. Schweiz. med. Wschr. **1961**, 1434.

BUCHTALA, V.: Phlebolithen und Hämangiome. Röntgenpraxis **13**, 45—52 (1941).

BUCHWALD, W.: Posttraumatische Verkalkung des Hoffaschen Fettkörpers. Fortschr. Röntgenstr. **103**, 230—231 (1965).

BÜNGELER, W.: Lipogranulome nach intramuskulärer Injektion. Dtsch. med. Wschr. **1956**, 1330.

BÜRGER, M.: Altern und Krankheit. Leipzig: Thieme 1957.

BÜTZLER, O.: Zur Differentialdiagnose der Phlebolithen und Ureterkonkremente im Röntgenbild des kleinen Beckens. Fortschr. Röntgenstr. **49**, 253—262 (1934).

BURACZEWSKI, J., J. DZIUKOWA, u. I. PRONASZKO-RZEPECKA: Ein Beitrag zur Frage der Gelenkknorpelverkalkungen. Fortschr. Röntgenstr. **95**, 255—260 (1961).

BURKHOLDER, T. M., and R. R. BRAUND: Massive calcinosis with chronic renal insufficiency due to polycystic kidneys; case report. J. Urol. (Baltimore) **57**, 1001—1009 (1957).

BURNETT, C. H., R. R. COMMONS, F. ALBRIGHT, and J. E. HOWARD: Hypercalcemia without hypercalcuria or hypophosphatemia, calcinosis and renal insufficiency; syndrome following prolonged intake of milk and alkali. New Engl. J. Med. **240**, 787—794 (1949).

BUXTON, ST. J. D.: Ossification in the ligaments of the elbow joint. J. Bone Jt Surg. **20**, 709—714 (1938).

CALAMAJ, M. G., e G. TENCONI: Osservazioni sulle calcificazioni posttraumatiche dei ligamenti conoide e trapezoide. Minerva med. **49**, 140—144 (1958).

CAMIEL, M. R.: Calcification of vas deferens associated with diabetes. J. Urol. (Baltimore) **86**, 634—636 (1961).

CAMP, J. D.: Osseous changes in hyperparathyroidism. A roentgenologic study. J. Amer. med. Ass. **99**, 1913—1917 (1932).

CAMPBELL, D.: Zwei Fälle von paraostaler Knochenbildung. Fortschr. Röntgenstr. **36**, 1261—1264 (1927).

CARLBORG, U.: Studies of circulatory disturbances in cases of pseudoxanthoma elasticum and angoid streaks. Acta med. scand., Suppl. **151** (1944).

CAROLL, R. E., W. SINTON, and A. GARCIA: Acute calcium deposits in the hand. J. Amer. med. Ass. **157**, 422—426 (1955).

CASAZZA, R.: Di un curioso reperto roentgenologico in una convalescente d'artrite gonococcia del ginocchio. Raffrenti con la Myositis ossificans circumscripta (Küttner). G. ital. Derm. **71**, 755—770 (1930). Ref. Zbl. ges. Radiol. **9**, 598 (1931).

CASUCCIO, C.: Sulla diagnosi radiologica di parassiti calcificati a sede muscolare. Chir. Organi Mov. **18**, 569—581 (1933).

CAVENAGH, J. B.: Bilateral ossification of the styloid ligament combined with cervical exostoses. J. Laryng. **52**, 817—821 (1937).

CEILLIER, A.: Para-ostéo-arthropathies des paraplégiques par lésion de la moelle épinière et de la queue de cheval. Thèse, Paris 1920.

CHAMPION, R. H., and J. WEGRZYN: Congenital os penis. J. Urol. (Baltimore) **91**, 663—664 (1964).

CHIARI, H.: Über senile Verkalkung der Ampullen, der Vasa deferentia und der Samenblase. Z. Heilk. **24**, 283—292 (1903).

CHIZZOLA, G.: Contributo allo studio radiologico delle malattie del sistema muscolare. Radiol. med. (Torino) **16**, 899—912 (1929).

CHRISTENSEN, W. R., C. LIEBMAN, and M. C. SOSMAN: Skeletal and periarticular manifestations of hypervitaminosis D. Amer. J. Roentgenol. **65**, 27—37 (1951).

CLARA, R., et L. THYS: La calcinose interstitielle universelle. J. belge Radiol. **33**, 135—155 (1950).

Cline, P. A., N. Scatchard, E. G. Eschner, and F. J. Gustina: Calcification in retroperitoneal neuroblastoma. Report of three cases with tuberculoid reaction in one case. Amer. J. Roentgenol. **63**, 246—251 (1950).

Cocchi, U.: Erbleiden der Gelenke. In: Lehrbuch der Röntgendiagnostik (H. R. Schinz, W. E. Baensch, E. Friedl u. E. Uehlinger), 5. Aufl., Bd. II, S. 1356—1391. Stuttgart: Georg Thieme 1952.

Colback, M. G., D. Dusart et F. Hirsch: La maladie d'Ehlers-Danlos. Presse méd. **72**, 1575—1578 (1964).

Colette, J. M.: Étude radiologique de la circulation plasmo-tissulaire par injection sous-cutanée de substance de contraste. Rev. méd. Liège **8**, 776—787 (1953).

Comroe, B. I., G. W. Chamberlin, and F. W. Sunderman: Interstitial calcinosis: report of a case and review of the literature. Amer. J. Roentgenol. **41**, 749—757 (1939).

Cooper, W.: Calcareous tendinitis in the metacarpophalangeal region. J. Bone Jt Surg. **24**, 114—122 (1942).

Cooperman, M. B.: Subdeltoid bursitis. N. Y. St. J. Med. **26**, 807—814 (1926).

Coste, F., J. Delay, G. Manigand et A. Bonis: Un cas de para-ostéo-arthropathie d'origine nerveuse survenue à la faveur d'un coma oxycarboné. Rev. Rhum. **24**, 465 (1957a).

—, P. Galmiche, et P. Rondot: Coma traumatique suivi d'arthropathies et de para-ostéoarthropathies. Rev. Rhum. **24**, 435—447 (1957b).

Cottenot, P.: Ossification symétriques au voisinage des deux articulations coxo-fémorales consécutives à une fièvre typhoïde. Bull. Soc. Radiol. méd. France **15**, 186—188 (1927).

Craig, R. M., D. G. Pugh, and E. H. Soule: The roentgenologic manifestation of synovial sarcoma. Radiology **65**, 837—846 (1955).

Creveld, S. van: Disturbances of metabolism in Besnier-Boeck's disease. Ann. paediat. (Basel) **157**, 1—16 (1941).

Cronqvist, S.: Renal osteonephropathy. Acta radiol. (Stockh.) **55**, 17—31 (1961).

Curtis, L. E., and A. E. Feller: Hyperparathyroidism with calcinosis and secondary to renal disease. Ann. intern. Med. **17**, 1005—1014 (1942).

Cusmano, J. V., D. H. Baker and N. Finby: Pseudohypoparathyroidism. Radiology **67**, 845—853 (1956).

Danger, W.: Umschriebene, nicht traumatische Muskelverknöcherungen mit einer Gelenkbildung. Bruns' Beitr. klin. Chir. **191**, 124—128 (1955).

Davidson, C. N., J. M. Dennis, E. R. McNinch, J. K. Willson, and W. H. Brown: Nephrocalcinosis associated with sarcoidosis. A presentation of seven cases. Radiology **62**, 203—214 (1954).

Deister, J.: Typische Sportverletzungen und ihre Behandlung. Ärztl. Prax. **1961**, 1561, 1575—1578, 1591—1594.

Dejerine, Mme., A. Ceillier et Y. Dejerine: Para-ostéo-arthropathies des paraplégiques par lésions médullaires. Étude anatomique et histologique. Rev. neurol. **34**, 399—407 (1919).

Derra, E., u. E. Nadermann: Parossale Verkalkungen an den Beinen bei Paraplegikern nach Wirbelbruch. Zbl. Chir. **1942**, 758—765.

Dick, G. F., L. W. Hunt, and J. L. Ferry: Calcification of the supraspinatus tendon. A new treatment. J. Amer. med. Ass. **116**, 1202—1205 (1941).

Dienst, C.: Generalisierte Lymphdrüsentuberkulose mit generalisierter Verkäsung und Verkalkung der Lymphknoten. Fortschr. Röntgenstr. **36**, 1232—1236 (1927).

Diethelm, L., u. R. Wanke: Tumoren des Stützgewebes. In: Diagnostik der Geschwulstkrankheiten, hrsg. v. H. Bartelheimer u. H. J. Maurer, S. 810—855. Stuttgart: Georg Thieme 1962.

Diez, J., u. P. A. Etchegorry: Traumatische Ossifikation des Temporalmuskels. Pren. méd. argent. **14**, 1221—1226 (1928). Ref. Zbl. ges. Radiol. **6**, 489 (1929).

Dihlmann, W., u. E. Peter: Beitrag zur Differentialdiagnose von Kalkschatten in den den Weichteilen auf Lendenwirbelsäulen- und Beckenaufnahmen. Fortschr. Röntgenstr. **99**, 838—840 (1963).

Dittert, R.: Ungewöhnlicher Sitz einer Peritendinitis calcarea. Fortschr. Röntgenstr. **90**, 523—524 (1959).

Dohrmann, R.: Myositis ossificans traumatica. Tägl. Prax. **3**, 273—275 (1962).

Dolan, P. A.: Tumor calcification following therapy. Amer. J. Roentgenol. **89**, 166—174 (1963).

Dombrovsky, A. I.: The roentgen diagnosis of cysticercus. Amer. J. Roentgenol. **45**, 558—562 (1941).

Doyle, F. H.: Ulnar bone mineral concentration in metabolic bone diseases. Brit. J. Radiol. **34**, 698—712 (1961).

Drehmann, G.: Myositis ossificans circumscripta neurotica im Verlaufe der Poliomyelitis anterior acuta. Z. tchechoslow. orthop. Ges. **2**, 436—439 (1927). Ref. Zbl. ges. Radiol. **4**, 614 (1928).

Drey, L.: The radiology of soft tissue. Brit. J. Radiol. **26**, 619—627 (1953).

Dreyer, W.: Ein Beitrag zur Frage der traumatisch entstandenen Weichteiltumoren des Fußes. Bruns' Beitr. klin. Chir. **168**, 92—100 (1938).

Druckmann, A.: X-ray appearance of calcified filaria medinensis. Radiol. clin. (Basel) **8**, 158—162, 319 (1939).

Dubach, O.: Zur Frage der Myositis ossificans traumatica circumscripta. Arch. orthop. Unfall-Chir. **30**, 586—592 (1931).

Duken, J.: Myositis ossificans circumscripta als Folge intramuskulärer Injektion von Blut bei Kindern. Z. Kinderheilk. **52**, 528—533 (1932).

Dunham, E. C., and A. M. Smythe: Tubercolosis of the cervical lymph nodes in infancy. Value of the roentgen ray diagnosis. Amer. J. Dis. Child. **34**, 962—964 (1927).

DUPLAY, S.: De la péri-arthrite scapulo-humeral et des raideurs de l'épaule qui en sont la conséquence. Arch. gén. Méd. **2**, 513—542 (1872).

DWORETZKY, M.: Reversible metastatic calcification (Milk-Drinker's-Syndrome). J. Amer. med. Ass. **155**, 830—832 (1954).

DYES, O.: Ein verkalktes Senkungshämatom. Arch. orthop. Unfall-Chir. **35**, 189—192 (1935).

EGGELING, W., u. H. KNOLLE: Beitrag zum Krankheitsbild der Calcinosis universalis. Bruns' Beitr. klin. Chir. **201**, 77—88 (1960).

EGIDIO, M. DI: Osservazioni radiologiche sul Dracunculus Medinensis allo stato vivo e calcifico. Nunt. radiol. (Roma) **23**, 469—483 (1957).

EICKEN, C. v.: Sintomatologia, patologia e terapia del processo stiloideo allungato. Atti Conv. internaz. Otorinolaringol. **1939**, 111—129. Ref. Zbl. ges. Radiol. **30**, 385 (1939/40).

EIDLIN, L. M.: Röntgenographischer Nachweis des Metallringes am Einschuß (Ein neues Merkmal für Schußverletzungen). D. Z. ges. gerichtl. Med. **22**, 204—220 (1933).

EISENBERG, E., and P. V. BARTHOLOW jr.: Reversible calcinosis cutis. Calciphylaxis in man. New Engl. J. Med. **268**, 1216—1220 (1963).

ENDERLEIN, E.: Verkalkte Zystizerken. Münch. med. Wschr. **1913**, 1179.

ENGELS, H.: Tumor oberhalb des Trochanter major. Röntgenpraxis **9**, 338—340 (1937).

ENTZIAN, J.: Ein ungewöhnlicher Fall von Myositis ossificans. Fortschr. Röntgenstr. **88**, 625—626 (1958).

ESAU: Verknöcherung der Kniegelenkkapsel nach stumpfer Gewalteinwirkung. Dtsch. Z. Chir. **242**, 182—183 (1933).

ESCHBACH, H.: Seltene Weichteilverkalkung nach Schußverletzung des Halses. Röntgenpraxis **15**, 174—175 (1943).

ESSER, C.: Über Knochenspangen nach Querfortsatzfrakturen der Lendenwirbelsäule. Fortschr. Röntgenstr. **89**, 579—590 (1958).

ETZLER, W.: Studie über kontrastbildende Medikamente im Röntgenbild. Schweiz. med. Wschr. **1954**, 1249—1250.

EVANS, W. A.: The epihyal bone. A consideration of some small accessory bones of the neck. Amer. J. Roentgenol. **44**, 714—715 (1940).

FABIAN, E.: Über Phlebolithen. Fortschr. Röntgenstr. **27**, 265—273 (1919/21).

FAHEY, J. J., and P. H. HARMON: Calcification about the posterior portion of the greater tubercle of the humerus. Differentiation from supraspinatus tendon calcification. Report of four cases. Amer. J. Roentgenol. **38**, 707—710 (1937).

FALCK, I.: Röntgenologisch nachweisbare Verkalkungen nach Panniculitis rheumatica. Fortschr. Röntgenstr. **89**, 638—639 (1958).

FAZAKAS, I., E. GHERMAN, P. ANDREESCU, u. G. PASCA: Echinococcus der paravertebralen Muskulatur. Chirurgia (Bucuresti) **7**, 709—712 (1958). Ref. Zentr.-Org. ges. Chir. **154**, 243 (1959).

FELDMAN, I., and R. H. MARSHAK: Dermatomyositis with significant involvement of the gastrointestinal tract. Amer. J. Roentgenol. **90**, 746—752 (1963).

FERGUSON, A. B.: Calcification in fat pads about the joints. J. Bone Jt Surg. **17**, 418—422 (1934).

FETT, H. C., and J. G. YOST: Neurogenic ossifying fibromyositis. Amer. J. Surg. **82**, 517—521 (1951).

FEURSTEIN, G.: Ein Beitrag zur Frage der Gichtkomplikationen. Wien. Z. inn. Med. **43**, 318—323 (1962).

FINDER, J. G.: Calcification of the tibial collateral ligament. A report of 42 cases. J. Amer. med. Ass. **102**, 1373—1375 (1934).

FINLAY, J.M., and R.I. MCDONALD: Acromegaly. Canad. med. Ass. J. **71**, 345—353 (1954).

FISCHER, E.: Hypercalcaemie bei Morbus Boeck mit periartikulären Weichteilverkalkungen. Ärztl. Wschr. **1955**, 510—513.

— Verkalkter Medina-Wurm. Fortschr. Röntgenstr. **84**, 257—258 (1956).

FISCHER, P.: Verknöcherung von Bändern des Beckenbodens. Fortschr. Röntgenstr. **84**, 765 (1956).

FISHER, B. K.: Subcutaneous ossification of the legs in chronic venous insufficiency. J. Amer. med. Ass. **176**, 376—377 (1961).

FLACH, A.: Viscosität und Depotwirkung. Vortr. a. d. 67. norddtsch. Chir.-Kongr. Oldenburg 29./30. 6. 1951.

FLEISCH, H.: Neue Gesichtspunkte der Kalkablagerung. Schweiz. med. Wschr. **1961**, 858—861.

FLOROS, A., A. ZAVERDINOS et Z. GIOTSAS: La cysticercose généralisée. Sem. méd. (Paris) **1952**, 493—496. Ref. Zbl. ges. Radiol. **39**, 184 (1952/53).

FOG-MØLLER, B. J.: Ossificato dystopia. Nord. Med. **1940**, 222—224. Ref. Zbl. ges. Radiol. **32**, 259 (1940/41).

FONTAINE, R., P. FRANK, G. STOLL et L. WILHELM-MATHIS: A propos d'une observation de calcinose tumorale, très améliorée par une thymoparathyroidectomie, avec étude du bilan calcique à minima. Sem. Hôp. Paris **1952**, 1211—1217.

FORSTER, A.: Über die kleinsten Massen metallischer Fremdkörper, welche durch Skiagraphie im menschlichen Körper nachweisbar sind, und die hierzu nötige Expositionsdauer. Fortschr. Röntgenstr. 1, 12—14 (1897/98).

—, u. E. HUGI: Über die kleinsten Massen metallischer Fremdkörper, welche durch Skiagraphie sichtbar sind. Fortschr. Röntgenstr. **1**, 170—179 (1897/98).

FORSYTH, C. C.: Calcification of digital vessels in child with rheumatoid arthritis. Arch. Dis. Childh. **35**, 296—301 (1960).

FOURMAN, P.: Calcium metabolism and the bone. Oxford: Blackwell Sci. Publ. Ltd. 1960. Dtsch. erweit. Ausg., übersetzt u. bearbeitet von N. ZÖLLNER: Calciumstoffwechsel und Knochenkrankheiten. Stuttgart: Georg Thieme 1963.

Fraenkel, E.: Über Verkalkung und Verknöcherung der Ohrmuscheln. Fortschr. Röntgenstr. **27**, 253—258 (1920).

Frangenheim, P.: Über Knochenbildung im menschlichen Penis. Dtsch. Z. Chir. **90**, 481—497 (1907).

Frantzell, A.: Siehe Übersichtsarbeiten.

Frejka, B.: Heterotopische Ossifikation und Myositis ossificans progressiva. Sborn. poliklin. Praha **2**, 201—221 (1927). Ref. Zbl. ges. Radiol. **4**, 89 (1928).

— Heterotopic ossification and myositis ossificans progressiva. J. Bone Jt Surg. **11**, 157—166 (1929).

Friedländer, C.: Über Knochenneubildung am Ellenbogengelenk. Röntgenpraxis **1**, 111—115 (1929).

Friedrich, H.: Über die Hoffasche Sklerose des vorderen Kniegelenkfettkörpers und ihre Röntgendiagnose. Fortschr. Röntgenstr. **36**, 646—651 (1927).

Frimann-Dahl, J.: Roentgen examinations of the soft tissue in acute thrombosis. Acta radiol. (Stockh.) **30**, 1—8 (1948).

Fritz, H.: Verkalkte Fibrome der Haut des Hodensackes. Röntgenpraxis **13**, 417—418 (1941).

— Besonderheiten des Verlaufs der Knochenfluorose. Radiol. diagn. (Berl.) **5**, 393—403 (1964).

Frolov, W. A.: Mikrosymptome bei der röntgenologischen Untersuchung des stützmotorischen Apparates bei Patienten mit chronischen Formen der Brucellose. Vestn. Rentgenol. Radiol. (Leningrad) H. 6, 31—36 (1954).

Proment, G. C., J. Bourret et J. Viallier: Calcifications intra-fessières multiples chez une grande tabétique au niveau d'injections anciennes de muthanol. Bull. Soc. franç. Derm. Syph. **46**, 616—618 (1939).

Fülöp, J., u. R. Walko: Myositis ossificans nach Hemiplegie. Magy. Radiol. **9**, 114—116 (1957).

Fugazzola, F.: In tema di calcificazioni distrofiche delle parti molli (a proposito di due casi di calcificazioni consequenti ad iniezioni di chinino). Arch. Radiol. (Napoli), N. S. **3**, 127—141 (1954).

Gaal, A.: Das Röntgenbild der Knochenveränderungen bei essentieller Xanthomatose (Diathesis xanthomatosa). Fortschr. Röntgenstr. **48**, 292—298 (1933).

Galliot, A.: Présentation de quelques radiographies de malades traités par injections de bismuth insoluble. Bull. Soc. franç. Derm. Syph. **35**, 41—46 (1928).

Garland, L. H.: Tropical diseases of interest to the radiologist. Radiology **44**, 1—13 (1945).

Gavazzeni, A.: Sulla cisticercosi umana. Quad. Radiol. **5**, 169—179 (1934).

Gegesi, J.: Kétoldali myositis localisata eseti (Doppelseitige Myositis ossificans localisata). Magy. Radiol. **13**, 362—365 (1961).

Gehrmann, G., E. L. Schäfer u. M. Wunder: Klinische und radiologische Befunde bei Thorotrastschädigungen. Dtsch. med. Wschr. **1963**, 2050—2056.

Geiler, G.: Die Synovialome. Morphologie und Pathogenese. Berlin-Göttingen-Heidelberg: Springer 1961.

Geldmacher, M.: Beitrag zu den paraartikulären Verknöcherungen nach Querschnittsläsion des Rückenmarks. Dtsch. Z. Chir. **191**, 180—196 (1925).

Gelehrter, G.: Muskelverknöcherungen im Bereich des Musculus quadriceps femoris nach Kontusionen. Mschr. Unfallheilk. **62**, 90—100 (1959).

Gérard-Marchant, R., J. D. Picard, J. Babinet et C. Gasquet: Les calcifications thyroïdiennes. Valeur diagnostique. Presse méd. **70**, 1849—1852 (1962).

Geschickter, C. F., and I. H. Maseritz: Myositis ossificans. J. Bone Jt Surg. **20**, 661—674 (1938).

Ghigo, M., e M. Magrini: Quadri radiologici della dracunculosi calcifica. Radiol. med. (Torino) **45**, 953—963 (1959).

Ghormley, J. W.: Ossification of the tendon achilles. J. Bone Jt Surg. **20**, 153—160 (1938).

Gifford jr., R. W., E. A. Hines, and J. M. Janes: An analysis and follow-up study of one hundred popliteal aneurysms. Surgery **33**, 284—293 (1953).

Gilmer, W. S., and L. D. Anderson: Reactions of soft somatic tissue which may progress to bone formation: Circumscribed (traumatic) myositis ossificans. Sth. med. J. (Bgham, Ala.) **52**, 1432—1448 (1959).

Giuliani, G.: Ossificazione connativale ed ossificazione encondrale ottenute sperimentalmente. Richerche chimiche, radiologiche, istologiche. Arch. ital. Chir. **31**, 268—300 (1932). Ref. Zbl. ges. Radiol. **13**, 266 (1932).

Giuntoli, L., e S. Chiappa: Epoca di comparsa ed evoluzione nel tempo delle calcificazioni paracondiloidee mediali del ginocchio (malattia di Pellegrini). Radiologia (Roma) **9**, 857—867 (1953).

Glatthaar, E.: Zur Pathologie der Periarthritis humeroscapularis. Dtsch. Z. Chir. **251**, 414—434 (1938).

Goinard, P., et S. Salasc: Sur les kystes hydatiques des muscles volontaires (à l'exception des kystes post-opératoires). J. Chir. (Paris) **54**, 320—331 (1939).

Goldenberg, R. R., and G. S. Leventhal: Supratrochanteric calcification. J. Bone Jt Surg. **18**, 205—211 (1936).

Gombert, H. J.: Multiple, knötchenförmige, verkalkte Fettgewebsnekrosen in der Subcutis beider Unterschenkel. Fortschr. Röntgenstr. **80**, 111 (1954).

Gondos, B.: Observations on periarthritis calcarea. Amer. J. Roentgenol. **77**, 93—108 (1957).

— Roentgen manifestations in progressive systematic sclerosis (diffuse scleroderma). Amer. J. Roentgenol. **84**, 235—247 (1960).

GRASHEY, R.: Fremdkörper und Röntgenstrahlen. Münch. med. Wschr. **1906**, 1241—1245.
— Steckschuß und Röntgenstrahlen. Untersuchung und Behandlung der Steckschüsse. Stuttgart: Georg Thieme 1940.
— Vorgetäuschter Halswirbeldornfortsatzbruch. Röntgenpraxis **13**, 316—317 (1941).
— Teilweise ossifizierte Ligamenta spinosacra. Röntgenpraxis **14**, 143 (1942).
GRASSBERGER, A., u. R. SEYSS: Arteriographie bei Extremitäten - Weichteilverkalkungen. Münch. med. Wschr. **1962**, 210—211.
GREIG, E. D. W.: Notes on cases of calabar swellings with radiological observations. J. trop. Med. Hyg. **43**, 19—21 (1940).
GRILLI, A.: Le ferite della campagna etiopica da proiettile di fucile incamiciati, nudi e dum-dum dal punto di vista radiologico. Quad. Radiol., N. S. **3**, 114—135 (1938).
GROSSIORD, A., R. BOURDON et M. BARD: Contribution a l'étude des ostéomes para-articulaires dans les affections neurologiques. Para-ostéo-arthropathies chez un hémiplégique. Sem. Hôp. Paris **1957**, 2607—2612.
GROSSMAN, J. W.: The triticeous cartilages. A roentgen-anatomic study. Amer. J. Roentgenol. **53**, 166—170 (1945).
GRUBER, G. B.: Über die Histologie und Pathogenese der zirkumskripten Muskelverknöcherung. Jena: Gustav Fischer 1913.
GRUCA, A.: Über Verknöcherungen außerhalb des Skelettes (Myositis ossificans circumscripta). Polski Przeg. chir. **5**, 3—46 (1926). Ref. Zbl. ges. Radiol. **2**, 849 (1927).
GÜNSEL, E.: Seltene Ligamentverknöcherungen. Röntgenpraxis **10**, 516—520 (1938).
GÜNTHER, O.: Beitrag zum Thibierge-Weissenbach-Syndrom. Fortschr. Röntgenstr. **92**, 414—420 (1960).
GÜNTZ, E.: Knöcherne Veränderungen am unteren Pol der Patella. Röntgenpraxis **7**, 306—307 (1935).
GUTIERREZ, O. J. DEL: Röntgenuntersuchung der nicht metallischen Fremdkörper. Rev. esp. Med. Cirug. Guerra **1940**, Nr. 17, 20—29. Ref. Zbl. Chir. **1942**, 1467.
GWYNNE, F. J., and D. ROBB: Calcareous deposits in supraspinatus tendon and subacromial bursa. Aust. N. Z. J. Surg. **4**, 153—164 (1934).
GYURKÓ, S.: Knochengewebemetaplasie in der Achillessehne. Röntgenpraxis **15**, 293—295 (1943).
HAAGE, H., and H. U. BRAEDEL: Über Thorotrast-Paravasate. Münch. med. Wschr. **1962**, 2172—2179.
HABERLAND, H. F. O.: Geschoßwanderung. Zbl. Chir. **1938**, 1655—1658.
HAENISCH, F.: Excessive Verknöcherung ausgedehnter Muskelpartien an beiden Hüftgelenken und Knien. Fortschr. Röntgenstr. **29**, 381 (1922).
— Multiple Enchondrome am ganzen Skelett und Weichteiltumoren an den Händen. Verh. dtsch. Röntg.-Ges. **16**, 116 (1925).
HALPER, H.: Calcinosis with a description of a case of calcinosis circumscripta. Brit. J. Radiol. **25**, 584—588 (1952).
HAMMER: Auffindung eines metallischen Fremdkörpers im Daumenballen mit Hilfe der Röntgenschen Strahlen. Ref. Münch. med. Wschr. **1896**, 185.
HARDERS, H.: Das Gefäßsystem beim Diabetes mellitus. Internist (Berl.) **5**, 111—117 (1964).
HASSELBACH, H. v.: Zur Frage der Geschoßwanderung. Zbl. Chir. **1935**, 1008—1011.
HAYLER, K., u. E. FISCHER: Karotisverkalkungen im Halsgebiet. Fortschr. Röntgenstr. **99**, 765—772 (1963).
HEDINGER, C.: Zur Pathologie der Skelettmuskulatur. 1. Mitt. Muskelveränderungen bei Kohlenmonoxydvergiftung. Ihre Beziehungen zum Verschüttungssyndrom. Schweiz. med. Wschr. **1948**, 145—151.
HEGGLIN, R.: Differentialdiagnose innerer Krankheiten, 9. Aufl. Stuttgart: Georg Thieme 1963.
HEILBRUNN, N., and W. G. KUHN: Erosive bone lesions and soft tissue ossification associated with spinal cord injuries (Paraplegia). Radiology **48**, 579—593 (1947).
HEINEN jr., J. H., G. H. DABBS, and H. A. MASON: The experimental production of ectopic cartilage and bone in the muscles of rabbits. J. Bone Jt Surg. **31A**, 765—775 (1949).
HEINSEN, H. A.: Die diabetische Angiopathie und ihre Prophylaxe. Med. Welt **1962**, 2755—2758.
HEITZMAN, E. R., and J. B. JONES: Roentgen characteristics of cavernous hemangioma of striated muscle. Radiology **74**, 420—427 (1960).
HELLNER, H.: Die dystrophische Verkalkung im Röntgenbild. Röntgenpraxis **14**, 1—17 (1942).
— Die übersehene, nicht erkannte und fehlgedeutete Knochengeschwulst. Chirurg **32**, 151—156, 212—218 (1961).
HEMPEL, K. J.: Morphologie und formale Pathogenese der sklerosierenden Gefäßerkrankungen. Z. ärztl. Fortbild. **51**, 429—438 (1962).
HERSTONE, S. T., and J. BOWER: Werner's syndrome. Amer. J. Roentgenol. **51**, 639—643 (1944).
HERZENBERG, G.: Über einen Fall von Steinen in den Skeneschen Drüsen. Urologiya **9**, 41—42 (1932). Ref. Z. Urol. **38**, 83 (1933).
HERZOG, A.: Scheinfrakturen bei der Arthritis deformans coxae. Röntgenpraxis **5**, 174—177 (1933).
HESS, H.: Die obliterierenden Gefäßerkrankungen. München: Urban & Schwarzenberg 1959.
HESSE, E.: Die chirurgische und gerichtlichmedizinische Bedeutung der künstlich hervorgerufenen Erkrankungen. Langenbecks Arch. klin. Chir. **136**, 277—291 (1925).
HEUBLEIN, G. W., E. P. PENDERGRASS, and B. P. WIDMANN: Roentgenographic findings in the neurocutaneous syndromes. Radiology **35**, 701—727 (1940).
HEUCK, F., u. E. SCHMIDT: Zur Osteoporose bei Diabetes mellitus. Verh. dtsch. Ges. inn. Med. **62**, 464—467 (1956).

Hilbish, T. F., and F. C. Bartter: Roentgen findings in abnormal deposition of calcium in tissues. Amer. J. Roentgenol. 87, 1128—1139 (1962).

Hild, J. R.: Calcification of arteries and deposits of calcium in both lungs in an infant. Amer. J. Dis. Child. 63, 126—130 (1942).

Hillemand, P., J. Patel, C. Nardi et J. Nallet: A propos de trois cas d'ossification de cicatrices susombilicales après gastrectomie. Arch. Mal. Appar. dig. 45, 91—97 (1956).

Hinrichsen, H. M.: Verkalkte Cysticerken in der Muskulatur. Fortschr. Röntgenstr. 39, 666—669 (1929).

Hitchcock, E. R., and L. Langton: Peritendinitis calcarea with special reference to the hand. J. Fac. Radiol. (Bristol) 10, 86—94 (1959).

Hitzrot, J. M.: Cavernoma of the thight. Ann. Surg. 83, 566—567 (1926).

Höring, F.: Über tendinitis ossificans traumatica. Münch. med. Wschr. 1908, 674—675.

Hofe, F. H., and R. E. Jennings: Calcium deposition following the intramuscular administration of calcium gluconate. Report of a case in a newborn infant. J. Pediat. 8, 348—351 (1936).

Hofer, R., u. H. Lossen: Teilweise verkalkte Ductus deferentes. Z. Urol. 26, 153—156 (1932).

Holman, C. B.: Roentgenologic manifestations of vitamin-D-intoxication. Radiology 59, 805—816 (1952).

Holstein, J.: Besondere Befunde von Blutungsfolgen im Röntgenbild bei Hämophilie. Dtsch. Gesundh.-Wesen 16, 1330—1336 (1961).

Holt, J. F.: The Ehlers-Danlos-Syndrome. Amer. J. Roentgenol. 55, 420—426 (1946).

—, and E. M. Wright: The radiologic features of neurofibromatosis. Radiology 51, 649—664 (1948).

Holten, C.: Calcinosis universalis. Acta med. scand. 94, 59—73 (1938).

Hoppe-Seyler, G.: Über die Verwendung der Röntgenstrahlen zur Diagnose der Arteriosklerose. Münch. med. Wschr. 1896, 316—317.

Horváth, F.: Über das korako-klavikulare Gelenk. Z. Orthop. 97, 243—245 (1963).

Hughes, E. S. R.: Acute deposition of calcium near the elbow. J. Bone Jt Surg. 32 B, 30—34 (1950).

Idelberger, K.: Die Periarthritis humeroscapularis. In: Handbuch der Orthopädie, Bd. III, S. 192—198. Stuttgart: Georg Thieme 1959.

Impallomeni, S.: La diagnosi radiologica delle ferite da proiettili di armi portatili nella campagna etiopica. Ann. Radiol. diagn. (Bologna) 13, 525—540 (1939).

Inclan, A.: Tumoral calcinosis. J. Amer. med. Ass. 121, 490—495 (1943).

Ipponsugi, T.: Studien über Verknöcherung der Weichteile beim Menschen. Mitt. Path. Inst. Univ. Sendai 3, 461—489 (1927). Ref. Zbl. ges. Radiol. 3, 851 (1927).

Israel, A.: Über Myositis ossificans neurotica nach Schußverletzung des Rückenmarkes. Fortschr. Röntgenstr. 27, 365—374 (1919/21).

Jacobs, P.: Reversible ectopic soft tissue ossification following measles encephalomyelitis. Arch. Dis. Childh. 37, 90—92 (1962).

Jacobson, H. G., H. Rifkin, and D. Zucker-Franklin: Werner's syndrome: A clinical-roentgen entity. Radiology 74, 373—385 (1960).

Jakob, A.: Über eine außergewöhnliche cystenartige Weichteilverkalkung am Unterschenkel. Fortschr. Röntgenstr. 82, 418—419 (1955).

Janker, R.: Fehlerquellen in der Röntgendiagnostik. Seltene Bandverkalkungen. Chirurg 3, 53—56 (1931).

— Ein Beitrag zur Verkalkung der Samenblasen und Samenleiter. Fortschr. Röntgenstr. 52, 36—43 (1935 a).

— Die Verkalkung des Weizenknorpels. Eine Irrtumsmöglichkeit bei der Deutung von Röntgenbildern. Zbl. Chir. 1935 b, 29—31.

Jansen, K. F.: Calcareous peritendinitis. Two cases with localization to the fingers. Acta radiol. (Stockh.) 24, 285—288 (1943).

Janssen, W.: Zur Frage der kindlichen Arteriosklerose, besonders der Herzkranzgefäße. Mschr. Kinderheilk. 105, 361—366 (1957).

Jappert, S.: Verkalkungen und Verknöcherungen des Ligamentum iliolumbale und ihre unfallmedizinische Bedeutung. Helv. med. Acta 4, 305—328, 407—422 (1937).

Jarvis, J. L., D. Jenkins, M. C. Sosman, and G. W. Thorn: Roentgenologic observations in Addison's disease. A review of 120 cases. Radiology 62, 16—28 (1954).

Jastrowitz: S.-B. d. Vereins f. innere Medizin in Berlin vom 20. 1. 1896. Ref. Münch. med. Wschr. 1896, 86.

Jenkins, H. P., and P. A. Delaney: Benign angiomatous tumors of skeletal muscles. Surg. Gynec. Obstet. 55, 464—480 (1932).

Jesserer, H.: Erkrankungen und Probleme aus den Grenzgebieten der Inneren Medizin. XVI. Myositis ossificans. Med. Klin. 55, 2185—2190 (1960 a).

— Erkrankungen und Probleme aus den Grenzgebieten der Inneren Medizin. XVII. Calcinosis interstitialis (Kalkgicht). Med. Klin. 55, 2229—2234 (1960 b).

— Vitamin-D-Überdosierung. Mkurse ärztl. Fortbild. 11, 198—200 (1962).

Jönsson, G.: Malignant tumors of the skeletal muscles, fascials, joint capsules, tendon sheats and serious bursae. Acta radiol. (Stockh.), Suppl. 36 (1938).

Joffe, N.: Calcification in the penis. Brit. J. Radiol. 34, 198—199 (1961).

Johansson, S.: Ein Fall von Osteogenesis imperfecta mit verbreiteten Gefäßverkalkungen. Acta radiol. (Stockh.) 1, 17—20 (1921/22).

Jonasch, E.: Calcinosis interstitialis localisata. Fortschr. Röntgenstr. 85, 597—600 (1956).

Jones, R. W., and R. E. Roberts: Calcification, decalcification and ossification. Brit. J. Surg. 21, 461—499 (1934).

JUNGMANN, H., u. G. LANGSCH: Zur Diagnostik der Arteriosklerose aus Röntgenbefund und Pulsform. Med. Klin. **56**, 1160—1164 (1961).

KALBAK, K.: Ein Fall von allgemeiner Kalkablagerung mit spontaner Neigung zur Besserung. Nord. Med. **1940**, 46—51. Ref. Zbl. ges. Radiol. **31**, 666 (1940).

KANERT, W.: Ist die echte Geschoßwanderung selten? Arch. orthop. Unfall-Chir. **36**, 212—214 (1936).

KAPP, H.: Über Sklerose peripherer Venen. Röntgenpraxis **7**, 16—22 (1935).

KARCHER, H.: Periarthritis humeroscapularis. In: Klinische Röntgendiagnostik chirurgischer Erkrankungen des Skelettes, hrsg. von H. OBERDAHLHOFF, H. VIETEN u. H. KARCHER, S. 396. Berlin-Göttingen-Heidelberg: Springer 1959.

KATTHAGEN, A.: Das Krankheitsbild der Calcinosis und einer erstmalig beobachteten besonderen Verlaufsform, der Calcinosis segmentalis. Z. Orthop. **78**, 543—570 (1949).

KATZ, I., and M. LEVINE: Bone formation in laparotomy scars. Roentgen findings. Amer. J. Roentgenol. **84**, 248—261 (1960).

—, and K. STEINER: Ehlers-Danlos syndrome with ectopic bone formation. Radiology **65**, 352—360 (1955).

KATZENSTEIN, H. J.: Ein Beitrag zur Genese von Verknöcherungen im Kapselbandapparat des Ellenbogengelenkes. Bruns' Beitr. klin. Chir. **162**, 136—142 (1935).

— Zwei Fälle von cystenartigen Verkalkungen mit schwieriger röntgenologischer Differentialdiagnose. a) Verkalkte Fremdkörpercyste. b) Osteo-Osteoidsarkom am Oberschenkel. Röntgenpraxis **8**, 543—547 (1936).

KAUFMANN, H. J.: Röntgenologische Veränderungen bei der Neurofibromatose im Kindesalter, insbesondere im Bereich der Extremitäten. Radiol. diagn. (Berl.) **3**, 371—378 (1962).

KEATING, F. R.: Diagnosis of primary hyperparathyroidism. J. Amer. med. Ass. **178**, 547—555 (1961).

KEATS, TH. E.: The collagen diseases: a demonstration of the nonspecifity of their extrapulmonary manifestations. Amer. J. Roentgenol. **86**, 938—943 (1961).

KENNEDY, R.: Calcinosis and scleroderma: Treatment of a case by use of the ketogenic diet. J. Pediat. **1**, 667—673 (1932). Ref. Zbl. ges. Radiol. **15**, 340 (1933).

KESSLER, G.-F., u. G. A. MARTINI: Über den Pseudo - Pseudohypoparathyreoidismus (Albrights hereditäre Osteodystrophie). Med. Klin. **1965**, 725—734.

KEY, J. A.: Calcium deposits in the vincinity of the shoulder and other joints. Ann. Surg. **129**, 737—755 (1949).

KIENBÖCK, R.: Zur radiographischen Anatomie und Klinik des traumatischen intramuskulären Osteoms. Wien. klin. Rdsch. **17**, 845—848, 867—870, 885—888 (1903).

KIS-VÁRDAY, G.: Aortenkalzifikationen im Kindesalter. Fortschr. Röntgenstr. **92**, 134—138 (1960).

KLAGES, F.: Metaplastische Knochenneubildungen im Verlaufe einer chronischen Thalliumvergiftung. Langenbecks Arch. klin. Chir. **201**, 663—676 (1941).

KLAMI, P.: Periarthrosis calcarea of the shoulder joint. Its differentiation from other stiff and painful shoulders. Acta radiol. (Stockh.), Suppl. **215** (1962).

KLEIN, N.: A case of "calcinosis circumscripta". Brit. J. Radiol. **19**, 289—291 (1946).

KLEMPERER, P.: The concept of collagen diseases. Amer. J. Path. **26**, 505—519 (1950).

KNOX, R.: An unusual development of the hyoid apparatus. Acta radiol. (Stockh.) **7**, 69—71 (1926).

KÖHLER, A.: Atlas der normalen und pathologischen Anatomie des Hüftgelenkes und Oberschenkels in röntgenographischer Darstellung. Hamburg 1905.

— Zur Röntgendiagnostik der Schmarotzer des Menschen. Münch. med. Wschr. **1914**, 1017.

— Grenzen des normalen und Anfänge des pathologischen im Röntgenbilde, 5. Aufl. Leipzig: Georg Thieme 1928.

—, u. E. A. ZIMMER: Siehe Übersichtsarbeiten.

KÖHLER, H.: Eigenartiges Röntgenbild der Bauchhöhle, bzw. des Beckens. Zbl. Chir. **1927**, 2099—2100.

KOEHNLEIN, H.: Knochenbildung in Sehnen. Langenbecks Arch. klin. Chir. **163**, 147—172 (1931).

KÖLLIKER, T.: Eine Schußverletzung der Hand. Fortschr. Röntgenstr. **1**, 71—72 (1897/98).

KOHLMANN, W.: Calcinosis interstitialis localisata nach Peroneuslähmung. Fortschr. Röntgenstr. **82**, 419—420 (1955).

KOLÁŘ, J., u. R. VRABEC: Der röntgenologische Nachweis von Verkalkungen und Knochenbildungen in den gelenknahen Weichteilen nach Verbrennungen. Fortschr. Röntgenstr. **87**, 761—765 (1957).

— — Eine ossifizierende Myositis nach Verbrennung. Zbl. Chir. **1958**, 2253—2256.

KOLJAKOVA, T. A.: Roentgenological changes of the soft tissues and bones in Brucellosis. Klin. Med. (Mosk.) **35**, 144—148 (1957).

KONRAD, R. M., u. J. LAKOMY: Hypoglossuslähmung nach Intubationsnarkose. Anaesthesist **9**, 206—208 (1960).

KOPÁRI, J.: Beiträge zum Krankheitsbild der Teutschlaenderschen Lipocalcinogranulomatose. Magy. Radiol. **7**, 223—228 (1955).

KORTING, G. W.: Zur sogenannten karzinomatösen Neuromyopathie. Med. Welt **1963**, 1053—1057.

KOTSCHER, E.: Zur Röntgensymptomatologie der Neurofibromatosis Recklinghausen. Radiol. Austriaca **12**, 167—179 (1962).

KRAFT, H.: Radiologische und klinische Betrachtungen zur „Calcinosis" mit Hinweis auf einen Fall von „Calcinosis interstitialis localisata". Radiol. diagn. (Berl.) **1**, 594—599 (1960).

Krane, M.: Selected features of clinical course of hypoparathyroidism. J. Amer. med. Ass. **178**, 472—475 (1961).

Krause, P., u. M. Trappe: Ein Beitrag zur Kenntnis der Myositis ossificans progressiva. Calcinosis multiplex progressiva interstitialis ossificans. Fortschr. Röntgenstr. **11**, 229—260 (1907).

— — Über Calcinosis interstitialis (progressiva et regressiva), ein neues Krankheitsbild. Fortschr. Röntgenstr. **14**, 165—171 (1909/10).

Kremser, K.: Über ausgedehnte Finnenaussaat im menschlichen Körper. Röntgenpraxis **6**, 300—304 (1934).

Kühne, W., u. P. Scheid: Beitrag zur Kenntnis großer Schleimbeutelhygrome in der Kniekehle und am Unterschenkel auf Grund der Beobachtung bei einem Patienten mit chronischer Polyarthritis vom Hämagglutinationstyp. Z. Orthop. **96**, 339—348 (1962).

Küttner, H.: Die Myositis ossificans circumscripta. Ergebn. Chir. Orthop. **1**, 49—106 (1910).

Kulowski, J.: Post-traumatic para-articular ossification of the knee joint (Pellegrini-Stieda's disease). Amer. J. Roentgenol. **47**, 392—404 (1942).

Lachnit, V.: Bleivergiftung. In: Handbuch der gesamten Arbeitsmedizin, Bd. II/1, S. 109—157. Berlin-München-Wien: Urban & Schwarzenberg 1961.

Läsker, W.: Ein Beitrag zu den paraartikulären Verknöcherungen bei Erkrankungen des Nervensystems. Fortschr. Röntgenstr. **37**, 830—835 (1928).

Lafferty, F. W., E. S. Reynolds, and O. H. Pearson: Tumoral calcinosis. A metabolic disease of obscure etiology. Amer. J. Med. **38**, 105—118 (1965).

Lagergren, C., and Å. Lindbom: Angiography of peripheral tumors. Radiology **79**, 371—377 (1962).

Landois, F.: Verkalkte Muskelparasiten (Cysticercen, Trichinen) im Röntgenbild. Berl. klin. Wschr. **1912**, 1638.

Lang, E. K., and W. T. Bessler: The roentgenologic features of acromegaly. Amer. J. Roentgenol. **86**, 321—328 (1961).

Lapayowker, M. S.: Cutis hyperelastica, the Ehlers-Danlos-syndrome. Amer. J. Roentgenol. **84**, 232—234 (1960).

Lapidus, P. W.: Infiltration therapy of acute tendinitis with calcification. Surg. Gynec. Obstet. **76**, 715—725 (1943).

Larsen, L. L., and H. H. Wright: Para-articular ossification, a complication of anterior poliomyelitis. Radiology **69**, 103—105 (1957).

Latteri, S.: Cisti di echinococco del muscolo quadricipite. Ann. ital. Chir. **28**, 357—366 (1951).

Lauchenauer, C.: Über einen Fall von tumorförmiger Lipocalcinogranulomatose oder tumoröser Kalzinose mit Hyperkalzämie und vermutlich sekundärem Nierenschaden. Radiol. clin. (Basel) **30**, 250—260 (1961).

Laux, F. J.: Myositis ossificans circumscripta neurotica. Fortschr. Röntgenstr. **37**, 876—879 (1928).

Le Bihan, R., M. Laporte, J. Biosot, G. Bouchit et R. Raveleau: Aspect radiographique rare d'une fibrosarcome des parties molles. J. Radiol. Électrol. **38**, 301—302 (1957).

Leeser, F.: Über Gewebsveränderungen nach Salvarsan- und Wismutinjektionen im Röntgenbilde. Fortschr. Röntgenstr. **37**, 486—491 (1928).

Lehmann, J. C.: Allgemeine Pathologie und Klinik der Echinokokkenkrankheit. Neue deutsche Chirurgie, Bd. 40, S. 115—304. Stuttgart: Ferdinand Enke 1928.

Lehrman, A., J. H. Pratt, and E. M. Parkhill: Heterotopic bone in laparotomy scars. Amer. J. Surg. **104**, 591—596 (1962).

Lehrnbecher, A.: Über Calcinosis interstitialis universalis und ihre Beziehungen zur Raynaudschen Krankheit. Bruns' Beitr. klin. Chir. **142**, 380—397 (1928).

Leiber, B., u. G. Olbrich: Wörterbuch der klinischen Syndrome, 2. Aufl. München u. Berlin: Urban & Schwarzenberg 1959.

Leistyna, J. A., and A. H. I. Hassan: Interstitial Calcinosis. Amer. J. Dis. Child. **107**, 96—101 (1964).

Leriche, R., et A. Policard: Les problèmes de la physiologie normale et pathologique de l'os. Paris: Masson & Cie. 1926.

Leszczyński, S., u. T. Wróblewska: Orchronosis alkaptonurica. Pol. Przegl. radiol. **22**, 3—12 (1958). Ref. Radiol. exc. Med. **12**, 1855 (1958).

Leszler, A.: Röntgenologische Beobachtungen bei der akrosklerotischen Form der generalisierten Sklerodermie. Fortschr. Röntgenstr. **83**, 353—365 (1955).

Letterer, E.: Allgemeine Pathologie. Grundlagen und Probleme. Stuttgart: Georg Thieme 1959.

Levene, G., and S. A. Kaufmann: The diagnostic significance of roentgenologic soft tissue shadows in the pelvis. Amer. J. Roentgenol. **79**, 697—704 (1958).

Levin, B.: Neurofibromatosis: clinical and roentgen manifestations. Radiology **71**, 48—58 (1958).

Levin, R. T., and P. D. Genovese: Report of a case of long standing renal insufficiency with extensiv metastatic calcifications (renal osteitis fibrosa cystica). Amer. J. Roentgenol. **64**, 423—429 (1950).

Levitin, J.: A case of arterial and periarticular calcinosis of unknown etiology. Radiology **44**, 489—494 (1945).

Levowitz, B. S., R. E. Hughes, and T. C. Alford: Treatment of thorium dioxide granulomas of the neck. New Engl. J. Med. **268**, 340—342 (1963).

Levy, R., u. K. Ludloff: Die neuropathischen Gelenkerkrankungen und ihre Diagnose durch das Röntgenbild. Bruns' Beitr. klin. Chir. **63**, 399—445 (1909).

LEWIS, R. W.: A roentgenographic study of glass and its visibility as a foreign body. Amer. J. Roentgenol. **27**, 853—857 (1932).

LEXER, E.: Knochenbildung im Bindegewebe osteoplastischer Herkunft. Dtsch. Z. Chir. **217**, 1—32 (1929).

LIBERSON, M.: Soft tissue calcifications in cord lesions. J. Amer. med. Ass. **152**, 1010—1013 (1953).

LIEBIG, F.: Die Myositis ossificans circumscripta. II. Bearbeitung. Ergebn. Chir. Orthop. **22**, 501—584 (1929).

LIÈVRE, J. A., R. DUCROQUET, MME. J. A. LIÈVRE et R. CALAIS: Opacités radiologiques des parties molles de l'avant-bras. Rev. Rhum. **23**, 97—106 (1956).

LINDBLOM, K.: Arthrography and roentgenography in ruptures of the tendons of the shoulder joint. Acta radiol. (Stockh.) **20**, 548—562 (1939).

LINDÉN, O.: Weichteilverkalkungen nach Chinininjektionen. Acta radiol. (Stockh.) **13**, 57—63 (1932).

LIPPMANN, H. I., and R. R. GOLDIN: Subcutaneous ossification of legs in chronic venous insufficiency. Radiology **74**, 279—288 (1960).

LJVRAGA, P.: Le ossificazioni cicatrici postoperatori. Contributo etiopatogenetico. Arch. ital. Chir. **39**, 29—60 (1935). Ref. Zbl. ges. Radiol. **20**, 411 (1935).

LOHMÜLLER jr., W.: Der Steckschuß. Zugleich ein Beitrag zur Frage der Geschoßwanderung. Münch. med. Wschr. **1940**, 829—832.

LOIZZI, A.: Considerazioni su un caso di ciste da echinococco a localizzazione muscolare. Riv. Chir. (Parma) **3**, 636—653 (1952). Ref. Zentr.-Org. ges. Chir. **128**, 30 (1952).

LOMMEN, A.: The bismuth-treatment of syphilis. Acta derm.-venereol. (Stockh.) **8**, 141—160 (1927). Ref. Zbl. ges. Radiol. **5**, 568 (1928).

LO MONACO, G.: L'ossificazione delle cicatrici. Quad. Radiol., N. S. **6**, 193—198 (1941).

LONGO, S., e M. SARRO: Un caso di echinococcosi del capo lungo del bicipite crurale. Rass. int. Clin. Ter. **40**, 1284—1288 (1960).

LOSSEN, H.: Verknöcherungen im Ligamentum patellae. Röntgenpraxis **5**, 67—69 (1933).

LOUYOT, P., J. MATHIEU, A. GAUCHER, J. GUILLEMIN, MME. J. MATHIEU et C. BUSMEY: Alcaptonurie et ochronose. Rev. Rhum. **28**, 573—581 (1961).

LÜCHTRATH, H.: Über Myositis ossificans. Bruns' Beitr. klin. Chir. **200**, 294—300 (1960).

LÜDEKE, H.: Über das gehäufte Vorkommen parostaler Knochenneubildungen bei Querschnittsgelähmten. Fortschr. Röntgenstr. **73**, 564—574 (1950).

LUNDSGAARD, C., u. E. RUD: Röntgenologischer Nachweis der peripheren Arteriosklerose und seine klinische Bedeutung. Z. klin. Med. **109**, 502—522 (1928).

LUTIER, F.: A propos des manifestations cardiovasculaires dans les dermatomyositis et polymyositis. Presse méd. **70**, 573—575 (1962).

MACHLE, W.: Lead absorption from bullets lodged in tissue. J. Amer. med. Ass. **115**, 1536—1540 (1940).

MAGLIULO, A.: Sulle calcificazioni ed ossificazioni posttraumatiche. Arch. Soc. ital. Chir. **1930**, 975—978.

MAKRYCOSTAS, K.: Myositis ossificans circumscripta cystica. Langenbecks Arch. klin. Chir. **158**, 584—610 (1930).

MALAN, E.: Ossificazione post-traumatica recidivant nel triangolo di scarpa e paratiroidi. Chir. Organi Mov. **24**, 240—254 (1939).

MANDL, F.: Beitrag zur Frage der Myositis ossificans traumatica. Zbl. Chir. **1936**, 2314—2317.

MANGES, W. F.: Roentgen observations on safety-pins as foreign bodies. Arch. Otolaryng. **9**, 245—250 (1929).

MARCH, H. C., P. D. GILBERT, and T. M. KAIN: Hypercholesteremic xanthomata of the tendons. Amer. J. Roentgenol. **77**, 109—114 (1957).

MARGARUCCI, O.: Ferita d'arma a fuoco al torace. Successiva non commune migrazione del proiettile; estrazione; guarigione. Atti. Soc. rom. Chir. **2**, 148—157 (1940).

MARKS, J. H., and D. P. HAM: Calcification of the vas deferens. Amer. J. Roentgenol. **47**, 859—863 (1942).

MARSON, F. G. W.: Radiological evidence of the value of treatment in gout. Brit. J. Radiol. **25**, 539—541 (1952).

MARTEL, W., J. F. HOLT, and J. T. CASSIDY: Roentgenologic manifestations of juvenile rheumatoid arthritis. Amer. J. Roentgenol. **88**, 400—423 (1962).

MARTIN, E.: Knochenbildung in der Ohrmuschel und ihre Entstehungsursachen. Arch. Ohr.-, Nas. u. Kehlk.-Heilk. **160**, 23—31 (1951).

MARTIN, J. F., and B. G. BROGDON: Peritendinitis calcarea of the hand and wrist. Amer. J. Roentgenol. **78**, 74—85 (1957).

MASSE, L., M. ROUSSEAU, C. MASSE, J. P. CHASSAIGNE et F. MESNIER: La calcinose interstitielle diffuse. Presse méd. **69**, 1384—1387 (1961).

MASY, S., et P. GUNS: Un cas d'ossification du ligament stylohyoidien. J. Radiol. Électrol. **21**, 127—128 (1937).

MATHER, H. J.: A calcified fibrome of the hand. Brit. J. Radiol. **32**, 251 (1927).

MATTIOLI-FOGGIA, C.: Su ulteriori osservazioni cliniche, radiologiche ed istopatologiche della cosi' denominata "Miopatia lipo - fibro - calcarea". Atti Soc. ital. Pat. **1**, 389—397 (1949).

MAURER, H. J., u. M. NOETZLI: Differentialdiagnose von Geschwulstkrankheiten. VI. Mitt. Osteogenes Sarkom — gutartige (posttraumatische) Knochenveränderungen. Chirurg **30**, 289—292 (1959).

MCCARROLL, H. R.: Some clinical observations in problems of soft tissue calcification. Arch. Surg. **74**, 578—588 (1957).

MCKUSICK, V. A.: Heriditary and disease of connective tissue. Ann. N. Y. Acad. Sci. **86**, 1098—1108 (1962).

McLaren, J. W.: Calcium gluconate injection into muscle. Brit. J. Radiol. **19**, 314—317 (1946).

McMahon, H. E., A. S. Murphy, and M. I. Bates: Endothelial-cell sarcoma of liver following thorotrast injections. Amer. J. Path. **23**, 585—595 (1947).

McMenemey, W. H., and A. A. Vickers: Cysticercosis. Brit. J. Radiol. **22**, 84—87 (1949).

McNally, A., and J. B. Case: Echinococcus cyst of muscle. Report of a case occuring in the left psoas muscle. Amer. J. Surg. **51**, 419—422 (1941).

Meema, H. E., R. H. Sheppard, and A. Rapoport: Roentgenographic visualisation and measurement of skin thickness and its diagnostic application in acromegaly. Radiology **82**, 411—417 (1964).

Mehlhop, C.: Beitrag zum Krankheitsbild der Lipokalcinogranulomatose. Fortschr. Röntgenstr. **83**, 706—710 (1955).

Melot, G.: Siehe Übersichtsarbeiten.

Menville, L. J., L. Williamson, and D. Mattingly: Renal rickets, with report of a case. Radiology **39**, 410—416 (1942).

Meossi, A.: Cisti da echinococco del muscolo bicipite. Gazz. int. Med. Chir. **62**, 1807—1811 (1957).

Merrill, A. S.: Case of xanthoma showing multiple bone lesions. Amer. J. Roentgenol. **7**, 480—484 (1920).

Meszaros, W. T.: The regional manifestations of scleroderma. Radiology **70**, 313—325 (1958).

Meyer, H.: Die Duplaysche Krankheit. Fortschr. Röntgenstr. **40**, 536—537 (1929).

Meyer, R.: Juxtacortical chondroma. Brit. J. Radiol. **31**, 106—107 (1958).

Michniewicz, S.: Ein Fall von verknöchertem Ligamentum superior transversum scapulae. Pol. Przeg. radiol. **22**, 201—202 (1958).

Middleman, I. C.: Shoulder and elbow lesions of baseball players. Amer. J. Surg. **102**, 627—632 (1961).

Milatz, W.: Ein Beitrag zur osteogenen Metaplasie der Gelenkkapsel. Fortschr. Röntgenstr. **86**, 528—530 (1957).

Milch, H., and H. H. Green: Calcification about the flexor carpi ulnaris tendon. Arch. Surg. **36**, 660—671 (1938).

Miller, C. F.: Occupational calcareous peritendinitis of the feet. A case report. Amer. J. Roentgenol. **61**, 506—510 (1949).

Miller, E. R.: Medical staff conference on parathyroid gland disease. Radiology **39**, 725—727 (1942).

Miller, L. F., and C. J. O'Neill: Myositis ossificans in paraplegics. J. Bone Jt Surg. **31** A, 283—294 (1949).

Mirolli, A.: Di un sarcoma sviluppatosi da una ossificazione muscolare traumatica paravertebrale. Arch. ital. Chir. **25**, 298—316 (1930).

Mittelmeier, H.: Siehe Hess.

Moberg, G.: On widespread subcutaneous calcifications on connective tissue of leg. Acta radiol. (Stockh.) **20**, 150—169 (1939).

Möbius, G.: Zur Pathologie der Myositis und Periostitis ossificans. Histologische Differentialdiagnose zum osteogenen Sarkom. Chirurg **34**, 308—314 (1963).

Møller, P. F., and S. V. Gudjonsson: Massive fluorosis of bones and ligaments. Acta radiol. (Stockh.) **13**, 269—294 (1932).

Mönckeberg, J. G.: Über die reine Mediaverkalkung der Extremitätenarterien und ihr Verhalten zur Arteriosklerose. Virchows Archiv path. Anat. **171**, 141—167 (1903).

Moggi, B.: Un caso di immagine radiologica di elaioma. Radiol. med. (Torino) **15**, 1225—1226 (1928).

Mohr, W.: Verkalkte Medinawürmer in der Rückenmuskulatur. Röntgenpraxis **11**, 361—363 (1939).

Montlaur, F.: Étude radiographique de l'élimination des sels solubles de bismuth. Bull. Soc. franç. Derm. Syph. **35**, 526—527 (1928). Ref. Zbl. ges. Radiol. **6**, 488 (1929).

Mooherjee, P. K.: Scrotal calcification. Brit. J. Radiol. **28**, 335 (1955).

Moran, F. I.: Calcinosis. A brief review of the literature and report of two cases. Sth. med. J. (Bgham, Ala.) **40**, 840—844 (1947).

Morin, G., J. Bottari, J. M. Picard et C. Hernandez: Ossification au niveau d'une cicatrice de laparatomie sus-ombilicale. J. Radiol. Électrol. **40**, 461—463 (1959).

Morris, J. W.: Skeletal fluorosis among Indians of the American Southwest. Amer. J. Roentgenol. **94**, 608—615 (1965).

Morrison, L. B., and I. K. Bogan: Calcification of the vessels in diabetes. A roentgenographic study of the legs and feet. J. Amer. med. Ass. **92**, 1424—1426 (1929).

Morvay, E.: Zur Arteriosklerose im Kindesalter. Radiol. Austriaca **8**, 69—77 (1955).

Müller-Miny, H.: Eine seltene Bandverknöcherung. Fortschr. Röntgenstr. **83**, 891 (1955).

Münch, J.: Röntgenaufnahmen und Röntgenkontrollen bei Kriegsverletzungen im Bereich der Kiefer und des Gesichts. Dtsch. zahnärztl. Wschr. **1943**, 1—3.

Mulligan, R. M.: Metastatic calcification. Arch. Path. **43**, 177—230 (1947).

Muntean, E.: Die Calcinosis interstitialis im Röntgenbild und ihre Abgrenzung gegenüber anderen pathologischen Verkalkungen des peripheren Bindegewebes. Röntgenpraxis **14**, 210—218 (1942).

Mustakallio, S., u. H. Laitinen: Über die Insertionschmerzen, ihre Röntgendiagnostik und Behandlung. Acta radiol. (Stockh.) **20**, 427—437 (1939).

Musumeci, V.: Contributo allo studio radiologico della cisticercosi. Quad. Radiol., N. S. **7**, 34—40 (1942).

Nägele, E.: Röntgenbefunde bei Alkaptonurie. Fortschr. Röntgenstr. **87**, 523—529 (1957).

— Über Alkaptonurie. Med. Mitt. „Schering" **23**, 22—30 (1962).

Naegeli, O.: Kalkablagerungen. In: Handbuch der Haut- und Geschlechtskrankheiten, Bd. 4/III, S. 358—474. Berlin: Springer 1932.

NAKAHARA, T., u. A. DILGER: Subkutane und intramuskuläre Knochenneubildungen durch Injektion bzw. Implantation von Periostemulsion. Bruns' Beitr. klin. Chir. 63, 235—243 (1909).
NATALE, L. DI: L'ossificazione nelle cicatrici operatorie. Arch. ital. Chir. 22, 57—90 (1928).
NATHANSON, L., and S. LOSNER: Ossification of auricles of the external ears associated with acromegaly. Radiology 48, 66—68 (1947).
NEEF, E.: Zur Frage der posttraumatischen Verknöcherung von Bändern und Gelenkkapseln mit Einschluß eines Falles von Myositis ossificans. Diss. Freiburg/Brsg. 1940.
NEHRKORN, O.: Ausgedehnte lokalisierte Myositis ossificans. Fortschr. Röntgenstr. 96, 305 (1962).
NEWTON, T. H., and M. E. CARPENTER: Ehlers-Danlos syndrome with acro-osteolysis. Brit. J. Radiol. 32, 739—743 (1959).
NICE jr., C. M., A. N. K. MENON, and L. G. RIGLER: Pulmonary manifestations in collagen diseases. Amer. J. Roentgenol. 81, 264—279 (1959).
NOCKEMANN, P. F.: Ein Beitrag zum Krankheitsbild der Calcinosis interstitialis universalis. Langenbecks Arch. klin. Chir. 299, 292—301 (1962).
O'CONNOR, F. W., R. GOLDEN, and H. AUCHINCLOSS: The roentgen demonstration of a calcified filaria bancrofti in human tissues. Amer. J. Roentgenol. 23, 494—502 (1930).
ODESSKY, I.: Über die Verkalkung des Ligamentum iliolumbale. Arch. orthop. Unfall-Chir. 31, 316—320 (1932).
OEFF, K., W. SCHWARTZKOPFF, u. J. M. SCHMITT-ROHDE: Untersuchungen zur Dynamik des Calciumstoffwechsels beim Menschen mit Calcium[47]. Klin. Wschr. 1962, 904—908.
OETTINGEN, W. F. v., T. W. TODD, and T. SOLLMANN: The spreading and absorption of the different types of bismuth preparations, introduced by intramuscular and subcutaneous injection. J. Pharmacol. exp. Ther. 32, 67—79 (1927). Ref. Zbl. ges. Radiol. 5, 568 (1928).
OLSSON, O., and O. LÖFGREN: Hyaluronidase as a factor hastening the spread and absorption of water-soluble radiopaque substances deposited intra-cutaneously, sub-cutaneously or intramuscularly. Acta radiol. (Stockh.) 31, 250—256 (1949).
ONG-OEI, T. L.: Mitteilung über einen besonderen Fall von Calcinosis interstitialis universalis. Radiol. diagn. (Berl.) 2, 91—97 (1961).
OOSTHUIZEN, S. F., and M. H. FAINSINGER: Hydatid disease. Radiology 53, 248—255 (1948).
—, P. LEROUX, and A. S. DEWET: Calcinosis universalis: type lipo-calcino-granulomatosis. Brit. J. Radiol. 23, 598—600 (1950).
OPITZ, G.: Drei Aktinogramme von einem Arteriosklerotiker und einem mit grauer Salbe infizierten Präparat. Fortschr. Röntgenstr. 1, 70—71 (1897/98).
ORLANDINI, I.: Myopathia lipofibrocalcarea. G. Clin. med. 31, 1036—1053 (1950).
ORTON, G. H.: Calcium changes and their importance in diagnostic radiology. Brit. J. Radiol. 9, 102—125 (1936).
OTT, A.: Beitrag zur Thorotrastose. Fortschr. Röntgenstr. 97, 668—669 (1962).
OTTO, K., u. P. C. ALNOR: Glomustumoren. Med. Klin. 1961, 1673—1678.
OUDIN, et BARTHÉLEMY: Zit. nach BRAUER.
PAAS, H. R.: Seltene posttraumatische Kniescheibenbefunde. I. Verknöcherungen im Streckapparat. II. Längsteilung. Dtsch. Z. Chir. 240, 734—742 (1933).
PACCIARDI, A.: Periartrite calcarea in rara sede. Radiologia (Roma) 10, 767—771 (1954).
PACHNER, E., e G. SOAVE: Una rara ossificazione della regione inguinale in soggetto emofilico. Minerva ortop. in Ass. con Minerva pediat. 6, 575—577 (1955).
PALAZZI, P.: Calcificazioni post-traumatiche paraarticolari. Vicenza: F. Corridoni 1939.
PALMER, G. E.: Ossification of the conoid ligament. Brit. med. J. 1926, 238.
PALMER, P. E. S.: Massive (or tumoral) calcinosis. Brit. J. Radiol. 31, 104—105 (1958).
PANNEWITZ, G. v.: Akromegaloide Osteose. Röntgenpraxis 7, 682—686 (1935).
— Zur Frage der Myositis ossificans traumatica. Dtsch. Z. Chir. 254, 20—34 (1940).
PEDERSEN, J., A. T. JENSEN, and J. E. THYGESEN: On calcinosis. Calcinosis universalis in a man with uric-acid diathesis and hypogonadism and a typical calcinosis circumscripta in a woman. Acta med. scand. 113, 373—394 (1943).
PELLEGRINI, A.: Ossificazione traumatica del ligamento collaterale tibiale dell'articolazione del'ginocchio sinistro. Clin. mod. (Firenze) (1905). Ref. Zbl. Chir. 1906, 1013.
— Ossificazione post-traumatiche paraarticolari. Arch. ital. Chir. 53 (Scr. med. M. Donati 4), 501—563 (1938).
PENDERGRASS, E. P., and F. P. BROOKS: Report of a case of osteonephropathy with vascular calcification in infancy. Radiology 62, 227—233 (1954).
PETERSEN, W.: Chirurgisch-photographische Versuche mit den Röntgenschen Strahlen. Münch. med. Wschr. 1896, 121—123.
PETRIGNANI, R.: Étude radiologique de la maladie de Pellegrini-Stieda. J. Radiol. Électrol. 14, 544—550 (1930).
PFEIFER, W.: Peritendinitis calcarea. Röntgenpraxis 15, 1—9 (1943).
PFEIFFER, K., u. K. SEIGE: Zur Differentialdiagnose der Speichelsteine und Phlebolithen im Wangenbereich. Radiol. clin. (Basel) 22, 445—461 (1953).
PHALEN, G. S.: Calcification adjacent to the pisiforme bone. J. Bone Jt Surg. 34 A, 579—583 (1952).
PHILLIPS, E. W.: Calcified steatomata of the scrotum. Amer. J. Roentgenol. 92, 388—389 (1964).

PIEKARSKI, G.: Lehrbuch der Parasitologie unter besonderer Berücksichtigung der Parasiten des Menschen. Berlin-Göttingen-Heidelberg: Springer 1954.

PIERGROSSI, A.: Aspetti radiologici delle calcificazione linfoglandolari. Ann. Radiol. diagn. (Bologna) 14, 321—343 (1940).

PIERSALL, C. E.: Hypodermoliths. With reports of one localized case and one generalized case. Radiology 20, 164—174 (1933).

PINNER, W. E., and A. H. STADERMAN: Peritendinitis calcarea, with particular reference to calcification in the supraspinatus tendon. U.S. nav. med. Bull. 39, 521—532 (1941). Ref. Zbl. ges. Radiol. 35, 209 (1942).

PIRKEY, E. L., and J. HURT: Roentgen evaluation of the soft tissues in orthopedics. Amer. J. Roentgenol. 82, 271—276 (1959).

PITTS, N. C.: Myositis ossificans as a complication of tetanus. J. Amer. med. Ass. 189, 237—239 (1964).

PLACEO, F.: Contributo clinico allo studio delle ossificazioni da trauma. Rass. previd. soc. (Roma) 40, 127—148 (1953). Ref. Zbl. ges. Radiol. 44, 312 (1954).

PLATZ, R.: Beitrag zum Thema „Wandern von Fremdkörpern". Zbl. Chir. 1936, 2889—2890.

PLAUT, G. S., R. SALM, and D. E. TRUSCOTT: Three cases of ossifying lipoma. J. Path. Bact. 78, 292—295 (1959).

PLENGE, K., u. K. KRÜCKEMEYER: Über ein Sarkom am Ort der Thorotrastinjektion. Zbl. allg. Path. path. Anat. 92, 255—260 (1954).

PODKAMINSKY, N. A.: De la métaplasie du tissu cicatriciel en un tissue osseux. Ref. Zbl. ges. Radiol. 14, 351 (1933).

POHL, R.: Lipocalcinogranulomatose (eine Lipoidose). Fortschr. Röntgenstr. 76, 523—527 (1952).

POLLOCK, G. A.: Calcinosis universalis. Brit. med. J. 1958, 1339—1340.

POMERANZ, M. M.: Werner's syndrome. A case report. Radiology 51, 521—524 (1948).

— L. J. FRIEDMAN, and I. S. TUNICK: Roentgen findings in alcaptonuric ochronosis. Radiology 37, 295—303 (1941).

POPPEL, M. H., and B. E. ZEITEL: Roentgen manifestations of milk drinkers syndrome. Radiology 67, 195—199 (1956).

RADTKE, A.: Verkalkte Halslymphknoten. Fortschr. Röntgenstr. 72, 359—361 (1949/50).

RAFFAELE, A. J.: Quistes hidatidicos musculares. J. Méd. (Buenos Aires) 1953, 668—675, 705—712.

RAMMSTEDT, C.: Über traumatische Muskelverknöcherungen. Langenbecks Arch. klin. Chir. 61, 153—172 (1900).

RAMSDELL, E. G.: Calcinosis universalis. West. J. Surg. 43, 624—635 (1935).

RASO, M., e P. GILIBERTI: Borsite lipocalcinogranulomatosa simmetrica. Riv. Chir. (Roma) 8, 84—102 (1942).

RAUBER, A.: Kasuistische Beiträge zur Frage der Sehnenverknöcherung. Z. Unfallmed. Berufskr. 39, 157—167 (1946).

RAVAULT, P. P., J. TRAEGER, E. LEJEUNE et J. MAITREPIERRE: Para-ostéo-arthropathies chez un quadriplégique après coma oxycarbonné prolongé. Rev. Rhum. 24, 448—456 (1957).

REICHENBACH, E., u. H. G. CHRIST: Die Steckschußverletzungen im Gesichts-, Kiefer- und Halsbereich (Ergebn. aus dem Einsatz an der Ostfront, 2.). Dtsch. Zahn-, Mund- u. Kieferheilk. 9, 440—473 (1942).

REINHARDT, K.: Verkalkung im Körper bei der Operation zurückgelassener Gazetupfer. Fortschr. Röntgenstr. 88, 487—489 (1958).

— Symmetrische Knochenveränderungen an beiden Unterschenkeln mit gleichzeitiger Myositis fibroblastica. Radiol. clin. (Basel) 30, 52—63 (1961).

— Verkalkungen und Verknöcherungen am Unterschenkel bei Venenerkrankungen. Fortschr. Röntgenstr. 98, 65—72 (1963).

REISNER, A.: Die Verknöcherung des Ligamentum iliolumbale und iliosacrale. Röntgenpraxis 3, 1026—1034 (1931).

— Verknöcherungen im Ligamentum patellae. Angeborene Anomalie? Röntgenpraxis 4, 84—86 (1932).

RHODE, C.: Muskelverknöcherungen nach Gefäß- und Nervenschädigungen. Chirurg 17/18, 193—194 (1947).

RIBBERT, H.: Die Phlebolithen. Virchows Arch. path. Anat. 223, 339—350 (1917).

RICCIARINI, C.: Ossificazione eterotopica di un ligamento del bacino. Arch. Radiol. (Napoli) 30, 769—775 (1956).

RIDDEL, J., and W. C. WILSON: Ossifying haematoma of the femur, following contusion. Brit. J. Surg. 14, 374—376 (1926).

RILEY, T. R., R. G. WIELAND, J. MARKIS, and G. J. HAMWI: Werner's syndrome. Ann. intern. Med. 63, 285—294 (1965).

RING, B. A., and W. M. EDDY: Calcification of carotid arteries. J. Amer. med. Ass. 184, 866—869 (1963).

ROBERTS, R. I.: Visualisation of non-metallic foreign bodies. Brit. J. Radiol. 12, 680—685 (1939).

ROBILLARD, G. L.: Ossification of infrapatellar bursae and fat pad. Amer. J. Surg. 51, 442—444 (1941).

RÖPKE: Zur Kenntnis der Myositis ossificans traumatica. Langenbecks Arch. klin. Chir. 82, 81—92 (1907).

ROMEO, M.: Sopra un caso di indurimento plastico del pene. Folia med. (Napoli) 28, 869—874 (1942).

ROOVERS, J. J.: Calcinosis universalis. Ned. T. Geneesk 1937, 2346—2349. Ref. Zbl. ges. Radiol. 26, 153 (1938).

ROSSAK, K.: Ein Beitrag zur Myositis ossificans circumscripta neurotica. Z. Orthop. 94, 576—581 (1961).

ROSSI, E., u. H. ANGST: Das Ehlers-Danlos-Syndrom. Helv. paediatr. Acta 6, 245—254 (1951).

ROSTOCK, P.: Tricepssehnenverknöcherungen am Ellenbogen. Arch. orthop. Unfall-Chir. 32, 415—423 (1933).

ROTHSCHILD, O.: Über Myositis ossificans traumatica. Bruns' Beitr. klin. Chir. 28, 1—28 (1900).

ROTHSTEIN, J. L., and S. WEST: Calcinosis universalis and calcinosis circumscripta in infancy and childhood; 3 cases of calcinosis universalis, with review of literature. Amer. J. Dis. Child. 52, 368—422 (1936).

ROTOLO, G.: Sul trattamento delle calcificazioni sottodeltoidee con l'infiltrazione novocainica alla Leriche-Jung. Osped. maggiore 27, 453—455 (1939). Ref. Zbl. ges. Radiol. 31, 463 (1940).

ROTTHAUWE, H.-W.: Spätbeobachtungen nach Anwendung des radioaktiven Röntgenkontrastmittels „Thorotrast" (Thoriumdioxydsol) zur Gefäßdarstellung beim Menschen. Diss. Kiel 1957.

RUBESCH, R.: Über einen Fall von Knochenbildung (Myositis ossificans traumatica) in den Bauchdecken. Prag. med. Wschr. 1907, 623—630.

RUBISZ-BRZEZIŃSKA, J., u. B. ROMANOWSKI: Thibierge-Weissenbach-Syndrom. Pol. Przeg. rad. 21, 193—199 (1957). Ref. Radiol. exc. Med. 12, 1448 (1958).

RUSSO, P. E., and C. G. COIN: Calcification of the hyoid, thyroid and tracheal cartilages in infancy. Report of a case. Amer. J. Roentgenol. 80, 440—442 (1958).

SAAR, G. v.: Der radiographische Nachweis von Glassplittern. Bruns' Beitr. klin. Chir. 63, 798—812 (1909).

SALDANHA, A.: Étude radiologique de la circulation plasmotissulaire. J. Radiol. Électrol. 33, 641—648 (1952).

SALVINI, L.: Metastasi calcificate da neoplasia duodenale. Radioter. Radiobiol. Fis. med. 11, 396—406 (1956).

SAMUEL, E.: Roentgenology of parasitic calcifications. Amer. J. Roentgenol. 63, 512—522 (1950).

SANDSTRÖM, C.: Die sogenannte Bursitis calcarea von röntgendiagnostischen und röntgentherapeutischen Gesichtspunkten aus. Verh. dtsch. Röntg.-Ges. 21, 52—53 (1930).

— Peritendinitis calcarea. A common disease of middle life: its diagnosis, pathology and treatment. Amer. J. Roentgenol. 40, 1—21 (1938).

— Calcifications of the intervertebral disks and the relationship between various types of calcifications in the soft tissues of the body. Acta radiol. (Stockh.) 36, 217—233 (1951).

—, u. F. WAHLGREN: Beitrag zur Kenntnis der „Peritendinitis calcarea" (genannt „Bursitis calculosa") speziell vom pathologisch-histologischen Gesichtspunkt. Acta radiol. (Stockh.) 18, 263—296 (1937).

SAUPE, E.: Über das Müllergewerbezeichen (Müllerkrätze). Fortschr. Röntgenstr. 37, 492—493 (1928).

— Über einige seltene Röntgenbefunde (Subcutane Verkalkungen, symmetrische präpubische Verkalkung, Apophysen im Sacroiliacalgelenk, Canalis arteriae vertebralis des Atlas, einseitige Patella bipartita). Röntgenpraxis 4, 435—440 (1932).

SAUPE, E.: Über Muskelverknöcherungen. Langenbecks Arch. klin. Chir. 203, 573—591 (1942).

SCHAAF, J.: Ausgedehntes kavernöses Hämangiom mit Knochenwachstumshemmung. Fortschr. Röntgenstr. 81, 222—223 (1954).

SCHÄFER, H.: Ausgedehnter Halsabszeß als Folge eines Thorotrastoms. Fortschr. Röntgenstr. 94, 834—837 (1961).

SCHAER, H.: Die Periarthritis humeroscapularis. Ergebn. Chir. Orthop. 29, 211—309 (1936).

SCHERRER, F. W.: Calcification and ossification of external ears. Ann. Otol. (St. Louis) 41, 867—885 (1932). (Zit. nach BATSON.)

SCHILLING, H.: Die traumatische Myositis ossificans. Bruns' Beitr. klin. Chir. 201, 420—440 (1960).

SCHINK, W.: Phlebolithen im kavernösen Hämangiom des Säuglings. Fortschr. Röntgenstr. 76, 115 (1952).

SCHINZ, H. R.: Knochenveränderungen bei Xanthoma tuberosum multiplex der Hände. Röntgenpraxis 6, 22—24, 239—240 (1934).

SCHLOESSMANN, H.: Die Hämophilie. Neue deutsche Chirurgie, Bd. 47. Stuttgart: Ferdinand Enke 1930.

SCHOEN, R., u. W. TISCHENDORF: Siehe Übersichtsarbeiten.

SCHOLZ, TH.: Calcification in scleroderma. With report of a new case. Amer. J. Roentgenol. 28, 92—95 (1932).

— Diffuse interstitial calcinosis. Report of a case, with a review of the literature. Radiology 22, 54—66 (1934).

SCHREDL, L.: Röntgenologische Studien über die Verknöcherung der Bänder unter besonderer Berücksichtigung des Ligamentum iliolumbale. Arch. orthop. Unfall.-Chir. 31, 301—315 (1932).

SCHREIER, K.: Einige neue Gesichtspunkte zum Calciumstoffwechsel. Med. u. Ernähr. 4, 29—33 (1963).

SCHREUSS, H. TH.: Beckenaufnahmen mit Schatten weit zurückliegender Wismutinjektionen. Fortschr. Röntgenstr. 39, 924—925 (1929).

SCHÜPBACH, A., u. M. WERNLY: Hypercalzämie und Organverkalkungen bei Boeckscher Krankheit. Acta med. scand. 115, 401—422 (1943).

SCHUERMANN, H.: Dermatomyositis. Ergebn. inn. Med. Kinerheilk. 10, 427—480 (1958).

—, u. O. HORNSTEIN: Dermatomyositis (Polymyositis). In: Dermatologie und Venerologie einschließlich Berufskrankheiten, dermatologischer Kosmetik und Andrologie, Bd. II/1, S. 541—583. Stuttgart: Georg Thieme 1958.

SCHÜTTEMEYER, W.: Ein Beitrag zur Ätiologie der „Tendinosen". Zbl. Chir. 1947, 1003—1006.

SCHÜTZ, W., R. DOHRMANN u. G. FLEMMING: Die Myositis ossificans traumatica. Ein Beitrag zur Differentialdiagnose gegenüber dem osteogenen Sarkom. Chirurg 32, 97—101 (1961).

SCHULTE, E.: Beitrag zum Korakoklavikulargelenk. Fortschr. Röntgenstr. 92, 463—464 (1960).

SCHULZE, E.: Über Calcinosis interstitialis. Langenbecks Arch. klin. Chir. **136**, 339—368 (1925).

SCHULZE, W.: Histologische und experimentelle Untersuchungen zur Frage der metaplastischen Knochenbildung. Dtsch. Z. Chir. **217**, 33—59 (1929).

SCHUMANN, E.: Cysticerkose im Röntgenbild. Fortschr. Röntgenstr. **75**, 694—699 (1951).

SCHUPPENER, H. J., u. E. MEITINGER-STOBBE: Systematisierte Elastorrhexis, Pseudoxanthoma elasticum, Grönblad-Strandberg-Syndrom. Dtsch. med. Wschr. **1955**, 1723—1727.

SCHWARTZ, J.: Myositis ossificans following suprapubic prostatectomie. J. Urol. (Baltimore) **40**, 397—402 (1938).

SCHWARZ, G.: Pseudohypoparathyreoidismus und Pseudo-Pseudohypoparathyreoidismus. Hereditärer brachymetacarpaler Kleinwuchs. Experimentelle Medizin, Pathologie und Klinik, Bd. 15. Berlin-Göttingen-Heidelberg-New York: Springer 1964.

—, u. F. BAHNER: Die Genetik des Pseudohypoparathyreoidismus und des Pseudo-Pseudohypoparathyreoidismus. Dtsch. med. Wschr. **1963**, 240—245.

SCHWARZ, W.: Ein Fall von seltener Verknöcherung von Muskelursprüngen. Mschr. Unfallheilk. **40**, 113—118 (1933).

SCHWINGER, A.: Calcinosis universalis. With report of a case. Radiology, **59** 415—418 (1952).

SEELIGER, P.: Das Schicksal von Blutergüssen in verschiedenen Geweben unter besonderer Berücksichtigung der Fragen der Verkalkung und Verknöcherung. Zugleich ein Beitrag zur experimentellen Erforschung der Myositis ossificans circumscripta. Langenbecks Arch. klin. Chir. **147**, 405—450 (1927).

SEEMEN, H. v.: Über die Entstehungsbedingungen metaplastischer Knochenbildungen. Dtsch. Z. Chir. **217**, 60—108 (1927).

SEIFERT, G.: Verkalkung und Calciphylaxie. Dtsch. med. Wschr. **1965**, 2334—2339.

SELYE, H.: Calciphylaxis. Chicago (Ill.): The University of Chicago Press 1962.

SENTURIA, H. R.: The roentgen findings in increased lead absorption due to retained projectiles. Amer. J. Roentgenol. **47**, 381—391 (1942).

SEYSS, R.: Zur Röntgendiagnostik von Seitenbandverletzungen des Kniegelenkes. Mschr. Unfallheilk. **59**, 353—358 (1956).

— Zu den Verkalkungen der Gelenksbänder. Fortschr. Röntgenstr. **89**, 239—240 (1958).

— Verkalkungen unterhalb der Plantarsehne. Münch. med. Wschr. **1960**, 1876.

SÉZARY, A., P. BOULENGER et P. MALANJEAU: Panaris goutteux. Presse méd. **1942 I**, 386—387.

SÈZE, S. DE, J. RENIER et P. P. NAVEAU: Nouveau cas de para-arthropathie ossifiante d'origine neuro-traumatique. Rev. Rhum. **24**, 462—464 (1957).

SHAFFER, B., H. W. COPELAN and H. BEERMAN: Pseudoxanthoma elasticum. Arch. Derm. **76**, 622—633 (1957).

SHERMAN, R. S., and D. WILNER: The roentgen diagnosis of hemangioma of bone. Amer. J. Roentgenol. **86**, 1146—1159 (1961).

SIEBNER, M.: Tuberkulöse Weichteilverkalkungen in der Hüftgegend. Röntgenpraxis **13**, 182—184 (1941).

SIEDENTOPF, H., u. M. GEROULANOS: Bewegung von Fremdteilen im Körper während der Durchleuchtung mit Röntgenstrahlen. Fortschr. Röntgenstr. **1**, 141—142 (1897/98).

SILVERMAN, J. J., and E. S. HURWITT: Subcutaneous rupture of a popliteal aneurysm with a diagnostic roentgen sign. Arch. intern. Med. **100**, 314—318 (1957).

SINGLETON, E. B., and CHING TSENG TENG: Pseudohypoparathyroidism with bone changes simulating hyperparathyroidism. Radiology **78**, 388—393 (1962).

—, and H. S. ROSENBERG: Intraluminal calcification of the inferior vena cava. Amer. J. Roentgenol. **86**, 556—560 (1961).

SKINNER, H. A.: Anatomical considerations relative to rupture of the supraspinatus tendon. J. Bone Jt Surg. **19**, 137—151 (1937).

SKUBISZEWSKI, F.: Knöcherne Metaplasie des clavicularen Teiles des Musculus sternocleidomastoideus. Chir. Narzad. Ruchu **3**, 151—156 (1930). Ref. Zbl. ges. Radiol. **9**, 598 (1931).

SMITH, H. P., and H. P. SMITH jr.: Ochronosis: report of two cases. Ann. intern. Med. **42**, 171—178 (1955).

SMELOV, N., u. L. FELDMANN: Resultate der Röntgenaufnahmen nach intramuskulärer Injektion des russischen Bismutpräparates „Bijochinol". Venerol. (Moskau) **5**, 7—14 (1929). Ref. Zbl. ges. Radiol. **7**, 611 (1930).

SÖRENSEN, E.: Atypical case of von Recklinghausen's disease. Acta psychiat. (Kbh.) **7**, 647—658 (1932).

SOEUR, R.: La calcinose. Acta chir. belg. **49**, 240—248 (1950).

SOILA, P.: The roentgen demonstration of soft tissue changes in rheumatoid arthritis. Acta rheum. scand. **3**, 328—334 (1957).

SOMMER, F., u. E. TRESS: Beitrag zum Krankheitsbilde der Lipocalcinogranulomatose. (Eine besondere Form der Calcinosis universalis.) Fortschr. Röntgenstr. **63**, 205—214 (1941).

SORGE, F.: Cysticerkose im Verkalkungszustand. Arch. klin. Chir. **185**, 31—37 (1936).

— Zur Röntgendiagnostik der Cysticerkose. Langenbecks Arch. klin. Chir. **176**, 181—186 (1933).

SOULE jr., A. B.: Neurogenic ossifying fibromyopathies: preliminary report. J. Neurosurg. **2**, 485—497 (1945).

SPILLER, U.: Über Vorkommen, Lokalisation und Ursache der sogenannten Arteriosklerose (Mediasklerose) und ihre Beziehungen zur sogenannten zentralen Arteriosklerose auf Grund klinisch-röntgenologischer Untersuchungen. Z. klin. Med. **109**, 647—677 (1929).

STAHL, R.: Die Sklerose peripherer Venen im Röntgenbild. Fortschr. Röntgenstr. **30**, 319—321 (1922/23).

STAUNING, K.: Über Periarthritis humero-radialis. Fortschr. Röntgenstr. **49**, 90—92 (1934).

STECKEN, A.: Röntgenologische Studie ossaler Veränderungen bei Weichteilhämangiomen der Extremitäten. Fortschr. Röntgenstr. **83**, 147—158 (1955).

STEGEMANN, H.: Röntgenuntersuchung eines wenig beachteten Krankheitsbildes am Hüftgelenk. Langenbecks Arch. klin. Chir. **161**, 63—65 (1930).

STEIM, H., u. E. DOLL: Intraossale Blutungen bei Hämophilie. Fortschr. Röntgenstr. **91**, 746—750 (1959).

STEIN, A.: Ein interessanter Fall von Fremdkörper in der Hand. Fortschr. Röntgenstr. **10**, 352—353 (1906).

STEIN, G.: Erscheinungsformen der Periostitis ossificans im Röntgenbild bei bestehenden peripheren Durchblutungsstörungen. Z. Orthop. **97**, 78—83 (1963).

STEINBACH, H. L., R. FELDMAN, and M. B. GOLDBERG: Acromegaly. Radiology **72**, 535—549 (1959).

— G. S. GORDAN, E. EISENBERG, J. T. CRANE, S. SILVERMAN, and L. GOLDMAN: Primary hyperparathyroidism: a correlation of roentgen, clinical and pathologic features. Amer. J. Roentgenol. **86**, 329—343 (1961).

—, and H. G. JOHNSTONE: The roentgen diagnosis of armillifer infection (porocephalosis) in man. Radiology **68**, 234—237 (1957).

—, and W. RUSSEL: Measurement of the heel-pad as an aid to diagnosis of acromegaly. Radiology **82**, 418—423 (1964).

STEINITZ, H.: Calcinosis circumscripta („Kalkgicht") und Calcinosis universalis. Ergebn. inn. Med. Kinderheilk. **39**, 216—275 (1931).

ŠTĚPÁNEK, V., and P. ŠTĚPÁNEK: Changes in the bones and joints of paraplegics. Radiol. clin. (Basel) **27**, 28—36 (1960).

STIEDA, A.: Verkalkte Parasiten (Cysticercus cellulosae) im Röntgenbilde. Bruns' Beitr. klin. Chir. **42**, 245—250 (1904).

— Über eine typische Verletzung am unteren Femurende. Langenbecks Arch. klin. Chir. **85**, 815—826 (1908).

STÖCKER, N.: Seltene Lokalisation einer Myositis ossificans localisata. Fortschr. Röntgenstr. **93**, 137—138 (1960).

STOUT, A. P.: Pathology and classification of tumors of the soft tissues. Amer. J. Roentgenol. **66**, 903—909 (1951).

STRANDELL, G.: Peritendinitis calcarea in the hand. Acta chir. scand. **125**, 42—51 (1963).

SUCK RIN KANG: Myography of the multifidus muscle. Acta radiol. (Stockh.) **57**, 273—279 (1962).

ŠVÁB, V.: Beitrag zur hypertrophischen Ossidesmosis. (Die Verknöcherung der Ligamenta sacrotuberosa.) Röntgenpraxis **5**, 437—440 (1933).

— Calcinosis interstitialis. Izvect. 2. jugoslov. radiol. Sastan. **1936**, 143—151. Ref. Zbl. ges. Radiol. **24**, 375 (1937).

— Posttraumatische Ossifikationen der Korakoklavikularbänder. Fortschr. Röntgenstr. **55**, 366—375 (1937).

SWANSON, W. W., W. G. FORSTER, and V. IOB: Calcinosis circumscripta. Amer. J. Dis. Child. **45**, 590—593 (1933).

TALBOT, J. H.: The diversity of gouty arthritis and its complications. Ann. intern. Med. **31**, 555—569 (1949).

— G. J. CULVER, M. MIZRAJI, and D. I. CRESPO: Symposion on gout. Roentgenographic findings. Description of a magnification technic. Metabolism (Baltimore) **6**, 277—296 (1957).

—, and R. M. FERRANDIS: Collagen diseases. New-York and London: Grune & Stratton 1956.

TAMBURINO, G., G. COLOMBRITA e E. BARBAGALLO: Il metabolismo dei sali ossei nell'insufficienza renale cronica. Minerva med. **53**, 215—218 (1962).

TEUTSCHLAENDER, O.: Über progressive Lipogranulomatose der Muskulatur. Zugleich ein Beitrag zur Pathogenese der Myopathia osteoplastica progressiva. Klin. Wschr. **1935**, 451—453.

— Die Lipoido-Calcinosis oder Lipoidkalkgicht (Lipocalcinogranulomatose). Beitr. path. Anat. **110**, 402—432 (1949).

THIBIERGE, G., et R. J. WEISSENBACH: Concrétions calcaires sous-cutanées et sclérodermie. Ann. Derm. Syph. (Paris) **2**, 129—155 (1911).

THIELE, G., u. W. POHL: Zur Röntgensymptomatik der chronischen Polyarthritis. Med. Klin. **1958**, 2015—2017.

THOMA, K. H.: Calcification of the stylo-mandibular ligament. Amer. J. Orthodont. oral Surg. **26**, 812 (1940).

THOMPSON jr., M. M.: Ochronosis. Amer. J. Roentgenol. **78**, 46—53 (1957).

THOMSON, J. E. M.: Myositis ossificans (circumscripta) in the ligamentum nuchae. Ann. Surg. **100**, 279—283 (1934).

—, and F. J. TANNER: Tumoral calcinosis. J. Bone Jt Surg. **31A**, 132—140 (1949).

THURNHER, B.: Das Röntgenbild der sklerodermischen Dünndarmveränderungen. Radiol. Austriaca **12**, 247—252 (1961).

TISCHENDORF, W., u. K. MÜLLER: Klinik der Kollagenkrankheiten (Kollagenosen). Der Rheumatismus, Bd. 32. Darmstadt: Dr. Dietrich Steinkopff 1959.

TOOLE, H.: Echinococcus der Glutealmuskeln nach Hundebiß am Gesäß. Langenbecks Arch. klin. Chir. **184**, 183—184 (1936).

TÓTH, J.: Verkalkte Cysticerken im menschlichen Organismus. Röntgenpraxis **3**, 229—232 (1931).

UHR, N., and H. B. BEZAHLER: Pseudo-pseudohypoparathyroidism: report of three cases in one family. Ann. intern. Med. **54**, 443—451 (1961).

ULLMANN: Röntgenuntersuchungen über die Löslichkeit von Quecksilber- und Arsenpräparaten. Fortschr. Röntgenstr. **37**, 573—574 (1928).

ULRICH: Doch Geschoßwanderung? Röntgenpraxis **7**, 384—386 (1935).

URECH, E., M. RAMSEYER et D. PACHE: Examen radiologique systématique des adénites tuberculeuses primaires du cou. Schweiz. Tuberk. **14**, 179—192 (1957).

Vastine, J. H., and M. F. Vastine: Calcification of the laryngeal cartilages. Arch. Otolaryng. **55**, 1—7 (1952).

Vertova, F., e P. Carruba: Sulla ossificazione dei legamenti iotiroidei. Radiol. med. (Torino) **49**, 49—55 (1963).

Vickers, A. A.: An unusual tumor. Brit. J. Radiol. **25**, 163—164 (1952).

Vieten, H., u. K. Willmann: Das extraskelettale ossifizierende Sarkom. Radiobiol. Radiother. (Berl.) **1**, 157—163 (1960).

Viriot, G.: Un cas curieux de calcification de toutes le chaines ganglionaires de l'economie. J. Radiol. Électrol. **30**, 209—210 (1949).

Vogel, H., u. W. Minning: Wurmkrankheiten. In: Handbuch der inneren Medizin, Bd. I/2, S. 784—1008. Berlin - Göttingen - Heidelberg: Springer 1952.

Vogt, A.: Die erbliche Calcinosis interstitialis universalis. Fortschr. Röntgenstr. **71**, 98—104 (1949).

Volkmann, J.: Über Verknöcherungen in der Achillessehne. Z. orthop. Chir. **60**, 110—115 (1933).

— Zur Kritik des Stiedaschen Schattens. Mschr. Unfallheilk. **52**, 353—362 (1949).

Voss, H.: Über die parostalen und paraartikulären Knochenneubildungen bei organischen Nervenkrankheiten. Fortschr. Röntgenstr. **55**, 423—441 (1937).

Wachtler, F.: Zur Röntgensymptomatologie der Hämangiome der quergestreiften Muskulatur. Fortschr. Röntgenstr. **81**, 508—513 (1954).

Wagner, W.: Beitrag zur Behandlung der Myositis ossificans circumscripta. Langenbecks Arch. klin. Chir. **172**, 543—551 (1932).

Warter, J., J.-M. Mantz, J.-C. Otteni et F. Kempf: L'ossification para-ostéo-articulaire. Complication fréquente du tétanos. Presse méd. **1965**, 1203—1208.

Warthen jr., H. J.: Fate of foreign bodies in venous circulation. Arch. Surg. **15**, 712—728 (1927).

Wassmund: Verknöcherung der Ohrmuschel und Röntgographie. Dtsch. med. Wschr. **1899**, 439—440.

Wassner, U. J.: Die Pingranliquose und ihre chirurgische Behandlung. Med. Welt **1962**, 1639—1642.

Weber, H.: Sklerodermie. Korresp.-Bl. schweiz. Ärz. **20**, 623 (1878).

Wedgwood, R. J. P., C. D. Cook, and J. Cohen: Dermatomyositis: report of 26 cases in children with discussion of endocrine therapy in 13. Pediatrics (New York) **12**, 447—466 (1953).

Weed, L. A., D. C. Dahlin, D. G. Pugh, and J. C. Ivins: Brucella in tissues removed at surgery. Amer. J. clin. Path. **22**, 10—21 (1952).

Weens, H. S., and C. A. Marin: Infantile arteriosclerosis. Radiology **67**, 168—174 (1956).

Weidenreich, F.: Knochenstudien. II. Teil: Über Sehnenverknöcherungen und Faktoren der Knochenbildung. Z. Anat. **69**, 558—597 (1923).

Weinreich, M.: Multiple Epiphysenlösungen bei Hyperparathyreoidismus. Bruns' Beitr. klin. Chir. **203**, 248—259 (1961).

Welcker, E. R.: Experimentelle Erzeugung heterotoper Knochenneubildungen. Langenbecks Arch. klin. Chir. **191**, 372—420 (1938).

Wermer, P., M. Kuschner, and E. A. Riley: Reversible metastatic calcification associated with excessive milk and alkali intake. Amer. J. Med. **14**, 108—115 (1953).

Westerlund, E.: Calcinosis circumscripta. Klin. Wschr. **1940**, 887—889.

Weston, W. J.: Peroneal tendinitis calcarea. Brit. J. Radiol. **32**, 134—135 (1959).

— Tendinitis calcarea on the dorsum of the foot. Brit. J. Radiol. **32**, 495 (1959).

Wette, W.: Ossifizierendes Hämatom oder Sarkom. Zbl. Chir. **1941**, 456—459.

Wheeler, C. E., A. C. Curtis, E. P. Cawley, R. H. Grekin, and B. Zheutlin: Soft tissue calcification, with special reference to its occurence in the "collagen diseases". Ann. intern. Med. **36**, 1050—1075 (1952).

Whitcomb, F. F., and Ch. H. Brown: Pseudoxanthoma elasticum. Report of twelve cases: massive gastrointestinal hemorrhage in one patient. Ann. intern. Med. **56**, 834—842 (1962).

Widmann, B. P., H. W. Ostrum, and H. Freed: Practical aspects of calcification and ossification in the various body tissues. Radiology **30**, 598—609 (1938).

Wieland, H.: Verkalkung der Samenleiter. Fortschr. Röntgenstr. **78**, 618 (1953).

Wieser, C.: Posttraumatischer Riesenzelltumor nach offener Unterschenkelfraktur vor 48 Jahren. Fortschr. Röntgenstr. **89**, 375—377 (1958).

Wilhelm, G.: Seltener Fall einer massiven Verkalkung der A. subclavia. Fortschr. Röntgenstr. **89**, 490 (1958).

Wilkins, W. E., E. M. Regen, and G. K. Carpenter: Phosphatase studies on biopsy tissue in progressive myositis ossificans. With a report of a case. Amer. J. Dis. Child. **49**, 1219—1221 (1935).

Williams, I.: Calcification in Loiasis. J. Fac. Radiol. (Bristol) **6**, 142—144 (1954).

Wilms, M.: Arthropathie, Myositis ossificans und Exostosenbildung bei Tabes. Fortschr. Röntgenstr. **3**, 39—48 (1899).

Wilson, C. W., W. L. Wingfield, and E. C. Toone: Vitamin D-poisoning with metastatic calcification. Report of a case and review of the mechanism of intoxication. Amer. J. Med. **14**, 116—123 (1953).

Wilson, H.: Extraskeletal ossifying tumors. Ann. Surg. **113**, 95—112 (1941).

Winchester, J. W., and E. C. Mekie: Tendinitis of flexor carpi ulnaris. Brit. J. Radiol. **20**, 482 (1947).

Wirth, G.: Beitrag zur Klinik des Styloidsyndroms. Pract. oto-rhino-laryng. (Basel) **24**, 333—341 (1962).

Wojta, H., u. F. Hilgert: Weite und Enge des subacromialen Raumes, röntgenologische Zeichen beim Sehnenschaden des Schultergelenkes. Chirurg **24**, 195—197 (1955).

WOLFSOHN, G.: Beitrag zur Myositis ossificans der Ellenbeuge. Langenbecks Arch. klin. Chir. **161**, 215—221 (1930).

WÜTHRICH, A.: Über die Myositis ossificans circumscripta. Zbl. Chir. **1941**, 747—757.

ZANDER, G.: "Os acetabuli" and other bone nuclei; periarticular calcifications at the hip-joint. Acta radiol. (Stockh.) **24**, 317—327 (1943).

ZUPPINGER, A.: Siehe Übersichtsarbeiten.

— Holzsplitter in den Weichteilen des Ellbogens. Röntgenpraxis **13**, 165 (1941).

3. Aufhellungen innerhalb der Weichteile durch Gase und Fett

ADDINGTON, E., P. RUSK, and W. COHEN: Tracheocele. Amer. J. Roentgenol. **52**, 412—414 (1944).

AINSWORTH, J.: Emphysema of the leg following perforation of the pelvic colon or rectum. Brit. J. Radiol. **32**, 54—55 (1959).

BAUMECKER, H.: Subkutanes Emphysem durch Dickdarmgase. Zbl. Chir. **1941**, 1741—1742.

BENASSI, E.: Pneumatocele pericranico post-traumatico tardivo. Minerva med. **53**, 2735—2737 (1962).

BLEWETT, J.: Laryngocele. Brit. J. Radiol. **12**, 163—167 (1939).

BONOLA, A.: Sulla interpretazione radiografica delle ombre normali e patologiche delle parti molli del ginocchio senza mezzi di contrasto. Chir. Organi Mov. **23**, 39—56 (1937).

BRAILSFORD, J. F.: X-rays in diagnosis and treatment of gas gangrene. Brit. med. J. **1940**, 247—249.

BREHM, G., u. G. SEVERIN: Mediastinal- und Hautemphysem (Hamman-Syndrom) bei schwerem Erythema exudativum multiforme. Dtsch. med. Wschr. **1962**, 1536—1539.

BROWN, S., and A. GROLLMANN: An intramuscular lipoma. Radiology **27**, 491 (1936).

BUCHWALD, W.: Weichteildiagnostik durch direkte CO_2-Insufflation. Fortschr. Röntgenstr. **98**, 73—78 (1963).

— Die Verwendung schnell resorbierbarer Gase bei diagnostischen Gasinsufflationen. Kritische Stellungnahme zum Problem der Gasembolie. Fortschr. Röntgenstr. **103**, 187—200 (1965).

BUFE, W.: Die Differentialdiagnose der gasbildenden Infektionen. Med. Klin. **1943**, 795—797.

BURCHARD, A.: Gasabszeß, Gasphlegmone und Gasgangrän im Röntgenbild. Med. Klin. **1916**, 744—745.

— Über den röntgenologischen Nachweis der durch die verschiedenen, beim Gasödem gefundenen Anaerobier hervorgerufenen Muskelveränderungen. Fortschr. Röntgenstr. **26**, 260—268 (1919).

— Die Röntgendiagnose des Gasödems. In: Handbuch der ärztlichen Erfahrungen im Weltkriege 1914/1918, Bd. 9, S. 98—105. Leipzig: Johann Ambrosius Barth 1922.

BURKE, E. N., and J. L. GOLDEN: External ventricular laryngocele. Amer. J. Roentgenol. **80**, 49—53 (1958).

BURKHARDT, W. L., H. ADLER, A. F. THOMETZ, A. J. ATKINSON, and A. C. IVY: A roentgenographic study of "bends" and "chokes" at altitude. J. Aviat. Med. **17**, 462—477 (1946).

CARTY, J. R.: Fasciagraphy, a preliminary report. Amer. J. Roentgenol. **35**, 747—749 (1936a).

— The roentgenographic diagnosis of soft tissue tumors excluding the breast. Amer. J. Roentgenol. **36**, 932—935 (1936b).

CASTRONOVO, E.: La diagnosi radiologica delle grandi inezioni gassose. Quad. Radiol. **1**, 152—156 (1930). Ref. Zbl. ges. Radiol. **9**, 598 (1931).

CEN, M.: Gasabszeß am Oberschenkel bei einem perforierten Sigmakarzinom. Fortschr. Röntgenstr. **94**, 552—554 (1961).

CERUTTI, P.: Considerazioni in tema di poichilodermatomiosite. G. ital. Derm. Sif. **89**, 631—656 (1948).

CHASIN, A.: Die Röntgendiagnose von Lipomen und ihre praktische Bedeutung. Röntgenpraxis **2**, 282—287 (1930).

CLIFFORD, N. J., and I. KATZ: Subcutaneous emphysema complicating renal infection by gas-forming coliform bacteria. A report of two cases in diabetic patients. New Engl. J. Med. **266**, 437—439 (1962).

DEMPSTER, W. H.: Intermuscular lipoma. Brit. J. Radiol. **25**, 553—555 (1952).

DÖHNER, B.: Gasphlegmone im Röntgenbild. Münch. med. Wschr. **1915**, 1305.

DOLEZIL, V.: Potkožni emfizem u abdominalnoj kirurgiji. (Das Hautemphysem in der Abdominalchirurgie.) Acta chir. jugosl. **9** (10), 149—153 (1962).

DOMRICH, H.: Über den Wert des Röntgenbildes bei den gasbildenden Infektionen. Zbl. Chir. **1947**, 397—404.

DOYLE, O. W.: Unusual gasforming infections. Radiology **72**, 94—96 (1959).

DUNCAN, J. G., and E. SAMUEL: Extra-abdominal abscesses of intestinal origin. Brit. J. Radiol. **33**, 627—630 (1960).

DURANT, T. M.: Negative (gas) contrast angiocardiography. Amer. Heart J. **61**, 1—4 (1961).

EUFINGER, H.: Wunde, Wundkrankheiten, chirurgische Infektionen, parasitäre Erkrankungen. In: Klinische Chirurgie für die Praxis, Bd. 1, S. 1—154, hrsg. von O. DIEBOLD, H. JUNGHANNS u. L. ZUCKSCHWERDT. Stuttgart: Georg Thieme 1959.

FÈVRE, M.: L'imagine radiologique du lipome musculaire diffus. Rev. Orthop. **38**, 58—63 (1952). Ref. Zbl. ges. Radiol. **38**, 307 (1952).

FINCKH, L.: Die frühzeitige Erkennung der Gasphlegmone durch das Röntgenbild. Dtsch. med. Wschr. **1915**, 585.

FLEMING, R. J., A. MEYER, and G. ALEXANDER: Parosteal lipoma. Amer. J. Roentgenol. **87**, 1075—1084 (1962).

FOSSATI, F.: Utilità dell'esame radiologico „precoce" per la diagnosi tempestiva di gangrena gassosa. Quad. Radiol., N. S. 7, 122—126 (1942).

FRANCO, V. H., and M. G. QUINA: Pneumothyroid. A new procedure for determining the mass of the thyroid gland for the radioiodine treatment of hyperthyroidism. Brit. J. Radiol. 29, 434—439 (1956).

FÜHNER, H.: Die peritoneale Resorptionszeit von Gasen. Dtsch. med. Wschr. 1921, 1393.

GESCHICKTER, C. F.: Lipoid tumors. Amer. J. Cancer 21, 617—641 (1934).

GLANZ, I., and H. SALINGER: Laryngocele interna. Report of a case. Acta radiol. (Stockh.) 57, 285—288 (1962).

GORDON-WATSON, CH.: Cellular hyaline transformation and calcification in a subgluteal lipoma. Brit. J. Surg. 15, 641—646 (1928).

GRATZ, C. M.: Air injection of the fascial spaces. A new method of the soft tissue roentgenography. Amer. J. Roentgenol. 35, 750—751 (1936).

GRILLI, A.: L'aspetto radiologico della gangrena gassosa iniziale ed advanzata. Radiol. med. (Torino) 25, 843—850 (1938).

GROSSE-BROCKHOFF, F., D. KOCH, F. LOOGEN, G. ROTTHOFF, H. VIETEN u. K. H. WILLMANN: Kohlendioxyd als Kontrastmittel für die Röntgendarstellung des Herzens und der Gefäße. Fortschr. Röntgenstr. 86, 285—291 (1957).

GUINARD, U.: Traduction radiologique d'un emphyseme sous-cutané et profond. Rev. Tuberc. (Paris) 13, 188—190 (1932). Ref. Zbl. ges. Radiol. 13, 186 (1932).

HABERLAND, H. F. O.: Die anaerobe Wundinfektion. Neue deutsche Chirurgie, Bd. 27. Stuttgart: Ferdinand Enke 1921.

HAMPERL, H.: Lehrbuch der allgemeinen Pathologie und der pathologischen Anatomie, 24. u. 25. Aufl. Berlin-Göttingen-Heidelberg: Springer 1960.

HASSELBACH, H. v.: Subkutanes Emphysem durch Dickdarmgase. Zbl. Chir. 1941, 1090—1093.

HAUBRICH, R.: Zur Röntgendiagnostik der Gasbildung im Gewebe (Gasbrand, gashaltige Phlegmone und Gangrän). Fortschr. Röntgenstr. 71, 475—482 (1949).

HENSSGE, J.: Diagnostische Bedeutung der Luft-Füllung der Sehnenscheiden der Peronei. Vortr. a. d. wiss. Sommertagg. d. Verigg. d. Orthop. Österreichs, Wien, Mai 1960.

— Siehe auch Beitrag in diesem Handbuch Bd. IV.

HESSE, E.: Die chirurgische und gerichtlichmedizinische Bedeutung der künstlich hervorgerufenen Erkrankungen. Langenbecks Arch. klin. Chir. 136, 277—291 (1925).

HOEFFKEN, W.: Die Angiokardiographie mit Kohlendioxyd. Fortschr. Röntgenstr. 91, 1—13 (1959).

HUNT, H. B., and J. D. BISGARD: The roentgenographic diagnosis of lipoma. Surg. Gynec. Obstet. 71, 68—72 (1940).

ISSA, P.: Laryngocèle ventriculaire. J. Radiol. Électrol. 42, 8—16 (1961).

JANKER, R.: Zur Röntgendiagnose tief gelegener Lipome. Zbl. Chir. 1941, 905—909.

KEMP, F. H.: Anaerobic cellulitis — due to perforation of the colon. Brit. J. Radiol. 19, 64—65 (1946).

KILLIAN, H.: Pneumatopathien. Erkrankungen durch physikalische Gaswirkung. Neue deutsche Chirurgie, Bd. 60. Stuttgart: Ferdinand Enke 1939.

— Gasbrand und Gefäßverletzungen. Dtsch. Z. Chir. 253, 674—690 (1940).

KITTEL, G.: Pneumatocele externa occipitalis mit vestibulären Symptomen. Z. Laryng. Rhinol. 42, 147—155 (1963).

KNOX, G. S.: Spontaneous subcutaneous emphysema during labor. Amer. J. Roentgenol. 89, 1087—1090 (1963).

KORACH, S.: Zur Frage des Hautemphysems nach Perforation gastro-duodenaler Geschwüre. Zbl. Chir. 1927, 1489—1494.

KÜTTNER, H.: Über Emphysema scroti nach Nierenoperationen und andere Formen des Skrotalemphysems. Langenbecks Arch. klin. Chir. 157, 390—394 (1929).

KULCZYCKI, J.: Arteriographie und Pneumoröntgenographie der Pferdeextremität. Verh. 13. internat. tierärzt. Kongr., Zürich-Interlaken 1938, H. 4, S. 15—24.

KURASEV, R. I.: Zur Röntgendiagnose der Gasgangrän. Vestn. Rentgenol. Radiol. (Leningrad) 31, 84—86 (1956).

LAURELL, H.: Zur Röntgendiagnose klinisch schwer feststellbarer fettführender Tumoren insbesondere Lipome. Upsala Läk. Föhren Förh. 34, 693—708 (1928). Ref. Zbl. ges. Radiol. 7, 154 (1930).

LENARDUZZI, G.: L'esame radiologico nella gangrena gassosa. Quad. Radiol. 2, 84—89 (1931).

LENZI, M.: Siehe CERUTTI.

LINGLEY, J. R.: Case report from the weekly seminar of the department of roentgenology, Massachusetts general hospital. Amer. J. Roentgenol. 41, 851—854 (1939).

MARCHESE, S.: La miografia nella diagnosi radiologica dei tumori dell'apparato locomotore. Minerva pediat. 5, 543—546 (1953).

MARTENS, M.: Gasphlegmone im Röntgenbild. Verh. d. Berl. med. Ges. 45—46, 110—113 (1914/15).

MAZZANTI, G., e P. R. DAL MONTE: L'elio come mezzo di contrasto gassoso in radiodiagnostica. G. Clin. med. 41, 1371—1379 (1960).

MCCORKLE, M., and J. STEVENSON: Subcutaneous emphysema associated with perforated peptic ulcer. Surgery 2, 930—936 (1937).

MOORE, R. M., and C. W. BRASELTON jr.: Injection of air and carbon dioxide into the pulmonary vein. Ann. Surg. 112, 212—218 (1940).

MORISON, J. M.: Gas in the tissues. Arch. Radiol. Electrother. 20, 222—231 (1915).

MUIR, J. B.: Pneumatocele capitis. Brit. J. Surg. 25, 603—607 (1938).

NICHOLS, J. B.: A case of massive gas gangrene. Brit. med. J. **1961**, 940.

OBERDALHOFF, H.: Siehe Übersichtsarbeiten.

OLSON, K. L.: Renal Escherichia coli infection associated with diabetes mellitus. Amer. J. Roentgenol. **78**, 719—724 (1957).

PENDERGRASS, R. C.: Emphysema of the neck from rupture of the trachea. Radiology **26**, 499-500 (1936).

PLAUT, G. S., R. SALM, and D. E. TRUSCOTT: Three cases of ossifying lipoma. J. Path. Bact. **78**, 292—295 (1959).

PORZELT, W.: Ein Fall von kongenitalem intramuskulärem Lipom des Mittelfußes. Zbl. Chir. **1930**, 783—784.

QUERVAIN, F. DE: Zur Infektion durch gasbildende Bakterien. Schweiz. med. Wschr. **1929**, 397—398.

RANKIN, F. W., and E. S. JUDD: Emphysema of the scrotum the result of diverticulitis of the sigmoid with perforation. Surg. Gynec. Obstet. **35**, 310—312 (1922).

REISS, J.: Zur Röntgendiagnostik tiefgelegener Lipome. Dtsch. Z. Chir. **233**, 648—653 (1931).

RHINEHART, D. A.: Air and gas in the soft tissues: a radiologic study. Radiology **17**, 1158—1170 (1931).

ROBSON, P. N.: A large calcified lipoma of the thigh. J. Bone Jt Surg. **32** B, 384—385 (1950).

SÄTTLER, G.: Differentialdiagnose: Gas im Gewebe. Bruns' Beitr. klin. Chir. **182**, 56—63 (1951).

SAMUEL, E.: The radiological diagnosis of lipomata. Brit. J. Radiol. **20**, 55—57 (1947).

SANTAGATI, F.: Il quadro radiologico della gangrena gassosa e delle inclusioni gassose nelle ferite guerra. Radiol. med. (Torino) **29**, 357—365 (1942). Ref. Zbl. ges. Radiol. **36**, 218 (1943).

SCHLOTTER, H.: Über Röntgenbefunde von Gasödemen und Phlegmonen mit Gas bei Extremitätenverletzungen. Fortschr. Röntgenstr. **72**, 50—68 (1949).

SCHNEIDER, J.: Bedeutung des Röntgenbildes für die Diagnose und Therapie des Gasbrandes einer Extremität. Röntgenpraxis **6**, 522—524 (1934).

SCHULZ, E., and S. W. ROSEN: Gynecography. Technique and interpretation. Amer. J. Roentgenol. **86**, 866—878 (1962).

SCHWARZ: Zit. nach BURCHARD 1916.

SGALITZER, M.: Zur Röntgenuntersuchung beim Gasödem. Langenbecks Arch. klin. Chir. **155**, 509—514 (1929).

SILBERMANN, J.: Die röntgendiagnostische Bedeutung des Fettgewebes. Radiol. clin. (Basel) **8**, 114—128 (1939a).

— The roentgen diagnostic importance of adipose tissue. Radiology **32**, 77—86 (1939b).

ŠILINKOVÁ-MÁLKOVÁ, E.: The roentgenologic localization of parathyroid adenomata. Radiol. diagn. (Berl.) **2**, 51—60 (1961).

SLATER, M.: Perforation of the rectum. Amer. J. Roentgenol. **77**, 66—68 (1957).

SOMOGYI, G.: Röntgenologisch diagnostizierte gashaltige Abszesse des Halses. Radiol. Austriaca **11**, 169—176 (1961).

SPITZENBERGER, O.: Differentialdiagnose zwischen Sarkom und Lipom. Fortschr. Röntgenstr. **52**, 205 (1935).

STAHLGREN, L. H., and G. THABIT jr.: Subcutaneous emphysema: an important sign of intra-abdominal abscess. Ann. Surg. **153**, 126—133 (1961).

STEIN, F. M.: Die Röntgenuntersuchung von Weichteiltumoren durch Kontrasterzeugung mit Kohlensäure [Russisch]. Vop. Onkol. **9**, Nr. 11, 58—62 (1963).

TEMPLETON, F. E.: Roentgen diagnosis of lipomata. Amer. J. Roentgenol. **37**, 210—216 (1937).

TESCHENDORF, W.: Über die Resorptionszeit von Gasen in der Brusthöhle. Naunyn-Schmiedebergs Arch. exp. Path. Pharmak. **104**, 352—374 (1924).

— Zur Verwendung eines leicht resorbierbaren Gases (Stickoxydul) für die Darstellung der Gelenke und des Pneumoperitoneums. Fortschr. Röntgenstr. **53**, 476—479 (1936).

— Über die Verwendung schnell resorbierbarer Gase in der Röntgendiagnostik. Acta radiol. (Stockh.) **36**, 297—304 (1951).

THEISEN, H.: Zum Thema: Artefakte der Haut. Med. Welt **1962**, 2148—2152.

THOMAS, S. T., and O. L. WILLIAMS: High-altitude joint pains (bends): their roentgenographic aspects. Radiology **44**, 259—261 (1945).

WASSNER, U. J.: Die Pingranliquose und ihre chirurgische Behandlung. Med. Welt **1962**, 1639—1642.

WEITZNER, I.: Unusually located lipoma, complicated by a foreign body. Amer. J. Roentgenol. **27**, 267—268 (1932).

WHITE, D. J.: An unusual sequel to gastroscopy. Brit. J. Radiol. **14**, 364—365 (1941).

WICHMANN, F. W.: Das Bild einer gashaltigen Phlegmone nach irrtümlicher Benzininjektion. Zbl. Chir. **1932**, 2655—2660.

WILDEGANS, H.: Arteriographische Untersuchungen beim Gasödem. Chirurg **16**, 195—203 (1944).

WINTERSTEIN, O.: Über die gashaltige Struma. Zugleich ein Beitrag zur Struma tuberculosa. Langenbecks Arch. klin. Chir. **174**, 643—650 (1933).

ZEDGÉNIDZÉ, G. A.: Le roentgendiagnostic des phlegmons gazeux. Vestn. Chir. **60**, 41—48 (1940). Ref. Zbl. ges. Radiol. **32**, 538 (1940/41).

ZEISSLER, J.: Beitrag zur Ätiologie der Gasödeme des Menschen. Die bakteriologische Ernte zweier Weltkriege. Dtsch. med. Wschr. **1946**, 171—174.

— C. KRAUSPE u. L. RASSFELD-STERNBERG: Die Gasödeme des Menschen. Allgemeine bakteriologische und pathologisch-anatomische Grundlagen, 3 Bände. Darmstadt: Dr. Dietrich Steinkopff 1958—1960.

B. Spezieller Teil

I. Röntgendiagnostik der Hauterkrankungen

Von

G. Lemke

Mit 56 Abbildungen

Während in den meisten Disziplinen die Röntgenuntersuchung seit vielen Jahrzehnten wichtige diagnostische Aufgaben erfüllt, ist dieses Untersuchungsverfahren im Rahmen der Dermatologie bisher kaum eingesetzt worden. Zwei Gründe waren es, die der Entwicklung einer dermatologischen Röntgendiagnostik entgegenstanden. Einerseits begünstigten die vor den Augen liegenden klinischen Symptome der Hauterkrankungen keine frühzeitige Entwicklung spezieller röntgenologischer Untersuchungsverfahren des Hautorgans; andererseits dürften es methodische, vornehmlich technische Schwierigkeiten gewesen sein, welche diagnostisch verwertbare Absorptionsdifferenzen der verschiedenen Gewebe und ihrer einzelnen Substrate innerhalb der Weichteile nicht erwachsen ließen. Erst im letzten Vierteljahrhundert hat die Röntgenuntersuchung der Weichteile einschließlich der Haut und ihrer Erkrankungen von verschiedener Seite — Röntgenologen und Dermatologen — eine eingehendere Bearbeitung erfahren. Es darf hier neben vielen anderen Publikationen vor allem auf die Arbeiten von ZUPPINGER, FRANTZELL, BONSE, SABATINI und FRANCIOSI, DREY sowie LEMKE hingewiesen werden. Voraussetzung für die Darstellung der wenig schattendichten Haut und Unterhaut und die notwendige Differenzierung ihrer feineren Strukturen auf dem Röntgenfilm war die Entwicklung der *Weichstrahltechnik* mit dem Einsatz langwelligerer Diagnostikstrahlungen als üblich und der Benutzung eines sehr empfindlichen Filmmaterials mit steiler Gradation.

Im folgenden wird eine knappe Übersicht über die bisherigen Ergebnisse der Röntgenuntersuchung der Hautkrankheiten gegeben, ohne im einzelnen auf die zahlreichen, noch ungeklärten Probleme einzugehen. Die Deutung der erhobenen Röntgenbefunde wird vom Röntgenologen dermatologische Kenntnisse erfordern, wie andererseits der Dermatologe ausreichende röntgenologische Erfahrung besitzen muß, um eine spezielle Röntgendiagnostik der Hautkrankheiten selbst vornehmen zu können.

1. Allgemeine dermatologische Röntgendiagnostik

a) Methodik

(Klassische Untersuchungsverfahren, Kontrastmittelanwendung — Blut- und Lymphgefäße, Weichstrahltechnik einschließlich Schichtaufnahme, Anwendung radioaktiver Substanzen)

Bei der *herkömmlichen Aufnahmetechnik* der Weichteile gelingt zwar die Differenzierung des fettdichten Schattens der Subcutis sowie die Darstellung verschiedener Muskelveränderungen, aber die Abbildung des Hautorgans ist bis auf einen angedeuteten dunklen Streifen als äußere Begrenzung des Unterhautfettgewebes nicht möglich. Auch die Feinstrukturen innerhalb der Subcutis sind auf den üblichen „weichen" Aufnahmen nicht sichtbar. Erst bei Ausprägung pathologischer Verkalkungen oder bei Benutzung eines Kontrastmittels gelangen die subcutanen Gefäße zur Darstellung. Aber die bei vielen Hautkrankheiten nachweisbaren Veränderungen an dem Gitterwerk des subcutanen Bindegewebsnetzes und an den Gefäßen finden auf dem Röntgenfilm keinen sichtbaren

Ausdruck. Schließlich entgehen bei allen klassischen Untersuchungsverfahren die infiltrativen Prozesse innerhalb der Haut wie auch in den angrenzenden Schichten des Unterhautfettgewebes unserer Beobachtung.

Verschiedene *Modifikationen der Aufnahmetechnik* [z.B. gleichzeitiges Einlegen mehrerer Filme in eine Kasette, Weglassen der Vorderfolie, Dazwischenschalten von wassergefüllten Gummiballons bzw. von Paraffin- oder Aluminiumkeilen (LAURELL)] gestatten zwar die Abbildung verschiedener weiterer Strukturen innerhalb der Weichteile (größere subcutane Gefäße, stärkere Bindegewebszüge und Cutislinie), aber eine spezielle Röntgenuntersuchung der Haut und ihrer Erkrankungen ist noch nicht möglich und ist überdies auch weder von Röntgenologen noch von Dermatologen ernsthaft in Angriff genommen worden.

Die Hoffnung auf eine subtile Darstellung der Gefäße und ihrer pathologischen Veränderungen bei Hautkrankheiten durch *Anwendung von Kontrastmitteln* hat sich nur zum Teil erfüllt, da die intradermalen Gefäße nicht regelmäßig und eindeutig abgebildet werden können. Aber auch bei den kleinen subcutanen Gefäßen — vor allem den bei Hauterkrankungen besonders interessierenden, an der Cutisgrenze lokalisierten — wiesen eigene eingehende Untersuchungen nicht zu vernachlässigende Schwierigkeiten bei der Deutung der erhobenen Befunde insofern auf, als bei Anwendung weicher Diagnostikstrahlungen eine scheinbare Verbreiterung der mit Kontrastmittel gefüllten Gefäßabschnitte resultiert — ein Faktor, der bei Anwendung der Weichstrahltechnik ohne Injektion von Kontrastmittel nicht in Rechnung gestellt werden muß.

Die eigenen Untersuchungen des *Lymphgefäßsystems* in der cutisnahen Schicht des Unterhautfettgewebes durch subcutane Verabreichung verdünnter Kontrastmittellösungen oder durch Kontrastmittelgabe in die durch Farbstoffinjektion sichtbar gemachten kleinen Lymphgefäße ergaben für die Röntgendiagnostik der Hautkrankheiten weder neue Gesichtspunkte, noch erbrachten sie weitere, mit anderen Untersuchungsmethoden nicht faßbare Röntgenbefunde. Die von FRANTZELL mitgeteilten Ergebnisse beim Studium des Ödemproblems konnten wir vollauf bestätigen.

Entsprechend den physikalisch-technischen und den biologischen Grundlagen der Röntgendiagnostik ist eine zuverlässige Differenzierung der verschiedenen Substrate innerhalb der Weichteile auf dem Röntgenfilm auf Grund der fehlenden bzw. sehr geringfügigen Absorptionsunterschiede bei Benutzung der herkömmlichen Diagnostikstrahlungen nur sehr bedingt möglich. ZUPPINGER hat dieses Problem in seiner Monographie eingehend erörtert. Zur Realisation einer Röntgendiagnostik der Hautkrankheiten, bei denen sich bei der Anwendung üblicher Aufnahmespannungen gleichfalls nur unbedeutende Schattendifferenzen ergeben, wurde daher der Weg der *Weichstrahltechnik* beschritten, zumal die Anwendung von Kontrastmitteln keine Lösung des Problems erbrachte. In der Tat resultieren durch die Anwendung langwelliger Strahlung infolge des Auseinanderziehens der Massenschwächungskoeffizienten größere Absorptionsdifferenzen der einzelnen Weichteilstrukturen, die unter Benutzung des fettdichten Schattens der Subcutis als „physiologisches Kontrastmittel" zu diagnostisch verwertbaren Schwärzungsunterschieden auf dem Röntgenfilm führen. Für die Untersuchung des Hautorgans kommen nach den Erfahrungen von BONSE (1951a, 1957) sowie LEMKE (1956a, 1958b) je nach der Schichtdicke des zu durchstrahlenden Gewebes Diagnostikstrahlungen mit 35—17 kV Scheitelspannungen bei Benutzung von nur schwach gefilterten Berylliumröhren in Betracht. Die günstigsten Resultate werden bei Anwendung selektiv gefilterter Strahlungen erhalten. Selbst mit modernen dermatologischen Therapieapparaten, welche mit einem relativ großen Rundfocus ausgerüstet sind, ist bereits die Möglichkeit gegeben, Röntgenaufnahmen von zahlreichen Hauterkrankungen anzufertigen, sofern es gelingt, die geometrische Unschärfe in Grenzen zu halten (LEMKE 1956b). Zur Aufnahmetechnik darf noch nachgetragen werden, daß für die Wahl der Projektionsrichtung topographische Kenntnisse notwendig sind, damit die Weichteilstrukturen nicht von den meist undifferenziert bleibenden Skeletschatten überlagert werden. Als Filmmaterial hat sich hochempfindliches mit steiler

Gradation als zweckmäßig erwiesen. Während sich aus der Benutzung von Rückfolien eine Empfindlichkeitssteigerung ergibt — allerdings auf Kosten einer Zunahme der Folienunschärfe — resultiert bei Verwendung von Vorderfolien mit ihrer beträchtlichen Absorption der weichen Nutzstrahlung praktisch nur größere Folienunschärfe. Die Güte des Röntgenweichstrahlbildes ist selbstverständlich noch von der Dunkelkammertechnik abhängig. Für die Reproduktion darf betont werden, daß die Wiedergabe der in der Regel in photographischer Hinsicht als unharmonisch anzusehenden Weichstrahlbilder von Hauterkrankungen schwierig ist; eine wesentliche Verbesserung der Bildqualität kann durch den Einsatz moderner Kopierverfahren erreicht werden (z. B. Logetronicverfahren). Im übrigen darf auf die Darstellung der physikalisch-technischen Grundlagen und die biologischen Voraussetzungen durch BONSE (1951a) sowie LEMKE (1956a, 1958b) verwiesen werden.

Für die angestrebte Ergänzung der Weichstrahltechnik durch Anwendung transversaler *Schichtaufnahmen* kommt nach der Mitteilung von BONSE und SCHUERMANN nur ein sehr eng begrenztes Gebiet der Dermatologie in Betracht. Lediglich bei der Untersuchung von Weichteilveränderungen an der Subcutis-Muskelgrenze und in der Muskulatur können mit diesem Verfahren zusätzliche Befunde erhoben werden, die bei der bisherigen Weichstrahltechnik durch Summationseffekte verlorengehen.

Aus den wenigen Mitteilungen über die diagnostische Anwendung *natürlicher und künstlicher radioaktiver Substanzen* bei Hautkrankheiten geht eindeutig hervor, daß vorerst brauchbare Untersuchungsverfahren noch nicht entwickelt sind. Diese Feststellung ist auch für den P 32-Test zutreffend, da sich die Erwartungen bei der Anwendung von radioaktivem Phosphor zur Differentialdiagnostik des malignen Melanoms gegenüber anderen Hauterkrankungen, insbesondere gut- und bösartiger Neubildungen, nicht erfüllt haben, wie es KIMMIG, WISKEMANN und HERZBERG noch 1957 erhofft hatten.

b) Röntgensymptome der Haut (Befunde der nicht erkrankten Haut, Grenzen ihrer Darstellung und Grundzüge der pathologischen Hautveränderungen im Röntgenbild)

Bei Anwendung der Weichstrahltechnik gelingt die Differenzierung der sog. „Cutislinie" (FRANTZELL) von dem fettdichten Schatten der Subcutis, die als „physiologisches Kontrastmittel" bei der Röntgenuntersuchung der Haut eingesetzt wird. Als anatomisches Substrat für diesen scharf begrenzten schmalen Streifen von durchschnittlich 1—2 mm Breite kommt nach den Untersuchungen von FRANTZELL und LEMKE (1957, 1958b) nur die Haut und sehr wahrscheinlich auch noch die angrenzende oberste Schicht der Subcutis in Betracht (Abb. 1). Eine weitere Aufgliederung der Cutislinie, welche entschieden größere Schattendichte als die Subcutis aufweist, in Ober- (Epidermis) und Lederhaut (Cutis) sowie deren einzelne Schichten ist mit der üblichen Weichstrahltechnik nicht möglich. Allerdings gelingt bei Benutzung noch weicherer Diagnostikstrahlungen (15 bis 10 kV Scheitelspannung) die Abbildung einzelner Schichten innerhalb der Cutislinie, ohne daß bisher eine Zuordnung dieser Befunde zu bestimmten anatomischen Gegebenheiten möglich ist, so daß vorerst diagnostische Schlüsse nicht gezogen werden können. Die Abbildung des Papillarleistenmusters ist selbstverständlich möglich (Abb. 2). Von den Anhangsgebilden der Haut können die Nägel (Abb. 3), die Mamillen einschließlich der Milchausführungsgänge und der Montgomerischen Höckerchen und schließlich auch die Terminalhaare auf dem Röntgenfilm festgehalten werden (Abb. 4). Erwartungsgemäß ist die Cutislinie in den verschiedenen Regionen und auch individuell unterschiedlich stark ausgebildet, wie durch zahlreiche eigene Untersuchungsreihen (LEMKE 1957, 1958b) belegt werden konnte. Die Schattenintensität ist dagegen nur sehr geringen, diagnostisch nicht verwertbaren Schwankungen unterworfen. Überdies lassen weder Alter noch Geschlecht wesentlichen Einfluß auf die Schattendichte und die Breite der Cutislinie erkennen. Erst bei Ausprägung pathologischer Befunde wie Infiltration, Flüssigkeitssteigerung, Neubildung oder Atrophie findet man größere bzw. verminderte Schattendichte und oftmals auch umschriebene Verbreiterung bzw. Verschmälerung der Cutislinie. Alle erhobenen morphologischen Befunde bei der Röntgenuntersuchung der Cutislinie bedürfen stets sorgfältiger Überprüfung, ob sie tatsächlich als Krankheitsäußerungen oder nur als Varianten im Rahmen des Weichstrahlbildes der nicht erkrankten Haut anzusehen sind.

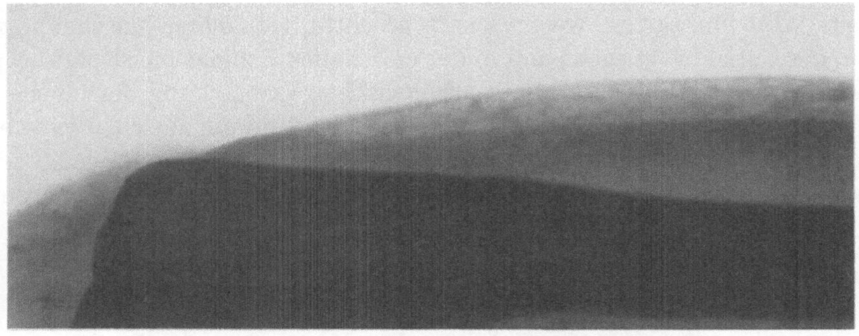

Abb. 1. 40jähriger Mann; rechte Ellenbogengegend seitlich: Differenzierung der Weichteile in Cutislinie, Subcutis und Muskulatur gegenüber dem kalkdichten Skelet ohne erkennbare Struktureinzelheiten, Darstellung des reticulären Maschennetzes der Subcutis

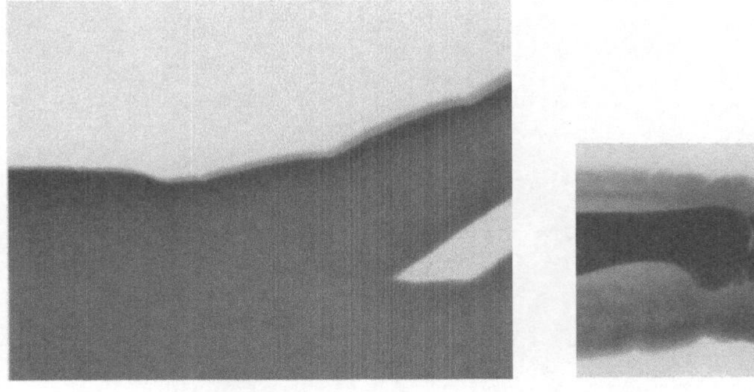

Abb. 2

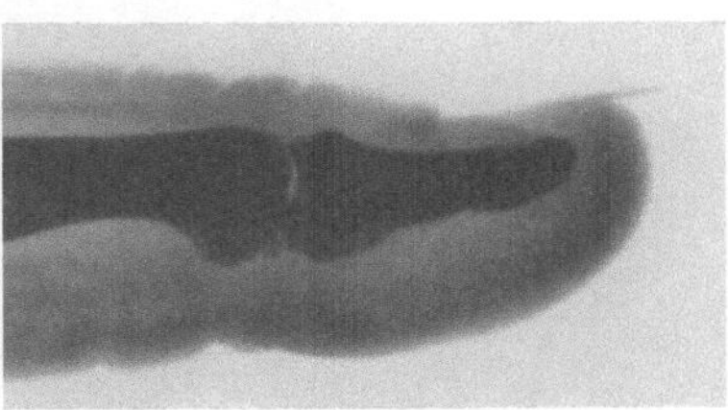

Abb. 3

Abb. 2. 17jähriges Mädchen; ulnarer Rand des rechten Handtellers und Kleinfingerballens (Ausschnitt, vergrößert, sehr niedrige Aufnahmespannung): Aufgliederung der Cutislinie und Darstellung des Papillarleistenmusters. Die Subcutis imponiert als homogener Schatten

Abb. 3. 17jähriges Mädchen; rechter Daumen seitlich: Darstellung des Nagels

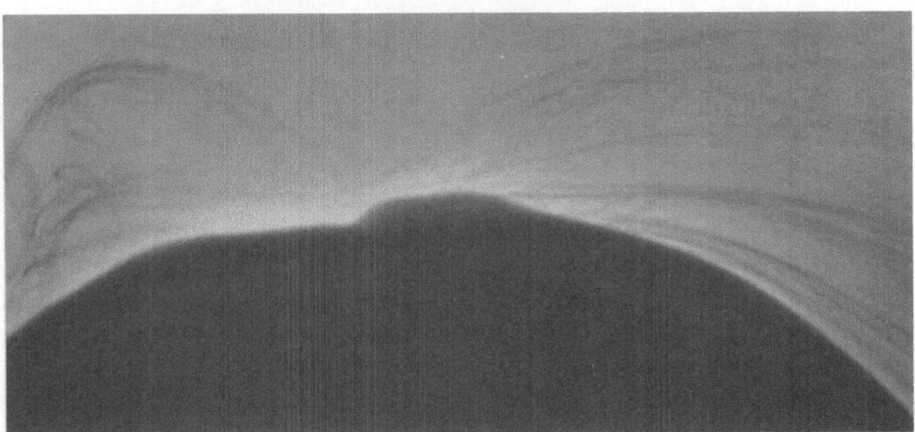

Abb. 4. Tangentialaufnahme des Hinterhauptes (60jähriger Mann): Darstellung von Terminalhaaren, Schädelweichteile bleiben undifferenziert

Die Schwierigkeit des Erkennens pathologischer Veränderungen ist bei der Röntgenuntersuchung der Subcutis, deren Schichtdicke individuell und nach Körperregion sehr verschieden stark ausgebildet ist, noch bedeutend größer als bei der Beurteilung der Cutislinie. Bei niedrig gewählter Aufnahmespannung erkennt man innerhalb des Unterhautfettgewebes zwei Bauelemente mit verschiedener Struktur und Schattendichte. Für ihre Darstellung dient der fettdichte Schatten der Subcutis als „physiologisches Kontrastmittel".

Einerseits wird ein zartes, wenig schattendichtes, reticuläres Maschennetz sichtbar, welches von der Cutislinie ausgeht und in der cutisnahen Schicht meist parallel gerichtete, schräg ansetzende Züge aufweist. Bei pathologischer Verstärkung derselben imponieren diese als „Palisaden". In den mittleren Subcutislagen sind die Maschen verschieden weit geknüpft. In der muskel- bzw. skeletnahen Schicht überwiegen fascienartige Züge in Längsanordnung, meist annähernd parallel zur Cutislinie. Diesem reticulären Maschen-

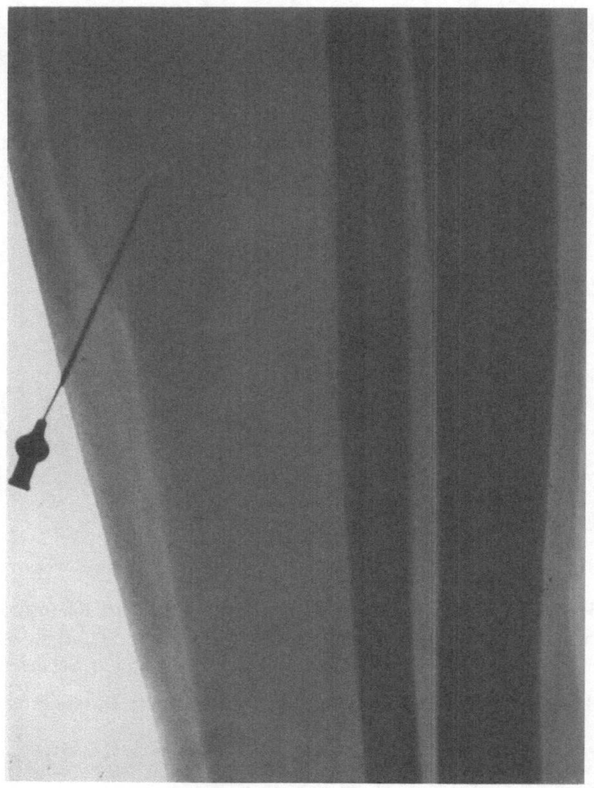

Abb. 5. 27jährige hautgesunde Frau; seitliche Weichstrahlaufnahme der linken Wade: Darstellung der subcutanen Gefäße. Scheinbare Verbreiterung der eingestochenen Injektionsnadel infolge Sekundärstrahlung

netz entspricht anatomisch das bindegewebige Gerüstwerk der Subcutis, welches die einzelnen Fettläppchen umschließt und die kleinen Lymph- und Blutgefäße und die Nerven mit sich führt. Bei gesteigertem Flüssigkeitsgehalt der Subcutis, sei er durch ein Ödem oder ein Hämatom bedingt, kommt es — ebenso wie bei jeder Bindegewebsvermehrung einschließlich bei der Entwicklung einer Elephantiasis — zu einer verstärkten Zeichnung des Maschennetzes bis zur Umwandlung in balkenartige Trabekel.

Andererseits gelangt unabhängig von dem reticulären Maschennetz ein zweites, stärker ausgeprägtes und unregelmäßig gestaltetes Bauelement mit scharfer Begrenzung zur Darstellung. Dieses System erinnert an das Astwerk eines Baumes. Es handelt sich dabei um die subcutanen Gefäße, die gelegentlich orthograde Abbildung erfahren (Abb. 5). Ohne Kontrastmittelbenützung ist ihre Differenzierung in Arterien und Venen nicht möglich. Eine Ausnahme davon besteht nur bei pathologisch veränderten, vornehmlich durch Wandverdickung ausgezeichneten Gefäßen, wie wir sie z.B. bei der Periarteriitis nodosa finden. Im übrigen kann bei zahlreichen, vor allem bei entzündlichen Hauterkrankungen

Verbreiterung und Vermehrung der subcutanen Gefäße beobachtet werden. In Übereinstimmung mit den feingeweblichen Befunden darf unscharfe Abgrenzung verbreiterter subcutaner Gefäße als Ausdruck perivasculärer Infiltration gedeutet werden. Zum Problem der Kontrastdarstellung subcutaner Gefäße darf noch nachgetragen werden, daß eine scheinbare Verbreiterung der gefüllten Gefäße auf Grund von Sekundärstrahlung des Kontrastmittels vorgetäuscht werden kann, die zu falschen diagnostischen Schlüssen verleiten kann. Schließlich ist es möglich, subcutane Infiltrate abzubilden, sofern sie eine makroskopische Dimension erreichen und eine ausreichende Schattendifferenz gegenüber der benachbarten Subcutispartie aufweisen. Größe, Anordnung und Schattendichte der Infiltrate und ihre topographische Zuordnung zu Gefäßen, Cutislinie und Muskulatur bzw. Skelet können mit Hilfe der Weichstrahltechnik ohne Belästigung des Kranken rasch festgestellt werden. Die erhobenen Befunde ermöglichen dann oft nicht nur wichtige Aussagen über das Vorliegen entzündlicher, infiltrativer oder verdrängender Prozesse, sondern sie erlauben sogar nicht selten das Stellen der Röntgendiagnose der vorliegenden Hauterkrankung.

c) Strahlenschutz

Die Realisation des notwendigen Strahlenschutzes zur Verhütung somatischer und genetischer Strahlenschäden ist für den Bereich der Weichstrahldiagnostik nicht schwierig, da für das Anfertigen einer guten Weichteilaufnahme bei Einhalten der Aufnahmebedingungen (17—35 kV, 25—100 mAs, 0,18—0,4 mm Al Gesamtfilterung—Eigenfilterung der Berylliumröhre + Zusatzfilter) nach eigenen Erfahrungen das Einstrahlen von 0,1 bis 0,5 R bei Benutzung einer feinzeichnenden Rückfolie bzw. 0,2—1 R bei folienlosen Filmen ausreichend ist.

Die seit Januar 1962 geltenden deutschen Strahlenschutzregeln sehen für Weichteilaufnahmen mit Nennspannungen unter 60 kV eine Mindestfilterung von 1,0 mm Al Härtungsgleichwert vor (DIN 6811; 6.2.1). Das Einhalten dieser Normenvorschrift würde den Verzicht auf die gesamte dermatologische Weichstrahldiagnostik beinhalten. Daher haben wir schon früher für den Strahlenschutz bei der Weichteiluntersuchung mit Nennspannungen unter 40 kV anstelle der Mindestfilterung von 1,0 mm Al die Festsetzung der Maximalbelastung pro Aufnahme vorgeschlagen und hierfür 2—3 R zur Diskussion gestellt (Lemke 1958b u. d). Bonse (1957) hat bei seinen Aufnahmen Höchstwerte von 4—6 R niemals überschritten. Als selbstverständliche Maßnahme hat sich uns die Benutzung eines Tubus, welcher zweckmäßig mit einer Doppelschlitzblende ausgerüstet ist, und das Abdecken der nicht interessierenden Körperpartien mit Bleigummi mit einem Bleigleichwert von 0,4 mm bewährt. Wegen der geringen Aufnahmespannung (maximal 35 kV) wird die Blei-Eigenstrahlung nicht angeregt. Unter diesen Aufnahmebedingungen liegt die Strahlenbelastung der nicht interessierenden Körperpartien unter 2 μR pro Aufnahme. Für das ärztliche Personal haben wir unter der Voraussetzung des Aufenthaltes hinter dem Diagnostikgerät mit seinem vorgeschriebenen Bleigleichwert oder in einer Mindestentfernung von 2 m vom Kranken maximal 1 μR pro Aufnahme gemessen.

2. Spezielle Röntgendiagnostik der Hautkrankheiten

a) Hauterkrankungen mit alleiniger Beteiligung der Cutislinie (Bulla, Papel, Hyperkeratose — Clavus, Callositas, Arsenhyperkeratose — Verruca, Fibrom, Nodulus cutaneus, Naevus, Knuckle pads, Urticaria pigmentosa, Acne vulgaris, Morbus Darier, Rosacea, Prurigo nodularis, Osteo-folliculitis, benigne und maligne Neubildungen — Basaliom, Spinaliom und malignes Melanom — Neurofibromatosis Recklinghausen, Ekzem und Dermatitis, Lichen ruber)

Die röntgenologische Darstellung und Differenzierung von Hautkrankheiten ohne Beteiligung der Subcutis — unserem physiologischen Kontrastmittel — und deren Feinstrukturen ist schwierig, da die Absorptionsdifferenzen der einzelnen Hautschichten und ihrer Bauelemente auch bei Wahl geeigneter Aufnahmespannung nur geringfügig sind. Daher sind Bonse und Schuermann der Auffassung, daß bei „fehlender Affizierung der benachbarten Subcutis“ die Deutungsmöglichkeiten pathologischer Veränderungen der Cutislinie zwar sicherlich interessant, aber offensichtlich begrenzt sind.

So ist verständlich, daß diagnostisch verwertbare Schwärzungsunterschiede auf dem Film nicht einmal bei allen makroskopisch faßbaren Krankheitsherden erwachsen können. Alle Hautveränderungen und Dermatosen mit lediglich färberischen Abweichungen auf Grund ihres Pigmentgehaltes oder eines Erythems auf dem Boden isolierter Alteration der

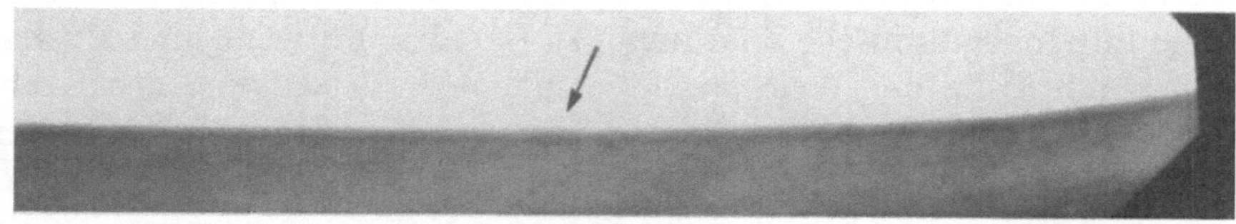

Abb. 6. 20jährige Frau; überdrehte Sagittalaufnahme des rechten Unterarmes distal: *Umschriebene Verbreiterungen der Cutislinie* mit erhöhter Schattendichte (*intracutane Quaddeln* nach Injektion von 0,2 cm^3 physiologischer Kochsalzlösung)

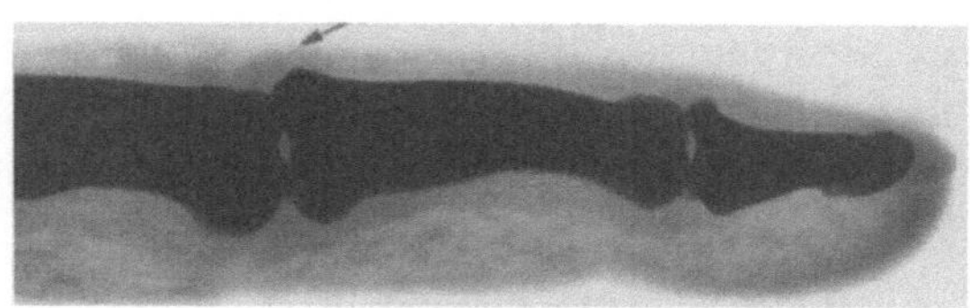

Abb. 7. 23jähriger Mann; Streckseite des rechten Zeigefingers (Mittelgelenk): Umschriebene Cutislinienverbreiterung *(Arsenhyperkeratose)*

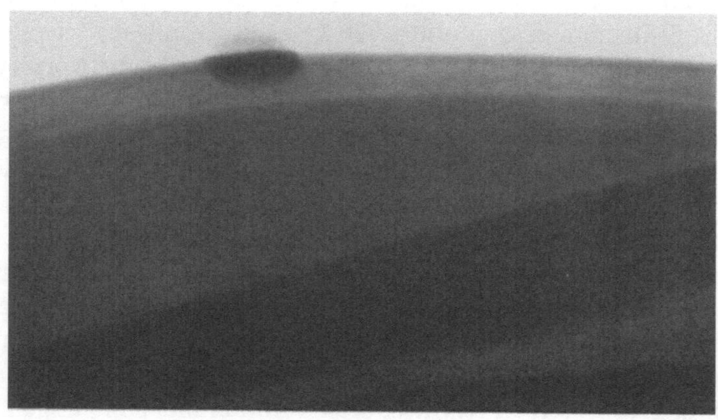

Abb. 8. 42jährige Frau; überdrehte Sagittalaufnahme des rechten Unterarmes lateral: Scharf begrenzter, schattendichter, haselnußgroßer Tumor der Cutislinie, der in die Subcutis eintaucht *(Malignes Melanom)*

intradermalen Gefäße sind röntgendiagnostisch „stumm“. Stets gelingt dagegen die Abbildung bei makroskopisch wahrnehmbarer Volumenzunahme der Cutislinie, ohne daß dabei die Abgrenzung der Epidermis von der Cutis im einzelnen gelingt. Ferner kann auf Grund des Röntgenbefundes allein nicht sicher entschieden werden, ob die Volumenzunahme der Cutislinie Folge zelliger Infiltration oder von Flüssigkeitsaufnahme oder einer Kombination beider ist (Abb. 6). Eine Ausnahme besteht nach den Beobachtungen von Sabatini und Franciosi und nach eigenen Untersuchungen nur für *Blasen* ab Stecknadelkopfgröße (Lemke 1958c). Diese Efflorescenzen sind durch homogene Rundschatten mit gering erhöhter Intensität gegenüber der unveränderten Cutislinie gekennzeichnet. Im übrigen imponieren *Papeln* und umschriebene *Hyperkeratosen* wie *Clavus* und *Callositas*, *Arsenhyperkeratosen* (Abb. 7), *vulgäre, juvenile* und *senile Warzen* ebenso wie *Fibrome* und *Noduli cutanei, Naevi* verschiedener Art, als auch *Knuckle-pads* und Herde von *Urticaria pigmentosa* als circumscripte Verbreiterung der Cutislinie. Je nach Größe können diese

Herde das Niveau der Cutislinie überragen oder auch in die Subcutis eintauchen. Veränderungen am reticulären Bindegewebsnetz und am Astwerk der subcutanen Gefäße fehlen regelmäßig. Für Herde der *Acne vulgaris* und des *Morbus Darier*, nichtknotige Formen der *Rosacea*, *Prurigo nodularis* und *Osteofolliculitis* darf in der Regel die gleiche Feststellung getroffen werden, obwohl lokale Entzündungsprozesse statthaben.

Die *bösartigen Hautgeschwülste* — insbesondere sog. Basalzellcarcinome, Stachelzellkrebse und maligne Melanome — zeichnen sich im Weichstrahlbild neben umschriebener, der Tumorgröße entsprechenden Cutislinienverbreiterung durch erhöhte Schattenbildung ohne weitere Differenzierung aus (Abb. 8). Allerdings erlaubt die größere Schattendichte dieser Tumoren weder eine Differenzierung der einzelnen Geschwulsttypen, noch überhaupt die

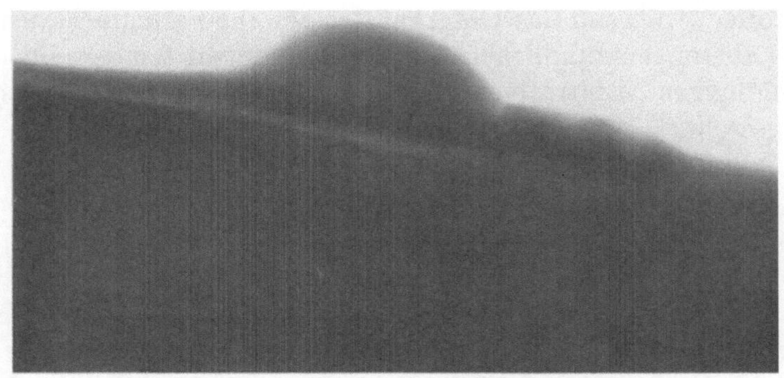

Abb. 9. 32jähriger Mann; überdrehte Sagittalaufnahme des rechten Unterarmes: Tafelbergartiger *Weichteiltumor* der Cutis bei deutlicher Abgrenzung vom homogenen Muskelschatten durch eine schmale Subcutisschicht (entzündlicher Tumor: *Chronisch vegetierende Pyodermie*)

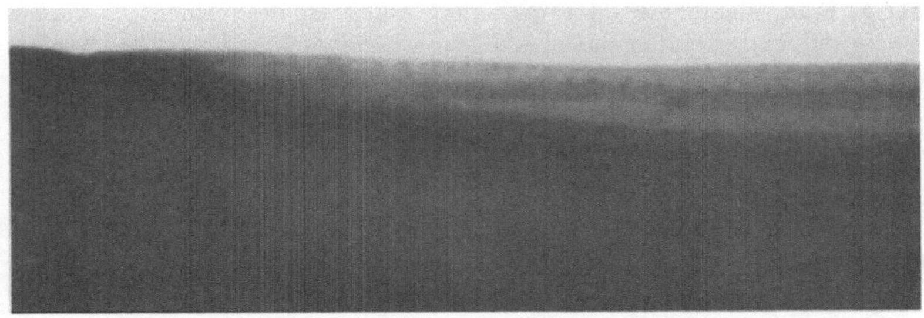

Abb. 10. 45jährige Frau; Tangentialaufnahme des linken Unterarmes ulnar: Kleinfleckiges Muster schattendichter Einzelherde innerhalb der Cutislinie mit Projektion in die Subcutis (durch Überlagerung bedingt) *(Lichen ruber)*

Diagnose eines malignen Gewächses, da auch verschiedene *gutartige Neubildungen* und entzündliche Prozesse (Abb. 9) verschiedenster Genese im Röntgenbild stärkere Verschattung als die benachbarte unbeteiligte Cutislinie aufweisen können. Die *Lappenelephantiasis* bei Neurofibromatosis Recklinghausen zeichnet sich nach einer Beobachtung von Bonse (1957) durch eine ranken-schirmähnliche Struktur aus, welche sich von der Subcutis aus über das Niveau der Haut erhebt. Der Wert der Röntgenuntersuchung maligner und benigner Hauttumoren liegt in der mühelosen Feststellung der Tumorausdehnung und der Klärung topographischer Beziehungen zu den benachbarten Geweben und Organen.

Von den entzündlichen Dermatosen weisen licheninfizierte bzw. infiltrierte Ekzemherde und Dermatitiden mehr oder weniger ausgedehnte Cutislinienverbreiterung auf. Selten sind dabei stecknadelkopfgroße, gering schattendichtere Elemente eingestreut. Nur bei stark entzündlicher, vor allem exsudativer Note werden außerdem subcutane Strukturveränderungen im Röntgenbild sichtbar.

Aus der Reihe der entzündlichen Dermatosen, bei welchen keine Röntgensymptome in der Subcutis nachweisbar sind, muß der *Lichen ruber* hervorgehoben werden. Die kaum hanfkorngroßen papulösen Einzelherde sind regelmäßig schattendichter als die nicht erkrankte Nachbarschaft. Bei exanthematischer Aussaat der Papeln resultiert im Röntgenbild ein regelmäßiges Muster aus hellen und dunklen kleinfleckigen Herden (Abb. 10).

b) Entzündliche Dermatosen (Réactions cutanées) meist unbekannter Genese

Nur verhältnismäßig wenige Dermatosen dieser Gruppe lassen nach eigenen Untersuchungen im Weichstrahlbild außer einer Cutislinien-Alteration — meist eine umschriebene Verbreiterung, selten mit weiterer Aufgliederung ihres homogenen Schattens — eine Beteiligung der Subcutis erkennen. Es sind dann in der Regel die subcutanen Feinstrukturen betroffen, während das Unterhautfettgewebe normale Transparenz zeigt. Die gelegentlich bei diesen entzündlichen Hauterkrankungen feingeweblich nachweisbaren, allerdings geringfügigen, infiltrativen Prozesse werden bei der Weichstrahltechnik nur sehr selten dargestellt.

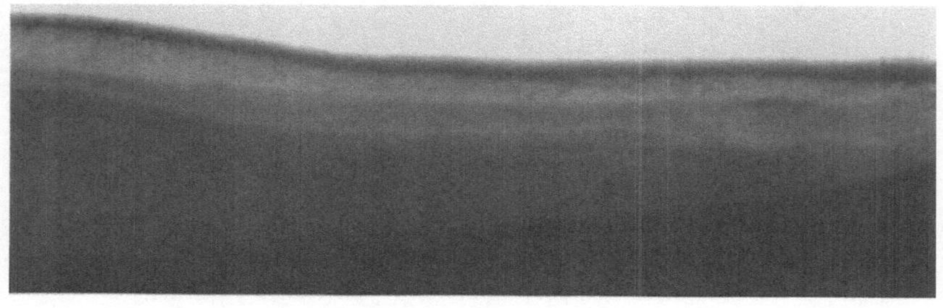

Abb. 11. 68jährige Frau; überdrehte antero-posteriore Aufnahme des rechten Unterarmes ulnar distal: Verbreiterte Cutislinie mit eingestreuten punktförmigen, schattendichten Elementen, stark erweiterte Gefäße in der tiefsten Subcutisschicht *(Licheninfiziertes Ekzem)*

α) Ekzem und Dermatitis

Bei stärkerer entzündlicher Note und bei beträchtlicher Infiltration gelingt beim Ekzem und bei der Dermatitis zusätzlich zur Darstellung der Cutislinienveränderungen (Verbreiterung und gelegentlich eingestreute kleinste, schattendichte Einzelherde) die Abbildung einer verstärkten Zeichnung des reticulären Netzes und verbreiterter, unscharf begrenzte Gefäße. Es ist die Lokalisation der Feinstrukturveränderungen, der beim Ekzem und bei der Dermatitis differentialdiagnostischer Wert zukommt. Stets beschränkt sich bei den genannten Hauterkrankungen die Beteiligung des reticulären Netzes auf die cutisnahe Schicht, während Gefäßveränderungen praktisch nicht an der Cutis-Subcutisgrenze, sondern fast nur in tiefer gelegenen, oft muskelnahen Subcutispartien röntgenologisch nachweisbar sind (Abb. 11).

β) Psoriasis vulgaris

Das Röntgenbild der Psoriasis vulgaris unterscheidet sich von dem des Ekzems durch den regelmäßigen Nachweis erhöhter Schattendichte der verbreiterten Cutislinie und durch die immer vorhandene Beteiligung der subcutanen Bauelemente. Im übrigen ist zwar der Schatten jedes einzelnen Psoriasisherdes in sich homogen, aber seine Intensität ist von Herd zu Herd, selbst bei klinisch gleichartigem Befund, verschieden groß. Die subcutanen Röntgensymptome (verstärkte reticuläre Zeichnung und verbreiterte, unscharf begrenzte Gefäße als Ausdruck eines mehr oder minder ausgedehnten Ödems) sind in der cutisnahen Schicht am stärksten ausgebildet. Das Ausmaß ihrer Ausprägung ist vornehmlich vom Grad der Entzündung und nur unwesentlich vom Stadium der Erkrankung abhängig (Abb. 12).

γ) *Urticaria*

Der bei Quaddeln erhobene Röntgenbefund ähnelt überraschend stark dem von Psoriasisherden. Bei der Urticaria imponiert gleichfalls eine der Herdgröße entsprechende Verbreiterung der Cutislinie und als Zeichen eines zur Tiefe hin abnehmenden Ödems eine verstärkte reticuläre Zeichnung und eine gerade angedeutete Gefäßbeteiligung in der oberflächlichsten Subcutisschicht. Allerdings sind die subcutanen Röntgensymptome bei Quaddeln wesentlich zarter als bei Psoriasis-Efflorescenzen ausgebildet. Die Cutislinienverbreiterung entbehrt bei der Urticaria überdies einer nennenswerten Steigerung der Schattendichte, die bei der Schuppenflechte erheblich ausgeprägt sein kann (Abb. 13).

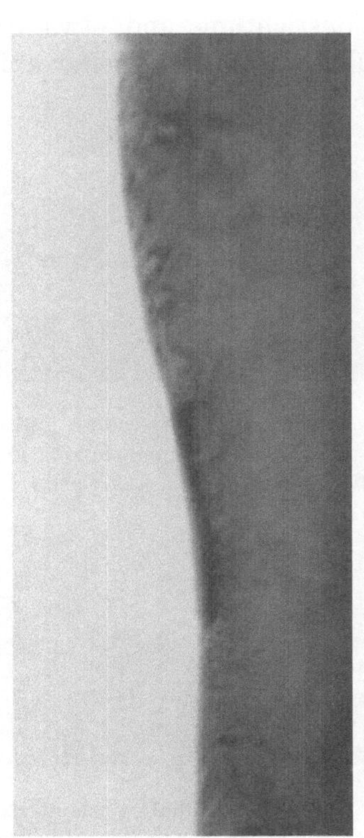

Abb. 12

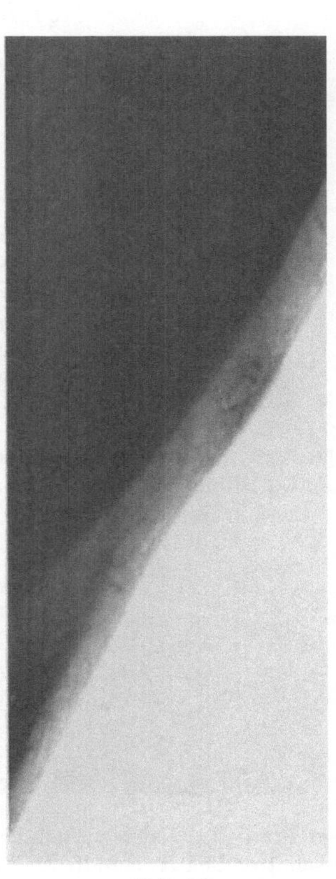

Abb. 13

Abb. 12. 67jährige Frau; Tangentialaufnahme der Streckseite des rechten Oberschenkels: Scharf abgesetzte schattendichte Cutislinienverbreiterung, vermehrte Zeichnung des reticulären Maschennetzes und erweiterte, z.T. geschlängelte Gefäße auch in der weiteren Umgebung des Herdes (*Psoriasis vulgaris*, exsudativer Typ)

Abb. 13. 28jährige Frau; Tangentialaufnahme der Medialseite des rechten Oberarms: Umschriebene Verbreiterung der Cutislinie und verstärkte Zeichnung des reticulären Netzes im Herdbereich (Quaddel einer chronisch rezidivierenden *Urticaria*)

δ) *Erythema exsudativum multiforme*

Die röntgenologische Abgrenzung dieses Krankheitsbildes von der Psoriasis vulgaris und der Urticaria kann im Einzelfall schwierig sein, da sich hier ein recht ähnlicher Röntgenbefund darbietet. Eine Ausnahme davon macht lediglich die Gefäßbeteiligung, welche beim Erythema exsudativum multiforme wesentlich stärker ausgeprägt ist und vornehmlich die tieferen subcutanen Venen betrifft, im Gegensatz zum überwiegend cutisnahen Befallensein bei Psoriasis vulgaris und der unbedeutenden ebenfalls oberflächlichen Gefäßbeteiligung bei der Urticaria (Abb. 14).

ε) *Arzneiexanthem*

Bei generalisierten, vornehmlich durch Phenacetin, Pyrazoloide oder Barbiturate ausgelösten Arzneiexanthemen entspricht der Röntgenbefund nach zahlreichen eigenen

Untersuchungen dem des Erythema exsudativum multiforme. Sehr eindrucksvoll ist dabei die beträchtliche Alteration der tiefen subcutanen Gefäße an der Muskelgrenze. Bei starker exsudativer Note dokumentiert sich das ödematöse Geschehen durch beträchtliche Volumenzunahme von Cutislinie und Subcutis mit schleierartiger Trübung der letzteren und durch unscharfe Abgrenzung von der aufgelockerten, durch erweiterte Septen ausgezeichneten Muskulatur. Das Röntgenbild ähnelt dann den Aufnahmen von Stauungsdermatose und Elephantiasis. Etwaige intraepitheliale Blasen werden durch mäßig schattendichte, entsprechend große Rundherde der Cutislinie mit häufiger Projektion in die Subcutis dargestellt.

ζ) Bullöse Dermatosen

Unter der Voraussetzung günstiger Projektionsrichtung und etwa Stecknadelkopfgröße der einzelnen Blase gelingt die Abbildung bullöser Hautkrankheiten auf dem Röntgen-

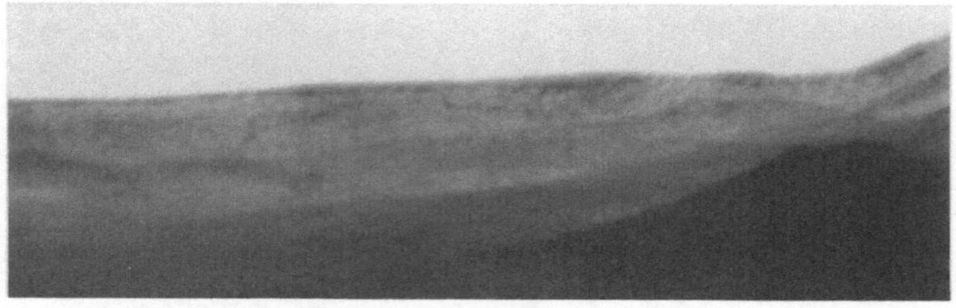

Abb. 14. 59jährige Frau; überdrehte Sagittalaufnahme des linken Unterarmes radial: Multiple umschriebene Verbreiterungen der Cutislinie, deutliche Zeichnung des Palisadenmusters, vermehrte reticuläre Zeichnung und stark erweiterte subcutane Gefäße *(Erythema exsudativum multiforme)*

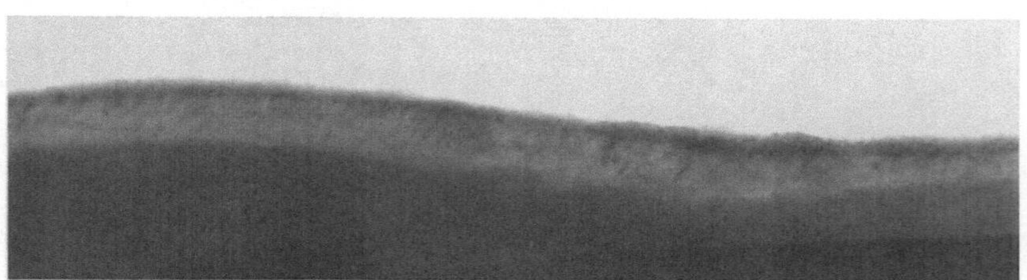

Abb. 15. 31jährige Frau; Tangentialaufnahme des linken Unterarmes radial: Verbreiterte Cutislinie, Projektion multipler schattendichter Rundherde (Blasen) verschiedener Größe in den Subcutisschatten, gering vermehrte Zeichnung des reticulären Netzes. Nebenbefund: Unregelmäßig geformte metalldichte Partikel (Zinkoxydhaltige Salbenreste) *(Bullöse Dermatitis)*

film. Dem Einzelelement entspricht ein homogener Rundherd mit gering gesteigerter Schattendichte im Vergleich zur Cutislinie (Abb. 15). Letztere weist in der Regel ebenso wie die Subcutis keine Besonderheiten auf. Dem erhobenen Röntgenbefund kommt jedoch nur morphologischer Wert zu, da eine röntgenologische Differenzierung der einzelnen bullösen Erkrankungen, z.B. Pemphigus chronicus vulgaris, Dermatitis herpetiformis Duhring, Epidermolysis bullosa hereditaria, bullöse Dermatitis und andere mit Blasenbildung einhergehende Hautschädigungen wie Combustio und Congelatio II. Grades nicht möglich ist.

η) Erythema chronicum migrans

Von dieser Dermatose konnten wir regelmäßig charakteristische Röntgenbefunde erheben, welche ohne Kenntnis des jeweiligen klinischen Befundes die Röntgendiagnose stellen lassen.

Im Röntgenbild entspricht der verbreiterte Cutislinienanteil dem erythematös-ödematösen Randwall. Eine nennenswerte Steigerung der Schattenintensität gegenüber der Cutislinie der noch nicht erkrankten Umgebung und der des unauffällig abgeheilten

Zentrums ist nicht nachweisbar. Veränderungen der subcutanen Feinstrukturen sind nur im Bereich des entzündlichen Randwalles lokalisiert. Während das reticuläre Netz etwas verstärkt gezeichnet ist, sind die Gefäße an der Cutisgrenze stark erweitert, unscharf begrenzt und oftmals orthograd abgebildet (Abb. 16). Vom Röntgenbild her bedarf nur die circumscripte Sklerodermie differentialdiagnostischer Erwägung. Die Abgrenzung wird durch die kleinen wandverdickten, stets scharf begrenzten, orthograd getroffenen

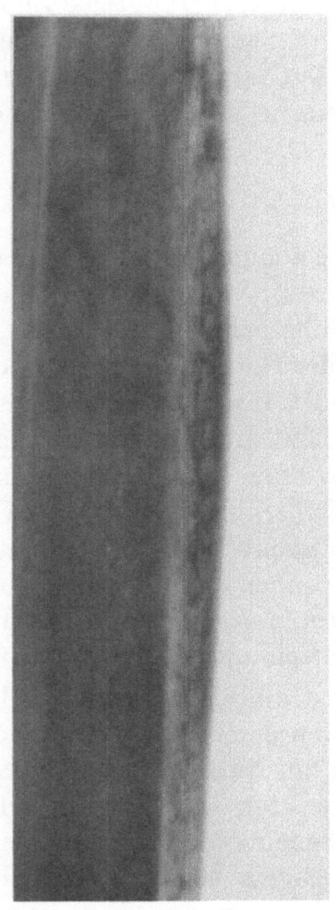

Abb. 16

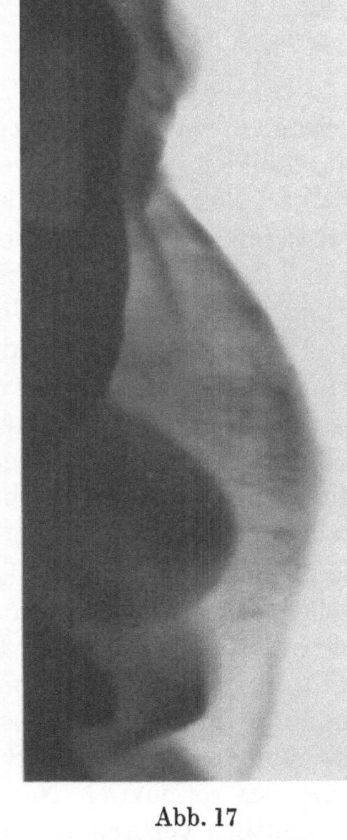

Abb. 17

Abb. 16. 18jähriger Mann; Tangentialaufnahme der linken Wade (überdreht): Mäßig schattendichte, verbreiterte Cutislinie, stärkere Zeichnung des reticulären Netzes in der gering verbreiterten Subcutis; erweiterte, z.T. orthograd abgebildete subcutane Gefäße distal, proximal kein pathologischer Befund (abgeheiltes Herdzentrum) *(Erythema chronicum migrans)*

Abb. 17. 34jährige Frau; Tangentialaufnahme der linken Wange (medial nach lateral): In der Cutislinie multiple schattendichte Infiltrate, in der Subcutis ein streifenförmiges Muster senkrecht zur Cutislinie *(Rosacea)*

Gefäße an der Grenze zur deutlich verschmälerten Cutislinie des atrophischen Zentrums der circumscripten Sklerodermie gewährleistet, welche dem Erythema chronicum migrans regelmäßig fehlen.

ϑ) Rosacea — Rhinophym

Nur bei starker entzündlicher Note oder bei ausgeprägten hyperplastischen Talgdrüsen, wie sie besonders beim Rhinophym ausgebildet sind, gelingt im Weichstrahlbild zusätzlich zur Cutislinienverbreiterung der Nachweis subcutaner Strukturveränderungen. Abgesehen von einem verstärkten reticulären Netz und vereinzelten verbreiterten Gefäßen kommt ein bei anderen Hautkrankheiten mit Ausnahme der Mycosis fungoides bisher nicht beobachtetes Streifenmuster zur Darstellung, welches von der Cutislinie ausgeht und in parallelen Strängen verläuft (Abb. 17).

c) Ätiologisch geklärte akut- und chronisch-entzündliche Prozesse

Wenn auch die Abgrenzung der dieser Gruppe zugehörigen Hautkrankheiten in der Regel durch Methoden der klinischen Diagnostik erfolgt, so gelingt dies nach eingehenden Untersuchungen in den letzten Jahren auch oft durch die Röntgenweichstrahluntersuchung. Dieses neue diagnostische Verfahren wird allerdings erst dann zum Einsatz gelangen, wenn die zur Sicherung der klinischen Diagnose notwendige Gewebsentnahme zwecks histologischer oder kultureller Untersuchung sowie für das eventuelle Ansetzen eines Tierversuches nicht gestattet wird. Darüber hinaus findet die topographische Zuordnung dieser Erkrankungen zu tiefergelegenen Geweben und Organen mit etwaiger Beteiligung derselben durch die Weichstrahluntersuchung rasche Aufklärung. Ferner kann durch Bildserien der klinische Verlauf mit Pro- und Regression leicht festgestellt und objektiviert werden.

α) Hauttuberkulose

Von den zahlreichen Formen der Hauttuberkulose können nur von wenigen diagnostisch verwertbare Röntgenbilder gewonnen werden, so z.B. vom Lupus vulgaris, der kolliquierenden Hauttuberkulose und schließlich der Tuberculosis verucosa cutis. Die Manifestationen an den tieferen Hautschichten und in der Subcutis, vor allem das Erythema induratum Bazin und das lymphonodale Scrophuloderm, werden in den Abschnitten über knotige Veränderungen der Haut und Unterhaut bzw. Lymphknotenveränderungen bei Hautkrankheiten Berücksichtigung finden. Die anderen tuberkulösen Krankheitsäußerungen am Hautorgan, insbesonders die sog. Tuberkulide, lassen im Weichstrahlbild nur zum Teil unscharf begrenzte, der Herdgröße entsprechend ausgedehnte Cutislinienverbreiterungen ohne sichere Veränderungen an den subcutanen Feinstrukturen erkennen. Über Röntgenbefunde des seltenen tuberkulösen Primäraffektes an der Haut liegen in der zur Verfügung stehenden Literatur bisher keine Mitteilungen vor.

Lupus vulgaris (Lupus tuberculosis). Das Weichstrahlbild des Lupus vulgaris zeichnet sich nach zahlreichen eigenen Untersuchungen durch eine mehr oder minder stark verbreiterte Cutislinie mit stets unscharfem Übergang zur Subcutis hin aus (LEMKE 1958c). Die Schattendichte ist gegenüber der nicht erkrankten Cutis gering erhöht. Gleichzeitig sind regelmäßig einzelne kleinfleckige, unbedeutende Aufhellungen eingestreut. Kennzeichnend ist auch der Befund der Subcutis. Abgesehen von einer nicht sehr bedeutenden Verstärkung des reticulären Netzes imponieren in der angrenzenden Subcutisschicht zahlreiche, deutlich verbreiterte Gefäße mit unscharfer Begrenzung, die als Folge perivasaler Infiltration aufzufassen ist. Diese Gefäßzeichnung kann bis in die weitere Umgebung des tuberkulösen Herdes beobachtet werden. Darüber hinaus werden nicht selten weiche, kleinfleckige, unscharfe, strangförmige oder auch zarte schleierartige Trübungen mit unregelmäßiger Begrenzung innerhalb der benachbarten Subcutispartie abgebildet. Diese subcutanen Veränderungen dürften in Übereinstimmung mit dem histologischen Befund Ausdruck einer entsprechenden Beteiligung innerhalb des reticulären Maschennetzes bei Fortschreiten des Prozesses sein (Abb. 18).

Gerade beim Lupus vulgaris, der sich nach MONCORPS in einem Drittel der Fälle auf dem Boden einer kolliquierenden Tuberkulose — meist einem lymphonodalen Scrophuloderm, dem „Vorreiter des Lupus vulgaris“ — entwickelt, gibt das Weichstrahlbild rasch Aufklärung über die Tiefenausdehnung des Prozesses, dessen oberflächlichster Anteil — der Lupus vulgaris — nicht selten nur das oberste Geschoß der sog. Etagentuberkulose (GOTTRON 1951) darstellt.

Kontrolluntersuchungen decken mühelos Fortschreiten bzw. Rückbildung — vor allem zur Tiefe hin — auf. Fortschreiten ist durch Zunahme der Infiltration und Steigerung der entzündlichen Veränderungen charakterisiert. Rückbildung zeichnet sich durch Abnahme der geschilderten entzündlichen Röntgensymptome, und zwar zuerst der Gefäßveränderungen, aus. Bei Heilung findet man im Röntgenbild den Ersatz der erkrankten

Partie der Cutis durch eine atrophische, selten eine hypertrophische Narbe mit homogener Verdichtung und völligem Abbau der Entzündungsvorgänge an den subcutanen Feinstrukturen.

Cutanes Skrofuloderm. Entsprechend den klinischen Bildern der Hauttuberkulose und ihrer Dynamik des pathologischen Geschehens dokumentiert sich auch im Weichstrahlbild der unmerkliche Übergang vom Lupus tuberculosis zum cutanen Scrofuloderm und bei vorwiegender Erkrankung der Subcutis zum Erythema induratum Bazin. Zwei Momente sind es, welche das Röntgenbild des cutanen Scrofuloderms von dem des Lupus tuberculosis abheben. Einerseits handelt es sich um eine wesentliche Steigerung der entzündlichen Symptome an den Gefäßen und am reticulären Netz. Andererseits betrifft es die mehr oder minder starke Auflösung des Schattens der Cutislinie zu inhomogener Trübung mit nachfolgender Einschmelzung, Höhlen- und Fistelbildung, oft bis zur Ausprägung einer Ulceration. Homogene Narbenbildung mit häufiger krümeliger Kalkeinlagerung kennzeichnet bei gleichzeitiger vollständiger Rückbildung der Alteration der subcutanen Feinstrukturen die Ausheilung.

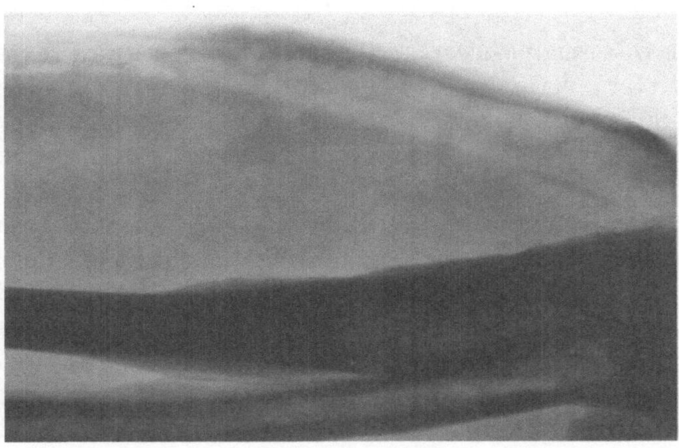

Abb. 18. 55jährige Frau; seitliche, gering überdrehte Aufnahme des rechten Unterarmes proximal: Stark verbreiterte Cutislinie unterschiedlicher Schattendichte, stellenweise unscharfe Abgrenzung zur Subcutis; dort hauchartige Trübung, gering vermehrte reticuläre Zeichnung und zahlreiche stark verbreiterte Gefäße mit unscharfer Begrenzung *(Lupus vulgaris)*

Tuberculosis verrucosa cutis. Die verrucöse Hauttuberkulose ist röntgenologisch durch eine stark verbreiterte homogene Cutislinie mit scharf begrenzter, unregelmäßiger, oft höckrig anmutender Linienführung gekennzeichnet. Veränderungen an den subcutanen Feinstrukturen betreffen nur die Gefäße in der unmittelbaren Nachbarschaft der Herde bei Bevorzugung der Randpartien. Es handelt sich dabei um mäßig verbreiterte und gelegentlich unscharf gezeichnete Gefäße. Subcutane Infiltration konnten wir ebenso wie SABATINI und FRANCIOSI nicht mit Sicherheit nachweisen.

β) Syphilis

Ebenso wie bei der Hauttuberkulose gelingt nur die Darstellung solcher luischer Hautmanifestationen auf dem Röntgenfilm, die makroskopische Dimension erreichen, Absorptionsunterschiede gegenüber der nicht erkrankten Cutis aufweisen oder eine Beteiligung der subcutanen Feinstrukturen erkennen lassen.

Frühlues (Primäraffekt, induratives Ödem, maculöses und papulöses Exanthem, breite Condylome). Nach eigener Beobachtung ergab die Röntgenuntersuchung zahlreicher luischer *Primäraffekte* außer einer umschriebenen, nicht immer scharf begrenzten Cutislinienverbreiterung keine Besonderheiten, so daß eine sichere röntgenologische Abgrenzung von anderen umschriebenen Verbreiterungen der Cutislinie nicht möglich erscheint.

Erst bei zusätzlicher Ausprägung eines *indurativen Ödems* findet sich ein einprägsames Röntgenbild, ähnlich dem einer Stauungsdermatose, mit Verbreiterung von Cutislinie und Subcutis bei unscharfer Abgrenzung und seltener Auflockerung der Muskelfascie. Die Zeichnung des reticulären Netzes ist verstärkt, aber nicht excessiv wie bei der Elephantiasis. Die Gefäße weisen mäßige Verbreiterung auf. Der Röntgenbefund des indurativen Ödems am Penis, bei dem das physiologische Kontrastmittel der Subcutis fehlt, zeichnet sich durch eine sehr starke Verbreiterung der Cutislinie aus. Dabei nimmt die Schattendichte zur Tiefe hin ab und gestattet so mühelos die Abgrenzung von den sehr schattendichten Corpora cavernosa.

Maculöse luische Exantheme können auch mit Hilfe der Weichstrahltechnik nicht auf dem Röntgenfilm abgebildet werden.

Bei *papulösen Efflorescenzen* gelingt die Darstellung unter der Voraussetzung von Stecknadelkopfgröße des Einzelelementes. Wegen mangelnder Beteiligung der subcutanen Feinstrukturen ist jedoch die röntgenologische Differenzierung von anderen papulösen Erkrankungen mit umschriebener Cutislinienverbreiterung nicht möglich.

Für das Röntgenbild der *Condylomata lata* darf die gleiche Feststellung getroffen werden.

Spätlues (tubero-serpigino-ulceröse Syphilide). Wie bei der Etagentuberkulose ist bei spätluischen Hautveränderungen die Tiefenausdehnung des Prozesses wegen der möglichen Beteiligung von Subcutis, Muskulatur und Skelet von besonderem Interesse. Diese Fragen vermag die Röntgenuntersuchung rasch zu klären. Ferner gibt das Röntgenbild Auskunft über etwaige gummöse Einschmelzungen.

Entsprechend dem klinischen Bild und dem histologischen Aufbau läßt das Weichstrahlbild luischer Spätveränderungen der Haut Ähnlichkeit mit dem Röntgenbefund des Lupus vulgaris erkennen. Einschlägige Beobachtungen liegen von BONSE (1952b) sowie LEMKE (1958c) vor. Die homogene verbreiterte Cutislinie ist im Gegensatz zum Lupus tuberculosis schattendichter und schärfer zur Subcutis hin abgesetzt. Die Verstärkung des reticulären Netzes entspricht der beim Lupus tuberculosis. Die Ausdehnung und Stärke der Gefäßveränderungen im Sinne von Erweiterung und unscharfer Begrenzung, die wohl durch perivasculäre und intramurale Infiltration bedingt werden, ist dagegen geringfügiger als beim Lupus tuberculosis und beschränkt sich in der Regel auf den dem Herd benachbarten Abschnitt der Subcutis. Auch bei starken regressiven Vorgängen einschließlich Gummibildung, welche als schleierartige Aufhellungsherde imponieren, kommt es nicht zu stärkerer Gefäßbeteiligung. Die reticuläre Zeichnung wird dann oft schärfer und ausgedehnter abgebildet, wohl als Zeichen eines umschriebenen Ödems. Fortschreiten des Syphilids und Rückbildung bzw. narbige Abheilung ergeben entsprechende Röntgenbefunde wie beim Lupus tuberculosus (Abb. 19).

γ) *Lepra (tuberkuloide und lepromatöse Form)*

Die gemeinsamen Züge der klinischen Bilder, des histologischen Aufbaues und der Verlaufsweise bei unbehandelter Hauttuberkulose, Syphilis und Lepra finden auch im Röntgenbild der letztgenannten Erkrankung ihre Dokumentation, wie eigene Untersuchungen zahlreicher tuberkuloider und lepromatöser Hautherde bei mehreren Patienten zeigen (LEMKE 1958c).

Das Weichstrahlbild tuberkuloider Hautherde entspricht im Prinzip dem des Lupus tuberculosis bei insgesamt weicherer Zeichnung aller Strukturen.

Bei der lepromatösen Form erkennt man dagegen sowohl innerhalb der Cutislinie als auch in der Subcutis unscharf begrenzte, herdförmige Infiltrate mit meist geringer, im einzelnen aber verschieden großer Schattendichte. Die Infiltrate erscheinen diffus verstreut. Überraschend stark ist die Beteiligung der Feinstrukturen, und zwar weit über die Herdnähe hinaus, meist bis zur Muskelgrenze. Die Gefäße sind vermehrt, stark erweitert, oftmals orthograd abgebildet und immer unscharf begrenzt. Das reticuläre Maschennetz ist insgesamt vergröbert. Charakteristisch ist schließlich der fließende Übergang zu den knotigen Herden der lepromatösen Form, die im Zusammenhang mit den übrigen knotigen Hautveränderungen erörtert werden sollen (Abb. 20).

δ) Pyodermien (Staphylo- und Streptodermien, Erysipel, Phlegmone, Furunkel und Karbunkel, Folliculitis)

Kennzeichnend für die Weichstrahlaufnahmen von den unter dem klinischen Begriff „Pyodermien" verstandenen, bakteriell bedingten entzündlichen Hautkrankheiten ist die

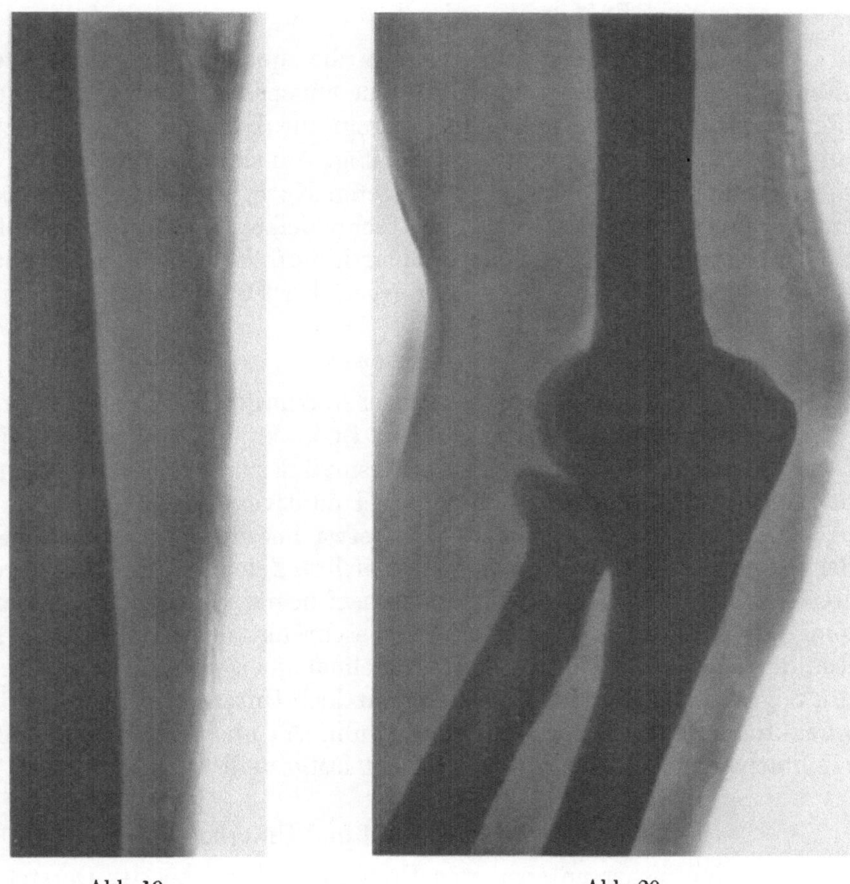

Abb. 19 Abb. 20

Abb. 19. 63jähriger Mann; Tangentialaufnahme des linken Oberarmes lateral: Schattendichte, verbreiterte Cutislinie im Herdbereich. In dem angrenzenden Subcutisabschnitt erweiterte, unscharf begrenzte Gefäße und gering vermehrte reticuläre Zeichnung. Herd von der Muskulatur durch einen schmalen Subcutisstreifen abgesetzt *(Spätlues der Haut: Tubero-serpiginöses Syphilid)*

Abb. 20. 22jähriger Mann (Nordafrikaner); seitliche Aufnahme des rechten Ellenbogens: Unscharf begrenzte, teils herdförmige, teils flächenhafte Infiltrate unterschiedlicher Transparenz innerhalb der Cutislinie und der Subcutis. In der weiteren Umgebung zahlreiche unscharf begrenzte, erweiterte Gefäße und verstärkte Zeichnung des reticulären Netzes *(Lepromatöse Lepra)*

regelmäßig nachweisbare stärkere Beteiligung der subcutanen Feinstrukturen als bei den eben betrachteten chronischen Infektionskrankheiten. Es ist vor allem das reticuläre Netz, welches selbst bei nur oberflächlich lokalisierten Prozessen eine überraschende Steigerung in Form verstärkter Zeichnung bis zur Ausbildung grober strangförmiger Maschen, die oft weit in die mittlere, ja bis in die tiefere Subcutisschicht greifen, erkennen läßt. Der ödematöse Prozeß erstreckt sich beim *Erysipel* und noch mehr bei *phlegmonösen Veränderungen* auch auf die Muskelfascien in Form von Verbreiterung und stellenweiser Auffaserung derselben. Selbst die Muskulatur ist mitbefallen und zeigt unscharfe Abgrenzung zur Subcutis und Auflockerung des Muskelschattens mit Darstellung verbreiterter

Interstitien. *Furunkel* und *Karbunkel* lassen im Weichstrahlbild gleiche Verhältnisse erkennen (Abb. 32).

Die Gefäßbeteiligung ist sehr unterschiedlich. Während sie bei *Folliculitiden* nur perifocal nachweisbar ist, sind bei der *Phlegmone*, weniger stark beim Furunkel und beim Karbunkel vermehrte und maximal erweiterte Gefäße mit unscharfer Abgrenzung im gesamten Bereich des Subcutisabschnittes darstellbar. Der Grad der Cutislinienverbreiterung richtet sich nach der Ausdehnung der Pyodermie und dem Ausmaß der zelligen Infiltration und des Ödems.

ε) Epidermale und folliculäre Mykosen

Während von den epidermalen Mykosen nur die squamös-hyperkeratotische Form röntgenologisch faßbar ist und einer der Herdgröße angepaßten Verbreiterung der Cutislinie ohne weitere Aufgliederung entspricht, gelingt die Darstellung der entzündlichen folliculären Mykosen auf dem Röntgenfilm regelmäßig. Auf einem in der obersten Subcutisschicht gelegenen, annähernd halbkugelig gestalteten Korb, der von vermehrter reticulärer Zeichnung gebildet wird, sitzt eine gut stecknadelkopf- bis hanfkorngroße, scharf umschriebene Verbreiterung der Cutislinie knopfartig auf. Eine sichere Gefäßbeteiligung ist nicht nachweisbar, so daß die Abgrenzung gegenüber Folliculitiden möglich wird.

ζ) Impfreaktionen

Selbst den Kenner des neueren röntgenologischen Schrifttums zum Ödemproblem — es sei an die Arbeiten von A. Frantzell, T. G. Blocker jr. u. Mitarb. sowie von G. Lemke (1958b u. c) erinnert — überrascht das Ausmaß der im Weichstrahlbild nachweisbaren entzündlichen Reaktion in der Subcutis bei positivem Ausfall intracutaner Impfungen. Abgesehen von der Impfpapel — einer etwa linsengroßen umschriebenen Verbreiterung der Cutislinie — gelangen eine stark vermehrte Zeichnung des reticulären Netzes und verbreiterte, oft orthograd abgebildete, unscharf begrenzte Gefäße zur Darstellung. Die Beteiligung der subcutanen Feinstrukturen beschränkt sich nicht auf die Nachbarschaft der Impfpapel, sondern erstreckt sich regelmäßig bis in die weitere Umgebung, oft bis zur Muskelgrenze. Röntgendiagnostisch kann kein Unterschied zwischen den untersuchten Impfreaktionen auf Trichophytin, Tuberkulin (AT und GT), Tularin und Pockenvaccine in qualitativer und quantitativer Hinsicht festgestellt werden (Abb. 21).

d) Knotenbildungen in Haut und Unterhaut

Im Gegensatz zu den bisher untersuchten Dermatosen kann bei der Darstellung knotiger Veränderungen das physiologische Kontrastmittel der Subcutis voll eingesetzt werden, da die meisten Knotenbildungen der Haut weit in die Subcutis eintauchen, z.T. sogar von ihr ausgehen bzw. oft zur Miterkrankung der benachbarten Subcutisschicht führen oder mindestens subcutane Begleitsymptome im Röntgenbild erkennen lassen. So konnten im letzten Jahrzehnt bei einer Reihe von Knoten der Haut und der Unterhaut regelmäßig im Prinzip gleichartige Röntgenbefunde erhoben werden, welche zur Sicherung der klinischen Diagnose eingesetzt werden können, vor allem bei Verweigerung einer Gewebsentnahme zur feingeweblichen Klärung. Darüber hinaus deckt die Röntgenaufnahme nicht selten zusätzlich zu dem durch Inspektion und Palpation erhobenen, oft nicht sehr ergiebigen klinischen Befund weitere Einzelheiten auf, insbesondere hinsichtlich der Tiefenausdehnung und der topographischen Beziehungen, den benachbarten Geweben oder Organen. Durch Bildserien können Einzelheiten des Verlaufes dokumentarisch belegt werden.

α) Erythema induratum Bazin

Die von verschiedener Seite vorgenommenen Röntgenuntersuchungen der indurierenden Haut-Uuterhauttuberkulose im letzten Jahrzehnt berechtigen nach unserer Auffassung zu der Feststellung, daß dem Erythema induratum charakteristische Röntgenbefunde zugeordnet werden können. Allerdings fehlen den von LECZINSKY und MATTSSON mit höheren Aufnahmespannungen (40—50 kV) erhobenen Befunden sichere Aussagen über das Verhalten der subcutanen Gefäße. Nach den Untersuchungen von BONSE (1952a) und von LEMKE (1958c), die mit niedrigeren effektiven Scheitelspannungen (20—40 kV) vorgenommen wurden, gelingt die einwandfreie Darstellung sehr zahlreicher subcutaner Gefäße auch ohne Kontrastmittelanwendung. Übrigens sind bei einer Reihe weiterer

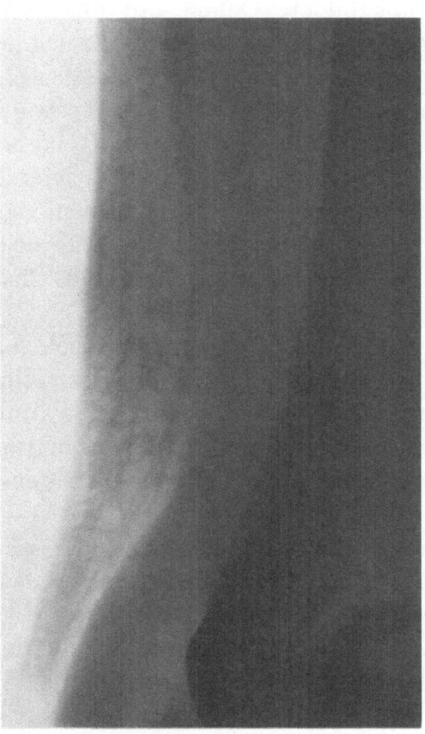

Abb. 21. 15jähriges Mädchen; Tangentialaufnahme des rechten Oberarmes lateral distal: Umschriebene Cutislinienverbreiterung, stark vermehrte Zeichnung des reticulären Netzes bis zur Muskelgrenze, erweiterte, meist orthograd abgebildete subcutane Gefäße (*Impfreaktion* nach intracutaner Injektion von 0,1 cm³ GT) (gereinigtes Tuberkulin 1,0 E)

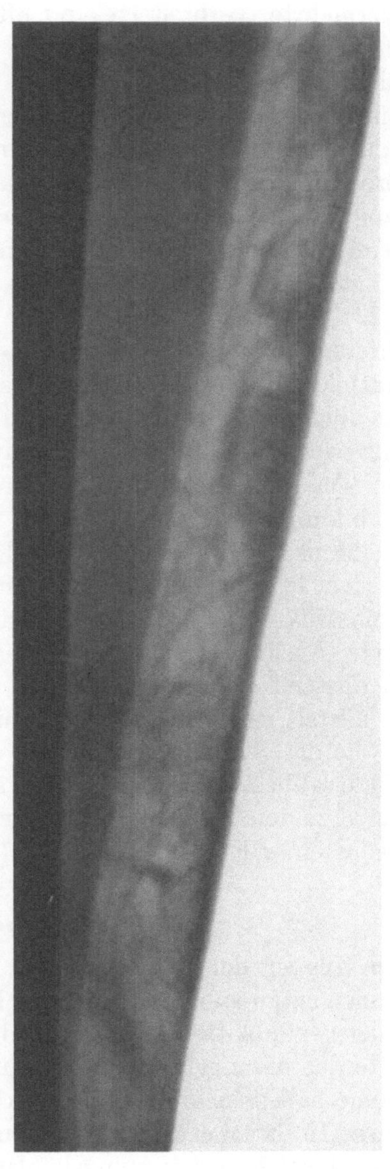

Abb. 22. 17jähriges Mädchen; Tangentialaufnahme des rechten Unterschenkels medial: Multiple, nur zum Teil von der Cutislinie ausgehende, meist unscharf begrenzte subcutane Infiltrate unterschiedlicher Größe und Schattendichte. Darin eingestreut wenige schattendichte, kleinfleckige Elemente. Veränderungen an den Gefäßen und am reticulären Netz treten dagegen zurück (*Erythema induratum* BAZIN, exsudativer Typ)

Erkrankungen der Haut und der Unterhaut auf Grund des Weichstrahlbildes Aussagen über pathologische Veränderungen an den Gefäßen möglich. Diese Gefäßveränderungen im Herdbereich und in den angrenzenden Subcutispartien besitzen nach den sehr zahlreichen Untersuchungen der oben genannten Autoren durchaus diagnostischen Wert, wie bei verschiedenen Knotenbildungen: Erythema induratum, Erythema nodosum, Panarteriitis nodosa und bei zu Sklerose führenden Erkrankungen wie z.B. progressive Sklerodermie und Morphaea gezeigt werden konnte.

Gemeinsames Kennzeichen aller Weichstrahlaufnahmen von Erythema induratum-Knoten ist die Kombination von scharf begrenzten, dichten, kleinen Herdschatten unregelmäßiger Gestalt mit größeren, entschieden schattenärmeren Verdichtungen unscharfer Begrenzung. Bei vorwiegend exsudativem Charakter dominiert die Zahl der größeren weichen Herdschatten bei Zurücktreten der produktiven, schattendichteren, kleineren Infiltrate. BONSE (1952a) hat die Röntgenbefunde und ihr Verhalten mit den Vorgängen bei der gemischtförmigen Lungentuberkulose verglichen, Filmausschnitte des Erythema induratum in Lungenfilme kopiert und gezeigt, daß dann Kenner eine gemischtförmige Tuberkulose dieses Organs diagnostizieren würden. In der benachbarten Subcutisregion sind vermehrte, verbreiterte und oft orthograd abgebildete Gefäße mit unscharfer Begrenzung erkennbar. Das reticuläre Netz ist nicht wesentlich verstärkt gezeichnet. Die Beteiligung der Cutislinie ist nach LECZINSKY und MATTSSON sowie LEMKE (1958c) entschieden geringer als beim Erythema nodosum. Von BONSE (1952a, 1957) sowie BONSE und SCHUERMANN liegen keine Stellungnahmen bezüglich einer Cutislinienbeteiligung vor. Entsprechend dem klinischen Befund ist die Cutislinie oft in den infiltrativen Prozeß einbezogen. Ihre homogene, mäßig schattendichte Verbreiterung ist jedoch nie so stark wie beim Erythema nodosum ausgeprägt und im Gegensatz zu dieser schärfer gegen die nicht beteiligte Subcutis abgesetzt, mit Ausnahme bei stark exsudativem Charakter (Abb. 22).

Differentialdiagnostisch kann das Erythema nodosum durch die praktisch fehlende Infiltratbildung und die wesentlich stärkere Beteiligung der Gefäße und des reticulären Netzes abgetrennt werden. Gegenüber der Panarteriitis nodosa und der Panniculitis zeichnet sich das Erythema induratum im Röntgenbild durch die Kombination von kleinen schattendichten und größeren weichen Herden aus, die den eben genannten Knotenbildungen regelmäßig fehlen.

Die klinische Entwicklung des Erythema induratum mit Ausprägung überwiegend produktiver bzw. exsudativer Note findet durch die Berücksichtigung der Besonderheiten der Feinstrukturen sichtbaren Niederschlag auf dem Röntgenfilm. Bildserien geben objektive Auskunft über Fortschreiten und Rückbildung der Krankheitsherde. Zusammenfassend darf gesagt werden, daß die Röntgenuntersuchung des Erythema induratum mittels der Weichstrahltechnik differenzierte Befunde aller Entwicklungsstufen ergibt, die das Stellen der Diagnose und das Abgrenzen von anderen cutan-subcutanen Knoten erlauben. Darüber hinaus sind auch Aussagen über die topographischen Beziehungen zu den benachbarten Geweben und Organen und insbesonders hinsichtlich des Vorliegens einer Etagentuberkulose (GOTTRON 1951) möglich.

β) Tuberculosis colliquativa

Den Kenner der pathologischen Histologie nimmt es nicht wunder, daß Röntgenaufnahmen cutan-subcutan gelegener kolliquierender Tuberkulosen nur durch quantitative, nicht dagegen qualitative Unterschiede gegenüber den Weichstrahlaufnahmen von exsudativen Herden des Erythema induratum ausgezeichnet sind. Alle entzündlichen Röntgensymptome haben beim Scrofuloderm eine beträchtliche Steigerung erfahren. Die cutan-subcutane Infiltration imponiert als unscharf gezeichnete inhomogene Verschattung. Oft gelangen dabei Einschmelzungshöhlen und Fistelgänge zur Darstellung. In der näheren und weiteren Umgebung werden stark vermehrte, beträchtlich verbreiterte und unscharf abgesetzte Gefäße sowie trabekelartige Züge des reticulären Netzes sichtbar. Auf die Möglichkeit, durch Wahl geeigneter Aufnahmespannung und Projektionsrichtung, etwaige Beteiligung von Muskulatur, Lymphknoten oder Skelet im Sinne der Etagentuberkulose aufzudecken, darf besonders hingewiesen werden (Abb. 23).

γ) Tertiär-luische Knoten

Wenige von uns untersuchte gummöse Knoten der Subcutis — z.T. mit Beteiligung der benachbarten Muskulatur — zeichnen sich im Weichstrahlbild durch mäßig dichte, nicht scharf abgesetzte und meist unregelmäßig gestaltete Herdschatten aus, deren Zentren durch eine schleierartige Trübung aufgehellt sind. Die Intensität der schattendichteren Randbezirke ist unterschiedlich. Gegenüber dem Bild bei der Tuberculosis colliquativa sind bei tertiär-luischen Knoten die entzündlichen Symptome an den subcutanen Feinstrukturen als auch an den beteiligten Muskelpartien nur geringfügig ausgeprägt.

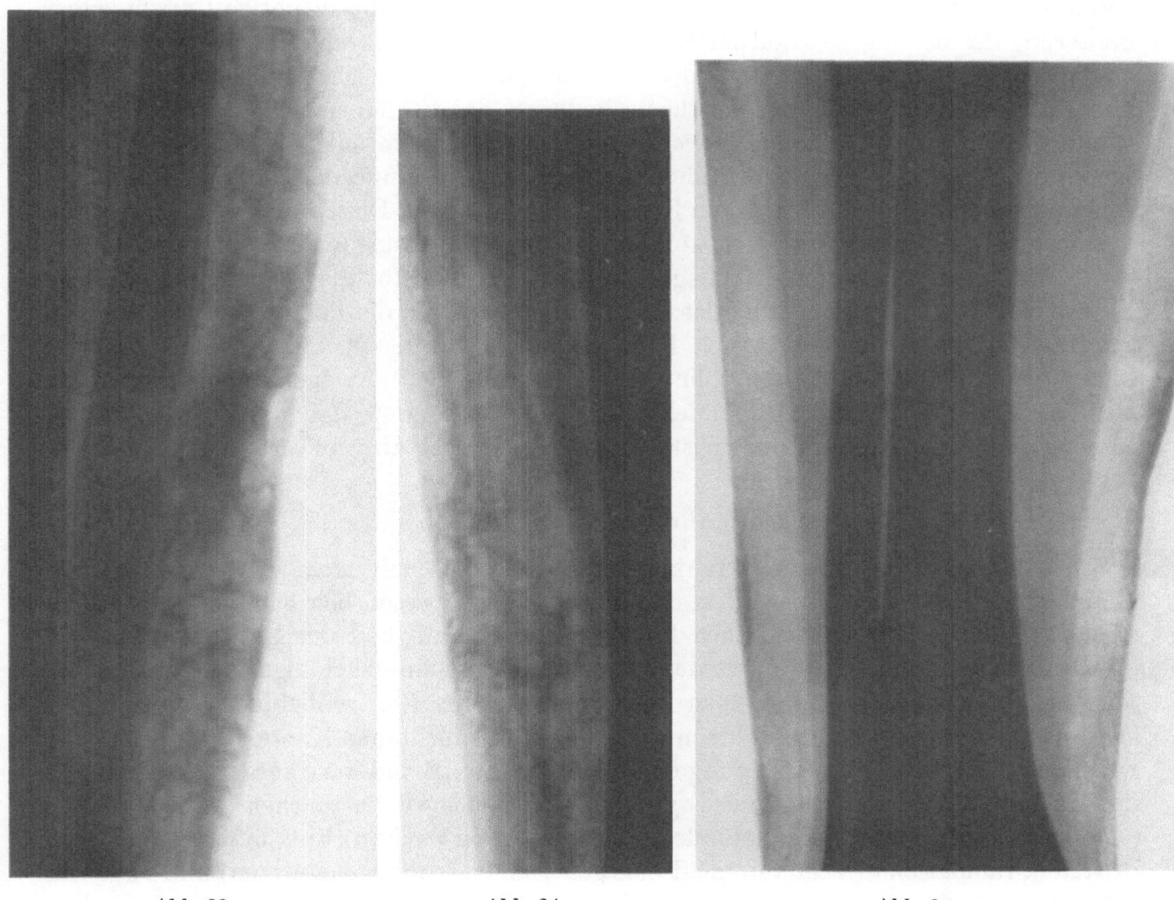

Abb. 23 Abb. 24 Abb. 25

Abb. 23. 64jährige Frau; Tangentialaufnahme des rechten Oberschenkels medial: Ausgedehnter, unregelmäßig und unscharf begrenzter Subcutisherd unterschiedlicher Schattendichte mit Höhlenbildung unterhalb der Cutislinie. Stark vermehrte, oft orthograd abgebildete, unscharf begrenzte Gefäße, trabeculäre Ausprägung des Maschennetzes, vor allem proximal (*Tuberculosis colliquativa subcutanea*)

Abb. 24. 17jähriges Mädchen; Tangentialaufnahmen des linken Unterschenkels medial: Umschriebene Verbreiterung der Cutislinie, vermehrte und stark verbreiterte subcutane Gefäße und verstärkte, teils fascienartige Zeichnung des reticulären Netzes, unscharfe Subcutis-Muskelgrenze (*Erythema nodosum*)

Abb. 25. 20jähriges Mädchen; antero-posteriore Aufnahme des rechten Unterschenkels, distale Hälfte, gering überdreht: Tibial und fibular in der Subcutis orthograd abgebildete verbreiterte Gefäße, unabhängig vom Venensystem. Infiltratbildungen verschiedener Größe und Schattendichte in Abhängigkeit dieser Gefäßabschnitte. In der Umgebung teilweise verstärkte reticuläre Zeichnung. Kleine Ulceration des cutan-subcutanen Knotens fibular-distal (*Panarteriitis nodosa*)

δ) Knotenförmige Leprome

Die von uns untersuchten knotenförmigen Herde mehrerer Kranker mit lepromatöser Lepra weisen im Weichstrahlbild deutliche, diagnostisch verwertbare Unterschiede gegenüber Knoten tuberkulöser Ätiologie auf. Auch bei subcutaner Lokalisation lassen die immer weichen, unscharf begrenzten Herde mit runder oder ovaler Konfiguration Beteiligung der Cutislinie erkennen. Die wenig schattendichten Herde sind in fleckige kleinere Bezirke unterschiedlicher Transparenz unterteilt. Die subcutanen Feinstrukturen zeichnen sich auch in Herdnähe durch nur mäßige Steigerung aus.

ε) *Erythema nodosum*

Kennzeichnende Röntgensymptome für diese häufige Knotenbildung, die zwar die Unterschenkelstreckseite bevorzugt befällt, aber auch an allen übrigen Extremitätenabschnitten — sehr viel seltener auch am Stamm und im Gesicht — zur Manifestation gelangt, sind stark erweiterte, unscharf abgebildete Gefäße, ein oftmals trabekelartig verstärktes Maschennetz im subcutanen Herdbereich und eine mächtige Cutislinienverbreiterung der beteiligten Hautpartie. Die Begrenzung des erkrankten, stets homogenen, mäßig schattendichten Abschnittes der Cutislinie ist immer unscharf. Charakteristisch ist ferner für das Röntgenbild des Erythema nodosum das Fehlen einer nennenswerten subcutanen Infiltration. Die feingeweblich stets nachweisbare, vor allem in den Bindegewebssepten der Subcutis ausgebildete, zellige Infiltration ist nur unbedeutend und reicht für die Ausprägung eines Schattens auf dem Röntgenfilm nicht aus. Diesem Fehlen einer röntgendiagnostisch faßbaren Infiltration kommt nach den Untersuchungen von BONSE (1957) sowie LEMKE (1958c) differentialdiagnostische Bedeutung für die Abgrenzung ähnlicher Knoten zu. Vor allem ist hier an das Erythema induratum, die Panniculitis und die Panarteriitis nodosa zu denken. Auch LECZINSKY und MATTSSON vertreten in ihrer sorgfältigen Studie — ohne allerdings eine Differenzierung der subcutanen Feinstrukturen in Gefäße und reticuläres Netz vorzunehmen — die Anschauung, daß das Erythema nodosum vom Erythema induratum meist röntgendiagnostisch abgrenzbar sei (Abb. 24).

ζ) *Panarteriitis nodosa* (KUSSMAUL-MAIER)

Die Manifestation dieser Erkrankung am Hautorgan mit nicht selten gleichzeitiger Bildung subcutaner Knoten wird in den letzten Jahren wesentlich häufiger als noch vor zwei Jahrzehnten beobachtet; nach LEVER darf die Häufigkeit der Hautbeteiligung auf ein Drittel aller Fälle geschätzt werden. Eigene Röntgenuntersuchungen sehr zahlreicher, vorwiegend knotiger Herde ergaben sehr eindrucksvolle Röntgenbefunde, die praktisch stets das Abgrenzen von Aufnahmen anderer cutan-subcutaner Knoten erlauben, selbst wenn deren klinische Differenzierung nicht gelingt, wie z.B. bei stark ausgeprägten Herden des Erythema induratum und des Erythema nodosum sowie bei solchen der Panniculitis.

Charakteristische Röntgenbefunde konnten wir vom zweiten (Entzündungs-) und vom dritten (Granulations-) Stadium, nicht dagegen vom ersten (degenerativen) und vom vierten (fibrös-narbigen) Verlaufsabschnitt erheben. Allerdings gelang uns mehrfach die Darstellung von isolierten Gefäßveränderungen — scharf abgesetzte verbreiterte Gefäßabschnitte — bereits vor Ausprägung klinischer Hautherde oder subcutaner Knoten sowie vor der Angabe subjektiver Beschwerden.

Das zweite (entzündliche) Stadium ist im Weichstrahlbild durch die eben geschilderten, mächtig verbreiterten, stets scharf abgesetzten Gefäßabschnitte gekennzeichnet. Diese sind vornehmlich an der Cutis-Subcutisgrenze und seltener auch in den tieferen Subcutisschichten gelegen. Ohne Kontrastmittelanwendung kann nicht entschieden werden, ob es sich dabei lediglich um wandverdickte Gefäße mit eventuell beginnender randständiger Entzündung oder vornehmlich um Thrombosierungen handelt. Es darf aber als sicher gelten, daß diese Gefäßabschnitte ausschließlich Arterien zugehörig sind, da einerseits das gleichzeitig dargestellte, astartig verzweigte Venennetz keine Veränderungen erkennen läßt und andererseits unsere wiederholten feingeweblichen Untersuchungen regelmäßig den Nachweis echter periarteriitischer Veränderungen erbrachte. Bildserien zeigen, daß die betroffenen Gefäßabschnitte innerhalb weniger Tage von unregelmäßig gestalteten, stets scharf begrenzten, schattendichten Infiltraten umschlossen werden. Das reticuläre Netz weist zu dieser Zeit im Röntgenbild nur gering verstärkte Zeichnung auf, während das Venensystem weiterhin unbeteiligt bleibt.

Der klinischen Knotenbildung und Ausprägung von entzündlichen Hautveränderungen des dritten (Granulations-) Stadiums entsprechen im Röntgenbild größere perivasale, stets homogene Infiltrate mit unregelmäßiger Begrenzung und mit geringerer Schattendichte als im zweiten Verlaufsabschnitt. Der betroffene Cutislinienanteil ist stark verbreitert und unscharf begrenzt; sein homogener Schatten ist mäßig dicht. Die Beteiligung des reticulären Netzes und der Venen ist unbedeutend. Gelegentlich kann eine Einschmelzung oder eine Ulceration nachgewiesen werden. Im weiteren Verlauf hellen sich die Infiltrate langsam auf, während die verbreiterten Gefäße, vor allem an der Cutis-Subcutisgrenze, noch durchschnittlich 1—2 Wochen länger auf dem Film nachgewiesen werden können (Abb. 25).

Die röntgenologische Differentialdiagnostik hat das Erythema induratum, das Erythema nodosum und die Panniculitis zu berücksichtigen. Das tuberkulöse Erythema induratum ist durch seine Kombination von kleinfleckigen schattendichten Infiltraten mit scharfer Begrenzung, größeren weichen Herdschatten mit unscharfer Abgrenzung sowie stets unscharf abgebildeten verbreiterten Gefäßen und entschieden stärkerer Beteiligung der subcutanen Feinstrukturen abgrenzbar. Dem Erythema nodosum mangelt praktisch jegliche nennenswerte Verschattung auf Grund einer Infiltratbildung, welche bei der Periarteriitis nodosa deutlich ausgebildet ist. Schließlich können Panniculitisherde mit ihrer geringen Schattendichte durch das regelmäßige Fehlen einer Gefäßbeteiligung abgetrennt werden.

η) Vasculitis

Wesentlich schwieriger als bei den bisher betrachteten Knotenbildungen ist die klinische und auch die röntgendiagnostische Abgrenzung der sog. Vasculitis, einer Gruppe von kleineren cutan-subcutanen Knotenbildungen, deren nosologische Stellung bisher noch nicht genügend präzisiert erscheint. Die Klassifizierung wird teils nach ätiologischen (allergische Genese), teils nach morphologischen bzw. feingeweblichen Gesichtspunkten vorgenommen (z.B. Vasculitis nodularis und Hypodermitis). So wird verständlich, daß dem Kreis dieser Krankheitsgruppe eindeutig definierte Krankheitseinheiten wie Erythema induratum, Erythema nodosum, Periarteriitis und Panniculitisformen, z.B. vom Typ Rothman-Makai, zugerechnet werden. Wir möchten uns diesem Vorgehen nicht anschließen, sondern vorerst unter Vasculitis nur kleinknotige Herde der Haut und Unterhaut verstehen, die wohl durch besondere Gefäßerkrankungen gekennzeichnet sind, aber nicht bereits in den Rahmen anderer Krankheitsbilder eingeordnet sind.

Die Röntgenaufnahme dieser sog. kleinknotigen Vasculitisherde zeigt übereinstimmend kleinfleckige bis etwa $^1/_2$pfenniggroße Rundschatten geringer Intensität. Die meist nicht scharf abgesetzten, homogenen Herde weisen gering verstärkte reticuläre Zeichnung in Herdnähe ohne sichere Gefäßbeteiligung auf. Zentrale Gefäße innerhalb der Herdschatten kommen auf dem Röntgenfilm nicht zur Darstellung.

ϑ) Panniculitis

Die nur durch Besonderheiten des histologischen Aufbaues ausgezeichneten, überwiegend kleinknotigen Herde der verschiedenen Formen der Panniculitis können klinisch nicht immer mit ausreichender Sicherheit voneinander sowie von Knoten des Erythema induratum und seltener auch des Erythema nodosum sowie den noch nicht genügend präzisierten Krankheitsbildern der Hypodermitis und der nodulären Vasculitis abgegrenzt werden. Meist wird die Klärung erst durch die Ergebnisse zusätzlicher diagnostischer Mittel (histologische, serologische Untersuchung, Kulturverfahren, Tierversuch) erreicht. Nicht zuletzt sollte bei dieser Fragestellung die Röntgenuntersuchung mit der Weichstrahltechnik Berücksichtigung finden, da Panniculitisherde im Röntgenbild andere Strukturen als die übrigen genannten Knotenbildungen erkennen lassen.

Bei Panniculitis gelangen in der Subcutis unterschiedlich große Rundherde geringer Schattendichte zur Darstellung, die von der nicht erkrankten Subcutis differenziert werden können. Selten weisen die stets scharf begrenzten Herde Konglomeratbildung auf. Nur bei zentraler Einschmelzung zeigen die an sich homogenen Herdschatten umschriebene Verdichtung. Die Cutislinie und die subcutanen Feinstrukturen lassen röntgenologisch faßbare Veränderungen vermissen.

Dieses Verhalten ermöglicht die röntgenologische Differentialdiagnostik gegenüber Herden des Erythema nodosum, welche in der Subcutis bei kaum nennenswerter Infiltration deutlich verbreiterte, unscharfe Gefäßzeichnung, erhebliche Beteiligung des reticulären Maschennetzes und Verbreiterung des betroffenen Abschnittes der Cutislinie erkennen lassen. Ferner fehlt dem Röntgenbild der Panniculitis die für Erythema induratum typische Kombination von kleinfleckigen, schattendichten, scharf begrenzten Herden mit größeren weichen Verdichtungen unscharfer Begrenzung. Im übrigen ist eine weitere röntgenodiagnostische Aufgliederung der einzelnen Panniculitisformen noch nicht möglich.

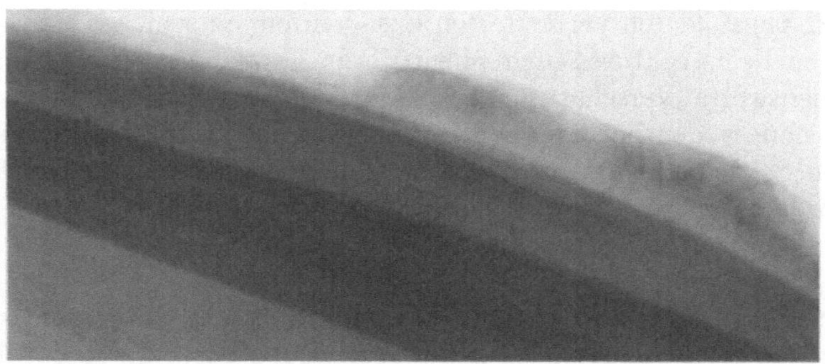

Abb. 26. 25jährige Frau; Tangentialaufnahme des linken Unterarmes medial: Umschriebene tumorartige Verbreiterung der Subcutis mit angedeuteter Septierung bei sonst unauffälligen Feinstrukturen *(Lipom)*

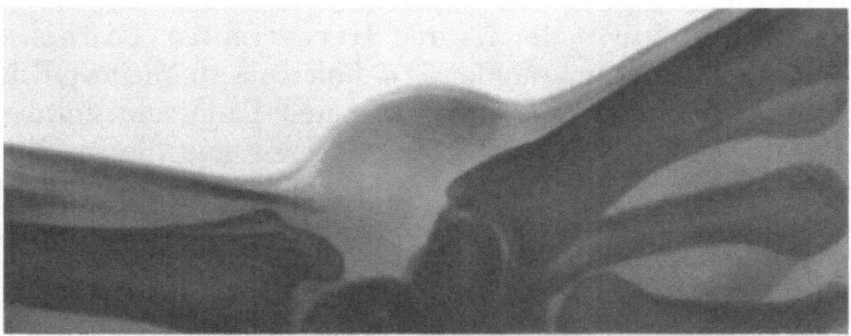

Abb. 27. 30jährige Frau; seitliche Aufnahme des rechten Handgelenkes: Pflaumengroßes, homogenes Infiltrat mäßiger Schattendichte, durch einen schmalen Subcutisstreifen von der Cutislinie abgesetzt *(Ganglion)*

ι) Lipom

Die Röntgenaufnahmen subcutaner Lipome, die in der Regel bei oberflächlichem Sitz bereits klinisch durch ihren gelappten Bau und ihre relativ weiche Konsistenz von anderen Knotenbildungen des Unterhautfettgewebes differenzierbar sind, zeigen außer einer bindegewebigen Kapsel des fettdichten Herdschattens oft Septierung. Die Schattendichte der meist strichförmig gezeichneten Kapsel und der Septen erreicht nicht ganz die Intensität der Cutislinie. Intramuskulär gelegene Lipome gelangen nur bei Überschreiten eines von der Schichttiefe abhängigen Volumens zur Darstellung, wie CHASIN zeigen konnte (Abb. 26).

ϰ) Ganglion

Die Röntgenuntersuchung von Ganglien vermag häufig die klinisch schwierige differentialdiagnostische Abgrenzung gegenüber Lipomen mit straffen bindegewebigen Kapseln, subcutanen Hämangiomen sowie Peritendinitiden zu gewährleisten bzw. zu ergänzen (LEMKE 1958a). Gegenüber der Transparenz des Lipoms mit seiner schattendichteren Kapsel und häufiger Septierung erweist sich das Ganglion im Röntgenbild als homogener, sehr scharf begrenzter ovaler Herd, der auf Grund seiner mäßigen Schattendichte sowohl von der

Muskulatur als auch von subcutanen Hämangiomen ohne Schwierigkeit unterschieden werden kann. Von der Cutislinie mit annähernd gleicher Schattendichte wird das Ganglion durch einen schmalen, bei Wahl geeigneter Projektionsrichtung jedoch stets darstellbaren Subcutisstreifen abgetrennt. Die in der Regel strangförmig gestalteten Peritendinitiden sind im Röntgenbild bei etwa gleicher Schattendichte im Gegensatz zu Ganglien stets unscharf begrenzt und lassen bei stärkerer Entzündung vermehrte reticuläre Zeichnung in der unmittelbaren Nachbarschaft erkennen (Abb. 27).

λ) *Rheumatische Knoten*

Während die flüchtigen, cutan lokalisierten rheumatischen Knötchen im Weichstrahlbild lediglich zu temporärer, umschriebener Verbreiterung der Cutislinie ohne Ausprägung sonstiger Röntgensymptome führen, zeichnen sich Noduli bzw. Nodi rheumatici längerer Bestandsdauer durch umschriebene, nicht immer sehr scharf begrenzte, schattendichte Herde aus, die meist Subcutis und Cutislinie betreffen. Der an sich homogene, oft knollige Schatten ist nach unseren Untersuchungen fast stets durch schmale, septen-

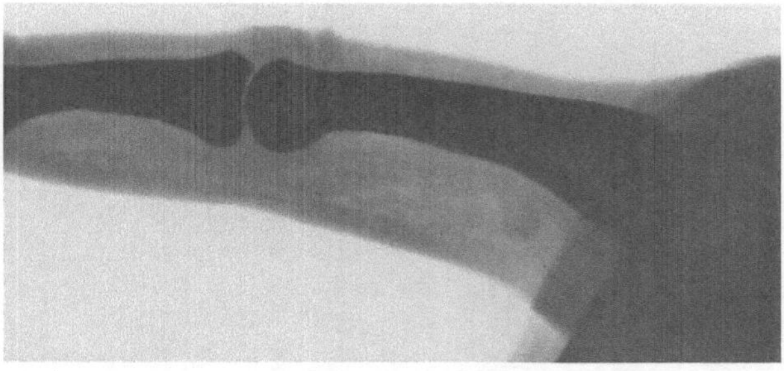

Abb. 28. 27jährige Frau; linker Zeigefinger seitlich: Scharf begrenztes, hanfkorngroßes, homogenes Infiltrat an der Volarseite der Tendo *(Bursitis)*

ähnliche Aufhellungsbänder unterteilt. In der unmittelbaren Umgebung ist eine deutliche Steigerung des reticulären Netzes ohne sichere Beteiligung der Gefäße nachweisbar. Hornstein und Schuermann fanden auf der Weichstrahlaufnahme eines Nodus rheumaticus eine subcutan gelegene knollige homogene Gewebsverdichtung; Angaben über das Verhalten der Feinstrukturen sowie der Cutislinie fehlen.

μ) *Bursitis*

Die Röntgenuntersuchung von Bursitiden ergibt subcutan gelegene, von der unauffälligen Cutislinie deutlich abgesetzte, der Herdgröße entsprechend ausgedehnte, homogene Rundschatten. Die Schattendichte entspricht der der Cutislinie. Weder die Gefäße noch das reticuläre Netz zeigen irgendeine Beteiligung (Abb. 28).

ν) *Tendinitis*

Wie Bursitiden sind Tendinitiden auf dem Röntgenfilm durch mäßig schattendichte Herde mit scharfer Begrenzung innerhalb der im übrigen unveränderten Subcutis gekennzeichnet. Bei Kalkinkrustation oder Einlagerung von Lipoiden findet man Aufgliederung des ursprünglich homogenen strangförmigen Schattens in streifenförmige bzw. fleckige kalkdichte Herde bzw. Aufhellungszonen. Abgesehen von den Sekundärveränderungen gelingt die röntgenologische Abgrenzung von Bursitiden nur durch die strangförmige Konfiguration und die spezielle Lokalisation.

ξ) *Subcutanes Hämangiom*

Auch ohne Kontrastmittelanwendung ist mittels der Weichstrahltechnik die Darstellung subcutaner kavernöser Hämangiome möglich, deren klinische Diagnostik sonst bei fehlender Beteiligung der Cutis und bei mangelndem Durchscheinen blauer Farbtöne nicht mit ausreichender Sicherheit gewährleistet ist, da manchmal der palpatorische Nachweis der keineswegs regelmäßig ausgeprägten Phlebolithen nicht geführt werden kann. Der praktisch muskeldichte, homogene Schatten des subcutanen Hämangioms ist in der Regel von einem schmalen, deutlich schattenärmeren Strich (Bindegewebskapsel) umschlossen. Bei günstig gewählter Projektionsrichtung können zu- und abführende Gefäße dargestellt werden. Phlebolithen zeichnen sich durch konzentrisch geschichteten Bau auf Grund verschieden starker Kalkinkrustation aus. Die nicht beteiligte Cutislinie ist entschieden schattenärmer als das Hämangiom. Die Abgrenzung von tiefergelegenen Weichteilen und vom Skelet ist auf Grund der Schattendifferenz ohne Schwierigkeit möglich. Der Nachweis etwaiger Miterkrankung von Muskulatur oder Skelet kann gleichfalls leicht geführt werden. Das Weichstrahlbild gibt rasch Auskunft über Form und Größe des Blutschwammes und über seine Beziehungen zur Nachbarschaft (Abb. 29).

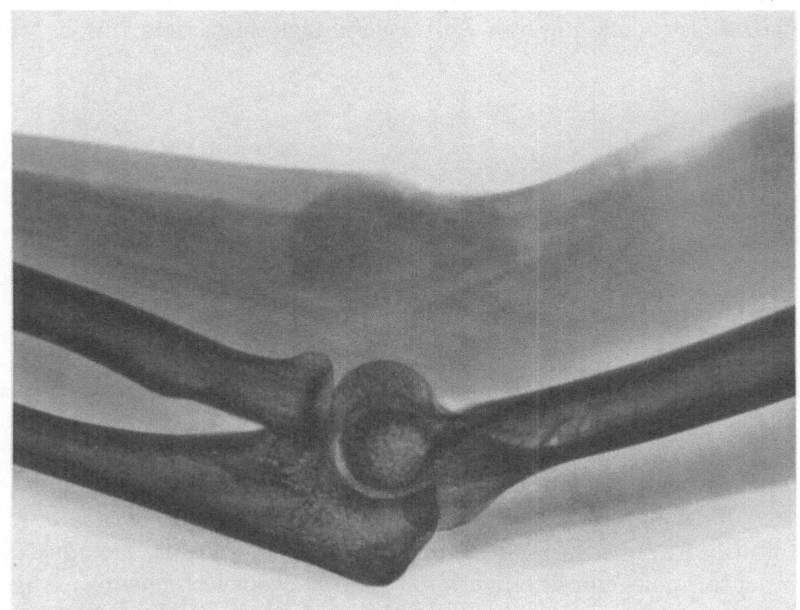

Abb. 29. 16jähriges Mädchen; seitliche Aufnahme des linken Ellenbogens: Scharf begrenzter, knollenförmiger, subcutaner Herd großer Schattendichte, von der Cutislinie der Ellenbeuge bis zum Gelenk reichend. An Humerus, Ulna und Radius grobwabige bis feinsttrabeculäre, z.T. radiär angeordnete Spongiosastruktur, Corticalis eben angedeutet *(Subcutanes Hämangiom mit Skeletbeteiligung)*

o) Sarcoma idiopathicum haemorrhagicum multiplex (Angiomatosis Kaposi)

Bei der seltenen Angiomatosis Kaposi treten neben infiltrierten Hautmanifestationen knotenförmige Herdbildungen auf, die nach eigenen Untersuchungen röntgendiagnostisch von subcutanen Hämangiomen und anderen knotigen Weichteilveränderungen abgegrenzt werden können. Wie beim Hämangiom erlaubt das Röntgenbild, ohne anderweitige diagnostische Maßnahmen die Größe der Geschwulst, ihre topographische Zuordnung zu den benachbarten Geweben und deren eventuelle Einbeziehung abzulesen.

Der Einzelherd ist häufig knollenförmig gestaltet und besitzt praktisch die Schattendichte der Muskulatur. Anstelle der kapselartigen Abgrenzung bei Hämangiomen findet sich bei Herden der Angiomatosis Kaposi eine diffuse Aufgliederung der Randzone in feinste Gefäßschatten; auch Herde der Cutislinie sind hierdurch charakterisiert, so daß sie unscharf begrenzt erscheinen (Abb. 30). Bonse (1957) faßte die knotig konfigurierten subcutanen Herde als diffus erweiterte Bluträume auf. Bisher fehlen jedoch röntgenologische Kriterien sowohl für das Erkennen von vorwiegend angiomatösen gegenüber hauptsächlich fibroblastischen Entwicklungsstufen als auch für die Differenzierung des anfänglich granulomatösen Stadiums vom späteren malignen. Im Gegensatz zu Hämangiomen und Rankenangiomen konnten wir bei der Angiomatosis Kaposi niemals Phlebolithen nachweisen; auch BONSE (1957) hält ihre Entwicklung bei Angiomatosis Kaposi für sehr selten. Bei Nachweis zahlreicher Phlebolithen und ausgedehnter Bluträume ist das Vorliegen einer Angiomatosis Kaposi nicht wahrscheinlich, sondern das Kast-Maffuci-Syndrom anzunehmen, welches überdies durch eine Kombination mit Skeletveränderungen im Sinne der Enchondromatose ausgezeichnet ist.

π) Knotenförmige Thrombophlebitis

Diese Krankheitsherde werden auf dem Röntgenfilm als schattendichte, unscharf begrenzte Bezirke im Gefäßverlauf abgebildet. Gleichzeitig sind weiche Gefäßschatten in der Nachbarschaft und ein starkes, trabekelartiges Maschennetz bis in die weitere Umgebung sichtbar. Die Cutislinie ist in der Regel verbreitert, aber fast stets vom Infiltrat durch einen Subcutisstreifen abgetrennt (Abb. 31).

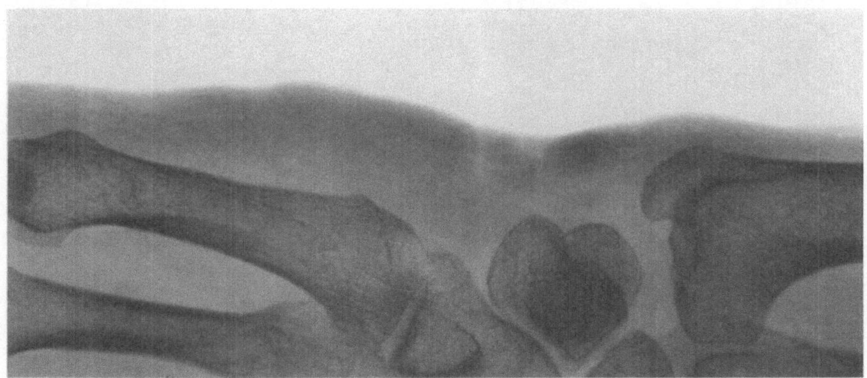

Abb. 30. 68jähriger Mann; dorsal-palmare Aufnahme der rechten Mittelhand lateral: Schattendichte, von der Cutislinie ausgehende Infiltration mit feinziselierter, randständiger Auflösung (*Angiomatosis* KAPOSI)

ρ) Furunkel und Karbunkel

Ähnlich wie bei der Urticaria überrascht bei der Röntgenuntersuchung des Furunkels und Karbunkels das Ausmaß und die Ausdehnung der Subcutisbeteiligung. Das entzündliche, ödematöse Infiltrat bei der knotiger Pyodermien führt im Röntgenbild zur Ausprägung einer mächtigen Verbreiterung der Cutislinie mit mehr oder minder ausgedehnter Infiltratbildung in der angrenzenden Subcutisschicht. Die unscharf abgesetzte Infiltration erscheint zwar homogen, aber ihre Schattenintensität nimmt zur Tiefe hin ab. Vorwiegend in Herdnähe sind sehr stark erweiterte Gefäße in vermehrter Anzahl sichtbar, während die verstärkte Zeichnung des reticulären Netzes — oft unter Ausprägung trabekelartiger Züge — praktisch die gesamte Subcutis der weiteren Umgebung bis zur Muskulatur betrifft. Als Zeichen des ödematösen Geschehens finden sich darüber hinaus sehr häufig Verbreiterung und Auffaserung der Muskelfascie, unscharfe Abbildung der Subcutis-Muskelgrenze und gelegentlich fleckige Aufhellungen der benachbarten Muskelabschnitte. Röntgendiagnostische Kriterien zur Abgrenzung des Furunkels vom Karbunkel fehlen (Abb. 32).

ς) Fremdkörpergranulom

Keineswegs selten entpuppt sich bei näherer Untersuchung eine subcutane Knotenbildung, die durchaus entzündliche Symptome aufweisen kann, als Fremdkörpergranulom. Der röntgenologische Nachweis von Fremdkörpern aus Material mit hohen Kernladungszahlen ist naturgemäß leicht zu führen. Anders ist dagegen die Situation bei Vorliegen von Partikeln aus Glas, Holz oder anderen Substanzen mit geringer Dichte oder mit einem chemischen Aufbau aus niederatomigen Elementen. Bei Benutzung der herkömmlichen Diagnostikstrahlungen resultieren bei Aufnahmen der letztgenannten Fremdkörper keine für eine Bildgestaltung verwertbaren Absorptionsdifferenzen. Erschwerend kommen entzündliche, teils ödematöse, teils infiltrative Vorgänge hinzu, die zu schleierartiger Trübung der betreffenden Weichteilpartie im Röntgenbild führen können. Günstigere Absorptionsverhältnisse können durch ein Auseinanderziehen der Massenschwächungskoeffizienten durch Benutzung der Weichstrahltechnik geschaffen werden. Sie ermöglichen unter Voraussetzung einer von der Schichttiefe abhängigen Mindestgröße der genannten Fremdkörper deren Abbildung innerhalb der Weichteile. Zusätzlich gelangen

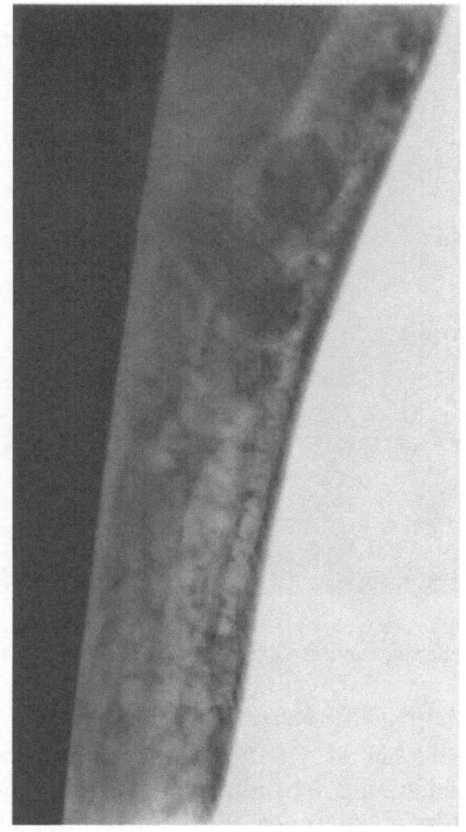

Abb. 31

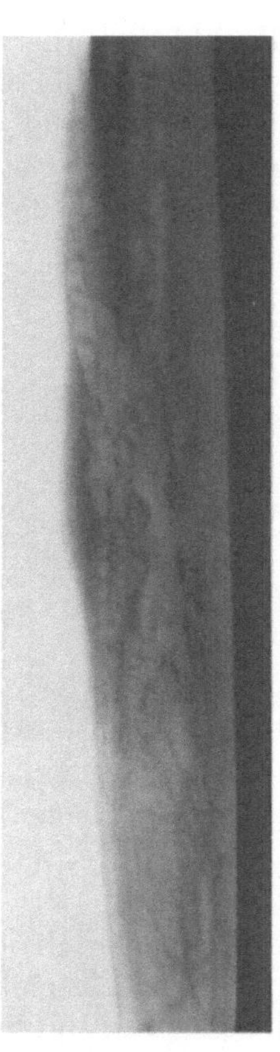

Abb. 32

Abb. 31. 60jährige Frau; überdrehte Sagittalaufnahme des rechten Unterschenkels medial: In der Subcutis cranial multiple, unscharf begrenzte knotige Gefäßerweiterungen; starkes Ödem der Subcutis und der Muskulatur, Muskel-Subcutisgrenze distal nicht mehr, proximal ausgeprägt dargestellt *(Thrombophlebitiden* mit starker *Unterschenkelstauung)*

Abb. 32. 65jährige Frau; Tangentialaufnahme des rechten Unterschenkels lateral: Umschriebene Verbreiterung der Cutislinie, stark vermehrte reticuläre Zeichnung der Subcutis bis zur aufgelockerten Muskelgrenze *(Furunkel)*

etwaige entzündliche Veränderungen wie Infiltratbildung mit gelegentlicher Abszedierung, Beteiligung von Gefäßen, vom reticulären Netz und von der Cutislinie in Herdnähe zur Darstellung. Das Weichstrahlbild gibt damit Auskunft über die topographischen Verhältnisse, deren Kenntnis für das therapeutische Vorgehen unerläßlich ist.

e) Zu Sklerose und Atrophie führende Hautkrankheiten

Nicht aus pathogenetischen Erwägungen, sondern von morphologischen Gesichtspunkten geleitet und zwar sowohl in klinischer als auch röntgendiagnostischer Hinsicht, ist die Gruppierung der Krankheitsbilder dieses Abschnittes vorgenommen worden, da hierdurch die Differentialdiagnostik der verschiedenen mit Sklerose und mit Atrophie einhergehenden Erkrankungen vom Röntgenbild her erleichtert wird.

α) *Elephantiasis*

Der klinische Befund elephantiastischer Zustände an den verschiedenen Extremitätenabschnitten kann leicht durch eine gezielte Röntgenuntersuchung näher analysiert werden, wie Mitteilungen von Bonse und Schuermann, Drey, Frantzell sowie Lemke (1958c, 1959) zeigen. Mit einem Blick klärt die Weichstrahlaufnahme das Volumen der einzelnen Gewebe und ihre topographische Zuordnung innerhalb der Weichtilee als auch den Zustand ihrer Feinstrukturen auf.

Typisch für die Elephantiasis ist die oftmals excessive Steigerung der Röntgensymptome der Stauungsdermatose (Verbreiterung von Cutislinie und Subcutis bei unscharfer Abgrenzung, Auflockerung und Verbreiterung der Muskelfascie und gegebenenfalls inter und intracelluläresÖdem der Muskulatur). Darüber hinaus wird das zarte reticuläre Netz der Subcutis in ein grobtrabeculäres Maschennetz und in der cutisnahen Schicht in einen Wall balkenförmiger Palisaden transformiert. Als anatomisches Substrat kommen hierfür anfänglich wie bei der Stauungsdermatose verbreiterte Lymphspalten und Lymphgefäße in Betracht, die im weiteren Verlauf durch starke Faserzüge ersetzt werden. Die Zahl der sichtbaren subcutanen Gefäße ist vermehrt, das Einzelelement ist stark verbreitert und unscharf begrenzt. Hinzu tritt schließlich eine mehr oder minder starke Trübung der Transparenz des Unterhautfettgewebes, die nicht allein Ausdruck der Volumenzunahme, sondern z.T. zelliger Infiltration ist (Abb. 33).

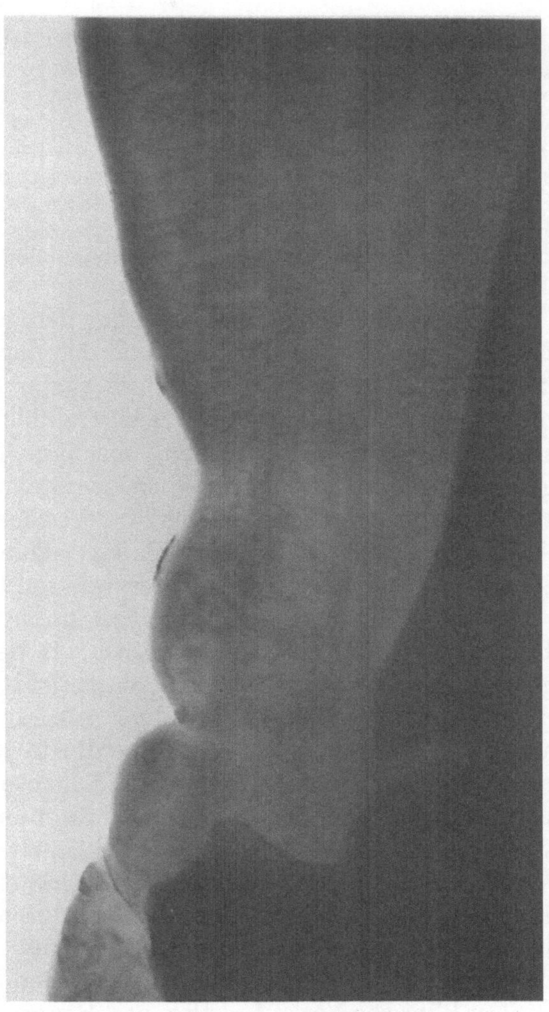

Abb. 33. 35jährige Frau; seitliche Aufnahme des rechten Unterschenkels distal: Unterschiedlich stark verbreiterte Cutislinie mit Hyperkeratosenbildung; verstärktes, unregelmäßig ausgebildetes, reticuläres Netz, erweiterte Gefäße und schleierartige unscharfe Infiltrate in der Subcutis, die gegen die Muskulatur nicht scharf begrenzt ist *(Elephantiasis)*

Neben der Abgrenzung anderer in diesem Abschnitt berücksichtigter Krankheitszustände liefert die Röntgenuntersuchung nicht selten Beiträge zu Pathogenese und Ätiologie des Grundleidens. So deckte uns die Röntgenuntersuchung von Kranken mit Elephantiasis Symptome von Thrombophlebitiden, z.T. mit dystrophischen Verkalkungen und Periostitiden, von tuberkulösen Skelet- und Weichteilveränderungen im Sinne von Etagentuberkulose, je einmal von luischem Gumma des Skelets, der Muskulatur und des Hypoderms als auch von angiomatösen Prozessen (ausgedehnte Muskel- und Weichteilhämangiome, Angiomatosis Kaposi) und Stauungszuständen nach Lymphbahnverlegung infolge Traumen oder Tumoren bzw. entsprechender Erkrankung der regionären Lymphknoten sowie nach deren Exstirpation auf.

β) *Trophödem* (Nonne—Milroy—Meige)

Die klinisch-morphologische Differenzierung dieser familiären Erkrankung von echten elephantiastischen Zuständen dürfte dem Kenner kaum Schwierigkeiten bereiten. Stets wird auch die Abgrenzung im Röntgenbild möglich sein, da dem Trophödem entzündliche Symptome der Stauungsdermatose und der Elephantiasis regelmäßig fehlen. Darstellung finden lediglich die Volumenzunahme von Cutislinie und Subcutis und das verstärkt gezeichnete reticuläre Netz. Alle Bauelemente sind scharf abgesetzt. In der Regel sind Veränderungen an Gefäßen, Fascien und Muskulatur nicht nachweisbar.

γ) *Unterschenkelverschwielung*

Dieses Krankheitsgeschehen ist erst in den letzten Jahren von dem der Stauungsdermatose abgegrenzt worden und ist bisher wohl nur Dermatologen geläufig. Typisch sind strang- oder herdförmige, oft auch platten- oder manschettenartige Hautverhärtungen (Induration) mit — nicht obligaten — Sekundärveränderungen der Oberhaut im Sinne von Hypertrophie, Papillomatose, Atrophie, färberische Veränderung wie scheckige Pigmentierung oder fleckförmige Depigmentierung. Der Verlauf zeichnet sich durch Fortschreiten der Sklerosierung bis in die tieferen Bindegewebssepten und die Fascien aus. Ferner sind nekrobiotische Prozesse mit Ulceration als auch — seltene — vollständige Rückbildung möglich. Die Ätiopathogenese ist noch nicht abgeklärt. Die Bedeutung von Kreislaufstörungen und Varicen, Thrombophlebitiden und anderen entzündlichen Prozesse wird allgemein überschätzt.

Während die klinische Abgrenzung der sog. Unterschenkelverschwielung (PROPPE und NÜCKEL) von der Elephantiasis und den mannigfaltigen Formen der Stauungsdermatose keineswegs regelmäßig möglich ist, gelingt die röntgendiagnostische Differenzierung mühelos (LEMKE 1 959). Im Weichstrahlbild imponiert eine gegen die nicht erkrankte schmale Cutis scharf abgesetzte mächtige homogene Verbreiterung derselben, oft mit geringfügiger Steigerung der Schattenintensität. Charakteristisch ist ferner das Fehlen von Strukturveränderungen des Bindegewebsnetzes und der Gefäße in der Subcutis. Eine Ausnahme davon betrifft lediglich die Gefäße der Cutis-Subcutisgrenze in der Wachstumszone, dem Übergang zu der nichterkrankten Umgebung. Dort sind die Gefäße verbreitert, scharf abgesetzt und weisen in ihrer unmittelbaren Umgebung kleinfleckige homogene Herdschatten sehr geringer Intensität auf, deren Darstellung bei der Reproduktion kaum gelingt. Der Gefäßverbreiterung entspricht histologisch eine oftmals monströse Muskelhypertrophie der Gefäßwand ohne Ausprägung entzündlicher Symptome. Den hauchartigen Herdschatten in Gefäßnähe dürfte zellige Infiltration zugrunde liegen (Abb. 34).

Die röntgenologische Differentialdiagnose gegenüber der Stauungsdermatose, der Elephantiasis und dem Erythema induratum Bazin wird durch die scharfe Abgrenzung der verbreiterten Gefäße bei der Unterschenkelverschwielung ermöglicht. Ferner sind bei der Verschwielung die hauchartigen Herdschatten in Gefäßnähe wesentlich kleiner als bei der Elephantiasis, stets homogen und nicht durch eingestreute, schattendichtere Elemente wie beim Erythema induratum gekennzeichnet. Gegenüber den echten Sklerodermien fehlt der Verschwielung die Beteiligung der bindegewebigen Strukturen in der Subcutis.

Der klinische Verlauf — Pro- und Regression — kann leicht in Bildserien aufgezeichnet werden. Bei Fortschreiten konfluieren die homogenen, gefäßnahen Einzelherde bei gleichzeitiger Steigerung der Schattenintensität und verschmelzen mit der Cutislinie. Bei der Rückbildung werden dagegen die homogenen Herdschatten aufgehellt und innerhalb weniger Wochen ausgelöscht. Die verbreiterten Gefäße werden gleichfalls abgebaut. Außerdem tritt eine langsame Verschmälerung der eigentlichen Verschwielung ein unter Bildung kleinfleckiger, allmählich konfluierender Aufhellungen mit anfänglicher schleierartiger Trübung. Während dieses Stadiums wird temporär in der obersten Subcutisschicht eine verstärkte Zeichnung der bindegewebigen Feinstrukturen sichtbar, die auf eine kurzfristige Flüssigkeitsvermehrung zurückzuführen ist.

δ) *Progressive (diffuse) Sklerodermie*

Bei dieser letal endenden Systemerkrankung des Gefäßbindegewebsapparates, welche seit KLEMPERER zu den sog. Kollagenosen gerechnet wird, sind während des gesamten Krankheitsverlaufes im Prinzip gleichbleibende Röntgensymptome nachweisbar, so daß bei klinischem Verdacht eine Röntgenuntersuchung mit Sicherheit die Diagnose stellen läßt. Dieser Tatsache kommt insofern erhöhte Bedeutung zu, als gerade bei dieser Erkrankung die gleichfalls klärende feingewebliche Untersuchung wegen der häufigen Verweigerung einer Probeexcision leider nicht vorgenommen werden kann.

Im Vordergrund der Röntgendiagnostik steht der Nachweis von Gefäßveränderungen. Die z.T. orthograd abgebildeten, verdickten, stets scharf begrenzte Gefäße zeigen

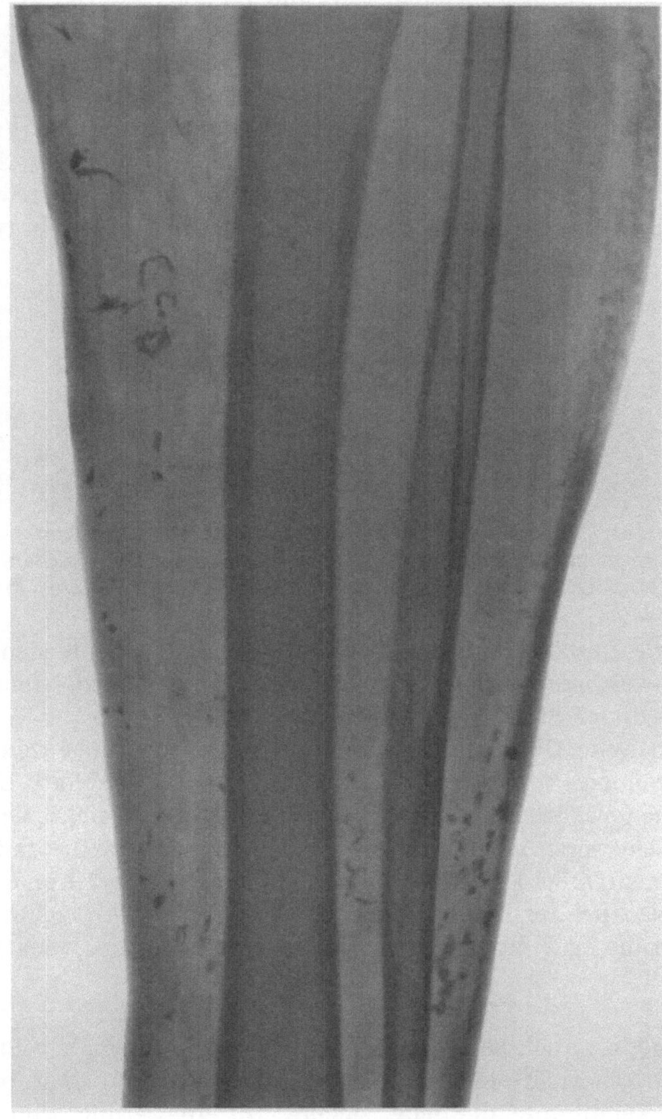

Abb. 34. 60jährige Frau; Tangentialaufnahme des linken Unterschenkels lateral: Stark verbreiterte, homogene, schattendichte Cutislinie bei sehr schmaler Subcutis. Proximal strichförmige Cutislinie und verbreiterte Gefäße innerhalb herdförmiger, subcutaner Infiltrate. Nebenbefund: Zahlreiche Phlebolithen
(Progrediente Unterschenkelverschwielung)

charakteristischen Verzweigungen an der Cutis-Subcutisgrenze, die bereits im Raynaud-artigen Anfangsstadium der Sklerodaktylie dargestellt werden können. Stets sind Gefäße des gleichen kleinen Kalibers betroffen. Entsprechende angiographische Befunde, welche denen der Angiitis obliterans weitgehend ähneln, haben VOGLER und GOLLMANN mitgeteilt. Man geht wohl nicht fehl in der Annahme, daß die röntgenologisch nachweisbare Gefäßverbreiterung hauptsächlich einer Wandverdickung zuzuordnen ist. Das zweite, ebenfalls frühzeitig auftretende Symptom ist in der Ausbildung eines harten Gitterwerkes bzw.

Rasters der bindegewebigen Strukturen anstelle des zarten reticulären Netzes in der Subcutis gegeben. Es bestehen hier vor allem streifenförmige Elemente, auf die auch Drey hingewiesen hat, sowie knotige Verdichtungen. Die genannten Röntgensymptome gehen der klinischen Ausprägung der klassischen Krankheitsäußerungen am Hautorgan voraus; sie ermöglichen somit die Frühdiagnose.

Im weiteren Verlauf treten verbreiterte Gefäße im gesamten befallenen Subcutisbereich auf bei gleichzeitig beginnendem Schwund des Unterhautfettgewebes. Andererseits schreitet der Prozeß auch zur Cutis und Epidermis hin fort und führt zu den bekannten namengebenden Hautveränderungen. Das ödematöse Stadium von Cutislinie und Subcutis und deren spätere Atrophie finden ihre entsprechende Dokumentation im Röntgenweichstrahlbild. Einige weitere klinische Befunde wie dystrophische Verkalkungen in der Subcutis (krümelig, herd- oder streifenförmig), Osteoporose und Akro-Osteolyse bei Sklerdaktylie, Gelenkkontrakturen und Ankylose ergänzen die reichhaltige, röntgendiagnostisch faßbare Symptomatik. Einschlägige Beobachtungen teilten Bonse und

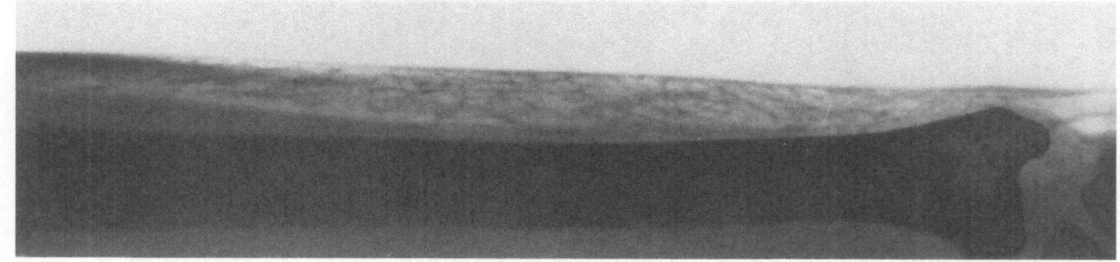

Abb. 35. 56jährige Frau; Tangentialaufnahme des linken Unterarmes ulnar (stark vergrößert): Stark verbreiterte Bindegewebszüge in der Subcutis mit knotigen Verdichtungen, strichförmige Cutislinie, scharf begrenzte, orthograd abgebildete Gefäße, vor allem an der Cutis-Subcutisgrenze *(Progressive Sklerodermie)*

Schuermann sowie Lemke (1958c) mit. Der Hinweis auf entsprechende ebenfalls — im Röntgenbild nachweisbare — Beteiligung innerer Organe (Oesophagus, Ventriculus und Pulmones) soll an dieser Stelle nicht fehlen (Abb. 35).

Die röntgenologische Differentialdiagnostik der progressiven Sklerodermie gegenüber anderen sklerosierenden Prozessen am Hautorgan wird durch strikte Beachtung der zwei Kardinalsymptome gewährleistet: scharf gezeichnete wandverdickte Gefäße, vornehmlich an der Cutis-Subcutisgrenze, und harte bindegewebige Raster mit streifenförmigen und knotigen Elementen bei Fehlen aller entzündlichen Symptome an den Feinstrukturen, wie sie im Gegensatz bei der Elephantiasis, der Unterschenkelverschwielung, der circumscripten Sklerodermie und der Acrodermatitis chronica atrophicans nachweisbar sind.

ε) *Circumscripte Sklerodermie (Morphaea)*

Die herdförmige, oft auch band- oder streifenförmig ausgebildete Sklerodermie, deren Prognose quoad vitam wohl stets als günstig zu stellen ist, zeigt im Weichstrahlbild charakteristische Symptome, die eine sichere Differenzierung von der prognostisch ungünstigen (progressiven) Sklerodermie erlauben, wie zahlreiche eigene Untersuchungen zeigen (Lemke 1958c). Ebenso wie bei der progressiven Sklerodermie werden bei der Morphaea orthograd getroffene wandverdickte Gefäße mit scharfer Begrenzung an der Cutis-Subcutisgrenze des atrophischen Herdzentrums abgebildet. Aber in der Randzone des entzündlichen Lilacringes — charakterisiert durch eine umschriebene Verbreiterung der Cutislinie — sind die verbreiterten Gefäße regelmäßig unscharf dargestellt. Ein weiteres Kennzeichen der Morphaea ist im Fehlen des harten Bindegewebsrasters gegeben; das reticuläre Netz des atrophischen Zentrums ist sogar schwächer als in der nicht erkrankten Umgebung ausgebildet. Das einzige Unterscheidungsmerkmal gegenüber dem sehr ähnlichen Röntgenbefund beim Erythema chronicum migrans ist der Nachweis der scharf begrenzten, wandverdickten Gefäße im mehr oder weniger atrophischen Herdzentrum der Morphaea (Abb. 36).

Bei Fortschreiten des sklerosierenden Prozesses auf tiefer gelegene Weichteile und benachbarte Skeletabschnitte stellen sich im Röntgenbild bindegewebige Narbenzüge in Subcutis und Muskulatur, unter Umständen mit nachfolgender Vacat-Wucheratrophie, und am Skelet anfänglich herdförmige Sklerosierung mit späterer Osteoporose, Demineralisation und Strukturabbau (Verdünnung der Compacta und Schwund der Spongiosa) dar.

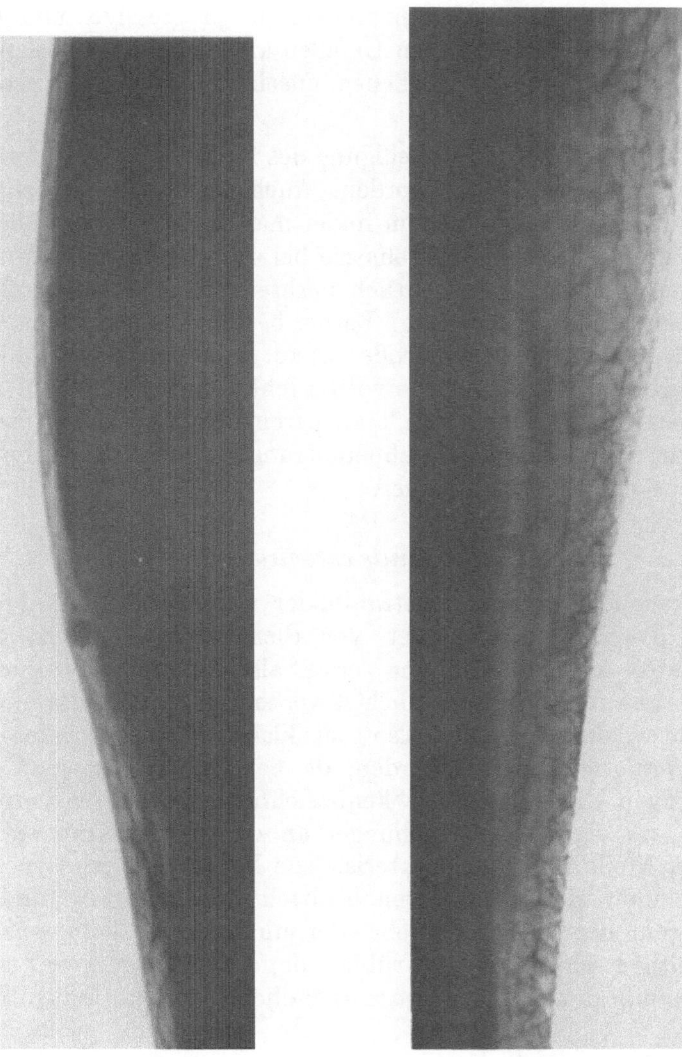

Abb. 36 Abb. 37

Abb. 36. 42jährige Frau; Tangentialaufnahme des rechten Oberschenkels lateral: In der Bildmitte umschriebene Verbreiterung der Cutislinie und stark erweitertes Gefäß in der benachbarten Subcutispartie. Proximal verdünnte Cutislinie und verschmälerte Subcutis mit wenigen orthograd abgebildeten, scharf begrenzten Gefäßen an der Grenze Cutislinie-Subcutis *(Circumscripte Sklerodermie)*

Abb. 37. 55jährige Frau; überdrehte Sagittalaufnahme der rechten Wade: Strichförmige Cutislinie, in der Subcutis vermehrte streifige Zeichnung des reticulären Netzes mit eingestreuten knotigen Verdichtungen *(Acrodermatitis chronica atrophicans)*

ζ) *Scleroedema adultorum* (Buschke)

Nach eigenen Untersuchungen ist die röntgenologische Abgrenzung dieser relativ seltenen, prognostisch als günstig anzusprechenden Erkrankung, welche durch eine physiko-chemische Zustandsänderung der mesenchymalen Grundsubstanz im Sinne einer Vermehrung von Hyaluronsäure charakterisiert ist, von der letal endenden progressiven

Sklerodermie mit Sicherheit möglich. Unabhängig von der Krankheitslokalisation zeigt das Weichstrahlbild während des gesamten Krankheitsverlaufes eine mächtig verbreiterte Cutislinie, die sehr selten kleinste Aufhellungsherde erkennen läßt. Die verstärkte Zeichnung des reticulären Maschennetzes der Subcutis erstreckt sich meist bis zur Muskelfascie. Eine Palisadenstellung in der cutisnahen Schicht ist jedoch im Gegensatz zur Elephantiasis oder stärker ausgeprägten Stauungsdermatosen niemals ausgebildet. Die praktisch fehlende Alteration der subcutanen Gefäße beim Sklerödem ist es, die mit einem Blick die röntgenologische Abgrenzung von der progressiven und der circumscripten Sklerodermie mit ihren wandverdickten Gefäßen als auch von der Elephantiasis und der Stauungsdermatose mit ihren entzündlichen, unscharf begrenzten, verbreiterten Gefäßen ermöglicht.

Bei der nicht so seltenen Muskelbeteiligung des Sklerödems ist differentialdiagnostisch immer an Dermatomyositis gedacht worden. Auch hier dürfte die röntgenologische Abgrenzung möglich sein. Beim Sklerödem findet man im Weichstrahlbild außer einer vergröberten, selten aufgesplitterten Muskelfascie bei scharfer Subcutis-Muskelgrenze nur in der oberflächlichen Muskelschicht deutlich verbreiterte Interstitien als Ödemfolge und nicht als Zeichen einer Vacatwucherung. Ferner bestehen gleichfalls in der subcutisnahen Schicht vereinzelte, knapp hanfkorngroße, zarte Aufhellungsherde mit unscharfer Begrenzung. Im Gegensatz zur Dermatomyositis fehlen dem Sklerödem Abbruch größerer Muskelbündel, fleckige unterschiedliche Transparenz der Muskulatur bis zur Auslöschung der Muskelstruktur sowie jegliche Gefäßbeteiligung und schließlich dystrophische Kalkeinlagerungen bei längerer Bestanddauer.

η) Acrodermatitis chronica atrophicans

Sehr eindrucksvolle Röntgenweichstrahlbilder werden von der Acrodermatitis chronica atrophicans gewonnen. Bei dieser, vor allem durch Penicillin günstig zu beeinflussenden, Dermatose kann der klinische Verlauf als auch der Effekt therapeutischer Maßnahmen besonders gut durch Bildserien belegt werden. Allerdings darf nur den Aufnahmen der späteren Entwicklungsperiode, also bei klassisch ausgeprägtem Krankheitsbild, diagnostischer Wert zugesprochen werden, da bei Krankheitsbeginn, im Stadium des ödematös-infiltrativen Geschehens, die kennzeichnenden Röntgensymptome noch nicht nachweisbar sind, wie eigene Untersuchungen an zahlreichen Kranken übereinstimmend ergaben. An ihrer Stelle sind uncharakteristische Befunde zu erheben, die auch im Entwicklungsgang anderer Hautkrankheiten beobachtet werden. So findet man z.B. unscharfe Verbreiterung der Cutislinie, mehr oder minder große Volumenzunahme der Subcutis mit gleichzeitiger schleierartiger Trübung ohne Alteration ihrer Feinstrukturen. Die schleierartige Trübung dürfte Folge von entzündlichem Ödem und diffuser zelliger Infiltration sein.

Bei klassischer Ausbildung wird die zigarettenpapierähnliche atrophische Haut als eine strichförmige Cutislinie dargestellt. In der Subcutis, welche gleichzeitig in Rückbildung begriffen ist, imponiert außer der Verschmälerung ein System von streifigen Verdichtungen des zarten reticulären Netzes mit eingestreuten knotigen Elementen. Es besteht so eine gewisse Übereinstimmung mit dem harten Gitternetz der progressiven Sklerodermie. Im Gegensatz zu dieser mangelt der Acrodermatitis jedoch jegliche Beteiligung des subcutanen Gefäßsystems, so daß hierdurch die röntgenologische Abgrenzung stets gewährleistet ist. Der senilen Hautatrophie fehlt im Gegensatz zur Acrodermatitis die strukturelle Veränderung des subcutanen Bindegewebsnetzes. Entsprechende Beobachtungen liegen von Bonse und Schuermann sowie Lemke (1958c) vor (Abb. 37).

Das Weichstrahlbild ermöglicht auch die Differenzierung fibroider Knoten der Acrodermatitis, welche vornehmlich an den Ellenbogen, längs der Ulnarkanten und an den Knien lokalisiert sind, von verkalkten Bursitiden und anderen knotigen Veränderungen durch ihre streifig-knotige Zeichnung des Bindegewebsnetzes und die schleierartige

Trübung der Subcutis (Abb. 38). Beteiligte hautnahe Lymphknoten lassen außer der Volumenzunahme keine röntgenologischen Besonderheiten erkennen.

Schließlich kann der Behandlungserfolg durch die Rückbildung aller Röntgensymptome (anfängliches Ödem, verstärktes Bindegewebsnetz, schleierartige Subcutistrübung und sogar Verschmälerung der Cutislinie) mit Ausnahme der Involution des Unterhautfettgewebes in Bildserien objektiviert werden (Abb. 39).

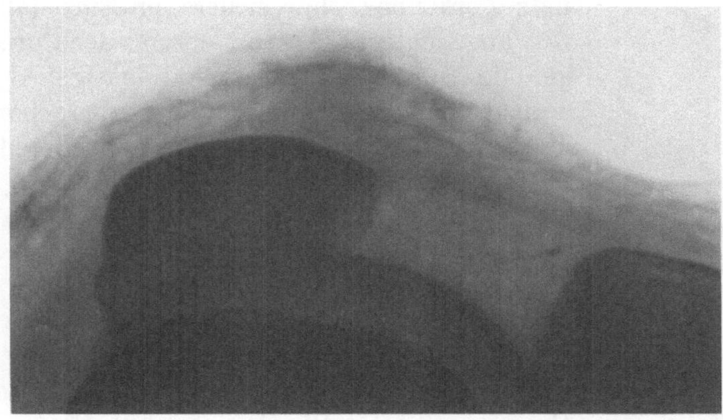

Abb. 38. Gleiche Patientin wie in Abb. 37; linke Knieregion, seitliche Aufnahme: Zusätzlich zu den Veränderungen in Abb. 37 besteht präpatellar eine Infiltration mit besonders vermehrter streifig-knotiger Zeichnung und schleierartiger Trübung *(Fibroider Knoten bei Acrodermatitis chronica atrophicans)*

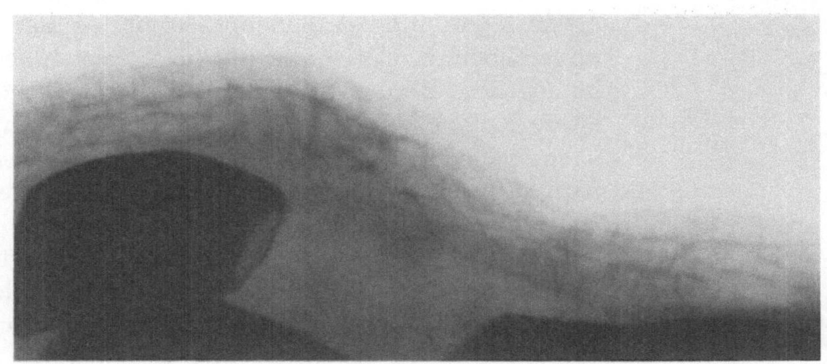

Abb. 39. Gleiche Patientin wie in Abb. 37 und 38; linke Knieregion seitlich nach Gabe von Penicillin: Verdichtungsherd wesentlich aufgelockert, schleierartige Trübung nicht mehr nachweisbar, dafür tritt die Quadricepssehne klar hervor *(Fibroider Knoten bei Acrodermatitis chronica atrophicans in Rückbildung)*

ϑ) Atrophische Narben — senile Hautatrophie — Landmannshaut — idiopathische Hautatrophie — Dermatitis atrophicans diffusa progressiva

Atrophische Narben werden im Weichstrahlbild durch eine der Herdgröße entsprechende, ausgedehnte Verschmälerung der Cutislinie ohne Beteiligung der Gefäße und des Bindegewebsnetzes gekennzeichnet. Bei seniler Hautatrophie findet man zusätzlich zu der strichförmigen Cutislinie eine mehr oder minder ausgesprochene Verschmälerung der Subcutis ohne Veränderungen an den Feinstrukturen. Bei allen übrigen genannten atrophischen Prozessen können gleichartige Röntgenbefunde erhoben werden. Die initialen entzündlichen bzw. degenerativen Vorgänge finden bei unserer derzeitigen Aufnahmetechnik noch keine Darstellung.

ι) Anetodermie

Die erhobenen Röntgenbefunde bei Anetodermie (Dermatitis chronica atrophicans maculosa — JADASSOHN) dokumentieren prägnant den klinischen Befund der linsengroßen Herde mit leichtem Hervortreten der tieferen Weichteile durch Darstellung einer strichförmigen, nach außen konvex vorgebuckelten Cutislinie mit hernienartiger Vorwölbung der Subcutis im Herdbereich. Veränderungen an den Feinstrukturen sind nicht zu erkennen.

κ) Striae distensae

Frische Striae lassen im Weichstrahlbild lediglich eine unbedeutende, stets auf die oberste Subcutisschicht beschränkte stärkere Zeichnung des reticulären Bindegewebsnetzes erkennen, ohne sichere, im Einzelfall jedoch gelegentlich angedeutete, Verschmälerung der Cutislinie. Das Röntgenbild von Striae mit mehrmonatiger Bestandsdauer entspricht völlig dem von Anetodermieherden mit strichförmiger, konvex vorgewölbter Cutislinie ohne Beteiligung der subcutanen Feinstrukturen.

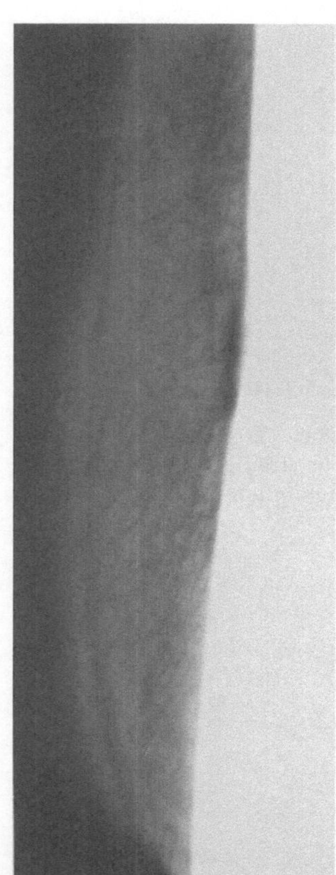

Abb. 40. 26jährige Frau; seitliche Aufnahme des linken Oberschenkels lateral: Umschriebene Verdichtung und Verbreiterung der Cutislinie; darunter orthograd abgebildete Gefäße; proximal davon unregelmäßig gestaltetes Infiltrat mit strangartiger Verbindung zum Herd der Cutislinie; insgesamt grobtrabeculäres, unregelmäßig gestaltetes Maschennetz der Subcutis *(Frisches Narbenkeloid)*

λ) Keloid

Die klinische Diagnostik der Keloide wird durch die Röntgenuntersuchung insofern ergänzt, als dieses diagnostische Verfahren die genaue Abgrenzung zur Tiefe hin ermöglicht und so die topographischen Beziehungen zu den übrigen Geweben klärt. Die Weichstrahlaufnahme zeigt die der Herdgröße entsprechend ausgedehnte, scharf begrenzte Verbreiterung der Cutislinie und die gegebenenfalls bestehende Infiltration in der Subcutis. Letztere läßt meist eine schollenartige Anordnung erkennen. Gegenüber der benachbarten unveränderten Cutislinie ist die Schattendichte des stets homogenen Herdes in der Regel gering erhöht. Während ältere Keloide reaktionslos in die Subcutis eintauchen, sind nach eigenen Untersuchungen bei frischen Herden noch geringfügige, unscharf abgesetzte Gefäßerweiterungen und etwas verstärkte Zeichnung des reticulären Netzes in Herdnähe nachweisbar (Abb. 40). Im Prinzip gleichartige Röntgensymptome können beim Abschluß einer Strahlenbehandlung eines Neoplasmas an der Haut beobachtet werden.

μ) Dupuytrensche Kontraktur — Tendovaginitis

Das Röntgenbild der Dupuytrenschen Kontraktur zeigt bei Wahl einer geeigneten Projektionsrichtung scharf begrenzte, schattendichte Strangbildungen in der Subcutis ohne Veränderungen an den subcutanen Feinstrukturen oder an der Cutislinie. Differentialdiagnostisch muß vom Röntgenbild her an eine Tendovaginitis gedacht werden. Bei letzterer gelingt jedoch die zusätzliche Darstellung geringfügiger entzündlicher Symptome in der unmittelbaren Nachbarschaft (verstärkte reticuläre Zeichnung und wenige unscharf begrenzte Gefäße).

ν) Strahlenschäden

Abgesehen von Farbphotos haben sich Röntgenweichstrahlbilder für die Dokumentation von akuten und chronischen Strahlenschäden[1] der Haut und der tiefer gelegenen

[1] Streng abzutrennen von den *Schädigungen* des Hautorgans und der benachbarten Weichteile durch Einwirkung ionisierender Strahlen ist die erythematöse bzw. erosiv-exsudative *Strahlenreaktion*, die als ein passageres Geschehen bei der Strahlenbehandlung bösartiger Geschwülste bewußt in Kauf genommen wird, die nicht mit einem Frühschaden verwechselt werden darf und die in der Regel ohne nachfolgende Spätschädigung spontan abklingt.

Gewebe (Weichteile und Skeletabschnitte) als geeignet erwiesen (BONSE und LEMKE, LEMKE 1958c, 1960). Dem Röntgenbild kann mit einem Blick nicht nur die Ausdehnung der Schädigung nach Fläche und Tiefe, sondern auch die Stärke der entzündlichen und später der regressiven Phase entnommen werden. Kontrolluntersuchungen lassen überdies ohne Belästigung des Trägers sowohl Rückbildung als auch Fortschreiten von Fibrosen, gewissen Gefäßschädigungen und nekrobiotischen Prozessen bis zur Geschwürsbildung rasch erkennen.

Das Weichstrahlbild des *Frühschadens* läßt eine meist homogene, der Größe des Strahleneinfallfeldes entsprechend ausgedehnte Verbreiterung der Cutislinie erkennen. Außerdem sind alle Feinstrukturen der fast immer gering verbreiterten Subcutis mitbeteiligt und zwar stets deutlich über die Ausdehnung des Strahleneinfallfeldes hinaus. Im einzelnen weist das reticuläre Bindegewebsnetz verstärkte Zeichnung auf. Außerdem sind die Gefäße verbreitert und unscharf begrenzt (Abb. 41). Bei stärkerer Ausprägung

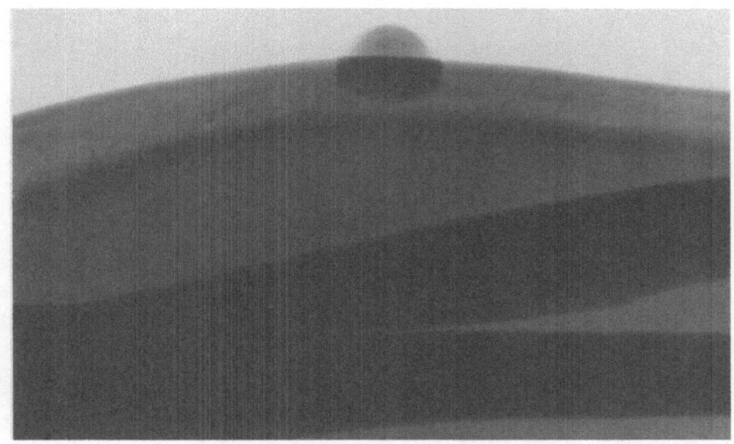

Abb. 41. Gleiche Patientin wie in Abb. 8; überdrehte Sagittalaufnahme des rechten Unterarmes lateral: Im Vergleich zur Aufnahme 8 ist die Cutislinie in der Umgebung des Tumors verbreitert, das reticuläre Maschennetz der Subcutis verstärkt, die Gefäße verbreitert und unscharf begrenzt und die Subcutis-Muskelgrenze aufgelockert (*Akuter Strahlenschaden:* nach Applikation von 10000 r unter Nahbestrahlungsbedingungen [Chaoulsche Apparatur, Tubus 5, 5 cm FHA bei täglicher Fraktionierung — 500 r Einzeldosis] 6 Tage nach Abschluß der Strahlenbehandlung)

der Frühschädigung erstrecken sich die entzündlichen Symptome bis in die Muskulatur in Form fleckiger und streifenförmiger Aufhellungen des homogenen Muskelschattens; sie erinnern dann an die sog. radiogene Dermatomyositis bei bestrahlten Retothelsarkomen (BONSE und LEMKE). Die Muskelfascie ist gleichzeitig verbreitert, aufgelockert und erscheint stellenweise aufgefasert. Nekrobiotische Prozesse in der Subcutis und Muskulatur sind durch unscharf begrenzte Herde unterschiedlicher Schattenintensität und Ulcerationen durch Füllungsdefekte gekennzeichnet. Bei *Strahlenfibrosen* findet man circumscripte, knotige, streifenförmige oder plattenartige Verdichtungen, die von der Cutislinie ausgehen und sich weit bis in die Subcutis und Muskulatur erstrecken können; ihre Abgrenzung gegenüber Keloiden wird durch ihre unregelmäßige, häufig bizarre Konfiguration ermöglicht (Abb. 42).

Die *Radiodermitis chronica* weist im Weichstrahlbild eine umschriebene Verschmälerung der Cutislinie und gerade eben röntgenologisch faßbare, verbreiterte Gefäße an der Cutis-Subcutisgrenze auf. Das Bild ähnelt damit dem des atrophischen Zentrums bei circumscripter Sklerodermie (LEMKE 1960).

ξ) *Induratio penis plastica*

Bei dieser Erkrankung gelingt der röntgenologische Nachweis pathologischer Veränderungen — abgesehen von dystrophischen Verkalkungen der Spätperiode — nur bei entsprechender Wahl einer geeigneten Aufnahmespannung und einer günstigen Projektionsrichtung, da das physiologische Kontrastmittel des subcutanen Fettgewebes am Penis fehlt. Diesbezügliche Befundmitteilungen verdanken wir LEMKE (1958c) sowie FINZE. Wiederholt konnten wir bei mehreren Kranken bei Induratio penis plastica strangförmige oder knotige Infiltrate bzw. beide Morphen ohne Kalkinkrustation — also vor Ausprägung dystrophischer Verkalkungen — auf dem Röntgenfilm festhalten. Diesen Nachweis bindegewebiger Verdichtungen konnten wir unter anderem bei einem Kranken führen, bei dem entgegen der klassischen Anamnese (schmerzhaftes Abknicken des Membrum virile) klinisch kein krankhafter Befund bei der Palpation erhoben werden konnte (Abb. 43).

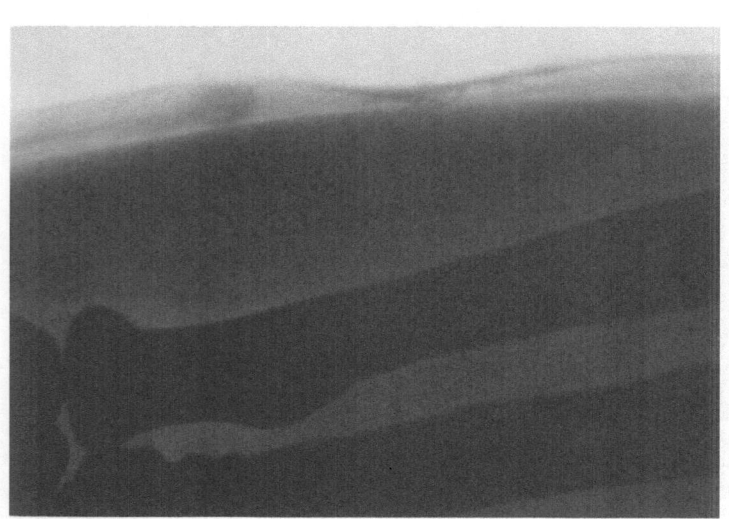

Abb. 42

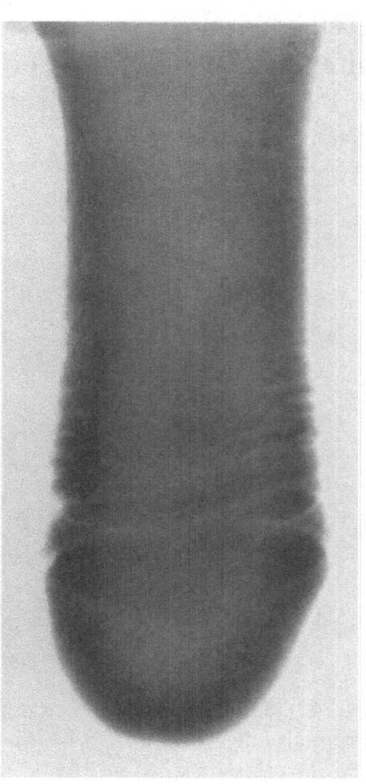

Abb. 43

Abb. 42. Gleiche Patientin wie in Abb. 8 und 41; schattendichter, eingezogener Cutislinienabschnitt mit deutlicher Verbreiterung im früheren Tumorbereich, Verschmälerung der Subcutis; proximal davon erbsengroßes, unregelmäßig begrenztes, subcutanes Infiltrat von mäßiger Schattendichte *(Strahlenfibrose und lymphogene Tumormetastase)*

Abb. 43. 51jähriger Mann; Sagittalaufnahme des Penis: Gefältelte Cutislinie des nicht erigierten Penis, rechts lateral der nicht näher zu differenzierenden Corpora cavernosa ein streifenförmiges, schattendichtes Infiltrat, das distal deutlich abgesetzt ist *(Induratio penis plastica)*

f) Gefäßerkrankungen

In verschiedenen Abschnitten dieses Beitrages ist bereits über röntgendiagnostisch nachweisbare Gefäßbeteiligung bei verschiedenen Hauterkrankungen berichtet worden. Es waren vornehmlich die Venen der Subcutis, welche ohne Kontrastmittelanwendung bei zahlreichen entzündlichen, aber auch bei verschiedenen anderen Dermatosen morphologische Besonderheiten gegenüber dem Astwerk unveränderter subcutaner Gefäße erkennen ließen. Es handelte sich dabei meist um Gefäßverbreiterung als Zeichen von Volumenzunahme und sehr viel seltener als Folge von Wandverdickung. Unscharfe Abgrenzung der Gefäßschatten durfte in Übereinstimmung mit den histologischen Befunden als Ausdruck perivasculärer Infiltration gedeutet werden. Die Abbildung arterieller Gefäßveränderungen gelang z.B. bei der Periarteriitis nodosa. In der Gruppe der zu Sklerose und Atrophie führenden Hautkrankheiten konnten außerdem oftmals die kleinkalibrigen Gefäße an der Grenze Cutislinie—Subcutis dargestellt werden; ihr Nachweis gestattete ohne Kenntnis des klinischen Befundes wichtige differentialdiagnostische Entscheidungen.

Die intradermalen Gefäße konnten jedoch mittels der Weichstrahltechnik auf dem Röntgenfilm nicht abgebildet werden.

Bei Kontrastmittelbenutzung ergaben unsere Untersuchungen zahlreicher Krankheitsgruppen gegenüber den mit der bisherigen Weichstrahltechnik angefertigten Aufnahmen an den subcutanen Gefäßen — Arterien und Venen — weder zusätzliche Ergebnisse noch neue Gesichtspunkte. Die Darstellung der intradermalen Gefäße war auch bei Kontrastmittelanwendung in vivo nicht zuverlässig möglich.

Im speziellen Teil soll auf die Darstellung einiger zugehöriger, in den vorausgegangenen Abschnitten dieses Beitrages bereits besprochener Erkrankungen wie Thrombophlebitis, Angiomatosis Kaposi und Kast-Maffuci-Syndrom verzichtet werden.

α) *Naevus flammeus — Naevus teleangiectaticus — cutanes und kavernöses Hämangiom*

Während das Weichstrahlbild des Naevus flammeus und des Naevus teleangiectaticus keine röntgendiagnostisch verwertbaren Absorptionsdifferenzen gegenüber der nicht erkrankten Haut erkennen läßt, bietet das Bild des cutanen und noch mehr des kavernösen Hämangioms außer einer umschriebenen stärkeren Verschattung des betroffenen Abschnittes der Cutislinie oft noch eine entsprechende Verbreiterung derselben. Bei größeren Herden können gelegentlich zuführende und ableitende Gefäße nachgewiesen werden. Diese ermöglichen die Röntgendiagnostik des Hämangioms, während im übrigen dem Röntgenbild des cutanen und ebenfalls des kavernösen Hämangioms nur topographische Hinweise entnommen werden können.

Die Kontrastmittelanwendung gibt eine entschieden stärkere Verschattung des gesamten Herdes und gestattet somit die Differentialdiagnostik des cutanen und des kavernösen Hämangioms gegenüber anderen Veränderungen der Cutislinie, welche ebenfalls umschriebene Verbreiterung und erhöhte Schattendichte aufweisen. Der Röntgenbefund des subcutanen Hämangioms wurde bereits im Abschnitt „Knotenbildungen an Haut und Unterhaut" mitgeteilt (Abb. 29).

β) *Circumscriptes Lymphangiom*

Herde dieses Krankheitsbildes zeigen im Weichstrahlbild bis hanfkorngroße, homogene Verbreiterungen der Cutislinie, die im gesamten Herdbereich eine geringe Steigerung der Schattenintensität gegenüber der Umgebung erkennen lassen. Sichere Beteiligung der subcutanen Feinstrukturen konnten wir bei unseren Untersuchungen nicht beobachten. Kontrastmittelgabe führt zu beträchtlicher Steigerung der Schattendichte; weitere morphologische Befunde können durch die Kontrastdarstellung jedoch nicht gewonnen werden.

γ) *Glomustumor*

Borgström verdanken wir eine Mitteilung eines röntgenologisch diagnostizierten Glomustumors. Die in der Regel von den subpapillären Gefäßen an der Cutislinie ausgehende Geschwulst war hier an der Innenseite des linken Schenkels lokalisiert. Angiographisch zeigte sich innerhalb des Tumors raschere Kontrastpassage als in den benachbarten Arterien und außerdem Füllung einer abführenden Vene vor der Darstellung der angrenzenden Capillaren.

δ) *Varicen*

Entsprechend dem klinischen Bild erweisen sich Krampfadern im Weichstrahlbild ohne Kontrastmittelanwendung als geschlängelte, knäuelartige bzw. korkenzieherförmig gestaltete, homogene, breite Gefäßschatten in der Subcutis. Sie bestehen unabhängig von dem Astwerk des subcutanen Gefäßnetzes. Die Schattendichte der stets scharf begrenzten Varicen ist nicht nur gegenüber derjenigen der Cutislinie erhöht, sondern auch von der Kaliberstärke abhängig. Größere Krampfadern weisen entschieden stärkere Verschattung als kleinere auf. Etwaiger Varicenverlauf in den obersten Muskelschichten kann zwar im Weichstrahlbild festgehalten werden, aber eine zuverlässige Aussage über Stärke und Ausdehnung innerhalb der Muskulatur ist nur bei der Kontrastdarstellung möglich. Es wird hierzu auf die zahlreichen diesbezüglichen Arbeiten im radiologischen Schrifttum verwiesen (Abb. 44).

ε) *Ulcus cruris*

Trotz der mannigfaltigen, im Einzelfall sehr unterschiedlichen Ätiopathogenese der Unterschenkelgeschwüre weisen diese im Weichstrahlbild im Prinzip gleichartige Röntgensymptome auf. Auf die Wiedergabe der mittels Kontrastmittelbenutzung erhobenen, in anderen Beiträgen dieses Handbuches niedergelegten Röntgenbefunde soll hier verzichtet werden. Es soll aber der Hinweis auf die irrige Annahme der vornehmlichen Geschwürsentstehung auf dem Boden einer Varicosis nicht fehlen, da nach unseren heutigen Kenntnissen auch bei Varicenträgern in der Regel anderen Faktoren, z.B. lokalen Kreislaufstörungen auf Grund von Ausbildung und Dysfunktion der arterio-venösen Anastomosen und von Sperrgefäßen, wesentliche Bedeutung für die Pathogenese des Geschwürsleidens beizumessen ist.

Unter der Voraussetzung der Wahl einer günstigen Projektionsrichtung ist bei der Darstellung eines Ulcus cruris die Unterbrechung der Cutislinie charakteristisch. Der zugehörige Subcutisanteil weist meist anstelle des fettdichten Schattens mit seinen Feinstrukturen eine verwaschene und inhomogene, nicht immer näher zu präzisierende, oft schleierartige Verschattung auf, in die unscharf abgebildete Strukturen der Nachbarschaft hineinprojiziert sind. Die Geschwürsgrenze ist im Weichstrahlbild nicht immer scharf gezeichnet. Sehr häufig ist das Unterschenkelgeschwür, unabhängig von seiner Pathogenese, innerhalb eines mäßig schattendichten, in der Regel homogenen Infiltrates lokalisiert. Diese Infiltration ist meist nicht scharf abgesetzt und läßt häufig in der Nachbarschaft eine verstärkte reticuläre Maschenstruktur und unscharf begrenzte, verbreiterte Gefäße erkennen. Die Konfiguration der Infiltrate ist überwiegend unregelmäßig, selten oval oder halbkreisförmig. Die weitere Umgebung ist gelegentlich miterkrankt. So darf an die häufig nachweisbare periostale Reaktion benachbarter Skeletabschnitte beim Ulcus cruris erinnert werden sowie die nicht seltene Beteiligung des Skelets, in Form von Sklerosierung der Corticalis und Spongiosa oder strähniger Atrophie.

Unsere Untersuchungen zur Kontrastdarstellung der intradermalen Blut- und Lymphgefäße innerhalb der subcutanen, selten bis in die Muskulatur reichenden Infiltrate einschließlich der unmittelbaren Nachbarschaft des Geschwürsgrundes erbrachten keine diagnostisch verwertbaren Röntgenbefunde. Die schwierige, keineswegs regelmäßig mögliche, röntgenologische Differentialdiagnostik der verschiedenen Geschwüre unterschiedlicher Genese — insbesonders luischer und tuberkulöser Ätiologie sowie solcher auf Grund von Einschmelzungen bei Panarteriitis nodosa und Necrobiosis lipoidica — hat bereits bei der Besprechung der genannten Krankheitsbilder Berücksichtigung gefunden.

ζ) *Periphere Durchblutungsstörungen*

Hinsichtlich der Röntgendiagnostik der Haut- und Weichteilveränderungen bei den verschiedenen peripheren Durchblutungsstörungen ist die Situation ähnlich wie beim Ulcus cruris. Während wir durch zahlreiche Arbeiten über das Verhalten der größeren Gefäße, des Skelets und des Periostes orientiert sind, fehlen bisher spezielle Befundmitteilungen über das Krankheitsgeschehen in der miteinbezogenen Haut und in den betroffenen Unterhautabschnitten. Unsere diesbezüglichen Untersuchungen mit Kontrastmittelbenutzung ergaben an den der Cutislinie angrenzenden subcutanen Gefäßen keine Besonderheiten. Die intradermalen Gefäße konnten nicht mit Sicherheit dargestellt werden. Lediglich einige Formen der Durchblutungsstörungen wiesen auf den mit der üblichen Weichstrahltechnik angefertigten Filmen morphologische Unterschiede gegenüber dem Bild der nichterkrankten Haut auf.

In der Gruppe der *Angiolopathien* (RATSCHOW) lassen nur die Erythrocyanosis crurum puellarum und die nur selten beobachtete Erythromelalgie Veränderungen an der Cutislinie und an den subcutanen Feinstrukturen erkennen. Bei diesen Erkrankungen zeigt die Cutislinie umschriebene homogene Verbreiterung ohne Steigerung der Schattendichte. Das reticuläre Maschennetz ist nur in der cutisnahen Schicht verstärkt gezeichnet. Dort gelangen auch vereinzelte, mäßig verbreiterte, stets scharf begrenzte Gefäße zur Darstellung; die Gefäße an der Grenze zur Cutislinie sind nicht betroffen.

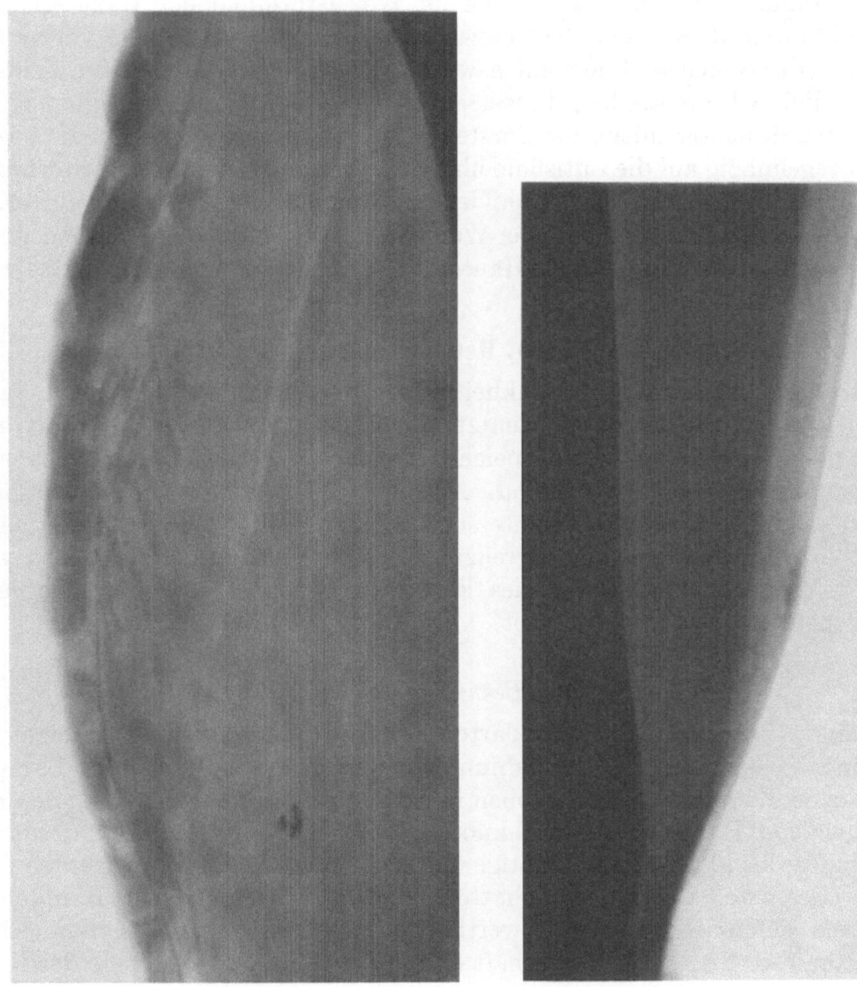

Abb. 44 Abb. 45

Abb. 44. 65jährige Frau; überdrehte Sagittalaufnahme des linken Unterschenkels medial: In der Subcutis knäuelförmig geschlängelte, stark erweiterte Gefäße; deutliche Muskelfiederung und Darstellung der Muskelfascie; Nebenbefund: Unregelmäßig gestalteter Venenstein im Muskelschatten *(Varicen)*

Abb. 45. 57jährige Frau; Tangentialaufnahme des linken Oberarmes distal, Streckseite: Umschriebene Cutislinienverbreiterung mit erhöhter Schattendichte. Unauffällige subcutane Feinstrukturen *(Morbus Boeck)*

Die Weichstrahlbilder von *Angioneuropathien* sind dagegen wenig eindrucksvoll. Während sich beim *Digitus mortuus* keine diagnostisch verwertbaren Röntgensymptome ergeben, können beim *Morbus Raynaud* das ödematöse Stadium und die seltenen, meist nur an den Akren ausgebildeten Nekrosen auf dem Film festgehalten werden. Die Schwellungen dieses Gefäßleidens imponieren durch geringe Volumenzunahme der Subcutis. Charakteristisch ist dabei das Verstreichen der physiologischen Gliederung der befallenen Extremitätenabschnitte. Die Cutislinie und die subcutanen Feinstrukturen bleiben unauffällig. Einen wichtigen diagnostischen Beitrag vermag die Weichstrahluntersuchung bei der Darstellung sklerodaktylieartiger Veränderungen beim Morbus Raynaud zu leisten. Die bei der progressiven Sklerodermie ausgebildeten wandverdickten subcutanen Gefäße an der Cutislinie und das starke rasterartige Bindegewebsnetz mit knotigen Verdichtungen können beim Morbus Raynaud nicht nachgewiesen werden. Dieses Verhalten ermöglicht eindeutig die klinisch nicht immer mit ausreichender Sicherheit vorzunehmende Differenzierung beider Erkrankungen.

Von den *Angioorganopathien* ist die *Periarteriitis nodosa* bereits im Abschnitt „Knotenbildungen an Haut und Unterhaut" erörtert worden. Bei der *Endangiitis obliterans* lassen Frühstadien keine Besonderheiten im Weichstrahlbild der Haut erkennen. Das ödematöse Stadium dieses Gefäßleidens wird auf dem Film als geringe Verbreiterung der Cutislinie und der Subcutis ohne nennenswerte Beteiligung der subcutanen Feinstrukturen abgebildet. Bei nekrobiotischen Prozessen kommen schattenarme, inhomogene Herde in der obersten Subcutisschicht zur Darstellung. Diese Herde sind unscharf begrenzt und greifen fast regelmäßig auf die Cutislinie über. Ulcerationen sind durch Unterbrechung der Cutislinie gekennzeichnet. Den geschilderten Röntgensymptomen bei der Endangiitis obliterans kommt nur morphologischer Wert zu, da bei arteriosklerotischen und diabetischen Durchblutungsstörungen am Hautorgan gleichartige Röntgenbefunde zu erheben sind.

g) Granulomatosen, Reticulosen und Thesaurimosen

In diesem Abschnitt finden Krankheitsbilder überaus unterschiedlicher Pathogenese Berücksichtigung, bei denen entweder entzündlich-granulomatöse Reaktionsart, besonderer reticulo-histiocytärer Aufbau oder Speicherung körpereigener bzw. körperfremd gewordener Substanzen charakteristisch sind. Auf Grund der besonderen Absorptionsverhältnisse resultieren bei der Weichstrahluntersuchung überraschend ähnliche Röntgenbefunde, deren subtile Differenzierung die Abgrenzung der verschiedenen Dermatosen vom Röntgenbild her, meist ohne Kenntnis des klinischen Befundes und ohne Vorliegen einer feingeweblichen Untersuchung, erlaubt.

α) Morbus Besnier-Boeck-Schaumann

Unabhängig von der nicht abgeklärten Ätiologie dieser epitheloidzelligen Granulomatose konnten bei allen Weichstrahluntersuchungen von Haut- und Lymphknotenmanifestationen Röntgenbefunde erhoben werden, die ohne Ausnahme von denjenigen bei allen Formen von Haut- und Lymphknotentuberkulose unterschieden werden können. Sowohl papulöse als kleinfleckige, knotige und flächenhafte Hautherde werden regelmäßig als scharf begrenzte, homogene, schattendichte Bezirke auf dem Röntgenbild dargestellt. Stets fehlen diagnostisch verwertbare Veränderungen der subcutanen Feinstrukturen in der unmittelbaren Nachbarschaft und in der weiteren Umgebung der Krankheitsherde (Abb. 45).

β) Mycosis fungoides

Bei der Reichhaltigkeit der klinischen Bilder dieser malignen Granulomatose erscheint es bemerkenswert, daß alle klinischen Stadien — soweit sie röntgendiagnostisch faßbar sind — mit einer einzigen Ausnahme, im Prinzip Übereinstimmung in der Grundstruktur einer herdförmigen Infiltration im Weichstrahlbild erkennen lassen. Kennzeichnend ist dabei die Tatsache des klinischen Unvermögens, selbst für erfahrene Kenner dieser Erkrankung, auf Grund des klinischen Befundes, Stärke und Ausdehnung der Infiltration zur Tiefe hin, verläßlich abzuschätzen. Nach eigenen Untersuchungen beschränkt sich die im Röntgenbild nachweisbare Infiltration selbst bei klinisch unscheinbaren, kaum lichenifizierten Krankheitsherden nicht allein auf die Cutislinie, sondern erstreckt sich regelmäßig mehr oder weniger tief in die Subcutis. Dort imponiert die Infiltration oft nur als hauch- oder schleierartige Trübung, während der erkrankte Cutislinienabschnitt meist eine deutliche Steigerung der Schattendichte aufweist. Im übrigen ist nicht selten die Schattendichte innerhalb eines Infiltrates der Cutislinie stellenweise verschieden stark ausgebildet. So konnten wir mehrfach im prämykotischen Stadium bei knapp linsengroßen Herden von variablen Erythemen oder auch bei solchen mit Übergang zu kissenartigen Schwellungen außer einer sehr intensiven Verdichtung der Cutislinie — oft sogar ohne Verbreiterung — bis 1 cm mächtige subcutane Infiltrate mäßiger Schattendichte bei der Weichstrahluntersuchung aufdecken. Gegenüber

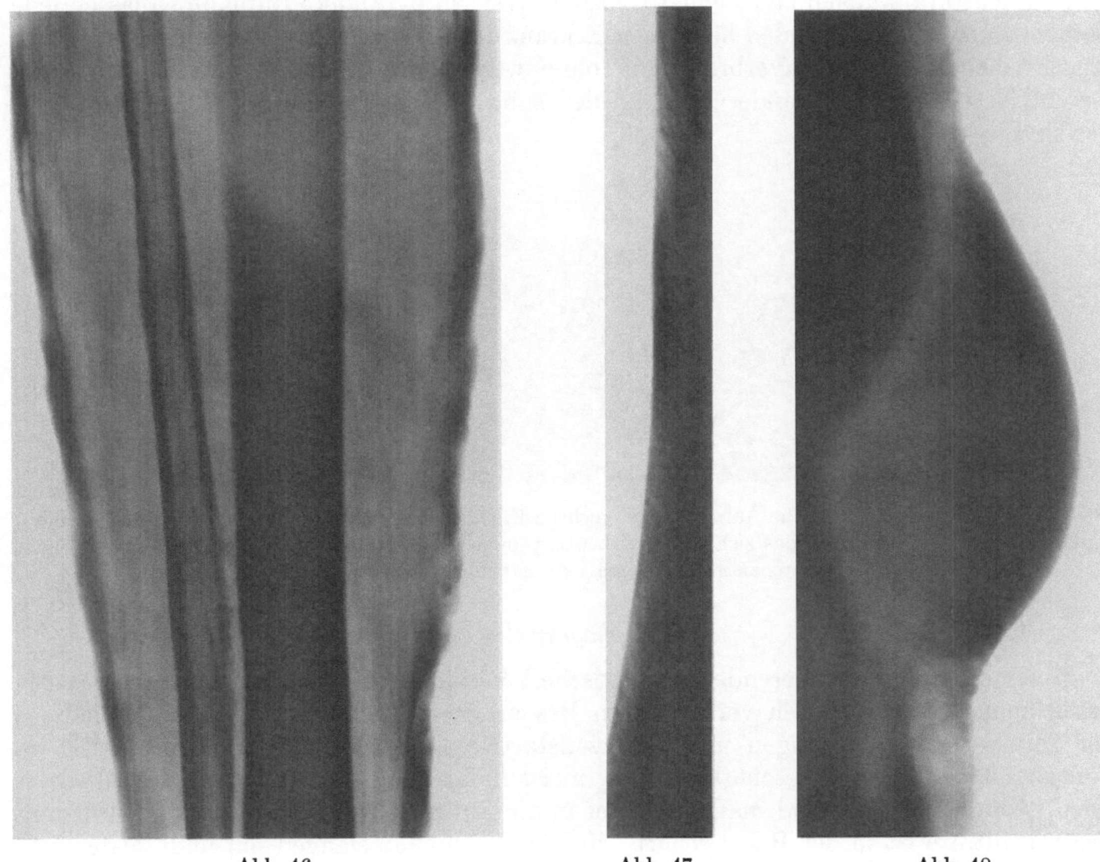

Abb. 46 Abb. 47 Abb. 48

Abb. 46. 76jährige Frau; Tangentialaufnahme des rechten Unterschenkels lateral: Unregelmäßig verbreiterte Cutislinie mit unterschiedlicher Schattendichte; schleierartige Trübung der gesamten Subcutis ohne Darstellung der Feinstrukturen; Subcutis-Muskelgrenze unscharf; inhomogener Muskelschatten; ossifizierende Periostitis *(Mycosis fungoides, beginnendes Tumorstadium)*

Abb. 47. 63jährige Frau; Tangentialaufnahme des rechten Oberarmes lateral: Schmale (atrophische) Cutislinie mit kleinfleckigen Verdichtungen (Sägeblattmuster); angedeutete hauchartige, subcutane Trübung; reticuläre Zeichnung distal stärker als proximal (*Mycosis fungoides*, poikilodermieartiges Bild)

Abb. 48. 65jährige Frau; Tangentialaufnahme des rechten Kniegelenkes medial: Mandarinengroßer, halbkugeliger Tumor der Cutislinie mit homogener Verschattung und unscharfem Übergang zum streifenförmig angeordneten Subcutisinfiltrat (*Sarkoid* SPIEGLER-FENDT)

der Infiltratbildung erscheint die Beteiligung der Gefäße und des reticulären Maschennetzes der Subcutis weniger bedeutsam. Manche Herde weisen in ihrer Nachbarschaft starke Veränderungen der Feinstrukturen auf, andere lassen solche vermissen (Abb. 46).

Andersartige Züge des Röntgenbildes finden sich nur bei den poikilodermieartigen Veränderungen der Mycosis fungoides (Abb. 47). Hier stehen kleinfleckige Verdichtungen der Cutislinie, deren Anordnung an ein Sägeblatt erinnert, im Vordergrund, während die subcutane Infiltration nur eben angedeutet erscheint. Der oftmals rasche Wechsel des klinischen Geschehens bei Mycosis fungoides kann mühelos durch Bildserien belegt werden. Fortschreiten oder Rückbildung, Therapieerfolge oder Fehlschläge können im Weichstrahlbild aufgezeichnet werden.

γ) Reticulosarkomatose

Unsere an wenigen Fällen erhobenen Röntgenbefunde sind nicht einheitlich. Teilweise besteht Ähnlichkeit mit Röntgenbildern der Mycosis fungoides oder denen ekzematöser Erkrankungen mit ödematös-exsudativer Note. Andere Aufnahmen lassen jede Gemeinsamkeit mit Befunden bei diesen Erkrankungen vermissen und erinnern mit ihrer umschriebenen Cutislinienverbreiterung ohne weitere Aufgliederung an das Bild von Geschwülsten, zumal Veränderungen an den subcutanen Teilstrukturen nicht nachweisbar sind.

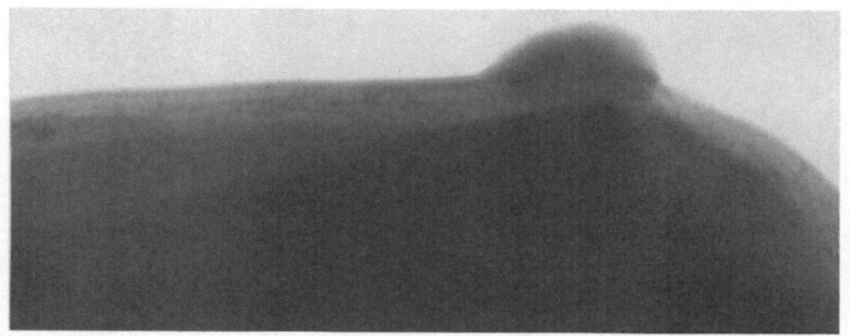

Abb. 49. 47jährige Frau; seitliche Aufnahme der rechten Ellenbogenregion: Von der Cutislinie ausgehendes, feinkammeriges Wabenmuster, das sich in die Subcutis projiziert; über dem Olecranon eine dichtere, nicht näher differenzierte homogene Verschattung *(Tuberöses Xanthom)*

δ) Lymphogranulomatose

Ekzematöse und exfoliierende dermatitische Veränderungen bei Lymphogranulomatose lassen keine röntgenologisch verwertbaren Besonderheiten erkennen. Anders verhält es sich mit papulösen, knotigen und geschwulstartigen Herden. Diese zeichnen sich im Röntgenbild durch mäßig schattendichte, meist nicht homogene Infiltrate aus, die von der Cutislinie ausgehen und manchmal tief in die Subcutis eintauchen. Die Abgrenzung dieser Infiltrate ist in der Regel scharf. Nur in Herdnähe gelangen hin und wieder vereinzelte verbreiterte, unscharf begrenzte Gefäße zur Darstellung. Das reticuläre Maschennetz ist unauffällig.

ε) Lymphadenosis cutis benigna (Bäfverstedt)

Beide Formen dieser Erkrankung, das Lymphocytom und das Sarkoid Spiegler-Fendt, zeichnen sich durch nur unwesentliche quantitative Unterschiede ihrer nicht sehr schattendichten, von der Cutislinie ausgehenden Infiltrate aus. Die röntgenologische Differenzierung gegenüber den Infiltraten der Mycosis fungoides gelingt nach eigenen Beobachtungen durch den regelmäßigen Nachweis homogener Verschattung mit allmählichem Übergang zur tieferen, nicht beteiligten Subcutisschicht bei der Lymphadenosis cutis benigna. Die subcutane Infiltration läßt übrigens eine streifenförmige Zeichnung erkennen, die entweder durch parallele Züge — ähnlich wie bei der Rosacea — oder durch zwiebelschalenartige Konfiguration ausgezeichnet ist. Bei Rückbildung können sehr häufig kleinfleckige dystrophische Verkalkungen nachgewiesen werden (Abb. 48).

ζ) Xanthome

Einen recht eigenartigen Röntgenbefund bieten nach den Untersuchungen von Lemke (1960) tuberöse und kleinpapulöse Xanthome. Die nicht sehr intensiven Schatten von papulösen bzw. knolligen Herden erweisen sich bei Benutzung der Weichstrahltechnik als inhomogen, während sich bei den üblichen Aufnahmebedingungen nur umschriebene, aber nicht näher differenzierte Weichteilschatten von „aquous tissue density" (MARCH u. Mitarb.) darstellen. Xanthomherde lassen ein feines Wabenmuster erkennen. Die Transparenz der einzelnen Kammern gleicht fast der des Fettgewebes. Die Subcutis und ihre Feinstrukturen weisen keine Besonderheiten auf. Die papulösen Herde innerhalb der Cutislinie können von der unbeteiligten Nachbarschaft gut unterschieden werden (Abb. 49). Ihr Röntgenbild ähnelt dem des Pseudoxanthoma elasticum (GROENBLAD-STRANDBERG), dessen Einzelherde allerdings größer und außerdem entschieden schattendichter sind.

η) Hyalinosis cutis et mucosae (URBACH-WIETHE)

Einige eigene Röntgenaufnahmen dieser seltenen familiären Erkrankung wiesen die papulösen, gelegentlich über den Acren zu plaqueförmigen Herden konfluierenden Efflorescenzen als inhomogene, sehr wenig schattendichte Flecke innerhalb der Cutislinie mit geringfügiger, circumscripter Verdichtung aus. Subcutane Beteiligung ist nicht nachweisbar. Das Röntgenbild einer einschlägigen Beobachtung von KÄRCHER und BADER läßt eine herdförmige Verdichtung im Epidermis-Cutisbereich der erkrankten Olecranon-Region erkennen. Die durch Anwendung des Logetronic-Verfahrens gewonnene Kopie soll nach Angaben der Autoren eine röntgenologische Aufgliederung der Haut in Epidermis und Cutis ermöglichen.

ϑ) Necrobiosis lipoidica (diabeticorum)

Von diesem wohl durch einen primären Gefäßprozeß ausgelösten Krankheitsbild liegen Röntgenuntersuchungen von BONSE (1951b) sowie LEMKE (1958c) vor. Im Vordergrund stehen einerseits die pathologischen Gefäßveränderungen und andererseits in ihrer Nachbarschaft Infiltrate mit überwiegend regressivem Verhalten. Die schattendichten, umschriebenen, teils plattenartigen, teils knotigen, von der Cutislinie ausgehenden Infiltrate werden mehr oder minder von wabigen Aufhellungen, auf Grund von Nekrobiosen mit nachfolgender Lipoideinlagerung, eingenommen. Die herdnahen Gefäße sind sehr stark verbreitert und unscharf begrenzt. Eine nennenswerte Beteiligung des reticulären Netzes ist nicht zu erkennen. Die regressiven Vorgänge erstrecken sich nicht selten auch auf die tieferen Weichteile, z. B. auf die Muskulatur, und führen gelegentlich zu Geschwürsbildung. Durch Weichstrahldiagnostik ist die Situation rasch im einzelnen zu klären (Abb. 50).

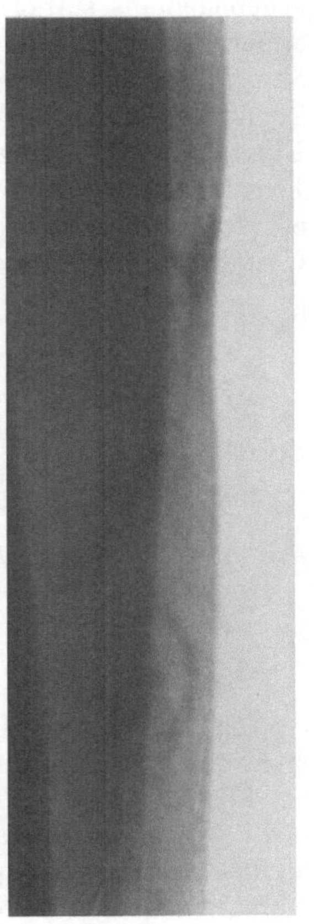

Abb. 50. 15jähriges Mädchen; überdrehte Tangentialaufnahme des linken Unterschenkels lateral: Von der Cutislinie ausgehendes schattendichtes Infiltrat mit eingestreuten kleinfleckigen Aufhellungsherden; in Herdnähe und an der Muskelgrenze verbreiterte, orthograd abgebildete, schattendichte Gefäße (*Necrobiosis lipoidica diabeticorum*)

ι) Hautamyloidose

In den letzten Jahren konnten wir sowohl Herde des Lichen amyloidosus als auch papulöse und kleinknotige Hautmanifestationen bei primärer generalisierter Amyloidose mit der Weichstrahltechnik untersuchen. Das Röntgenbild läßt Ähnlichkeit mit dem der Hyalinosis cutis et mucosae erkennen. Der Einzelherd wird durch einen innerhalb der Cutislinie gelegenen, schattendichten kleinsten Ring mit praktisch optisch leerem, etwa stecknadelkopfgroßem Zentrum dargestellt. Die Cutislinie weist umschriebene Verbreiterung auf. Subcutane Beteiligung konnten wir nicht beobachten.

κ) Hautgicht

Die selten zur Beobachtung kommenden papulösen und kleinknotigen Hautveränderungen bei Gicht[1] können nach eigenen Untersuchungen röntgendiagnostisch von klinisch ähnlichen Herden bei der Xanthomatose abgegrenzt werden. Ebenso wie die kleinpapulösen und tuberösen Xanthome sind die Herde der chronischen Hautgicht durch mehr oder minder große Aufhellungsbezirke innerhalb der Cutislinie, welche gegebenenfalls starke umschriebene Verbreiterung aufweist, charakterisiert. Den Veränderungen bei Gicht fehlt jedoch jegliche Septierung, die bei Xanthomen stets wabenähnlich ausgebildet ist. In der Subcutis lokalisierte Uratdepots, ab etwa Stecknadelkopfgröße, finden im Weichstrahlbild ihre Darstellung durch scharf begrenzte homogene Rundherde von geringer Schattendichte ohne nachweisbare Alteration der benachbarten Feinstrukturen. Die röntgenologische Unterscheidung von Herden des Pseudoxanthoma elasticum wird durch die größere Schattendichte der letzteren und deren regelmäßige Gestalt von hirsekorngroßen Aufhellungen gewährleistet.

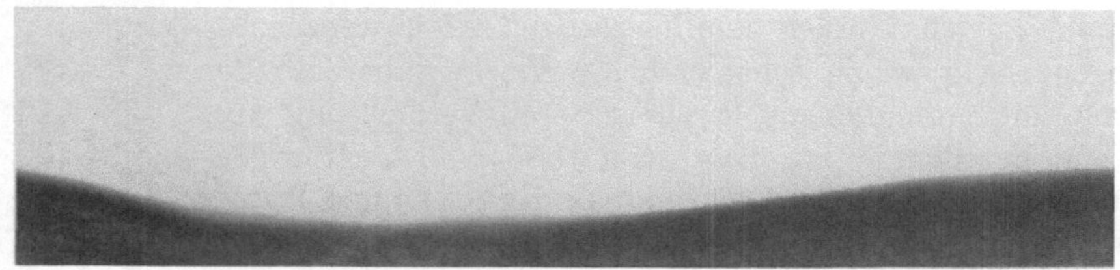

Abb. 51. 42jährige Frau; Tangentialaufnahme der linken Leistenregion: Im Herdbereich ein engmaschiges Muster schattendichter, hirsekorngroßer Einzelherde, die auch in die Subcutis hineinprojiziert werden (*Pseudoxanthoma elasticum*)

λ) Pseudoxanthoma elasticum (Groenblad-Strandberg-Syndrom)

Die innerhalb der Cutislinie gelegenen Herde sind, nach eigenen Untersuchungen bei mehreren Kranken, im Durchschnitt hirsekorngroß und bilden ein kleinfleckiges Muster bei Fehlen jeglicher Veränderungen in der Subcutis. Es kommen scharf umschriebene, nicht sehr ausgeprägte Aufhellungsherde ohne weitere Gliederung zur Abbildung. Die ähnlich gestalteten papulösen Xanthomherde sind dagegen kleiner, meist auch unregelmäßiger angeordnet und weniger schattendicht, da ihnen die Kalkinkrustation der Herde des Pseudoxanthoma elasticum fehlt (Abb. 51). Überdies haben SCHUERMANN und WOEBER kürzlich auf frühzeitige arteriosklerotische Veränderungen sowie interstitielle Calcinose in den Extremitätenweichteilen bei Pseudoxanthoma elasticum hingewiesen.

μ) Myxödem

Während bei den vorher besprochenen Erkrankungen mit Speicherungsvorgängen die subcutanen Feinstrukturen unbeteiligt bleiben — mit Ausnahme der Necrobiosis lipoidica, deren starke Gefäßveränderungen als Ausdruck der Primärschädigung zu werten ist — zeigen papulöse Efflorescenzen als auch die tuberösen umschriebenen Herde des Myxödems im Röntgenbild zusätzlich zur Cutislinienbeteiligung deutliche Veränderungen an dem subcutanen reticulären Netz und an den Gefäßen. Bei allen untersuchten Krankheitsherden konnten wir eine der Herdgröße entsprechend ausgedehnte, bei tuberösen sehr mächtige Verbreiterung der Cutislinie finden. Diese ist mäßig schattendicht und erscheint nicht völlig homogen. Überraschend stark ist die reticuläre Struktur von Veränderungen betroffen. In der Regel ist es im Herdbereich sogar bis zur Muskelfascie in ein grobes Maschennetz mit knotigen Verdichtungen umgestaltet und erinnert somit an das der progressiven Sklerodermie. Die Gefäße sind dagegen nur in Herdnähe mächtig verbreitert bei unscharfer Begrenzung, so daß eine Verwechslung mit dem Röntgenbild der prognostisch ungünstigen progressiven Sklerodermie nicht möglich ist (LEMKE 1960) (Abb. 52).

[1] Auf eine diesbezügliche Mitteilung in den letzten Jahren von GOTTRON und KORTING darf verwiesen werden.

ν) *Mucopolysaccharidose*

Einen Kranken mit einer durch Schleimablagerung ausgezeichneten (System-) Erkrankung hat BONSE (1957) untersuchen können. Er fand bei dem Träger, einem 8jährigen Kind, längs der Schienbeinkanten multiple, knotenförmige Tumoren, die sich auf dem Film als „reaktionslose Ablagerungen nodöser Elemente in der Subcutis" darstellten. Gleichzeitig war eine Periostose ausgeprägt. Veränderungen an der Cutislinie oder an den subcutanen Feinstrukturen wurden nicht mitgeteilt. Eine nähere Zuordnung zu einem klinischen Krankheitsbild (knotige Form des Sklermyxödems Arndt-Gottron ?) erfolgte nicht.

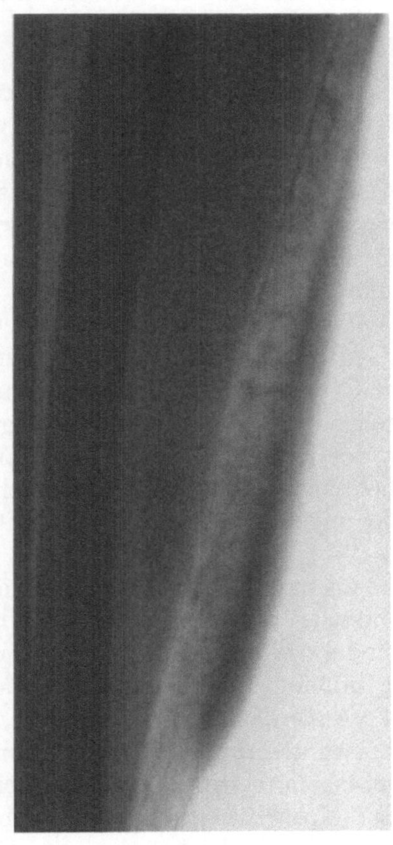

Abb. 52

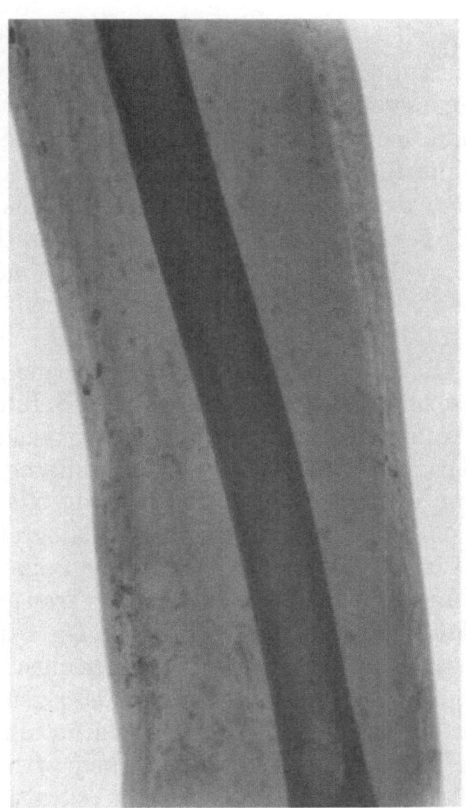

Abb. 53

Abb. 52. 61jährige Frau; Tangentialaufnahme des linken Unterschenkels lateral: Mächtige Verbreiterung der Cutislinie, die nicht völlig homogen erscheint; stark vergröberte reticuläre Maschenstruktur mit vereinzelten knotigen Verdichtungen in der Subcutis bis zur Muskelgrenze; unscharfe Subcutis-Muskelgrenze (*Circumscriptes tuberöses Myxödem*)

Abb. 53. 56jährige Frau; seitliche Aufnahme des rechten Oberarmes: Schmale Cutislinie ohne Besonderheiten; in Subcutis und Muskulatur zahlreiche kleinfleckige, dystrophische Verkalkungen; in der Subcutis der Streckseite distal gering verstärkte, reticuläre Zeichnung bei gleichzeitigem Fehlen der Verkalkungen; Muskulatur der Streckseite homogen, an der Beugeseite unterschiedlich transparent (*Dermatomyositis*, beginnende Ausheilung)

h) Allgemeinkrankheiten mit Beteiligung verschiedener Gewebe bzw. Organe einschließlich der Haut

In diesem Abschnitt möchten wir auf die Möglichkeiten der Röntgendiagnostik erkrankter Weichteile einschließlich des Hautorgans bei einigen Allgemeinkrankheiten hinweisen, deren mannigfaltige klinische Ausdrucksformen an der Haut und an den benachbarten Geweben weitgehend noch in den letzten Jahren als isolierte Organerkrankungen angesehen oder unter der meist nicht sehr glücklich gewählten Bezeichnung von Syndromen zusammengefaßt worden sind. Ferner können für die Diagnostik dieser Erkrankungen oft weder rein morphologische Gesichtspunkte noch organgebundene Reaktionsformen als ordnendes Prinzip angewendet werden. Für die diagnostische Einordnung dieser Krankheiten als Allgemeinerkrankungen haben nicht zuletzt Dermatologie und Röntgenologie bedeutende Beiträge geleistet. Es darf hier an die Boecksche Krankheit und an die progressive Sklerodermie erinnert werden; die Röntgendiagnostik ihrer Haut- und Unterhautveränderungen hat bereits in anderen Abschnitten dieses Beitrages Berücksichtigung gefunden. Bei zwei weiteren hierzu gehörigen Krankheitsbildern mit Manifestationen an Haut und Unterhaut sowie Muskulatur, dem Lupus erythematodes und der Dermatomyositis, die beide zu den sog. Kollagenosen gerechnet werden, scheint sich die Auffassung, sie als Allgemeinkrankheit anzusehen, noch nicht überall durchgesetzt zu haben.

α) Dermatomyositis

Während noch vor wenigen Jahrzehnten die Dermatomyositis als isolierte Erkrankung der quergestreiften Muskulatur mit gelegentlicher Beteiligung der Haut aufgefaßt wurde, geht man heute nicht fehl mit der Annahme des Vorliegens einer Allgemeinerkrankung. Die Klinik dieses vor drei Jahrzehnten noch als Rarität angesehenen Krankheitsbildes hat durch die Präzisierung der — übrigens keineswegs seltenen — Hautveränderungen durch GOTTRON (1930) nicht nur eine wesentliche Bereicherung erfahren, sondern ihre Diagnostik ist damit entschieden erleichtert worden. Eine weitere bedeutende Hilfe in der Diagnostik der Dermatomyositis — auch bei fehlender Hautbeteiligung — ist in der Weichstrahluntersuchung erwachsen. Die einschlägigen Mitteilungen von SCHUERMANN, BONSE (1957) sowie LEMKE (1958c) zeigen, daß auf Grund von Röntgenaufnahmen die Diagnose ohne Kenntnis des klinischen Befundes gestellt werden kann. Ferner ermöglichen Weichstrahlbilder präzise Angaben zur Lokalisation der Krankheitsherde innerhalb der Muskulatur und über etwaige Miterkrankung von Subcutispartien. Andere Untersuchungsverfahren vermögen diese Fragen kaum oder nur sehr ungenau zu beantworten mit Ausnahme der von CERUTTI benutzten „Miografia gassosa".

Im Weichstrahlbild werden Dermatomyositisherde als umschriebene oder auch diffuse Aufhellungszonen unterschiedlicher Transparenz anstelle homogener, schattendichter Muskulatur abgebildet. Abbruch größerer Muskelbündel oder gar Auslöschung jeglicher Muskelstruktur sind weitere Kennzeichen. Ferner mißlingt im Herdbereich die Abgrenzung der einzelnen Muskelbündel gegeneinander. Außerdem scheinen größere, stark erweiterte Muskelgefäße durch, die sonst ohne Kontrastmittelanwendung nicht zur Darstellung gelangen. Hinzu treten noch verbreiterte Muskelinterstitien als Ausdruck von anfänglichem Ödem bzw. späterer Vacatwucherung (Muskelfiederung). Bei Subcutisbeteiligung ist die Abgrenzung der Muskulatur unscharf bei gleichzeitiger verstärkter Zeichnung des reticulären Netzes im betroffenen Subcutisbereich, während die subcutanen Gefäße kaum vermehrt und nicht wesentlich verbreitert erscheinen. Erkrankte Hautpartien zeichnen sich im akuten Stadium durch mäßige Verbreiterung der unscharf abgesetzten Cutislinie ohne weitere Differenzierung aus. Nicht selten kommt es bei längerer Verlaufsdauer als auch im Ausheilungsstadium zu dystrophischen Kalkeinlagerungen mit häufig schalenförmiger Konfiguration. Hiervon werden die Muskulatur, die Subcutis und die Cutislinie betroffen (Abb. 53).

Differentialdiagnostische Erwägungen erfordern im akuten Stadium die sog. „radiogene Dermatomyositis" bei röntgenbestrahlten Retothelsarkomen des Skelets und der Lymphknoten. Diese röntgendiagnostisch nicht abgrenzbare Strahlenreaktion der Weichteile, vor allem der Muskulatur, konnten wir gemeinsam mit BONSE nur beim Retothelsarkom, jedoch niemals bei anderen, insbesonders schnell wachsenden Geschwülsten beobachten. Schwierig ist ferner die Differenzierung von Röntgenbefunden bei progressiver Muskeldystrophie, welche nach den Untersuchungen von MELDOLESI und GARETTO, BOECKER sowie LEMKE (1958b) ebenfalls fleckige Herde unterschiedlicher Transparenz in der Muskulatur neben verbreiterten Interstitien aufweisen können. BECKMANN und REUSS fanden dagegen lediglich Muskelfiederung bei der Röntgenuntersuchung von Kindern mit progressiver Muskeldystrophie. Allerdings fehlen bei der progressiven Muskeldystrophie die stark erweiterten durchscheinenden Gefäße sowie die entzündlichen Symptome: unscharfe Muskel-Subcutisgrenze und Beteiligung der subcutanen Feinstrukturen sowie der Cutislinie. Während der späteren Entwicklungsperiode ist nach eigenen Beobachtungen die röntgenologische Abgrenzung von posttraumatischen Muskelveränderungen im Ausheilungsstadium nicht mit Sicherheit möglich (Abb. 54).

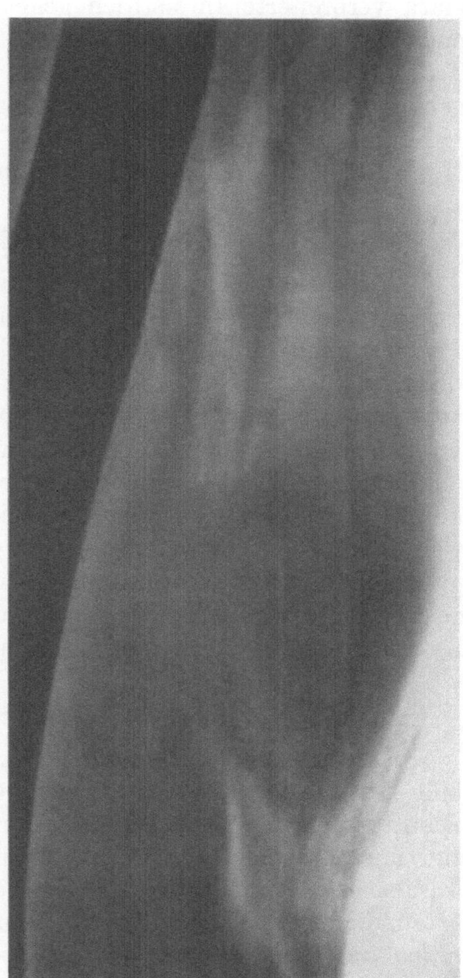

Abb. 54. 62jähriger Mann; seitliche Aufnahme der Beugeseite des rechten Oberarmes: Unauffällige Cutislinie und Subcutis; anstelle des homogenen Muskelschattens im distalen Bicepsdrittel streifenförmige Aufhellungen durch Fetteinwucherung; im mittleren Bicepsdrittel scholliger Abbruch der Muskelbündel und Ersatz durch Fettgewebe; durchscheinende größere Muskelgefäße und herdförmig eingestreute kleinfleckige, dystrophische Verkalkungen *(Zustand nach altem Muskelriß)*

β) Lupus erythematodes

Diese ursprünglich nur Dermatologen vertraute Allgemeinkrankheit zeichnet sich durch verschiedene Verlaufsformen und Manifestation an vielen Organen aus, unter denen die historisch erstbekannte und namengebende am Hautorgan auch heute noch wegweisend für die Diagnostik ist, mit Ausnahme der isolierten visceralen Krankheitsbilder, welche durch den Nachweis des Phagocytose-Phänomens von Hargraves, Richmond und Morten meist leicht zu erkennen sind.

Die bei der Röntgenuntersuchung des Lupus erythematodes der Haut erhobenen Befunde dokumentieren eindrucksvoll den klinischen Prozeß hinsichtlich seiner Ausdehnung und Akuität und erlauben überdies Aussagen über etwaige Miterkrankung der tieferen Weichteile (Subcutis, Muskulatur, Lymphknoten). Sicherlich vermag der Kenner dieser Allgemeinkrankheit der Filmaufnahme diagnostische Hinweise zu entnehmen, aber es fehlt ein charakteristisches, für die Feststellung der Erkrankung beweisendes Röntgenbild. Für die gleichfalls röntgenologisch faßbaren Manifestationen an den Lungen und an den Gelenken, an den Lymphknoten und an der Milz darf die gleiche Feststellung getroffen werden.

Im einzelnen findet man bei den *chronischen Formen* im Röntgenbild eine scharf umschriebene, homogene, verbreiterte Cutislinie ohne Veränderung an den benachbarten subcutanen Feinstrukturen. Nur bei dem Typ des *Lupus erythematodes profundus* ist subcutane Beteiligung in Form von herdförmigen, hauchartigen Trübungen bei mäßiger Steigerung der Gefäßzeichnung und bei verstärkter reticulärer Struktur nachweisbar. Bei der Abheilung mit Atrophie resultiert eine entsprechend ausgedehnte strichförmige Cutislinie; dagegen fehlen Veränderungen an den Gefäßen und am Bindegewebsnetz, wie bei der progressiven Sklerodermie, stets. In diesem Stadium findet man nicht selten dystrophische Verkalkungen (kleinfleckig oder auch streifenförmig) an der subcutanen Grenzschicht der Cutislinie oder in der angrenzenden obersten Subcutispartie.

Bei der *akuten Verlaufsweise* lassen alle entzündlichen Symptome auf dem Röntgenfilm eine bedeutende Steigerung gegenüber ihrer Ausprägung bei der chronischen Form erkennen. Die Verbreiterung der homogenen Cutislinie ist stärker bei gleichzeitig unscharfem Übergang zur Subcutis. Die hauchartige Trübung der betroffenen Subcutispartie erstreckt sich in der Regel bis zur Muskelgrenze. Das reticuläre Netz ist fast trabekelartig ausgebildet; die Gefäße sind erweitert und unscharf begrenzt. Die Muskelfascie erweist sich oft als aufgelockert und die Muskelgrenze ist nicht scharf gezeichnet. Die befallenen Muskelpartien sind durch auseinandergedrängte größere Muskelfaserbündel und stark verbreiterte Interstitien gekennzeichnet, so daß stellenweise ein Streifenmuster entsteht, das fast dem Bild der Muskelfiederung bei Muskeldystrophie entspricht. Die Transparenz der Muskulatur ist im erkrankten Bereich fleckförmig unterschiedlich ausgebildet mit allmählichem Übergang zum homogenen Schatten der nicht beteiligten Muskulatur. Abbruch der größeren Muskelfaserbündel oder gar Auslöschung jeglicher Muskelstruktur wie bei der Dermatomyositis konnten wir nicht beobachten.

i) Lymphknotenveränderungen bei Hauterkrankungen

Die bei zahlreichen Hauterkrankungen nachweisbare Beteiligung hautnaher Lymphknoten war vor der Entwicklung der Weichstrahldiagnostik im wesentlichen nur durch Palpation und durch feingewebliche Untersuchung zu klären. Die herkömmliche Röntgendiagnostik gab nur bei Lymphknoten mit Verkalkungen oder erst nach Kontrastmittelanwendung gewisse diagnostische Hinweise. Bei günstiger Lokalisation — etwa am Hals, im Nacken und an den Extremitäten — bieten sich nun durch Tangential- oder Schrägaufnahmen günstige Voraussetzungen für die Weichstrahldiagnostik. Mit ihrer Hilfe können zahlreiche hautnahe Lymphknoten mühelos auf dem Röntgenfilm abgebildet werden. Die Weichstrahlaufnahmen gestatten sogar nicht selten diagnostische oder prognostische Schlüsse, wie Untersuchungen von Bonse (1954) sowie Lemke zeigen. Ergänzende Kontrastmittelbenutzung erlaubt überdies eine bessere Darstellung der axillaren Lymphknoten und gibt ferner Auskunft über das Speicherungsvermögen.

α) Entzündliche Lymphknoten

Im Gegensatz zu nichterkrankten, hautnahen Lymphknoten, die sich im Weichstrahlbild stets als scharf abgegrenzte runde oder oval gestaltete Herde mit etwas geringerer Schattendichte als die Muskulatur darbieten, zeigen entzündlich veränderte Lymphknoten eine unscharfe Begrenzung und nicht selten, anstelle des homogenen Schattens, eine verwaschene Zeichnung und gelegentlich fleckige Auflockerung. Kennzeichnend für die entzündliche Note vor allem im Sinne einer Periadenitis ist die Ausprägung verstärkter reticulärer Zeichnung und verbreiterter unscharf begrenzter Gefäße in der unmittelbaren Umgebung. Während bei nichterkrankten Lymphknoten die Cutislinie durch ein Band unveränderter Subcutis abgesetzt ist, zeigt die Cutislinie bei starker Lymphknotenentzündung fast regelmäßig eine bedeutende Verbreiterung. Gleichzeitig ist der benachbarte Teil des reticulären Netzes verstärkt, gelegentlich kommt es sogar zur Ausbildung der sog. Palisadenstellung (Abb. 55). Bei Abszedierung und nachfolgender Höhlen- und Fistelbildung sind — sofern der Prozeß Erbsengröße erreicht — rauchige, selten schattenärmere Herde mit manchmal randständiger Verdichtung und bei Höhlenbildung mit entsprechenden Aufhellungsbezirken — mitunter mit Spiegelbildung — bei regelmäßiger Steigerung der periadenitischen Symptome nachweisbar. Nach den Literaturangaben sowie nach den eigenen Beobachtungen sind aus den Röntgenbefunden Rückschlüsse auf die Ätiologie nicht statthaft.

β) Lymphknotentuberkulose

Unter den entzündlichen Lymphknoten nehmen die tuberkulösen insofern eine gewisse Sonderstellung ein, als sie relativ frühzeitig zusätzlich zu den geschilderten Röntgensymptomen dystrophische Verkalkungen, meist in krümeliger Anordnung, aufweisen, die dann die Röntgendiagnose erleichtern. Klumpige, schollige oder auch zwiebelschalenartige Lagerung der dystrophischen Verkalkungen sprechen eher gegen eine tuberkulöse Affektion des Lymphknotens, da solche Kalkkonfigurationen auch bei unspezifischen Erkrankungen, sogar gelegentlich bei Lymphknotentumoren bzw. Tumormetastasen auftreten können. Bezüglich der Cutislinie liegen gleichartige Verhältnisse wie bei den anderen entzündlichen Lymphknoten vor.

Entschieden eindeutiger ist die Situation beim lymphonodalen Skrophuloderm. Hier bietet das Weichstrahlbild mit dem Nachweis des nekrobiotischen Herdes, welcher sich im Verlauf zum Cavum umwandelt, einen recht charakteristischen Befund. Vorherrschend ist anfänglich eine schleierartige Transparenz. Unscharfe fleckige Aufhellungen kennzeichnen

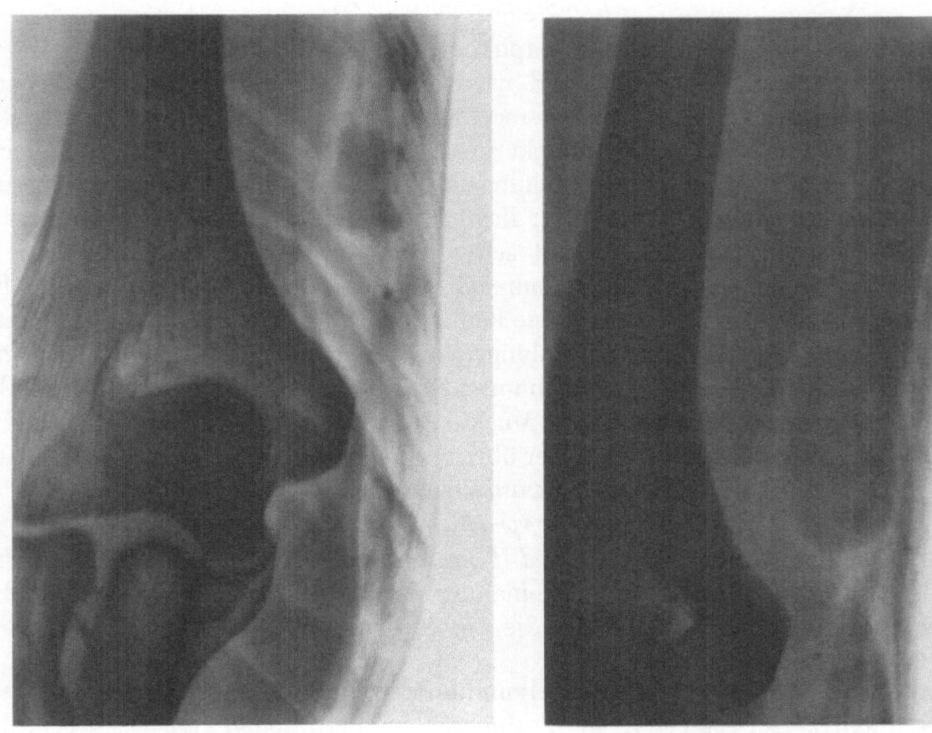

Abb. 55 Abb. 56

Abb. 55. 64jährige Frau; Tangentialaufnahme der rechten medialen Ellenbogenregion in Supinationsstellung: Im Sulcus bicipitalis medialis distal eine unregelmäßig konfigurierte, unscharf begrenzte, kirschgroße Verschattung mit verwaschenen fleckigen Aufhellungen *(Entzündlicher Lymphknoten)*

Abb. 56. 41jähriger Mann; seitliche Aufnahme des rechten Ellenbogengelenkes medial: Scharf begrenzter muskelschattendichter cubitaler Lymphknoten; Cutislinie und subcutane Feinstrukturen unauffällig (Morbus Boeck-Lymphknoten)

das noch nicht eingeschmolzene Lymphknotengewebe. Ferner bestehen entschieden geringer ausgebildete periadenitische Symptome als bei der Abszedierung anderer entzündlicher Lymphknoten.

γ) Hautnahe Lymphknoten bei Morbus Besnier-Boeck-Schaumann

Lymphknoten dieser Erkrankung stellen sich im Weichstrahlbild ohne Ausnahme als homogene, runde oder ovale Schatten mit sehr scharfer Begrenzung dar. Die Schattendichte erreicht die der Muskulatur. Da im übrigen periadenitische Röntgensymptome regelmäßig fehlen, dürfte die Abgrenzung von tuberkulösen Lymphknoten röntgendiagnostisch stets möglich sein. Ein weiteres Unterscheidungsmerkmal gegenüber tuberkulösen Lymphknoten ist in dem wesentlich größeren Speicherungsvermögen der Boeckschen Lymphknoten bei Kontrastmittelanwendung gegeben. Weder die Cutislinie noch die Subcutis lassen Besonderheiten erkennen. Die Cutislinie ist übrigens niemals mit den Lymphknoten verbacken, sondern stets durch einen Subcutisstreifen von letzterem abgetrennt (Abb. 56).

δ) *Scleradenitis bei Frühlues*

Die regionäre Scleradenitis des luischen Primärkomplexes stellt sich auf dem Röntgenfilm, im Gegensatz zu den Lymphknotenvergrößerungen bei anderen entzündlichen Erkrankungen mit unscharfer Abgrenzung, nach eigenen Beobachtungen regelmäßig als sehr scharf abgesetzter, homogener Herd dar, dessen Schattendichte die der Muskulatur erreicht. Die röntgenologische Differenzierung gegenüber Lymphknoten des Morbus Boeck und bei Tumoren wird durch den Nachweis geringer Gefäßbeteiligung in der unmittelbaren Nachbarschaft bei gleichzeitig unauffälliger reticulärer Struktur erleichtert.

ε) *Lymphknotentumoren*

Bei der Darstellung hautnaher Lymphknotentumoren, primären als auch metastatischen, finden sich im Weichstrahlbild wie bei Boeckschen Lymphknoten scharf abgesetzte Herdschatten mit meist geringerer Dichte. In seltenen Fällen tritt anstelle des homogenen Schattens eine feine Auflockerung in Form diffus verteilter, kleinfleckiger, sehr selten auch punktförmiger Aufhellungen. Eine anatomische Deutung dieses Befundes kann noch nicht gegeben werden; diagnostische Schlüsse sind hieraus vorerst nicht möglich. Die Tumorlymphknoten sind selten rund oder oval konfiguriert wie beim Boeckschen Sarkoid; meist findet man unregelmäßige oder auch knollige Gestalt. Ferner ist das Fehlen periadenitischer Symptome kennzeichnend und erleichtert die Abgrenzung von entzündlichen Lymphknotenschwellungen. Gar nicht selten können darüber hinaus bei größeren und länger bestehenden Tumoren strangartige, an Fascien erinnernde Faserzüge dargestellt werden, die oft bis in die Muskulatur zu verfolgen sind. Bei großen Knoten gelingt der Nachweis der Verdrängung der übrigen Weichteile, insbesondere der Muskulatur und der Vorbucklung der im übrigen unauffälligen Cutislinie.

Die Lymphknotenpakete bei der *Lymphogranulomatosis* (PALTAUF-STERNBERG) zeichnen sich gegenüber *Lymphadenosen und Lymphosarkomen* durch mangelnde Differenzierung der einzelnen Lymphonodi untereinander als auch praktisch gegenüber der Muskulatur aus, da ihre Schattendichte fast die der Muskulatur erreicht. Eine weitere Aufgliederung ihrer Schatten gelingt nicht.

Infiltratives Wachstum von Tumorlymphknoten findet im Weichstrahlbild seinen Ausdruck durch zarte, schleierartige Trübungen im betroffenen Subcutisabschnitt mit seltenen, eingestreuten, kleinfleckigen Verdichtungen. Während die röntgenologische Abgrenzung von Lymphknotentumoren und Muskelgewebe bei Benutzen der Weichstrahltechnik selbst bei Fehlen einer trennenden Subcutisschicht auf Grund ausreichender Schwärzungsunterschiede ohne Schwierigkeiten gelingt, ist dies bei Tumorinfiltration in die Muskulatur nicht mehr möglich.

ζ) *Strahlenbedingte Veränderungen bei Lymphknoten*

Wie bei den Hautgeschwülsten bietet die Weichstrahldiagnostik bei Lymphknotentumoren die Möglichkeit, ohne Belästigung des Trägers über den klinischen Eindruck hinaus, objektive Befunde des Behandlungsverlaufes wie Rückbildung bzw. Fortschreiten zu erheben und dokumentarisch festzuhalten.

Nach Applikation von Entzündungsdosen unter Halbtiefen- oder Tiefentherapiebedingungen kann nach eigenen Untersuchungen röntgendiagnostisch keinerlei pathologischer Lymphknotenbefund erhoben werden. Lediglich in der Umgebung bestrahlter Lymphknoten zeigen sich geringfügige entzündliche Röntgensymptome (verstärkte Zeichnung der reticulären Struktur und vereinzelte, verbreiterte, meist unscharf begrenzte Gefäße). Rascher Rückgang dieser periadenitischen Symptome ist charakteristisch. Übrigens bieten sich analoge Verhältnisse bei der Röntgenuntersuchung bestrahlter apokriner Abscesse (sog. Schweißdrüsenabscesse).

Die einzelnen Weichstrahlbefunde von bestrahlten Lymphknotentumoren lassen im großen und ganzen unabhängig von der Geschwulstart den gleichen Verlauf erkennen.

Eine Sonderstellung nehmen nach unseren Beobachtungen nur Lymphknoten des Retothelsarkoms und der Mycosis fungoides ein.

Ebenso wie bei der Entzündungsbestrahlung gelangen anfänglich periadenitische Röntgensymptome zur Darstellung. Erst nach Applikation von etwa $^2/_3$ der Tumordosis beginnt bei hautnahen Lymphknotentumoren nach anfänglicher Zunahme des Volumens, welche durchschnittlich $^1/_3$, in seltenen Fällen aber auch fast das Doppelte des ursprünglichen betragen kann, die Intensität des primär fast stets homogenen Schattens abzunehmen; die Abgrenzung des Lymphknotens wird unscharf. Außerdem werden inhomogene Aufhellungszonen mit vereinzelten, eingestreuten, kleinsten Fleckschatten sichtbar.

Bei Beendigung der Bestrahlung ist der Prozeß noch nicht abgeschlossen. Einige Wochen nach Abklingen der Strahlenreaktion und nach völliger Rückbildung der periadenitischen Symptome nimmt die Schattendichte des bestrahlten Lymphknotens wieder zu. Seine Involution ist aber noch nicht beendet. Ungenügende Rückbildung bzw. erneutes Wachstum kann leicht aus Bildserien abgelesen werden.

Bei Lymphknotenbeteiligung des Retothelsarkoms und der Mycosis fungoides gelingt die Darstellung der eben geschilderten Röntgensymptome bestrahlter Lymphknotentumoren einschließlich der periadenitischen Zeichen bereits etwa eine Woche nach Aufnahme der Strahlenbehandlung. Dieses Verhalten konnten wir gemeinsam mit Bonse beim Retothelsarkom und nach eigenen Beobachtungen auch bei der Mycosis fungoides, nicht dagegen bei anderen bestrahlten Lymphknotentumoren beobachten. Die Rückbildungsphase entspricht völlig der bei den übrigen bestrahlten Lymphknoten.

k) Praktische Indikation zur Röntgenuntersuchung bei Hauterkrankungen

Die in den vorausgegangenen Abschnitten mitgeteilten Röntgenbefunde bei sehr zahlreichen Hautkrankheiten wurden mit Hilfe der in den letzten Jahrzehnten entwickelten Weichstrahltechnik gewonnen. Sie lassen erkennen, daß eine spezielle Röntgendiagnostik der Haut und ihrer Erkrankungen möglich ist, da zusätzlich zu den Ergebnissen der herkömmlichen Röntgendiagnostik weitere, an sich sehr geringfügige, mit den klassischen Diagnostikstrahlungen nicht faßbare Feinstrukturen der Haut und der angrenzenden Unterhaut, dem physiologischen Kontrastmittel der Haut, mittels der Weichstrahltechnik ohne Kontrastmittelanwendung auf dem Röntgenfilm dargestellt werden können. Wie bereits eingangs angedeutet, bereitet bisher die Deutung der Weichstrahlbefunde gleichermaßen dem Röntgenologen als auch dem Dermatologen oftmals Schwierigkeiten, da dem ersteren nicht selten spezielle dermatologische Kenntnisse mangeln und dem Hautarzt in der Regel röntgendiagnostische Erfahrung fehlt.

Aus den zahlreichen Untersuchungen verschiedener Autoren geht hervor, daß die Röntgensymptome bei zahlreichen Dermatosen als charakteristisch angesehen werden dürfen. Sie erlauben daher einerseits, die Röntgendiagnose bei verschiedenen Hautkrankheiten ohne Kenntnis des klinischen Befundes zu stellen und vermögen andererseits häufig die klinische Diagnose zu bestätigen. Besonderer Wert kommt der Weichstrahluntersuchung bei Hautkrankheiten durch die Tatsache zu, daß durch ihre Anwendung auf die, gelegentlich vom Kranken verweigerte, Probeexcision für die angezeigte feingewebliche Untersuchung zur Klärung des klinischen Befundes verzichtet werden kann. Ferner vermag dieses neue Diagnostikverfahren bei zahlreichen Erkrankungen, vor allem bei infiltrativen Prozessen und knotigen Krankheitsäußerungen, welche in die Subcutis eintauchen oder weitere benachbarte Gewebe oder Organe affizieren, häufig Aufklärung über die topographische Situation zu geben, welche weder durch Inspektion noch Palpation oder durch andere Untersuchungsverfahren gewonnen werden kann und deren Kenntnis für das therapeutische Handeln von Bedeutung ist.

Im einzelnen ergibt sich für die Praxis, daß die Weichstrahluntersuchung von *Hautkrankheiten mit alleiniger Alteration der Epidermis und des Coriums* nur selten diagnostisch beweisende Röntgenbefunde erhoffen läßt. Solche können jedoch beim *Lichen ruber*, beim *Xanthom*, bei der *Hyalinosis cutis et mucosae* und der *Hautgicht* sowie der

Hautamyloidose und beim *Pseudoxanthoma elasticum* erhoben werden. Eine optimale Darstellung dieser Dermatosen ist bei Benutzung niedriger Aufnahmespannungen (25—18 kV) und der Wahl einer tangentialen Projektionsrichtung zu erwarten. Für die weiteren sehr zahlreichen, nur im Bereich der Cutislinie Röntgensymptome aufweisenden Hautkrankheiten, speziell für die gut- und bösartigen Tumoren, darf festgehalten werden, daß die Weichstrahluntersuchung lediglich Auskunft über die Ausdehnung nach Fläche und vor allem Tiefe gibt, also topographische Fragen zu beantworten vermag.

Die Indikation zur Untersuchung der *entzündlichen Dermatosen* im Sinne der Reactions cutanées (Brocq) ist wesentlich weiter zu stellen, als anfänglich angenommen worden ist. Die überwiegende Anzahl der Erkrankungen dieser Gruppe lassen auf dem Röntgenfilm außer Symptomen der Cutislinie Veränderungen in der Subcutis und zwar an den Feinstrukturen des Bindegewebes und der Gefäße erkennen. Bei einiger Kenntnis der Klinik und Histologie dieser Dermatosen liefert die Weichstrahluntersuchung häufig kennzeichnende Röntgenbefunde und vermag außerdem topographische Verhältnisse rasch aufzuklären. In erster Linie sind hier das *Ekzem*, die *Psoriasis vulgaris* und die *Urticaria*, das *Erythema chronicum migrans* als auch verschiedene Formen der *Hauttuberkulose (Lupus vulgaris, cutanes Skrofuloderm* und *Tuberculosis verrucosa cutis)* sowie die *lepromatöse Lepra*, *Pyodermien* verschiedener Typen und schließlich die *follikulären entzündlichen Mykosen* zu nennen. Zur Aufnahmetechnik ist nachzutragen, daß sich die Anwendung von Diagnostikstrahlungen mit 32—25 kV Aufnahmespannungen als günstig erwiesen hat, ferner wird auf die Notwendigkeit der Wahl geeigneter Projektionsrichtungen zum Freiprojizieren von dem Skeletschatten hingewiesen.

Besonders eindrucksvoll sind die Röntgenbefunde bei den *Knotenbildungen in Haut und Unterhaut*. Ihre diagnostische Bedeutung wird durch die Tatsache erhellt, daß sich die Weichstrahlaufnahmen bei den meisten knotenförmigen Veränderungen als charakteristisch erwiesen haben. Es ist hinzuzufügen, daß die klinische Untersuchung der knotigen Krankheitsäußerungen der Haut und der Unterhaut häufig eine sichere Klassifizierung nicht gestattet und der Stütze durch zusätzliche Diagnostikverfahren bedarf. Hier ist neben der feingeweblichen Untersuchung vor allem die Weichstrahldiagnostik zu nennen; letztere kann überdies ohne nennenswerte Belästigung des Kranken vorgenommen werden. Gerade bei den knotigen Krankheitsherden sind die durch die Weichstrahlaufnahme mühelos zu gewinnenden Aussagen über die topographischen Verhältnisse nicht zu vergessen. Es darf daher festgehalten werden, daß bei jeder knotenbildenden Erkrankung der Haut und der Unterhaut die Weichstrahluntersuchung wegen ihrer oftmals raschen Klärung der Diagnose angezeigt ist. Für die Untersuchungstechnik der knotenbildenden Erkrankungen ergeben sich außer einer gelegentlich erforderlichen Wahl einer etwas härteren Diagnostikstrahlung mit Scheitelspannungen bis zu 40 kV keine neuen Gesichtspunkte.

Einen bemerkenswerten diagnostischen Beitrag leistet die Weichstrahluntersuchung ferner bei den *zu Sklerose und Atrophie führenden (Haut-) Erkrankungen*, so daß auch bei dieser Krankheitsgruppe ihre Anwendung angezeigt erscheint. Ebenso wie bei verschiedenen Knotenbildungen ermöglichen Weichstrahlaufnahmen die sichere Diagnose der meisten sklerosierenden und mit Atrophie einhergehenden Erkrankungen. Die große diagnostische Zuverlässigkeit der Weichstrahlaufnahmen erlaubt, bei der überwiegenden Zahl der oben besprochenen Krankheitsbilder, häufig den Verzicht auf die gleichfalls klärende histologische Untersuchung. Für die Untersuchungstechnik haben die bei den entzündlichen Dermatosen mitgeteilten Regeln Gültigkeit.

Die Indikation zur Röntgenuntersuchung weiterer zahlreicher, oben im einzelnen besprochener Hautkrankheiten bzw. Allgemeinerkrankungen mit Krankheitsäußerungen am Hautorgan ist recht verschieden zu stellen. Nur gelegentlich erweist sich die Weichstrahlaufnahme allein als ausreichend für das Diagnostizieren der betreffenden Erkrankung. Dagegen vermag die Weichstrahluntersuchung fast regelmäßig wichtige Beiträge zum klinischen Befund zu leisten sowie interessierende topographische Fragen zu beantworten.

Für die Indikation der Weichstrahluntersuchung von *hautnahen Lymphknoten* ist zu berücksichtigen, daß nur vereinzelte z. B. *tuberkulöse* und solche des *Morbus Boeck* charakteristische Röntgenbefunde aufweisen. Die Weichstrahluntersuchung bietet jedoch die Möglichkeit, entzündliche Lymphknoten von Lymphknotentumoren abzugrenzen und darüber hinaus bei fast allen Lymphknotenerkrankungen zusätzliche morphologische Befunde zu erheben sowie topographische Probleme zu lösen. Bezüglich der Aufnahmetechnik soll auf die Notwendigkeit der Wahl von höheren Aufnahmespannungen (45 bis 30 kV) als bei der eigentlichen Untersuchung des Hautorgans hingewiesen werden. Ferner ist das subtile Freiprojizieren der Lymphknoten von Skelet- und Muskelschatten unerläßlich.

Literatur

Beckmann, R., u. G. Reuss: Zur röntgenologisch nachweisbaren Muskelfiederung bei Dystrophia musculorum progressiva Erb. Medizinische **1959**, 329—332.

Blocker jr., T. G., J. R. Smith, E. F. Dunton, J. M. Protas, R. M. Cooley, S. R. Lewis and E. J. Kirby: Studies of ulceration and edema of the lower extremity by lymphatic cannulation. Ann. Surg. **149**, 884—897 (1959).

Boecker, W.: Röntgenologisch nachweisbare Muskelfiederung bei Dystrophia musculorum progressiva. Dtsch. med. Wschr. **75**, 938—940 (1950).

Bonse, G.: Anwendungsmöglichkeiten röntgenologischer Weichteildiagnostik ohne Kontrastmittel. Fortschr. Röntgenstr. **74**, 450—456 (1951a).

— Weichstrahl-Röntgenbefunde bei Necrobiosis lipoidica („diabeticorum"). Arch. Derm. Syph. (Berl.) **192**, 509—512 (1951b).

— Zur Kenntnis des Erythema induratum Bazin im Weichstrahlröntgenbild. Arch. Derm. Syph. (Berl.) **193**, 579—581 (1952a).

— Zur Röntgenweichstrahldiagnostik der tertiären Lues der Haut. Arch. Derm. Syph. (Berl.) **195**, 96—98 (1952b).

— Beitrag zur Röntgendiagnostik hautnaher Lymphknoten. Hautarzt **5**, 507—509 (1954).

— Über Röntgenweichstrahldiagnostik unter spezieller Berücksichtigung der Röntgendiagnostik von Hautkrankheiten. Hautarzt **8**, 481—484, 529—534 (1957).

—, u. G. Lemke: Anwendungsmöglichkeiten der Röntgenweichstrahldiagnostik bei strahlentherapeutischen Problemen. Strahlentherapie **98**, 186—191 (1955).

—, u. H. Schuermann: Röntgenologische Diagnostik in der Dermatologie (unter besonderer Berücksichtigung der Weichstrahldiagnostik). In J. Jadassohns Handbuch der Haut- und Geschlechtskrankheiten, Ergänzungswerk von A. Marchionini, Bd. V/2, S. 903—941. 1959.

Borgström, K. E.: Angiographically diagnosed glomus tumour of the thigh. Acta radiol. (Stockh.) **42**, 33—36 (1954).

Cerutti, P.: Considerazioni in tema dei poichilodermatomiosite. Giorn. ital. Derm. Sif. **89**, 631—657 (1948).

Chasin, A.: Die Röntgendiagnose von Lipomen und ihre praktische Bedeutung. Röntgenpraxis **2**, 282—287 (1930).

Drey, L.: The radiology of soft tissue (a preliminary consideration of basic principles). Brit. J. Radiol. **26**, 619—627 (1953).

Finze, H.: Zur Röntgenuntersuchung des Penis unter Berücksichtigung der Logetronographie. Röntgenblätter **12**, 134—136 (1959).

Frantzell, A.: Soft tissue radiography. Acta radiol. (Stockh.), Suppl. **85** (1951).

Gans, O.: Die Pathologie des Bindegewebes mit besonderer Berücksichtigung der Haut. Hautarzt **4**, 399—408 (1953).

Gottron, H. A.: Dermatomyositis (Referat). Derm. Z. **61**, 415 (1931).

— Hauttuberkulose. In: Die Tuberkulose von H. Deist u. H. Krauss. Stuttgart: Ferdinand Enke 1951.

—, u. G. W. Korting: Chronische Hautgicht. Arch. klin. exp. Derm. **204**, 483—499 (1957).

Hargraves, M. M., H. Richmond and R. Morten: Presentation of two bone marrow elements: the "tart" all and the "L.E." cell. Proc. Mayo Clin. **23**, 25 (1948).

Hornstein, O., u. H. Schuermann: Rheumatismus der Haut. In: Dermatologie und Venerologie, herausgeg. v. H. A. Gottron u. W. Schönfeld, Bd. II/1, S. 623—642. Stuttgart: Georg Thieme 1958.

Kärcher, K. H., u. W. Bader: Neue Möglichkeiten der Weichteildiagnostik mit einem elektronischen Kopiergerät unter besonderer Berücksichtigung dermatologischer Krankheitsbilder. Arch. klin. exp. Derm. **208**, 528—538 (1959).

Kimmig, J., A. Wiskemann u. J. J. Herzberg: Zur Differentialdiagnose des malignen Melanoms mit Hilfe radioaktiven Phosphors. Arch. klin. exp. Derm. **206**, 133—135 (1957).

Klemperer, P.: 1947, zit. nach O. Gans.

Laurell, H.: 1927, zit. nach A. Frantzell.

Leczinsky, C. G., and O. Mattsson: Roentgenographic studies of cutaneous and subcutaneous infiltrates in erythema induratum and erythema nodosum. Acta radiol. (Stockh.) **49**, 193—204 (1958).

LEMKE, G.: Röntgenphysikalische Grundlagen der Weichstrahldiagnostik. Derm. Wschr. **134**, 801—803 (1956a).

— Röntgenweichstrahldiagnostik mit modernen dermatologischen Therapieapparaten. Hautarzt **7**, 543—546 (1956b).

— Das Röntgen-Weichstrahlbild der gesunden Haut. Arch. klin. exp. Derm. **204**, 253—261 (1957).

— Zur Differentialdiagnose und Therapie der Ganglien. Z. Haut- u. Geschl.-Kr. **24**, 161—164 (1958a).

— Probleme und Ergebnisse der Röntgenuntersuchung der Haut und ihrer Erkrankungen. Teil 1: Methodik und Ergebnisse in normaler Haut. Arch. klin. exp. Derm. **207**, 99—140 (1958b).

— Probleme und Ergebnisse der Röntgenuntersuchung der Haut und ihrer Erkrankungen. Teil 2: Röntgenbefunde der pathologisch veränderten Haut. Arch. klin. exp. Derm. **207**, 576—616 (1958c).

— Strahlenschutz bei der dermatologischen Röntgendiagnostik. Z. Haut- u. Geschl.-Kr. **25**, 135—140 (1958d).

— Die Unterschenkelverschwielung im Röntgenbild. Hautarzt **10**, 208—212 (1959).

— Neue Ergebnisse der Röntgenuntersuchung der Haut. Arch. klin. exp. Derm. **211**, 458—463 (1960).

LEVER, W. F.: Histopathology of the skin, 2nd Ed. Philadelphia-London-Montreal: J. B. Lippincott Company 1954.

MARCH, H. C., PH. D. GILBERT and TH. M. KAIN: Hypercholesteremic xanthomata of the tendons. Amer. J. Roentgenol. **77**, 109—114 (1957).

MELDOLESI, G., e U. GARETTO: Sull 'aspetto radiologico dei muscoli in alcune miopatie nella forma primitiva e nella forma neuromiogena tipo CHARCOT-MARIE. Policlinico, Sez. med. **45**, 1—16 (1937).

MONCORPS, C.: 1951, zit. nach H. A. GOTTRON.

PROPPE, A., u. M. NÜCKEL: Über Unterschenkelverschwielung. Hautarzt **8**, 346—351 (1957).

RATSCHOW, M.: Die peripheren Durchblutungsstörungen, 5. Aufl. Dresden u. Leipzig: Theodor Steinkopff 1953.

SABATINI, C., e A. FRANCIOSI: Aspetti e possibilità dell'esame radiografico della cute in alcune dermatosi. Arch. ital. Derm. **25**, 199—207 (1952).

SCHUERMANN, H.: Röntgenologische Darstellung pathologischer Muskelveränderungen bei Dermatomyositis. Hautarzt **5**, 472—473 (1954).

—, u. KH. WOEBER: Pseudoxanthoma elasticum. Dtsch. med. Wschr. **85**, 413—417, 421—423 (1960).

VOGLER, E., u. G. GOLLMANN: Über angiographisch nachweisbare Gefäßveränderungen bei Sklerodermia diffusa. Fortschr. Röntgenstr. **78**, 329 (1954).

ZUPPINGER, A.: Die theoretischen Grundlagen und Möglichkeiten der röntgendiagnostischen Weichteiluntersuchung. Fortschr. Röntgenstr., Erg.-Bd. **48** (1935).

II. Lymphography

By

Sölve Welin and Sven Johansson

With 49 figures

Advances in our knowledge of the lymphatic system coincided largely with those of the anatomy, physiology and pathology of the human body. That animals have lymphatics was known already in antiquity. As early as 400 B. C. Hippocrates spoke of "the white blood" and Aristoteles described "tubules with uncoloured fluid". The Alexandrian school was the first to describe lymphatics in human beings. By that time it was no longer forbidden to carry out examinations on cadavers. Research workers were therefore able to make valuable contributions to our knowledge of human anatomy. They also discovered the lacteals, which they called, *ductus lactei*. Unfortunately, however, these contributions soon fell into oblivion.

During the following centuries anatomic studies on animals as well as on human beings were forbidden on religious grounds. During the renaissance these religious restraints were gradually removed, and then experimentation again became possible in various fields of science. During the end of the 16th century and the beginning of the 17th there was a famous medical school in Milan, where GASPARO ASELLIUS "rediscovered" the long forgotten lacteals. These lymphatics with their various connections, particularly with the liver, became the subject of much medical research, first in several Italian medical schools and then in the rest of Europe.

In 1651 the Frenchman PECQUET described the thoracic duct in man. In 1652 the Swede OLOF RUDBECK, and some months later the Dane THOMAS BARTHOLINI demonstrated lymphatics. All the observations described by these research workers were made in cadavers.

The most detailed description of the lymphatic system was given in RUDBECK'S "Nova exercitatio anatomica . . ." in which he described, among other things, the valves of the lymphatics. He knew about Asellius' experiments on animals, and when he demonstrated the human lymphatics to the Royal Court, a French ambassador present drew his attention to PECQUET'S discovery, which RUDBECK had not been aware of. RUDBECK'S concept of the lymphatic system still holds good today. It was, however, BARTHOLINI who gave these vessels the name by which they are known, *i.e. vasa lymphatica*.

In contrast with RUDBECK'S fundamental conception of the structure of the lymphatic system, BARTHOLINI claimed that the lymphatics served as a connection between the mammary glands and the uterus. Other still less probable hypotheses were put forward, but they were not based on examination findings or experiments. Many, including HARVEY, the discoverer of the circulation of the blood, propounded a view resembling that suggested by RUDBECK. It was, however, not until 1751 that the Royal Society in London accepted RUDBECK'S description of the lymphatic system as a special circulatory system separate from the circulation of the blood.

During this period the lymphatic system had been receiving the attention of anatomists, and in 1692 ANTON NUCK introduced the mercury injection method. With this method and similar techniques, combined with careful postmortem studies, it was gradually possible to chart the anatomy of the lymphatic system in animals and in man. JOSSIFOW'S (1930) monograph: "Das Lymphgefäßsystem des Menschen" represents the last milestone in an epoch of the research of the lymphatic system.

Interest had also been focused on the physiology and pathology of the lymphatic system. But a correct concept of physiology and pathology of the lymphatics required knowledge of cells (Schwann) and of cellular pathology (Virchow). Many theories were proposed to explain the connection between the blood system and the lymphatic system. The nature of this connection had not been cleared up until Starling had described the peripheral circulation.

In spite of all these advances there are still appreciable gaps in our knowledge of the lymphatic system. It may, however, be regarded as established that the main function of the lymphatics is to return to the blood-stream particles and large molecular aggregates. With further advances in medicine, and particularly in our knowledge of diseases of different organs and systems, new and more refined diagnostic methods became necessary. After the discovery of roentgen rays, attempts were soon made to study the lymphatic system roentgenographically. In the beginning investigators infused radiopaque substances into cadavers to obtain a clearer conception of the topography of the lymphatics and lymph nodes. Towards the end of the 1920s experiments were also carried out on animals, and then a variety of interesting problems bearing on the anatomy and physiology of the lymphatic system were approached. But it proved difficult to inject contrast medium into the lymphatic system, which is obvious from the first reports, which were published at the end of 1920s and the beginning of the 1930s. For example, contrast medium had been injected subcutaneously (Cossu; Dotti; Sorge; Zolotukhin), into the intra-peritoneal lymphatics and lymph nodes (Funaoka), intra-articularly (Brovelli), intra-peritoneally, intrapleurally and intrapericardially (Menville and Ané; Bennett and Shivas; Capua; Duranteau; Faravelli) and a variety of contrast media had been used such as heavy-metal salts, iodides, *i.e.*, the water soluble contrast media then available, iodized oil and colloidal solutions. Subcutaneous injection of thorotrast gave the best results (Teneff ans Stoppani 1932; Saito).

Thorotrast was absorbed by the lymphatics. The preparation proved non-injurious in animal experiments, it gave excellent roentgenograms and thereby widened our knowledge of the lymphatics in different parts of the body.

At the 4th International Congress of Medical Radiology in Zürich in 1934, our knowledge in this field was surveyed by Carvalho. There was general agreement that lymphographic examinations were of significance in the understanding of the anatomy, physiology and pathology of the lymphatic system. The possibility of the method also being valuable in the treatment of cancer was also considered.

In some quarters examinations had already been made on human beings (Carvalho, Rodrigues et Pereira 1931; Saito; Capua 1934), but it was soon realized that thorotrast was a less suitable contrast medium owing to its radioactivity, lack of excretion and cancerogenic affect. In addition thorotrast did not give as good a filling of the lymphatics in human beings as in dogs. This might be a sign of biological differences.

It was therefore necessary to refrain from these examinations and, judging from the literature in the middle of the 1930s, interest in roentgen examination of the lymphatics began to wane. It is true that some surveys were published but no new animal experiment were reported.

In the middle of the 1940s Servelle published a communication on 2 patients with lymphangioma in the lower leg, into which he had injected thorotrast directly into the dilated lymphatic and thereby obtained a good quality lymphogram.

1952 marked the beginning of a new epoch in lymphography. That year Kinmonth published his method for examination of the lymphatics of the extremities and nearby lymph nodes. His method enabled examinations on human beings. The method was based on McMaster's and Hudack's observation that certain vital dyes are taken up to a large extent by the lymphatics, which they colour so intensely that they can be identified after incision of the skin. Kinmonth's method is now widely used in experimental and clinical lymphography.

He used water soluble contrast media, but a disadvantage of these media is that they diffuse through the walls of the lymphatics with the result that only a small amount reaches the lymph nodes. The diagnosis was therefore largely confined to the limbs. However, some workers began to focus interest on the regional lymph nodes (COLLETTE 1958; COLLETTE and LAVIGNE) in which they were sometimes able to demonstrate pathological changes. It was realized that examination of the lymph nodes required the use of a different sort of contrast medium.

In Norway BRUUN and ENGESET tried an earlier method and injected iodized oil directly into pathologically enlarged lymph nodes. They presented their results in 1956 and later PROKOPEC and KOLIHOVA, ZHEUTLIN and SHANBROM, FISCHER, LAWRENCE and THORNBURY published similar results.

At the end of the 1950s some workers (SHEEHAN, HRESHCHYSHYN, LIN and LESSMANN) began to inject iodized oil instead of water soluble contrast media into lymphatics surgically exposed *ad modum Kinmonth*. Water soluble contrast media are now infrequently used. Since the oil cannot diffuse through the lymphatic wall it is possible to demonstrate the lymphatic system proximal to the primary lymph node stations. The thoracic duct can also be visualized.

The advent of iodized oils rendered lymphography more informative and enabled roentgenographic examination of the lymphatics in many parts of the body, which proved valuable in the diagnosis of diseases involving lymphatic system.

Lymphography with oil, however, involves serious risks, for the oil always enters the venous system with resulting pulmonary embolism which may sometimes cause serious pulmonary injury (FUCHS 1962 and others). The oily material can also persist for a long time in the lymph nodes with consequent injury to them. The risk of such complications, which will be described in a later section, has prompted several attempts to find a better contrast medium for lymphography. Thus, endeavours are being made to produce suitable emulsions of iodized oils (FISCHER, KANN and METCALF; TEPLIK, HASKIN, SHELLEY, WOHL and SANEN; JOHANSSON, STERNBY, THEANDER and WEHLIN) of tin oxide (FISCHER, 1957) and of oxides of other metals. Other workers are trying to produce macromolecular polymerisation products of the water soluble contrast media or of other small molecules that can be polymerised and iodized (VIAMONTE 1964; ALMÉN).

1. Kinmonth's technique

With slight modifications *Kinmonth's technique* for lymphography is now in use all over the world (KINMONTH 1952; KINMONTH, HARPER and TAYLOR). According to this technique, the contrast medium is injected directly into surgically exposed lymphatics.

KINMONTH utilized the observations made by MCMASTER and HUDACK that water-soluble vital dyes injected intradermally stain the lymphatics, which can thereby be identified. KINMONTH used Patent Blue Violet in an aqueous solution (11%). Several other dyes are available, such as Evan's blue, Sky blue, and methylene blue. We have found Patent Blue Violet the best.

Some prefer to perform the examination with the patient under general anaesthesia, but now local anaesthesia is mostly used. To anaesthesize the site of injection, some local anaesthetic is added to the dye solution to be injected. We use 1% xylocain with ephedrine (Astra), mixed with an equal volume of the dye. The ephedrine is used according to MALEC and KOLC (1958a and b), who observed that the bulk of crystalloid dyes after injection of ephedrine is taken up by the lymphatics, and only a small proportion by the blood. This facilitates differentiation between the lymphatics and the small blood vessels in the skin incision.

A dose of 0.5—1.0 ml of the mixture of dye, anaesthetic and ephedrine is injected intradermally at a point distal to the intended site of the incision. Some authorities claim that active movement of the patient's feet and toes or massage of the skin over the site of the injection will promote the uptake of the dye by the lymphatics. If the dye is injected strictly intradermally, the lymphatics will fill immediately without any such supportive measures.

The dye spreads in a small area of the skin, from which thin streaks are seen to extend in a proximal direction. These streaks faintly discernible through the skin are dye-filled lymphatics.

In the presence of lymphedema it often happens that no such streaks appear. This may be due to absence of lymphatics, to destruction of existing lymphatics or to the thickness of the skin. Sometimes the dye persists at the site of injection and sometimes only a diffuse reticular spread is seen. In such cases the skin is incised at a site where lymphatics are known to be common.

Under general or local anaesthesia the examiner cuts down along or across one of the blue streaks under strictly aseptic conditions. In this incision a lymph vessel is uncovered and dissected free from surrounding tissues. The lymphatic vessel is then pulled proximally by a supporting ligature. Massage of the part of the limb distal to the incision will result in a filling and dilatation of the exposed segment of the lymphatic. It is then possible to insert a cannula or a catheter into the vessel. The cannula or catheter is held in position by a thin ligature. Several types of needles and catheters or combinations of both suitable for cannulization of the lymph vessels have been described (Rüttimann and Del Buono 1962; Rutt, Gough and Kinmonth). Some of these designs are also commercially available, *e.g.* Rutt's. If a catheter is used, a polyethene tube PR 10 s the most suitable. The needle is preferably connected with the contrast medium syringe via a polyethene tube.

If water soluble contrast medium is employed and injected by hand, the dose can be injected in a few minutes. Owing to the readiness with which the contrast medium diffuses, the injection time should be kept as short as possible. Lymphograms are taken as soon as the entire dose has been injected. A few millilitres are sufficient to obtain a contrast filling of the lymphatics from the foot to the groin or from the hand to the axilla.

As a rule iodized oils are used. They are injected with a manual screw, weight injector, or preferably with an automatic mechanical injector. The injection of these very viscous oils, which should be done at a constant rate, requires considerable force. Various injection machines are available, such as that designed by Clementz and Olin as well as some special constructions such as those described by Rüttimann and Del Buono (1962), Wohlgemuth (1963), Pelkey, Powell and Fagan (1963) and Viamonte (1964). Viamonte's machine keeps the contrast medium at body temperature during the injection and injects it at a constant rate and pressure.

The amount of oil necessary for foot lymphography varies with the patient's height, *i.e.*, the length of the lymphatics from the foot to the thoracic duct (Wallace, pers. comm; Hartgill 1964). The dose required in adults ranges from 7 to 12 ml per side.

Since the injection time is fairly long, 1—2 hours or more, the patient should be lying on a comfortable table. Radiographs are taken immediately after the end of the injection and again after 24—48 hours. On both occasions the examination should include frontal, oblique and lateral views.

The flow of contrast medium should be watched on the fluoroscopic screen, with an image intensifier-Television or by roentgenograms. This is for checking, firstly, that the injection pressure is not such as to cause rupture of the lymphatics and, secondly, that the oil does not escape into the blood stream via lymphatico-venous anastomoses. The injection should be stopped as soon as contrast medium has reached the level of the cisterna chyli.

The examination is performed at the radiological department. Some patients are hospitalized for the examination, but most of them are not (Koehler, Wohl and Schaffer 1964).

a) Examination of the lymphatics of the upper limbs

In the examination of the lymphatics of the arm 0.5—1.0 ml of the dye, anaesthetic and ephedrine is injected into the dorsum of the web space between the indexfinger and the middle digit. If a filling of the ulnar lymphatics of the forearm is desiring, the dye is injected into the ulnar web space. The lymphatics of the arm are identified best by a transverse incision in the dorsal aspect of the head of the radius. They are always of smaller caliber than the lymph vessels in the lower limb, and a dose of 1—3 ml of contrast medium is usually sufficient to obtain a filling of the vessels, and 4—5 ml for a filling also of the axillary lymph nodes and their central connections.

b) Examination of the lymphatic system of the lower limbs

In the examination of the leg 0.5—1.0 ml of the mixture of the dye, anaesthetic and ephedrine is injected into the dorsum of the web space between the first and second toes or, in the examination of the posterior group of lymphatics, between the lateral malleolus and Achilles' tendon. The technique is otherwise the same as that in the examination of the arm, except that the dose of the contrast medium is larger, *i.e.* 2—5 ml. Examination of the inguinal, pelvic and lumbar nodes requires a dose of 7—12 ml per side.

c) Examination of the lymphatic system of the neck

Cervical lymphography is still in a developmental stage, mainly because of technical difficulties (Battezzati, Tagliaferro e Donini 1961; Fisch und Del Buono 1963a und b; Jackson, Wallace, Farb, Parke and Toy 1963). The dye, anaesthetic and ephedrine mixture is injected intradermally in the pre- or post-auricular region. The incision is made a little caudally to the site of the dye injection and the vessels are cannulized in the same way as in examination of the arm and leg. The site of injection is varied according to the part of the lymphatic system to be examined (Battezzati, Tagliaferro e Donini). The lymph vessels are very small and the use of a dissection loupe will often facilitate identification and puncture of the lymphatics. A dose of 2—5 ml of contrast medium is injected slowly with an injection machine. Films are taken immediately after the injection as well as 24 hours later.

d) Examination of the lymphatic system of the testis

At foot lymphography, filling is obtained of some, but not of all, of the primary nodes draining the testicles (Cook, Lawrence, Smith and Gritti 1965; Picard et Babinet 1964). To fill all the primary testicular nodes a lymphography via the lymphatics of the spermatic cord is necessary.

The examination is performed under general anaesthesia. The dye is injected into the testis either percutaneously (Busch and Sayegh 1963; Sayegh, Brooks, Sacher and Busch 1966) or directly into the testis after an inguinal incision as for hernioplasty. After dissecting the funicle the lymphatics are seen as blue streaks along the spermatic cord. When the cord is clamped, the funicular lymphatics become wider than those in the foot, but they are much more fragile. Lipiodol ultrafluid in a dose of 4—6 ml is injected. The examination is carried out in the operating theatre. Films are taken at the end of the injection and again 24 hours later.

e) Examination of the lymphatic system of the penis

The dye is injected in the coronary groove. The incision is made on the dorsum of the penis (Viamonte, Myers, Soto, Kenyon and Parks). The dorsal penile lymphatics are few and wide, and not so fragile as the spermatic vessels. About 5 ml of contrast medium is injected. The examination may be performed under local anaesthesia at the department of radiology or in the operating theatre. Films are taken at the end of the injection and 24 hours later.

f) Other routes of administration of the contrast medium

Beside Kinmonth's direct lymphography there have been reported various other routes of administration of the contrast medium.

Some lymph nodes can be demonstrated by direct injection of contrast medium into them. Water soluble contrast media diffuse far too rapidly for such examinations and iodized oils are difficult to inject. The risk of rupturing the nodes is considerable. The filling of the nodes is very fragmentary except those adjacent to the injected node. Unless severely enlarged the nodes are also difficult to palpate and puncture, without tedious surgical preparatory procedures (Fischer, Lawrence and Thornbury). For these reasons this method has not been widely used.

In animal experiments thorotrast injected subcutaneously will demonstrate the regional lymphatics (Menville and Ané 1932a), but this procedure cannot be used on human beings because of the carcinogenic properties of this contrast medium and because thorotrast is not absorbed by the lymphatics of human beings as for instance in dogs.

Diaphragmatic and retrosternal lymph nodes have been visualized after intraperitoneal administration of the contrast medium in animals and — before the discovery of the carcinogenic effect of thorotrast in man (Menville and Ané 1932b, 1933; Olin and Saldeen 1964). Similar results have been obtained in animals with other contrast media including some emulsions of iodized oil (Weyeneth et Calame 1947; Koeler 1965). As far as we know, this route is no longer used on human being.

Sohn and Dumont (1963) reported preliminary results obtained with an oral technique for visualizing the thoracic duct in man. They used a mixture of bile salts, polyoxyethylene sorbitan mono-oleate (Tween 80) and Lipiodol in water. Two and a half hours later they were able to outline the thoracic duct in tomograms of the chest.

2. Contrast media

Contrast media for lymphography may, according to Fischer (1959), be divided into four groups according to some of their physico-chemical and biological properties:

1. Water soluble iodized organic compounds — Urografin, Biligrafin.
2. Particulate substances — Thorotrast.
3. Fatty materials — Lipiodol ultrafluid (Ethiodol).
4. Dispersions and emulsions.

The *water soluble contrast media* are of low local and systemic toxicity, but they diffuse rapidly through the walls of the lymphatics and the sinus system. They are therefore suitable only for examination of the lymphatics of the limbs and sometimes of the first group of regional nodes.

Thorotrast has several desirable properties, but, as mentioned above, it cannot be used in the examination of humans, firstly, because it may cause liver cirrhosis and secondly, because it has a carcinogenic effect (Budin and Gershon-Cohen 1956; Thomas 1962).

Other types of particulate substances, such as various stannic oxides, have been tried by Fischer (1957) and by Fischer and Zimmermann (1959) in animals. When injected into a peripheral lymph vessel such substances are not carried beyond the first regional lymph nodes. As far as we know, they have not been used for human lymphography.

The *fatty media* most commonly employed for lymphography are iodized vegetable oils, mainly iodized esters of poppyseed oil. The first of these, Lipiodol (manufactured by Guerbet, Paris), proved unsuitable because of its high viscosity. It was therefore replaced first by Lipiodol F and then by Lipiodol ultrafluid, which is the least viscous of the three. Lipiodol ultrafluid (Ethiodol) contains about 0.37 g. iodine per ml. The chief advantage of this preparation is that it does not diffuse through the walls of the lymphatics and therefore enables demonstration of the entire chain of lymph vessels and nodes from the foot to the thoracic duct for instance. Another advantage is that it persists in the lymph nodes for several weeks or months, during which the nodes can be examined without any further injection of contrast medium.

The disadvantages of the oil are mainly its high viscosity, the risk of injury to the lymph nodes and of the occurrence of oil emboli (see under: Side effects and complications).

Lipiodol ultrafluid (Ethiodol) has also been prepared with Chlorophyll, which is readily soluble in fat. The purpose of this preparation was to visualize the lymph nodes to facilitate radical lymphadenectomy. But Chlorophyll appears to cause an inflammatory reaction of the lymph nodes, which are blocked for a long time after lymphography (RUMMELHARDT 1965; LEMMON, KETCHAM and HERDT 1965). The present authors have made the same observation. Lipiodol ultrafluid with Chlorophyll is no longer commercially available in U.S.A.

To minimize or eliminate the risk of pulmonary embolism attempts have been made to replace Lipiodol ultrafluid by *dispersions* (BENNET and SHIVAS) or *emulsions* (TEPLIK, HASKIN, SHELLEY, WOHL and SANEN 1964; FISCHER 1966; GUERBET 1964; DALION, GUERBET et DELAVILLE 1965; JOHANSSON, STERNBY, THEANDER and WEHLIN) of iodized oils. Most of these preparations have been used only in animals, because they produce fairly severe side reactions such as an acute fall in blood pressure (FISCHER 1966) or injury to the lymph nodes. The emulsion that has been studied most intensely, which consists of particles small enough to pass through the capillaries (SANEN and THOMPSON), has, however, been tried also in some human beings (JOHANSSON, STERNBY, THEANDER and WEHLIN). It is less heavily iodized than Lipiodol ultrafluid, but

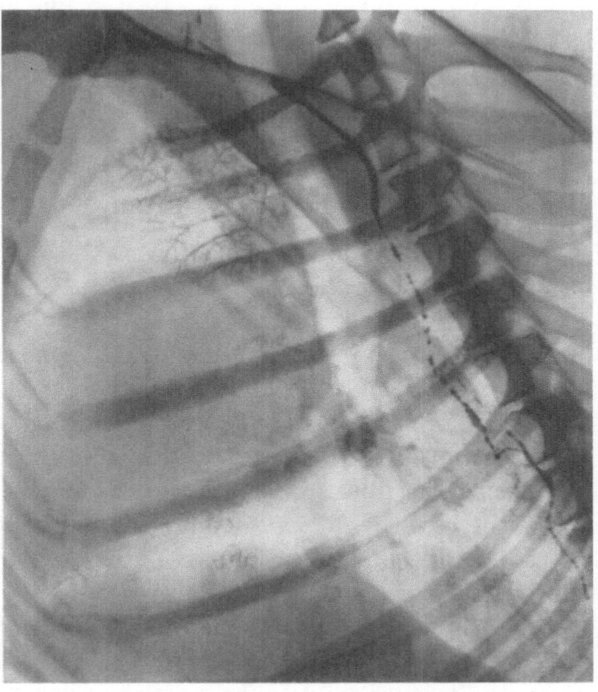

a

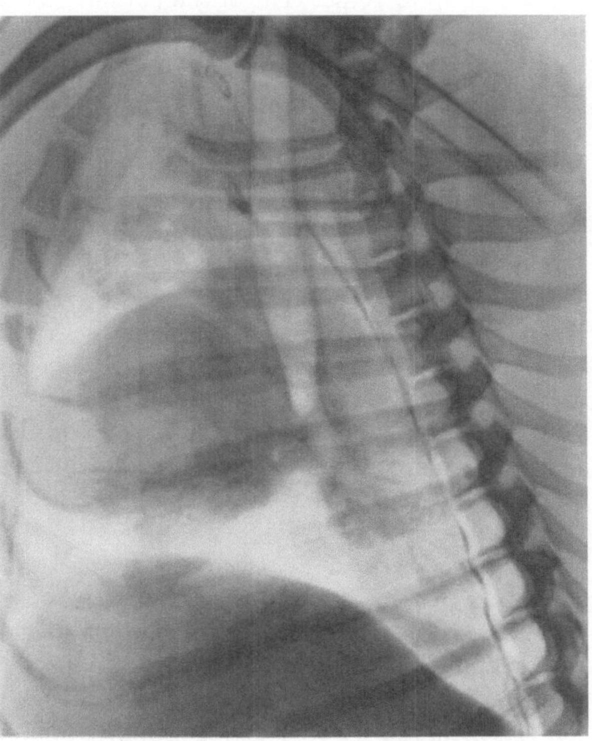

b

Fig. 1a and b. Canine lymphography. a) Pulmonary emboli with Lipiodol ultrafluid. b) No emboli with emulsion

nevertheless appears to give informative lymphograms. This emulsion has not been known to have caused embolism (Fig. 1) and, according to Fischer (pers. comm.), who studied it in animal experiments, does not cause any fall in the blood pressure. But, at least in dogs, it appears to cause more severe damage to the lymph nodes than does Lipiodol ultrafluid.

Continued research will probably lead to improved and less toxic contrast media for lymphography.

3. Side effects and complications

The *dyes* used for visualization of the lymphatics cause a local *discoloration*, which persists for about a week or a fortnight. If too large a dose is used, it may cause generalized discoloration of the skin for one or two days. The urine and other secretions are stained for a day or two. If highly concentrated solutions are used, they may occasionally cause local *aseptic inflammatory changes* and severe pain. Severe *allergic reactions* with disseminated skin rashes and shock have also been reported (MacDonald and Wallace 1965; MacDonald pers. comm. 1966; Moulonguet-Doleris, Arvay, Picard et Manlot 1961).

During the injection of the *contrast media* the patients often experience slight *pain* migrating centrally along the limb to the first group of lymph nodes. This aching vanishes as soon as the injection is ended but a slight tenderness over the regional lymph nodes may persist for some days.

Fever is the most common and almost invariable complication. It is usually moderate (not over 38° C). When it is very high, shivering accompanied by a sense of coldness is the rule. It never endures for more than one day or two.

Lymphangitis due to chemical irritation of the lymphatics by the contrast medium occurs in up to 10 per cent of the patients. *Ruptures* of the lymph vessels does not appear to be more common in the presence than in the absence of lymphangitis. Rupture is a common complication if the contrast medium is injected by hand, but is rare if a mechanical injector is used allowing control of the injection pressure.

Like Desprez-Curely, Bismuth, Laugier et Descaps (1962), for instance, we found the lymph vessels to rupture more readily in the arm than in the leg. The lymphatics of the testicles are also said to be very fragile. If the ruptures are not detected in time, much of the contrast medium may leak out into the tissues with consequent swelling and inflammatory reactions.

Swelling of the examined extremity may occur also in the absence of ruptures, and then mostly in patients with lymphedema, in whom it may persist for a fortnight or longer.

Lymph-fistulas and *lymphorrhea* have been seen in the area of the injection (Moulonguet-Doleris, Arvay, Picard et Manlot; Desprez-Curely, Bismuth, Laugier et Descaps; Arvay et Picard 1963). We have seen it in only one case. This may, perhaps, be more common when the vessels are interrupted or transected. We use a polyethene tube with a very fine needle (0.45 mm ⌀) for the puncture of the vessel and never interrupt it.

Allergic reactions to the contrast medium have also been reported (Moulonguet-Doleris, Arvay, Picard et Manlot; MacDonald and Wallace).

The above mentioned complications do not vary with the type of contrast medium used. Some complications, however, are peculiar to oily contrast media. It is well known from other kinds of X-ray examination that the use of oily substances carries a risk of *oil-embolism*. In hysterosalpingography, for instance, fatal oil embolism of the lungs has been reported by Grant, Callam and Davidson (1956/57), and others.

In lymphography oil may reach the blood system in two ways, namely, through the thoracic duct (Málek, Belán and Kolc 1960; Weissleder 1964), and by way of lymphaticovenous anastomoses in other regions (Bron, Baum and Abrams 1963).

In experiments on dogs Goldberg and Feinberg (1964) found that every dog examined with lymphography showed histological evidence of oil embolism. Schaffer, Koehler, Daniel, Wohl, Rivera, Meyers and Skelley (1963) are convinced that oil can always be demonstrated in the lungs after lymphography also of human beings with an oily constrast medium. On comparison of chest films taken before and after lymphography, almost all examiners have found signs of pulmonary oil embolism to be very common (DESPREZ-CURELY, BISMUTH, LAUGIER et DESCAPS 1962; BRON, BAUM and ABRAMS, MACDONALD and WALLACE) (Fig. 2).

As a rule, these changes disappear in one or two days, but ALTMAN, SHAVER and VIAMONTE (1962) reported lung changes (Lipiod-pneumonia) in children following lymphography with Lipiodol ultrafluid, and in some cases these changes lasted for fourteen days.

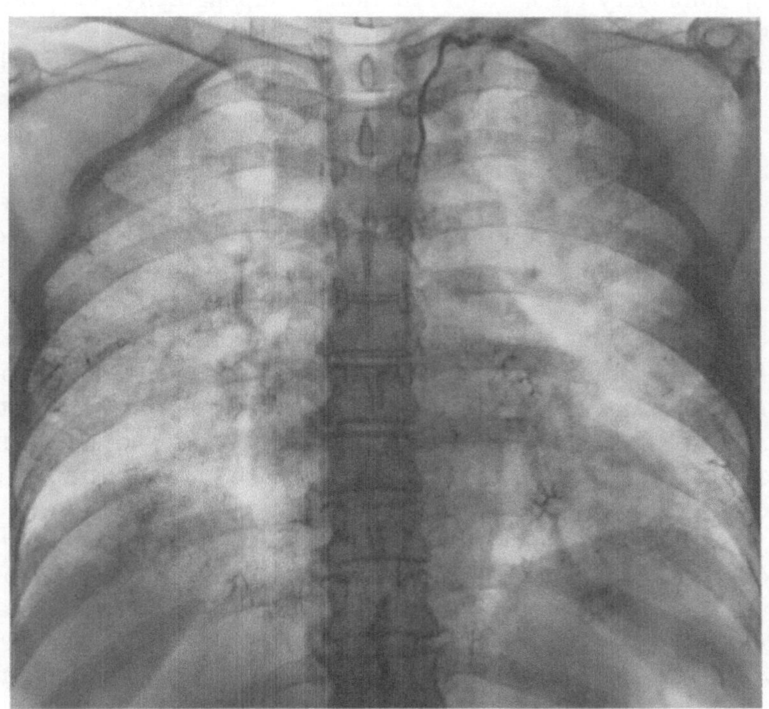

Fig. 2. Massive oil embolisation. No clinical symptoms

Most patients with radiological signs of oil embolism show no clinical evidence of such a complication, but cases with serious signs (FUCHS 1962) and even some with a fatal issue have been published. These serious complications were recently reviewed by JOHANSSON, THEANDER and WEHLIN (1965), since when at least one death has been reported (FRAIMOW, WALLACE, LEWIS, GREENING and CATHCART 1965).

According to RÜTTIMANN und DEL BUONO (1962, 1964) pulmonary oil embolism can be avoided by using only a small dose of contrast medium and injecting it slowly, but GOUGH J. H., GOUGH, M. H. and THOMAS (1964) reported radiological evidence of oil embolism after as small a dose of Ethiodol as 2.5 ml.

It is evident that lymphography is often followed by pulmonary oil embolism, but rarely produces any clinical symptoms if the examination is performed with care.

KOEHLER, MEYERS, SHELLEY and SCHAFFER (1964a) have shown that during the examination only about 40 per cent of the contrast medium is retained in the lymphatic system, thus 60 per cent of the injected oil immediately reach the venous system. After three days only 25 per cent of the oil was retained in the lymph nodes. Fifty per cent of the contrast medium appeared in the lungs. Emboli in other organs have also been seen. Thus CHAVEZ, BERRONG and EVERS (1965) reported liver emboli and NELSON, RUSH, TAKASUGI and WITTENBERG (1965) a case of cerebral embolism. This is in good accordance with the results of pulmonary function studies by FRAIMOW, WALLACE, LEWIS, GREENING and CATHCART and GOLD, YOUKER, ANDERSSON and NADEL, who demonstrated a reduction of the carbon monoxide diffusion capacity of the lungs after lymphography with Lipiodol ultrafluid. The reduction was as high as 40 per cent two hours after the examination and persisted to some extent for 24—48 hours. The changes started as a reduction of the pulmonary capillary bed due to embolism. Part of the oil then passed into the interstitial tissue causing alveolar-capillary lock. ^{131}I labelled Lipiodol ultrafluid used for lymphography was recovered from the patients' sputum, indicating the passage of the oil to the alveoli.

Both groups of investigators stress that it is important to control the pulmonary status of the patient before lymphography and that the presence of radiological and clinical signs of pulmonary disease contraindicate lymphography. It is presumably also advisable always to examine pulmonary function in doubtful cases before lymphography with Lipiodol ultrafluid. A further disadvantage of the oily contrast media is the *risk of permanent damage to the lymph nodes* (ZÁK 1963). Lymphography with Lipiodol is followed by a foreign body reaction of the lymph nodes with the formation of granuloma-like clusters of fat-loaded reticulum cells surrounded by macrophages and foreign body giant cells (FISCHER and ZIMMERMANN 1959; WALLACE, JACKSON, SCHAFFER, GOULD, GREENING, WEISS and KRAMER 1961; SCHAFFER, KOEHLER, DANIEL, WOHL, RIVERA, MEYERS and SKELLEY 1963; RÜTTIMANN and DEL BUONO 1964 and others). These changes may appear as early as two days after the injection and persist at least two months after the examination. According to most authorities, they are usually reversible, and repeated lymphography some months after the examination with Lipiodol ultrafluid has not demonstrated any changes of the nodes attributable to the contrast medium (WALLACE, JACKSON, SCHAFFER, GOULD, GREENING, WEISS and KRAMER; PEREZ-TAMAYO, THORNBURY and ATKINSON 1963; SCHAFFER, KOEHLER, DANIEL, WOHL, RIVERA, MEYERS and SKELLEY).

It cannot, however, be excluded with certainty that lymphography impairs the barrier function of the lymph nodes, thereby favouring the *spread of tumour cells.* Such impairment has been reported to occur after irradiation of lymph nodes in animals (ENGESET 1959, 1964).

Irrespective of the type of contrast medium, direct lymphography may, perhaps, facilitate spread of cancer by detaching malignant cells from affected nodes, whence they may reach other lymph nodes and the blood stream (WALLACE, JACKSON, SCHAFFER, GOULD, GREENING, WEISS and KRAMER 1961; DESPREZ-CURELY, BISMUTH, LAUGIER et DESCAPS 1962). SCHAFFER, KOEHLER, DANIEL, WOHL, RIVERA, MEYERS and SKELLEY (1963) examined blood samples for tumour cells before and after lymphography in cancer patients and in one case they found more tumour cells in the blood after lymphography. TJERNBERG and ZAJICEK (1965) published a preliminary report of an investigation of tumour spread during lymphography of animals, where they cannulated the thoracic duct and collected lymph for cytologic examination before and after lymphography, but so far no conclusive results seem to have been obtained. It should be added that even if the number of circulating malignant cells should be somewhat higher after lymphography, it does not necessarily mean an increased risk of metastases. So far, it is not possible to say with any degree of certainty whether or to what extent lymphography enhances the risk of metastases.

4. Anatomy of lymphatic system

a) The vessels

Anatomic investigators have shown the occurrence of a superficial and of a deep lymphatic system in the limbs (BARTELS, JOSSIFOW, ZDANOW and others). The former is situated prefascially and drains the skin by means of a capillary system. The lymph is then conducted via smaller vessels to the large subcutaneous connecting vessels. These collecting vessels usually follow the large main veins. The deep system collects the lymph from the muscles, tendons and joints. However, with our present examination methods no contrast filling is obtained of this system, but, according to MÁLEK, KOLC and BELÁN (1959) and KAINDL, MANNHEIMER, PFLEGER-SCHWARZ and THURNER (1960), there are exceptions to this rule. These authors claim that part of the efferent vessels arising from the deep lymph nodes in the popliteal fossa belong to the deeper system.

Lymphography demonstrates that the subcutaneous lymphatic trunks are usually straight or slightly curved. They divide dichotomously in central direction and despite

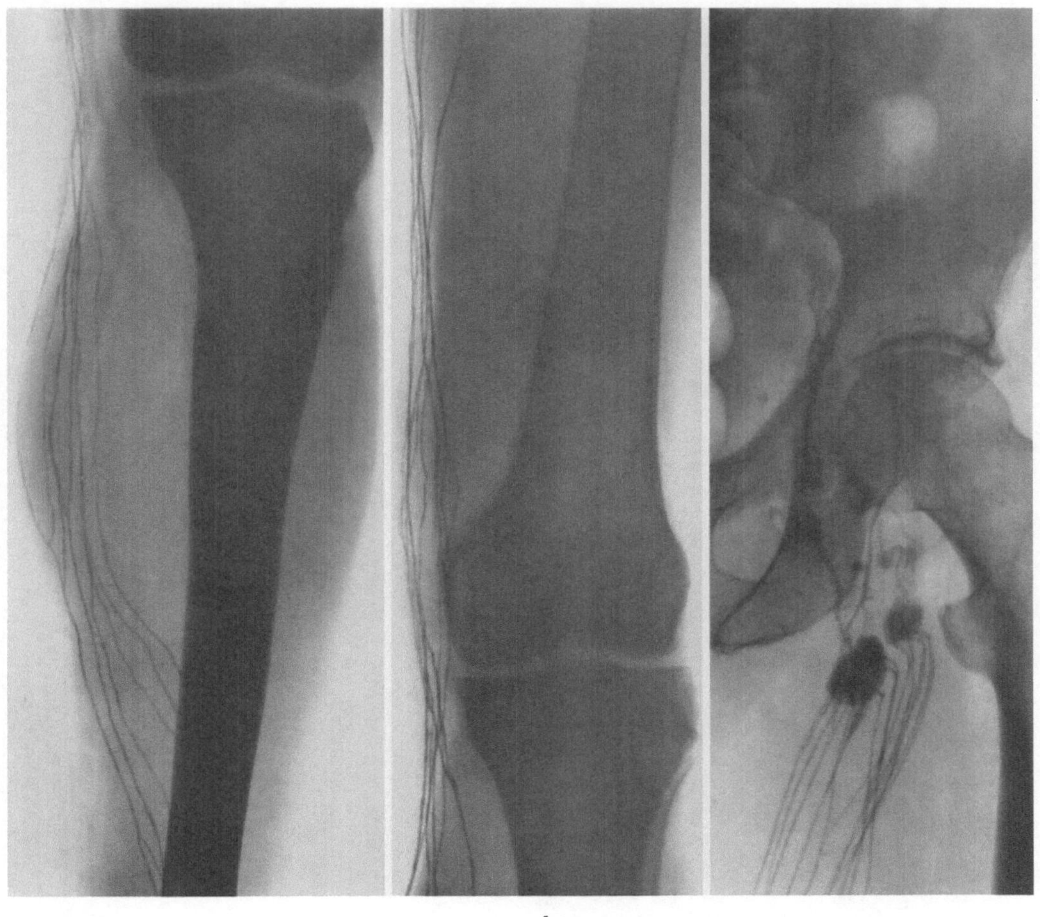

Fig. 3a—c. Medial group of lymph vessels including lower inguinal nodes and efferent pelvic vessels

this division retain a width of about 0.75—1 mm. They thus increase in number in central direction. There are no anastomoses between the various superficial groups of vessels. At examination, each group must therefore be filled separately. Rounded dilatations are seen along the vessels. These dilatations represent the bulbs at the levels of the valves. They may be situated so close to one another as to resemble a necklace, or they may be further apart. These dilatations may be absent without any sign of valvular insufficiency.

α) *The superficial system of the lower leg*

In the lower leg a filling is usually obtained of 5—6 vessels against 10—20 in the inguinal region. There are twice as many or more lymph vessels in the groin than in the lower leg. They fall into three groups according to their course. Some authors, including KAINDL, MANNHEIMER, PFLEGER-SCHWARZ and THURNER, distinguish an anterior and a posterior group, while anatomists, such as RAUBER und KOPSCH, recognize an anteromedial and an antero-lateral group in addition to the dorsal group. The groups of vessels vary widely, but if contrast medium is injected into a medial vessel on the dorsal aspect of the foot, a filling will be obtained mainly of the medial vessels of the lower leg (Fig. 3). A few vessels may, however, swing laterally. If the contrast medium is injected on the lateral aspect, the filled vessels may be situated so far laterally on the lower leg that topographically they may be referred to as a lateral group of vessels (Fig. 4).

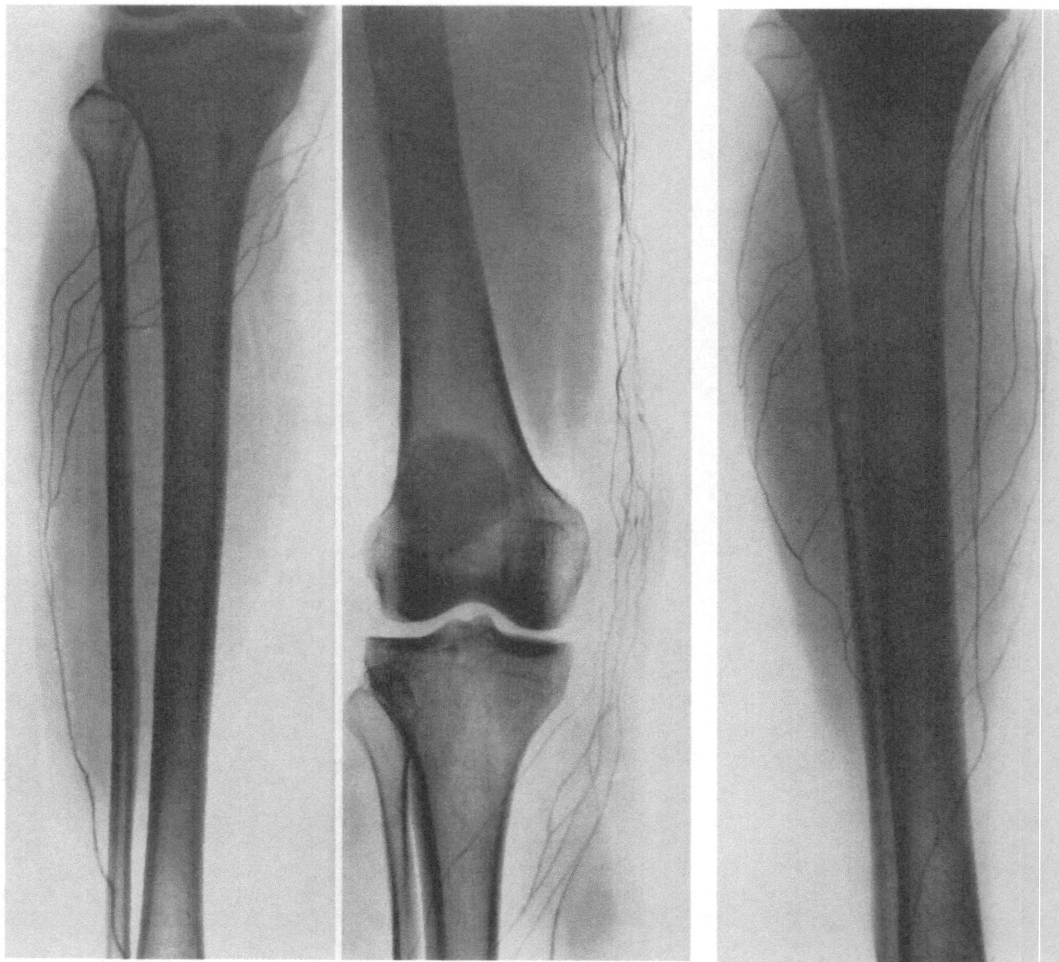

Fig. 4a Fig. 4b Fig. 5

Fig. 4a and b. Lateral group of lymph vessels. Typical crossing to medial side at level of knee

Fig. 5. Simultaneous filling of the medial and lateral groups

At least in some cases these differences in the filling may be explained by the site of the injection and its position in relation to the distal divisions of the vessels. If the vessels do not divide until high up on the lower leg, a filling may be obtained of only a single vessel in the lower two thirds of the leg. If the vessel divides earlier, a filling may be obtained also of the lateral vessels (Fig. 5). It is therefore important to inject the contrast medium in a distal part of the dorsum, at least three finger-breadths below the talo-crural joint, if a filling is to be obtained of all vessels on the anterior aspect of the lower leg.

In the examination of the posterior group of vessels of the leg, the contrast medium is injected into a vessel between the lateral malleolus and Achilles' tendon. Usually, a filling will be obtained of only one vessel. This vessel runs a fairly straight course up on the dorsal aspect of the lower leg (Fig. 6). Sometimes it shows a few single divisions which are then situated just below the knee. In these cases there are 3—4 afferent vessels in the popliteal fossa. They empty into one node or group of nodes situated high up in the popliteal fossa. From this node or nodes, there extend one or more vessels which

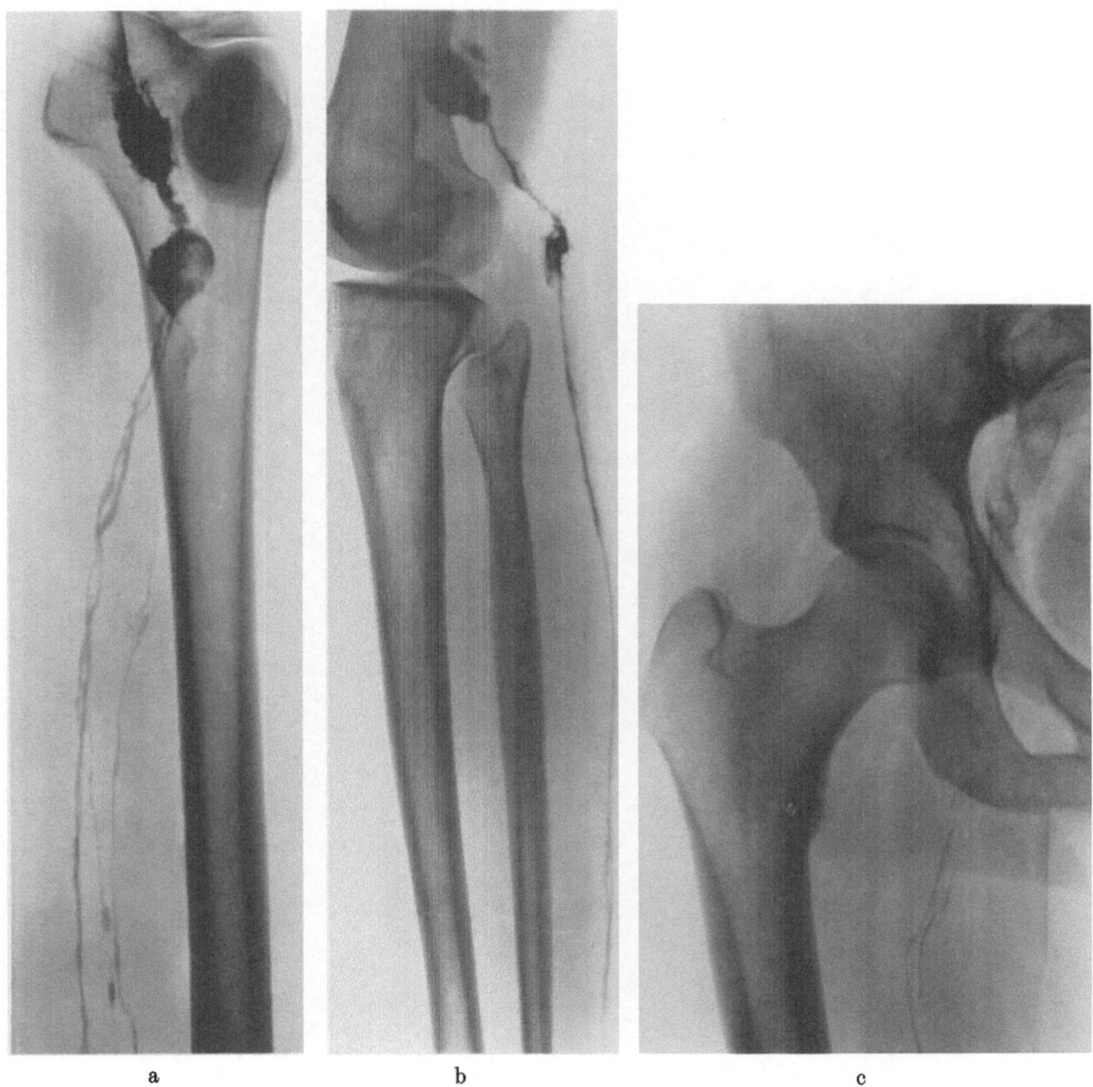

a b c

Fig. 6a—c. Posterior group of lymph vessels with typical popliteal nodes. Typical course leading to more proximal nodes

divide dichotomically and curve postero-medially and finally anteriorly and empty either into the cranial inguinal nodes or into the pelvic nodes. The efferent vessels of the popliteal nodes are coarser than the afferent ones and show distinct dilatations at the sites of the valves (Fig. 7).

Sometimes a filling is obtained of deeper nodes via anastomoses (Málec, Kolc and Belán 1959) from the above mentioned node in the popliteal fossa. From those deep-seated nodes, which are situated below the fascia, the efferent vessels run first very close to the posterior aspect of the femoral shaft and then follow the femoral artery ventrally and medially (Fig. 8). This is one of the reasons why Málek, Kolc and Belán (1959) and Kaindl, Mannheimer, Pfleger-Schwarz and Thurner (1960) regarded them as deep.

The ventral and posterior groups of vessels empty into different groups of inguinal lymph nodes. The ventral lymphatics run to the caudal nodes (Fig. 3c), while the dorsal group empty into deeper and more cranially situated nodes (Fig. 6c) (JACOBSSON and JOHANSSON 1959).

Sometimes lymphatics may even by-pass the inguinal lymph nodes, particularly the dorsal group, and empty directly into pelvic nodes (Fig. 9). As a rule, however, the pelvic

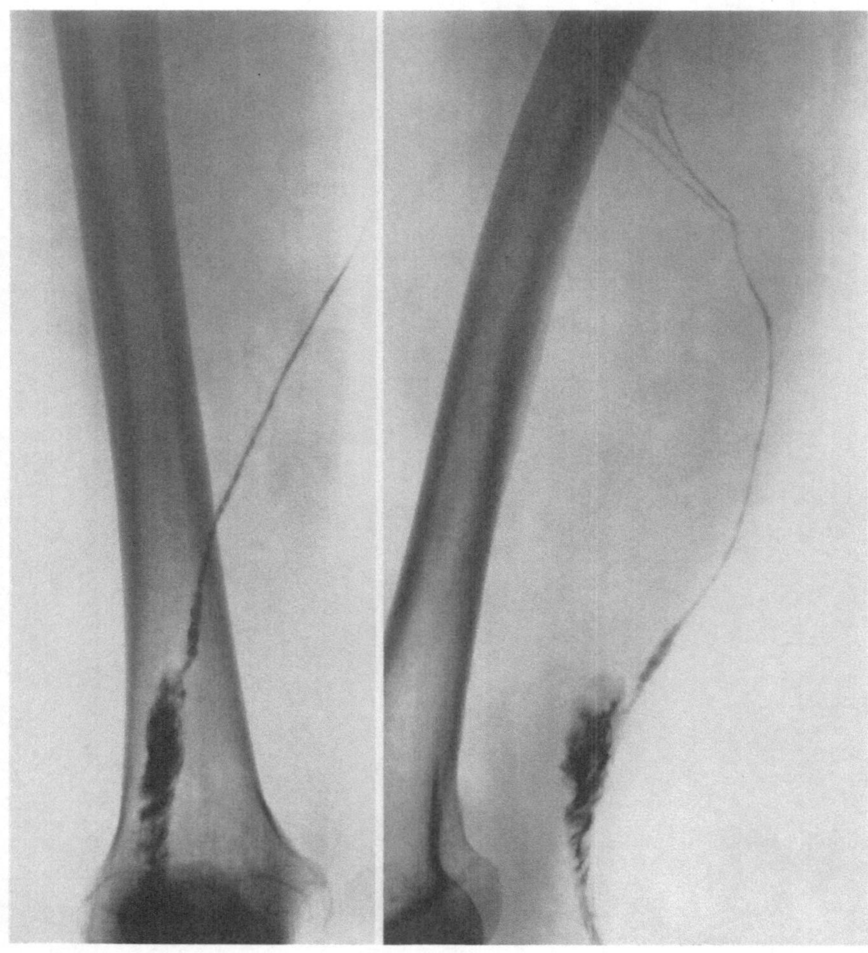

a b

Fig. 7a and b. Subcutaneous efferent vessel from popliteal nodes

nodes are filled by efferent vessels from the inguinal nodes. These efferent vessels are coarse and have numerous valves. As a rule, the efferent vessels are fewer than the afferent ones (Fig. 3c), but not always (Fig. 10).

β) The lymph system of pelvis and retroperitoneal space

Centrally to the inguinal nodes three pelvic chains of nodes and vessels are generally demonstrable (Fig. 11). The external chain runs up laterally to the external and common iliac arteries. The middle chain lies anterior to the vein and the internal chain is situated postero-medially to the deep-seated vein in the lateral wall of the pelvis. Between these chains there are numerous transverse presacral vessels which do not fill unless the ordinary vessel chains are blocked. The lymphatics from the pelvic viscera (bladder, prostate. uterus etc.) empty into the nodes of these chains.

The pelvic vessels continue in the para-aortic lymphatics (Fig. 12). These vessels often cross the midline and run to contralateral nodes.

All the para-aortic lymph vessels empty into the cisterna chyli, which is a narrow elongated sack (Fig. 13). It is situated at the level of Th XII—L I. Its upper part is thus often located beneath the diaphragm.

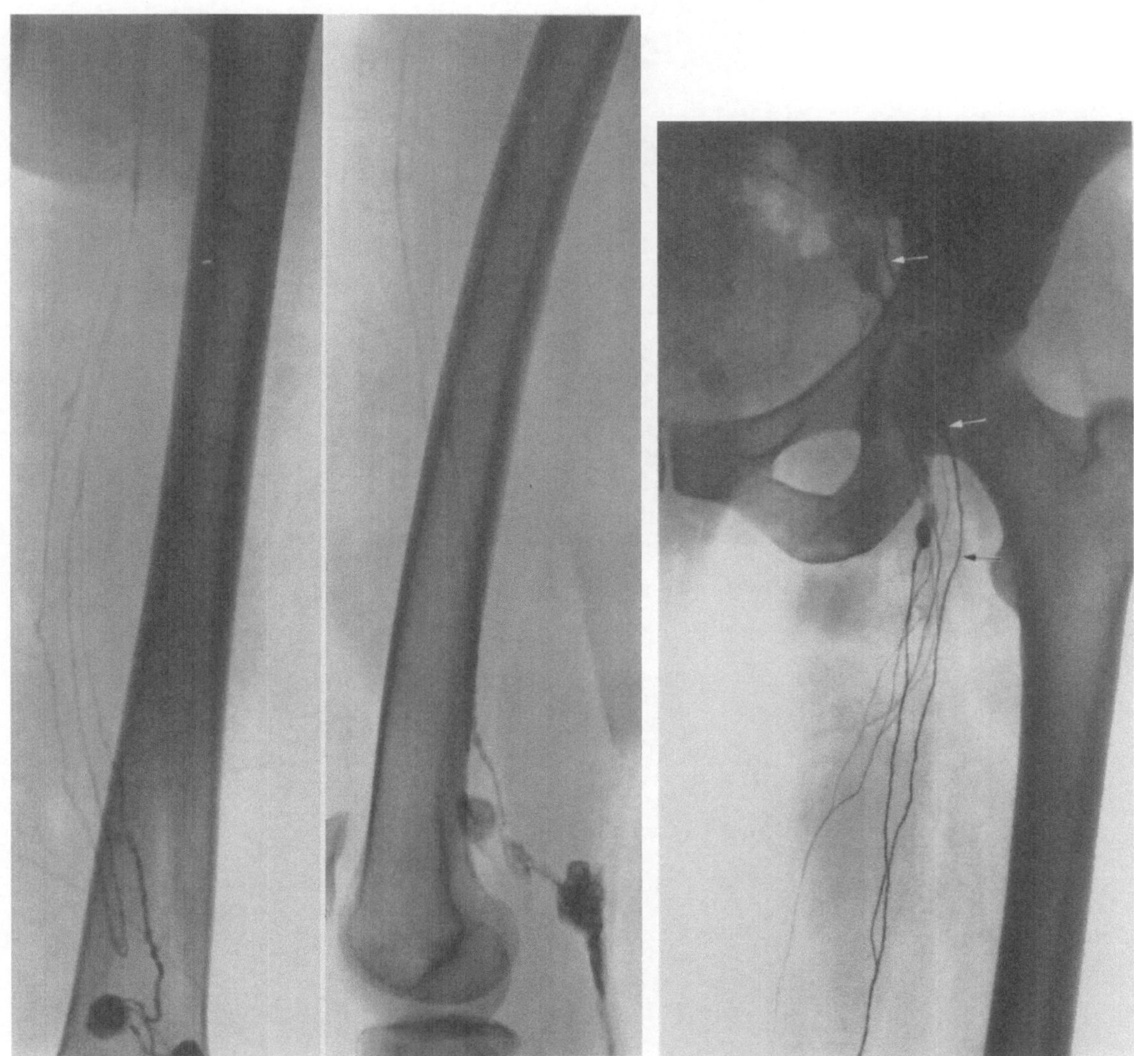

Fig. 8a Fig. 8b Fig. 9

Fig. 8a and b. Deep efferent vessel from popliteal node

Fig. 9. Some lymph vessels of anterior group by-passing inguinal nodes

γ) The thoracic duct

The thoracic duct is usually solitary (Fig. 13) and runs along the left side of the vertebral column to empty into the angle between the left subclavian vein and the jugular vein. At lymphography the filling of the thoracic duct is often incomplete, but usually sufficient to show the width and course of the duct. Many variations are observed on lymphography (Arvay and Picard 1963; Lachapèle, Hugues et Lagarde 1964).

δ) The superficial system of the arm

In the upper limb the superficial lymph trunks consist of an ulnar (basilic) and a radial (cephalic) group. The radial group extends along the dorsal aspect of the lower

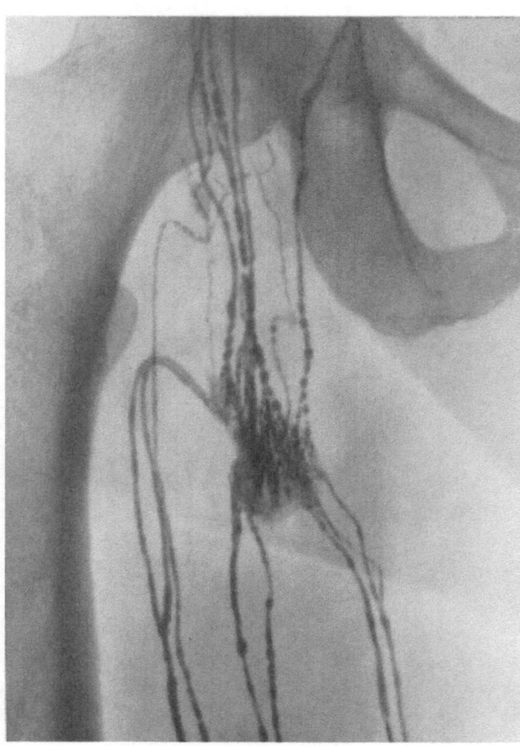

Fig. 10. About equal number of afferent and efferent vessels

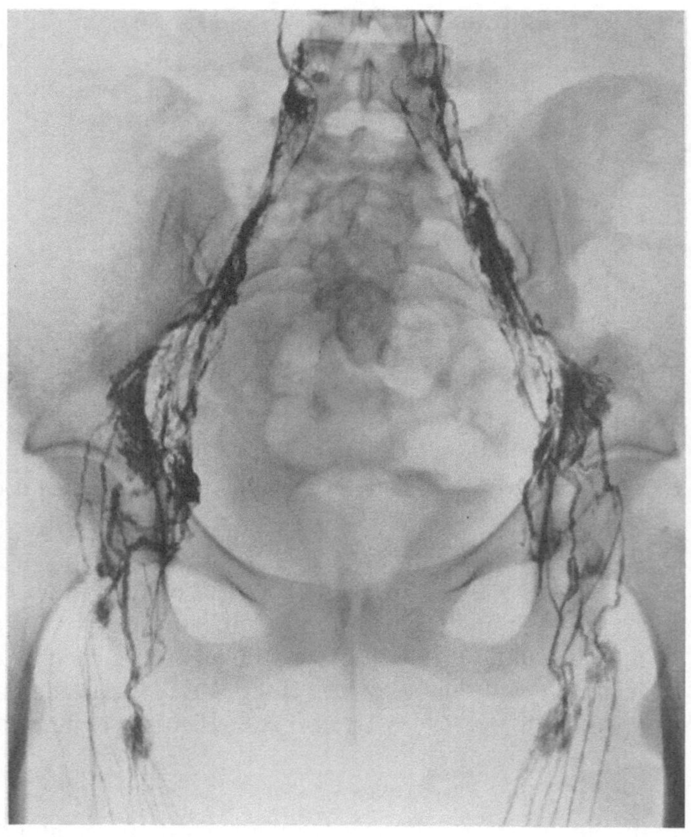

Fig. 11. Pelvic lymphatics

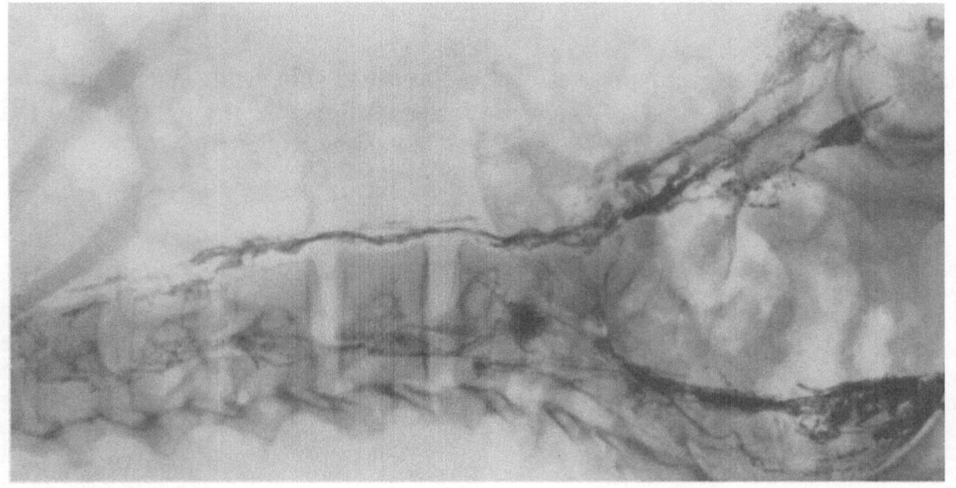

c

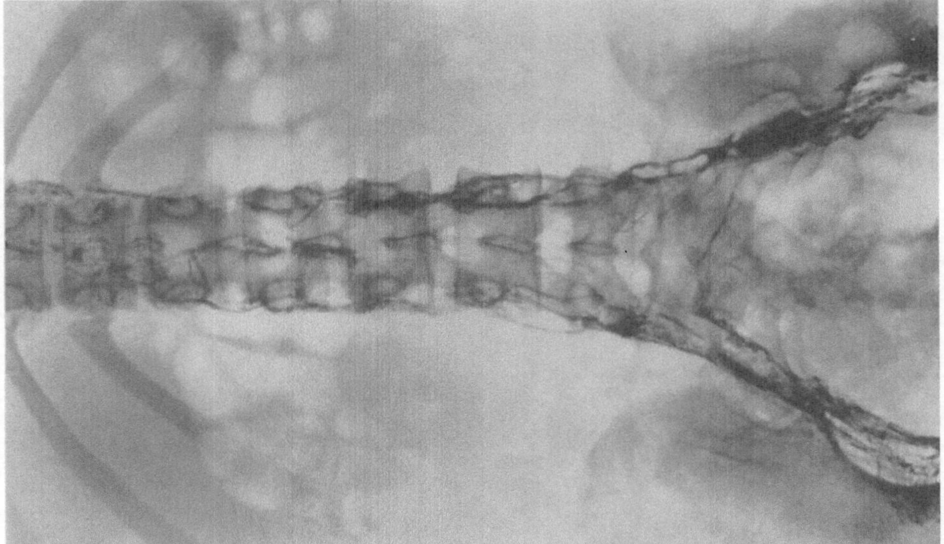

b

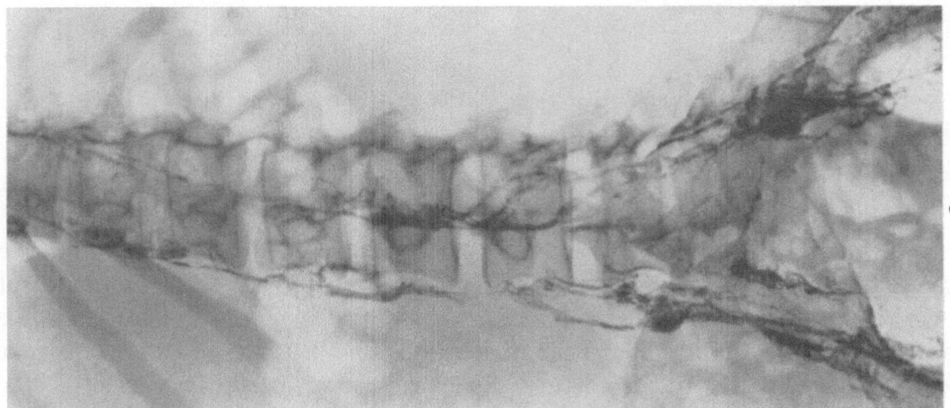

a

Fig. 12 a—c. Three pelvic chains of lymphatics continuing in the para-aortic lymphatics

arm and swings gently over to the ulnar side of the upper arm (Fig. 14). The ulnar group extends cranially along the ulnar side of the lower arm. Somewhat proximal to the elbow the ulnar group empties into a small lymph node, while the radial group runs to the axillary lymph nodes.

In the upper arm both groups of vessels on the ulnar side swing over gently to the axillary nodes. The efferent vessels, which are fewer and coarser than the afferent ones, are also filled up to their entry into the right or left venous angle (Fig. 15).

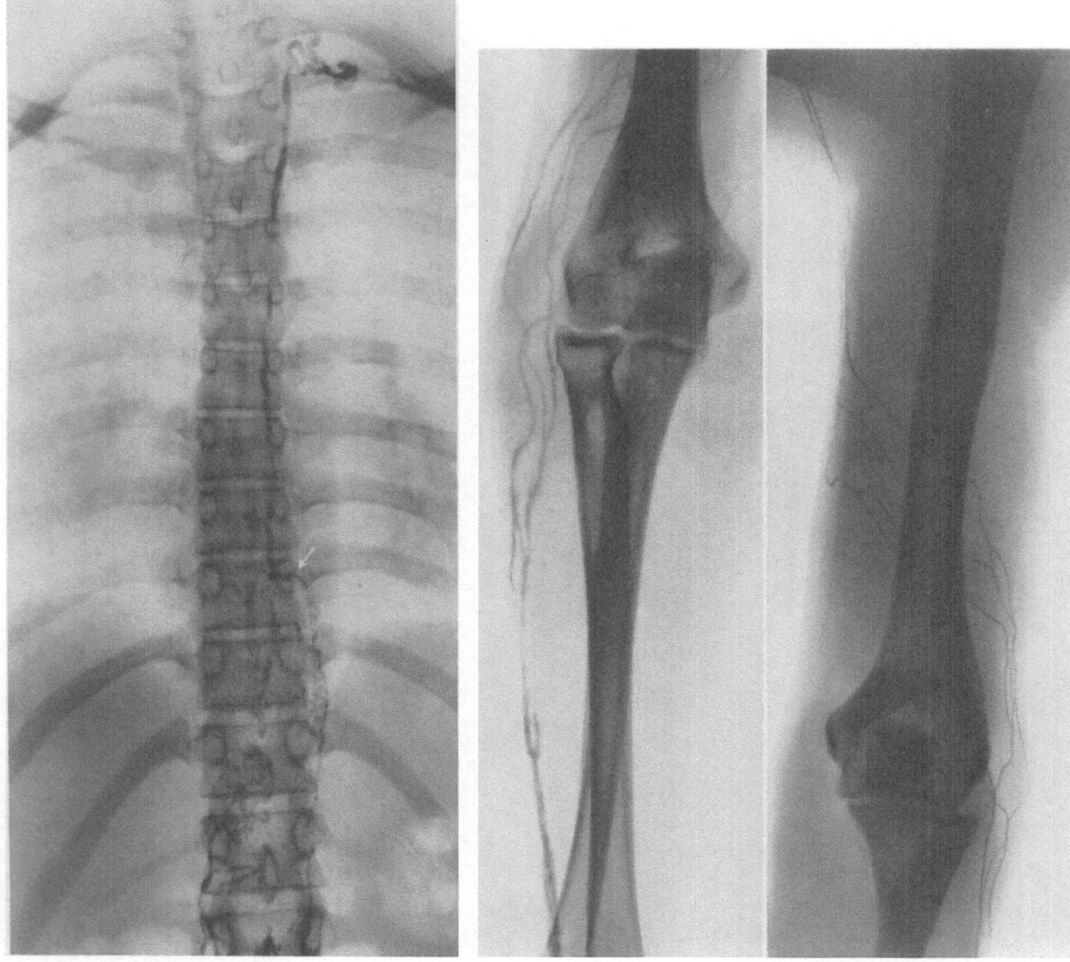

Fig. 13 Fig. 14a Fig. 14b

Fig. 13. Para-aortic lymphatics, the cisterna chyli (arrow) and thoracic duct

Fig. 14a and b. Radial group of lymph vessels in arm

ε) *The lymph vessels of the cervical region*

The lymph vessels of the neck form at least two groups. The anterior group starts in the temporal region in front of the ear and runs caudally to the anterior nodes of the neck and to the anterior supraclavicular nodes. The posterior vessels start in the scalp behind and above the ear and pass to the nodes along the internal posterior border of the sternocleidomastoid muscle and from these nodes to a more posterior part of the supraclavicular group.

ζ) *The lymph vessels of the testis*

The lymphatic vessels from the testis accompany the spermatic cord. Chiappa, Uslenghi and Galli (1966) have clearly demonstrated that the primary node station for the testicles is situated lateral to the para-aortic chain. Those para-aortic nodes filled by a foot lymphography are thus generally the second station. Sometimes spermatic lymphatics empty in the inguinal and pelvic nodes. ENGESETH (1959) in examining mice

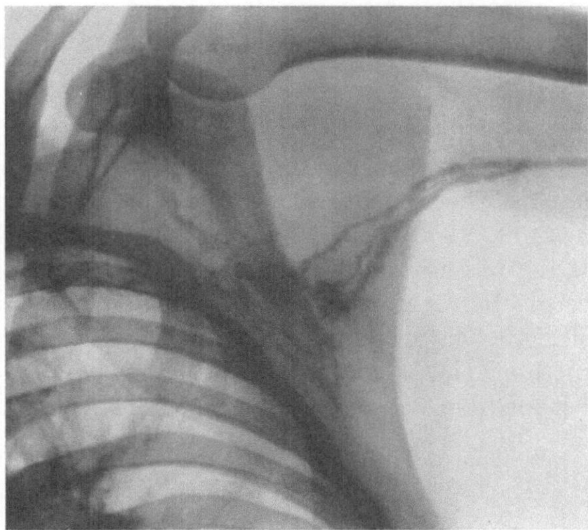

Fig. 15. Axillary lymph vessels and nodes with an efferent vessel leading to subclavian vein

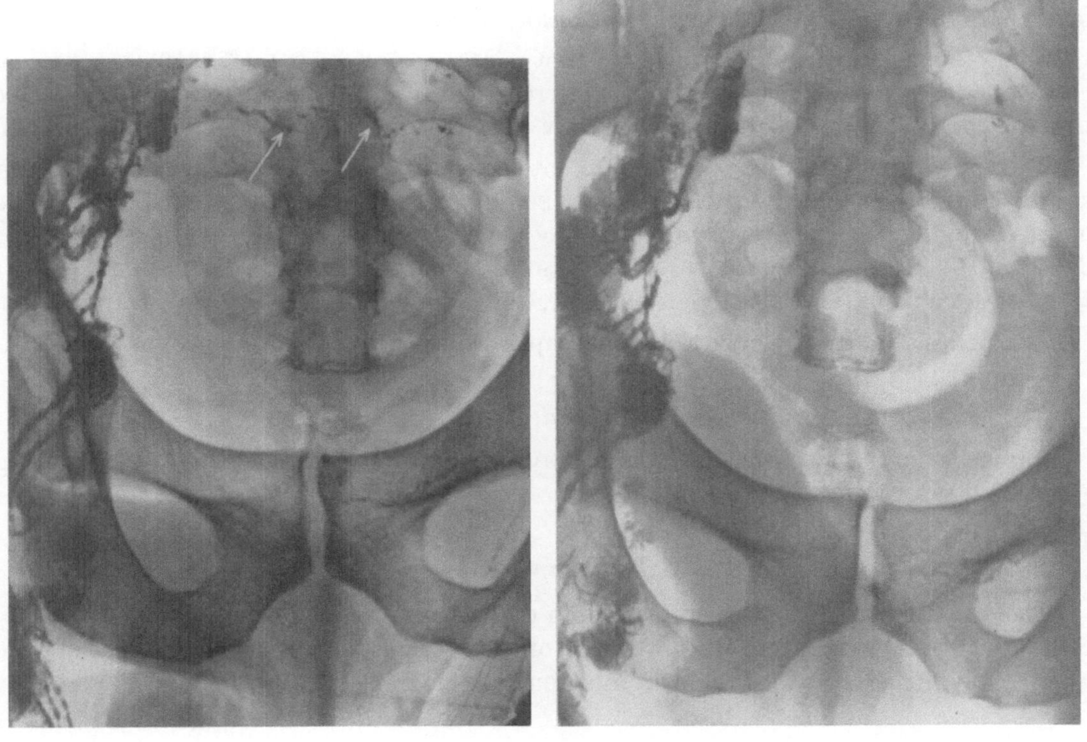

a b

Fig. 16a and b. Lympho-venous anastomosis. 30 sec between the two films

observed that in a high percentage testicular lymphatics emptied directly with the thoracic duct, thus without passing any nodes. It is thus clear that a negative finding on foot lymphography is not enough to state that a testicular tumour has not spread to the regional lymph nodes (CHIAPPA, USLENGHI and GALLI).

η) The lymph vessels of the penis

The lymphatics in the penis run to the inguinal, iliac and pubic nodes. Injection in a dorsal penile lymph vessel gives a filling of the inguinal nodes on both sides.

The above description of the lymph vessels is based on classical anatomic studies. Lymphography has, however, shown the existence of numerous variants.

ϑ) Lympho-venous connections

Besides the thoracic duct lympho-venous anastomoses have been found in various areas in man and in animals. These connections are possibly under venous control (Threefoot, Kent and Hatchett, 1963) and are normally closed. However, it is now well known that they allow the passage of the contents of the lymph vessels into the venous system in the presence of abnormally high intralymphatic pressure. This is believed to increase the risks of oil embolism in lymphography with oily contrast media in patients with lymphatic obstruction. These communications are demonstrated best during the injection of the contrast medium and with the aid of the image amplifier and cineradiography (Fig. 16).

b) The nodes

The lymph nodes vary widely in shape, size and number, but they have a common pattern in all regions. The nodes are usually round or bean-shaped and 0.5 to 5 cm in diameter (Fig. 17). Each node has a distinct margin, but there may be a small indentation at the hilum, where the efferent vessel or vessels emerge (Fig. 18). The afferent vessels may enter the node via the hilus, but generally at its convexity.

Sometimes all afferent lymphatics empty into a single node (Fig. 19). As a rule, however, the lymphatics run to several different nodes (Fig. 3), but they may sometimes by-pass the first group of nodes and empty in a more centrally located group (Fig. 9).

The topographic anatomy of the different regional lymph node groups has long been known (Cunéo et Marcille 1901; Rouvière 1932; Jossifow 1930 and others). The nodes demonstrable by direct lymphography and their radiologic appearance have been described by Herman, Benninghoff, Nelson jr. and Mellins (1963); Fuchs (1965); Rüttimann (1966); Gerteis (1966); Chiappa, Uslenghi and Galli (1966) and many others.

The nodes demonstrable with lymphography fall into the following groups.

α) Popliteal nodes

These lie in the popliteal fossa and may include a superficial (Fig. 7) and a deep sub-group, separated by the fascia (Fig. 8).

β) Inguinal nodes

These nodes comprise a superficial and a deep group. (A cranial superficial subgroup, receiving lymph vessels from the lower part of the abdomen is not normally demonstrable by direct lymphography with injection of contrast medium into the leg.)

γ) Pelvic nodes

Of the pelvic nodes, an external iliac group is situated along the external iliac blood vessels, a hypogastric group accompanies the internal iliac vessels and the common iliac group lies along the iliac artery and vein (Fig. 20). The external iliac nodes may be divided further into a lateral chain along the lateral border of the artery, a middle chain situated along the anterior and medial aspect of the artery and a medial chain lying deeper, beneath and medially to the vein.

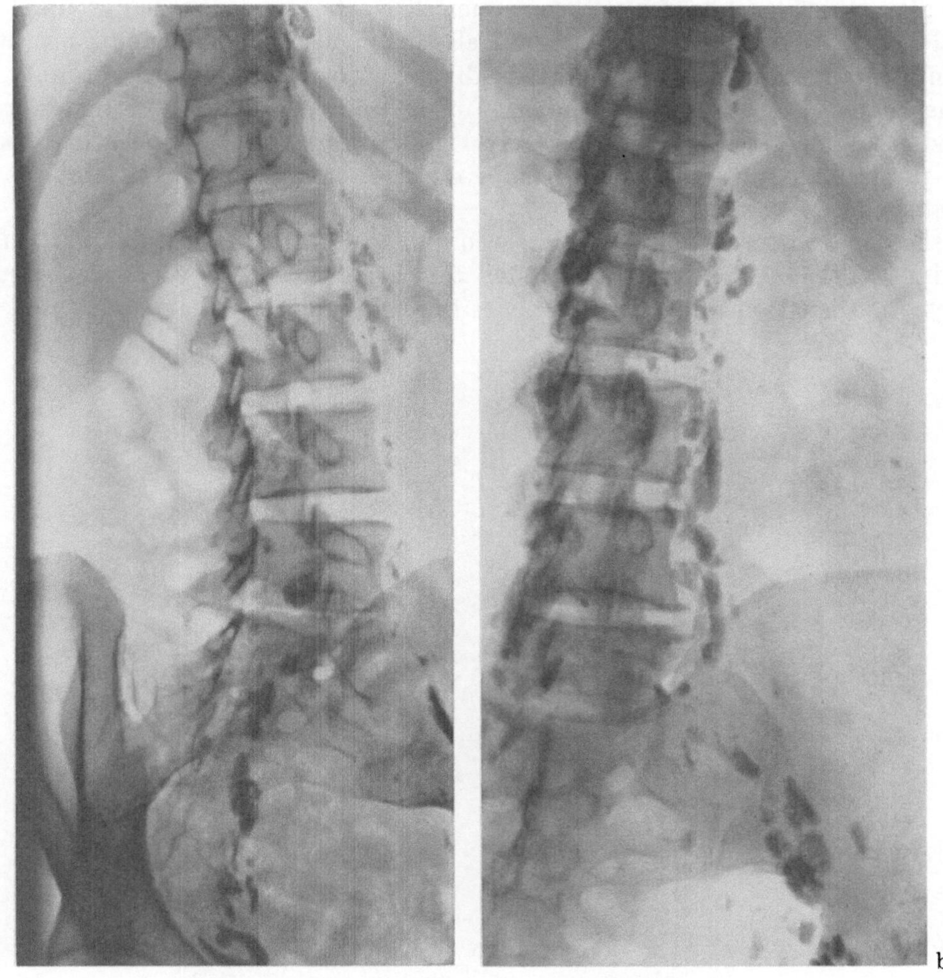

Fig. 17a and b. Various sized normal lymph nodes

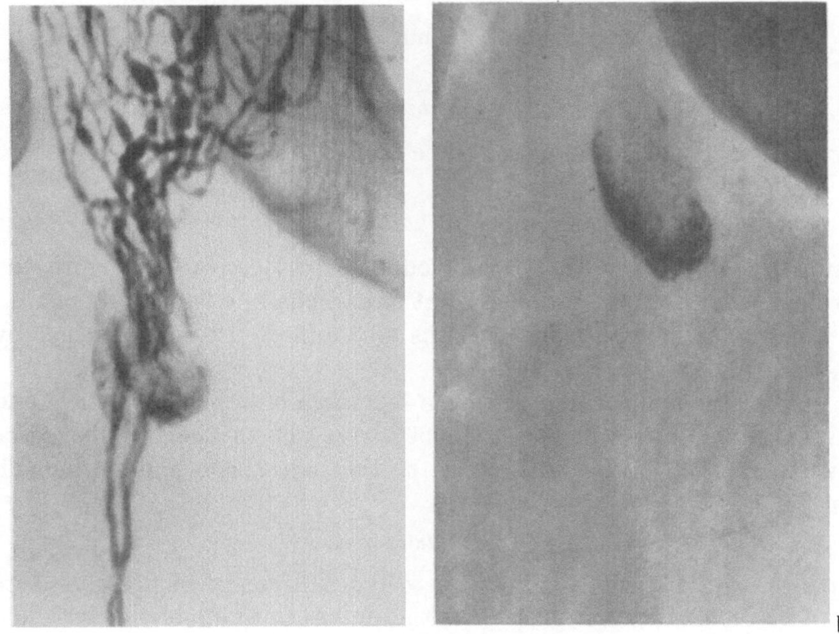

Fig. 18a and b. Indentation at hilum

The common pelvic nodes form two more or less parallel chains, namely a lateral group along the lateral border of the common iliac artery and a medial group along the medial aspect of the vessels. Some authors also distinguish a middle group, but there are so many variants that the nodes cannot be divided into sub-groups with certainty.

The variation of the hypogastric group of nodes is still wider. The nodes are often divided into an upper and a lower visceral group. Some of the hypogastric nodes are called the interiliac group, which includes the nodes referred to by anatomists as the obturator nodes.

It should be observed, however, that, according to Herman, Benninghoff, Nelson jr. and Mellins (1963), and Hartgill (1964), this name is instead used by the surgeons and gynecologists to designate lymph nodes belonging to the medial external iliac chain.

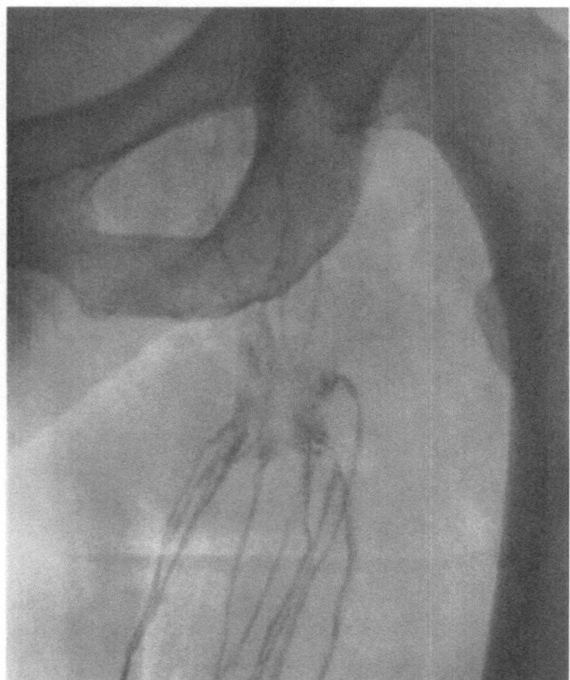

Fig. 19. All afferent vessels leading to a single large inguinal node

δ) Pubic nodes

This group is inconstant and seems to be rare.

ε) Para-aortic nodes

According to Rouvière (1932), the nodes are divided according to their position relative to the aorta into four chains: a right lateral chain, a left lateral chain, a preaortic chain and a retro-aortic chain. These chains are connected to one another by numerous intercommunicating vessels (Fig. 21).

To the para-aortic nodes belong also the regional nodes for the testicle and spermatic cord. Chiappa, Uslenghi and Galli (1966) have shown them to be situated at the height of vertebrae L I—L III and lateral to the para-aortic nodes which fill in a foot lymphography.

ζ) Mediastinal nodes

These nodes are not usually accessible to lymphography but some substernal nodes are occasionally seen at lymphography of the limbs. In animals mediastinal nodes have been demonstrated by lymphography by the intraperitoneal route.

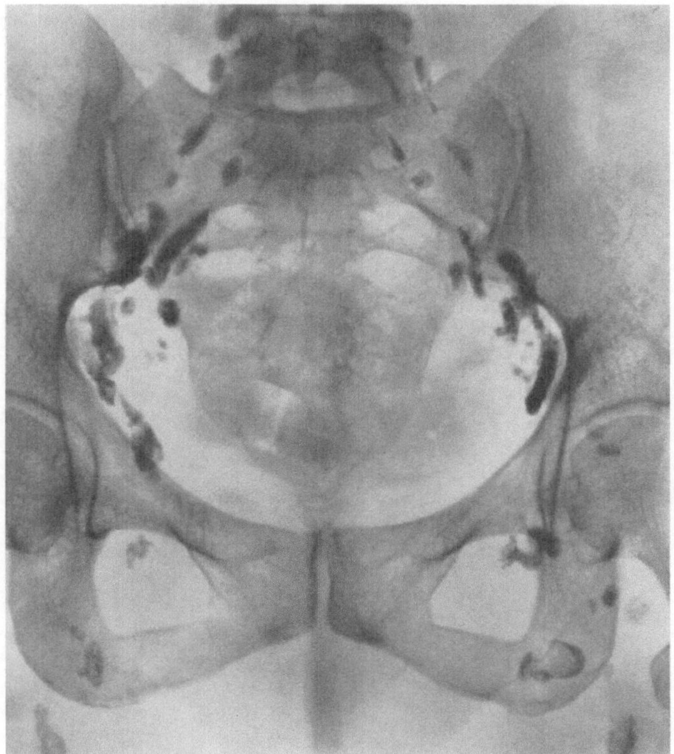

Fig. 20. Normal pelvic nodes

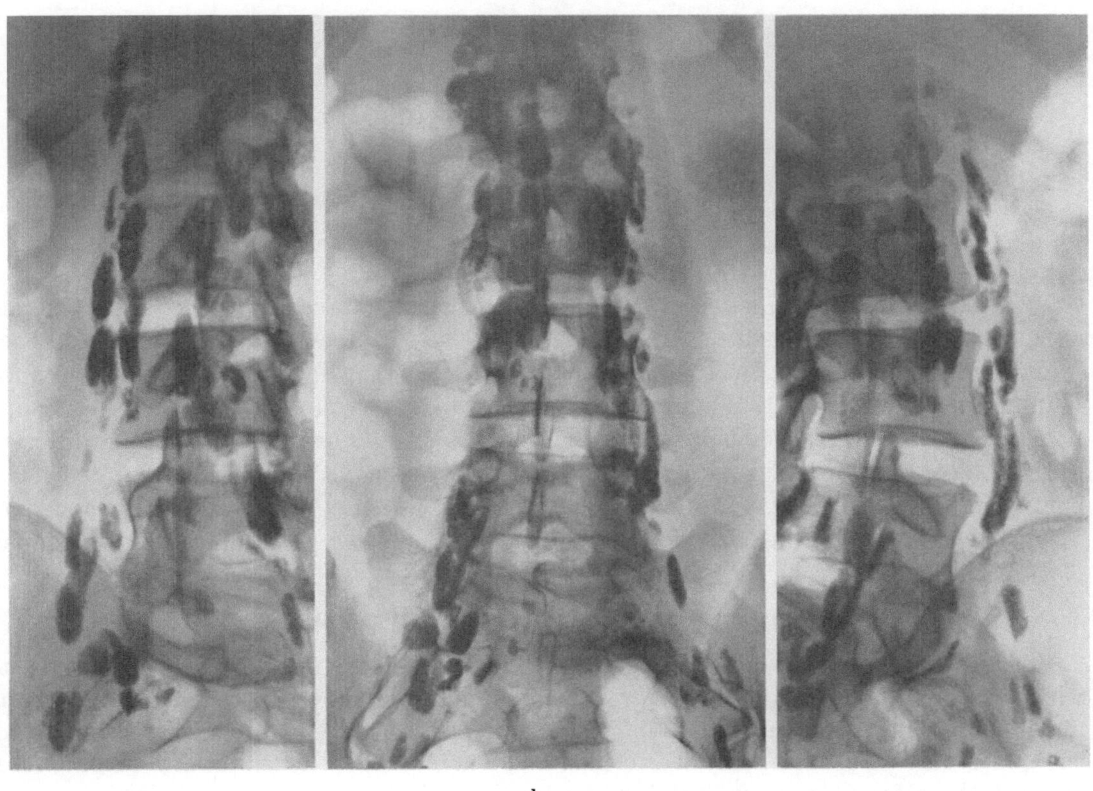

a b c

Fig. 21a—c. Para-aortic nodes

η) Cubital nodes

There is usually only one cubital node. It is situated just above the elbow.

ϑ) Axillary nodes

These nodes fall into a superficial group and a deep group.

ι) Cervical nodes

There are three groups of lymph nodes: the posterior cervical nodes, the anterior cervical nodes and the transverse or supraclavicular nodes (Fig. 22).

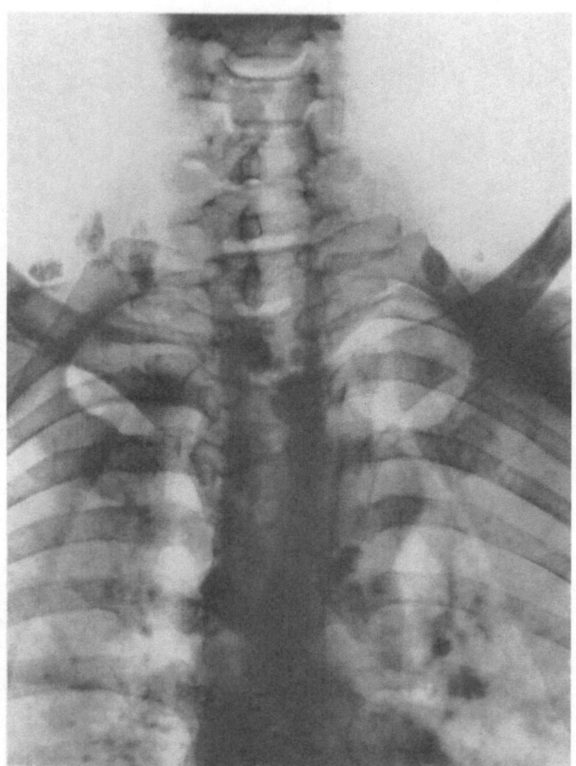

Fig. 22. Mediastinal and supraclavicular nodes

The above description is based on classical textbooks of anatomy. According to Herman, Benninghoff, Nelson jr. and Mellins (1963), it agrees well with what has been found by lymphography. But lymphography has shown that normal variants are common (Fuchs 1965; Gerteis 1966) and that one or several groups or subgroups of lymph nodes or a continuous echelon of small nodes may sometimes be missing. Further, different authors have used different names for one and the same node, and this has created much confusion. Herman, Benninghoff, Nelson jr. and Mellins state that it is mandatory to go back to the nomenclature of Rouvière or to create a generally accepted nomenclature.

5. Roentgen appearance of normal lymphatic system

The roentgen appearance of the normal lymphatic system corresponds largely to what was said about its anatomy. A few comments on the roentgen pattern of the lymph nodes might, however, not be out of place. The pattern depends on the architecture of the nodes, *i.e.*, trabeculae, cortex and medulla, where a complicated meshwork of sinuses connect the afferent and efferent lymphatics and cellular elements in the sinuses serve as filters.

Contrast medium reaching the lymph node passes from the afferent lymphatics to the marginal sinus and flows via the other sinuses to the hilus, whence it leaves the node via the efferent vessels (Fig. 18).

These anatomical patterns of the nodes are reflected in the lymphograms in rather well defined phases and depending on the type of contrast material used. Irrespective of the type of contrast media the first lymphograms visualize the sinus system with its afferent and efferent vessels. Because of the rapid diffusion water soluble contrast medium does not demonstrate the filtering effect of the reticuloendothelial cells (Fig. 23). But, with particulate contrast media and with oily substances which are phagozytized by these cells, the reticular structure of the nodes is well reflected on 24-hours-films, and this filling persists for a long time (Fig. 18b).

The reticular pattern is normally uniform in all parts of the node, and the outline of the node is smooth and distinct. But the hilus of the node may show a concavity which

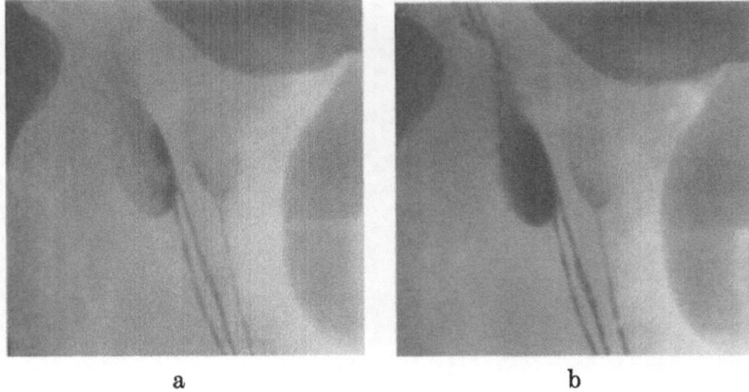

Fig. 23a and b. Phase of filling of lymph node with water soluble contrast medium. a) Peripheral filling initially. b) Subsequent complete opacification

should not be confused with tumour infiltration or any other pathological process. It is therefore important to identify the hilus of the node, which is not always possible in films taken 24 hours after the injection. But in films taken during the injection the hilus can be readily recognized from the then visible efferent lymph vessels (Fig. 24).

Evaluation of the lymph nodes thus usually requires comparison between films taken during injection and the following day and sometimes also of films taken even later. Oblique views, body section studies — tomography — and stereoscopic films are often of value to differentiate between overlapping nodes (Greening and Wallace 1963; de Roo, Thomas and Kropholler 1965 and others).

It is important to remember that an apparently normal lymphogram does not exclude lymph node diseases. A lymph node, whose sinuses have been completely destroyed will, of course, not take up any contrast medium and will therefore not appear in the roentgenogram. Even in healthy persons lymphography will not always show all the lymph nodes in a given region. Jacobson and Johansson (1959) showed, for example, that the set of nodes demonstrable in the groin varies with the site of injection of the contrast medium. *i.e.*, an anterior or posterior vessel in the leg (Figs. 3 and 6). Fischer, Lawrence and Thornbury (1962) claimed that a lymphogram of the leg does not demonstrate the hypogastric nodes, and Hartgill (1964) states that the sacral nodes are demonstrable only randomly. This limitation of the method must be born in mind in the interpretation of the lymphogram.

It should also be mentioned that a node lesion must be of a certain size to be lymphographically demonstrable. Tjernberg (1962) and Fischer and Zimmermann (1959) thus found that tumours and artificially induced lesions of the pelvic nodes were only visible if they were more than 5 mm in diameter.

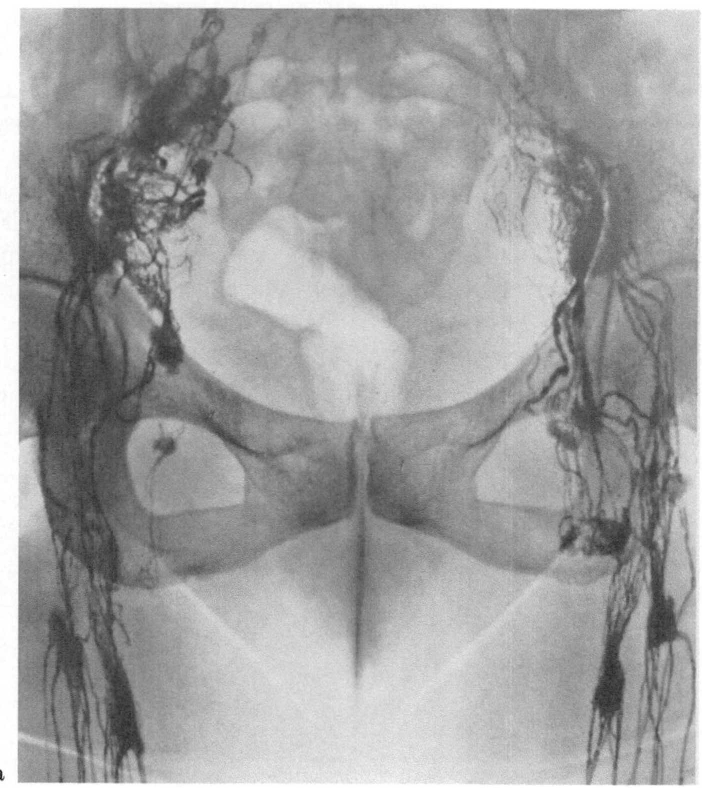
a

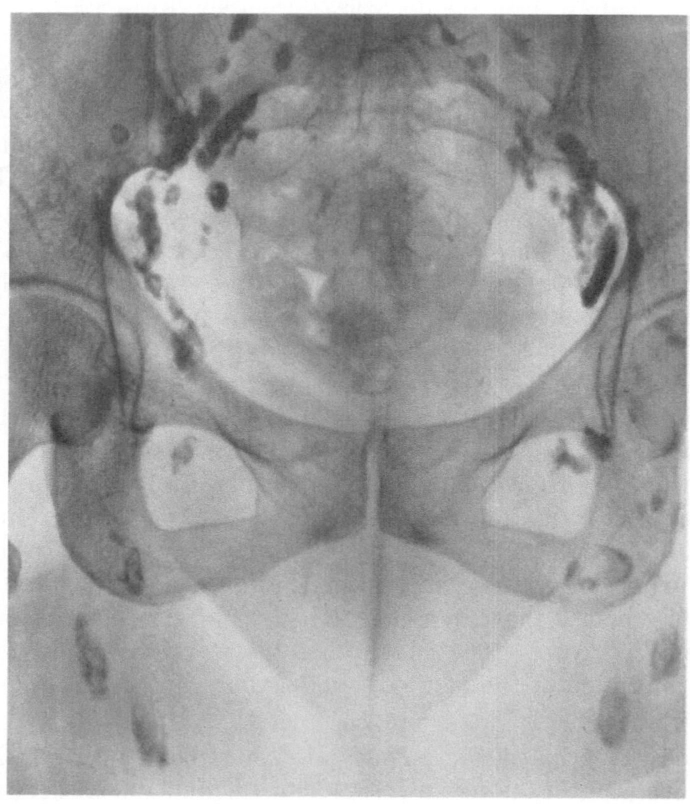
b

Fig. 24a and b. Another case showing hilar defects in nodes. a) Immediately after injection. b) 24 hours later

6. Pathologic changes of the lymphatics

The changes of the lymphatics resemble those of the blood vessels, *e.g.* rupture, occlusion, dilatation, tortuosity, retrograde filling because of valvular incompetence and formation of collaterals, and pathologic vessels. Some changes are specific of the lymph system *e.g.*, reduction, impairment of the permeability of the vessel walls, hypoplasia and dermal back flow. Each of the above changes may occur by itself or in combination with others. All of them vary widely in extent and severity.

Rupture of the subcutaneous lymph vessels may sometimes be produced by blunt injury (Fig. 25). It should also be born in mind that rupture of the large lymph vessels may occur in association with the injection of contrast medium (Fig. 26).

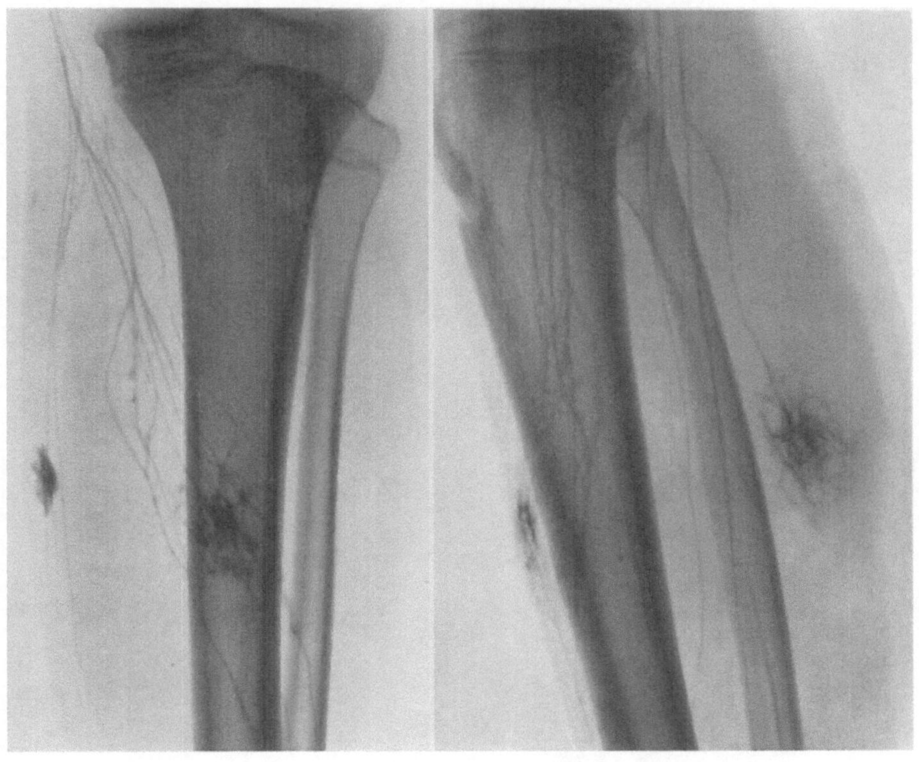

a b

Fig. 25a and b. Ruptures after acute contusion

Occlusion of lymph vessels is often due to growth of contiguous malignant tissue or to fibrosis, while sclerosis and thrombosis appear to be rare causes (Fig. 27).

Dilatation is sometimes seen in the form of varices and sometimes in the form of cysts. The varicose lymph trunks are seen mostly in patients with severe oedema. Such dilatation may be confined to a part of a lymph trunk or it may involve larger regions of the lymph system. It may occur at any age of life. It is much more common in females than in males. Wide lymph vessels may also be a component of lymphangioma.

Lymph cysts sometimes occur after surgical removal of lymph nodes in the groin and pelvis, for example (Fig. 28). These nodes may assume large dimensions and contain sufficient fluid to dilute the contrast medium in the cyst to such an extent that the cyst is difficult to recognize.

Tortuosity of the lymph vessels is common in lymphoedema, both primary and secondary, and then the vessels are usually also dilated. Also in other types of oedema, — such as cardiac oedema — the lymphatics are often moderately tortuous.

Retrograde flow in lymphatic vessels does not appear to be abnormal. For on lymphography of the lower limb in apparently normal subjects a filling is sometimes obtained of the cervical (Fig. 22) and axillary lymph nodes (Fig. 29), besides which it is known from operations that the thoracic duct sometimes contains blood.

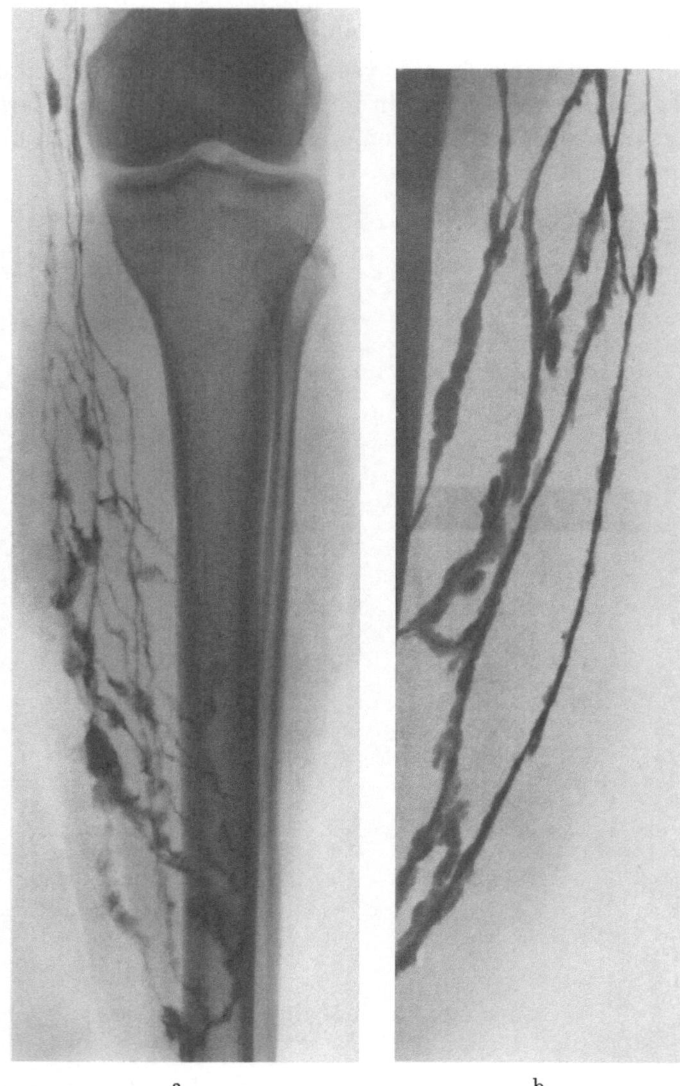

a b

Fig. 26 a and b. Ruptures because of too high injection pressure. a) Water soluble. b) Oily contrast medium

Retrograde lymph flow of pathologic significance occurs in chylous reflux and other types of lymphatic obstruction.

The variety of retrograde flow known as dermal backflow is discussed below.

Formation of collaterals. When the lymph nodes in a region are totally blocked by tumour growth or by inflammation, a collateral circulation always appears (Fig. 30). Irregular and often very wide vessels are seen by-passing enlarged nodes, or the lymph flows in abnormal direction to reach the thoracic duct. This is seen from the filling sometimes obtained of vessels in the abdominal wall, and in the intercostal space. Connections from the groin to the axilla have also been reported. Visceral lymphatics may also serve as collaterals.

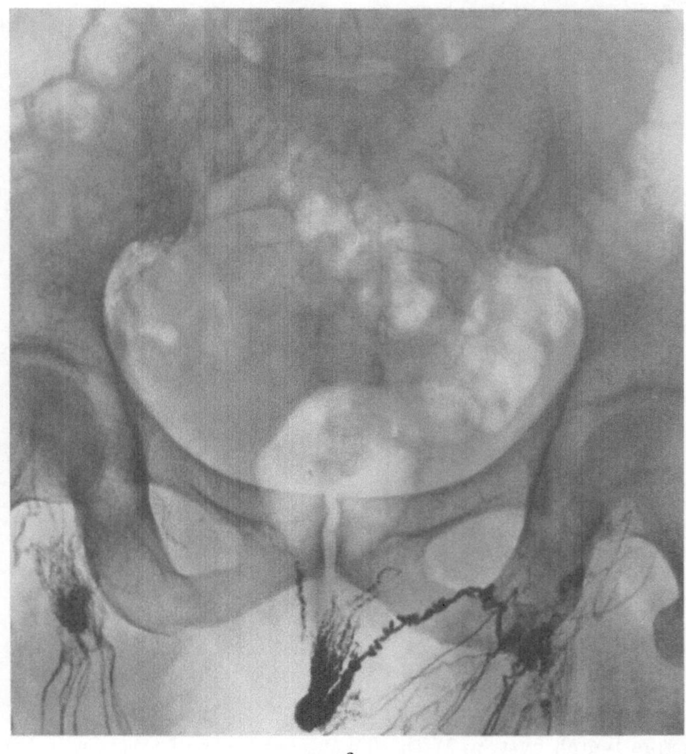

a

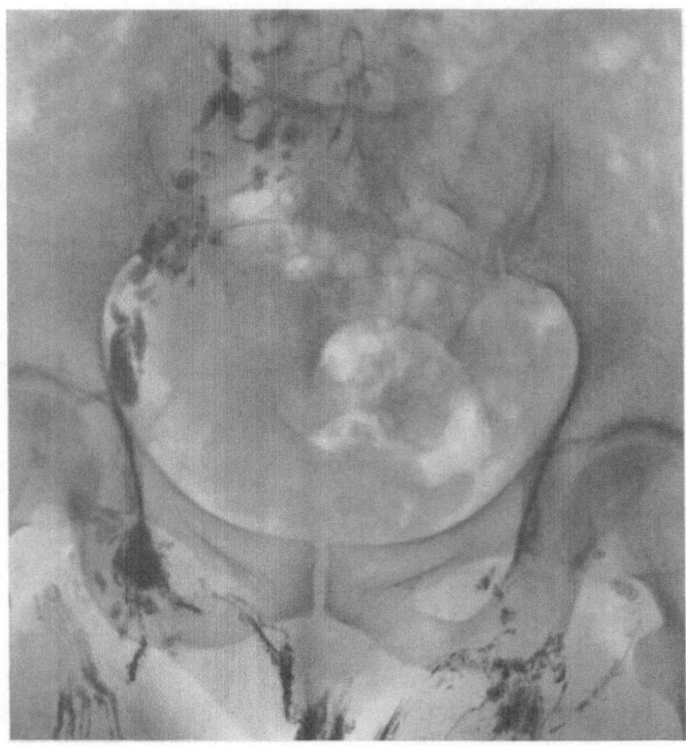

b

Fig. 27a and b. Total occlusion of pelvic lymphatics on the left side. Cause unknown. a) Immediately after injection. b) 24 hours later

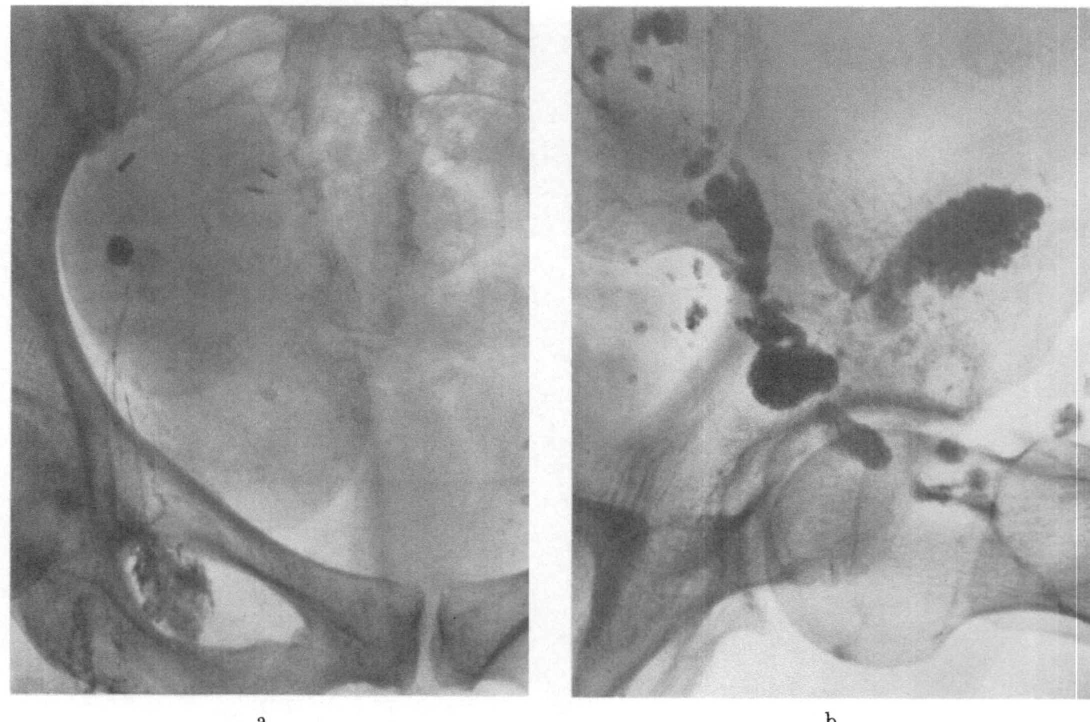

a b

Fig. 28a and b. Large lymph cyst. a) With oil emulsion. b) Another case with Lipiodol ultrafluid

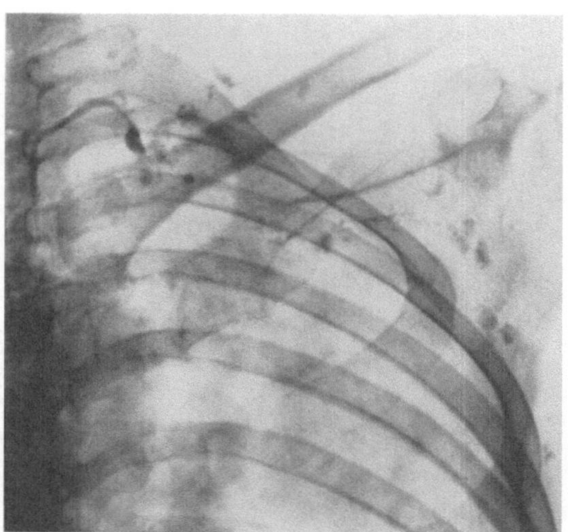

Fig. 29. Retrograde filling of axillary nodes after foot lymphography

Reduced permeability of the lymph vessel wall may be demonstrated on lymphography with water soluble contrast media. As mentioned, these media diffuse through the walls into the surrounding tissue. The early phase of this diffusion produces a peculiar appearance, often referred to as "file de laine angora" (Fig. 31). The phenomenon may appear immediately after the beginning of the injection, if the injection pressure is high, but otherwise it is sometimes not seen until 5—10 minutes later. But when the phenomenon occurs in lymphoedema, it does so much later. This sign of reduced permeability has been attributed to abnormal thickening of the vessel wall (JACOBSSON and JOHANSSON 1962). An unusually early appearance of "file de laine angora" has been reported by MÁLEK,

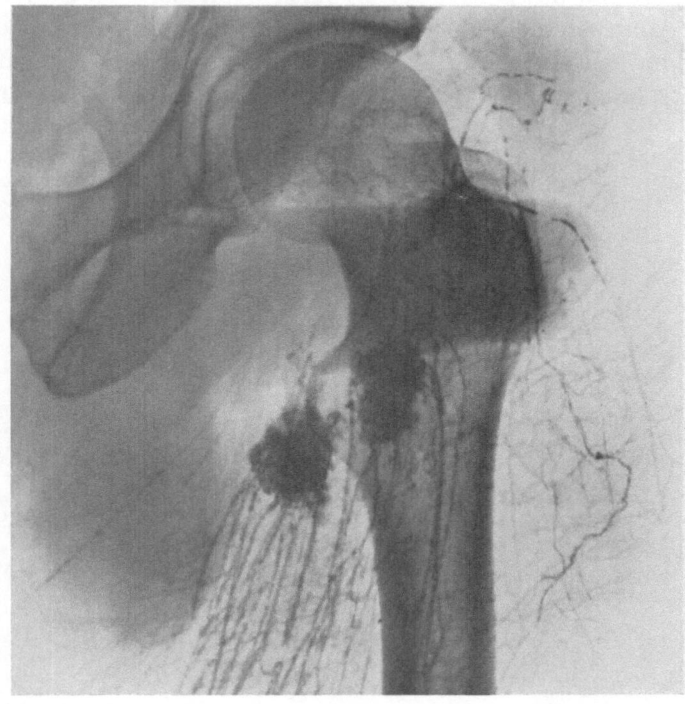

a

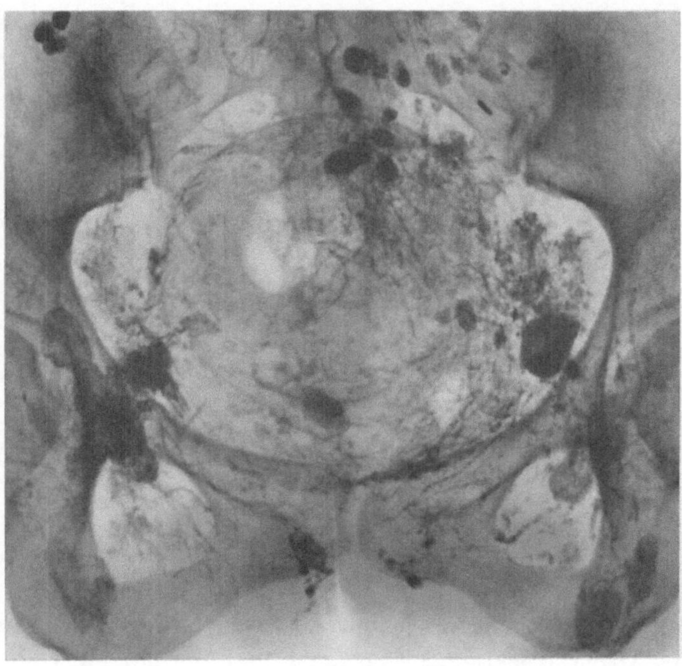

b

Fig. 30a and b. a) Superficial collateral circulation. b) Visceral lymphatics serving as collaterals. (Urinary bladder)

Kolc and Zák (1959) in acute inflammation of the lymph system. It should be observed that "file de laine angora" is normally absent in lymphograms made with oily or particulate contrast media.

Hypoplasia is a cardinal sign of so-called primary lymphoedema and is discussed under this heading.

Dermal back-flow is a descriptive term coined by KINMONTH to denote subcutaneous accumulation of contrast medium and is apparently confined to small dilated vessels (Fig. 32). According to KINMONTH, TRACY and MARSH (1957), the phenomenon is due to dilatation and retrograde filling of small vessels without valves, caused in turn by valvular

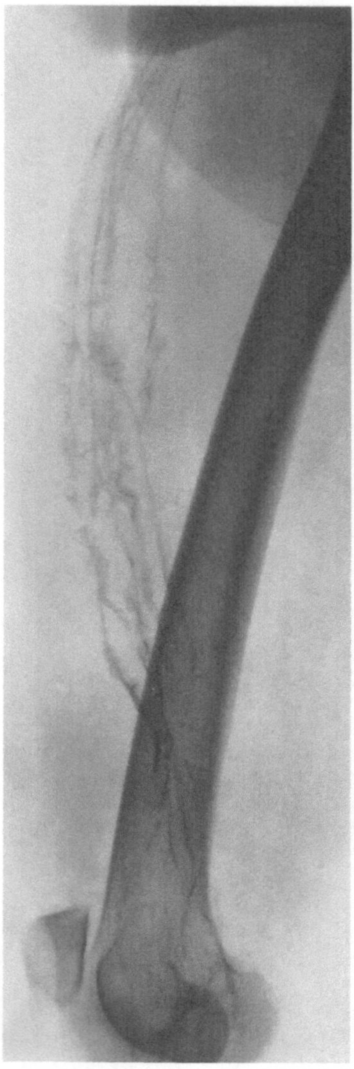

Fig. 31

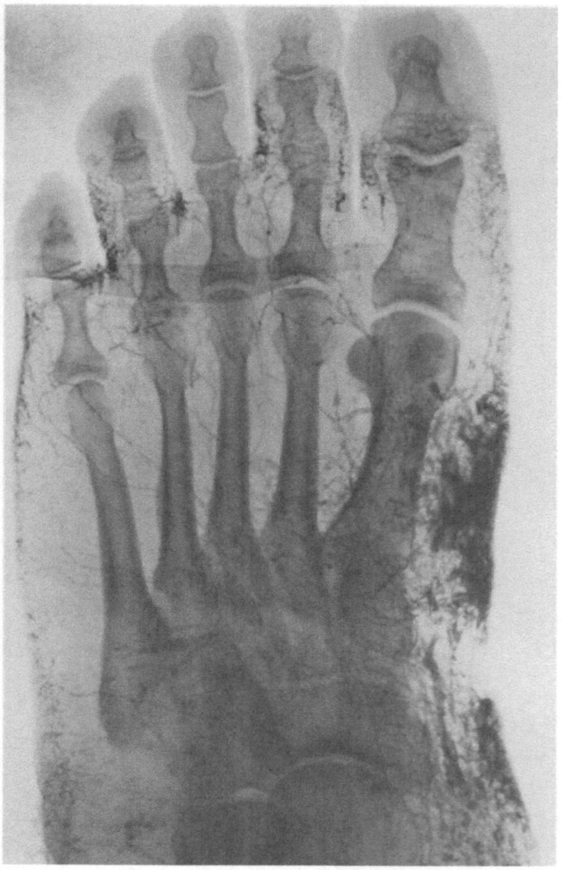

Fig. 32

Fig. 31. "File de laine angora"

Fig. 32. Dermal back-flow

incompetence of the collecting vessels between the dermal plexus and the large subcutaneous trunks. Other researchers suggested that dermal back-flow may reflect the escape of contrast medium from the vessels into abnormally wide interstitial spaces. It is, however, generally agreed that the phenomenon reflects an insufficiency of the lymphatic system. The change is usually seen in one or more limited regions, but it may also occur diffusely and than involve the major part of a limb. On injection of dye a blue net-work will appear in the area in question, and the lymphogram will show a loose accumulation of short tortuous vessels around a large lymph trunk.

Dermal back-flow is most often seen in association with lymphoedema and is frequently combined with varicosities and other local abnormalities.

Sometimes the cause of the back-flow is an obstruction as far cranially as the cisterna chyli.

a) Lymphoedema

α) Primary lymphoedema

Lymphoedema may, according to TAYLOR (1959), be found as an abnormal increase in interstitial fluid associated with lymphatic insufficiency. There are several types of lymphoedema. Since 1946 they have usually been grouped according to the classification given by ALLEN, BARKER and HINES:

I. *Noninflammatory*

- A. Primary
  - 1. Lymphoedema praecox
  - 2. Congenital lymphoedema
    - a) Hereditary or familial (Milroy's disease)
    - b) Simple
- B. Secondary
  - 1. Malignant occlusion
  - 2. Surgical removal of lymph nodes
  - 3. Pressure
  - 4. Roentgen and radium therapy

II. *Inflammatory*

- A. Primary (single or recurrent acute and chronic)
- B. Secondary (single or recurrent acute and chronic)
  - 1. Venous insufficiency
  - 2. Trichophytosis
  - 3. Systemic disease
  - 4. Filiariasis
  - 5. Local tissue injury or inflammation

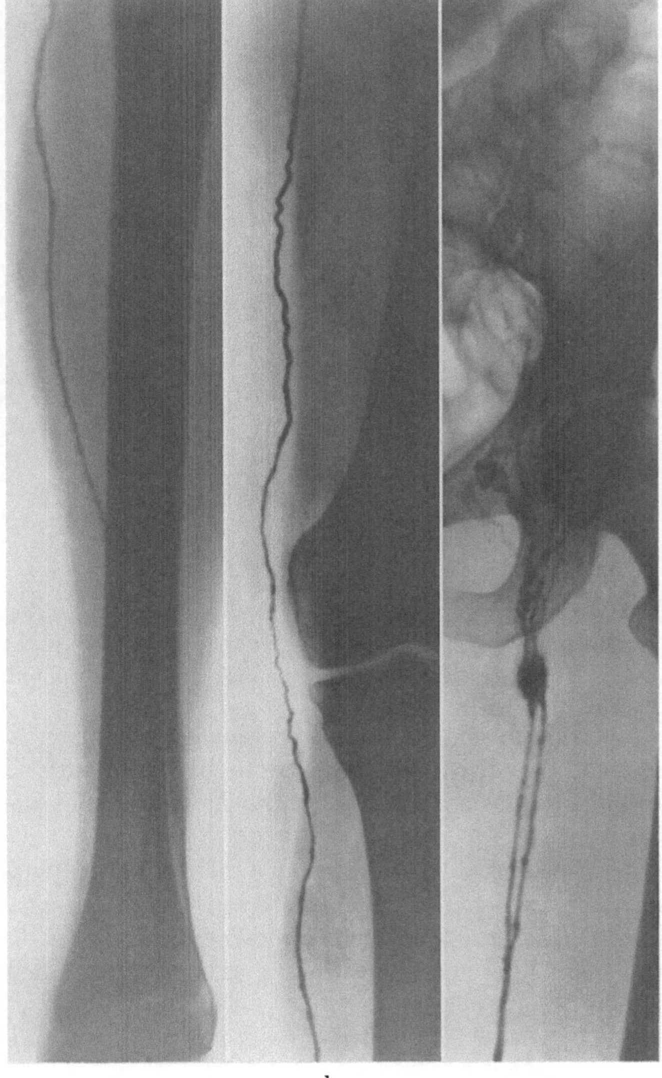

Fig. 33a—c. Hypoplasia of anterior group with a single, dilated tortuous vessel. First branch at thigh

ALLEN, BARKER and HINES's material consisted of 300 cases. The largest series of primary lyphoedema studied roentgenologically is that published by KINMONTH, TAYLOR, TRACY and MARSH (1957). They divide their cases into:

Lymphoedema congenita
Lymphoedema praecox
Lymphoedema tarda

The first of these groups included Milroy's disease and other congenital lymphoedemas, which were referred to as simple. Milroy's disease is a rare hereditary abnormality of the

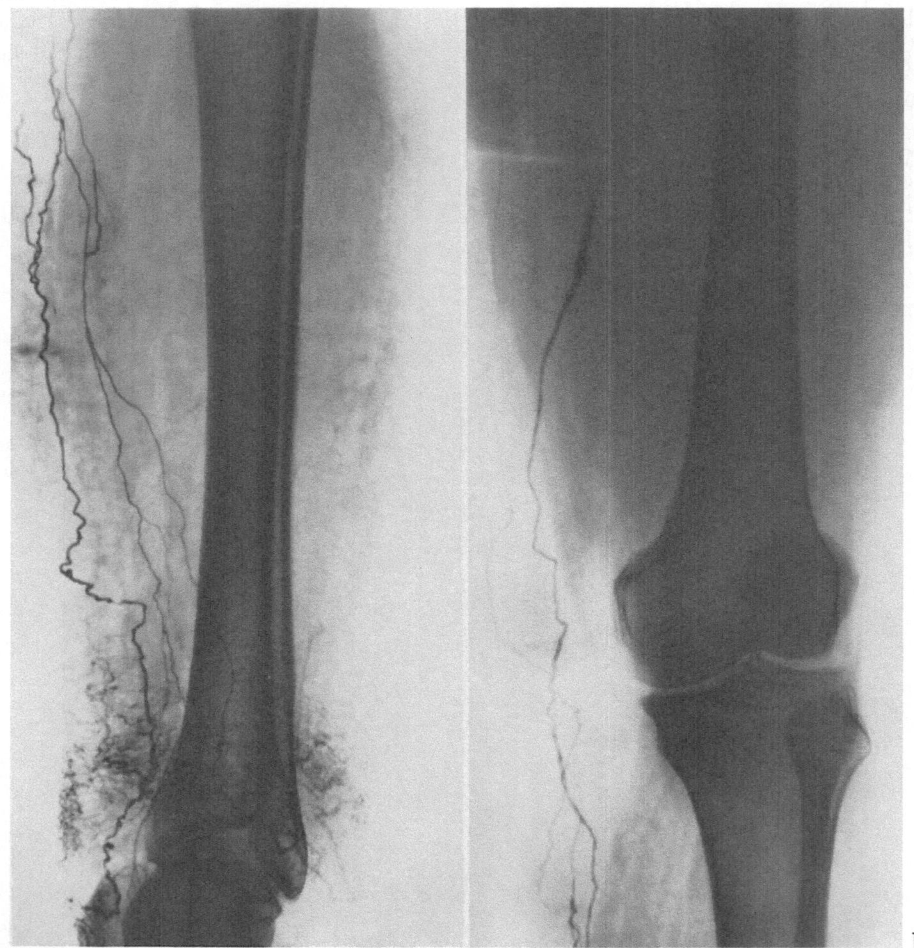

Fig. 34a and b. Extreme tortuosity. Retrograde filling. Dermal back-flow. Dilated vessel in the thigh. No contrast filling of the inguinal region in spite of injection of a large amount of contrast medium

lymph system, in which lymphoedema may be present already at birth or develop during puberty or adolescence. The disease is believed to be dominantly inherited and it is possible that a sex-linked gene contributes to the more frequent manifestation of the condition in females.

KINMONTH distinguished two further groups of primary lymphoedema, namely lymphoedema praecox, in which the oedema started before the age of 35 years, and lymphoedema tarda, in which the symptoms appeared later.

According to the main lymphographic finding KINMONTH divided his material into the following groups:

Aplasia	12 cases
Hypoplasia	49 cases
Dilatation	21 cases
Dermal back-flow	5 cases

There was no correlation between these changes and those in the above-mentioned clinical classification of the material. In lymphoedema praecox, for example, any one or more of the above roentgenologic changes could be seen.

Aplasia is not a strictly radiologic finding but is diagnosed if no lymph vessel can be found after injection of the dye and incision of the skin. In such cases the dye will spread rapidly in the dermal plexus of the dorsum of the foot, sometimes to the ankle or further.

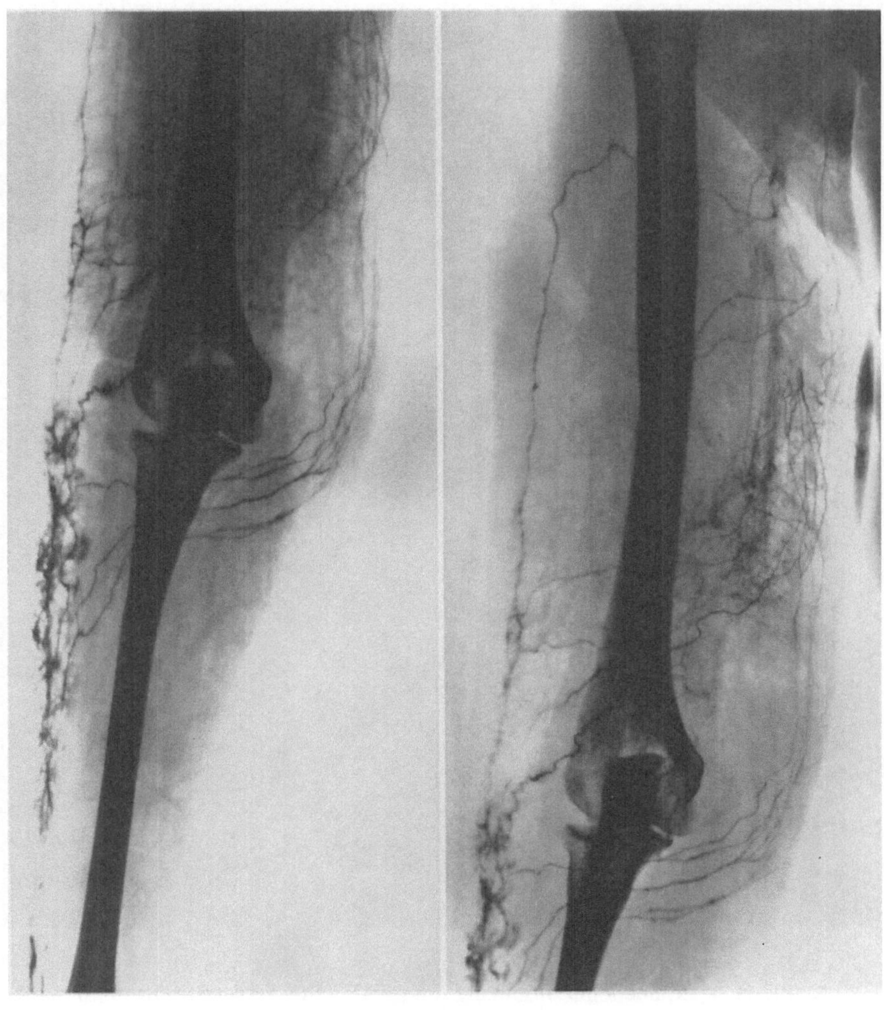

a b

Fig. 35a and b. Secondary lymphoedema following radical mastectomy. Tortuous vessels, dermal back-flow, retrograde filling

KINMONTH believes that the diagnosis of aplasia in his material may sometimes have been erroneous because of technical imperfection.

The true cases of aplasia must be distinguished from those in which irregular lymphatics are present but too small to permit catheterization.

Hypoplasia is far more common among females than among males. In patients with this finding the oedema is firm and usually localized to the dorsum of the foot and ankle. The disease usually starts at puberty, but it may also occur later.

If dye is injected, it will spread rapidly in the dermal plexus of the dorsum of the foot and ankle and only gradually appear, as a rule, as a single blue streak. Even on roentgen examination a filling is usually obtained only of a single vessel. TAYLOR therefore suggested that this may be termed solitary hypoplasia. In patients with only slight swelling of the foot and ankle this solitary arrangement may be confined to the leg, and a normal lymphatic pattern can be seen to commence at the level of the knee. In a few patients the area of hypoplasia is, according to Taylor, confined to the pelvic lymph trunks and nodes, and lymphography of the leg will reveal normal lymph trunks, but with areas of back-flow of the radiopaque material into the dermal plexus.

The vessel is usually of normal diameter but it may be dilated. In addition, it is often tortuous (Fig. 33), but of uniform width throughout its length. The normally fairly early appearance of "file de laine angora" does not occur until late in the examination (Jacobsson and Johansson 1960). Occasionally the solitary vessel is seen to divide dichotomously in the proximal part of the lower leg, but usually not further up the thigh.

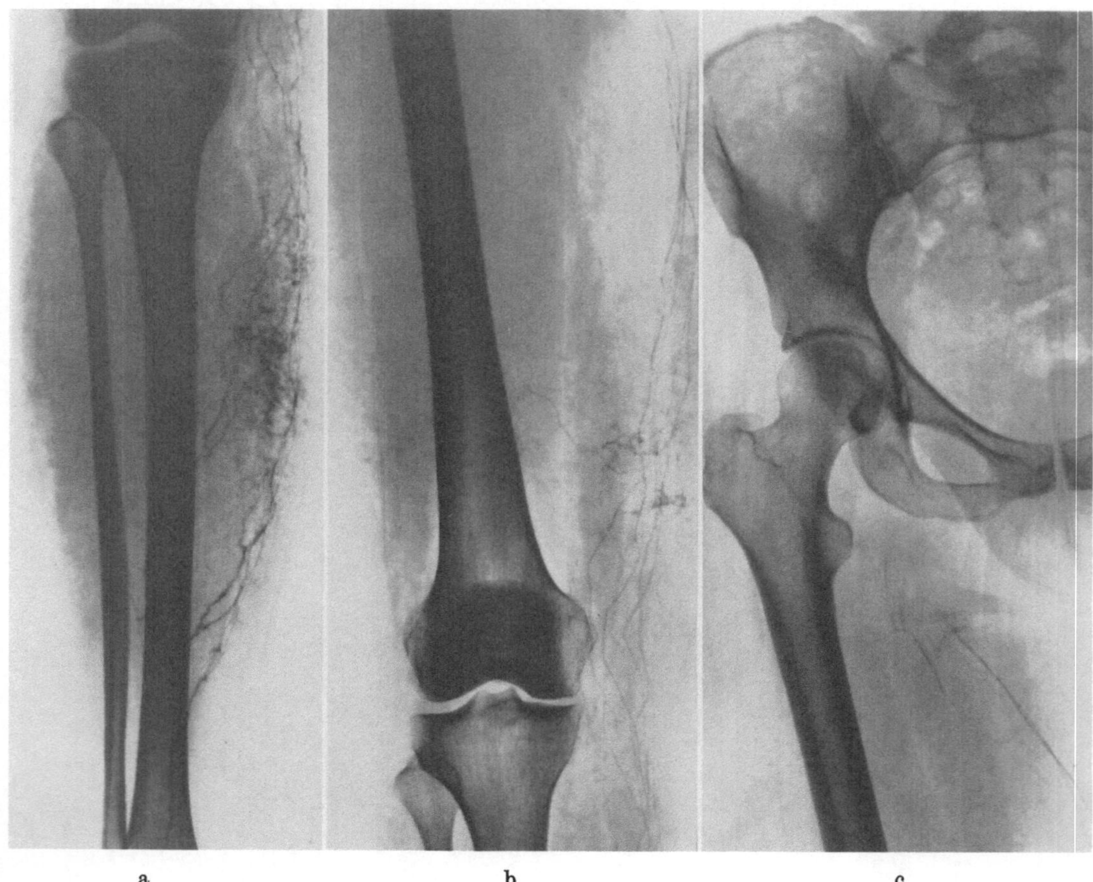

Fig. 36a—c. Secondary lymphoedema following inguinal node resection for malignant melanoma

According to Kaindl, Mannheimer, Pfleger-Schwarz and Thurner (1960) the same roentgenographic appearance is found in lymphangiopathia obliterans. This is, however, a fundamentally different disease, which cannot be recognized clinically or lymphographically but may be diagnosed histologically.

Dilated lymph trunks are most often seen in cases of very marked oedema. They may be confined to a certain part of the lower limb, but may involve the entire limb. The varicosities are frequently combined with congenital malformation of the blood vessels.

Lymphography reveals numerous dilated and tortuous lymphatics without any demonstrable valves and frequently also demonstrates retrograde filling of large lymph trunks, filling of vessels not normally visualized, and dermal backflow (Fig. 34). The examination in these cases requires a larger dose of contrast medium than usual, and it is striking that no resistance to the injection is felt. Kaindl makes a distinction between primary lymphatic varices and primary lymphectasia. The former are characterized by involvement of the entire superficial lymphatic system, while in ectasia the lymphatics are of normal appearance between the dilatations.

According to KINMONTH, TAYLOR and others, dilatation may also involve the pelvic and lumbar trunks and allow of retrograde flow of chyle from the intestines downwards into the groin and thigh.

β) Secondary lymphoedema

In patients with secondary lymphoedema after excision of the axillary nodes in breast cancer (Fig. 35) or metastatic neoplasms in the inguinal regions (Fig. 36), after operations for hernia, after diagnostic extirpation of lymph nodes (FUCHS, RÜTTIMANN and DEL BUONO 1960) and after high ligation because of varices etc. many authors have observed marked changes in the lymph vessels.

b) Inflammatory lymphoedema

Changes in the lymph vessel are common in thrombophlebitis (BATTEZZATI, TAGLIAFERRO and DONINI 1961), post-thrombotic conditions (KAINDL) and cases of varicous veins complicated with ulcers (JACOBSSON and JOHANSSON 1959). These changes are

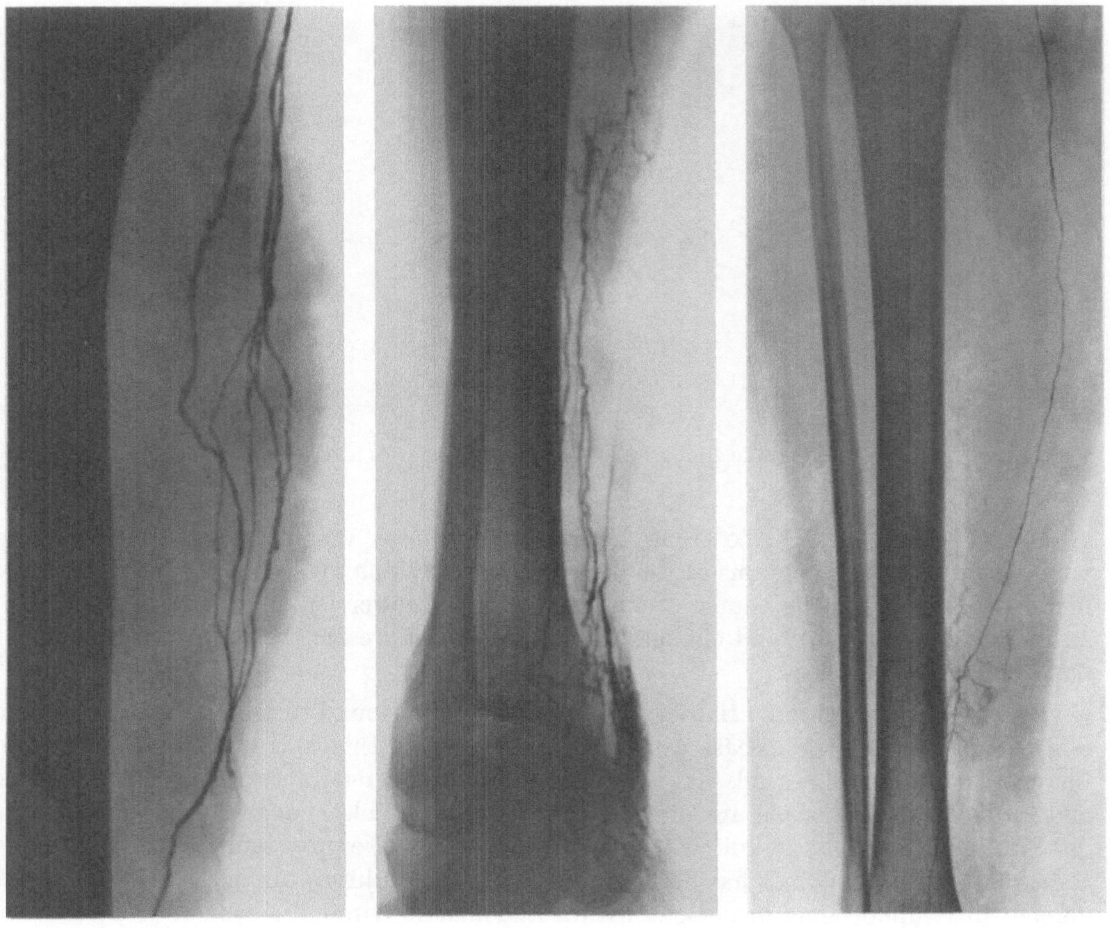

Fig. 37 Fig. 38 Fig. 39

Fig. 37. Retrograde filling in patient with thrombophlebitis

Fig. 38. Ulcus cruris with contrast medium in base of ulcer and with obliteration of lymph trunk

Fig. 39. Dermal back-flow in patient with long-standing deep thrombosis. Ulceration developed later at the same site

often small and are seen in the form of tortuous vessels of irregular calibre; the "file de laine angora" appears sooner than otherwise and retrograde filling of contrast medium occurs (Fig. 37). The changes may, however, sometimes be more advanced. Then obliteration of the large lymph trunks and dermal back flow may be seen even out in the ulcers (Fig. 38). The lymph vessel changes in cases of varicous veins may be confined to areas in which ulceration later occurs (Fig. 39).

Changes in the lymphatic vessels have also been described in recurrent erysipelas and in other infections of the skin (Fig. 40). In advanced cases in which there is then associated lymphoedema the lymphogram will closely resemble that seen in post-thrombotic conditions. KAINDL (1960) describes the appearance in these cases as secondary rarefication.

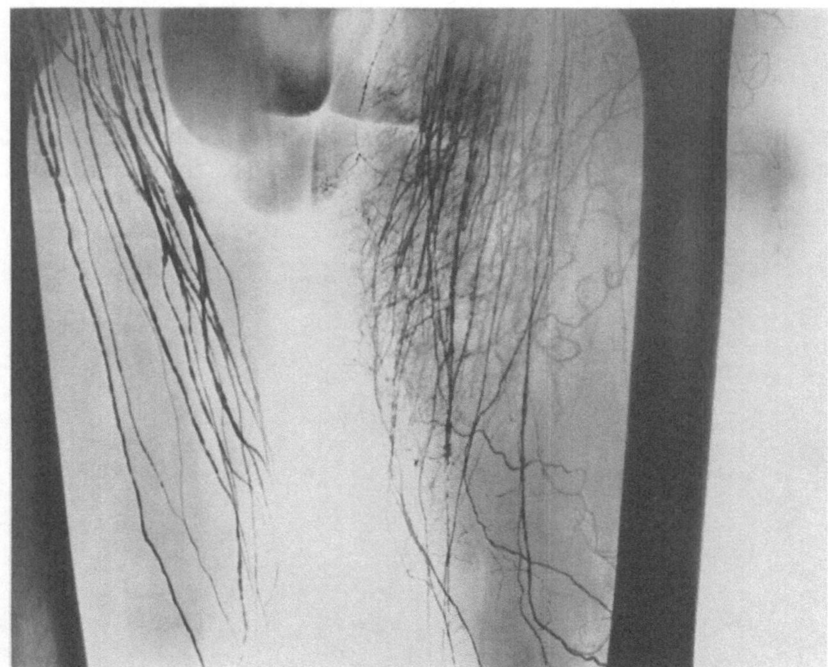

Fig. 40. Pronounced retrograde filling of left femoral lymphatics after lymph node inflammation

MÁLEK, BELÁN and KOLC (1960) demonstrated lymph vessel changes in progressive polyarthritis. In lymphograms of the dorsal group of lymph vessels in the lower leg they found a deviation of the course of the vessels in the lower leg as well as in the thigh, an increased tortuousity and changes in the size, structure and position of a number of popliteal nodes.

In patients with chronic filarial lymphoedema BÁSU found dilated lymphatics in the early stages, but as the disease progressed they became thin and were finally chocked. Changes in the lymph vessels have also been observed after fractures (KAINDL; MÁLEK and KOLC) and contusions are often followed by reversible changes in the lymphatics in the injured area. Large lymph trunks may rupture and empty their contents into the contused tissue (Fig. 25). It has been assumed that such injuries can accelerate the development of lymphoedema in persons with a hypoplastic lymphatic system or accentuate any existing oedema.

7. Chylous reflux

Chylous reflux is a term used to designate a condition in which chyle (lymph from the intestine) flows in the wrong direction because of congenital abnormalities or disease of the lymphatic system. In congenital cases valves, mostly in the thoracic duct, are missing or defective. The acquired cases fall into two large groups: parasitic and non-parasitic.

Parasitic	*Non-parasitic*
Ascaris	Trauma
Cystocerosis	Stenosis of the thoracic duct
Echinococcus	Neoplasm
Filaria	Inflammation
Malaria	Lymphatic aneurysm
	Pregnant uterus

Filariasis is the commonest causal factor. Filaria was demonstrated in chyluria in 1863 by *Wucherer*. The inflammatory reaction to the pressure of the worms results in fibrosis with obstruction of the thoracic duct. The onset of clinical symptoms of chylous reflux is not always attended by the appearance of living parasites in chylous body fluids or elsewhere in the body. Skin and blood tests may thus be negative.

At lymphography of these cases the thoracic duct fills very late and it often remains filled for many days — 96 hours (KITTRIDGE, HASHIM, ROHOLT, VAN ITALIE and FINBY 1963). The duct is also dilated and sometimes shows signs of fragmentation. The filling may proceed in the ordinary way if the obstruction is high, and by way of collaterals if the obstruction is low. Complete blockage of the thoracic duct may be tolerated if lympho-venous anastomoses are at work (ARVEY, PICARD, BABINET et BOMSELL 1963).

Distal to the obstruction of the lymph flow the lymphatics are severely dilated and their valves are incompetent with retrograde flow as a result. The intralymphatic pressure is considerably increased and lymph vessels rupture with the formation of fistulas. Depending on the area affected the net result may be: chylothorax, chyloperitoneum. chyluria, chylous oedema, chyloderma, or chylorrhea.

The variation of the area involved in these cases probably varies with the inter-individual variation of the anatomy of the lymphatic system, it being known that the pattern of the lymphatics varies widely in the neighbourhood of the cisterna chyli, where the lumbar lymph trunks, the intestinal, the renal and genital lymphatics may communicate in many different ways (ZDANOW cit. JOSSIFOW). Therefore, in obstruction of the thoracic duct, lymphatic fistulation may occur in any one or more regions.

Chylothorax is caused by a rupture of the subpleural substitute ducts and not of the thoracic duct (SERVELLE, TURIAF, ROUFFILANGE, SCHERER, PERROT, FRENTZ and TURPYN 1963). It is the chylous flow from these dilated and ruptured ducts, which open further down in the pleura. Chyloreflux is often accompanied by other manifestations of the condition. SERVELLE and his co-workers (1963) showed with lymphography, that all chylous reflux, irrespective of localisation, was the result of the same type of pathological process. The increased pressure with cisterna chyli can cause dilatation and rupture of the abdominal lymphatic stems with chyloperitoneum as a result. Discharge of chyle through the genital organs has also been reported, and rupture of the lymphatic vessels in the pelvis of one or both of the kidneys is followed by chyluria.

HAMPTON (1920) found a relationship between chyluria and pyelolymphatic reflux, seen in retrograde pyelography. As early as 1933 WESSON realized that only a very small percentage of patients with pyelolymphatic reflux have chyluria.

The fat in chylous urine has the same composition as the fat in the thoracic duct, *viz.* 88 per cent triglycerides, 10 per cent phospholipids and 2—3 per cent cholesterol. As much as 20 per cent of the intestinal lymph may occur in the urine (BLOMSTRAND, THORN and AHRENS 1958). The quantity increases when the patient is in the erect position.

Chylous edema is the result of retrograde flow of the intestinal lymph to the lower limbs or lower parts of the body. This leads to dilatation and tortuosity of both the deep and superficial lymphatics. Such a reflux occurs also in primary lymphoedema. According to KINMONTH (1964) two forms of clinical syndrome can be distinguished. In the one there are large incompetent lymphatics with retrograde flow of chyle downwards into the pelvic, genitalia, and one limb. There is often a congenital capillary haemangioma present on the skin. In the other syndrome there is aplasia of lymph trunks and widespread lymphoedema, which is either congenital or of very early onset. Chyle effuses into the peritoneal or pleural cavities, and there are marked metabolic disturbances and hypoproteinaemia, apparently due to intestinal malfunction. In these cases the prognosis is poor.

With time the progressive dilatation of the dermal lymphatics causes herniation through the epidermis and the formation of whitish cutaneous vesicles — chyloderma. Rupture of these vesicles results in chylorrhea and thereby in communication between the septic cutaneous surface and the lymphatic vessels and often in lymphangitis.

8. Pathologic changes of the lymph nodes

Pathologists (*e.g.* SAPHIR) classify lesions of the lymph nodes as follows:

A. Inflammation
- a) acute
- b) chronic

B. Degenerative changes

C. Tumours
- a) Lymphosarcoma, lymphocytic and lymphoblastic
- b) Lymphosarcoma, reticulum cell type (reticulum cell sarcoma)
- c) Lymphosarcoma, indeterminate type
- d) Hodgkin's disease (admixture of growing lymphocytes, lymphoblasts and reticulum cells with characteristic giant forms of the latter and a variable degree of inflammatory reaction)
  1. paragranuloma
  2. granuloma
  3. sarcoma
- e) Follicular lymphoma
- f) Metastatic disease (Cancer)
- g) Lymphatic leukemia

a) Inflammation

α) Acute inflammatory changes

Acute inflammatory changes manifest themselves roentgenologically as a uniform enlargement of the nodes, which are abnormally loose in structure. They are rounded or oval, and they often increase in number. If suppuration occurs, irregular filling defects are seen and, according to some investigators, the contrast medium rapidly disappears from the node but after our experience more slowly.

β) Chronic inflammation

Diffuse chronic inflammation varies in appearance. In some cases the nodes are abnormally large and of dense irregular structure and often also of irregular outline (Fig. 41), whereas in others the structure is abnormally loose.

In granulomatous inflammations (sarcoidosis and mycoses), for instance, the picture is dominated by more or less irregular single or multiple filling defects. Filling defects are also seen in caseating chronic inflammatory diseases, such as tuberculosis. These different appearances are not specific, and in the radiographs it is impossible to distinguish between different infections and between inflammatory and metastatic disease. Other features, such as obstruction of lymphatics and the formation of collaterals may sometimes be of differential diagnostic value.

b) Degenerative changes

Degenerative changes of the lymph nodes are particularly common in the inguinal and axillary groups. The consist of fibrosis and lipomatosis and are usually sequelae after inflammation. The abnormal tissue may appear as defects of the normal pattern or entirely replace the node (Fig. 19). Such defects may be impossible to distinguish from metastases and lymphogranuloma. Atrophy of the nodes is sometimes seen in old age. The nodes decrease in size. Such a change can also be caused by radiotherapy.

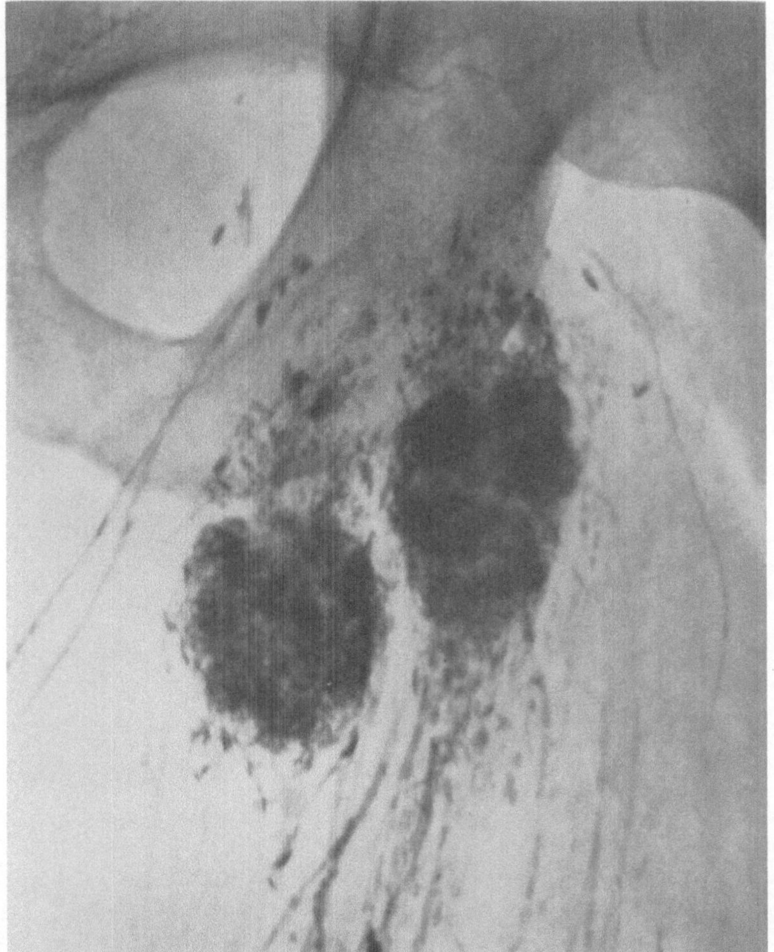

Fig. 41. Chronic inflammation. Enlarged nodes with dense irregular structure and outline

c) Tumours

Primary tumours of the lymphatic system are diagnosed mostly from blood and bone marrow smears. A histological diagnosis can also be made from excised lymph nodes. The extent of the tumourous condition can be judged to some extent by clinical examination. Radiological examinations such as urography and angiography can show indirect signs as blockade of blood vessels and ureters. These methods are also useful for following the progress of the disease and the result of therapeutic measures.

It is, however, important to be able to diagnose and follow the course of the disease by a direct method. This can be done by lymphography. But caution must be exercised in the differential diagnosis between primary tumours of the lymph nodes (WEISSLEDER; WALLACE, JACKSON and GREENING; VIAMONTE 1964; FUCHS).

Even though the radiological appearance of, for instance, lymphosarcoma and Hodgkin's disease differ in some details, they have most signs in common.

α) Lymphosarcoma

Lymphosarcoma of different cellular types, identified by the pathologists, cannot be differentiated by lymphography, especially if the disease is advanced.

In advanced stages of the disease the lymph nodes are enlarged, sometimes markedly. In contrast to what is seen in lymphatic leukemia, where the enlarged nodes are of

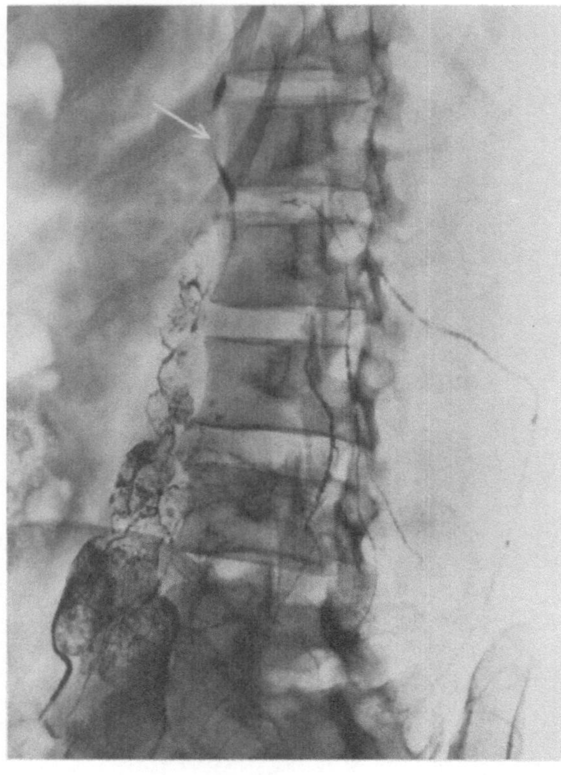

a

b c

Fig. 42a—c. Reticulum cell sarcoma. a) and b) Immediately after injection. Showing enlarged pelvic nodes, collaterals and curved deformation and compression of cisterna chyli (arrows). c) 24 hours later. Pronouncedly enlarged para-aortic nodes

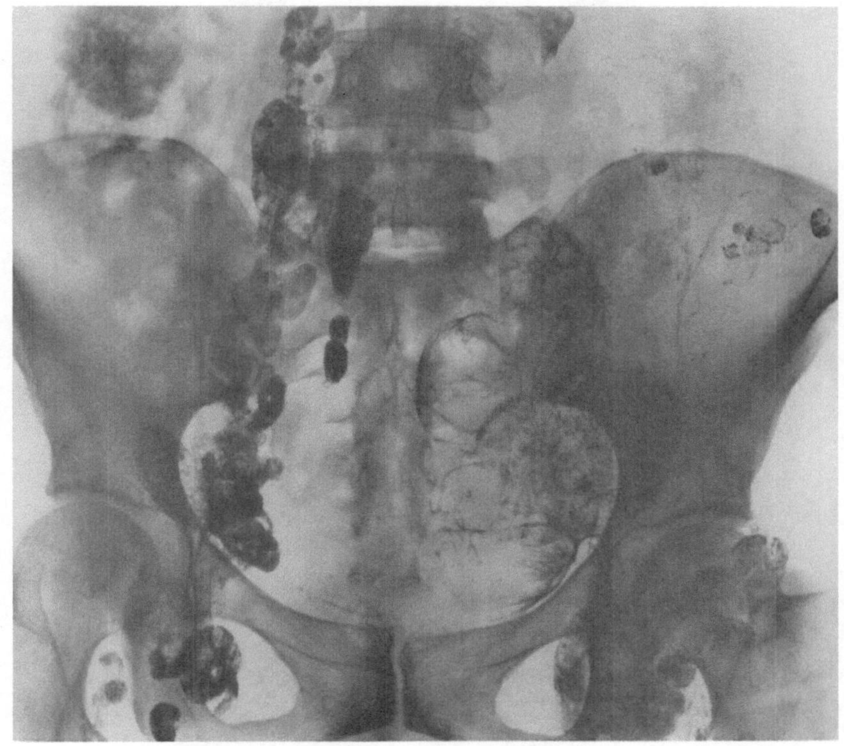

a

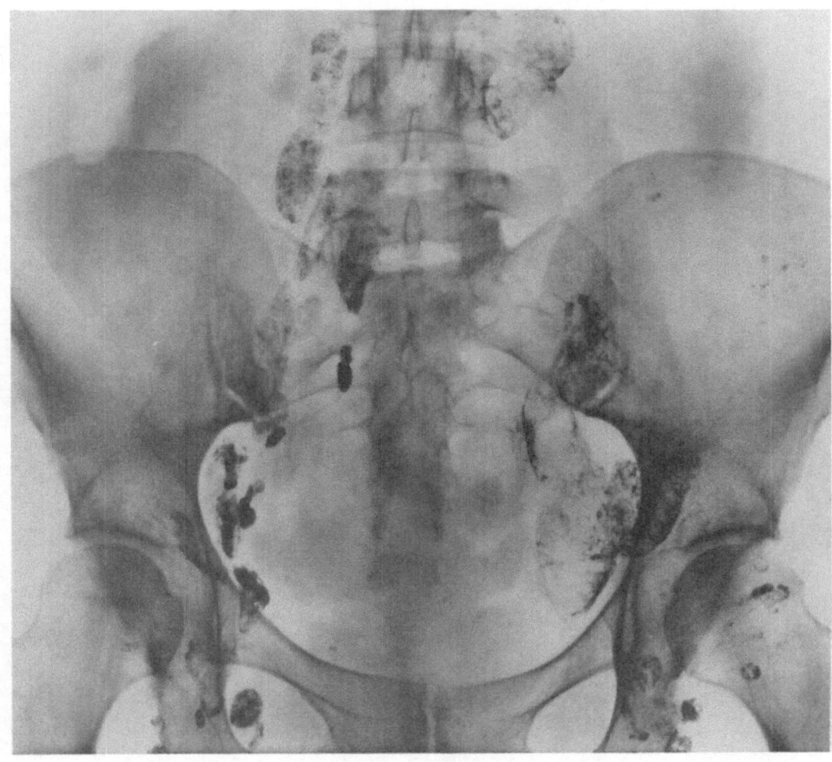

b

Fig. 43a and b. Same case. a) before, b) after radiotherapy. Regression

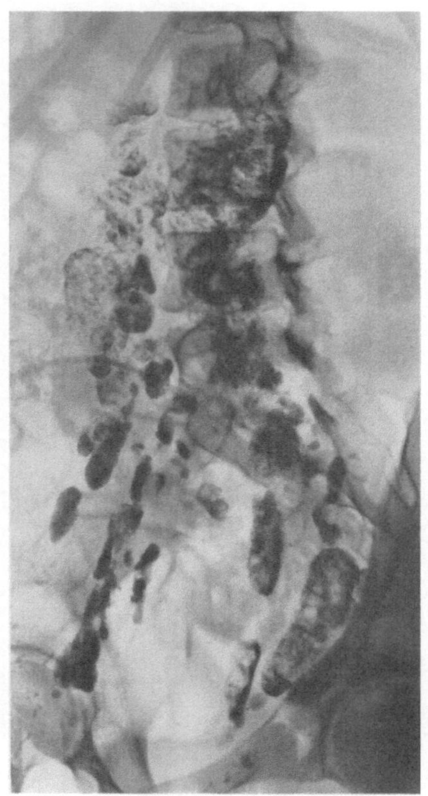

a

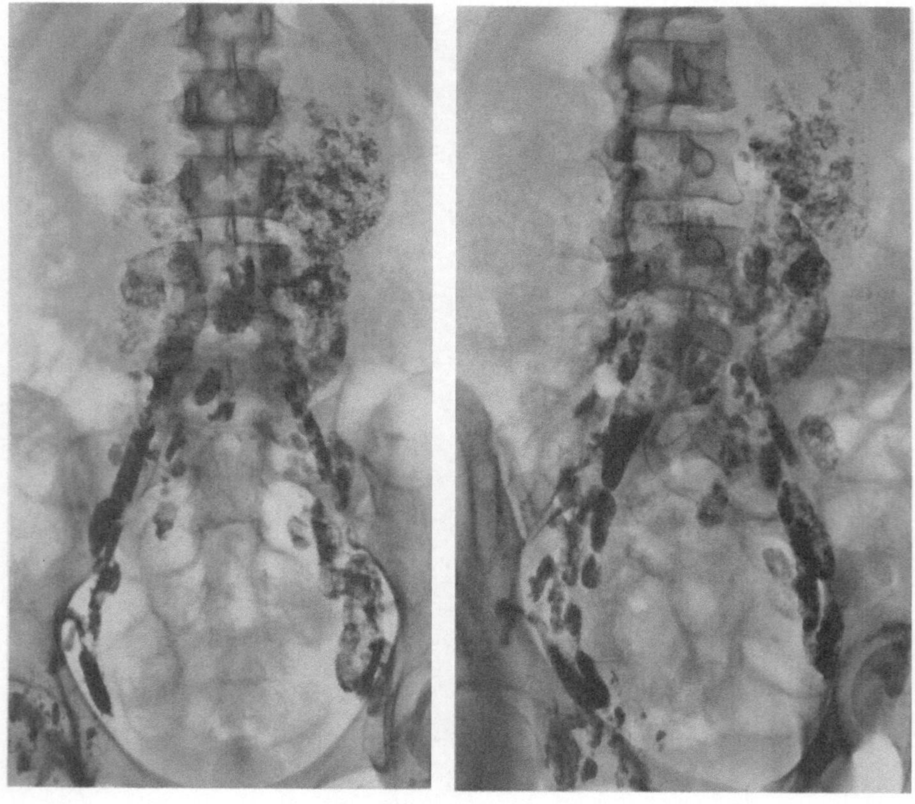

b c

Fig. 44a—c. Hodgkin's disease. Various stages

uniform size, the size of the nodes in lymphosarcoma differs as much as in Hodgkin's disease.

If the enlargement of the nodes is moderate, the marginal sinus is often intact, but may be somewhat irregular. The pulp of the nodes has a foamy appearance, the bigger the nodes the looser the structure. The interior of the nodes in other cases show a more varigated striated structure with coarse strands of phagocytized material separated by "silent" zones.

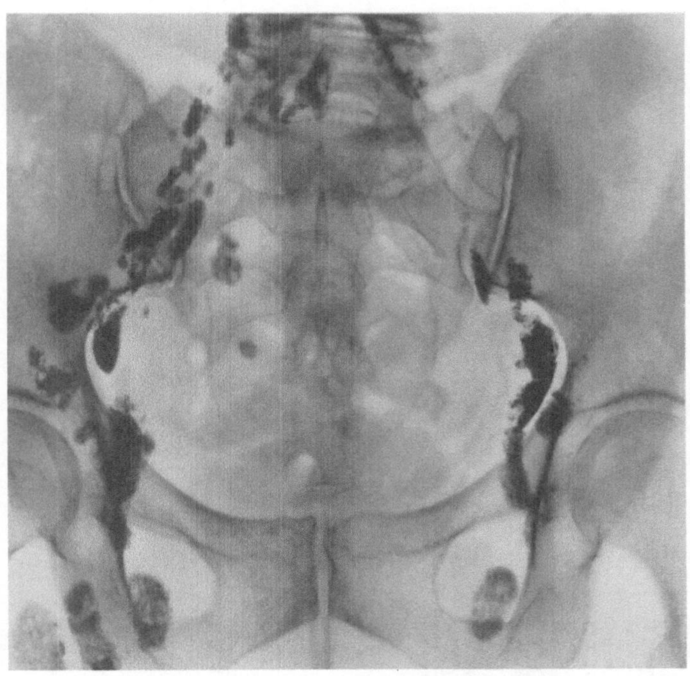

Fig. 45. Small multiple metastases from cancer recti. Filling defects in marginal sinus

In advanced cases there are often signs of obstruction of the passage through the nodes with formation of collaterals and dilatation of the lymphatics (Figs. 42 and 43).

β) Hodgkin's disease

Here the nodes vary widely in size. In the early stages the structure of the nodes may be very homogeneous, but coarser than normal. The differentiation between normal and diseased nodes is sometimes difficult (Fig. 44). In more advanced cases where the granulomatous state has become definitely sarcomatous, the nodes are very large with an irregular structure with large irregular filling defects, fragmentation of the marginal sinus and coarse, fairly parallel chains of phagocytizing cells in the interior of the nodes. The lymph vessels seem to be patent in a higher degree than in lymphosarcoma. In advanced cases it may be of differential diagnostic value.

γ) Follicular lymphoma

In follicular lymphoma of the Brill-Symmer type the nodes are moderately enlarged and the structure somewhat looser but coarser than normal. Very small diffusely distributed punched-out areas may be seen. Such areas have also been seen in the paragranulomatous state of Hodgkin's disease. In some cases signs of sarcomatous degeneration is seen in Brill-Symmer lymphoma, where they resemble the lymphosarcoma nodes.

δ) *Metastatic disease*

A secondary tumour desposit in a lymph node commences as one or several filling defects in the marginal sinus or sometimes, though rarely (WILJASALO), in the central part of the node. Such a defect must — as mentioned earlier — have assumed a certain size before it can be demonstrated in the lymphogram. Because of its usually peripheral position, in suitable projections it appears as an indentation in the outline of the lymph node and should not be confused with the hilus. As mentioned under the heading "Normal radiological appearance", this difficulty can usually be overcome by comparing films taken at different intervals after the injection.

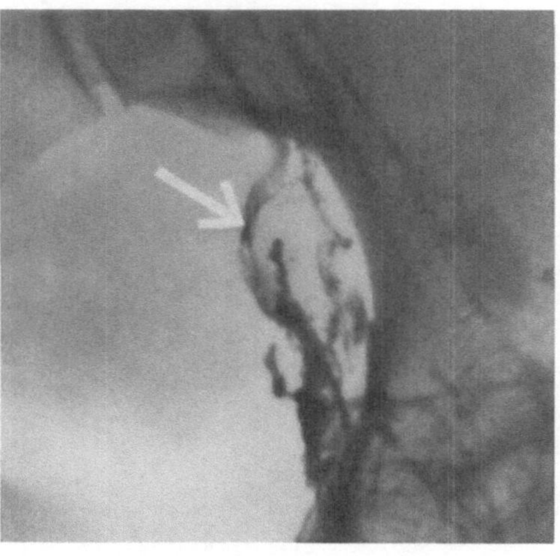

a

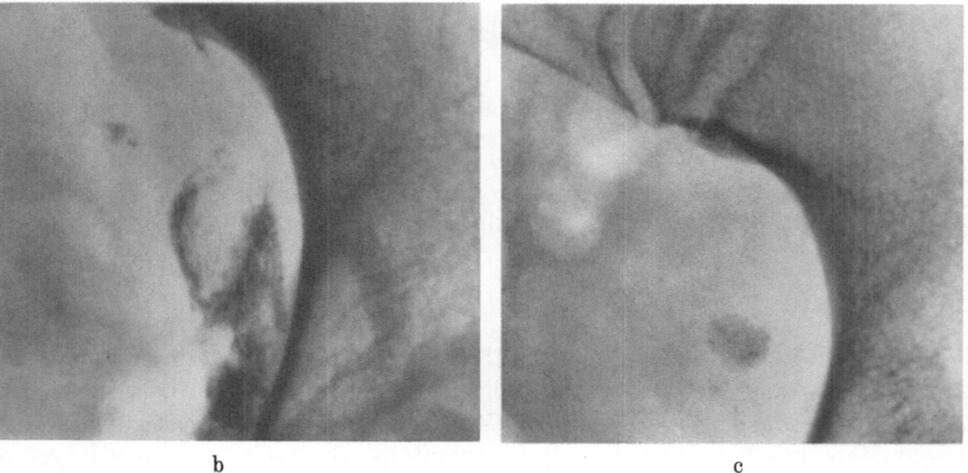

b c

Fig. 46a—c. Cancer colli uteri. Clinically stage 1. a) Immediately after injection. Displaced lymphatic (arrow). b) 24 hours later. Enlarged node with solitary metastasis. c) Same case after so called radical operation

In this early stage the node is normal in size or slightly enlarged (Fig. 45).

When metastases develop they may infiltrate the node marginally and centrally with loss of a varying proportion of the normal structure of the node, which may then increase in size (Fig. 46b).

If the entire node is infiltrated, no filling occurs and the node cannot be visualized by lymphography. In this stage a lymphographic diagnosis is nevertheless often possible from the appearance of the consequent collaterals, displacement of nearby lymphatics

(Fig. 46a) and other indirect signs of lymph node changes. The metastases can also encroach upon tissues outside the lymph node with consequent extravasation of the contrast medium.

The increasing size of a lymph node with a small metastasis is probably due in part to inflammatory reaction to the neoplastic tissue. According to WILJASALO (1965), this increase in size is combined with a characteristic change in the shape of the node. Whereas a normal node is somewhat flat, bean- or kidney-shaped, a node with metastasis assumes

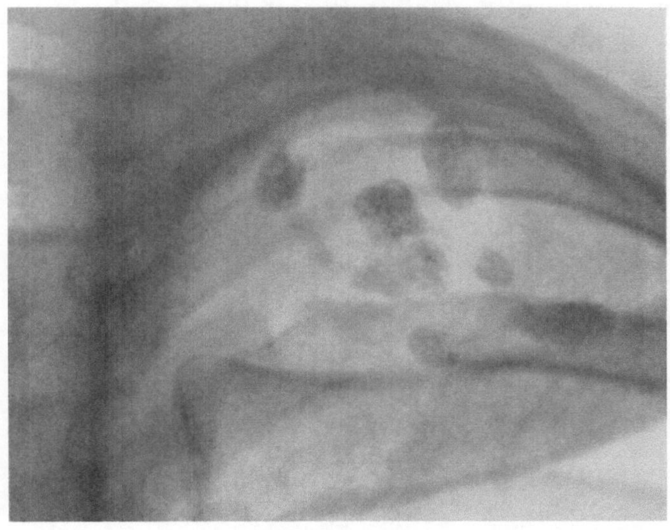

a

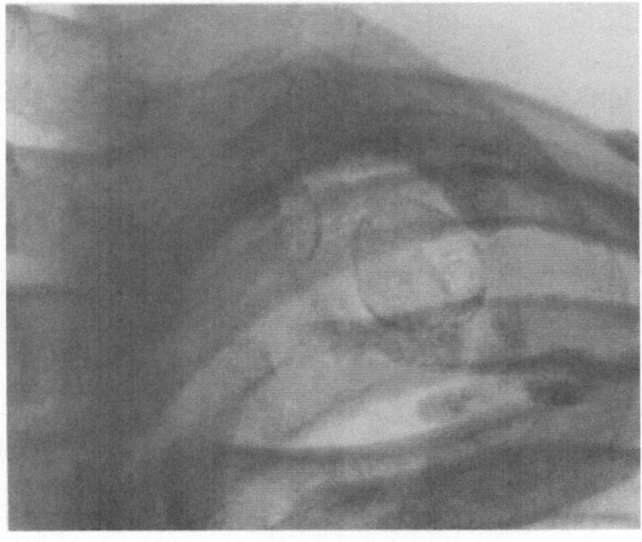

b

Fig. 47a and b. Cancer testis. a) Supraclavicular nodes of normal appearance. b) 4 months later. Nodes now enlarged and spherical-metastases

a more spherical shape (Fig. 47). A differential diagnostic sign based on this observation has been described by WILJASALO. He measured various diameters of the nodes in films taken at different angles and expressed the measurements as an index, which numerically reflects the shape of the nodes. A value of this index less than 20 was found to be suggestive of malignancy, and in metastatic disease this sign was demonstrable, even if the metastasis was smaller than 5 millimeter in diameter.

ε) *Lymphatic leukaemias*

In these diseases the lymphogram generally shows considerable enlargement of the lymph nodes due to hyperplasia of the lymphatic tissue. The nodes are enlarged mainly longitudinally and the marginal sinus is usually intact. The central parts of the nodes are loose and show widespread deposits of contrast medium. The internal structure has usually a beadlike pattern with confluences at many sites. In some cases the lymph nodes have a cystic appearance, in some they assume a reticular or circular structure. The filling is often remarkably thin and, according to DE ROO (1966), the amount of contrast medium necessary to obtain sufficient filling of the lymphatics and nodes is,

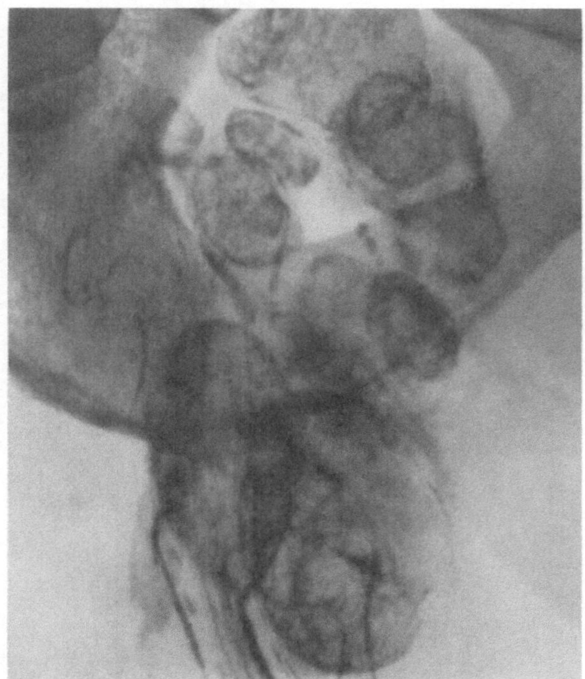

Fig. 48. Lymphatic leukaemia. Moderately enlarged lymph nodes

as a rule, considerably less than usual (Figs. 48 and 49). Most authors (FISCHER, RÜTTIMAN, FUCHS) agree as to the present authors that larger contrast media doses are necessary.

9. Clinical considerations

It is apparent from the preceding sections that lymphography can yield valuable information on a wide variety of diseases. Lymphography is useful not only in the diagnosis of the diseases, but also in the evaluation of their further course. It should be stressed that lymphography provides an objective method for assessing the effect of treatment, *e.g.* radiotherapy and surgery. It is often difficult for the surgeon to find all the lymph nodes he thinks should be removed, and sometimes both normal and affected lymph nodes are left behind despite supposed radical removal. Lymphography readily reveals such incompleteness of the operation and is therefore useful for checking the results of surgery (Fig. 46c).

Lymphography is also useful in the planning of radiotherapy in that it can show the exact site and size of the field to be irradiated.

It should be added that the method can also reveal diseases outside the lymph system. A retroperitoneal tumour, for example, can displace both lymph vessels and lymph nodes and thereby be discovered by lymphography.

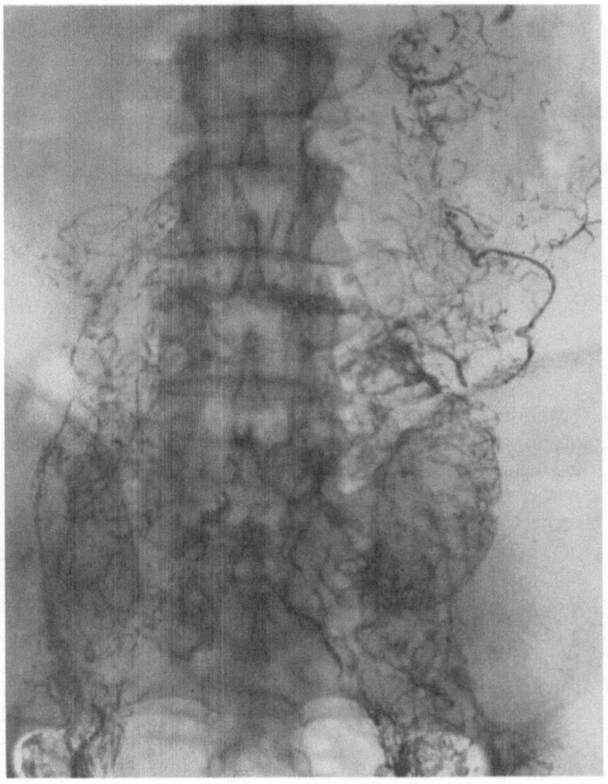

a

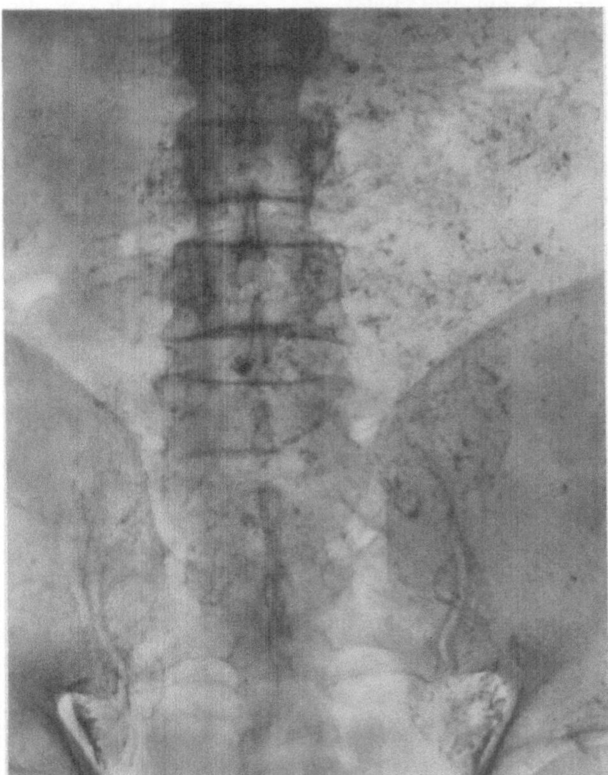

b

Fig. 49a and b. Advanced lymphatic leukaemia. Patient still living 3 years after the examination. a) Immediately after injection. b) 48 hours later

Bibliography

ABBÉS, M., et ET. MARTIN: Essais d'interpretation des images lymphographiques dans le diagnostic des adénopathies métastatiques. Presse méd. **71**, 2727—2739 (1963).

— V. PASCHETTA et A. PELLEGRINO: Considérations sur l'intérêt de la lipido-lymphographie en radiodiagnostic et en radiothérapie. J. Radiol. Électrol. **44**, 658—662 (1963).

— — — et P. P. PRAT: La lymphographie lipiodolée du membre superieur pour le cancer du sein. J. Radiol. Électrol. **44**, 680—681 (1963).

ACCONCIA, A.: La linfangiografia nell' arto superiore. Atti Accad. Fisiocr. Siena Sez. med.-fis. **4**, 371—374 (1957).

ALBERTI, G. P.: Le alterazioni dei dotti linfatici concomitanti alle adenopatie neoplastiche e sistemiche. Ann. Radiol. diagn. (Bologna) **36**, 468—488 (1964).

ALESSANDRI, R., C. BIAGINI, C. BOMPIANI, V. CAVALLO, A. FANUCCI et A. LOASSES: Comparaison entre les tableaux radiologiques et les pièces anatomiques et histologiques dans les adénopathies néoplasiques. J. belge Radiol. **48**, 323—331 (1965).

ALLEN, E.W., N.W. BARKER, and E.A. HINES jr.: Peripheral vascular diseases. Philadelphia: W. B. Saunders Co. 1946.

ALMÉN, T.: A steering device for selective angiography and some vascular and enzymatic reactions observed in its clinical application. Acta radiol. (Stockh.), Suppl. 260 (1966).

ANÉ, J. N., and L. J. MENVILLE: Roentgenologic visualization of lymph nodes and vessels by intrapericardial injection of thorium dioxide. Proc. Soc. exp. Biol. (N.Y.) **30**, 1185—1187 (1933).

ARNULF, G.: Documents sur la lymphographie des membres. Lyon chir. **51**, 372—375 (1956).

— Précisions techniques sur la lymphographie des membres. Lyon chir. **53**, 772—774 (1957).

— Practical value of lymphography of the extremities. Angiology **9**, 1—6 (1958).

— Lymphatic problems and lymphography. J. cardiovasc. Surg. (Torino) **5**, 683—685 (1964).

—, et E. BARONE: Lymphographie et phlebographie dans les oedèmes ligneus du membre supérieur après opération d'Halsted. Lyon chir. **51**, 620—624 (1956).

— — R. BÉNICHOUX, J. LOSSON et G. MORIN: VII. Recherches sur les lymphatiques, en particulier par la lymphographie. Rev. méd. Nancy **80**, 608—614 (1955).

—, R. BÉNICHOUX, J. LOSSON et G. DONCHE-GAY: Documents expérimentaux et cliniques sur la lymphographie. Mém. Acad. Chir. **81**, 671—682 (1955).

— — — et G. MORIN: Données expérimentales sur la ligature des lymphatiques étudiés par lymphographie. Minerva cardioangiol. europ. **1**, 57—63 (1955).

— — — — et E. BARONE: Documents expérimentaux et cliniques sur la lymphographie. Presse méd. **62**, 1631—1633 (1954).

ARVAY, N., et J. D. PICARD: La lymphographie en hématologie. Rev. Prat. (Paris) **12**, 1695—1703 (1962).

— — La lymphographie. Etude radiologique et clinique des vois lymphatiques normales et pathologiques. Paris: Masson & Cie. 1963.

— — J. BABINET et F. BOMSELL: Circulation lymphatique normale et pathologique. Angéiologie **15**, 35—40 (1963).

— — et B. SZIGETTI: Investigation lymphographique des épanchements d'origine chyleuse (ascite et chylothorax). J. Radiol. Électrol. **46**, 293—295 (1965).

ATTISSO, M., P. LEENHARDT et R. COLIN: Quelque aspect physio-chimique des problèmes de l'éxplorations lymphatiques. Essai de systematisation du lymphotopism. Trav. Soc. Pharm. Montpellier **15**, 200—205 (1955).

AVERETTE jr., H. E., M. VIAMONTE jr., and J. H. FERGUSON: Lymphangio-adenography as a guide to lymphadenectomy. Obstet. and Gynec. **21**, 682—686 (1963).

BABEAU, P., et A. FOURRIER: Apports cliniques de la lymphographie lipiodolée dans certaines formes de lymphadénie tuberculeuse. J. belge Radiol. **48**, 332—334 (1965).

BALMES, M., J. L. LAMARQUE et H. PUJOL: Intérêt de la lymphographie par les moyens de contrast lipo-solubles. Concours méd. **86**, 5915—5924 (1964).

BARER, G. R.: Radiographic study of tissue permeability and lymph drainage in inflammation. Brit. J. exp. Path. **33**, 123—130 (1952).

BARTELS, P.: Das Lymphgefäß-System. In: Handbuch der Anatomie des Menschen, L. 17. Jena: Gustav Fischer 1909.

BASU, S. P.: Lymphangiography and venography in chronic filarial lymphoedema. Indian J. Radiol. **14**, 89—98 (1960).

BATTEZZATI, M., A. TAGLIAFERRO e I. DONINI: Latero - cervical lymphadenography. Panminerva med. **3**, 103—105 (1961).

BAUM, H.: Die Lymphgefäße des Kniegelenkes, des Tarsalgelenkes und der Zehengelenke des Menschen. Anat. Anz. **67**, 301—318 (1929).

— Die Lymphgefäße der Gelenke des Armes des Menschen. Z. Anat. Entwickl.-Gesch., Abt. I **94**, 117—139 (1931).

BAUM, S., K. M. BRON, L. WEXLER, and H. L. ABRAMS: Lymphangiography, cavography and urography. Comparative accuracy in the diagnosis of pelvic and abdominal metastases. Radiology **81**, 207—218 (1963).

BELÁN, A., P. MÁLEK u. J. KOLC: Röntgenkinematographischer Nachweis lymphovenöser Verbindungen im Versuch in vivo. Fortschr. Röntgenstr. **99**, 168—172 (1963).

BELIN, P., M. A. SHEA, N. H. STONE, and W. O. GREFFEN: Iodolipopusputosis following lymphography. Dis. Chest **48**, 543—544 (1965).

BELLMAN, S., and B. ODÉN: Experimental microlymphangiography. Acta radiol. (Stockh.) **47**, 289—307 (1957).

BELTZ, L., u. P. THURN: Das Lymphogramm beim tumorösen retroperitonealen Lymphblock. Fortschr. Röntgenstr. **102**, 278—291 (1965).

BENNETT, H. S., and A. A. SHIVAS: The visualization of lymph-nodes and vessels by ethyl iodostearate (angiopac) and its effect on lymphoid tissue; a preliminary radiological and histological study. J. Fac. Radiol. (Lond.) **5**, 261—266 (1954).

BERNAGEAU, J., V. BISMUTH, J. P. DESPREZ-CURELY et R. BOURDON: La lymphographie dans les chyluries. J. Radiol. Électrol. **45**, 529—540 (1964).

BÈZES, H., et M. ARMENGAUD: Lymphographies dans les éléphantiasis tropicaux des membres inférieurs. Presse méd. **72**, 1—4 (1964).

BISMUTH, V., J. BERANGEAU, J. P. DESPREZ-CURELY et R. BOURDON: La place de la lymphographie dans les indications thérapiques de la maladie de Hodgkin. J. Radiol. Électrol. **45**, 346—350 (1964).

— J. P. DESPREZ-CURELY, R. BOURDON, A. LAMBLING et M. SERVELLE: Ascites chyleuses non tumorales intérêt de la lymphographie. A propos de deux observations. Ann. Radiol. **6**, 817—830 (1963).

BLOCKER jr., T. G., J. R. SMITH, E. F. DUNTON, E. J. KIRBY, and J. V. MEYER: Studies of ulceration and edema of the lower extremity by lymphatic cannulation. Ann. Surg. **149**, 884—897 (1959).

BLOMSTRAND, R., N. A. THORN, and E. H. AHRENS jr.: Absorption of fats studied in patient with chyluria. Amer. J. Med. **24**, 958—966 (1958).

BOBBIO, P., G. PERACCHIA e F. PELLEGRINO: Anatomia radiografia del sistema linfatico ascellare e sopraclaveare. Introduzione allo studio delle metastasi linfatiche del carcinoma mammario. Ateneo parmense **33**, Suppl. **3**, 5—32 (1962).

— — — Connessioni linfatiche presternali fra la regioni mammarie dei due lati. Ateneo parmense **33**, Suppl. **3**, 95—109 (1962).

— — — La circulazione linfatica nell'edema del braccio secondario ad intervento di mastectomia radicale. Ateneo parmense **33**, Suppl. **3**, 110—133 (1962).

BÖTTGER, H.: Extrakavale Uterusfüllung und Lymphgefäßdarstellung mit wasserlöslichem Röntgenkontrastmittel. Fortschr. Röntgenstr. **82**, 808—812 (1955).

BOOKSTEIN, J. J., K. F. SCHROEDER, and J. G. BATSAKIS: Lymphangiography in the diagnosis of retroperitoneal fibrosis: Case report. J. Urol. (Baltimore) **95**, 99—101 (1966).

BOURDON, R., V. BISMUTH et J. P. DESPREZ-CURELY: Les ascites chyleuses de l'adults. Apport de la lymphographie. J. Radiol. Électrol. **45**, 413—420 (1964).

BOURG, R.: La lymphaticographie de provenance génitale. Acta chir. belg. **53**, 743—764 (1954).

BOWER, R., D. TZIROS, J. N. DEBBAS, and J. M. HOWARD: Radiographic studies of the lymphatic system. Surgery **49**, 59—68 (1961).

BOYD, A. D., and W. A. ALTEMEIER: Lymphangiography in management of malignant neoplasms of lower extremities. Arch. Surg. **86**, 911—918 (1963).

—, and P. YAW: A modified lymphangiographic technique for staining lymph nodes in vivo. Surg. Forum **14**, 114—116 (1963).

BRON, K. M., S. BAUM, and H. L. ABRAMS: Oil embolism in lymphangiography. Radiology **80**, 194—202 (1963).

BRUUN, S., and A. ENGESET: Lymphadenography (A new method for the visualization of enlarged lymph nodes and lymphatic vessels.) Acta radiol. (Stockh.) **45**, 389—395 (1956).

BRZEK, V., V. KŘEN u. V. BARTOŠ: Retrograde Lymphographie des Ductus thoracicus. Fortschr. Röntgenstr. **102**, 125—131 (1965).

BUDIN, E., and J. GERSHON-COHEN: Danger of cancer from thorotrast as a diagnostic medium. Amer. J. Roentgenol. **75**, 1188—1193 (1956).

BUONOCORE, E., and J. R. YOUNG: Lymphangiographic evaluation of lymphedema and lymphatic flow. Amer. J. Roentgenol. **95**, 751—765 (1965).

BURN, J. I., and S. P. BOHEER: Lymphography in metastatic lymph node disease. Brit. J. Cancer **19**, 321—329 (1965).

BUSCH, F. M., and E. S. SAYEGH: Roentgenographic visualization of human testicular lymphatics: A preliminary report. J. Urol. (Baltimore) **89**, 106—110 (1963).

— —, and O. W. CHENAULT jr.: Some uses of lymphangiography in the management of testicular tumors. J. Urol. (Baltimore) **93**, 490—495 (1965).

CAHILL, K. M., and R. K. KAISER: Lymphangiography in bancroftian filariasis. Trans. roy. Soc. trop. Med. Hyg. **58**, 356—362 (1964).

CALNAN, J. S., S. KOUNTZ, B. L. PENTECOST, J. F. SCHILLINGFORD, and R. E. STEINER: Venous obstruction in the aetiology of lymphedema precox. Brit. J. Med. **2**, 221—226 (1964).

CAMIEL, M. R., D. L. BENNINGHOFF, and P. G. HERMAN: Chylos ascites with lymphographic demonstration of lymph leakage into the peritoneal cavity. Gastroenterology **47**, 188—191 (1964).

CARLSTEN, A., and T. OLIN: The route of the intestinal lymph to the blood stream. Acta physiol. scand **25**, 259—266 (1951).

CARVALHO, R., A. RODRIGUES et S. PEREIRA: La mise en évidance par la radiographie du système lymphatique chez le vivant. Ann. Anat. path. **8**, 193—197 (1931).

CAVALOT, A., G. SINISTERO, P. CARAZZONE e E. TETTONI: La linfoadenografia nel carcinoma dell' utero. Minerva radiol. **8**, 563—594 (1963).

CELIS, A., and K. PORTER: Lymphatics of the thorax. An anatomic and ıadiologic study. Acta radiol. (Stockh.) **38**, 461—470 (1952).

Chassard, J. L., et J. Papillon: Lymphographie et maladie de Hodgkin. A propos 100 observations. J. belge. Radiol. **48**, 295—305 (1965).
Chavez, C. M.: Lymphangiography. Amer. J. med. Sci. **248**, 225—245 (1964).
— L. G. Berrong, and C. G. Evers: Hepatic oil embolism after lymphangiography. Amer. J. Surg. **110**, 456—460 (1965).
Chérigié, E., et M. Guerbet: Recherche expérimentale en radiocinéma à 200 images/second embolie huileuse et embolie gazeuse. J. Radiol. Électrol. **45**, 885—887 (1964).
Chiappa, S., G. Galli, and A. Severini: Lymphadenography with radioactive contrast medium in retroperitoneal localization of malignant lymphogranuloma. Amer. J. Roentgenol. **92**, 134—147 (1964).
— C. Uslenghi, and G. Galli: Lymphangiography and endolymphatic radiotherapy in testicular tumours. Brit. J. Radiol. **39**, 498—512 (1966).
Choi, J. K., and H. S. Wiedemer: Chyluria: lymphangiographic study and review of literature. J. Urol. (Baltimore) **92**, 723—727 (1964).
Chudăcek, Z., J. Vallenta u. M. Hula: Die Lymphographie bei Unterschenkelgeschwüren und einigen Hautkrankheiten. Radiol. diagn. (Berl.) **2**, 39—44 (1961).
Clementz, B., and T. Olin: Apparatus for controlled infusion of saline in angiography and contrast medium in lymphography. Acta radiol. (Stockh.) **55**, 109—112 (1961).
Clouse, M., E. E. Frannley, and S. B. Litwin: Lymphangiographic criteria for diagnosis of retroperitoneal fibrosis. Radiology **83**, 1—5 (1964).
Cohen, R., M. Viamonte jr., E. Cypress, and M. H. Kalser: Lymphangiography in a patient with chylous ascites. Radiology **81**, 219—222 (1963).
Colette, J. M.: Indications pratiques de la lymphographie dans la pathologie de la voie lymphatique périphérique et viscerale. J. belge Radiol. **47**, 229—230 (1964).
Colin, R., P. Leenhardt et Y. Bonnet: Lymphographies utéro-salpingiennes par hystérographies Problèmes de perméabilité muqueuse. Gynéc. et Obstét. **56**, 281—286 (1957).
Collette, J. M.: Essais de lymphographie expérimentale. Activité de la hyaluronidase. J. belge Radiol. **36**, 276—292 (1953).
— La microradiographie: Bases et principes de la technique: une nouvelle application. J. belge Radiol. **36**, 293—312 (1953).
— Lymphografie expérimentale et clinique. Description d'une technique d'opacification radiologique du système lymphatique périphérique et du groupe ganglionnaire ilio-pelvien. Acta chir. belg. **54**, 607—615 (1955).
— Étude radiologique de la circulation lymphatique superficielle et des relais ganglionnaires correspondents; considérations expérimentales et cliniques; les diagnostics lymphographiques. Brux. méd. **37**, 1869—1888 (1957).
Collette J. M.: Envahissements ganglionnaires inguinopelviens par lymphographie. Acta radiol. (Stockh.) **49**, 154—165 (1958).
—, et M. Desmons: Aspects actuels de la lymphadénographie. Rev. med. Liège **19**, 110—114 (1964).
—, et J. Lavigne: La classification et les indications opératoires des cancers du col de l'utérus sous l'angle de la lymphadénographie. Lyon chir. **53**, 857—863 (1957).
Cook, F. E., D. D. Lawrence, J. R. Smith, and E. J. Gritti: Testicular carcinoma and lymphangiography. Radiology **84**, 420—427 (1965).
Cook, P. L., A. M. Jelliffe, B. Kendall, and M. J. Maccoughlin: The role of lymphography in the diagnosis and management of malignant reticuloses. Brit. J. Radiol. **39**, 561—574 (1966).
Corbelle, G., M. Premont, J. Patel, H. Chahverdiani et L. Leger: L'opacification du canal thoracique par lymphographie chez le cirrhotique. Presse méd. **71**, 1533—1539 (1963).
Cramer, H., u. A. Karpeti: Lymphographie. Münch. med. Wschr. **93**, 265—309 (1951).
Crockett, D. J.: Lymphatic anatomy and lymphoedema. Brit. J. plast. Surg. **18**, 12—25 (1965).
Cunéo, B., et M. Marcille: Topographie des ganglions ilio-pelviens. Bull. mém. Soc. Anat. Paris, 653, 1901.
Dalion, J., M. Guerbet et A. Dalaville: Destinée du lipiodol injectée par voie intraveineuse ou lymphatique. Modifications histologiques consécutives à ces injections. Thérapie **20**, 789—796 (1965).
Dana, M., J. P. Desprez-Curely, V. Bismuth et R. Bourdon: La lymphographie dans les maladies de la peau. Ann. Radiol. **7**, 555—580 (1964).
Danese, C., J. M. Howard, and R. Brower: Lymphangiography by subcutaneous injection of water soluble radiopaque medium. The role of interstitial pressure. Ann. Surg. **155**, 614—619 (1962).
— — — Regeneration of lymphatic vessels: a radiographic study. Ann. Surg. **156**, 61—67 (1962).
Dargent, M., J. L. Chassard et D. Dargent: La lymphographie ileo-pelvienne au lipiodol ultrafluide par voie pédieuse dans le cancer du col utérin. A propos de 33 dossiers avec confrontation anatomo-radiologique. Ann. Chir. **17**, 1101—1120 (1963).
Del Buono, M. S., e A. Rüttimann: L'indagine linfografia nel linfedema secondario cronico. Minerva chir. **17**, 655—666 (1962).
Dencker, S. J., and I. Gottfries: Cortisone in the treatment of chronic hereditary oedema (Milroy's disease). Acta med. scand. **150**, 277—280 (1954).

De Roo, T.: Lymfatico-veneuze verbinding in de regio iliaca bij primair lymfoedeem, aangetoond door middel van lymfografie. Ned. T. Geneesk. **108**, 198—203 (1964).
— Lymphografie. Ned. T. Geneesk. **108**, 627—628 (1964).
— Valeur de la tomographie en lymphadénographie. Ann. Radiol. **8**, 17—24 (1965).
— P. Thomas, and R. W. Kropholler: The importance of tomography for the interpretation of the lymphographic picture of lymph node metastases. Amer. J. Roentgenol. **94**, 924—934 (1965).
Desprez-Curely, J. P.: Lymphographie directe avec produit de contraste liposoluble. Cah. Coll. Méd. Hôp. Paris **5**, 165—174 (1964).
— V. Bismuth, P. Fron et R. Bourdon: La lymphographie du membre supérieur dans les affections tumorales malignes. Ann. Radiol. **6**, 437—459 (1963).
— — A. Laugier et J. Descaps: Accidents et incidents de la lymphographie. Ann. Radiol. **5**, 577—588 (1962).
Ditchek, T., R. J. Blahut, and A. C. Kittleson: Lymphadenography in normal subjects. Radiology **80**, 175—181 (1963).
Dominok, G. W.: Die histologischen Veränderungen menschlicher Lymphknoten nach Lymphographie. Virchows Arch. path. Anat. **338**, 143—149 (1964).
Dotti, E.: Erforschung der Funktion der Lymphgefäße und Lymphdrüsen mittels Röntgendarstellung nach subkutaner Injektion von Thoriumdioxyd (Tierexperimente). Fortschr. Röntgenstr. **50**, 615—618 (1934).
Drinker, C. K., M. E. Field, J. W. Heim, and O. C. Leigh jr.: Composition of edema fluid and lymph in edema and elephantiasis resulting from lymphatic obstruction. Amer. J. Physiol. **109**, 572—586 (1934).
Drukman, A., and S. Rozin: Uterovenous and uterolymphatic intervasation in hysterosalpingography. J. Obstet. Gynaec. Brit. Emp. **58**, 73—78 (1951).
Duranteau, M., F. Oury, Ch. Proux et L. Leger: Essais de lymphographie abdominothoracique par injection intra-péritonéale de substances iodées. Presse méd. **63**, 1586—1588 (1955).
Efskind, L.: Örtliche Veränderungen bei intraperitonealer Injektion von Thorium-dioxyde (Thorotrast) Acta chir. scand. **84**, 79—95 (1940).
— Untersuchungen über Anatomie und Funktion des Ductus thoracicus. Acta chir. scand. 84, 129—142 (1941).
Eiken, M.: Lymfografi. Nord. Med. **73**, 264—265 (1965).
—, and V. Madsen: Lymphography in carcinoma of the cervix. Acta obstet gynec. scand. **44**, 45—62 (1965).
Engeset, A.: Roentgenological demonstrations of lymph vessels by-passing nodes. 25th Anniversary Publ. from the Norweigian Radium Hospital. Oslo 1958.
Engeset, A.: Experimental lymphadenografi med jodibin på råttor. 25th Anniversary Publ. from the Norweigian Radium Hospital, Oslo 1959.
— An experimental study of the lymph node barrier. Injection of Walker carcinoma 256 in the lymph vessels. Acta Un. int. Cancr. **15**, 879—883 (1959).
— Intralymphatic injections in the rat. Cancer Res. **19**, 277—278 (1959).
— The route of the peripheral lymph to the blood stream. An X-ray study of the barrier theory. J. Anat. (Lond.) **93**, 96—100 (1959).
— Lymphatico-venous communications in the albino rat. J. Anat. (Lond.) **93**, 380—383 (1959).
— Barrier function of lymph-glands. Lancet **1962 I**, 324.
— Irradiation of lymph nodes and vessels. Oslo: Universitetsforlaget 1964.
Erbslöh, J.: Die Lymphographie des weiblichen Genitales. Fortschr. Röntgenstr. **80**, 627—633 (1954).
— Ein Übertritt wasserlöslicher Kontrastmittel in das Lymphgefäß-System bei der Hysterosalpingographie. Fortschr. Röntgenstr. **80**, 633—634 (1954).
Evans, H., R. C. Hudson, and J. H. Ferguson: Lymphangioadenography: applications in the study and management of gynecologic cancer. Cancer (Philad.) **17**, 1093—1107 (1964).
Fisch, U., u. M. S. del Buono: Die Lymphographie des Halses. Arch. Ohr.-, Nas.- u. Kehlk.-Heilk. **182**, 311—315 (1963).
— — Zur Technik der cervicalen Lymphographie. Schweiz. med. Wschr. **93**, 994—998 (1963).
Fischer, H. W.: Colloidal stannic oxide: Animal studies on new hepatolienographic agent. Radiology **68**, 488—498 (1957).
— Lymphangiography and lymphadenography with various contrast agents. Ann. N. Y. Acad. Sci. **78**, 799—808 (1959).
— A critique of experimental lymphography. Acta radiol. (Stockh.) **52**, 448—454 (1959).
— Lymphography (editorial). Radiology **80**, 1002—1004 (1963).
—, D. Kann, and W. Metcalf: Experiences in seeking an ethiodol emulsion for lymphography. Invest. Radiol. **1**, 29—36 (1966).
—, M. S. Lawrence, and J. R. Thornbury: Lymphography of the normal adult male. Observations and their relation to the diagnosis of metastatic neoplasm. Radiology **78**, 399—406 (1962).
—, and Thornbury: Lymphography in the diagnosis of malignant neoplasm Progr. clin. Cancer **1**, 213—234 (1965).
—, and G. R. Zimmerman: Roentgenographic visualization of lymph nodes and lymphatic channels. Amer. J. Roentgenol. **81**, 517—534 (1959).
Földi, M., I. Rusznyak u. G. Szabo: Über die flüssigkeitsspeichernde und resorbierende Funktion des Lymphsystems. Acta med. Acad. Sci. hung. **4**, 355—368 (1953).

FOURNIER, A. M.: De l'emploi de la seringue de Dos Santos (modifiée) pour la lymphographie. J. Radiol. Électrol. **45**, 174 (1964).

FRAIMOW, W., S. WALLACE, P. LEWIS, R. R. GREENING, and R. T. CATHCART: Changes in pulmonary function due to lymphangiography. Radiology **85**, 231—241 (1965).

FUCHS, W. A.: Complications in lymphography with oily contrast media. Acta radiol. (Stockh.) **57**, 427—432 (1962).

— Tumour diagnosis with lymphography. Radiol. clin. (Basel) **31**, 277—286 (1962).

— Lymphographische Tumordiagnostik. Praxis **53**, 414—416 (1964).

— Lymphography. Ann. Rev. Med. **15**, 287—298 (1964).

— Lymphographie und Tumordiagnostik. Berlin-Heidelberg-New York: Springer 1965.

—, and G. BÖÖK-HEDERSTRÖM: Inguinal and pelvic lymphography. Acta radiol. (Stockh.) **56**, 340—354 (1961).

— — Lymphography in the diagnosis of metastases with special references to the carcinoma of the uterine cervix. Acta radiol. (Stockh.) Diagn. 2 N. S., 161—171 (1964).

— A. RÜTTIMAN u. M. S. DEL BUONO: Klinische Indikationen zur Lymphographie. Schweiz. med. Wschr. **89**, 755—759 (1959).

— — — Zur Lymphographie bei chronischen sekundären Lymphödemen. Fortschr. Röntgenstr. **92**, 608—620 (1960).

FUJITA, S.: Das Kontrastmittel für die röntgenographische Darstellung des Lymphgefäß-Systems. Arb. III. Abt. d. anat. Inst. d. Kaiserl. Univ. Kyoto, Ser. D, H. 1, 21—24 (1930).

FUNAOKA, S., R. TACHIKAVA, O. YAMAGUCHI u. S. FUJITA: Kurze Mitteilung über die Röntgenographie des Lymphgefäß-Systems sowie über den Mechanismus der Lymphströmung. Arb. III. Abt. d. anat. Inst. d. Kaiserl. Univ. Kyoto, Ser. D. H. 1, 11—13 (1930).

GELLHORN, G.: Demonstration of the lymphatic circulation in the pelvis of the living woman by roentgen rays. Amer. J. Obstet. Gynec. **28**, 769—771 (1934).

GERGELY, R.: A lymphangiographiáról. Orv. Hetil. **98**, 60—64 (1957).

— Die Bedeutung der Lymphangiographie in der Chirurgie. Chirurg **29**, 49—55 (1958).

— The roentgen examination of the lymphatics in man. Radiology **71**, 59—68 (1958).

—, and A. CSILLAG: Significance of lymphangiography in surgery [Hung.]. Magy. Sebész. **10**, 246—256 (1957).

— S. ZSEBÖK u. M. I. FÖLDI: Die diagnostischen Anwendungsmöglichkeiten der Lymphangiographie. Fortschr. Röntgenstr. **85**, 175—181 (1956).

—, et Z. ZSEBÖK: De la lymphangiographie. Presse méd. **64**, 2200—2203 (1956).

GERTEIS, W.: Die Lymphographie beim Genitalcarcinom der Frau. Übersicht über ihre Möglichkeiten. Arch. Gynäk. **200**, 109—130 (1964).

GERTEIS, W.: Lymphographie und topographische Anatomie des Becken-Lymphsystems. Stuttgart: Ferdinand Enke 1966.

GILLBRIDE, J. L.: Lymphatic injection with radiopaque substance for roentgen examination in carcinoma of mammary gland. Preliminary report. Amer. J. Surg. **39**, 617—619 (1938).

GOLD, W. M., J. YOUKER, S. ANDERSON, and J. A. NADEL: Pulmonary function abnormalities after lymphangiography. New Engl. J. Med. **273**, 519—524 (1965).

GOLDBERG, M. E., and S. B. FEINBERG: Pulmonary infarction following lymphangiography in dogs, its implications in human studies. Radiology **81**, 479—483 (1963).

GOUDEMAND, M., E. SPY et Y. DELMAS-MARSALET: La lymphographie dans la maladie de Hodgkin: son intérêt diagnostique et thérapeutique. Lille méd. **9**, 458—467 (1964).

GOUGH, J. H., M. H. GOUGH, and LEA THOMAS: Pulmonary complications following lymphography (with a note on technique). Brit. J. Radiol. **37**, 416—421 (1964).

GOUGH, M. H.: Lymphangiography in children. Arch. Dis. Childh. **39**, 177—181 (1964).

— E. J. GUINEY, and J. B. KINMONTH: Lymphangiography: New techniques and uses. Brit. med. J. **1963 I**, 1181—1184.

GOULD, R. J., and B. SCHAFFER: The surgical applications of lymphography. Surg. Gynec. Obstet. **114**, 683—690 (1962).

GRANT, I. W. B., W. D. A. CALLAM, and J. K. DAVIDSON: Pulmonary oil embolism following hysterosalpingography. J. Fac. Radiol. (Lond.) **8**, 410—415 (1956/57).

GREENING, R. R., and S. WALLACE: Further observations in lymphangiography. Radiol. clin. N. Amer. **1** (1), 157—173 (1963).

GRIFFIÉ, R. A., et J. ÉCOIFFIER: Mise en évidance de lymphatiques par injections intraosseuses. C. R. Acad. Sci (Paris) **246**, 635—636 (1958).

GROTTE, G.: Passage of dextran molecules across the blood-lymph barrier. Acta chir. scand., Suppl. **211**, 1—84 (1956).

— L. JUHLIN, and N. SANDBERG: Passage of solid spherical particles across the blood-lymph barrier. Acta physiol. scand. **50**, 287—293 (1960).

GUERBET, M.: Etude expérimentale de la toxicité du lipiodol ultra-fluide par voie intraveineuse ou lymphatique. J. Radiol. Électrol. **45**, 887—889 (1964).

HAHN, G. A., S. WALLACE, L. JACKSON, and G. DOSS: Lymphangiography in gynecology. Amer. J. Obstet. Gynec. **85**, 754—771 (1963).

HALLAGRIMSSON, J., and M. E. CLOUSE: Pulmonary emboli after lymphography. Arch. Path. **80**, 428—430 (1965).

HAMPTON, H. H.: Case of non-parasitic haematochyluria. Bull. Johns Hopk. Hosp. **31**, 20—24 (1920).

HARRIS, W. H.: Histophathological effects of thorium dioxide on lymphatic glands of animals visualized by Menville-Ané method. Proc. Soc. exp. Biol. (N. Y.) **29**, 1049—1051 (1932).

HARTGILL, J.: Practical value of lymphography in gynaecology. T. norske Laegerforen. 85, 1383—1386 (1965).

HARTGILL, J. C.: Lymphography in the management of pelvic malignant disease. J. Obstet. Gynaec. Brit. Cwlth 71, 835—853 (1964).

HERMAN, P. G., D. L. BENNINGHOFF, J. H. NELSON jr., and H. Z. MELLINS: Roentgen anatomy of the ilio-pelvic-aortic lymphatic system. Radiology 80, 182—193 (1963).

— —, and S. SCHWARZ: A physiologic approach to lymph flow in lymphography. Amer. J. Roentgenol. 91, 1207—1215 (1964).

HOMANS, J., C. K. DRINKER, and M. E. FIELD: Elephantiasis and the clinical implications of its experimental reproduction in animals. Ann. Surg. 100, 812—832 (1934).

HRESHCHYSHYN, M. M., and F. R. SHEEHAN: Lymphangiography in advanced gynecologic cancer. Obstet. and Gynec. 24, 525—529 (1964).

HULTÉN, L., L. WAHLQVIST, H. EKMAN och M. ROSENCRANTZ: Funikulär lymfangioadenografi på normalt material. Nord. Med. 76, 925—926 (1966).

ISHIDA, O., Y. TAJI, S. MORI, and H. UCHIDA: Chest radiograms following lymphography with special reference to oil embolism. Med. J. Osaka Univ. 14, 275—303 (1964).

JACKSON, L., S. WALLACE, S. N. FARB, W. W. PARKE, and F. TOY: Cervical lymphangiography. Laryngoscope (St. Louis) 73, 926—941 (1963).

JACOBSSON, S., and S. JOHANSSON: Method of lymphography. Kgl. Fysiograf. Sällsk. Lund, Förh. 29, 57—63 (1959).

— — Normal roentgen anatomy of the lymph vessels of upper and lower extremities. Acta radiol. (Stockh.) 51, 321—328 (1959).

— — Lymphographic changes in lower limbs with varicose veins. Acta chir. scand. 117, 346—350 (1959).

JOHANSSON, S., N. H. STERNBY, G. THEANDER, and L. WEHLIN: An iodized emulsion for lymphography. Acta radiol. (Stockh.) 4 Diagnosis, 690—704 (1966).

— G. THEANDER u. L. WEHLIN: Komplikationen bei der Lymphographie. Radiologe 5, 329—332 (1965).

JOSSIFOW, G. M.: Menschen mit Beschreibung der Adenoide und der Lymphbewegungsorgane. Jena: Gustav Fischer 1930.

KAINDL, F.: Das Lymphgefäßsystem in menschlichen Extremitäten. Wien. med. Wschr. 107, 200—202 (1957).

— Zur Pathologie der Lymphbahnen in menschlichen Extremitäten. Dtsch. med. J. 8, 209—212 (1957).

— E. MANNHEIMER, L. PFLEGER-SCHWARZ u. B. THURNHER: Beobachtungen zum derzeitigen Stand der peripheren Lymphangiographie. Ärztl. Forsch. 17, 330—334 (1963).

— — — — Selection of contrast media in lymphography. Angiologica 1, 175—179 (1964).

KAINDL F., E. MANNHEIMER, B. THURNHER u. L. PFLEGER-SCHWARZ: Zur Frage der Gefäßelongation im peripheren Lymphgefäßsystem. Radiol. austrica 14, 313—316 (1963).

KAINDL, F. K.: Beobachtungen am Lymphgefäßsystem in menschlichen Extremitäten. Medizinische 24, 976—977 (1958).

— Lymphangiopathien. In: RATSCHOW, Angiologie, S. 718—726. Stuttgart: Georg Thieme 1960.

— E. MANNHEIMER, L. PFLEGER-SCHWARZ u. B. THURNHER: Lymphangiographie und Lymphadenographie der Extremitäten. Fortschr. Röntgenstr., Erg.-Bd. 87 (1960).

KANETKAR, A. V., S. M. DESHMUKH, R. S. PRADHAN, M. D. KELKAR, and P. K. SEN: Lymphangiographic patterns in filiarial oedema of lower limbs. Clin. Radiol. 17, 258—263 (1966).

KEISER, D. v.: Lymphographische Befunde bei malignen Lymphknotenerkrankungen. Chirurg 36, 385—391 (1965).

—, u. H. J. FRISCHBIER: Der Wert der Lymphographie bei der Metastasensuche. Fortschr. Röntgenstr. 100, 299—308 (1964).

KINMONTH, J. B.: Lymphangiography in man. Method of outlining lymphatic trunks at operation. Clin. Sci. 11, 13—20 (1952).

— Lymphoedema and its treatment. Brit. J. plast. Surg. 7, 193—194 (1954).

— Lymphangiography in clinical surgery and particularly in the treatment of lymphoedema. Ann. roy. Coll. Surg. Engl. 15, 300—310 (1954).

— Some general aspects of the investigation and surgery of the lymphatic system. J. cardiovasc. Surg. (Torino) 5, 680—682 (1964).

— R. A. K. HARPER, and G. W. TAYLOR: Lymphangiography by radiological methods. J. Fac. Radiol. (Lond.) 6, 217—223 (1955).

— G. W. TAYLOR, and R. A. K. HARPER: Lymphangiography. A technique for its clinical use in the lower limbs. Brit. med. J. 1955 I, 940—942.

— — G. D. TRACY, and J. D. MARSH: Lymphoedema. Clinical and lymphangiographic studies of a series of 107 patients in which the lower limbs were affected. Brit. J. Surg. 45, 1—10 (1957).

KINMONTH, M. S., G. W. TAYLOR, and G. H. JANTET: Chylos complications of primary lymphoedema. J. cardiovasc. Surg. (Torino) 5, 327—345 (1964).

KITTREDGE, R. D., and N. FINBY: Lymphangiography in lymphoma. Amer. J. Roentgenol. 94, 935—946 (1965).

— S. HASHIM, H. B. ROHOLT, T. B. VAN ITALIE, and N. FINBY: Demonstration of lymphatic abnormalities in a patient with chyluria. Amer. J. Roentgenol. 90, 159—165 (1963).

KNOPP, K.: Über das postradiologische Stauungsödem der unteren Extremität. Geburtsh. u. Frauenheilk. 20, 394—398 (1960).

KOBUSZEWSKA-FARYNOWA, M.: Changes in the lymph nodes following lymphadenography. Pat. pol. 16, 141—149 (1965).

Koehler, P. R.: Radiographic visualization of the substernal lymph nodes. Radiology **85**, 565—567 (1965).

— W. A. Meyers, J. F. Shelley, and B. Schaffer: Body distribution of ethiodol following lymphangiography. Radiology **82**, 866—871 (1964).

— G. T. Wohl, and B. Schaffer: Lymphangiography — A survey of its current status. Amer. J. Roentgenol. **91**, 1216—1221 (1964).

Kraus, R., J. Klemencic u. A. von der Emden: Ist eine Lymphangiographie mit fettlöslichem Kontrastmittel (Lipiodol Ultrafluid) kontraindiziert? Med. Welt **17**, N. F., 1459—1464 (1966).

Lachapèle, A. P., A. Hugues et Cl. Lagarde: De l'étude anatomo-radiologique du canal thoracique d'après 60 opacifications sûr l'être humain vivant. J. Radiol. Électrol. **45**, 1—10 (1964).

Laméer, C.: Lymphographie intraperitoneale. Thèses Utrecht: N. V. Schriks, Asten N. B. 1965.

Lee, B. J., J. H. Nelson, and G. Schwarz: Evaluation of lymphangiography, inferior venacavography and intravenous pyelography in the clinical staging and management of Hodgkin's disease and lymphosarcoma. New. Engl. J. Med. **271**, 327—337 (1964).

Leenhardt, P., et R. Colin: De l'exploration du système lymphatique; recherches expérimentales et applications radiologiques. J. Radiol. Électrol. **37**, 579—583 (1956).

— — L'adénolymphographie in vivo. J. Radiol. Électrol. **38**, 722—726 (1957).

— — L'exploration lymphatique "in vivo". Méthodes utilisées. Incidences biologiques. Presse méd. **65**, 1534—1537 (1957).

— — Nouveaux procédés d'exploration lymphatique: la lymphangiographie profonde et la lympho-fluoroscene. J. Radiol. Électrol. **39**, 554—556 (1958).

— — et M. Pélissier: Conception fonctionelle du système lymphatique. J. Radiol. Électrol. **40**, 574—576 (1959).

Lemmon jr., W. T., J. Herdt, and A. S. Ketcham: Lymphatic stasis induced by chlorophyllated Ethiodol. Surg. Forum **16**, 116—117 (1965).

Looney, W. B.: An investigation of the late clinical findings following thorotrast (Thorium dioxide) administration. Amer. J. Roentgenol. **83**, 163—168 (1960).

MacDonald, J. S., and E. N. K. Wallace: Lymphangiography in tumours of the kidney, bladder and testicle. Brit. J. Radiol. **38**, 93—99 (1965).

Mahaffy, R. G.: A comparison of the diagnostic accuracy of lymphography, cavography and pelvic venography. Brit. J. Radiol. **37**, 422—429 (1964).

Málek, P., A. Belán u. J. Kolc: Der Ductus thoracicus in der Röntgenkinematographie. Experimentalstudie. Fortschr. Röntgenstr. **93**, 723—730 (1960).

Malek, P., A. Belán, Fr. Kriegler u. J. Kolc: Lymphangio- und Lymphadenographie der unteren Extremität bei Polyarthritis progressiva. Fortschr. Röntgenstr. **92**, 620—630 (1960).

— M. Herold, J. Hoffman, J. Kolc, J. Capková, and M. Vondráček: Problems of aimed penetration of antibiotics into the lymphatic system. I. Problems of antibiotics and the lymphatic system (Chec.). Čas. Lék. čes. **98**, 961—965 (1959).

—, and J. Kolc: Physiological basis of experimental and clinical lymphography (Chec.). Čas. Lék. čes. **96**, 1463—1471 (1957).

— — Die indirekte Lymphographie zeitweiligen Verschluß der Blutkapillaren. Acta radiol. (Stockh.) **49**, 361—368 (1958).

— — Physiologische Grundlagen der experimentellen und klinischen Lymphographie. Zbl. Chir. **83**, 1303—1317 (1958).

— —, and A. Belán: Lymphography of the deep lymphatic system of the thigh. Acta radiol. (Stockh.) **51**, 422—428 (1959).

— —, and F. Zák: Principles of twostage lymphography. Čas. Lék. čes. **98**, 225—231 (1959).

— — — Die experimentelle Anthraxinfektion im lymphographischen Bild. Zbl. Bakt., I. Abt. Orig. **174**, 94—109 (1959).

— — — u. J. Fischer: Veränderungen in den Lymphknoten im Bilde der funktionellen zweizeitigen Lymphographie. Fortschr. Röntgenstr. **91**, 34—46 (1959).

Markovits, P., C. Gasquet, J. Grellet, M. Grosdemange, J. Vacant et O. Lasserre: La place de la lymphographie dans les tumeurs du testicle. Ann. Radiol. **9**, 355—366 (1966).

Marroco, F., and F. Cossu: Venolymphatic communication observed during lymphography with an oily contrast medium. A case report. Acta radiol. (Stockh.) Diagn. **2**, N. S., 205—208 (1964).

McMaster, P. D.: Conditions in the skin influencing interstitial fluid movement, lymph formation and lymph flow. Ann. N. Y. Acad. Sci. **46**, 743—787 (1946).

—, and S. Hudack: Induced alterations in permeability of lymphatic capillary. J. exp. Med. **56**, 239—253 (1932).

Menville, L. J., and J. N. Ané: Roentgen visualization of lymph nodes in animals, preliminary report. J. Amer. med. Ass. **98**, 1796—1798 (1932).

— — A roentgen-ray study in absorption of thorium dioxide from peritoneal cavity of albino rat. Proc. Soc. exp. Biol. (N. Y.) **30**, 28—30 (1932).

— — Roentgenographic visualization of lymph nodes and vessels in the human and in laboratory animals by injection of thorium dioxide. Proc. Soc. exp. Biol. (N. Y.) **30**, 979—981 (1933).

— — Roentgen study of absorption by lymphatics of thorax and diaphragm of thorium dioxide injected intrapleurally into animals. Amer. J. Roentgenol. **31**, 166—172 (1934).

MONTANGERAND, Y., M. FOUQUES et R. HUET: La lymphographie dans la filariose de Bancroft. Ann. Radiol. 8, 295—308 (1965).

— R. HUET et M. FOUQUES: La lymphographie dans les lymphoedèmes des membres de la filariose de Bancroft. Ann. Radiol. 8, 309—318 (1965).

MONTEIRO, H., A. CARVALHO, A. RODRIGUES et S. PEREIRA: La méthode radiographique de mis en évidence des lymphatiques chez le vivant et ses applications. J. int. Chir. 2, 655—667 (1937).

MOULONGUET-DOLERIS, P., N. AVRAY, J. D. PICARD et G. MANLOT: La lymphographie: Technique, indications et résultats. J. Radiol. Électrol. 42, 281—296 (1961).

NAEGELI, T., u. A. LAUCHE: Über Thoriumdioxyd-Spätschädigungen in Lymphknoten, drei Jahre nach der intravenösen Injektion. Klin. Wschr. 12, 1730—1731 (1933).

NELSON, B., E. A. RUSH, M. TAKASUGI, and J. WITTENBERG: Lipid embolism to the brain after lymphografy. New Engl. J. Med. 273, 1132—1134 (1965).

NELSON jr., J. H., J. G. MASTERSON, P. G. HERMAN, and D. L. BENNINGHOFF: Anatomy of the female pelvic and aortic lymphatic systems demonstrated by lymphangiography. Amer. J. Obstet. Gynec. 88, 460—469 (1964).

NUSBAUM, M., S. BAUM, R. C. HEDGES, and W. S. BLAKEMORE: Roentgenographic and direct visualization of thoracic duct. Arch. Surg. 88, 105—113 (1964).

ODÉN, B., S. BELLMAN, and B. FRIES: Stereomicro-lymphangiography. Brit. J. Radiol. 31, 70—80 (1958).

OLIN, T., and T. SALDEEN: The lymphatic pathway from the peritoneal cavity: a lymphographic study in the rat. Cancer Res. 24, 1700—1711 (1964).

PATTERSON, R. M., and C. T. RAY: Lymphangiography. An improved technique of lymphatic cannulation. Amer. Heart J. 69, 229-232 (1965).

PEREZ-TAMAYO, R., J. R. THORNBURY, and R. J. ATKINSON: "Second-look" lymphography. Amer. J. Roentgenol. 90, 1078—1086 (1963).

PICARD, J. D., et N. ARVAY: Lymphographie par produit de contraste liposoluble opacification des voies abdominoaortiques et du canal thoracique. Atlas radiol. clinique dans Presse méd. 69 (1961).

—, et J. BABINET: Étude lymphographique de l'extension ganglionnaire dans les tumeures du testicule. Apropos de 50 cas. J. Urol. Néphrol. 70, 595—617 (1964).

— — et B. SZIGETTI: Les circulations lymphatiques anormales. Ann. Radiol. 9, 551—555 (1966).

— G. MANLOT, O. SCHWEISGUTH, J. BERNARD, N. ARVAY et J. SAUVEGRAIN: La lymphographie chez enfant. J. Radiol. Électrol. 44, 363—365 (1963).

POMERANTZ, M., H. HERDT, and A. S. KETCHAM: Clinical evaluation of lymphangiography. Surgery 54, 270—279 (1963).

PRAT, P. P., and M. ABBES: Peroperative lymphography as a guide to lymph node dissection. Cancer (Philad.) 17, 850—855 (1964).

PRESSMAN, J. J., and M. B. SIMON: Experimental evidence of direct communications between lymph nodes and veins. Surg. Gynec. Obstet. 113, 537—541 (1961).

PROKOPEC, J., u. E. KOLIHOVÁ: Die Lymphadenographie in der klinischen Praxis. Fortschr. Röntgenstr. 89, 417—424 (1958).

PROUX, C., L. LÈGER, F. OURY et M. BINET: Lymphographie par injection de substance iodée intraarticulaire; note préliminaire. J. Radiol. Électrol. 37, 838—841 (1956).

PUJOL, H., L. J. LAMARQUE et M. BALMÈS: Hépatographie au Lipiodol ultrafluide au cours d'une lymphographie. J. Radiol. Électrol. 45, 366—367 (1964).

RAUBER, u. KOPSCHs Lehrbuch und Atlas der Anatomie des Menschen, 19. Aufl., Bd. II, S. 669. Stuttgart: Georg Thieme 1955.

RODRIGUES, A.: Die Methode der Sichtbarmachung der Lymphwege beim Lebenden zur Anwendung des Studiums des Krebsproblemes. Arch. Pat. (Lisboa) 8, 40—55 (1936).

—, J. S. PEREIRA: Novas orientações no estudo do sistema linfatico. Arch. Pat. (Lisboa) 3, 121—135 (1931).

ROUVIÉRE, H.: Anatomie des lymphatiques de l'homme. Paris: Masson Cie 1932.

RÜTTIMANN, A.: Venographie und Lymphographie. Schweiz. med. Wschr. 92, 849—855 (1962).

— Zur Lymphknotenbeurteilung im Lymphogramm. Radiol. clin. (Basel) 32, 456—464 (1963).

— Die Lymphographie. T. Gastro-ent. 7, 127—141 (1964).

— Erkrankungen des retroperitonealen Lymphsystems. In: Lehrbuch der Röntgendiagnostik 6., neubearbeitete Aufl., Bd. V: Abdomen, S. 671—716. Stuttgart: Georg Thieme 1965.

—, u. M. S. DEL BUONO: Die Lymphographie mit öligem Kontrastmittel. Technik und vorläufige Ergebnisse. Fortschr. Röntgenstr. 97, 551—576 (1962).

— — Die Lymphographie. In: Ergebnisse der medizinischen Strahlenforschung, Bd. I, N. F., S. 248—317. Stuttgart: Georg Thieme 1964.

— — u. U. COCCHI: Neue Fortschritte in der Lymphographie. Schweiz. med. Wschr. 91, 1460—1466 (1961).

RUMMELHARDT, S.: Lymphangiographie mit Lipiodol-Chlorophyll. Z. Urol. 58, 609—612 (1965).

RUTT, D. L., M. H. GOUGH, and J. B. KINMONTH: Disposable lymphangiographic set. Lancet 1964I, 475—476.

SANEN, F. J., and L. K. THOMPSON: A physiological and simple approach to lymphography. An experimental study. Radiology 87, 450—456 (1966).

Sayegh, E., T. Brooks, E. Sacher, and F. Busch: Lymphangiography of the retroperitoneal lymph nodes through the inguinal route. J. Urol. (Baltimore) **95**, 102—107 (1966).

Schaffer, B., B. J. Gould, S. Wallace, L. Jackson, M. Ivker, P. R. Leberman, and T. R. Fetter: Urologic applications of lymphangiography. J. Urol. (Baltimore) **87**, 91—96 (1962).

— P. R. Koehler, C. R. Daniel, G. T. Wohl, E. Rivera, W. A. Meyers, and J. F. Skelley: A critical evaluation of lymphangiography. Radiology **80**, 917—930 (1963).

Schönthal, H., K. zum Winkel, u. H. Müller: Metastasennachweis beim Karzinoidsyndrom. Strahlentherapie **126**, 185—191 (1965).

Schroeder, E., and H. F. Helweg-Larsen: Chronic hereditary lymphedema. Nonne-Milroy-Meige's disease. Acta med. scand. **137**, 198—216 (1950).

Servelle, M.: A propos de lymphographie expérimentelle et clinique. J. Radiol. Électrol. **26**, 165—169 (1944/45).

— Pathologie vasculaire médicale et chirurgicale. Paris: Masson & Cie. 1952.

— La lymphographie (Vingt ans d'experience). Acta chir. belg. **63**, 678—686 (1964).

— M. Albeaux-Fernet, S. Laborde, J. Chabot et J. Rougeulle: Lésions des vaisseaux lymphatiques dans les malformations congénitales des veines profondes. Presse méd. **65**, 531—534 (1957).

—, et G. Deysson: Reflux du chyle intestinal dans les lymphatiques jambiers. Arch. Mal. Cœur **42**, 1181—1187 (1949).

— J. Turiaf, H. Rouffilange, G. Scherer, H. Perrot, F. Frentz, and H. Turpyn: Chyluria in abnormalities of the thoracic duct. Surgery **54**, 536—549 (1963).

Shanbrom, E., and N. Zheutlin: Radiographic studies of the lymphatic system. Arch. intern. Med. **104**, 589—593 (1959).

Shaver, W. A., D. Altman, and M. Viamonte jr.: Lymphangiography in children. Amer. Surg. **29**, 479—482 (1963).

Sheehan, R., M. Hreshchyshyn, R. K. Lin, and F. P. Lessmann: The use of lymphography as a diagnostic method. Radiology **76**, 47—53 (1961).

Smith, C. J., J. M. Cava, and J. E. Meyer: Lymphovenography in pelvic cancer. Amer. J. Obstet. Gynec. **89**, 732—736 (1964).

Sohn, N., and A. E. Dumont: Roentgenography of the thoracic duct in man by oral administration of contrast media (28204). Proc. Soc. exp. Biol. (N.Y.) **112**, 901—903 (1963).

Suby, H. I., W. S. Kerr jr., J. R. Graham, and E. Fraley: Retroperitoneal fibrosis: A missing link in the chain. J. Urol. (Baltimore) **93**, 144—152 (1965).

Takashima, T., and D. L. Benninghoff: Lymphatico-venous communications and lymph reflux after thoracic duct obstruction. Invest. Radiol. **1**, 188—197 (1966).

Taylor, G. W.: Lymphoedema. Postgrad. med. J. **1**, 3—7 (1959).

Teplik, J. G., M. E. Haskin, J. Shelley, G. T. Wohl, and F. Sanen: Experimental studies with a new radiopaque emulsion. Radiology **82**, 478—485 (1964).

Thompson III, L. K., and W. G. Anlyan: Toxicologic study of an iodinated oil following intralymphatic and intravenous administration into dogs. Surg. Gynec. Obstet. **121**, 107—111 (1965).

— G. W. Hoffman, and K. L. Pickrell: Lymphangiography: its practical application in the treatment of melanomas of the extremities. Plast. reconstr. Surg. **34**, 354—357 (1964).

—, and M. Pomerantz: A simplified infusion pump for lymphangiography. Radiology **83**, 1096—1097 (1964).

Threefoot, S. A.: Urinary excretion of patent blue V after intradermal injection in man. Proc. Soc. exp. Biol. (N.Y.) **103**, 815—819 (1960).

— W. T. Kent, and B. F. Hatchett: Lymphaticovenous and lymphaticolymphatic communications demonstrated by plastic corrosion models of rats and by postmortem lymphangiography in man. J. Lab. clin. Med. **61**, 9—22 (1963).

Tjernberg, B.: Lymphography as an aid to examination of lymph nodes; preliminary report. Acta. Soc. Med. upsalien. **61**, 207—214 (1956).

— Lymphography. An animalstudy on the diagnosis of Vx 2 carcinoma and inflammation. Acta radiol. (Stockh.), Suppl. 214 (1962).

— B. Werner, and J. Zaijcek: Thoracic duct cannulation in lymphography in man. Acta radiol. (Stockh.) Ther. **3**, 484—488 (1965).

—, and J. Zaijcek: Cannulation of lymphatics leaving cancerous nodes in studies on tumour spread. Acta cytol. (Philad.) **9**, 197—202 (1965).

Turiaf, J., N. Arvay, J. D. Picard et M. Gentilini: Contribution de la lymphographie à l'identification des lésions lymphatiques abdomino-thoraciques et des fistules lymphourinaires au cours de la chylurie filarienne. Bull. Soc. Path. exot. **55**, 855—866 (1962).

Valeyeva, Z. T.: Some reflexes in the lymphatic system. Sechenov physiol. J. U.S.S.R. **47**, 351—356 (1961).

Viamonte jr., M.: Adenographic patterns. In: M. Viamonte jr., and R. E. Parks, Progress in angiography. Springfield (Ill.): Ch. C. Thomas 1964.

— Advances in lymphangio-adenography. Acta radiol. (Stockh.) Diagn. **2**, 394—400 (1964).

— D. Altman, R. Parks, E. Blum, M. Bevilacqua, and L. Recher: Radiographic-pathologic correlation in the interpretation of lymphangioadenograms. Radiology **80**, 903—916 (1963).

VIAMONTE jr. M., M. B. MEYRS, M. SOTO, N. M. KENYON, and R. E. PARKS: Lymphography: its role in detection and therapeutic evaluation of carcinoma and neoplastic conditions of the genitourinary tract. J. Urol. (Baltimore) **87**, 85—90 (1962).

WALLACE, S., L. JACKSON, G. D. DODD, and R. R. GREENING: Lymphatic dynamics in certain abnormal states. Amer. J. Roentgenol. **91**, 1187—1206 (1964).

— —, and R. R. GREENING: Clinical applications of lymphangiography. Amer. J. Roentgenol. **88**, 97—109 (1962).

— — B. SCHAFFER, J. GOULD, R. R. GREENING, A. WEISS, and S. KRAMER: Lymphangiograms: their diagnostic and therapeutic potential. Radiology **76**, 179—199 (1961).

WEISSLEDER, H.: Technik und Ergebnisse der Lymphangioadenographie. Röntgen-Bl. **16**, 289—296 (1963).

— Röntgenkinematographische Untersuchungen des menschlichen Ductus thoracicus. Fortschr. Röntgenstr. **100**, 435—440 (1964).

— Retroperitoneale Lymphknotenveränderungen beim Morbus Hodgkin. Fortschr. Röntgenstr. **101**, 449—456 (1964).

— Das pathologische Lymphangiogram des Ductus thoracicus. Fortschr. Röntgenstr. **101**, 573—582 (1964).

—, u. L. BAUMEISTER: Das lymphographische Bild der chronischen lymphatischen Leukämie. Fortschr. Röntgenstr. **105**, 24—35 (1966).

—, u. P. OBRECHT: Diagnostische Probleme bei der Lymphangioadenographie. Fortschr. Röntgenstr. **100**, 81—89 (1964).

WELIN, S.: Lymphographie. Die Entwicklung und der heutige Stand. IX. Internat. Kongr. für Radiologie, München 1959.

WELLAUER, J., M. S. DEL BUONO u. A. RÜTTIMANN: Die Lymphographie als neues Ermittlungsverfahren des Metastasenstatus im TNM-System. Strahlentherapie **120**, 631—640 (1963).

WEYENETH, R., et A. CALAME: Recherches expérimentales sur les propriétés du sol iodé de Degkwitz: hépato-spléno-placento et lymphographie. J. Radiol. Électrol. **28**, 1—10 (1947).

WILDER, J. R.: Experience with lymphography in 150 cases. Surgery **56**, 881—891 (1964).

WILJASALO, M.: Lymphographic differential diagnosis of neoplastic diseases. Acta radiol. (Stockh.), Suppl. **247** (1965).

—, and O. O. MUSTALA: Demonstration of late post-traumatic chyluria by lymphography. Ann. med. intern. Fenn. **54**, 95—97 (1965).

WILLIS, R. A.: The spread of tumours in the human body, 2nd ed. London: Butterworth & Co. 1952.

WOHLGEMUTH, J.: A simple injector for lymphangiography. Radiology **80**, 251 (1963).

YOFFEY, J. M., and F. C. COURTICE: Lymphatics, lymph and lymphoid tissue, 2nd ed. Cambridge: Harvard University Press 1956.

YOUKER, J. E.: A clamp to facilitate lymphangiography. Brit. J. Radiol. **39**, 556—557 (1966).

ZÁK, F.: Morphological changes in lymph nodes after substances employed for the investigation of the lymphatic system. Acta Univ. Carol. Med. (Praha) **9**, 216 (1963).

ZDANOV, D. A.: Die Lymphgefäße der Muskeln der oberen Extremität des Menschen. Zit. nach JOSSIFOW.

ZEIDMAN, I., B. E. COPELAND, and S. WARREN: Experimental studies on spread of cancer in lymphatic system. II. Absence of lymphatic supply in carcinoma. Cancer (Philad.) **8**, 123—137 (1955).

ZHEUTLIN, N., and E. SHANBROM: Contrast visualization of lymph nodes. Radiology **71**, 702—708 (1958).

ZOLOTUKHIN, A.: Roentgenologic method of examination of lymphatic system in man and animals. Radiology **23**, 455—462 (1934).

ZSEBÖK, Z.: Bedeutung der Lymphangiographie in der Röntgendiagnostik. Fortschr. Röntgenstr. 38. Tagg Dtsch. Röntgenges. Berlin 1956, S. 57.

III. Diagnostik von Weichteiltumoren

Von

Z. B. Zsebök

Mit 8 Abbildungen

1. Die Nativdiagnostik von Weichteiltumoren

Während die Mehrzahl von Knochentumoren auf einer nativen Röntgenaufnahme gut verwertbare diagnostische Zeichen aufweist, haben die Weichteiltumoren keine ähnlichen, röntgenologisch faßbaren Charakteristika. Um einen eventuell vorhandenen Tumor in den Weichteilen allein mit Hilfe einer Übersichtsaufnahme nachweisen zu können, den Tumor also von den umgebenden Weichteilen zu differenzieren, muß das betreffende Gebilde eine gewisse Größe haben, muß sich von der Nachbarschaft scharf abgrenzen und der Umgebung gegenüber eine Absorptionsdifferenz von ungefähr $\pm 5\%$ zeigen. So gelingt es z.B., den scharf konturierten, weniger Strahlen absorbierenden Fettumor größerer Lipome auf Nativ-Röntgenaufnahmen nachzuweisen. Auch Phlebolithen in Angiomen oder nach spontaner Thrombose eines Hämangioms innerhalb des Tumors abgelagerter Kalk lassen sich auf nativen Röntgenaufnahmen erkennen (s. BUCHWALD und SEVERIN in diesem Band).

2. Zur Diskussion der Biopsie

Die seit mehreren Jahrzehnten geführte Diskussion, ob im Interesse der Diagnosestellung eine Biopsie ohne Vorbehalt angezeigt sei oder nicht, ist auch heute noch nicht abgeschlossen. Mehrere Autoren sind der Meinung, daß die Probeexcision erst dann berechtigt ist, wenn jedes andere diagnostische Mittel vorher erschöpft wurde. Andere haben dem Umstand, daß Tumoren durch den Blutstrom Metastasen bilden können, keine besondere Bedeutung beigemessen und relativ wenige haben die Häufigkeit und Bedeutung der Tumorembolien studiert.

SAPHIR hat im Jahre 1937 bewiesen, daß an der zur Probeexcision benutzten Messerfläche massenhaft Tumorzellen anzutreffen sind. JONESCU fand (1930/31) experimentell bei Mäusen — nach Massage des Sarkoms — in dem aus dem Herzen entnommenen Blut Tumorzellen. HARVEY und WARREN bestätigten 1953, daß zwischen dem Trauma und den im Blut auffindbaren Tumorfragmenten zweifellos ein Zusammenhang besteht. Die von ROBERTS u. Mitarb. mitgeteilten Ergebnisse stimmen damit überein: Die Autoren haben bei Tumorexstirpation eine Vermehrung der Tumorzellzahl im peripheren und regionalen Blut gesehen. PETERSON u. Mitarb. beobachteten an der Mayo-Klinik an einem Hund, dessen rechte Tibia von einem spontan wachsenden Osteosarkom befallen war, vor der Biopsie im Blut keine Spur von Tumorzellen, fanden jedoch nach der Exstirpation in der aus der Vena femoralis entnommenen Blutprobe Tumorzellen, welche identisch mit den Zellen des Tumorausstriches waren.

In einem eigenen Falle wurde auf Grund des Röntgenbefundes eine Biopsie nebst Unterbindung der Gefäße unternommen und daraufhin die Diagnose eines Osteosarkoms des rechten Femur gestellt. Anläßlich der Biopsie wurde in einer Sitzung gleichzeitig die ganze untere Extremität entfernt und in der Blutbahn distal von der Unterbindung reichlich Tumorzellen vorgefunden. Bei der Kontrolle 7 Monate später, haben wir bei dem Patienten das Vorhandensein von zahlreichen Metastasen festgestellt. Bei der Sektion waren Metastasen in der Leber, in den Lungen, im Jejunum und in der linken Hemisphäre vorhanden.

Auf Grund dieser Beobachtungen scheint außer Frage zu stehen, daß die Biopsie das Eintreten der Tumorzellen in die Blutbahn fördert. Darüber hinaus können natürlich die durch ein Trauma mobilisierten Tumorzellen ebenfalls in den Kreislauf gelangen, was oft nachgewiesen wurde.

Diese Beobachtungen liefern einen eindeutigen Beweis dafür, daß es wichtig wäre, ohne chirurgischen Eingriff in den Besitz einer zuverlässigen Diagnose zu gelangen. Diesen Weg zum erwünschten Ziel scheint die Angiographie immer mehr zu erleichtern, wenn sich auch hier Fehldiagnosen nicht vermeiden lassen, wie die von MAURER und SCHREIBER mitgeteilte Beobachtung zeigt. Die Angiographie nimmt heute als ein praktisch risikoloses Untersuchungsverfahren in der Diagnostik von Weichteiltumoren eine bedeutende Stellung ein. Sie kann jedoch die Biopsie nicht vollkommen ersetzen.

3. Die angiographische Diagnostik von Weichteiltumoren

a) Grundlagen der angiographischen Diagnostik von Weichteiltumoren

Die erste röntgenologische Darstellung von Blutgefäßen ist wohl mit dem Namen des ehemaligen Röntgenprofessors der Budapester Universität B. ALEXANDER verbunden, der im Jahre 1907 mit ultraweichen Röntgenstrahlen auf Nativaufnahmen Blutgefäße sichtbar machte. Es wurde jedoch schon damals erkannt, daß man mit der Nativmethode bei der Untersuchung der Blutgefäße nicht zum Ziel gelangt.

Unter den Autoren, die sich mit der Kontrastfüllung der Blutgefäße beschäftigen, müssen wir uns mit der Erwähnung der Namen von BERBERICH und HIRSCH (1923), MONIZ (1931) und DOS SANTOS (1929) begnügen, welche die Bahnbrecher der Kontrastmethode repräsentieren.

Die Angiographie der Geschwülste stellt die makroskopische Struktur ihrer Gefäße dar. Ihre technische Ausführung unterscheidet sich nicht von den übrigen, aus anderen Gründen durchgeführten Extremitätenarteriographien. Die modernen Kontrastmittel verursachen nach unseren Erfahrungen im allgemeinen keine Reaktionen; so kamen ernsthafte Komplikationen in keinem unserer Fälle vor.

Die angiographische Diagnostik der Weichteiltumoren basiert auf Erfahrungen, die bei der angiographischen Untersuchung von cerebralen oder abdominalen Tumoren gewonnen wurden.

Als erster hat DOS SANTOS darauf hingewiesen, daß über die anatomischen Eigenschaften des Gefäßsystems hinaus, die pathologischen Veränderungen der intratumoralen Gefäße von hohem diagnostischen Wert sein können. Diese Ergebnisse basieren im wesentlichen auf den Erkenntnissen von DIBBELT, der feststellte, daß die Gefäße der bösartigen Tumoren im allgemeinen überdimensioniert sind, sinusartige Ausbuchtungen und nicht selten arteriovenöse Shunts aufweisen. Dieser Autor hat schon vor Jahrzehnten darauf hingewiesen, daß die Gefäße bösartiger Geschwülste nicht in Arterien, Venen und Capillaren unterteilt werden können; man könnte eher von erweiterten und verengten Gefäßen sprechen. Diese erweiterten Gefäße besitzen häufig nur die Eigenschaften eines Endothelrohres mit aneurysmaartigen Ausbuchtungen, denen mangelhafte Funktionsfähigkeit auf Grund mangelhafter anatomischer Struktur zuzumuten ist.

Mit der Pathomorphologie der bösartigen Tumoren befaßten sich zahlreiche Forscher, unter anderen RICKER, DIBBELT, HINTZE, GOLDMAN. Mehrere Autoren wie SAMPSON, BARDON, HOLMGREN, BILLING u. Mitarb. haben die Angiostruktur der Tumoren mit postmortaler Kontrastmittelfüllung untersucht. Ihre Befunde weichen in keinem wesentlichen Punkt von den Erkenntnissen DIBBELTs (1911) ab.

b) Kriterien zur angiographischen Differentialdiagnostik von Weichteiltumoren

Aus den Mitteilungen von Cotrym, Denny, Pape und Seyss, Tiwisina, Vogler und Deu geht hervor, daß auf Grund des angiographischen Bildes die bösartigen und gutartigen Tumoren meist gut differenziert werden können (Abb. 1). So ist es Vogler und Deu in einem bedeutenden Prozentsatz gelungen — es handelte sich um ein gemischtes Untersuchungsmaterial —, mit ausreichender Genauigkeit die richtige Diagnose auf der Angiographie aufzubauen. Columella und Muchi halten in bestimmten Fällen, in denen das angiographische Bild eindeutig ist, die Biopsie sogar für überflüssig.

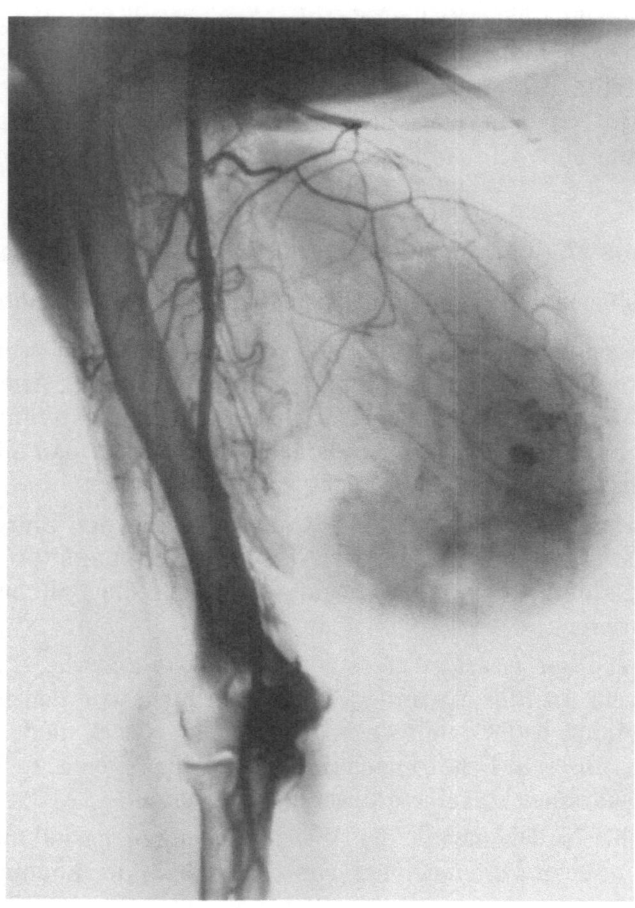

Abb. 1. 60jähriger Mann mit Fibroma pendulum; Angiostruktur — dem relativ gutartigen Tumor entsprechend — harmonisch, regelmäßig; Tumor durch das Gefäßnetz gleichmäßig umarmt

Nach Schnepper sind für die Gutartigkeit eines Weichteiltumors folgende angiographischen Merkmale charakteristisch:

α) Es finden sich keine tumoreigenen Gefäße und keine arterio-venösen Fisteln. Die zuführenden arteriellen Gefäße verlaufen im Bogen an der Oberfläche des Tumors.

β) Die abführenden Hauptvenen des Tumors liegen ebenfalls an der Oberfläche, werden von dem Tumor verdrängt und weichen in ihrem Aufbau nicht von normalen Venen ab.

γ) Die benignen Tumoren sind mit Ausnahme der Angiome und Angiokavernome sowie der seltenen Carotiskörpertumoren und Glomustumoren gefäßarm und lassen sich im allgemeinen angiographisch von der Umgebung abgrenzen. Häufig ist die Umgebung in der capillaren Phase der Durchströmung stärker mit Kontrastmittel angereichert als der Tumor selbst.

4) Die arterielle und venöse Phase liegt zeitlich in physiologischen Grenzen.

Für die Bösartigkeit eines Tumors sprechen folgende Merkmale:

1) die Verdrängung der Arterien ist weniger stark als bei den benignen Tumoren, da die Gefäße infiltrativ umwachsen werden. Es stellen sich zahlreiche tumoreigene, häufig aneurysmaartig erweiterte Gefäße dar, die keine Einteilung in Arterien, Capillaren und Venen erkennen lassen.

2) Die zuführenden arteriellen Gefäße sind erweitert. Sie zeigen ein von der Norm abweichendes Aussehen mit unregelmäßigen Konturen und auffallenden Kaliberschwankungen. Die Tumorgefäße verlaufen häufig gestreckt oder sind korkenzieherartig gewunden. Die kleinen Arterien und Venen lassen sich schlecht voneinander unterscheiden und zeigen im Tumor so stark auftretende Kaliberschwankungen, daß sie als sog. „Blutseen“ imponieren. Häufig sind die tumoreigenen Gefäße zu einem dichten Konvolut zusammengeballt.

3) Das Kontrastmittel tritt in der arteriellen Phase über arterio-venöse Fisteln in die Venen über, so daß sich peripher vom Tumor nur eine unvollständige Gefäßfüllung darstellt. Diese arterio-venösen Fisteln finden sich vorwiegend am Rande des Tumors. Vielfach kommt es zu einer massiven, unregelmäßigen, wolkigen Anfärbung des Tumors.

Fontaine u. Mitarb. sind der Meinung, daß bei benignen Tumoren topographisch ein normaler arterieller Gefäßverlauf zu finden ist. Bei großem Volumen der benignen Neubildung können Gefäßveränderungen zur Darstellung kommen. Die Neubildung selbst ist jedoch gefäßlos. Die malignen Tumoren weisen dagegen auffällige arterielle Veränderungen auf: reiches Gefäßnetz, ungeordneten Gefäßverlauf, gehäufte Anastomosen, Blutlacunen, in denen das Kontrastmittel stagniert. Der Grad der Gesetzlosigkeit des Gefäßsystems entspricht dem Grad der Malignität des Tumors (Abb. 2).

Nach S. Chiappa u. Mitarb. ist (bezüglich der Differenzierbarkeit von Fibrosarkomen und anderen Weichteilsarkomen) für Sarkome eine pathologische Gefäßstruktur typisch, die in unregelmäßigem Verlauf, Kaliberschwankungen, arterio-venösen Kurzschlüssen und kleinen aneurysmatischen Gefäßerweiterungen besteht. Es finden sich im gesamten Tumor ein unregelmäßiges, neugebildetes Gefäßnetz, eine mehr oder weniger starke, unregelmäßige Diffusion des Kontrastmittels in das Neoplasma, sowie arterio-venöse, nicht traumatische Gefäßfisteln oder schließlich größere Gefäßhöhlen in der Tumormasse, welche sich angiographisch darstellen lassen. Diese Veränderungen fehlen bei Fibrosarkomen, die nur eine leichte Anfärbung des Tumorgewebes mit Kontrastmittel erkennen lassen.

Eine sog. Artdiagnose ist jedoch nur selten möglich. Die Gestalt der Tumorgefäße, die Durchströmungsverhältnisse liefern jedoch gut verwertbare Anhaltspunkte. Der angiographische Befund ist dann besonders eindrucksvoll, wenn es sich um einen gefäßarmen gutartigen Tumor oder um einen gefäßreichen bösartigen handelt, weil diese Unterschiede auffällig sind.

Es steht fest, daß es bei Angiomen durch die Angiographie gelingt, die Diagnose zu bestätigen bzw. die Lage des Angioms genau abzugrenzen. Nach G. di Muro, A. Lattuada und anderen Autoren erlaubt die Angiographie dem Chirurgen ein gezieltes Vorgehen. Die angiographischen Veränderungen im Bereich der Gefäßgeschwulst werden im wesentlichen bestimmt durch den Gefäßtyp, der in der Geschwulst vorherrscht (Capillaren, Venen, kavernöse Hohlräume). Größere Gefäßräume können sich über längere Zeit hinweg als Kontrastmitteldepot zu erkennen geben. Sie kommen praktisch nur bei kavernösen venösen Hämangiomen zur Beobachtung. Wenn das Hämangiom hauptsächlich aus Capillaren besteht, kommen keine typischen angiographischen Bilder zur Darstellung. Wahrscheinlich kann jeder andere gefäßreiche Tumor ein ähnliches Bild produzieren.

Auf dem Gebiete der Differentialdiagnostik ist häufig nicht nur die Frage nach gutartigen oder bösartigen Tumoren zu beantworten, sondern auch die Entscheidung zu treffen, ob der tastbare Tumor einer entzündlichen Veränderung oder einer Geschwulst entspricht. Auch bei entzündlichen Prozessen kann es zu Gefäßveränderungen kommen;

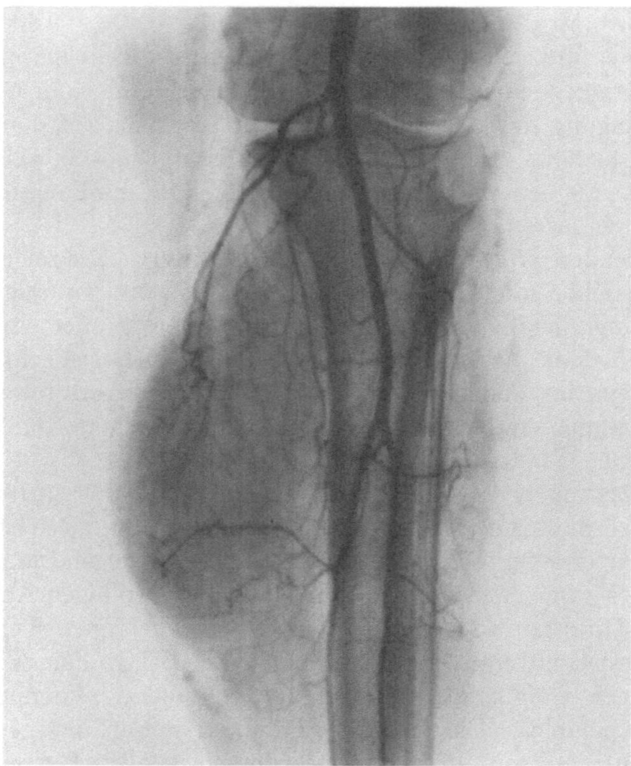

Abb. 2a. Sarcoma cruris. Die Patientin beobachtete 6 Monate vorher an der Stelle, an der sie 2 Jahre früher ein Trauma erlitten hatte, eine sich stufenweise vergrößernde Geschwulst. Es findet sich bei der 61jährigen Patientin im cranialen Drittel des linken Beines, näher zur dorsalen Oberfläche liegend, ein mehr als mannsfaustgroßer, harter Tumor mit verwischten Konturen. — Das Arteriogramm zeigt ein verhältnismäßig geordnetes Gefäßsystem, dem gefäßarmen Typ der Sarkome entsprechend

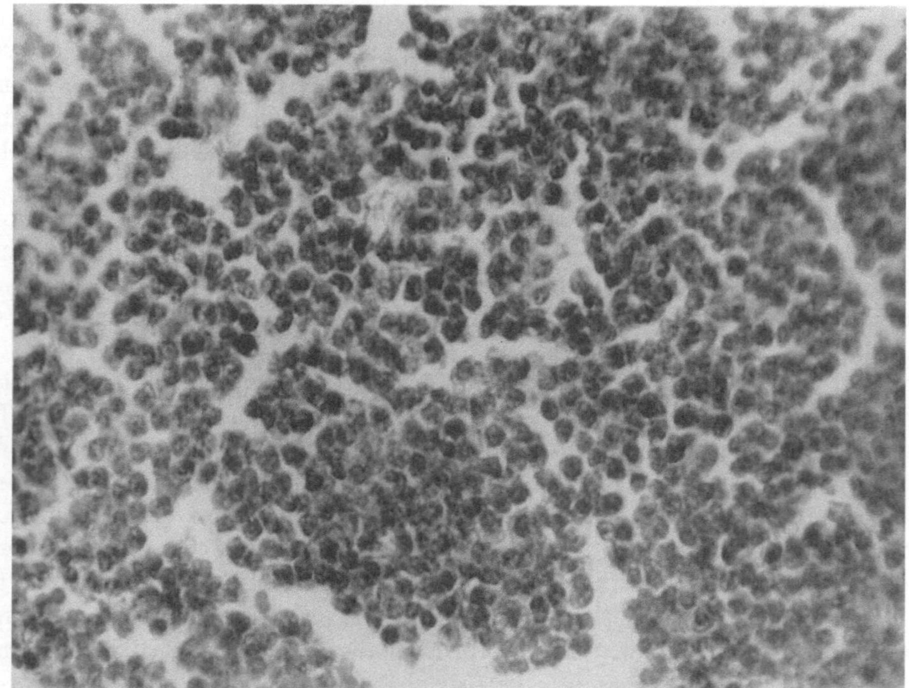

Abb. 2b. Histologischer Befund: In dem aus kleinen rundlichen Zellen bestehenden Tumorgewebe sind unter den sich dunkel anfärbenden, Chromatin-enthaltenden Zellkernen von verschieden großer Anzahl stellenweise Kernteilungen zu beobachten. Das Plasma färbt sich nur flau. Zwischen den einzelnen Zellgruppen befindet sich faseriges Bindegewebe. Diagnose: Sarkoma mikrorotundocellulare

so fanden LAGERGREN, LINDBOM und SÖDERBERG 1958 an vier Fällen von chronischer Entzündung eine Hypervascularisation mit Gefäßdilatationen, arterio-venösen Anastomosen und beschleunigter Passagezeit. In diesen Symptomen ist daher nichts Tumorspezifisches zu erblicken; es muß immer nach pathologischen Tumorgefäßen gesucht werden. Bei den entzündlichen „Tumoren" handelt es sich nämlich um geordnete Gefäßneubildungen, welche das Charakteristikum der „echten" Tumoren darstellen (DOS SANTOS). HIPP sowie GOLDMAN (1958) haben zur Unterscheidung der echten von den entzündlichen Tumoren die Angiographie mit Erfolg angewandt.

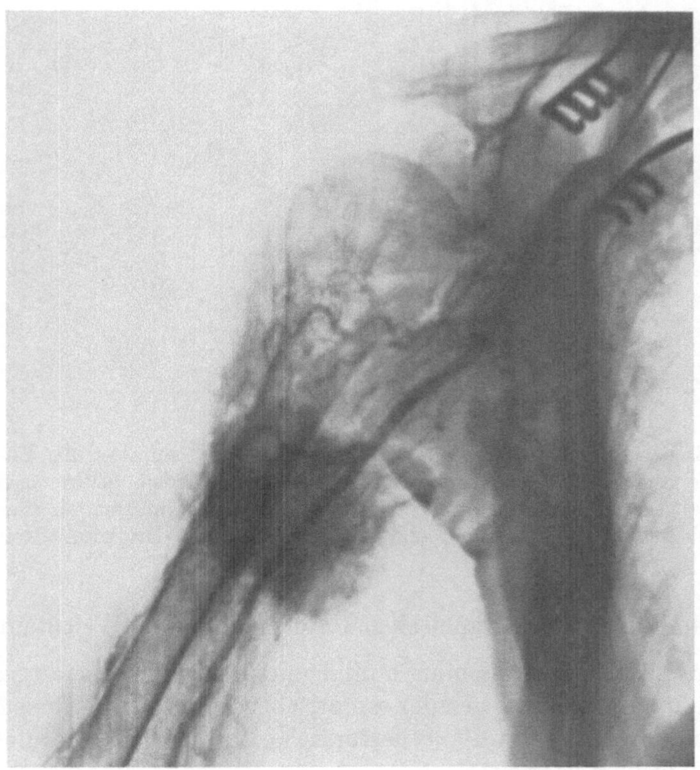

Abb. 3a. Carcinom. Seit 14 Jahren entwickelte sich ein kleiner, langsam wachsender Tumor am rechten Oberarm, am ventralen Rand des Musculus deltoideus, welcher im Laufe der Entwicklung exulcerierte. An der beschriebenen Stelle ist ein faustgroßer Tumor tastbar. — Das Arteriogramm entspricht vollständig einer bösartigen Angiostruktur. Der Tumor nimmt aus dem ihn versorgenden Gefäßast das Blut diffus auf, so daß das arterielle und venöse Netz wegen der mehrfachen Shunts nicht zu differenzieren sind

Nach den Erfahrungen von E. SCHNEPPER gibt die Angiographie wertvolle Hinweise auf Ausdehnung und Malignitätsgrad von Weichteiltumoren (Abb. 3) und ermöglicht die frühzeitige Erkennung von Rezidiven, wenn sie zur Kontrolle chirurgischer und strahlentherapeutischer Ergebnisse in Anspruch genommen wird. So hat z.B. DOS SANTOS mit Hilfe der Angiographie die zweifellose Besserung eines Prozesses nach Strahlentherapie festgestellt. Von VOGLER (1958) und anderen Autoren konnte insbesondere bei gefäßreichen Tumoren die Rückbildung der pathologisch veränderten Gefäße angiographisch registriert werden. Die Regression von seiten des Gefäßsystems des Tumors wurde dabei 2—4 Monate nach der Strahlenbehandlung beobachtet.

Die Angiographie ist demnach angezeigt:

1. in jedem Falle, in dem ein Verdacht auf Weichteiltumor besteht,
2. zur Kontrolle nach Strahlen- oder chirurgischer Behandlung bösartiger Tumoren.

Die Angiographie ist kontraindiziert, wenn die Kontrastmittelinjektion im allgemeinen (wegen Dekompensation, Nephritis, Überempfindlichkeit usw.) nicht verabreicht werden kann.

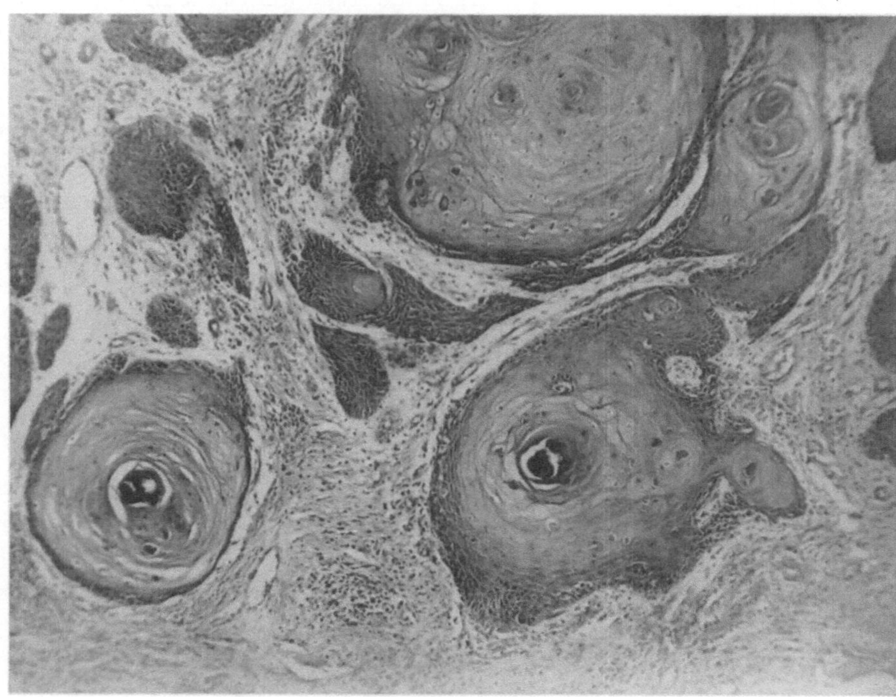

Abb. 3 b. Histologischer Befund: Die regelmäßige Hautstruktur ist aufgelöst, die Epithelschicht stark erweitert; in die Tiefe greifend sind ausgedehnte Epithelzellnester zu finden, welche voneinander durch bindegewebiges Gebälk abgegrenzt sind. Im Bindegewebe lymphocytäres Infiltrat, an einer Stelle Verkalkung. Inmitten der Epithelzellnester Verhornung und kleinere Nekrosen. Diagnose: Carcinoma planocellulare

c) Technik der arteriographischen Untersuchung von Weichteiltumoren

Die arteriographische Untersuchung muß in entsprechender Anaesthesie vorgenommen werden, weil erfahrungsgemäß wegen der osmotischen Druckverhältnisse häufig Schmerzen auftreten, welche auf der durch die hypertonische Lösung hervorgerufenen Reizung und Gefäßdilatation beruhen können.

Die Einspritzung, die gewöhnlich mit großer Kraft, jedoch wechselnder Intensität vorgenommen wird, dürfte etwa 2—5 Atm. Druck entsprechen. Es ist daher sehr zweckmäßig, die Füllung der Gefäße mit einer Injektionsvorrichtung durchzuführen, die dem schwankenden Wert der menschlichen Hand bzw. Kraft gegenüber, mit einem bestimmten und gewählten Druckniveau kontinuierlich injiziert.

Die Untersuchung kann auf blutigem oder nicht blutigem Wege durchgeführt werden. Im ersten Fall wird ein zuführender Gefäßast freipräpariert und gemäß den Gesetzen der Arteriographie eine genügende Menge von Kontrastmittel in orthograder Richtung injiziert. Die blutige Methode wird nur ausnahmsweise verwendet. Beim nichtblutigen Eingriff wird percutan, im allgemeinen durch die Punktionsnadel von ungefähr 1,2 mm Durchmesser ein Seldinger-Katheter oder der modifizierte Ödmann-Katheter eingeführt und das Kontrastmittel in die Blutbahn injiziert.

Die Kontrastuntersuchung der Angiome weicht von der Angiographie sonstiger Weichteiltumoren in der Hinsicht ab, daß — wie dies von Bartles und Wickbom beschrieben wurde — hier die Kontrastdarstellung entweder durch die Injektion des Kontrastmittels in die regionäre Arterie, oder, falls dies technisch auf Schwierigkeiten stößt, direkt in den Gefäßtumor erfolgt.

Für die Punktionsstelle wird ein Punkt möglichst weit vom Weichteiltumor selbst gewählt. An den oberen Extremitäten kommt die A. subclavia, axillaris oder das proximale Segment der A. brachialis in Frage. An den unteren Extremitäten sind die anatomischen Verhältnisse distal vom Ligamentum inguinale für die Punktion der im Canalis femoralis liegenden Arterie relativ günstig. Liegen die Tumoren distal vom Kniegelenk, so ist die Verwendung eines Seldinger-Katheters angezeigt, da dieser, bis zur Regio poplitea vorgeschoben, bei Verwendung einer geringeren Menge des Kontrastmittels bessere Füllungsverhältnisse sichert. Die Arterienpunktion und die Kontrastmitteleinspritzung erfolgen entsprechend den bekannten Maßnahmen der allgemeinen Arteriographie. Es ist nur das Tempo der Injektion von grundlegender Bedeutung (1—2 sec); ferner ist es wichtig, daß man sog. direkte Aufnahmen, im Größenverhältnis 1:1 anfertigt. Zur Erlangung entsprechender diagnostischer Unterlagen eignen sich nur Serienaufnahmen mit einem Format von 35×35 cm bei einer Bildfrequenz von zwei Bildern pro Sekunde. In einer Zeitfolge von 6—10 sec erhalten wir über die venöse Phase gut verwertbare Röntgenaufnahmen.

Die angiographische Untersuchung hat nur Sinn, wenn Serienaufnahmen hergestellt werden, um so das Entleerungstempo der Gefäße und die Zeitspanne kontrollieren zu können, in der sich die einzelnen Gefäße füllen.

Zur Herstellung von Seriogrammen eignen sich die modernen Hochleistungsapparate gut. Ein automatischer Bildwechsler ist zu empfehlen. Erfahrungsgemäß ist bei Untersuchungen, bei welchen es sich um die Analyse der feineren Angiostruktur handelt, das Schirmbildverfahren nicht ausreichend leistungsfähig. Projiziert sich der eventuell vorhandene Weichteiltumor auf einen Knochen, so soll man von den gewöhnlichen anterio-posterior, lateral-lateral Einstellungen abgehen und das interessierende Gebiet durch Drehung der Gliedmaßen „freiprojizieren". Da die Untersuchung nur die Beurteilung der Angiostruktur bezweckt, kann man sich im allgemeinen mit der Einstellung in einer Ebene begnügen.

d) Bildanalysen

Bei der röntgenologischen Beurteilung der Serienbilder müssen folgende Gesichtspunkte erwogen werden: die Weichteiltumoren können in ihrer Angiostruktur gefäßreich oder gefäßarm, hinsichtlich ihres Charakters bösartig oder gutartig sein. Über die pathologische Gefäßzeichnung hinaus ändert sich die Kreislaufgeschwindigkeit, je nachdem, von welcher Ausdehnung die arterio-venösen Shunts sind. Die Zeit zwischen Füllungsphase von Arterien und Venen repräsentiert ein Itinarium, auf Grund dessen das Füllungstempo oder das Entleerungstempo genau festgestellt werden kann.

α) In den gefäßreichen *bösartigen* Tumoren (Abb. 4a, b) können die Arterien geraden, gekrümmten, korkenzieherartigen Verlaufs, dünn sein; nicht selten lassen sie die einzelnen Verbindungen des arterio-venösen Netzes erkennen. Je nach dem Differenzierungsgrad können die bösartigen Tumoren über ihre Histostruktur hinaus auch in der Gefäßstruktur einen embryonalen Charakter aufweisen. Dies hat morphologisch zur Folge, daß es in der Gefäßwand an muskulären und elastischen Elementen mangelt und die hauptsächlich aus Endothel bestehenden Stellen zum Aneurysma neigen, so daß das Kontrastmittel vielfach in verschieden große, oft stecknadelkopfgroße Lacunen gelangt. Die strukturellen Verhältnisse dieser Lacunen bzw. ihre charakteristischen Formen stellen die wertvollsten Charakteristika der bösartigen Tumoren dar. Die unregelmäßigen Gefäßneubildungen sprechen ebenso wie die Gefäße wechselhafter Konfiguration und die zeitige venöse Füllung für die Malignität des betreffenden Tumors (Abb. 5a, b). In der Gruppe der gefäßreichen bösartigen Tumoren spielen die Sarkome (Abb. 6) und die Carcinommetastasen, ferner die maligne entarteten benignen Tumoren die größte Rolle. Die Veränderungen sind jedoch nicht immer eindeutig. Dies wirkt sich dort nachteilig aus, wo über den malignen oder benignen Charakter von Weichteiltumoren entschieden werden soll. Besonders bei schnell wachsenden bösartigen Tumoren ruft das Eindringen des Tumors in die Umgebung im Gefäßbild typisch „malignen" Charakter hervor. Vogler

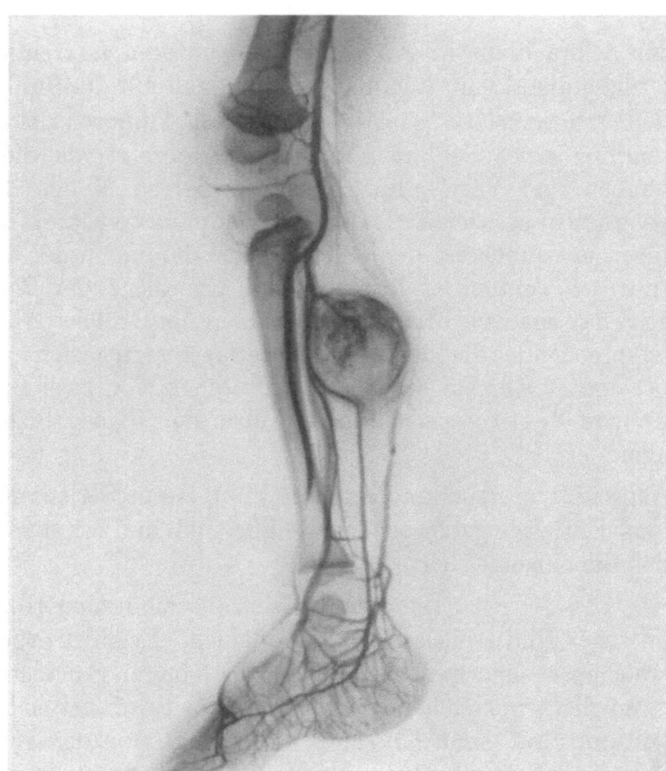

Abb. 4a. Extremitätentumor bei einem einjährigen Kind. 3 Monate früher entstand am Bein ein rasch an Größe zunehmender Tumor. An der Beugefläche des rechten Beines ist ein mobiler, sich hart anfühlender Tumor mit glatter Oberfläche zu tasten. — Angiographie zeigt die charakteristisch gefäßreiche Angioarchitektur eines Sarkoms

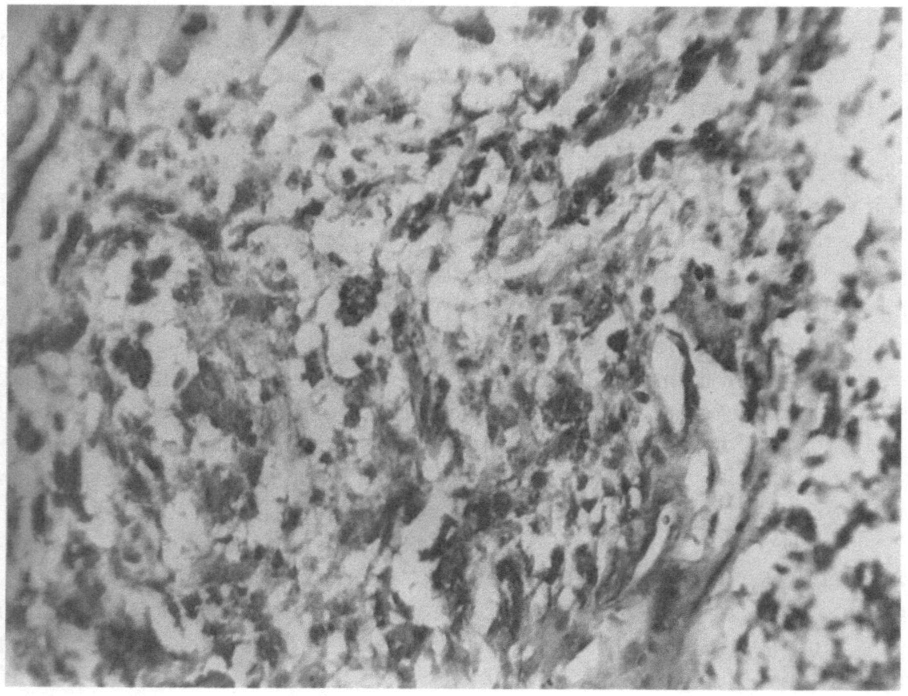

Abb. 4b. Histologischer Befund: Es ist durch bindegewebige Fasern umgebene, das bindegewebige Gerüst infiltrierende Zellgruppen sichtbar. Die Zellen sind verschiedenen Formats, rundlich, länglich, manchmal zeigen sie den Charakter der Riesenzellen, diese enthalten mehrere Kerne. Chromatinreiche Zellkerne, und zahlreiche Kernteilungen sind sichtbar; einzelne Zellgruppen nekrotisiert. Diagnose: Sarkoma polymorphocellulare

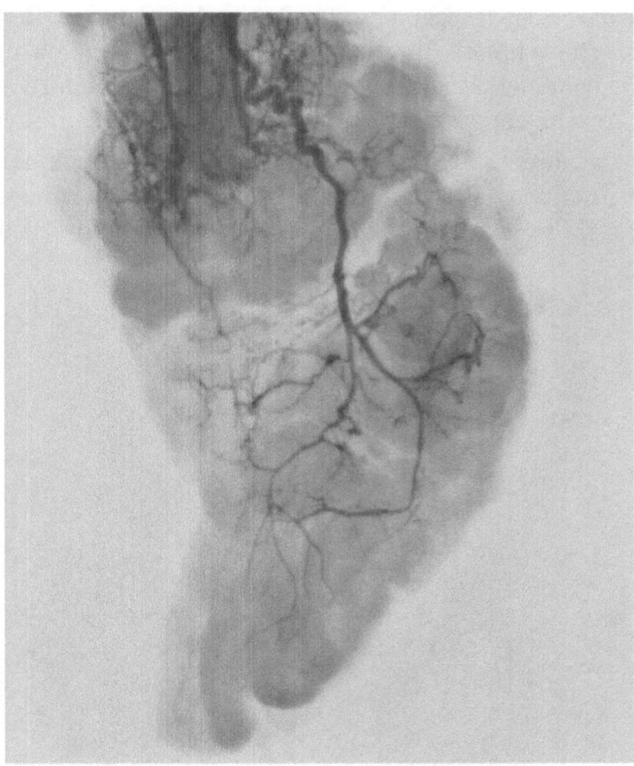

Abb. 5a. Angiogramm eines relativ gefäßarmen Carcinoms. Bei der 38jährigen Patientin bestand seit 20 Jahren am gelähmten Bein ein Ulcus, welches sich ungefähr 4 Wochen vor der Einlieferung rasch zu vergrößern begann. Zur Zeit der Untersuchung ist am Fuß ein großer, exulcerierter Tumor sichtbar, mit blumenkohlartiger Oberfläche. — Die Angiographie zeigt ein atypisches Arteriennetz, die Angiostruktur ist einem differenzierten Carcinom entsprechend in gewissem Sinne noch geordnet

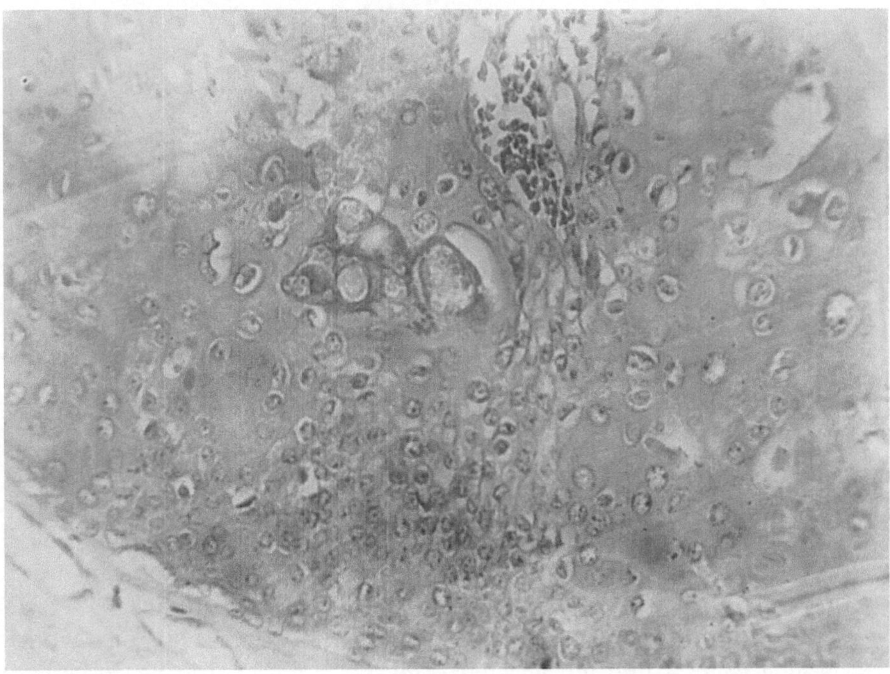

Abb. 5b. Histologischer Befund: In dem mehrschichtig verhornten, mit Plattenepithel bedeckten Gebilde ist das Epithel nicht überall regelmäßig. Zum größten Teil atypische Zellen mit zahlreichen Kernteilungen, das Epithel dringt ins faserige Bindegewebe ein, wo Tumorzellnester zu finden sind. Stellenweise sind auch Hornperlen, im ödematösen Bindegewebe rundzellige Infiltrate sichtbar

ist der Meinung, daß die Versorgungsarterien des Tumors mannigfaltige Variationen zeigen können und daß sich die Lumenweite dieser Arterien den Bedürfnissen der Blutversorgung anpaßt. Die erhöhte Blutmenge in malignen Tumoren dürfte die Erklärung dafür sein, daß z.B. bei einer Anzahl von Sarkomen die proximal vom Tumor liegenden Arterienabschnitte so sehr „erweitert" sind.

Bei den schnell wachsenden Sarkomtypen kommt es manchmal vor, daß sich das Gefäßnetz — ohne Übergang — vom arteriellen Stamm aus in zahllose, besenreiserartige „Capillaren" verzweigt, welche zum Teil innerhalb des Tumors, zum Teil in der Um-

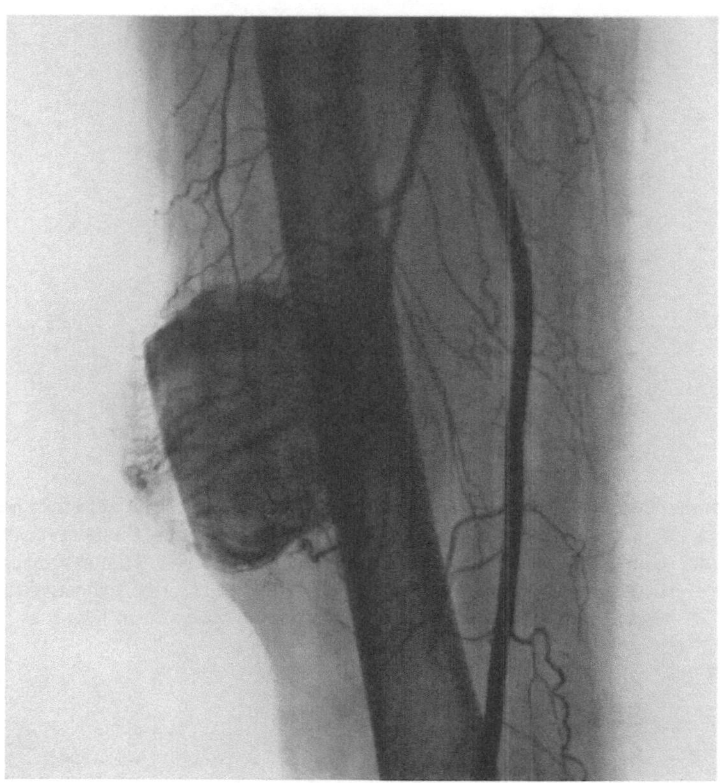

Abb. 6. Das arteriographische Bild eines Weichteilsarkoms. Beim 64jährigen Patienten entstand vor einem Jahr ein erbsengroßer Tumor, welcher sich im Laufe der letzten 3 Monate erheblich vergrößert hat. Im mittleren Drittel des rechten Oberschenkels ist ein mannsfaustgroßer Tumor zu tasten, unter welchem die Venen stark erweitert sind (mobiler Tumor). — Die arteriographische Untersuchung zeigt, daß der durch die Arteria profunda femoris versorgte Weichteiltumor eine ausgeprägt bösartige Angiostruktur aufweist, mit verwischten unregelmäßigen Arterienästen, welche den Eindruck machen, als ob das Kontrastmittel aus der Gefäßbahn austreten würde, so daß es sich diffus innerhalb des Tumors — dessen Konturen gut zu erkennen sind — verteilt. Dieses Bild entsteht durch die zahllosen Mikroshunts. Charakteristisch bösartige Angiostruktur. Histologischer Befund: Sarkoma polymorphocellulare

gebung desselben gelagert sind. Innerhalb des Tumors können darüber hinaus kleinere Füllungsdefekte zum Vorschein kommen, spontanen Nekrosen entsprechend, wobei die einzelnen Gefäße große Kaliberschwankungen zeigen. Der Umstand, daß der Blutstrom in den bösartigen Geschwülsten den normalen Geweben gegenüber beschleunigt ist, teils auf Grund der vergrößerten Lumenweite, teils zufolge der zahlreichen arterio-venösen Shunts, verdient unser Interesse und ist die Erklärung dafür, daß das Kontrastmittel früher in die Venen gelangt und im Serienarteriogramm die venöse Phase früher erscheint (Abb. 7). Es sei dabei betont, daß in einer beträchtlichen Anzahl der Sarkome das angiographische Bild eher einem Bild gleicht, wie es bei gefäßreichen Tumoren charakteristisch ist.

β) Die *benignen* Tumoren können ebenfalls in zwei Gruppen, in gefäßreiche — hierher gehört z. B das Hämangiom — und gefäßarme Typen (Fibrom, Lipom, Myom, Neurinom) unterteilt werden.

Die gutartigen Prozesse sind scharf abgegrenzt und zeigen gut erhaltene regelmäßige, netzartige Gefäßstruktur; in manchen Fällen ist nur die Dislokation oder die Kompression der Gefäße auffallend. Die in den Gefäßverzweigungen herrschende Regelmäßigkeit weist hier auf den benignen Charakter des Tumors hin. Die Gefäße umgrenzen den gutartigen Tumor, ihre Verzweigungen dringen von der Oberfläche aus in die Tiefe. Die Kontrast-

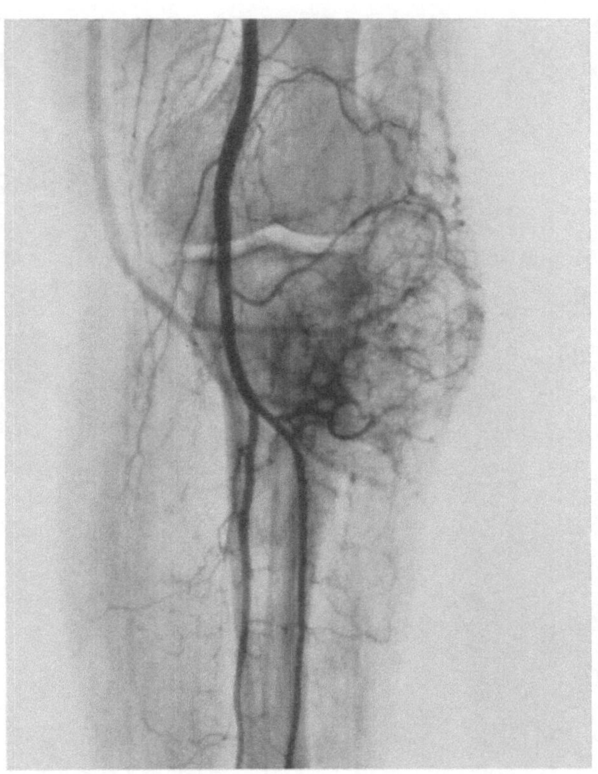

Abb. 7. Arteriographisches Bild eines Weichteiltumors der unteren Extremität. Auf der Aufnahme ist gut zu sehen, daß die Gefäßzweige des bösartigen Tumors durch das Kontrastmittel gut aufgefüllt sind. Den mehrfachen Mikroshunts entsprechend tritt das Kontrastmittel scheinbar direkt in das venöse Netz. Stellenweise sind an den Arterien sinusoide Erweiterungen zu beobachten; einige Gefäßzweige erscheinen beinahe amputiert

anfärbung in der capillaren Phase ist derart unbedeutend, daß von den umgebenden intakten Geweben meist mehr Kontrastmittel aufgenommen wird, als vom gefäßarmen Tumorgewebe selbst. Die Venen zeigen keine pathologischen Veränderungen.

Zusammenfassend kann gesagt werden, daß die Gefäße in engem Verhältnis zur Tumorgröße stehen. In den mehr peripher liegenden Partien gibt es keine Kreislaufstörungen (Tiwisina); Hauttemperatur, Hautfärbung, Oscillation sind normal. Dies ist leicht verständlich, wenn wir an Tumoren wie das Lipom, Myom oder Fibrom denken.

Bei den Hämangiomen gelangt das Kontrastmittel in pfützenartige Lacunen (Abb. 8a, b). Möge es sich um ein einfaches oder um ein komplexes Angiom handeln, das angiographische Bild wird durch die aneurysmaartigen Gefäßveränderungen, Sini, beherrscht.

Unter den gutartigen Weichteiltumoren nehmen die Carotiskörpertumoren und Glomustumoren eine Sonderstellung ein.

Die Carotiskörpertumoren entwickeln sich aus den 5—7 mm langen, 2,5—4 mm breiten und 1—1,5 mm dicken Carotiskörpern, die an der Teilungsstelle der Carotis sitzen und mit Blut von der A. carotis externa versorgt werden. Sie enthalten Receptoren, die auf chemische Veränderungen im Blut reagieren und die Respiration und Blutzirkulation regeln. Die Tumoren dieser Carotiskörper

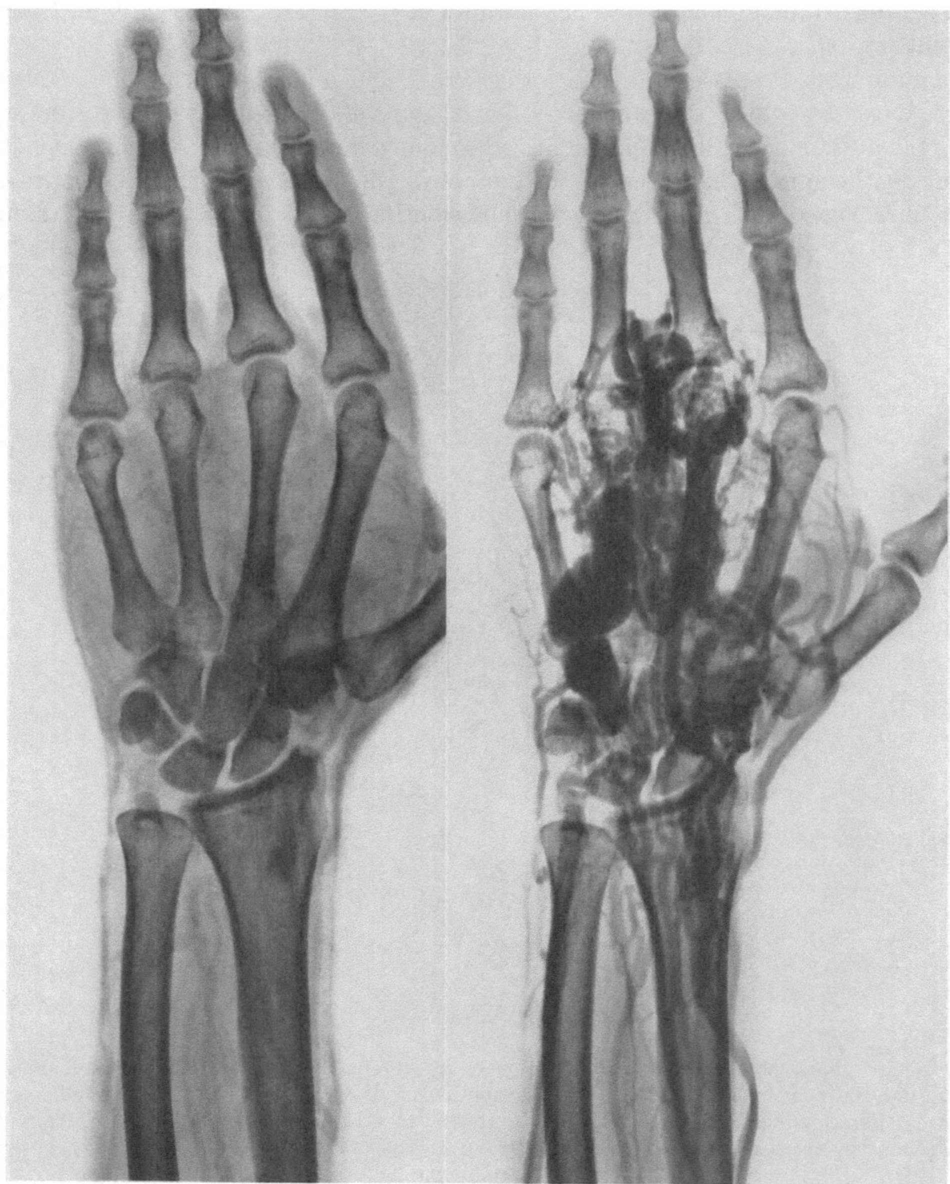

Abb. 8a. Bei dem 30jährigen Mann wurde das Arteriogramm wegen eines Hämangioms an der Handfläche gemacht. Entsprechend der makroskopischen Struktur des Hämangioms sind Gefäßanteile zu sehen, aus welchen das Kontrastmittel rasch in die Venen überfließt. Auf der 2 sec später angefertigten Aufnahme ist das Kontrastmittel aus dem Hämangiom schon verschwunden

sind nicht selten. Bis zum Jahre 1945 war über 275 Fälle im Schrifttum berichtet worden (Gratiot 1943; Dickinson 1945). Klinisch liegen vorzugsweise Drucksymptome auf die Nachbarorgane, selten Carotis-Sinussymptome, Schläfrigkeit, Schwindel, Ohnmacht und Bewußtseinsstörung vor. Bei überempfindlichen Carotis-Sinus können reflektorisch verschiedene Carotis-Sinussymptome auftreten:

1. Eine Vagusstimulation mit konsekutiver Asystolie, sino-auriculärem oder auriculo-ventriculärem Block, Blutdruckabfall und Symptome von cerebraler Anoxie.
2. Ein Depressoreffekt mit Vasodilatation, Blutdruckabfall und cerebraler Anämie.
3. Ein cerebraler Typ mit direkten Impulsen zum Hypothalamus und zur Medulla.

Carotiskörper-Tumoren sind gewöhnlich (in über 80%) gutartig. Manchmal finden sich lokale Malignitätszeichen, aber Metastasen sind selten (Pendergrass und Kirsch). Die Operation ist schwierig und mit hoher Mortalität belastet (Hawkins). Familiäre Häufung kommt vor (Desai und Patel).

Der starke Gefäßreichtum der Carotiskörpertumoren ermöglicht ihre angiographische Diagnose. Der erste, der während der Operation die Angiographie eingesetzt hat, war

Lichtenauer (1938), die erste präoperative Diagnose wurde in einem Fall im Institut von Olsson in Lund gestellt und von Idbohrn (1951) publiziert. Es wurden feinkalibrige irreguläre Gefäße im Bereich der Schwellung, eine abnorme Weite der A. carotis communis und der Teilungsstelle sowie eine Verlagerung der großen Gefäße gefunden; in einschlägigen Fällen sollten daher durch eine Angiographie schon vor der Operation die Gefäßverhältnisse klargestellt werden.

Die von Masson (1924) beschriebenen Glomustumoren besitzen ebenfalls eine Regelungsfunktion auf die Durchblutung und Temperatur in der Peripherie. Sie sitzen zwischen der Haut und der Subcutis neben den subpapillären Gefäßen oder unter dem Nagel, vor

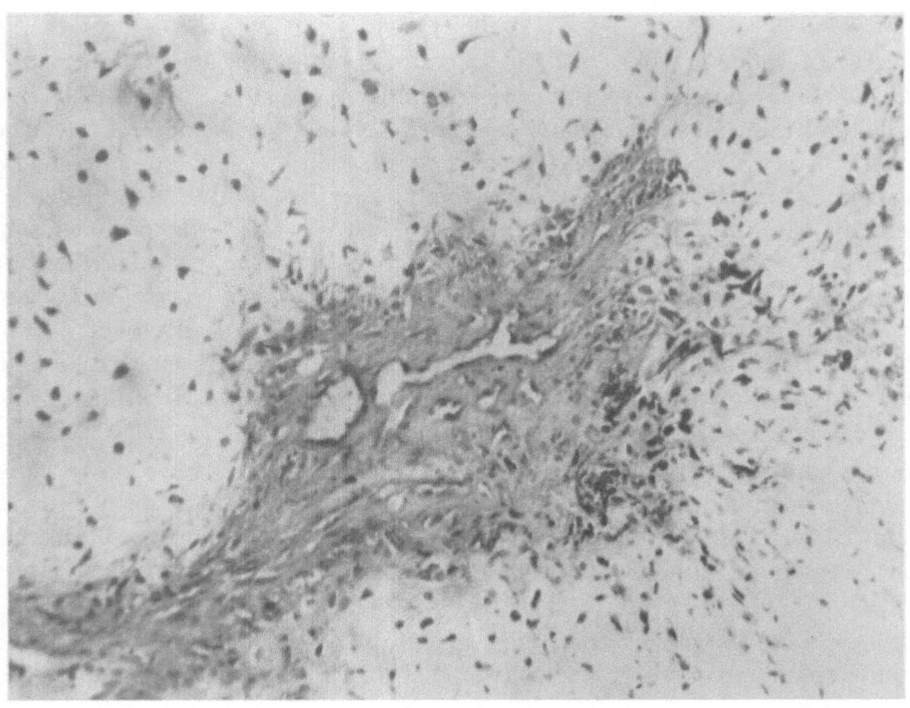

Abb. 8b. Histologischer Befund: In die sulzige, bindegewebige Umgebung eingebettet sind unregelmäßig konfigurierte, mit Endothel ausgekleidete Sinus zu sehen, in deren Lumina stellenweise rote Blutkörperchen. In der Nachbarschaft der erwähnten Sinus granulocytäres Infiltrat

allem der Hände, kommen aber gelegentlich auch in anderen Körperregionen vor: im Tricepsmuskel (German 1945), im Mediastinum (Brindley 1949) und an den unteren Gliedmaßen (Thomas 1933; Bergstrand 1937; Hoffmann und Ghormley 1941; Murray und Stout 1942; Borgström 1954; Seldinger, Handbuch der Medizinischen Radiologie[1]). Es handelt sich um gutartige Tumoren, die mit Schmerzattacken (spontan oder nach äußeren Einwirkungen) einhergehen. Die erste angiographische Diagnose eines dystopischen Glomustumors am Oberschenkel von Borgström ist dadurch besonders bemerkenswert, daß in diesem Falle 3 Jahre vorher bei einem operativen Eingriff der Tumor vergeblich gesucht wurde. Borgström konnte einen reichlich vascularisierten, 20×17 mm großen Tumor mit leicht unregelmäßiger Begrenzung, schnellerem Durchfluß und vorzeitiger Venenfüllung (Shunt) nachweisen, so daß der Tumor nunmehr gefunden und operativ entfernt werden konnte.

Gelegentlich lassen sich auch die kleinen Glomustumoren an den Händen radiographisch nachweisen, wenn sie charakteristische Verkalkungen aufweisen (Otto und Alnor). Ein typisches Beispiel dafür findet sich bei Buchwald und Severin (in diesem Band).

[1] Band X/3, Fig. 76a—d.

e) Phlebographische Untersuchung

Es sei an dieser Stelle erwähnt, daß in Fällen, in denen die Arteriographie aus irgendeinem Grunde undurchführbar ist, die Phlebographie mit mehr oder weniger Erfolg angewandt werden kann. Bei der osteomedullären Phlebographie füllen sich die oberflächlichen und tiefen Venen gleichmäßig (simultan) und vermögen gewisse Hinweise bezüglich des Tumorcharakters zu liefern. Erfahrungsgemäß gelangt das in den Markraum der Diaphyse, also percutan „osteomedullär" eingespritzte Kontrastmittel rasch in den venösen Kreislauf, und wenn sich der Weichteilprozeß auch auf den Knochen ausbreitet, entstehen — dem eingeengten Markraum und der destruierten Compacta entsprechend — atypische Füllungsverhältnisse im venösen Netz. Auch ist die venöse Füllung beschleunigt.

Bei dieser Methode werden die Röntgenaufnahmen in relativ langsamem Tempo, mit einer Frequenz von einem Bild pro Sekunde angefertigt. Bei der Analyse stellt sich heraus, daß die Sinus der abseits gelegenen medullären Venen relativ normal sind, das Kontrastmittel staut sich jedoch — den osteolytischen Zonen entsprechend — vorübergehend hier an, um daraufhin in die endomedullären Hohlräume abzufließen, d.h. der tumorösen Angioarchitektur entsprechend, durch Vermittlung der arterio-venösen Shunts in die Tumorsubstanz zu gelangen. Es kommt eventuell vor, daß das Kontrastmittel durch den Tumor bzw. das endotumorale Gefäßnetz sozusagen „verschluckt" und langsam durch das capillare Netz absorbiert wird, ohne daß es weitergelangt. Je nach der Tumorstruktur kann sich in der Hülle des gefäßarmen Tumors eine Angioarchitektur zeigen; das Kontrastmittel wird durch die Gefäße dieser Hülle in Richtung der normalen Gefäßbahnen weiterbefördert.

Greift die tumoröse Veränderung auf die Knochensubstanz über, so wirkt sich das im allgemeinen hemmend auf den intramedullären Kontrastmittelabfluß aus. Bei der Beurteilung dieser Abflußverhältnisse ist zu beachten, daß im fortgeschrittenen Alter — wegen der senilen Involution des Gefäßnetzes — der Kontrastmittelabfluß verlangsamt ist.

Abschließend sei festgestellt, daß die Angiographie in der Diagnostik der Weichteiltumoren ein zweifellos wertvolles und schwer entbehrliches diagnostisches Mittel darstellt.

Literatur

Aguzzi, A., A. Scalfi e A. Marley: Ricerche medullografiche nei tumori ed in altre condizioné patologiche delle ossa. Radiol. med. (Torino) **40**, 1072—1088 (1954).

Bardon, G.: Arterial circulation in uterine fibromas. Gynéc. et Obstét. **4**, 553—559 (1921).

Bergstrand, H.: Multiple glomic tumors. Amer. J. Cancer **29**, 470—476 (1937).

Billing, L., u. A. Lindgren: Die pathologisch-anatomische Unterlage der Geschwulstarteriographie. Acta radiol. (Stockh.) **25**, 625—640 (1944).

Boecker, W.: Röntgenologisch nachweisbare Muskelfiederung bei Dystrophia musculorum progressiva. Dtsch. med. Wschr. **75**, 938—940 (1950).

Bohatyrtschuk, F.: Die Fragen der Mikroröntgenographie. Fortschr. Röntgenstr. **65**, 253—261 (1942).

— Totale experimentelle Makro- und Mikrovasographie, die Experimente mit der kontrastierten Leber und Milz und der neue röntgenographische Test vom Zustand der aktiven physiologischen Gewebe. Fortschr. Röntgenstr. **68**, 159—174 (1943).

— Makro- und Mikroröntgenographie der Blutgefäße bei experimentellen Geschwülsten. Virchows Arch. path. Anat. **313**, 216—228 (1943).

Bonse, G.: Anwendungsmöglichkeiten röntgenologischer Weichteildiagnostik ohne Kontrastmittel. Fortschr. Röntgenstr. **74**, 450—456 (1951).

Borgström, K. E.: Angiographically diagnosed glomus tumor of the thigh. Acta radiol. (Stockh.) **42**, 33—36 (1954).

Brindley jr., G. V.: Glomus tumor of the Mediastinum. J. thorac. Surg. **18**, 417–420 (1949).

Caldas, P. J.: La arteriografia de los miembros, de la aorta abdominal y de sus ramas. Atti II. Congr. eletroradiologie di cultura latina, Madrid. Ref. Gac. méd. esp. **26**, 210—222 (1952).

Caldos, M. P.: Artériographie des membres, de l'aorte abdominale et de ses branches. J. Radiol. Électrol. **34**, 28—41 (1953).

CARTY, J. R.: Soft tissue roentgenography. Anatomical, technical and pathological considerations. Amer. J. Roentgenol. **35**, 474—484 (1936).

CHAZIN, A.: Die Röntgendiagnostik von Weichteilerkrankungen der Extremitäten. Nov. chir. arch. **20**, Beih. 124—140 (1930).

CHIAPPA, S., G. DI MURO e G. P. GARAVAGLIA: L'artériographie de tumeurs des os et des parties molles des membres. J. Radiol. Électrol. **40**, 639—655 (1959).

COCKSHOTT, P., and E. EVANS: The place of soft tissue arteriography. Brit. J. Radiol. **37**, 367—375 (1964).

COLUMELLA, F., e L. MUCCHI: Biopsia o arteriografia nella diagnostica delle osteopatie degli arti? Chirurgia **8**, 311—319 (1953).

CORONINI, C., u. G. LASSMANN: Intensivierung der Silberimprägnierung von Nervengewebe nach GRATZL durch Ultrabeschallung. Mikroskopie **3**, 310—313 (1948).

DENSTAD, T.: Arteriography in two cases of malignant tumors. Acta radiol. (Stockh.) **35**, 309—312 (1951).

DESAI, M. G., and C. C. PATEL: Heredo-familial carotid body tumours. Clin. Radiol. (Edinb.) **12**, 214—218 (1961).

DIBBELT, W.: Beiträge zur Histogenese des Skeletgewebes und ihrer Störungen. Beitr. path. Anat. (Jena) **1**, 411—436 (1911).

DICKINSON, A. M., and C. A. TRAVER: Carotid body tumors; review of literature with report of 2 cases. Amer. J. Surg. **69**, 9—16 (1945).

DOS SANTOS, R.: L'arteriographie dans les néoplasies des os et des parties molles. Bull. Soc. nat. Chir. **60**, 99—110 (1934).

— A. C. LAMAS e I. R. CALDOS: Artériographie des membres et de l'aorte abdominale. Paris: Masson & Cie. 1931.

— Arteriography in diagnosis of osteomyelitis and neoplasma of bone (Abstract). J. Bone Jt Surg. B **30**, 213—219 (1948).

— Arteriography in bone tumours. J. Bone Jt Surg B **32**, 17—29 (1950).

FARIÑAS, P. L.: Diagnosis of bone tumors of extremities by arteriography. Radiology **29**, 29—32 (1937).

FONTAINE, R., P. WALTER, M. KIM et R. KIENY: De l'utilité de l'artériographie pour le diagnostic des tumeurs des membres d'origine osseuse et extraosseuse. J. Radiol. **35**, 165—168 (1954).

GANSAU, H.: Cavographie. Fortschr. Röntgenstr. **84**, 575—580 (1956).

GERMAN, W. MCKEE: Glomus tumor of triceps muscle. Amer. J. clin. Path. **15**, 199—201 (1945).

GOLDMANN, E.: Biologie der bösartigen Neubildungen. Bruns' Beitr. klin. Chir. **72**, 1—90 (1911).

GOLLMANN, G.: Der Beitrag der Angiographie zur Differenzierung blastomatöser und entzündlicher ossärer und parossärer Erkrankungen. Radiol. Austriaca **10**, 49—54 (1960).

GRATIOT, J. H.: Carotid-body tumors; collective review. Int. Abstr. Surg. **77**, 177—186 (1943).

GRATZ, C. M.: Air injection of the fascial spaces. A new method of soft tissue roentgenography. Amer. J. Roentgenol. **35**, 750—751 (1936).

HARTMANN, G.: Das latente Carcinom, vom Standpunkt des Pathologen. Krebsarzt **4**, 305—309 (1949).

HAWKINS, T. D.: Glomus jugulare and carotid body tumours. Clin. Radiol. (Edinb.) **12**, 199—213 (1961).

HELLNER, H.: Das Problem der gutartigen Geschwülste. Langenbecks Arch. klin. Chir. **284**, 498—523 (1956).

HINTZE, A.: Fehlbildungen im Blutgefäßsystem und ihr Nachweis mittels der Röntgenuntersuchung. Virchows Arch. path. Anat. **289**, 705—717 (1933).

HOFFMANN, H. O. E., and R. K. GHORMLEY: Glomus tumor and intramuscular lipoma: report of two cases. Proc. Mayo-Clin. **16**, 13—16 (1941).

HOLMGREN, B.: Some observations on blood vessels of uterus under normal conditions and in myoma. Acta obstet. gynec. scand. **18**, 192—213 (1938).

IDBOHRN, H.: Angiographical diagnosis of carotid body tumours. Acta radiol. (Stockh.) **35**, 115—123 (1951).

IXth International Congress of Radiology, 23. 7.—30. 7. 1959 in München. Hrsg. von B. RAJEWSKY. Vol 1, 2. Stuttgart: Georg Thieme; München u. Berlin: Urban & Schwarzenberg 1961.

JADASSOHN, J.: Handbuch der Haut- und Geschlechtskrankheiten, Bd. 8, 2. Berlin: Springer 1931.

JONASSON, O., L. LONG, S. ROBERTS, E. MCGREW, and J. H. DONALD: Cancer cells in circulating blood during operative management of genitourinary tumors. J. Urol. (Baltimore) **85**, 1—12 (1961).

JONESCU, P.: Über das Vorkommen von Geschwulstzellen im strömenden Blut von Tieren mit Impftumoren. Z. Krebsforsch. **33**, 264—280 (1930/31).

KALKBRENNER, H.: Röntgenmyographie. (Vorläufige Mitteilung.) Fortschr. Röntgenstr. **58**, 469—471 (1938).

KEPP, R. K.: Grundlagen der Strahlentherapie. Stuttgart: Georg Thieme 1952.

KRAYENBÜHL, H., u. H. R. RICHTER: Die zerebrale Angiographie. Stuttgart: Georg Thieme 1952.

LAGERGREN, C., A. LINDBLOM, and G. SÖDERBERG: Hypervascularisation in chronic inflammation demonstrated by angiography. Angiographic histopathologic and microangiographic studies. Acta radiol. (Stockh.) **49**, 441—452 (1958).

LEB, A.: Die Koordination der Strahlentherapie und der chirurgischen Behandlung bei malignen Knochentumoren. Radiol. Austriaca **9**, 73—83 (1957).

— Die Röntgenvorbestrahlung in der Therapie der malignen Tumoren. Wien. klin. Wschr. **1957**, 208—211.

LEBORGNE, R.: Diagnosis of tumors of the breast by simple roentgenography. Calcifications in carcinomas. Amer. J. Roentgenol. **65**, 1—11 (1951).

LICHTENAUER, I.: Operationsindikation und Arteriographie bei Carotisdrüsengeschwülsten. Zbl. Chir. **41**, 2286—2287 (1938).

LIECHTI, A.: Röntgenphysik. Wien: Springer 1939.

MAHNERT, A.: Die Sanierung des retroperitonealen Raumes bei Uterus-Kollum-Karzinom mit Berücksichtigung der Lebertherapie. Krebsarzt **4**, 314—319 (1949).

— Grundsätzliches zur Hormonbehandlung des Krebses. Wien. med. Wschr. **100**, 354—357 (1950).

—, u. H. MOSER: Krebs und Krebskrankheit. Med. Klin. **45**, 225—230 (1950).

MASSON, P.: Le glomus neuromyo-artérial des régions tactiles et ses tumeurs. Lyon chir. **21**, 257—280 (1924).

MAURER, H. J., u. A. SCHREIBER: Zur Differentialdiagnose von Geschwulstkrankheiten. VII. Mitt. Posttraumatisches arteriovenöses Aneurysma-Sarkom. Arch. orthop. Unfall-Chir. **51**, 15—18 (1959).

MELDOLESI, G.: Aspetto-radiologico dei muscoli degli arti inferiori negli esiti da morbo di Heine-Medin. Ann. Radiol. diagn. (Bologna) **20**, 279—288 (1948).

MELOT, G. J.: Roentgenologic examination of the soft tissues. Amer. J. Roentgenol. **46**, 189—196 (1941).

MONIZ, E.: La localization de los tumores cerebrales por la encefalografia arterial. Rev. otoneuro-oftal. (B. Aires) **6**, 455—464 (1931).

MUCCHI, L., and I. COLUMELLA: Arteriography in diseases of bone. J. Fac. Radiol. (Lond.) **3**, 135—146 (1951).

MURRAY, M. R., and A. P. STOUT: The glomus tumor, investigation of its distribution and behavior and the identity of its "epithelioid" cell. Amer. J. Path. **18**, 183—203 (1942).

OTTO, E.: Angiographische Diagnostik von Knochengeschwülsten. Dtsch. med. Wschr. **79**, 143—144 (1954).

OTTO, K., u. P. C. ALNOR: Glomustumoren. Med. Klin. **1961**, 1673—1678.

PAPE, R.: Neue Studien zur Röntgentherapie der Blutkrankheiten. Wien. klin. Wschr. **63**, 569—572 (1951).

— Methoden des Nachweises biologischer Strahlenwirkungen nach kleinsten Dosen. Wien. klin. Wschr. **63**, 184—187 (1951).

— Neue Erkenntnisse und experimentelle Befunde über die Wirkung kleinster Röntgendosen. Radiol. Austriaca **4**, 35—51 (1951).

—, u. A. LUGER: Die Adrenalin-Hautreaktionen bei verschiedenen Erkrankungen unter besonderer Berücksichtigung maligner Tumoren. Derm. Wschr. **122**, 1215—1223 (1950).

—, u. R. SEYSS: Zur Beurteilung des Mesenchyms bei malignen Prozessen unter Berücksichtigung arteriographischer Befunde. Fortschr. Röntgenstr. **75**, 138—144 (1951).

PENDERGRASS, E. P., and D. KIRSCH: Roentgen manifestations in the skull of metastatic carotid body tumor (Paraganglioma), of meningioma and of mucocele. Amer. J. Roentgenol. **57**, 417—420 (1947).

RABAIOTTI, A., e C. MALCHIODI: L'angiografia come mezzo di diagnosi dei tumori dell'osso e delle parti molli. Ann. Radiol. diagn. (Bologna) **29**, 352—369 (1956).

RADKE, H.: Die Arteriographie des Fußes. Fortschr. Röntgenstr. **85**, 580—591 (1956).

—, u. R. JULITZ: Hautthermometrische Untersuchungen nach Angiographie und Applikation von Phosaden. Z. Kreisl.-Forsch. **48**, 609—620 (1959).

RADNER, S.: Subclavian angiography by arterial catheterization. Acta radiol. (Stockh.) **32**, 359—364 (1949).

RATTI, A.: L'arteriografia e l'osteomedullografia nella diagnosi dei tumori delle ossa. Radiol. clin. (Basel) **28**, 263—275 (1959).

— A. AGUZZI e A. MARLEY: Osteomedullografia (Relazione). (XIX Congr. della Società Italiana di Radiologia Medica 1956.) Radiol. med. (Torino) **42**, 723—724 (1956).

RATZENHOFER, M.: Morphologie und Bedeutung der Funktionsstörung des Mesenchyms nebst Beobachtungen über Veränderungen am Gefäßnervengewebe bei Carcinom. Wien. med. Wschr. **100**, 646—652 (1950).

REBOUL, H., et M. RACINE: L'artériographie des membres. J. méd. franç. **23**, 122—132 (1934).

REICHERT, F. L.: The recognition of elephantiasis and of elephantoid conditions by soft tissue roentgenograms, with a report on the problem of experimental lymphedema. Arch. Surg. **20**, 543—568 (1930).

RIBBERT, H.: Über das Gefäßsystem und die Heilbarkeit der Geschwülste. Dtsch. med. Wschr. **30**, 801—802 (1904).

RICKER, G.: Pathologie als Naturwissenschaft, Relationspathologie. Berlin: Springer 1924.

ROBERTS, S., O. JONASSON, L. LONG, E. A. MCGREW, R. MCGRATH, and W. H. COLE: Relationship of cancer cells in the circulating blood to operation. Cancer (Philad.) **15**, 232—240 (1962).

SAMPSON, J. A.: The influence of myomata on the blood supply of the uterus, with special reference to abnormal uterine bleeding based on the study of 150 injected uteri, containing these tumors. Surg. Gynec. Obstet. **16**, 144—180 (1913).

SAPHIR, O.: Transfer of tumor cells by surgical knife. Bull. Amer. Coll. Surg. **22**, 99—100 (1937).

SCHOLZ, O.: Die diagnostische Bedeutung der Arteriographie bei Extremitätentumoren. Zbl. Chir. **78**, 1054—1059 (1953).

SÜSSE, H. J.: Über den röntgenologisch nachweisbaren Zusammenhang der Arterien von Niere und Nebenniere. Z. Urol. **51**, 640—647 (1958).

—, u. H. RADKE: Nachweis und Lokalisierung von Nebennierentumoren mittels Aortographie. Fortschr. Röntgenstr. **86**, 599—604 (1957).

SUNDER-PLASSMANN, P.: Basedowstudien. Berlin: Springer 1941.

SUTTON, D.: Percutaneous angiography with spezial reference to peripheral vessels. Brit. J. Radiol. **28**, 13—25 (1955).

THOMAS, A.: Tumeurs, comparables à des tumeurs glomiques développées dans les muscles de la cuisse à la suite d'un traumatisme. Ann. Anat. path. **10**, 657—668 (1933).

TIWISINA, TH.: Angiographische Studien bei gutartigen Geschwülsten der Gliedmaßen. 1., 2. Mitt. Fortschr. Röntgenstr. **87**, 199—211 (1957).

TÖNNIS, W.: Artdiagnose der Großhirngeschwülste durch Serienangiographie. Langenbecks Arch. klin. Chir. **282**, 378—388 (1955).

UNGEHEUER, E.: Zur Diagnostik des Nebennierenmarktumors. Dtsch. med. Wschr. **82**, 1858—1860 (1957).

VOGLER, E.: Die Gefäße und die Durchblutung maligner Tumoren vor und nach Strahlentherapie. Radiol. Austriaca **10**, 155—162 (1960).

VOGLER E., u. W. DEU: Der Wert der Angiographie in der Tumordiagnostik der Extremitäten Fortschr. Röntgenstr. **83**, 158—169 (1955).

WACHTLER, I.: Pulsierende Tumormetastasen. Österr. Rö.-Ges. 9. 3. 1949. Ref. Wien. klin. Wschr. **61**, 829 (1949).

WALTER, B.: Über Aufnahmen mit sehr weichen Röntgenstrahlen. Fortschr. Röntgenstr. **34**, 665—669 (1926).

WELLAUER, J.: Arteriographie der Extremitäten. In: Röntgendiagnostik. Ergebnisse 1952 bis 1956. Hrsg. von H. R. SCHINZ, R. GLAUNER u. E. UEHLINGER. Stuttgart: Georg Thieme 1957.

— Venographie. In: Röntgendiagnostik. Ergebnisse 1952—1956. Hrsg. von H. R. SCHINZ R. GLAUNER u. E. UEHLINGER. Stuttgart: Georg Thieme 1957.

WILLIS, R. A.: Pathology of tumors. London: Butterworth 1948.

ZSEBÖK, Z. B.: Angiographie bei Tumoren der Extremitäten. Ref. IX. Internat. Kongr. für Radiologie, München 1959.

— Frühdiagnostik kindlicher Tumoren. Ref. Deutscher Röntgen-Kongr. 1964, Wiesbaden.

IV. Roentgenography of the breast

By

J. Gershon-Cohen and H. S. Klickstein

With 41 figures

1. Introduction

In the past several decades the breast has been the primary site of cancer in American women, with a probable like predilection among European women. Cancer of the breast occurs in 4–5 percent of the population, with a higher and still rising percentage among peoples of the Orient. Paradoxically, breast cancer is lower in prevalence among the Negro female in the United States. Breast cancer is least frequent among women who have nursed their children.

The treatment of breast cancer is surgical with the merits of radical or simple mastectomy still in dispute. In the United States the present practice is radical surgery for early cases, and simple mastectomy and radiotherapy, or radiotherapy alone, for advanced cases. A super-radical surgical ablation has been advocated by others but its value is questionable.

The most important function of breast roentgenography is the discovery of unsuspected malignant neoplasms, those that the average medical practitioner is unable to diagnose. Unrecognized cancers are either palpable tumors erroneously diagnosed as benign or tumors that are present with no symptomatology. However, the ultimate value of roentgenography of the breast is directly related to the promptness of the subsequent biopsy and surgery. A palpable cancer may be diagnosed as benign by the clinician or surgeon. On the roentgenogram, a diagnosis of cancer may be made instead of a benign lesion such as cyst or fibroadenoma. Convincing the surgeon that the "benign" lesion palpated is actually malignant may at times be far more difficult than making the roentgen diagnosis.

Cancer may occur in a multinodular breast that presents no dominant mass. The multinodularity in cases of this kind is usually bilateral and most frequently due to adenosis, rarely to mazoplasia cystica. Often in this type of a case there has been multiple surgical intervention. The breast roentgenogram will in these instances not only indicate malignancy but will guide the surgeon to the area of involvement for pathologic confirmation.

A cancer may exist in a breast presenting no symptoms or palpable masses or in the breast opposite to the one with the symptoms. The diagnosis of a malignant lesion by the radiologist in situations of this nature is usually met with skepticism by the surgeon unless he has become convinced of the value of breast roentgenology.

Malignant neoplasms may be discovered in patients who have volunteered for periodic serial examinations of their breasts. A survey project involving some 1120 healthy women has been conducted in our institution, the Albert Einstein Medical Center in Philadelphia, for the past ten years. It is noteworthy that *36 breast cancers in 33 women, with three cases being bilateral, have been discovered in this group before detection by either the patients or their physicians.*

Unfortunately, the fact remains that once a tumor becomes palpable the chances of cure are markedly diminished. Even nonpalpable growths are not always early.

The chief hope for *cure* at the present time lies in *early diagnosis*, which can be materially advanced by the routine use of breast roentgenography. Not only will many more true early cancers be found, but with increasing experience, precancerous states — especially intraductal hyperplasia — will be recognized. Only by prompt surgery is there a likelihood for better survival and this is directly related to the time of diagnosis.

It is a curious fact that delay in diagnosis seems to stem from self-examination of the breasts rather than the reverse. More than 90 per cent of breast tumors are found first by the patient herself. Fear is the immediate cause for inaction. The patient not only expects the worst, but also dreads the surgeon's advice for diagnostic resection. Roentgenography of the breast offers the patient an alternate *initial* diagnostic modality, one with which she is already familiar from other roentgenographic procedures. She is less likely to be frightened and will consequently seek help earlier. The physician should not rely on mere inspection and palpation but avail himself of a roentgenographic method that could radically alter his initial impression. Breast roentgenography, contrary to the concern of many surgeons, does not displace biopsy, but tends rather to invoke its use more frequently and more promptly.

2. History[1]

In the United States, roentgenology of the breast first gained recognition in the 1950's as a useful diagnostic procedure. Many radiologists, however, still classified the examination as a special study, if not technical ordeal, and most surgeons and medical practitioners were only vaguely aware that such an examination could be performed. Requests for breast roentgenograms were few and when done were often perfunctory. Most radiologists were unfamiliar with the appearance of the normal breast and, when presented with a disease entity, were hesitant to interpret even the most clear-cut evidence of disease. This historical résumé delineates the failures as well as the achievements of the early investigators and points up ramifications still not fully exploited.

The first report of roentgenography of the breast was made in 1913, by a German surgeon Salomon, who studied excised breasts for the extent and mode of spread of mammary cancer in order to insure adequate biopsy removal at the time of surgery. His observations of 3000 mastectomy specimens related the roentgen findings with the gross and microscopic anatomy of the tumors. Unfortunately, Salomon did not fully appreciate the diagnostic implications of his studies, but his findings were to have a considerable subsequent effect on later investigators. Salomon's most important observation was that a roentgenogram gave a true picture of the margins and extent of a tumor. He also recognized the differences roentgenographically of the most common forms of breast cancer, clearly differentiating scirrhous or the infiltrating type from the circumscribed or nodular form. Although Salomon described the characteristic punctate calcifications in duct carcinoma he did not appreciate it as a separate entity, and it remained for Leborgne (1951) to fully exploit this finding. The first "clinically occult" breast cancer found by roentgen examination was reported by Salomon, who evidently appreciated to some degree the potentialities of this mode of diagnosis (Fig. 1).

For a number of years following Salomon's publication there was little if any interest in the roentgen diagnosis of breast lesions. This was in all probability due to the preoccupation with World War 1. However, from the mid-1920's to 1930 a number of independent groups began to investigate again the roentgen diagnosis of breast lesions.

Priority for the clinical utilization of roentgenography in breast disease should be accorded to Erwin Payr, one-time director of the surgical clinic at the University of

[1] For full details see works of: J. von Ronnen (1956); J. Gershon-Cohen, Breast Roentgenography in Classic Descriptions in Diagnostic Roentgenology, André J. Bruwer (Ed.), Chas. C Thomas, Springfield, Ill., 1964, pp. 414–420, Vol. I.

Leipzig, and to his co-workers who included KLEINSCHMIDT, FINSTERBUSCH, GROSS and VOGEL. The activities of PAYR's clinic were accounted in KLEINSCHMIDT's textbook (1927). VOGEL published in 1932 a classic paper enumerating criteria that are still valid for the roentgen classification of various benign breast lesions and their differentiation from carcinoma. FINSTERBUSCH and GROSS reported in 1934 on an unusual type of breast calcification, which was later recognized by INGLEBY and GERSHON-COHEN (1956) as secretory disease.

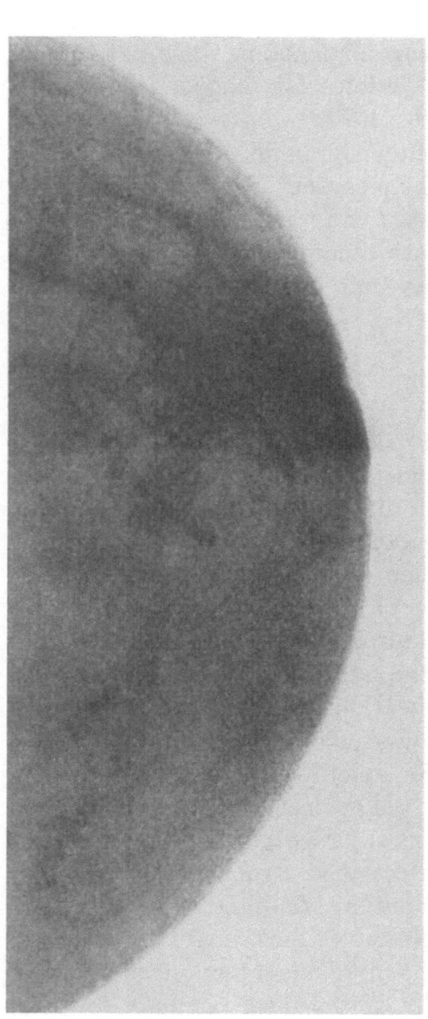

Fig. 1. Carcinoma of breast in an early roentgenogram (1927) made by SALOMON. Reproduced from KLEINSCHMIDT's "Brustdrüse", in: Die Klinik der bösartigen Geschwülste, edited by P. ZWEIFE, E. PAYR, and S. HIRZEL (Leipzig, 1927, Volume III, page 58). Technical factors were 43 KV, 22 MA, 4 to 6 seconds—then in use in E. PAYR's breast clinic in Leipzig

GOYANES, GENTIL and GUEDES, one a Spaniard and the others Portuguese, published in 1931 a report on the roentgenography of the breast, differentiating inflammatory from neoplastic lesions. They detailed the requirements for good technique and the various aspects of the normal breast.

Although the above efforts were important, a greater impact on American radiologists was made by the publications of WARREN (1930) and WARREN and FRAY (1932) who delineated the advantages of stereoscopic roentgenography in the study of the breast. This is an area that still has not been adequately evaluated. WARREN contributed some excellent descriptions of the normal breast at rest and during pregnancy. He clearly differentiated the normal from the dysplastic gland. Most important was his use of the roentgenogram to study breast changes over long intervals of time.

Other noteworthy investigations in this period were those of SEABOLD, and REIMAN and SEABOLD (1930 and 1933), on the roentgen changes in the breast, especially during the normal menstrual period. LOCKWOOD (1932 and 1933) and GUNSETT and SICHEL (1934) reiterated the diagnostic criteria established by others defining areas where inaccuracies could be anticipated, namely microscopic carcinoma and small neoplasms in dense "cystic" breasts.

The work of ESPAILLAT, which appeared in Paris in 1933, was important because an attempt was made to correlate the roentgen appearance of breast lesions with symptomatology and microscopic anatomy.

In 1938, GERSHON-COHEN and STRICKLER reported on the roentgenologic examination of the normal breast. They emphasized that a knowledge of the normal breast at all ages and stages of activity was a prerequisite to recognizing pathologic conditions which might arise. It was felt that improvements in roentgen technique would implement the diagnosis of early neoplastic changes in the breast and they enthusiastically endorsed roentgen breast examinations. The literature of this period, the 1930's, on breast roentgenology was fairly extensive but no new information or techniques emerged. The material presented was for the most part a summary of earlier efforts with limitations rather than advantages stressed, and the illustrations were usually poor. It is therefore not surprising that a more general interest in this diagnostic procedure was not forthcoming. Two principal factors initially mitigated against acceptance: the poor technical quality of the roentgenograms and initial claims of high diagnostic accuracy which could not be substantiated by others.

DOMINGUEZ (Uruguay) and BARALDI (Brazil) independently investigated pneumomammography as a means of obtaining better visualization of breast lesions in 1927–1931. This technique was adopted and implemented by HICKEN (1937) in the United States, who also injected lactiferous ducts and cystic cavities with radiopaque substances. LEBORGNE (1944), a student of DOMINGUEZ, studied in some detail the application of intraductal injections. He stressed technique and the importance of contrast with low KV,

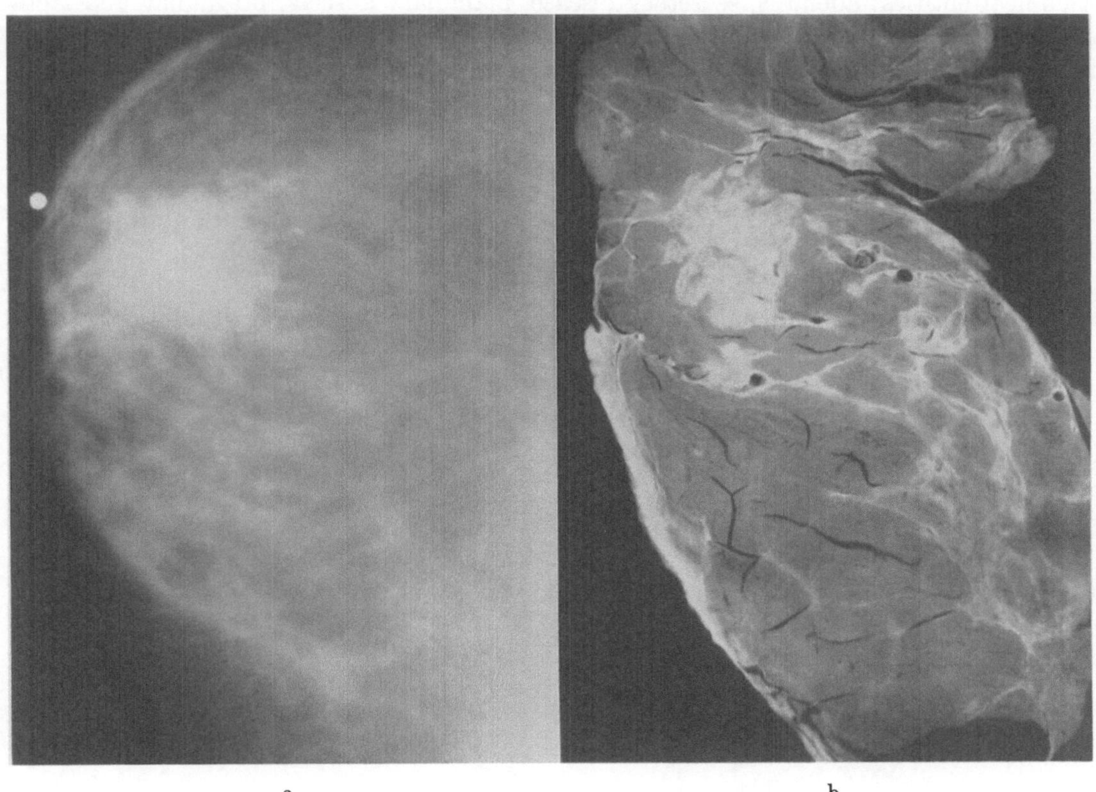

Fig. 2a and b. Reproduction of a roentgenogram (a) and a thin whole slice section (b) of a breast for comparison of the roentgenographic and macroscopic appearance of cancer. This patient, 70 years of age, first noticed a mass in her left breast two weeks before operation. The 2.5 cm mass was palpable near the nipple and attached to the skin. Both the clinical and roentgen diagnosis pointed to the presence of a carcinoma which was confirmed by histologic examination as a scirrhous carcinoma

non-screen film and collimation. Details previously not appreciated were obtained. However, warnings soon appeared of the dangerous sequelae following the intraductal injection of radiopaque materials. Mastitis and abscess and, in cases in which Thorotrast was used, cancer (BRODY and CULLEN 1957) were reported.

In 1951 LEBORGNE described a characteristic calcification in about 30 per cent of mammary cancers, particularly in the intraductal type. Since these latter tumors were most prevalent in dysplastic breasts this diagnostic sign provided a unique opportunity for the detection of this kind of neoplasm in a type of breast which had been hitherto the most difficult to evaluate, both clinically and roentgenographically. Since these tumors grow slowly and spread intraductally with often little abnormality, their early detection was a matter of some import.

In 1951 GROS and his co-workers published the first of many enthusiastic papers on breast roentgenography. They corroborated the criteria and indications for the proper roentgen study of the breast and their experience is not unlike that of the Albert Einstein Medical Center group, especially in the detection of early, clinically occult breast cancers.

It is still too early to evaluate critically and fully the work of contemporary workers and that of our own group. The initial approach of Gershon-Cohen, Ingleby and their associates was to relate the roentgen appearance of the breast with the true anatomy (Fig. 2). Their material, based on a correlation of the roentgen findings with examination of large sliced sections of whole breast, helped materially in the achievement of a better appreciation of the findings and a greater diagnostic accuracy. The application of the roentgen study of the breast with pathologic correlation has been extended to a number of clinical entities: adenosis, secretory disease, mammary abscess, pregnancy and lactation, and the mode and rate of growth of mammary cancer. A long existent confusion in the terminology of breast lesions has been somewhat clarified.

The recent revived interest in the roentgenology of the breast is encouraging and promises to utilize and develop more fully the potentialities of this diagnostic modality.

3. Technics

Routine roentgen ray study is done with exposures in the cephalocaudad and lateral projections of the breast. The cephalocaudad roentgenogram is obtained with the patient erect and the lateral roentgenogram with the patient in the lateral decubitus position.

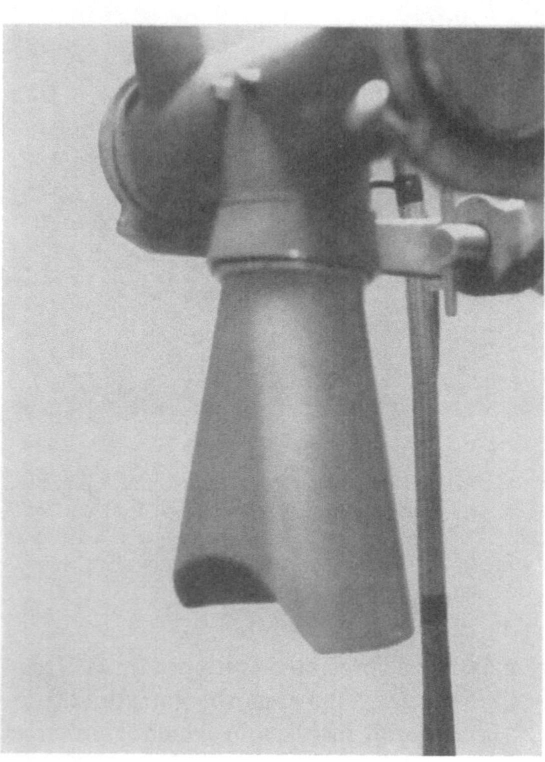

Fig. 3a

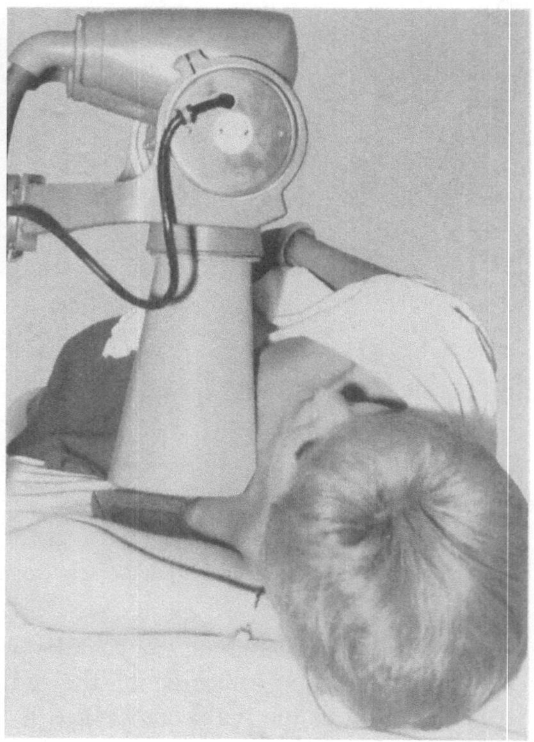

Fig. 3b

Fig. 3. a) Lead lined cone for examination of the breast. Lateral (b) and cephalo-caudad (c) positions for the examination of the breast

Good collimation is achieved with a flat-sided cone which can be pressed against the chest wall (Fig. 3). For optimum contrast, non-screen films, 20–30 KV and 100–250 milliampere-seconds (MAS) are used with a focal spot of 0.3 mm at a film target distance of 35 cm. The variation in MAS depends on the size and solidity of the breast. A young compact virginal breast of a size equal to a multiparous fatty breast will require doubling or tripling of the MAS. A large compact breast will also require an increase in kilo-

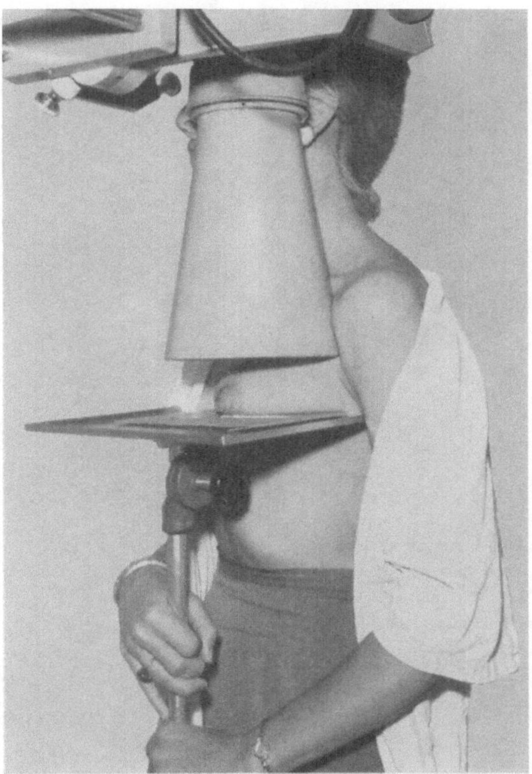

Fig. 3c

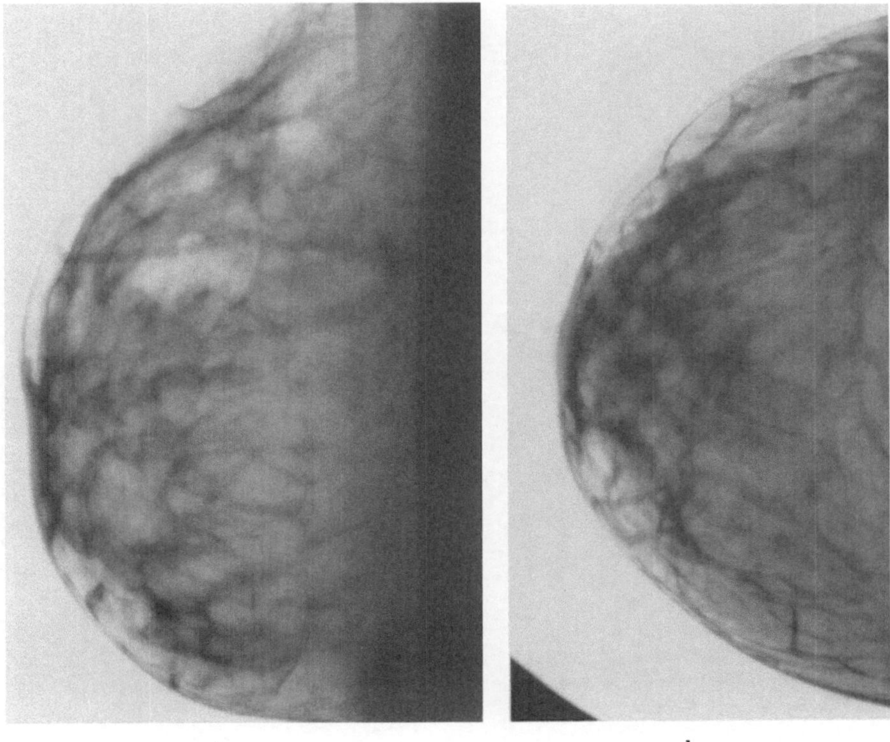

a b

Fig. 4. a) Lateral view of a normal adult breast. Multipara aged 35 years. Note the "trabeculae" consisting of ducts, their lobules, and supporting stroma leading from base of the breast towards the nipple; fat is evenly distributed within the parenchyma. b) Cephalo-caudad view of the same breast shows the same features

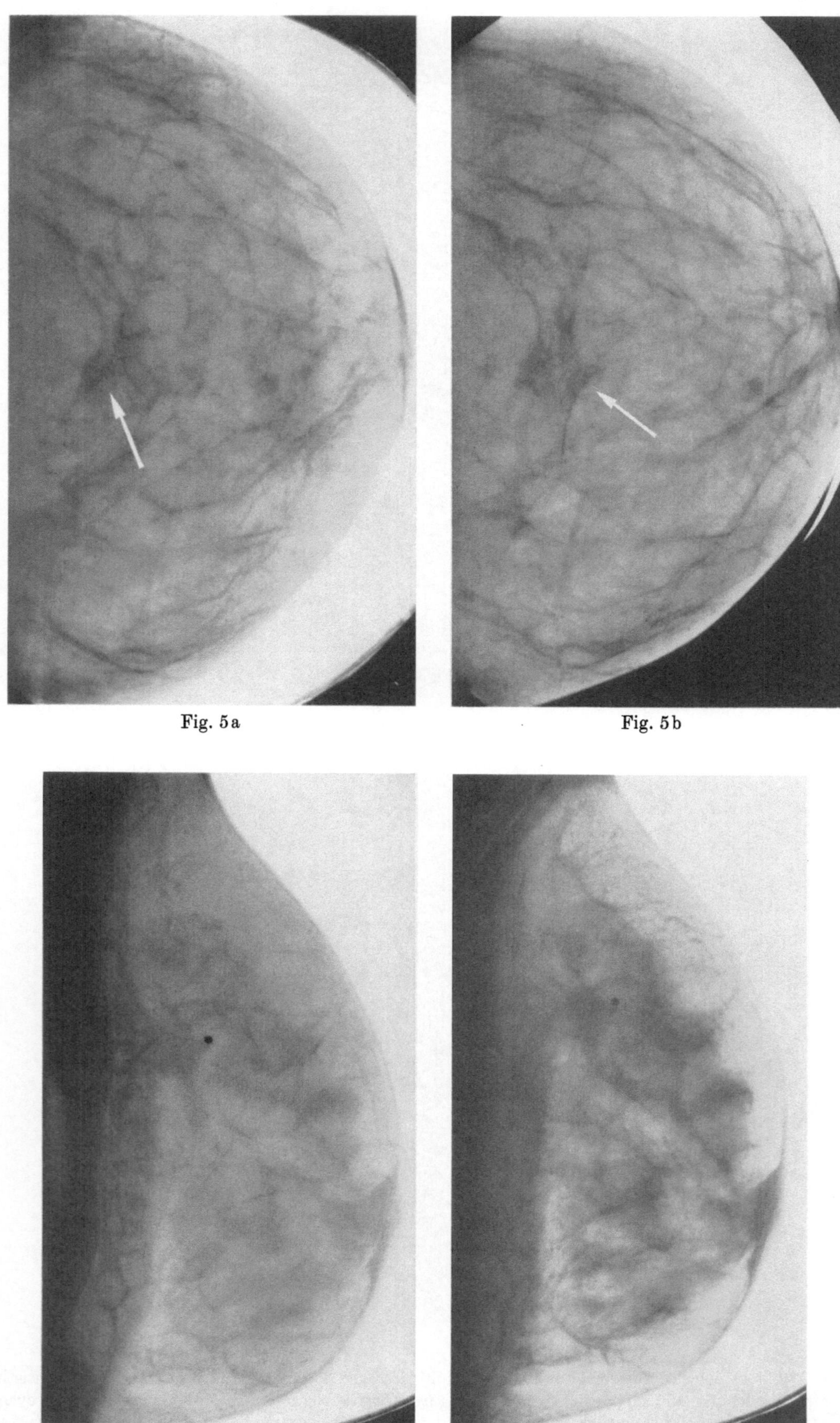

Fig. 5a

Fig. 5b

Fig. 6a

Fig. 6b

voltage, whereas an atrophic breast of equal size with much fatty infiltration will require reduction in both the kilovoltage and MAS. These modifications of exposure factors are learned with experience (Fig. 4). When we first experimented with the use of industrial film years ago, we found the necessary exposure too long for safety; yet Kodak Type M industrial film has been suggested in spite of the high exposure needed to get good contrast.

Most radiologists will come to prefer roentgenograms slightly overexposed, viewing them in brighter light than is ordinarily used for routine study. Finally, it has been found useful to place a small lead shot on Scotch tape over any area of pain or palpable lesion. If a lesion merits particular attention, additional spot compression roentgenograms are made in any projection which will bring the suspicious area closest to the film (Fig. 5).

The pyramidal or globular contours of the breast interfere with obtaining uniformly good contrast of all the structures on a single film. If the factors are best suited for

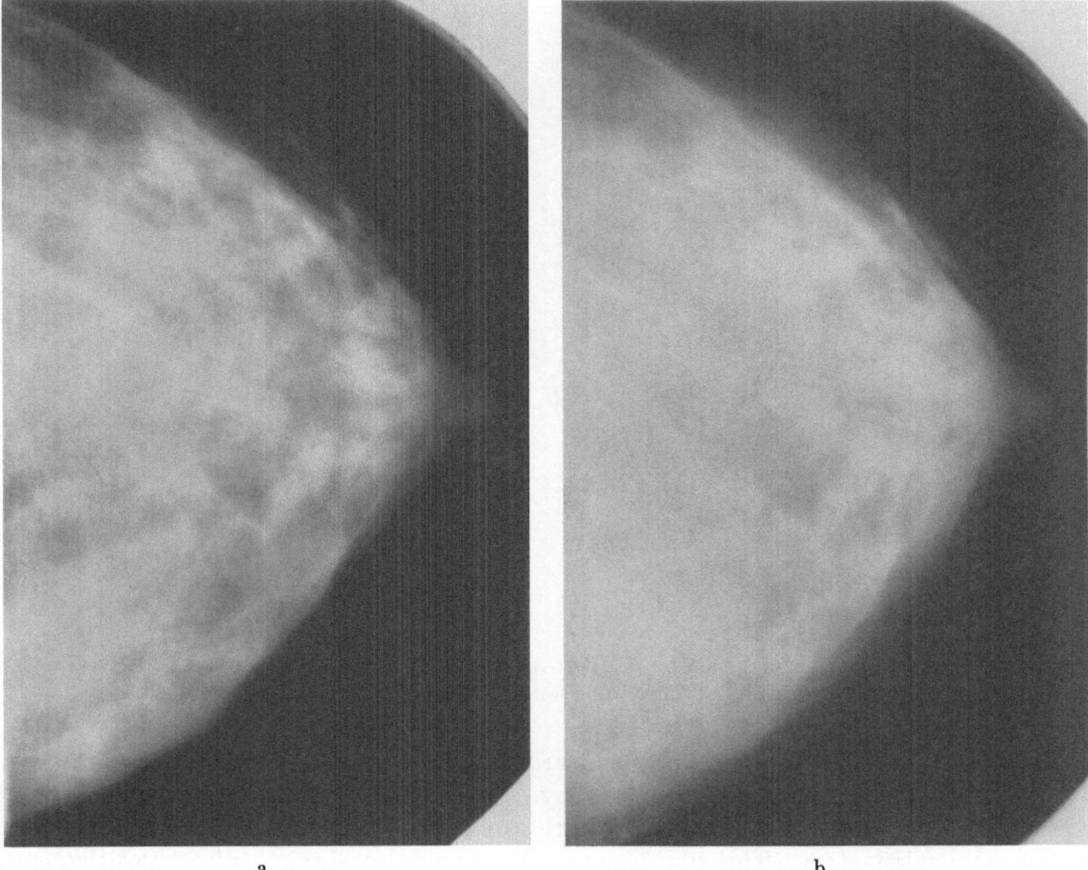

Fig. 7. A 0.5 mm aluminum filter is interposed between 2 non-screen films with a single exposure of 100 MA, 25 KV, 2 seconds. Skin, subcutaneous tissues and nipple are better seen in (b) with the film covered by aluminum foil, while the deeper structures are better seen in (a) with the film directly exposed

Fig. 5a and b. The effect of shift in position to differentiate a solid tumor from superimposition of breast structures. Cephalo-caudad view of the right breast of an asymptomatic woman, 50 years of age. a) The original film shows an irregular, broadly spiculated density in the central portion of the gland (arrow). b) Re-examination using the same technical factors, but after a slight forward shift in position. The previously noted density actually consists of a rounded opacity (arrow) surrounded by thin trabeculae. Lesion was interpreted as a small cyst surrounded by adenosis; findings were confirmed at operation

Fig. 6a and b. Roentgen films of the same breast taken (a) at 50 KV, 50 MAS; and (b) at 25 KV, 150 MAS. Note the poor detail at the high KV

good contrast of the deep structures, then the superficial portions of the breast are overexposed. If the anterior segment of the breast is shown in good contrast by a given set of exposure factors, then the deeper portions near the chest wall will be underexposed (Fig. 6). To overcome these difficulties, simultaneous exposure can be made of two non-screen films, interposing a thin foil of aluminium 0.5 mm in thickness. The upper film then reveals good contrast of the thicker portions of the breast and the film covered by the aluminum foil reveals good contrast of the anterior portions of the breast. Two films are thus obtained with one exposure totaling no more than 1.5 rads to the skin (Fig. 7).

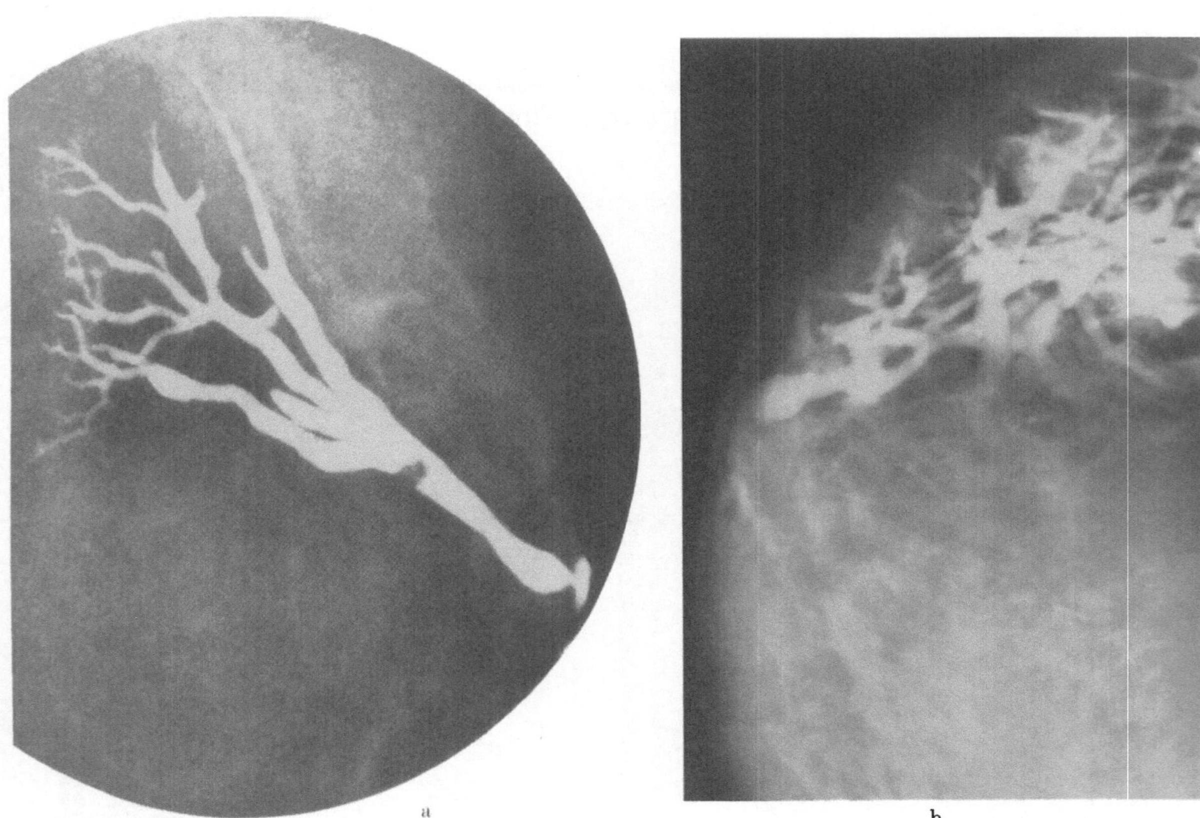

Fig. 8a. a) A contrast mammogram made by Dr. RAUL A. LEBORGNE showing an intraductal tumor. b) Contrast mammogram showing dilated ducts in secretory disease (Dr. C. M. GROS — Strasbourg)

The poor quality of illustrations appearing in many publications has also retarded the appreciation of breast roentgenography. Logetronic reproduction overcomes some difficulties, but the use of Ferrania direct duplicating orthochromatic film has been found more satisfactory. This film is specially designed to obtain a direct positive copy from the original, using either arc, fluorescent or ordinary electric light bulbs. Processing is the same as with ordinary non-screen roentgen-ray film.

Recently EGAN advocated the use of Kodak Industrial Type M film in mammography. This necessitates using larger exposure factors in milliamperage and time which can be offset slightly by increasing the distance; nevertheless it requires almost double the number of rads in order to obtain exposures like those made with non-screen films.

Injection of the ducts with contrast material has been practiced in some quarters with considerable success (Fig. 8a and b). In Fig. 8a, this 71 year old woman was studied by Dr. RAUL LEBORGNE of Montevideo, Uruguay. After contrast mammography, he was able to demonstrate a vegetating intraductal tumor which was associated with bleeding from the nipple.

Fig. 9 reveals how a cyst can be evacuated and filled with air. The smooth lining and the absence of any change that would suggest a papillary malignant growth were reassuring to Dr. CHARLES M. GROS and Dr. ROBERT SIGRIST to whom we are indebted for this reproduction.

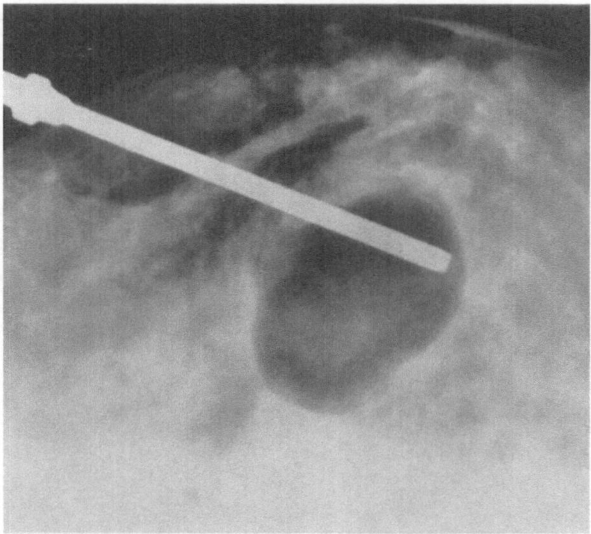

Fig. 9. A cyst filled with air after evacuation (by Dr. C. M. GROS and Dr. R. SIGRIST) showing smooth inner surface free of malignant growth

4. The normal breast

The Infant Breast. Fetuses of 7 months' development or upward which survive 3 or 4 days after birth exhibit dilated ducts filled with a fluid similar to adult colostrum. This may be secreted as "witch's milk".

After 6 months, childhood enlargements are no longer physiologic. They must be classified with the pathologic hypertrophies. Postnatal hyperplasia rarely persists beyond infancy. On the roentgen film, only a slight thickening of the nipple and a small localized density beneath the nipple are visible (Fig. 10a and b).

The Adolescent Breast. From 6 months to the onset of puberty the breast ducts lengthen and divide, but the process is a very slow one and the organ does not keep pace with body growth. This is perhaps the only period in which the breast may be said to be resting. Up to the onset of puberty there is no essential difference between the male and female breasts, but two to three years before the menarche, the female breast enlarges rapidly. Wide variations are seen in rate and degree of development. On the roentgen film, a small localized homogeneous density is present just beneath the nipple and only when there is some fat infiltration are any structural details visible (Fig. 11a and b).

The Adult Breast. The breasts of different women differ widely in development and structure according to age. The gland is never at rest. Thus it is often difficult to determine whether minor alterations are physiologic or pathologic in character.

To facilitate examination of the entire gland, INGLEBY and GERSHON-COHEN (1960) resorted to the use of the slicer technique and studied serial sections of whole normal and pathologic breasts.

Four normal types came to be recognized: (1) immature; (2) glandular; (3) involutional and (4) atrophic.

Immature Breast. On the roentgenograms in girls after the menarche, the gland shows an almost homogeneous density. The surface beneath the subcutaneous fat is smooth. As fat begins to invade the breast in older girls, trabeculae might easily be distinguished.

Glandular Breast. These are seen normally during the reproductive period. The subareolar area contains only the lactiferous ducts in clusters of finger-like offshoots. These merge into the more or less homogeneous densities resulting from the formation of lobules in the base and periphery of the breast. The trabeculae which are broad with ill-defined outlines emerge from the nipple and lose themselves in the denser peripheral portions of the breast.

Involutional Breast. These breasts are seen following the menopause whether natural or artificial. Due to shrinkage of the ducts and involution of the lobules, the fibrous trabeculae are sharply outlined especially if the breast is predominantly fatty, as they are apt to be at this age (Fig. 12).

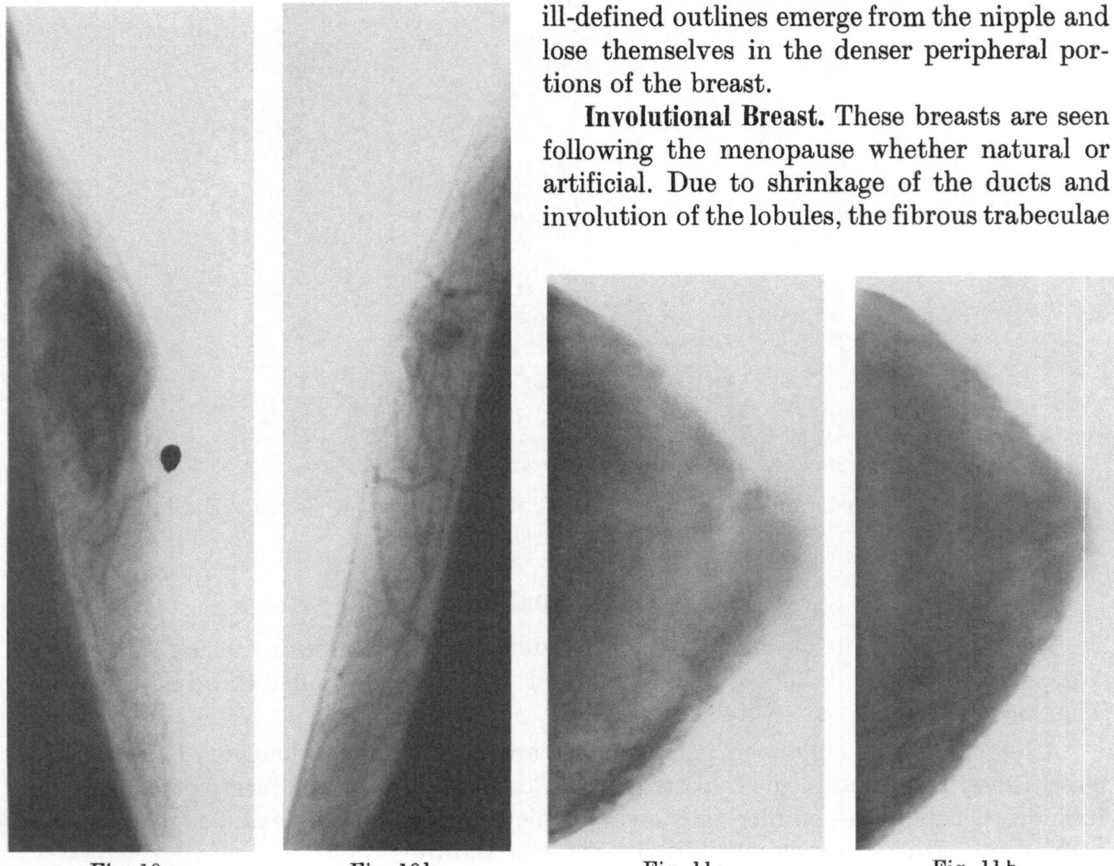

Fig. 10a Fig. 10b Fig. 11a Fig. 11b

Fig. 10a and b. Unilateral precocious hypertrophy of the right breast (a) in a 9 year-old child. The left breast (b) is normal for the age. Roentgenogram shows a cone-shaped gland about 1.5×2.5 cm, surrounded by a thick fat layer. The clinically enlarged right gland shows considerably more structure than the left

Fig. 11a and b. Typical roentgen appearance of normal adolescent breast; a right, cephalo-caudad, b left, cephalo-caudad. Age 16 years, menarche 3 years previously. The entire gland presents a homogeneously fuzzy appearance due to predominance of connective tissue and to absence of fat within the parenchyma, cf. with Fig. 16 showing mazoplasia fibrosa

Atrophic Breast. This is a predominantly fatty breast in which the trabeculae are easily seen and are characterized by sharply outlined cords streaming from the nipple towards the base of the breast (Fig. 13).

5. The dysplasias

Mammary dysplasia is a general term embracing benign lesions peculiar to the breast. As a pathological concept, it is essentially an abnormal interplay of epithelium and myoepithelium. It has no connection with bacterial inflammation. The term "mastitis" is a misnomer and should be dropped. "Fibrocystic disease" as a descriptive label may fit many cases, but it offers little or no help in distinguishing between the varieties of dysplasia, a distinction which is often important from the point of view of prognosis. Advances in classification can be achieved by trying to distinguish physiologic aberrations from the strictly pathologic. A certain amount of overlap exists between the physiologic

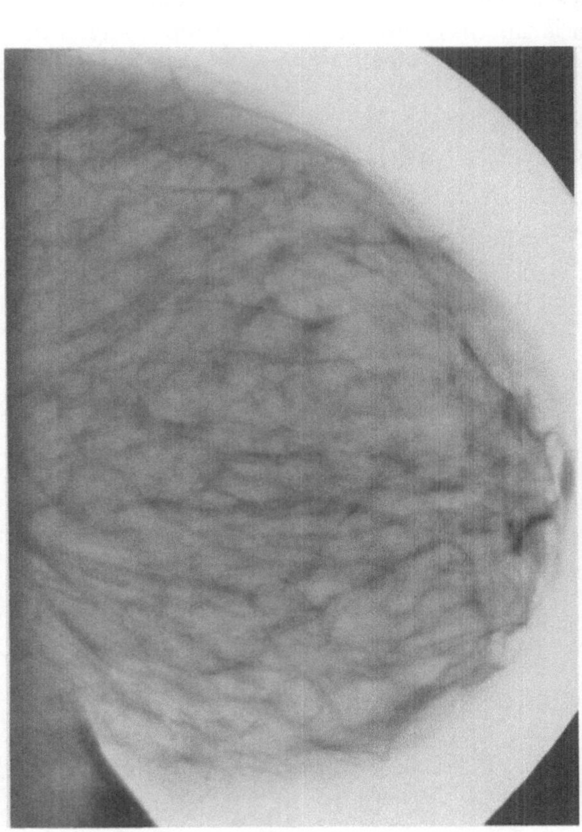

Fig. 12

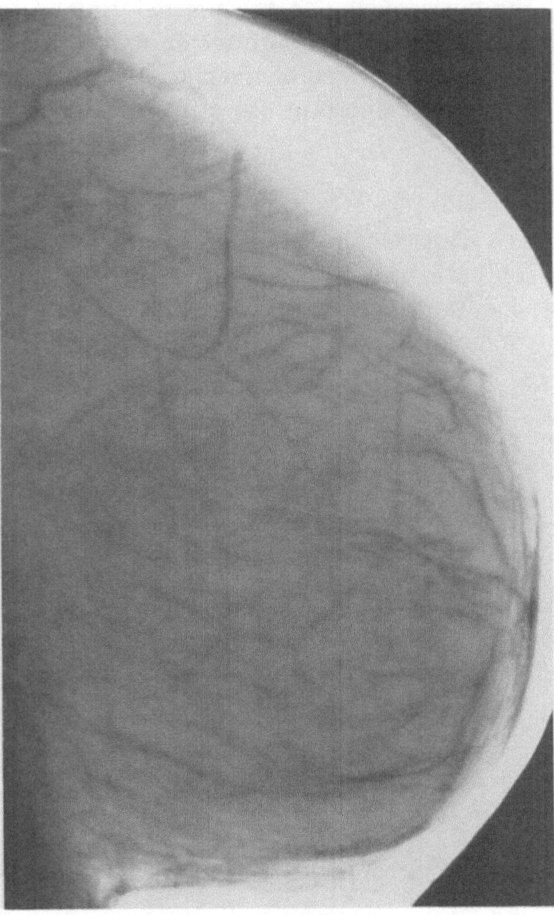

Fig. 13

Fig. 12. Post-menopausal breast characterized by increasing fat infiltration and by attenuation of the breast trabeculae. Asymptomatic woman aged 49 years, menopause 5 years previously

Fig. 13. Parenchymatous atrophy characterized by reduction of trabeculae to thin strands. The remainder of the breast is fatty. Asymptomatic woman aged 57 years

and pathologic disturbances in the various types of dysplasia. Since no system is entirely satisfactory, the following classification of mammary dysplasia is suggested:

a) Hypertrophy,
b) Adenosis,
c) Mazoplasia Fibrosa,
d) Mazoplasia Cystica,
e) Fibroadenoma,
f) Secretory Disease,
g) Mastopathy (Schimmelbusch's disease).

Before discussing separate dysplasias, it is well to clarify the anatomic and pathologic terms commonly employed. The main confusion has arisen because of failure to grasp that the mammary parenchyma, defined as the essential or functional elements of an organ as distinguished from its stroma or framework, is both epithelial and fibrous; and both epithelial and fibrous elements arise from the same layer of undifferentiated basal cells. Since both parenchyma and stroma are fibrous they are usually impossible to distinguish grossly. Moreover, when a lobule undergoes involution, it is replaced by fibrous tissue and it is then indistinguishable from the original stroma.

A trabecula is defined as an essential part of the stroma, actually consisting of both stroma and parenchyma. These two elements cannot be separated either grossly or on the roentgenogram. A lobule is a group of ductules arising from the distal extremity of a duct. It must not be confused with the club-shaped terminal ducts of the adolescent.

The possibility of progression of benign dysplasias to a neoplastic state must not be overlooked. At the present time, although it is generally accepted that carcinoma occurs four times as often in dysplastic breasts as in normal breasts, we have much to learn of the type of dysplasia which precedes malignant change. In the final analysis, the most important objective of classification is the distinction of benign from malignant states.

a) Hypertrophy

Hypertrophy is generally used to denote an overall excessive enlargement of one or both breasts. The enlargement is due to the overgrowth of the parenchyma. Concomitant increase in size due to deposits of fat is not hypertrophy. Hypertrophied breasts of infants have been described and up to the age of 6 months should not be thought

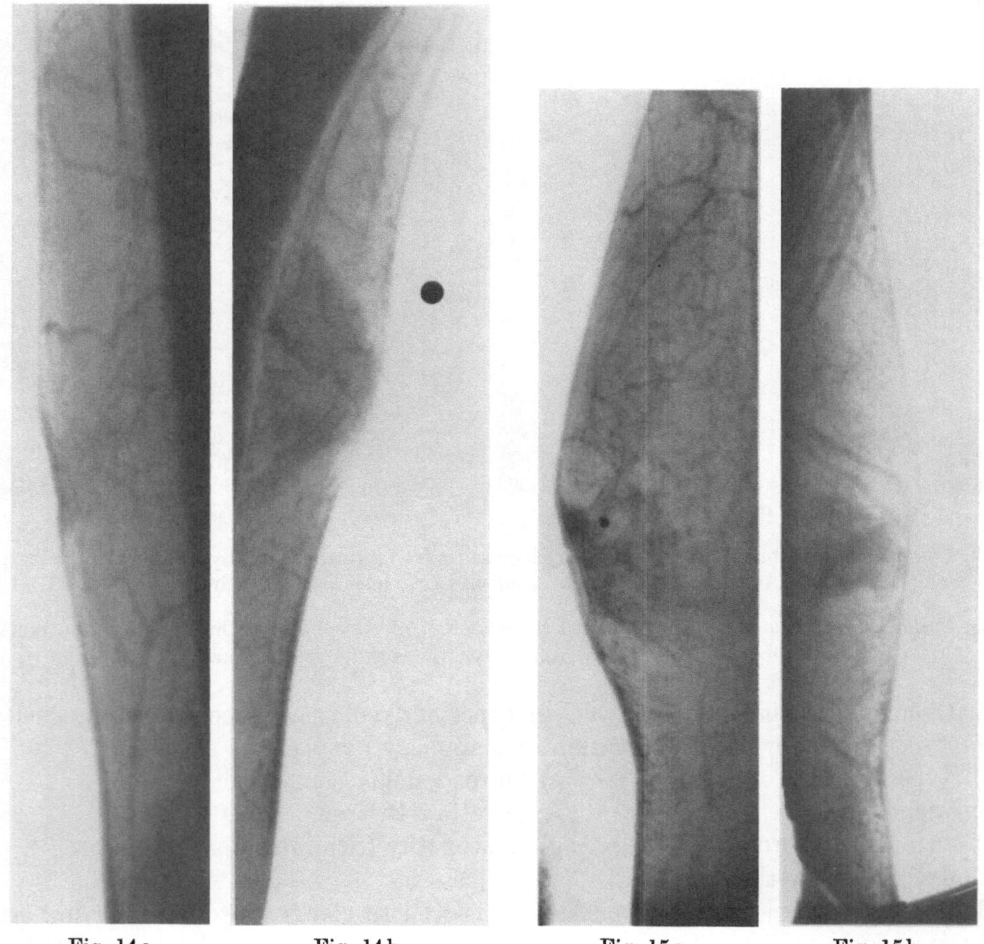

Fig. 14a Fig. 14b Fig. 15a Fig. 15b

Fig. 14a and b. Adolescent gynecomastia; patient aged 12 years. a) The normal right breast. The left breast (b) shows a cone-shaped density with a sharp posterior margin. Shape corresponds with the "button-like" swelling palpable on clinical examination

Fig. 15a and b. Adult gynecomastia. Male, aged 45 years, with a right breast mass of 2 months duration. a) Right breast shows a pattern resembling that of adenosis in a female gland. b) The left breast is also hyperplastic in spite of absence of clinical symptoms

of as pathologic. The infantile type of hypertrophy is rare after this age. Occasionally, postnatal hyperplasia persists beyond infancy or regresses to return again months later.

On the roentgenogram, the hypertrophied breast tissue appears merely as homogeneous opacities usually sharply defined and more or less circular in shape. Very seldom are faint striations due to individual trabecula seen in association with fat deposits.

Juvenile hypertrophy is seldom seen before the age of 7 years. It can be encountered abnormally in association with tumors of the ovary, adrenal and pituitary. In juvenile or adolescent hypertrophy, the mammary tissue consists of branching ducts similar to those of the normally developing female breast. On the roentgen film, the breast appears either as a rounded circumscribed homogeneous shadow showing an irregular pattern corresponding to mammary parenchyma, or sometimes as an irregularly outlined density from which strands emerge streaming from the nipple to the base of the breast.

Adult hypertrophy is most often an abnormal continuation of adolescent development, but sometimes has its origin in pregnancy or menstrual disorders.

Gynecomastia or hypertrophy of the male breast is very common. It is due probably to hormone imbalance with excessive circulation of estrogens. Liver dysfunction may be an important etiologic factor as is also administration of estrogens in older men with enlargement of the prostate. LeWinn (1953) has drawn attention to this type of mammary hypertrophy in cardiac patients especially following digitalis medication. Gynecomastia is sometimes confused with fibroadenoma or occasionally with papilloma, carcinoma or inflamed sebaceous cysts or abscess.

On the roentgen film, gynecomastia resembles hypertrophy such as is seen in the juvenile type. It is usually characterized by a well defined opacity; occasionally, strands of mammary parenchyma are surrounded by fat, resulting in the appearance of trabeculae which stream irregularly towards the base of the nipple (Figs. 14a and b, 15a and b).

b) Adenosis

Adenosis may be defined as unencapsulated lobular hyperplasia. Normally, mammary gland hyperplasia is seen in the newborn, at puberty and during the menstrual and pregnancy cycles. Exaggerations of these processes are found under conditions of hormone imbalance. Essentially, this is adenosis. The boundary between physiologic changes and the pathologic entity called adenosis is therefore hard to define.

As in other dysplasias, symptoms may or may not be distinctive. Premenstrual pain in young women is probably a mild manifestation of the disorder. In clinical cases, a mass or multiple masses are felt. They are movable and are associated with pain, usually premenstrual, but occasionally midmenstrual. In the more severe cases the pain can become continuous with exacerbations. A few women give no history of pain. The most characteristic feature of adenosis, one which occurs in about half of all cases, is variation in the size of the masses. The usual observation is swelling in the premenstrual phase with regression or even disappearance of the tumor postmenstrually. In some patients tumors appear and disappear over a period of time; in other cases they become stationary.

On palpation of these tumors, they closely resemble cysts or fibroadenomas. When multiple masses are present, the skin is often thin and tends to slide over the lumps.

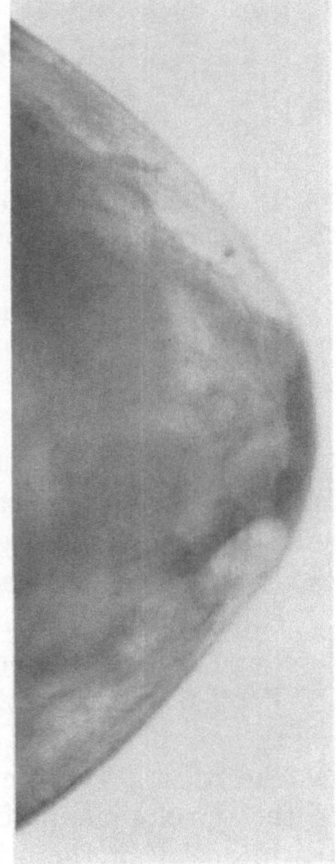

Fig. 16. Diffuse adenosis giving a "ground glass" appearance to the entire breast due to superimposition of coarse trabeculae. Age 31 years; chief complaint of premenstrual tenderness in the upper outer quadrants of both breasts

Roentgen films usually show bilateral symmetrical densities sometimes more developed on one side than the other. Areas of adenosis appear as fluffy or blurred densities. They may be solitary, confluent, discrete or scattered. Some of the opacities present a ground-glass-like density. Breast trabeculae are usually visible streaming through these masses. While the margins are usually irregular, occasionally an opacity is partly bounded by sharp curvilinear margins. These are the result of pressure on the surrounding breast trabeculae producing what appears to be a partially formed capsule. This gives the impression of a lesion having set out to be a fibroadenoma which had not finished its job.

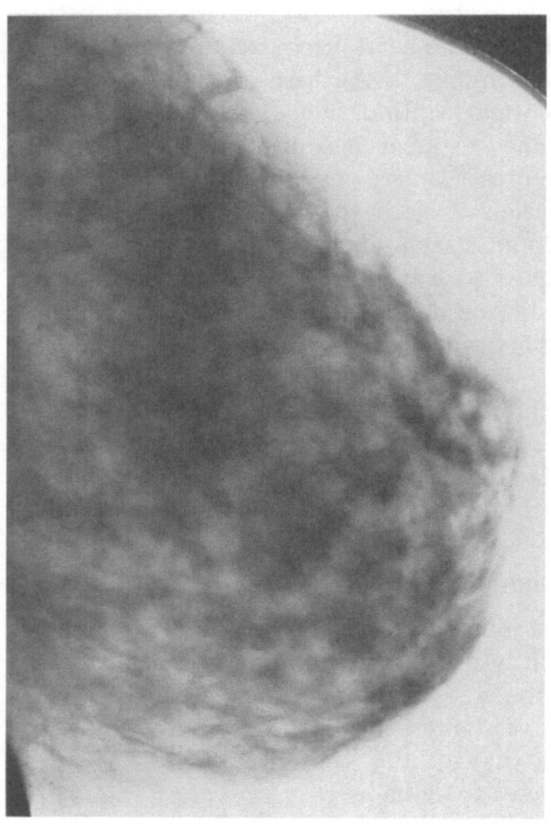

Fig. 17

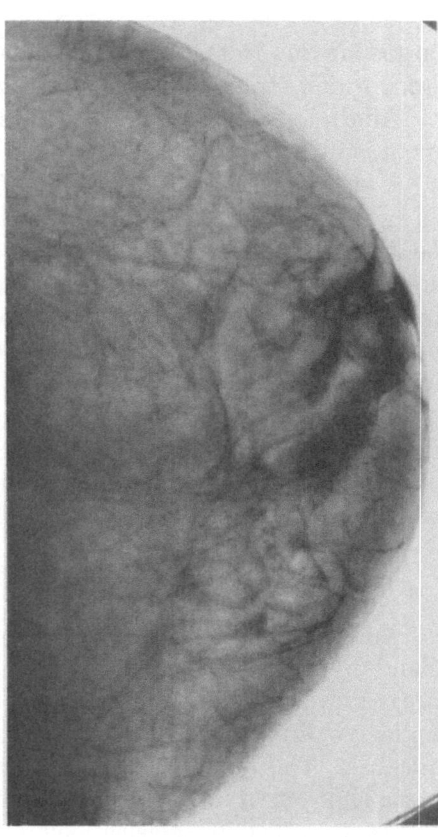

Fig. 18

Fig. 17. Diffuse adenosis showing scattered fluffy densities throughout the gland. Note increase in density of the upper portion corresponding to the "thickening" palpable in this area. Age 45 years; thickening and pain of several years duration, worse premenstrually

Fig. 18. The film shows an irregular patch of fibrosis just beneath the nipple. On the roentgen film, sclerosing adenosis can be usually identified by distortion of the parenchyma due to fibrosis. Patient complained of pain in both breasts, worse premenstrually, and had indefinite area of nodularity

Curiously, this is precisely what is seen in many pathologic specimens. In women with fatty breasts the opacities are often isolated between clear zones of fat. In generalized adenosis, the films are dotted over with fluffy opacities which may be either discrete or confluent (Figs. 16 and 17).

INGLEBY and GERSHON-COHEN (1960) divide adenosis into four types:

Type A is characterized by lobular hyperplasia with normal development of ductules.

Type B presents lobules which consist of a few more or less dilated ductules. Cystic dilatation takes place whenever the walls of a duct or ductule proliferate as a whole instead of at a specific growing point. The amount of dilatation depends on the degree of the development of the lobules before the abnormal stimulus reaches them and on the intensity of the stimulus.

Type C is difficult to diagnose because of its close resemblance to Type B from which it is distinguished by careful study of the myoepithelial cells. In this type of adenosis, the lobular hyperplasia is widespread and there are no large cysts. An essential disturbance seems to be present in the organization of the walls of the ductules. Undifferentiated cells accumulate within the duct and in some cases these cells may degenerate. If proliferation predominates, one might see a type of epitheliosis which could be a direct precursor of carcinoma.

Type D is the sclerosing adenosis of URBAN and ADAIR (1949). The areas of adenosis vary from a centimeter or more in diameter to minute specks scarcely visible to the naked eye. The myoepithelial origin of these masses was noted by MASSON in his textbook (1923), but seems to have been subsequently forgotten, at least by English pathologists. This type of adenosis may mimic carcinoma (Fig. 18).

Roentgenology in this class of patients has proven highly successful. Development of the lesions over varying periods of time has been carefully traced by serial re-examinations. Some masses can be seen to disappear by a process similar to normal postmenstrual involution; some masses disappear after pregnancy; some, especially in long standing cases, are replaced by fibrous tissue; and finally, some form fibroadenomas.

FOULDS' studies (1956) on progression of mammary tumors of mice indicate that more care should be taken in the follow-up of disappearing and recurrent foci of adenosis than is usually accorded these patients. The recurrent plaques which were the basis of carcinoma in his mice may be homologues of foci of adenosis in women. Patients with adenosis are frequently subjected to diagnostic resections even though the surgeons often have difficulty in isolating a dominant lump. An experienced radiologist should be able to pick out a small carcinoma in this condition more readily than can be done by palpation.

c) Mazoplasia Fibrosa

The term *mazoplasia* was originally coined by CHEATLE to denote a diffuse nodular painful breast. He believed that it was an entity in itself and that it was never accompanied by cyst formation. His description and illustrations show that he included adenosis in this syndrome. Mazoplasia was also described by SEMB (1928) under the name *fibroadenomatosis simplex* or if cysts were present, *fibroadenomatosis cystica.* Contrary to CHEATLE'S view, SEMB thought that fibroadenomatosis cystica — *mazoplasia cystica* in INGLEBY'S terminology — was a sequel of fibroadenomatosis simplex or CHEATLE'S mazoplasia. The truth seems to lie between the two extremes. Among a large proportion of young adults studied, INGLEBY and GERSHON-COHEN were struck by the uniform density of the mammary gland. The appearance of these breasts resembles that of the normal gland of adolescence. Comparison with pathologic sections shows that they were dealing with mazoplasia of the type described by CHEATLE — *mazoplasia fibrosa* of the INGLEBY classification. The lesions may be focal

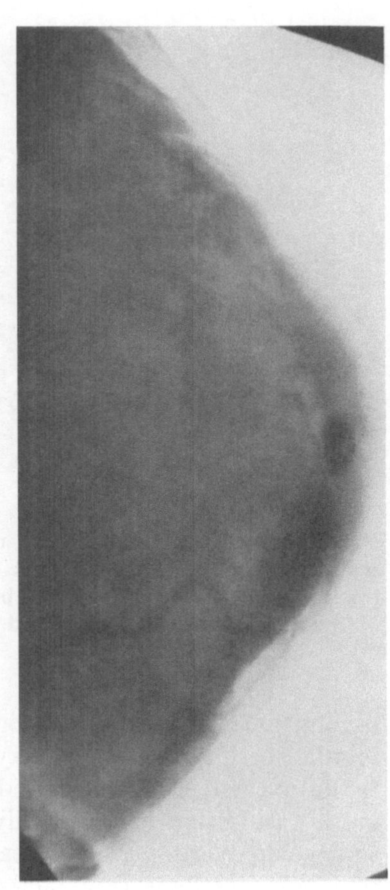

Fig. 19. Breast showing typical homogeneous density found in mazoplasia fibrosa. 26 year old multipara complaining of bilateral premenstrual pain. On the roentgen film this type of breast resembles the adolescent. Sections are characterized by predominance of connective tissue and by poor lobular development

or general, but are practically always bilateral. The patient complains of tender lumpy breasts and this pain is usually premenstrual. Diffuse or circumscribed nodular or sometimes flattened areas are felt on examination more commonly in the upper outer quadrants of the breast.

On the roentgenogram, mazoplasia fibrosa closely resembles the adolescent or immature breast from which it may be indistinguishable. Both are small and show the same uniform density, but in mazoplasia the subcutaneous margin of the gland has a tendency to be bosselated. Often the process is confined to the upper outer quadrant where the density presents a more or less ground-glass opacity. The coexistence of fibroadenomata might be expected to confirm the diagnosis, but since these tumors are common in adenosis and in mazoplasia cystica, this sign cannot be relied upon (Fig. 19).

d) Mazoplasia Cystica

Mazoplasia cystica is a form of dysplasia which combines adenosis and cysts with intraductal fibrosis and sometimes fibroadenomata. Its onset occurs most often in the forties and fifties. The underlying etiologic factor seems to be excess of estrogen with

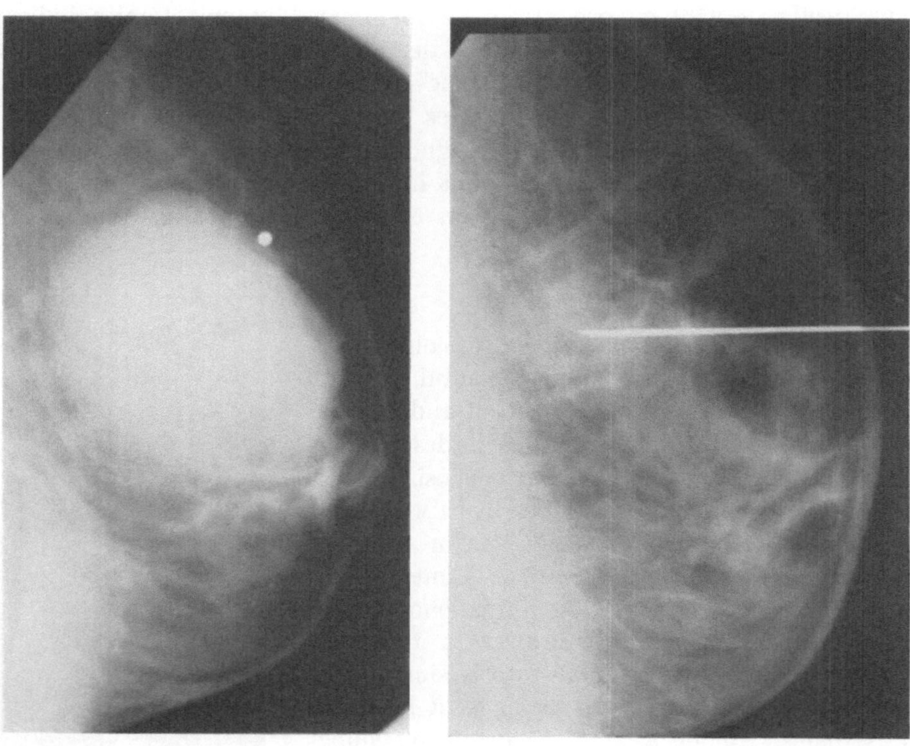

Fig. 20a Fig. 20b

Fig. 20a—c. Evacuation of a cyst and injection with contrast medium. a) Fairly well circumscribed, large, multiloculated cyst of the breast. A lead marker was placed on palpable mass before examination. b) After evacuation of 40 cc cyst fluid, the breast shows only a faint area of increased density, probably adenosis. c) Cyst after injection of 25 cc of Diodrast. In this film apparently not all cyst loculi were injected with contrast medium

diminution or absence of progesterone. This type of hormone imbalance is sometimes familial or hereditary. It may follow administration of estrogens. The breasts are apt to be excessively swollen and painful premenstrually. Cysts which are so prominent in this condition are generally multiple and eventually bilateral. They may continue to develop over a period of years and the surgeon is tempted to perform recurrent aspirations and excisions (Fig. 20a—c).

On roentgen films, this condition presents a picture not unlike that seen in mazoplasia fibrosa except that cysts are also found. Those over 0.5 cm in diameter can usually be seen, especially if surrounded by fatty tissue. The opacities due to cysts are usually well defined and have smooth outlines. Isolated simple cysts are usually spherical; conglomerate and loculated cysts are either oval or have irregularly scalloped borders. Fortunately for radiographic diagnosis, the majority occur after thirty years of age when fat begins to be a normal component of the breast. They fail to be disclosed in areas of solid parenchyma where the density is practically the same as that of the cyst

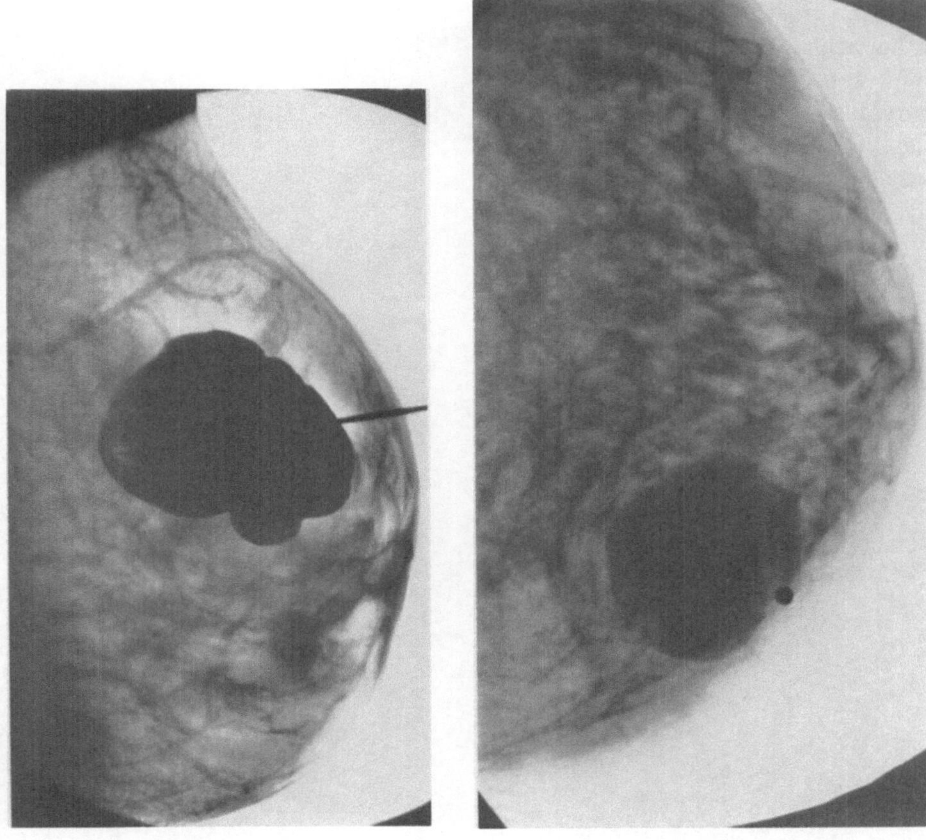

Fig. 20c Fig. 21

Fig. 21. Solitary cyst in breast with fibroadenosis. Patient aged 42 years, chief complaint a tender mass left breast of 4 weeks duration. Typical diagnostic features include rounded shape and displacement of adjacent tissues especially posteriorly; neither criterion differentiates a cyst from a fibroadenoma. In this case the cyst's margin is partly obscured posteriorly. Although the shallow extensions are not of the type found in carcinomas (cf. with medullary carcinoma), we would be inclined to advise biopsy to rule out the remote possibility of a medullary type of neoplasm

itself. There can be some variation in the density of cysts depending on their contents. Bloody fluid or hemosiderin in cysts increases their density slightly. Circumscribed carcinomas must be differentiated from cysts, and this can be done by the presence of tentacles or spiculations emerging from various portions of the periphery. Comparison of the architecture with the contralateral breast often will be helpful in making this differential diagnosis. If the dimensions of a cyst determined by palpation are compared with the actual measurements of the cyst on the roentgen film, it will be found that the roentgen measurements are larger than those obtained clinically and this is the reverse of what is found in the presence of cancer (Fig. 21).

Finally, cysts are frequently bilateral even when the patient complains of symptoms in only one breast. Solitary cysts are not usually associated with mazoplasia cystica and when associated with inflammation, an origin other than mazoplasia should be sought. Under such circumstances, a secretory cyst would be likely. The roentgenologist will have most difficulty in differentiating cysts from fibroadenomata, which is often impossible.

e) Fibroadenoma

As a descriptive term, *fibroadenoma* is admissible. Arising from the mammary parenchyma, the term *adenoma* is strictly accurate; and to prefix "fibro" is accurate if we understand that these tumors have a unique propensity for forming fibrous tissue from the myoepithelium.

The incidence of these tumors reaches its peak between 20 and 25 years of age. The chief symptom is the presence of a freely movable mass. In many instances the tumor is solitary but two or more are not uncommon. Pain and tenderness are unusual and there are great variations in size, from a few millimeters to a mass occupying the entire breast.

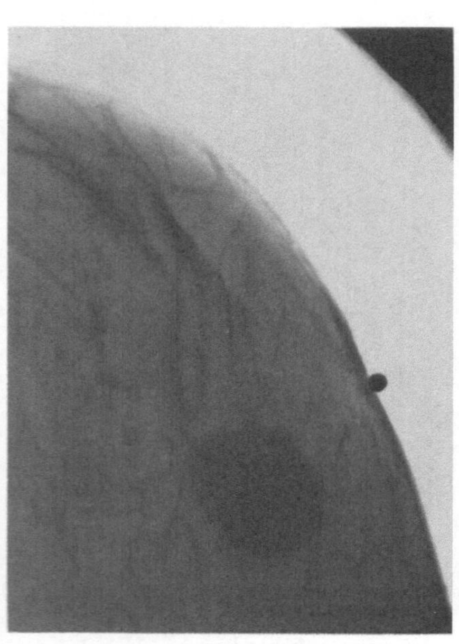

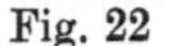

Fig. 22

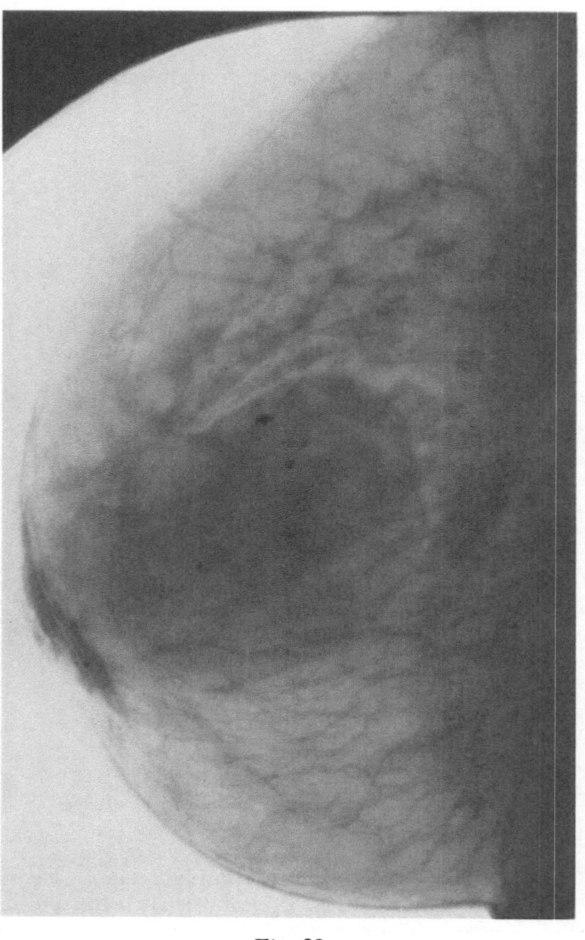

Fig. 23

Fig. 22. Fibroadenomas cannot generally be differentiated from cysts on the roentgen film; the distinction is not too important since both lesions are benign. Fibroadenoma is the more likely diagnosis when the lesion is rounded, is isolated from adenosis, is surrounded by a clear fat "halo", and when lobulations are shallow. Patient was 39 years of age and was found to have a slightly tender mass in the left breast during a physical check-up. Operation confirmed the diagnosis of fibroadenoma

Fig. 23. Giant fibroadenoma. On the roentgen film giant fibroadenomas resemble their smaller counterparts. In this case the anterior margin of the tumor appears to merge with an area of subareolar density, probably adenosis. A few coarse calcific deposits are scattered within the tumor. Patient was 55 years old, white, with a complaint of a "dull ache" in the right breast of several months duration. Operation confirmed diagnosis of giant fibroadenoma

On roentgenograms, fibroadenomata have the same density as normal mammary tissue. In the dense breast of a young woman they are therefore difficult to discern, unless by means of some technical device the smooth edge of the tumor can be isolated and projected on the roentgen film. The best way of doing this is to push the tumor towards the fatty surface of the breast by gentle compression. The capsule then may come into view against the contrasting layer of subcutaneous fat. The more fat, the easier it is to outline these tumors. They are then seen as sharply defined, round, ovoid or slightly bosselated opacities (Fig. 22).

Some fibroadenomata are found with cysts within them. Others show areas of mucoid degeneration, but only if these areas are large or partly calcified will their presence be detected on the roentgen film. When calcification occurs, the particles are apt to be plaque-like, irregular in outline, varying in size from 1 to 15 mm in diameter. These particles are easily distinguished from the fine grain, needle-like calcium deposits seen in certain carcinomas.

The differential roentgenographic diagnosis of fibroadenomata would be simple were it not for their close resemblance to cysts. Both fibroadenomata and cysts have smooth, sharp margins and both are apt to be circular in outline. Fibroadenomata are apt to accompany other forms of dysplasia, especially adenosis.

Giant fibroadenoma or cystosarcoma phyllodes resembles ordinary fibromas and can only be diagnosed on serial roentgen films which disclose rapid growth; perhaps the word *sarcoma* is a misnomer, since the tumor arises from immature myoepithelial cells. But since these cells produce the fibrous stroma of the benign form of fibroadenoma, the word does convey a mental picture of this type of malignancy and so might continue to be used. Flakes and plaques of calcium often are seen in these tumors (Fig. 23).

f) Secretory disease and plasma cell mastitis

In 1952, Gershon-Cohen and Ingleby described roentgenographic and pathologic correlations of secretory disease and plasma cell mastitis. They showed that this condition occurred far more frequently than was generally recognized and they made the following points in their report.

Secretory disease and plasma cell mastitis have been recognized in the female breast for many years. Nevertheless, it is remarkable how seldom the diagnosis is made, even by pathologists.

Roentgenologic studies have proved especially valuable in the elucidation of this subject and in demonstrating that secretory disease and plasma cell mastitis are one nosologic entity.

Secretory cystic disease has been described under the rather confusing title of "comedomastitis". The condition represents an abortive attempt at secretion on the part of a nonpuerperal breast and is not an inflammation; the term "secretory" is therefore appropriate. Although inflammation may be a sequel, it is not present at the onset. The qualification "cystic" should probably be dropped, because although cysts occur, the ducts are often uniformly dilated rather than strictly cystic.

The underlying pathology of secretory disease is proliferation followed by differentiation into secretory cells which finally degenerate and are cast off into the lumen of the duct. Often the myoid is also hyperplastic and since the myoid is the source of the intraductal fibrous tissue, there can be growth of the duct wall along with secretion into the duct lumen. Considerable dilatation of the duct lumen is thus made possible.

Plasma cell mastitis is a complication of secretory disease. Textbooks state that it is rare. Actually, the focal form is common, but often passes unrecognized by pathologists and surgeons who think only of the generalized form.

Plasma cell mastitis is said to be seldom bilateral, but in the authors' series, every case of secretory disease with or without plasma cell mastitis which came to operation was shown by roentgenology to be bilateral. This is an important diagnostic point in the differentiation of plasma cell mastitis from abscess in the nonpuerperal breast. Roentgenologically, abscess resembles plasma cell mastitis, but is unilateral.

Until routine roentgen examinations are made, it will not be possible to determine how often it is present in otherwise normal women, but it has been observed as an incidental finding at autopsy in the postmenopausal age group. The authors found it bilaterally in the breasts of women roentgenographed for other lesions, and have made the diagnosis in some who were not operated upon.

α) Roentgenology

The roentgenologic findings in secretory disease in the older age group to which most of the cases belong are pathognomonic. The lesion is most easily identified when it is situated in the nipple area (Fig. 24). The ducts leading from the nipple are visible because they are distended. Many or all may be involved; it is rare to find only one duct affected. Their course toward the base of the gland is tortuous. They end in club-shaped dilatations, or sometimes in flame-like projections. Occasionally a group of ducts may form a coalesced mass, sometimes cyst-like in appearance, localized to a small area just under the nipple. Rarely, an isolated duct may be dilated and since the dilatation is not always uniform, a beaded appearance results, simulating the picture usually associated with papilloma.

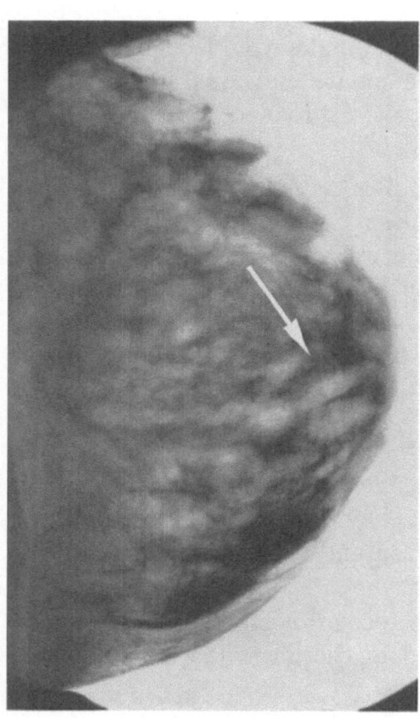

Fig. 24. Secretory disease. Roentgen film showing typical dilatation of the lactiferous ducts in a 25 year old multipara with a history of bilateral milky nipple discharge

In old cases, or when the condition has been present for a long period, calcified particles lining the ducts are often seen. The ducts may become so extensively calcified as to be clearly delimited for considerable lengths. In cases of healed plasma cell mastitis, or in secondary cysts, irregular calcified patches may be seen in the shape of the lesions (Fig. 25).

Since the presence or absence of plasma cell mastitis is sometimes hard to determine, even microscopically, and when present may be limited to a few microscopic fields, it is obvious that it will not always be visible on the roentgen film. A sizable focus is seen in the roentgen film as a homogeneous, coarsely tentacled density, easily visible in older breasts where there is much perifocal fat. The margins of these masses extend in flame-like projections along the line of the trabeculae. In the younger group of patients, the most striking roentgen finding is the uniform ground-glass appearance of the affected area. The trabecular markings are either absent or blurred as if smudged by an eraser. This appearance is also characteristic of lactation. The blurred patches may be focal or widespread. Microscopically the lobules in those areas often resemble those of pregnancy or lactation. If cysts are present, as they often are, the anterior margin of the breast has an undulating contour due to the bulging of these cysts.

The correct roentgen diagnosis of secretory disease and plasma cell mastitis is often very important since removal of lactiferous ducts may be a needless and harmful operation (Figs. 26 and 27). On the other hand, if an abscess supervenes on plasma cell mastitis, there is no better way of determining this than by roentgen studies. If an operation is then necessary, it is preferable to remove the entire diseased area, since incomplete operations often result in the formation of mammillary fistula.

β) Pathology

If nipple discharge is present, the diagnosis can nearly always be made by examination of the smear. Unless degeneration of duct contents is far advanced, colostrum cells are easily recognizable. The fact that fat-laden histiocytes as well as secretory cells from the epithelium contribute to the "colostrum" and, at this stage, are indistinguishable from each other, has led to a certain confusion. The participation of histiocytes in the secretion should not cause surprise; the histiocyte is a normal component of early pregnancy. Besides colostrum, inflammatory cells of various kinds are apt to be present and would be expected where plasma cell mastitis is a complication. In plasma cell

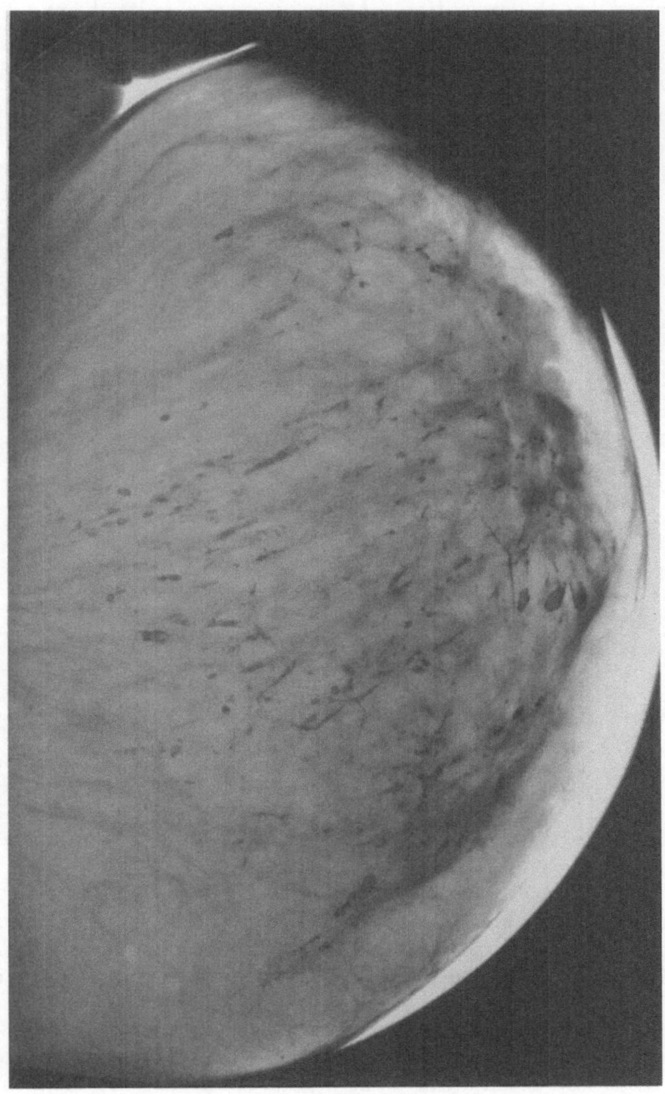

Fig. 25. Extensive calcifications found in long-standing secretory disease. In secretory disease the calcium deposits line, rather than fill, the ducts so that they often show a hollow center. Sixty year old woman complaining of bilateral milky discharge of 2 years duration. Smears of right and left nipple discharge revealed secretory disease

mastitis fatty acid crystals may be found and even giant cells and "rosettes", although the latter are not common in the smear. Red blood cells in various stages of degeneration are seen if there is ulceration of the duct.

The gross appearance of secretory disease with worm-like casts exuding from the dilated ducts is too well known to need description here. In uncomplicated cases the inspissated material is white or yellowish. When it shows red, green or brown discoloration, there is likely to be plasma cell mastitis. The mastitis, if sufficiently extensive, presents a yellow necrotic area, often with discolored patches. Microscopically, the secretion in the ducts may be amorphous with occasional shadows of colostrum cells, or it may be packed with colostrum and inflammatory cells, together with fatty acid crystals. The state of the lining epithelium varies. The early phase is one of hyperplasia with differentiation of many of the cells to the secretory type. It is not uncommon to find ducts lined by heaped-up cells with clear vacuolated cytoplasm having their origin in the epithelium or in fat-laden histiocytes which have migrated there. The hyperplasia is sometimes sufficient to produce small polyps, but these generally disintegrate. The late stage is marked by degeneration of the secreting epithelium. When this happens on a large scale the duct is lined by a flattened membrane. Secretion also may be found

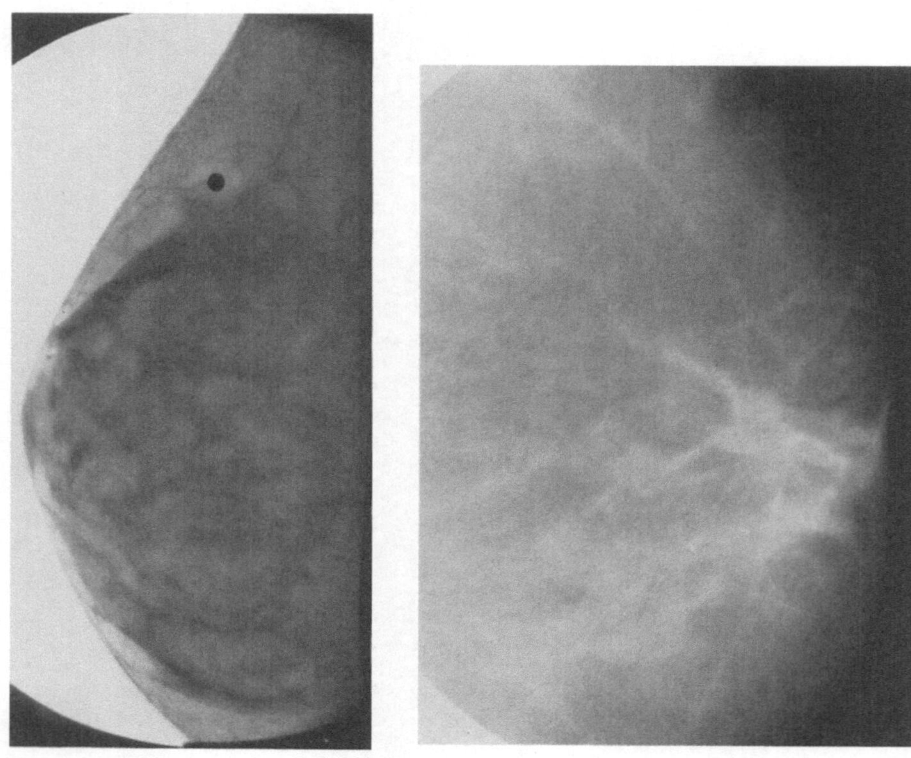

Fig. 26 Fig. 27

Fig. 26. Plasma cell mastitis in the breast of a 30 year old patient with long-standing secretory disease. Note dilated lactiferous ducts just beneath the nipple and the thickened trabeculae leading to the upper portion of the gland. Beneath the marker is an ill-defined, fuzzy density representing the area of plasma cell mastitis

Fig. 27. Secretory disease and healed plasma cell mastitis with calcification. 65 year old woman noted a painful mass and skin redness for a short period in the right breast below nipple. When examined 3 months later, dilated ducts with calcifications lining a few ducts are seen on the roentgen film

in ducts lined only by the usual columnar cells. This would indicate that the secretion originates farther back in the mammary tree. Examination of the adjacent lobules often reveals ductules filled with secretion and lined by cells resembling those seen in lactation, although not as a rule so abundant. This is probably why the roentgen film is apt to mimic that of the lactating breast. It should be noted that the lobular secretion is frequently not accompanied by inflammation, which is evidence that the mastitis is a secondary phenomenon.

The variability of the histologic picture in generalized plasma cell mastitis is well known and the focal type is no exception, but since the areas involved are so much smaller, not all the variations can be expected to be present in any one case. The principal lesions to be looked for are: (a) ulcerations of the wall of the duct containing secretion may be present. These ulcers are the source of blood in nipple discharge; (b) there may be necrosis of the duct with destruction of its wall so that the original structure may be hard to recognize. The necrosed area is surrounded by a broad zone of inflammatory cells. The inflammatory exudate may break through the wall of an adjacent duct with invasion of its lumen by inflamed granulation tissue. This inflamed tissue may then appear as a polyp-like mass with the duct; (c) the inflammatory cells may be of any or every type. Fat-containing histiocytes are sometimes numerous. Giant cells and fatty acid crystals are often, but not always, present. Rosettes are comparatively rare; (d) fibrosis is a prominent feature if the mastitis has been present for some time.

g) Mastopathy (Schimmelbusch's disease)

The term *mastopathy* is reserved for advanced cases of *multiple dysplasia*. It may be regarded as the end result of recrudescence and healing of a variety of lesions. The pathologist usually bases the designation of dysplasia in the breast on the predominance of any one type; but the radiologist during the examination of the whole breast often sees a mixture of dysplasias and when no single variety predominates, it has been found expedient to designate the overall picture by the term, "mastopathy".

On the roentgen film, breasts designated as mastopathic present features associated with adenosis, mazoplasia fibrosa and cystica, fibroadenoma, secretory disease, cysts of various origin and fibrosis consequent to healing of some of the lesions. The pathologist in this state often finds minor degrees of intraductal hyperplasia and papillomatosis. Generally speaking, these foci are too small to be discerned on the roentgen film.

In older patients much fibrosis might be conspicuous in these mastopathic breasts. Since these breasts also contain much fat, the fibrosis is easily discerned. The multiplicity of lesions and the amount of fibrosis may interfere with the clinical diagnosis of a small cancer because of the many lumps in the breast and on the roentgen film due to generalized distortion of the breast architecture. It is in this group of patients that the greatest number of diagnostic resections for suspected cancer is apt to be encountered.

6. Mammary abscess

Breast abscess is a fairly common complication of the puerperium, but it is also seen apart from the gestation cycle and even occasionally beyond the menopause. Of the varying classifications, the most practical is the division into superficial and intramammary abscess, the latter occurring in pregnancy and lactation but equally relevant in non-puerperal cases. Superficial abscesses are usually due to cracked nipple, infected Montgomery gland, or skin infection.

The evolution of a breast abscess can be followed readily on serial roentgen studies. The extent and distribution of the inflammatory reaction can be visualized and any tendency to migrating cellulitis or encapsulation can be determined (Fig. 28). An acute abscess on the roentgen film appears as an irregular density often with flamed-shaped extensions. In rapidly spreading lesions the boundary may be indistinct (Fig. 29). Localization, on the other hand, is shown by the development of sharp margins resembling those of a cyst. Dilated veins often are helpful secondary signs.

Recurrent abscess may be the result of inadequate treatment. One form, named *mammillary fistula* by ATKINS (1955), tends to recur unless the condition is rightly understood and proper surgical measures are taken. The subareolar area may be incised and heal only with difficulty. After months or even years, a fresh exacerbation occurs in the formation of a fistula. Excision of the fistula is usually not effective and a cure can be obtained only by thorough saucerization. On the roentgenogram, mammillary fistula shows a nipple retracted apparently because of edema in the surrounding areola. The fistula itself can be demonstrated by injection of opaque material. A more or less circumscribed homogeneous density is often seen in association with the nipple.

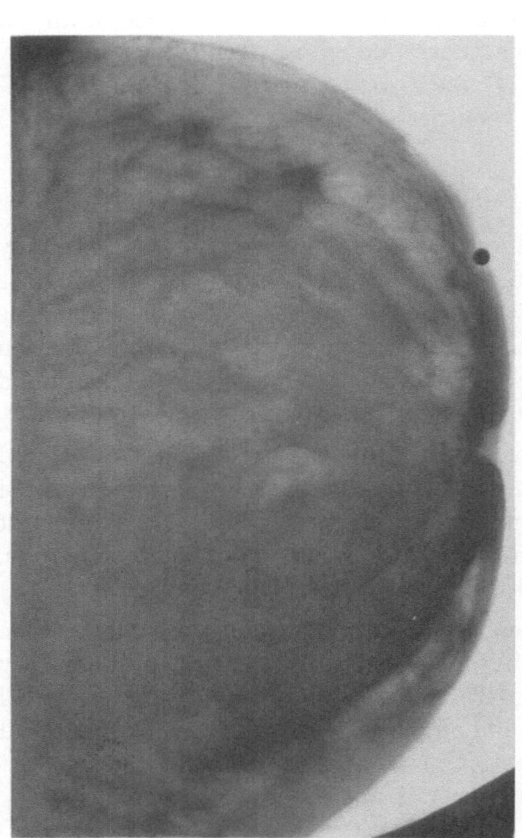

Fig. 28

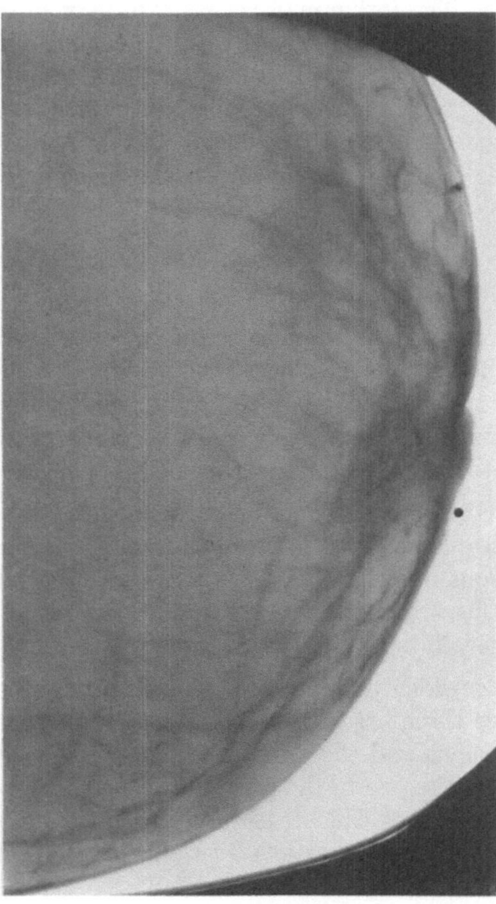

Fig. 29

Fig. 28. Large puerperal abscess in the right breast of a 26 year-old woman $2^1/_2$ months post-partum. Patient did not nurse. Note marked thickening of the skin and the nipple retraction. The entire breast has a fuzzy appearance and there is some coarsening of the trabeculae in the lower portion

Fig. 29. Subareolar abscess in a 50 year-old woman. On the roentgen film there is an irregular and spiculated density immediately beneath the nipple. The skin immediately above this density is thickened and the nipple is flattened. The roentgen appearance of this lesion is indistinguishable from that of a carcinoma. Correct diagnosis may be achieved by careful attention to history and clinical findings

7. Neoplastic disease

a) Intraductal Hyperplasia and Papilloma

Proliferation of cells might be judged according to their degree of differentiation and organization. For this purpose, classification is useful:

1. Fully differentiated secretory epithelium may comprise the entire area of intraductal hyperplasia. Masses of vacuolated epithelial cells may be seen in the ducts as in secretory disease. They degenerate rapidly and appear as colostrum corpuscles.

2. Non-secretory epithelial cells may comprise an area of ductal hyperplasia.

3. Benign papillomas may occur. These papillomas actually are growths of epithelium and myoepithelium into the lumen of the duct. In the beginning there may be a jumble of immature elements indistinguishable from cells seen in the earliest stages of pregnancy. Later the characteristics of epithelial and myoepithelial cells become more pronounced so the benign nature of the lesion is assured.

If the mass is made up predominantly of proliferating myoepithelial cells, the structure resembles that of sclerosing adenosis.

Intracystic papilloma is generally thought of as a papilloma arising within a previously formed cyst. It is more probable that cyst and papilloma arise together. The hyperplasia which gives rise to papilloma in these cases is likely to be part of a general hyperplasia of the wall of the duct.

4. An adenoma rather than a papilloma may grow within the duct. Its benign nature may be recognized by the fact that the tumor ductules possess a definite intraductal fibrous layer.

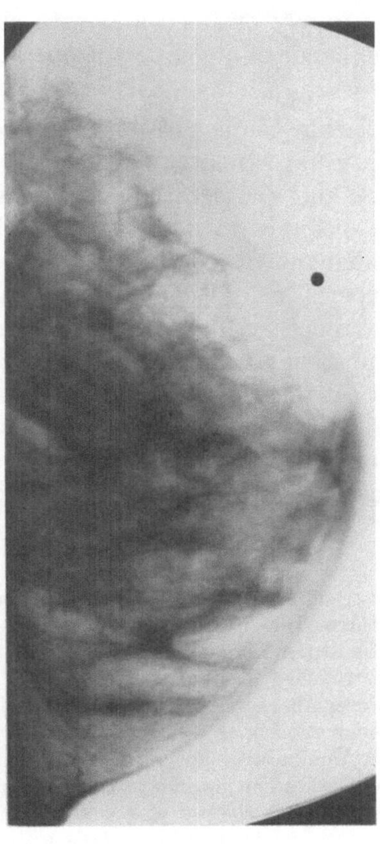

Fig. 30

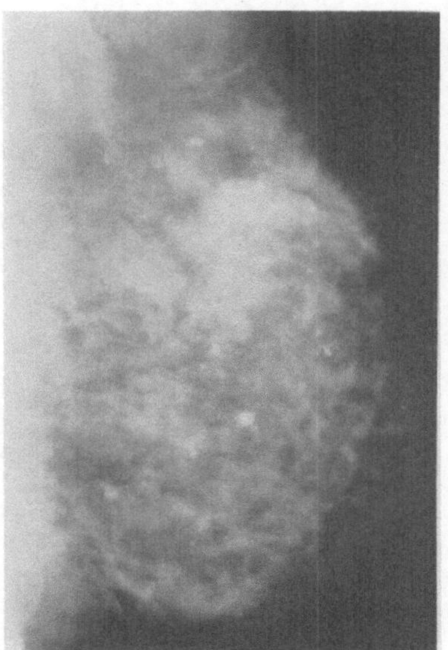

Fig. 31

Fig. 30. Roentgen film shows a dilated and beaded lactiferous duct at about the level of the nipple. Diagnosis of intraductal papilloma was based predominantly on a history of bloody nipple discharge accompanied by films which ruled out the possibility of an associated small carcinoma (in our experience the only other breast lesion which could cause a bloody nipple discharge). Beading and dilatation of ducts occur only when papillomas are multiple and relatively large, as in this case

Fig. 31. Scattered fairly coarse calcific deposits in a breast with epithelial hyperplasia and adenosis. Compare with calcifications in carcinoma, secretory disease, and precancerous conditions

5. Hyperplasia and carcinoma in situ are sometimes designated as papillomas. In this state, there may be a massive proliferation of cells which, although uniform, are not increased in size. The nuclear patterns are normal even though the cells show no tendency to organization.

In other cases, the cells may show some lack of uniformity and when this is marked, actual atypical cells of carcinoma in situ might be present. For evaluation of the lesion, it might be essential to know the extent of the tissue involved so that as many blocks as necessary might be cut.

Another form of carcinoma in situ resembles duct carcinoma in everything except infiltration of the surrounding tissues. Groups of ducts are lined by a collar of rather uniform carcinoma cells which make no attempt at organization. The lumen is filled by necrotic material often with small foci of calcification. Carcinoma of this type grows extremely slowly and may remain in situ for a very long time. This condition is clinically benign. Until growth invades the adjacent structures it does not metastasize.

6. Malignant papilloma is usually associated with a bloody discharge which is not pathognomonic.

Leborgne uses contrast mammography with considerable success in the diagnosis of papilloma. A single intraductal mass may be accurately outlined and with suitable instruments, intraductal biopsy can be taken. In the hands of a competent operator the procedure appears to be safe.

The roentgen diagnosis of papilloma is often difficult yet is possible in many uncomplicated cases. A single papilloma will produce an isolated opacity or irregularity in outline along the course of a duct usually dilated. It is not possible to determine whether or not a lesion is malignant (Fig. 30).

Intraductal hyperplasia, although not invariably recognizable on the roentgen film, can be suspected in many cases. The most significant sign (though it is not always present) is calcification. The calcifications resemble those seen in duct carcinoma. They occur in tiny clusters or rows. Detection requires care and meticulous examination of the roentgen film, especially since they can appear away from a palpable mass or other lesions which might attract the attention of the radiologist (Fig. 31). Small clusters of calcification are frequently seen in benign papillomas; in the absence of a palpable tumor, they suggest carcinoma in situ. If in addition there is disruption of the breast pattern, malignancy — whether intraductal or extraductal — should be suspected. In some cases differentiation between benign proliferation, precancerous proliferation, carcinoma in situ and actual carcinoma may be impossible. Under these conditions, the roentgen film can be of service by designating the site for diagnostic resection, a mandatory procedure under these circumstances whether the lesion is palpable or not (Fig. 32).

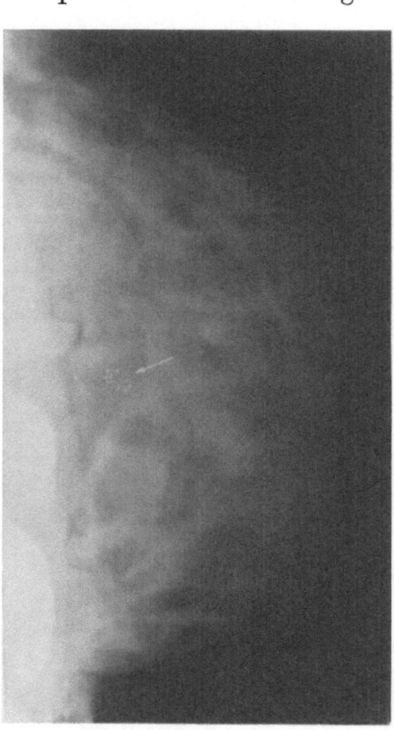

Fig. 32. Forty-seven year old asymptomatic woman examined as a routine check-up. Roentgen film revealed two areas of small irregularly clumped calcific deposits in the lower portion of the left breast (arrow). A small rounded opacity (later found to be a cyst) was seen nearby; however, there was no roentgen indication of a discrete infiltrating lesion typical of well established neoplasms. Since a roentgen film cannot distinguish between calcification found in an early intraductal carcinoma, in a carcinoma in situ, and in severe intraductal hyperplasia, biopsy of the area was urged. Pathologic report was severe intraductal hyperplasia with papillomatosis; the pathologist felt that although the sections showed no evidence of malignancy, the case was a borderline one and should be followed closely

b) Carcinoma

The clinical and pathological manifestations of cancer are so varied and its onset so insidious that malignancy is frequently *not diagnosed* until it is *too late*. Trained roentgenologists have shown that in the hands of experts the most reliable adjunct to clinical acumen is the roentgen film. Not only will the nature of a clinically palpable mass be revealed, but also the existence of a previously unsuspected tumor. The radiologist must be thoroughly conversant with the criteria of malignancy and be likewise familiar with normal breast patterns and the many benign processes with which it becomes involved. He must also have a good working knowledge of breast pathology. Thus equipped, he will seldom have difficulty in reaching a correct decision. In some cases no definite conclusion is possible but he will be able to point out an area of probable carcinoma where biopsy should be performed. Needless to say, the case history should always be available. There are some who are foolish enough to withhold information on the grounds that the radiologist will be biased. This shows remarkable ignorance of the possibilities and limitations inherent in all forms of diagnosis. In the patient's

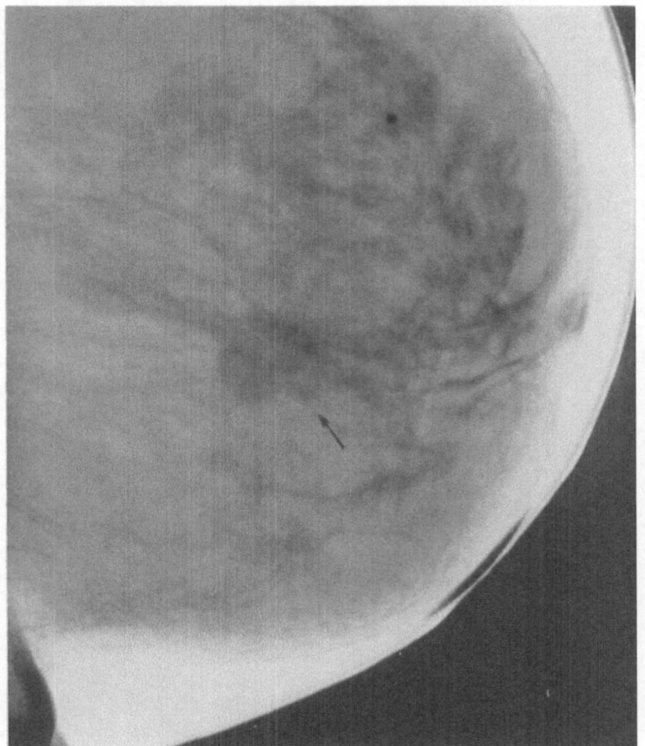

Fig. 33. Scirrhous carcinoma with typical finely spiculated margins in the breast of a 63 year old woman

interest all available information should always be brought under review. Every circumstance should be given due weight and no point should be overlooked. If the roentgen interpretation appears to contradict clinical and pathological evidence, further review may be necessary and additional films can be taken when indicated. When these conditions are observed a definite diagnosis of a benign or malignant lesion can be established in *more than 95 percent of all examinations.*

α) Classification of Carcinoma

The establishment of roentgenologic criteria for malignancy led to a re-evaluation of clinical and pathological findings. Classifications of mammary carcinoma based on gross and histologic features of the tumor are far from satisfactory. Conventional arrangements of mammary carcinoma are as varied as the pathologists who make them. The main groups are usually scirrhous, medullary, adenocarcinoma, duct carcinoma and Paget's disease. All breast carcinomas are derived from mammary epithelium and are therefore adenocarcinomas. The astonishingly different appearances which they present under varying circumstances require explanation. Variations in morphology are conditioned by modes of spread. In soft fatty tissue carcinoma may spread in all directions, whereas in firmer tissues they may tend to travel along clefts between fibrous strands. Sometimes the spread is along lymphatics, at other times through the blood vessels. Finally, carcinoma cells are frequently seen occupying distended mammary ducts. When no ready-made channels present themselves the tumor compresses the parenchyma instead of infiltrating it and the result is a carcinoma which is almost encapsulated.

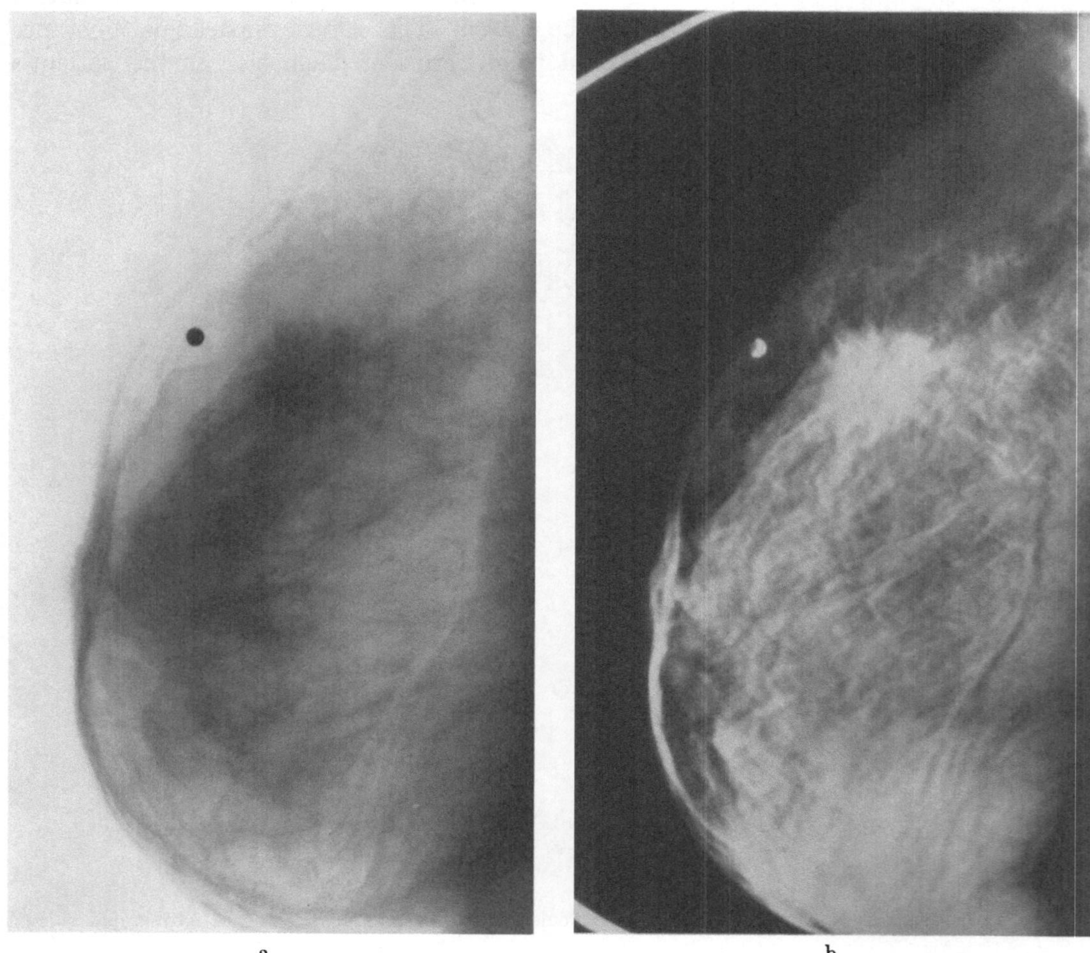

a b

Fig. 34a and b. Scirrhous carcinoma reproduced from plain film on left and by Logetronic on right

Malignant transformation of hyperplastic duct epithelium is characteristic of ductal or intraductal carcinoma. The tumor extends via ducts and is preceded by intraductal hyperplasia followed by carcinoma in situ before clinical carcinoma supervenes. Thus the pattern of carcinomatous growth might be expected to change from one part of the tumor to another depending on the texture of mammary tissue in the process of infiltration. These are the factors which have an important bearing on the roentgenologic findings.

It will become evident to roentgenologists that tumors fall into certain categories depending on their contour and on the presence of the type of calcification seen in and around them. Approximately 25 percent of cancers on the roentgen film have spiculated margins and correspond pathologically to the so-called scirrhous carcinoma; 35 percent are more sharply outlined and circumscribed and are pathologically of the medullary type; 30 percent are duct carcinoma exhibiting the peculiar punctate calcifications so characteristic of this type of cancer; the remaining cancers are either combinations of these three types or present irregular distortions of the breast architecture due to lobular distribution.

The so-called scirrhous carcinoma is not a specific entity. It is merely a hard spiculated tentacled tumor. The hardness is generally considered to be due to fibrosis although fibrous tissue is found to be around the tumor.

On the roentgen film, scirrhous carcinomas with tentacles and spicules are easily recognized. In fatty breasts, this type of tumor, as small as 0.5 cm in diameter, can be easily detected. Sometimes the tentacles extend from the margins for long distances through the breast; and since they can radiate and cut across the path of normal trabeculae, they are not easily confused with the normal stromal patterns. There may be fuzziness of the perifocal structures due to turgescence or edema of the surrounding

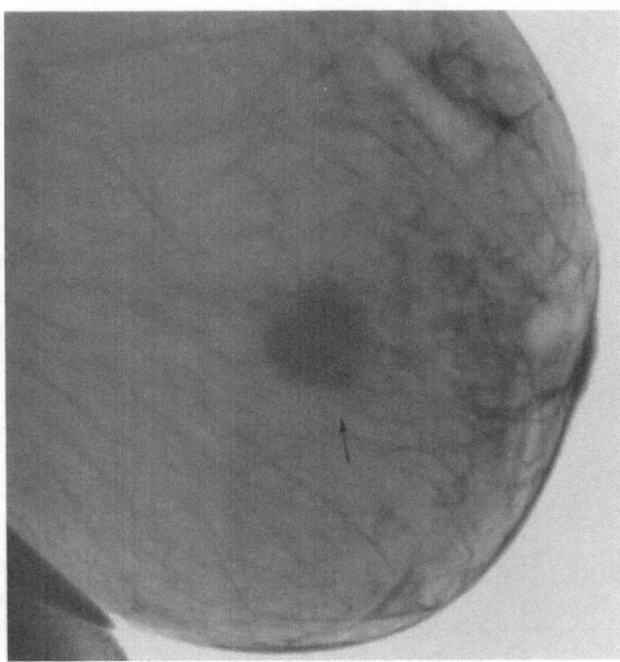

Fig. 35. Circumscribed carcinoma. In spite of its rounded shape, the tumor margins are fuzzy and infiltrate the surrounding tissue. A broad tentacle is seen anteriorly. Histologically the tumor was a medullary carcinoma

tissues. Roentgen measurements of the dimensions of these masses usually are smaller than the measurements found by palpation. Edema of the skin and engorgement of the blood vessels often are prominent secondary signs (Fig. 33, 34a and b).

Circumscribed carcinomas are usually of the so-called medullary variety. They commonly show an alveolar arrangement of large anaplastic cells. The stroma is scanty.

On the roentgen film these circumscribed carcinomas are seen as well defined densities sometimes with smooth margins resembling fibroadenoma or cysts. Careful examination, however, will nearly always reveal some irregularity of the border and sometimes one or two large tentacles extending into the surrounding parenchyma. Occasionally spicules are present, but they may be so fine as to elude detection except on excellent films. In contrast to benign lesions, the roentgen measurements are always smaller than those obtained by palpation. In addition, edema of the skin, retraction of the nipple and prominence of blood vessels might be suspicious secondary signs of malignancy (Fig. 35).

"Duct carcinoma" is a term used in deference to LEBORGNE's description of the curious punctate calcifications found in this type of carcinoma. These calcifications spread via the ducts and may remain confined within them for long periods of time. Groups of thick-walled ducts containing carcinoma cells are often scattered throughout the breast. A peculiarity of these tumors is that even extensive tumors may be impossible to recognize clinically for a very long time. They are frequently non-palpable and are apt to be confused with benign processes.

On the roentgen film these tumors show clearly as one or more clusters of very fine punctate calcifications lacking polarity. These calcifications are not only clustered in the region of the primary tumor, but they are found scattered irregularly through the ducts, sometimes involving almost the entire breast. Even on the roentgenogram, some of these lesions disclose no evidence of a tumor mass and reveal their presence only by exhibition of minute granular crystal-like calcium deposits. Occasionally these tumors will break through the ducts and infiltrate locally; tentacles and spicules will form about these secondary tumors resembling those seen in ordinary scirrhous carcinoma. These calcium particles are so small as to be at the limit of visibility and in most cases over-exposed films are necessary if they are not to be missed (Fig. 36a and b).

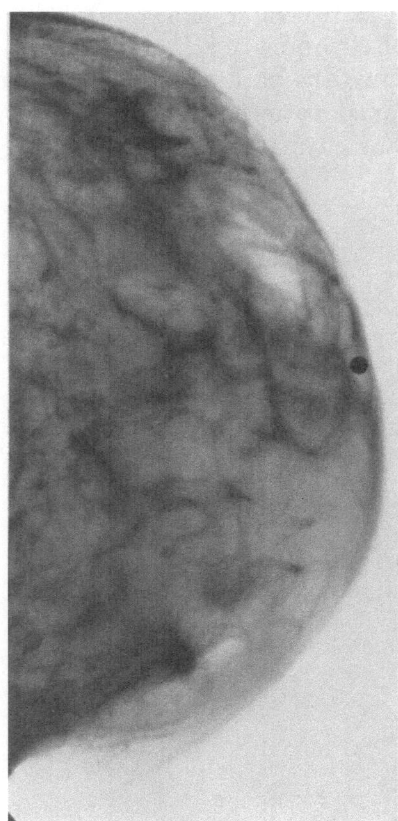

Fig. 36a

In the small remaining group of cancers, the combination of these three main types may be present. Mucoid degeneration with secondary plaque-like calcifications can occur which makes differentiation from cyst or fibroadenoma quite difficult (Fig. 37). In a few cases where the cancerous growth is lobular and diffuse in distribution, the only abnormal roentgenologic finding is some irregularity and disturbance in the generalized breast architecture which can only be detected by making comparisons with the opposite breast (Fig. 38a and b).

In Paget's disease not only is there an irregular outline of the nipple but there is often a tumor mass distinctly visible just below the nipple margins. Sometimes minute irregular calcific deposits are detected as the cancer spreads through the ducts (Fig. 39).

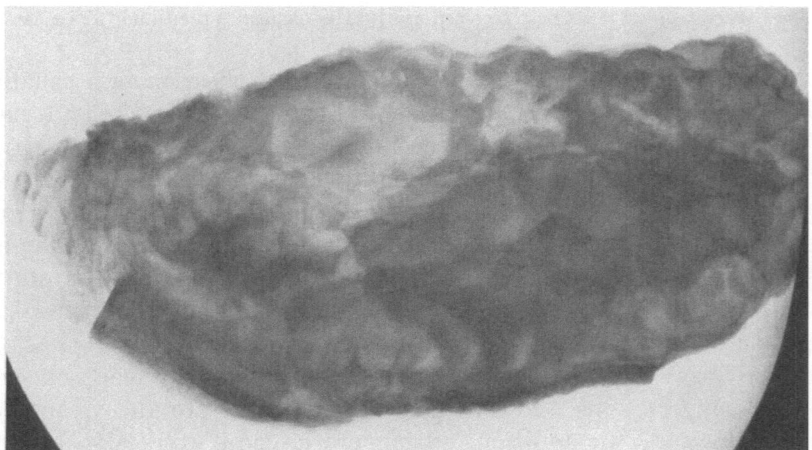

Fig. 36b

Fig. 36. a) Minute intraductal calcifications scattered throughout the entire lower inner quadrant of the breast. In some areas the particles form clusters which show lack of polarity. b) Film of actual operative specimen, taken shortly after surgery, to check removal of the calcification. Thirty-three year old patient with multiple shotty nodules palpable in the inner quadrant of the breast

In a study of 23 cases of cancer of the breast where operation was delayed, serial roentgen examinations by Ingleby and Gershon-Cohen suggested that the average growth rate of scirrhous carcinoma exceeds that of the circumscribed and duct varieties. These

Fig. 37. Circumscribed carcinoma with coarse calcifications typical of mucoid degeneration. 54 year old woman with a mass of 2 weeks duration. Pathological report: mucoid carcinoma, no lymph node metastases

Fig. 38 a and b. Diagnosis of diffuse carcinoma by comparison with the opposite breast. a) Extensive carcinoma occupying and distorting the left breast. The nipple is deeply retracted. In this case diagnosis was made by comparison with the healthy side. b) This 40 year old patient had noted retraction of the left nipple for the past 2 years; no mass was palpable, even at the time of the present examination. Operative findings: scirrhous carcinoma invading the entire mammary parenchyma with metastases to axillary lymph node

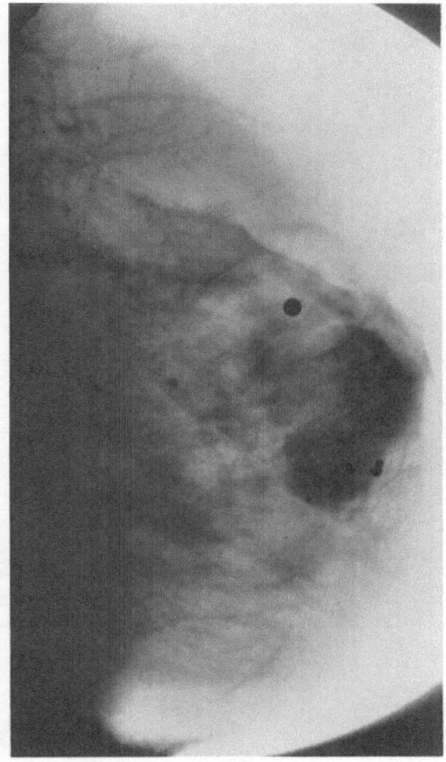

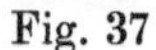

Fig. 37

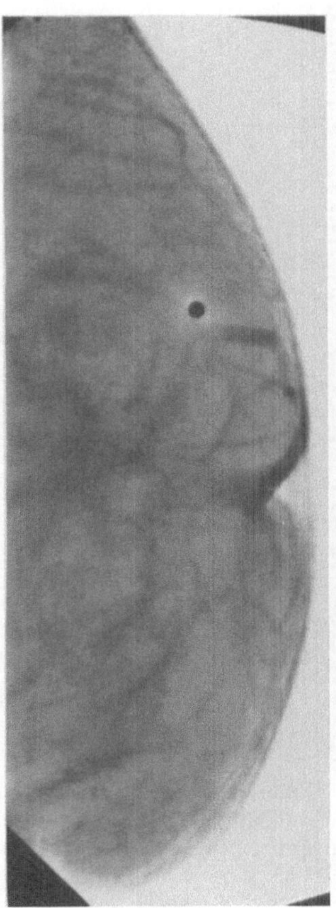

Fig. 38 a

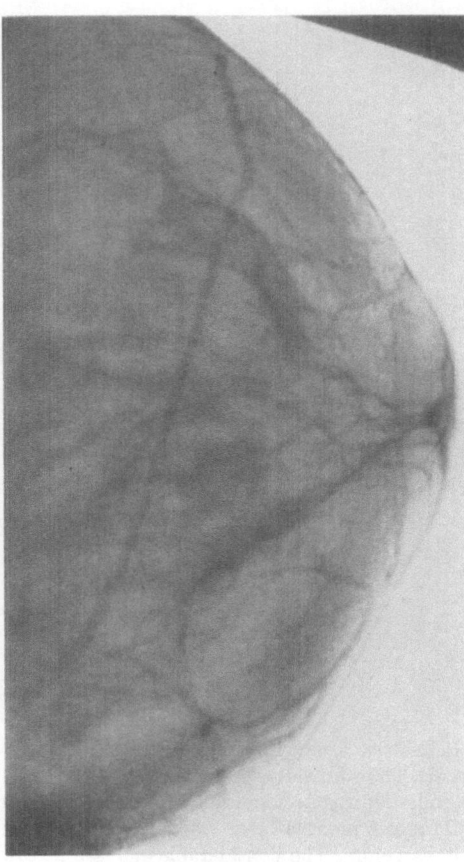

Fig. 38 b

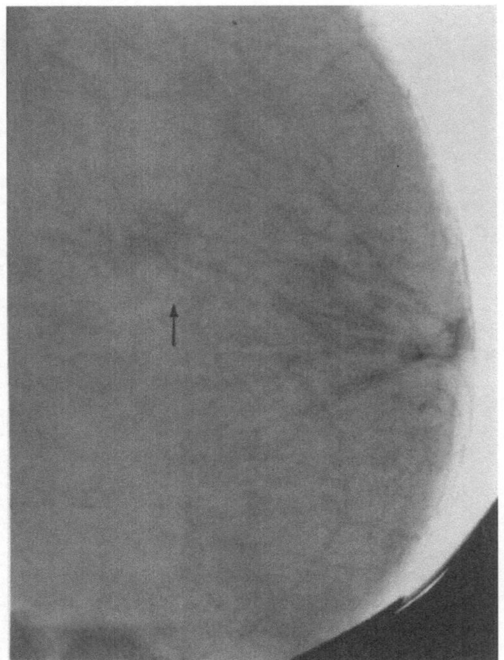

Fig. 39. Paget's disease of the nipple with a small carcinoma deep in the breast. Roentgen film shows typical small spiculated density deep in the breast. Sixty-three year-old patient with scab and brownish discharge from left nipple of several weeks duration. Skin biopsy had shown Paget's disease of the nipple, but tumor was not clinically palpable and had to be localized for the surgeon

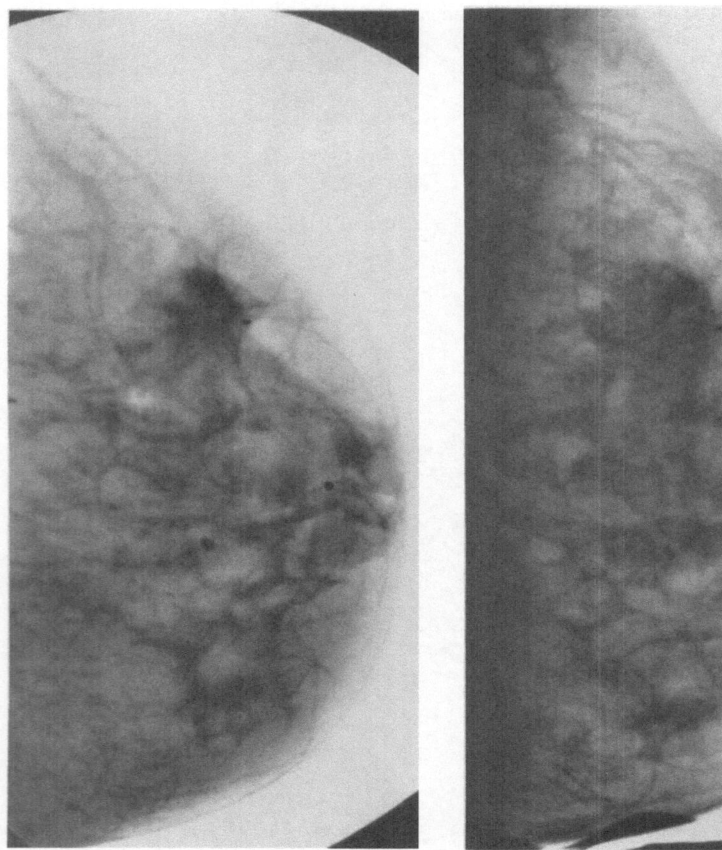

Fig. 40a and b. Scirrhous carcinoma in a 45 year old woman. a) Tumor at time of first roentgen examination for milky nipple discharge in the opposite breast. Although the roentgen appearance was strongly suggestive of malignancy, the lesion was accidentally overlooked in the roentgen report. No mass was clinically palpable at this time. b) Tumor 5 months later when patient returned with a non-tender, hard, partly fixed lump, discovered two days before. The considerable increase in tumor size is due in part to the rapid growth rate. There was also marked increase in the number of fine spiculations surrounding the tumor. Fine spiculations generallyaccount for the typical discrepancy between clinical size (3.5 cm) and roentgen size (3.0 cm)

preliminary observations bear careful watching since they would have significance in explaining some of the discrepancies in the results of therapy (Figs. 40a and b, 41a and b).

β) *Unsuspected Cancer*

The most important contribution of breast roentgenography is the discovery of an unsuspected neoplasm. By this is meant the detection of cancer which a practitioner of average ability is unable to diagnose. The word "average" is stressed because most women come under the care of their personal physicians, who cannot be expected to

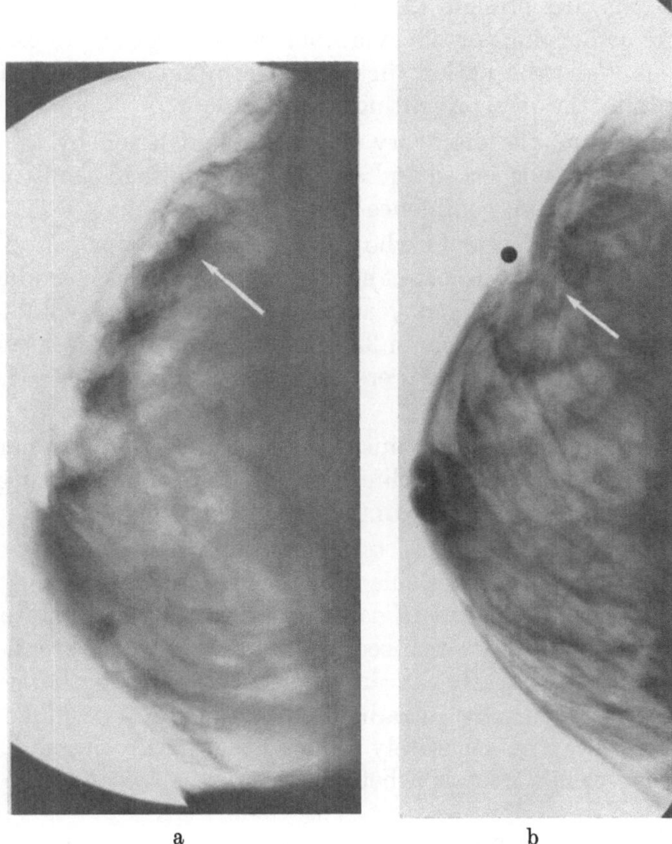

Fig. 41a and b. Slowly growing medullary carcinoma in a 35 year old woman. A tumor less than 1 cm in diameter in upper portion of the right breast. Patient was examined for multiple masses in the opposite breast which were found to be fibroadenomas at operation. The well defined rounded density in the right breast was also thought to be a fibroadenoma (arrow). It was not clinically palpable. b) Same tumor 17 months later when patient was still clinically asymptomatic. The roentgen films showed an increase in size as well as some irregularity in tumor margins. Marker was placed in order to localize the lesion for the surgeon. Unfortunately the tumor was missed at biopsy and was not removed until 4 months later. At that time it measured 1.5 cm in diameter. There were no axillary lymph node metastases

specialize in diseases of the breast. Experienced surgeons are seldom wrong in their estimate of a tumor which they can feel, but even they are not likely to discover an asymptomatic non-palpable neoplasm. In any case, it is impossible to refer every woman to a breast surgeon of the first rank. Some ancillary means of diagnosis is necessary. Broadly speaking, unrecognized cancers are either palpable tumors erroneously diagnosed as benign, or tumors which are present with no symptoms or signs to attract attention. They fall into the following groups:

1. A palpable cancer which is diagnosed as benign by the clinician or surgeon. On the roentgenogram, a diagnosis of cancer is made instead of a benign lesion such as cyst and

fibroadenoma. Convincing the surgeon that the "benign" lesion which he is palpating is actually malignant may be more difficult than making the roentgen diagnosis.

2. The problem of a cancer lurking in a multinodular breast which presents no dominant lump. The multinodularity in cases of this kind is usually bilateral and most frequently due to adenosis, rarely to mazoplasia cystica. It is in this type of case that the history of multiple surgical interventions is frequently obtained.

The radiologist finding a lesion having all the earmarks of cancer in a case of this kind may have to indicate to the surgeon the portion of the breast which should be subjected to diagnostic resection.

3. In this group, a cancer is present in a breast presenting no symptoms and no palpable masses. If symptoms are present transiently, they are characterized as "a drawing feeling" or pressure or burning; or the symptoms are so slight as to escape remembrance. In this category also falls the patient in whom the radiologist finds a malignant lesion in the breast opposite the one presenting symptoms.

On the roentgenogram, the discovery of a malignant lesion by the radiologist comes as a surprise to everybody concerned and again often results in skepticism by the surgeon unless he has learned to have confidence in the radiologist.

4. This group comprises patients who have volunteered for periodic serial examinations of their breasts. A survey project of healthy women has been conducted by Gershon-Cohen and Ingleby for the past ten years encompassing 1120 volunteers. Preliminary analyses have shown that 36 cancers in 33 women, with three cases being bilateral, were discovered in this group before they were detected by either the patient or her family physician.

Occult cancers are not necessarily unsuspected and so they are not considered here; but the possibility of diagnosing preclinical carcinoma on the roentgen film was first demonstrated by Gershon-Cohen, Ingleby and Hermel in 1956.

The fact must be faced that once a tumor becomes palpable the chances of cure are seriously diminished. Even non-palpable growths are not always early. The chief hope for *cure* at the present time lies in *early diagnosis*, and in the present state of our knowledge, early diagnosis can be materially advanced by the routine use of breast roentgenography. Not only will many more true early cancers be discovered, but with increasing experience, precancerous states — especially intraductal hyperplasia — will be recognized. The progress of such lesions can be accurately followed on serial roentgen pictures and appropriate surgical measures can be taken before the process spreads from its area of initial localization.

In 1956, Gershon-Cohen, Berger and Ingleby reported on the accuracy of mammography as practiced by them during a 5-year period. Among 710 consecutive biopsies, their diagnosis was correct in 86.6 percent. In 12.8 percent, they were doubtful about their diagnosis. But in this small group, a biopsy was urged in every case except three, or 0.6 percent. Thus the efficiency of mammography in confirming the presence of breast malignancy by the pathologist achieved a very high level.

Dohrmann and Labusch found that the roentgen findings coincided with the histologic diagnoses in 136 cases of breast disease; in 21 cases, the roentgenologic diagnosis was incorrect in 8 cases with benign breast lesions and in 13 cases of malignant lesions, comprising 13.4 percent of the total number. Thus they achieved an accuracy of 86.6 percent, identical with the experience of Gershon-Cohen, Berger and Ingleby.

In a survey of 1750 consecutive breast examinations from 8/9/58 to 2/15/61, Gershon-Cohen found that of 178 cases operated for a benign lesion diagnosed roentgenographically, confirmation occurred in 173 cases, or 97.2 percent; of 56 cases diagnosed as malignant by the roentgenologist, 53 or 94.6 percent were confirmed. However, in 106 cases, the radiologist could not make a definitive diagnosis and so urged immediate biopsy; of these, 44 cases had a malignant lesion. Finally, in 78 cases the radiologist believed that the lesion he saw was probably benign, but because he was not convinced, he urged surgical interference; 65 of these lesions were benign and 13 were malignant.

Thus in the group of cases where a definite roentgen diagnosis could not be made and immediate biopsy was urged, the roentgenologist played an important rôle in preventing delay in establishing the correct diagnosis and in the prompt application of surgical measures. This is a very important function of roentgenology in the management of breast diseases (Table 1).

Table 1. *Accuracy of roentgen diagnosis in 424 consecutive breast operations from 8/9/58 to 2/15/61*

Roentgen interpretation	No. of cases operated	Normal	Pathology		Percent of accuracy
			benign	malignant	
Benign.	178		173	5	97.2
Definite malignancy . .	56		3	53	94.6
Normal	6	6			100
Benign (provisional)[1] .	78		65	13	—
Malignant (provisional)[2]	106		62	44	—
Totals	424	6	303	115	—

[1] Due to various mitigating circumstances such as faulty technic or the presence of criteria not altogether pathognomonic, the lesion was provisionally labelled "benign" with the reservation that it could be malignant. Biopsy in all of these cases was urged by the roentgenologist.

[2] Immediate surgery urged in all cases.

Muntean analyzed the accuracy of roentgenographic diagnosis of 488 patients with breast disease. A correct diagnosis was made by the roentgenologist in each of 25 cases in which clinical examination of the patient had revealed an obvious cancer. In 143 of the 488 patients, the clinical diagnosis was uncertain and the breast lesions were biopsied. The roentgenologic diagnosis and the subsequent histologic diagnosis in these 143 patients were as follows: a roentgenologic diagnosis of no cancer and a histologic diagnosis of no cancer in 82 cases; a roentgenologic diagnosis of cancer and a histologic diagnosis of cancer in 48 cases; a roentgenologic diagnosis of a suspicion of cancer and a histologic diagnosis of no cancer in 7 cases; and a roentgenologic diagnosis of no cancer and a histologic diagnosis of cancer in 6 cases.

Breast cancer detection in the United States has relied largely on self-examination, and while it no doubt has value, the overall results are disappointing. The lesions are large and metastatic by the time the physician sees them, and the 5-year survival statistics hardly approximate 50 percent. The 10-year screening survey of Gershon-Cohen et al. (1967) affirms the superiority of mammography in detecting Stage 1 lesions, the average diameter of the cancer thus found being 1.1 cm and regional metastatic involvement being absent in 70 percent of cases. En masse screening programs are, unfortunately, not yet feasible. According to Gilbertsen (1966), however, in skilled hands, physical examination can yield Stage 1 cancers in as high as 70 percent of cases, and for the present, the optimal approach might be to have women report for physical examination at 6-month intervals, supplemented by mammography once a year.

A Symposium on Radiology of Breast Systems was held in Strasbourg in July 1966, under the superb aegis of Gros, presenting the result of mammographic studies the world over. The Proceedings are to be published.

References

Amalric, R., et S. Geller: Morphoradiologie du sein chez l'homme. J. Radiol. Électrol. **40**, 292—296 (1959).

Andrade-Valderrama, E., y E. Vargas Barrero: Displasias y tumores de la glandula mamaria; su diagnostico por los rayos X. Rev. Fac. Cienc. méd. Univ. Córdoba **15**, 392—420 (1957).

Arcari, F. A., and C. S. Wilson: Breast masses; accuracy of clinical diagnosis. Cancer (Philad.) **12**, 113—114 (1962).

Asch, T., and C. Frey: Radiographic appearance of mammary-duct ectasia with calcification. New Engl. J. Med. **266**, 86—87 (1962).

Atkins, H. J. B.: Mammillary fistula. Brit. med. J. **2**, 1473—1474 (1955).

Baraldi, A.: Roentgen-neumo-mastia. Rev. argent. Cir. **14**, 321—343 (1935).

Bassani, G., e F. Amici: Ulteriori observazi ni in tema di mammografia senza mezzo di contrasto. Minerva chir. **33**, 726—731 (1958).

Bayer, R.: Differentialdiagnose verschiedener Mastopathieformen und des Mammacarcinoms im Röntgenbild. Med. Klin. **51**, 46—51 (1956).

Berger, S. M.: Inflammatory carcinoma of the breast. Amer. J. Roentgenol. **88**, 1109—1116 (1962).

—, and J. Gershon-Cohen: The roentgenographic diagnosis of carcinoma of the breast. J. int. Coll. Surg. **36**, 750—755 (1961).

— — Mammography of breast sarcoma. Amer. J. Roentgenol. **87**, 76—81 (1962).

— — and A. Behrend: The earlier diagnosis of breast carcinoma. Arch. Surg. **86**, 150—154 (1963).

Berger, S, M., H. Ingleby, and J. Gershon-Cohen: Roentgenography and biopsy in mammary cancer. Radiology **73**, 891—895 (1959).

Bohrer, S. P.: A double film technique in mammography. Brit. J. Radiol. **37**, 237—240 (1964).

Boreadis Borden, A. G., and J. Gershon-Cohen: Mammography of lobular carcinoma. Radiology **81**, 17—23 (1963).

Borgstrom, S., and M. Lindgren: Preoperative roentgen therapy of carcinoma of the breast. Acta radıol. (Stockh.) **58**, 9—16 (1962).

Brody, H., and M. Cullen: Carcinoma of the breast, seventeen years after mammography with Thorotrast. Surgery **42**, 600—666 (1957).

Buttenberg, D.: Die Mammographie. Röntgen- u. Lab.-Prax. **15**, 86—90 (1962).

— H. Zeitz u. K. Werner: Die Röntgen-Diagnostik der Mammatumoren. Medizinische **37**, 1444—1446 (1958).

Byrne, R. N., L. S. Bringhurst, and J. Gershon-Cohen: Postoperative detection of cancer by periodic mammography of remaining breast. Surg. Gynec. Obstet. **115**, 282—286 (1962).

Chavanne, G.: La mammographie; ses indications; ses limites; ses erreurs dans le diagnostic des lesions mammaires. Concours méd. **81**, 535—537 (1959).

Cheatle, G. L., and M. Cutler: Tumors of the breast. Philadelphia: J. B. Lippincott Co. 1931.

Cifarelli, F. P., V. A. Ananos y S. P. Herrera: El examen radiologico de las mamas tumorales. Rev. argent. Cancerol. **2**, 14—22 (1960).

Clain, A.: Trends in diagnosis of carcinoma of the breast. Brit. J. Cancer **16**, 195—199 (1962).

Dalsace, J.: La radiographie du sein; une technique nouvelle: le tirage au logetron. C.R. Soc. franç. Gynéc. **27**, 360—362 (1957).

Dao, T. L., and J. Kovaric: Incidence of pulmonary and skin metastases in women with breast carcinoma who received postoperative irradiation. Surgery **52**, 203—212 (1962).

Day, E.: Practical aspects of cancer detection. Selection of patients. Med. Clin. N. Amer. **45**, 503—512 (1961).

Degrell, I.: A mammographia jelantosege a verzo emio diagnosztikajaban. Magy. Sebész. **11**, 193—199 (1958).

Desprez-Curely, J., J. D. Picard et P. Markovits: L'éxamen radiologique du sein. Gaz. méd. Fr. **66**, 249—253 (1959).

Detrie, P.: La mammographie du sein normal et du sein cancereux. J. Chir. (Paris) **75**, 607—609 (1958).

Dohrmann, R., u. R. Labusch: Über den Wert der röntgenologischen Mammadiagnostik. Chirurg **29**, 3—6 (1958).

Dominguez, C. M., y A. Lucas: Investigacion radiographia y quimica sobre el calcio precipitado en tumors del aparato genital feminino. Bol Soc. Anat. pat. (Montevideo) **1**, 217—226 (1930).

Egan, R. L.: Experience with mammography in a tumor in stitution. Radiology **75**, 894—900 (1960).

— Mammography, an aid to diagnosis of breast carcinoma. J. Amer. med. Ass. **182**, 839—843 (1962).

— Fifty-three cases of carcinoma of the breast, occult until mammography. Amer. J. Roentgenol. **88**, 1095—1101 (1962).

— Mammography: Report on 2,000 studies. Surgery **53**, 291—302 (1963).

— Mammography. Amer. J. Surg. **106**, 421—429 (1963).

— Present status of mammography. Ann. N.Y. Acad. Sci. **114**, 794—802 (1964).

Espaillat, A.: Contribution a l'étude radiographique du sein normal et pathologique. Thèse Paris, No 417. Paris: Librairie Arnette 1933.

Finsterbusch, R., u. F. Gross: Kalkablagerungen in den Milch- und Ausführungsgängen beider Brustdrüsen. Röntgenpraxis **6**, 6172—6174 (1934).

Finze, H., u. K. Werner: Zur röntgenstereoskopischen Untersuchung der Mamma. Fortschr. Röntgenstr. **90**, 231—234 (1959).

Forman, M.: Roentgenography of the male breast. Amer. J. Roentgenol. **88**, 1126—1134 (1962).

Foulds, L.: The histologic analysis of mammary tumors of mice. J. nat. Cancer Inst. **17**, 701—711 (1956).

Gansau, H.: Diagnostic value of roentgenological studies of the breast. Z. Geburtsh. Gynäk. **156**, 247—253 (1961).

Geller, S., et R. Amalric: Morpho-radiologie mammaire. Atlas de Radiologie Clinique. Presse mèd. **119**, 1—4 (1959).

Gershon-Cohen, J.: Technical improvements in breast roentgenography. Amer. J. Roentgenol. **84**, 224—226 (1960).

— Breast roentgenology: Historical review. Amer. J. Roentgenol. **86**, 879—883 (1961).

—, and S. M. Berger: Mastography. Radiol. Clin. N. Amer. **1**, 115—143 (1963).

— —, and B. M. Curcio: Breast cancer with microcalcifications; diagnostic difficulties. Radiology **87**, 613—622 (1966).

Gershon-Cohen J., S. M. Berger and M. B. Hermel: Roentgenography and the management of breast cancer. Amer. J. Roentgenol. 89, 51—57 (1963).

— — and H. Ingleby: Roentgenography of the breast; evaluation of five years' experience. J. A. Einstein med. Cen. 4, 53—55 (1956).

— — — Why roentgenography of the breast? Philad. Med. 55, 534—535 (1959).

— — — and L. Moore: Roentgenography and surgical findings in early breast cancer. J. A. Einstein med. Cen. 7, 50—57 (1959).

— — S. M. Berger, and H. S. Klickstein: Roentgenography of breast cancer moderating concept of "biologic predeterminism". Cancer (Philad.) 16, 961—964 (1963).

—, and A. G. Boreadis Borden: Detection of unsuspected breast cancer by mammography. Ann. N.Y. Acad. Sci. 114, 782—793 (1964).

— M. B. Hermel, and S. M. Berger: Detection of breast cancer by periodic x-ray examinations. A five-year survey. J. Amer. med. Ass. 176, 1114—1116 (1961).

— H. Ingleby: Secretory disease and plasma cell mastitis in the female breast; roentgenologic and pathologic studies. Surg. Gynec. Obstet. 95, 497—504 (1952).

— — Roentgen screening of mammary tumor progression. Amer. J. Roentgenol. 77, 131—137 (1957).

— — A periodic x-ray survey of normal breasts. J. A. Einstein med. Cen. 5, 222—225 (1957).

— — The roentgenography of the gestation cycle. J. A. Einstein med. Cen. 5, 283—286 (1957).

— — The roentgenography of mammary abscess and mammillary fistula. Amer. J. Roentgenol. 79, 122—128 (1958).

— — Roentgenography of unsuspected carcinoma of the breast. J. Amer. med. Ass. 166, 869—873 (1958).

— — Roentgen survey of asymptomatic breasts. Surgery 43, 408—414 (1958).

— — The rate of growth and prognosis in three principal types of breast cancer. Acta Un. int. Cancr. 15, 1093—1096 (1959).

— — S. M. Berger, M. Forman, and B. M. Curcio: Mammographic screening for breast cancer. Radiology 88, 663—667 (1967).

— — and M. B. Hermel: Calcification in secretory disease of the breast. Amer. J. Roentgenol. 76, 132—135 (1956).

— — and L. Moore: Can mass x-ray surveys be used in detection of early cancer of the breast? J. Amer. med. Ass. 161, 1069—1071 (1956).

— — — Analysis of 2514 examinations during early phases of an x-ray survey of the breast. Surg. Gynec. Obstet. 106, 478—480 (1958).

—, and L. Moore: Roentgenography of giant fibroadenoma (cystosarcoma phyllodes). Radiology 74, 619—625 (1960).

—, and A. Strickler: Roentgenologic examination of the normal breast; its evaluation in demonstrating early neoplastic changes. Amer. J. Roentgenol. 40, 189—201 (1938).

—, and L. S. Yiu: Mammography of thrombophlebitis. Surgery 53, 657—661 (1963).

Gershon-Cohen J., L. S. Yiu and S. M. Berger: The diagnostic importance of calcareous patterns in roentgenography of breast cancer. Amer. J. Roentgenol. 88, 1117—1125 (1962).

Gilbertsen, V. A.: Survival of asymptomatic breast cancer patients. Surg. Gynec. Obstet. 122, 81—83 (1966).

Gilbride, J. J.: Lymphatic injection with radiopaque substance for roentgen examination in carcinoma of the mammary gland: preliminary note. Amer. J. Surg. 39, 617—619 (1938).

Gould, H. R., F. F. Ruzicka jr., R. Sanchez-Ubeda, and J. Perez: Xeroradiography of the breast. Amer. J. Roentgenol. 84, 220—223 (1960).

Goyanes, J., D. F. Gentil y B. Guedes: Sobre la radiografia de la glandula mamaria y su valor diagnostico. Arch. esp. Oncol. 11, 111—142 (1931).

Gray, S. W., J. E. Skandalakis, W. E. Mitchell, W. P. Nicholson jr., and F. W. McRae: Tumor size, duration of symptoms, and prognosis in carcinoma of the breast. Surgery 49, 143—148 (1961).

Gros, C. M.: La radiographie des cancers du sein. Sem. Hôp. Paris 33, 4275—4280 (1957).

— Les maladies du sein. Paris: Masson & Cie 1963.

Gros, C. M., et S. Burg: Découverte radiologique d'un cancer occulte cliniquement. J. Radiol. Électrol. 38, 1084 (1957).

— — et A. Brini: Radiographie d'un cancer occulte du sein: metastase orbitraire. Presse méd. 65, 2188—2189 (1957).

—, et R. Keiling: Application à la radiographie des parties molles du modulateur electronique de contraste LogEtron. Strasbourg méd. 9, 840—843 (1958).

— — La valeur de la mastographie dans le diagnostic des mamelles saignantes. Lyon chir. 54, 433—435 (1958).

—, et Y. Le Gal: Confrontation anatomoradiologique du sein normal. Ann. Anat. path. 3, 107—117 (1958).

— — La radiographie de la glande mammaire. J. belg. Radiol. 35, 226—268 (1952).

— et S. Burg: La pneumomastographie; technique du radiodiagnostic des cystes du sein. J. Radiol. Électrol. 38, 389—392 (1957).

Gunsett, A., et D. Sichel: Sur la valeur pratique de la radiographie du sein. J. Radiol. Électrol. 18, 611—614 (1934).

Heyden, S., and H. Ingleby: Preclinical diagnosis of breast cancer. J. A. Einstein med. Cen. 5, 287—290 (1957).

Hicken, N. F.: Mammography. Roentgenographic diagnosis of breast tumors by means of contrast media. Surg. Gynec. Obstet. 64, 593—603 (1937).

Hoffert, H. E.: Early detection of carcinoma of the breast. Geriatrics 17, 142—146 (1962).

Hunt, H. B., and N. F. Hicken: Evaluation of various diagnostic procedures used in the study of the breast, with particular reference to roentgenographic examination. Radiology 33, 712—724 (1939).

Ingleby, H., and J. Gershon-Cohen: Mammary abscess and mammillary fistula. J. A. Einstein med. Cen. **6**, 20—24 (1957).
— — Comparative anatomy, pathology and roentgenology of the breast. Philadelphia: University of Pennsylvania Press 1960.
—, and L. Moore: Periodic roentgenographic studies of a growing mammary cancer. Cancer (Philad.) **9**, 749—752 (1956).
— — and J. Gershon-Cohen: Gestational breast changes. X-ray studies of the human breast. Obstet. and Gynec. **10**, 149—157 (1957).
— — — A roentgenographic study of the growth rate of six "early" cancers of the breast. Cancer (Philad.) **11**, 726—730 (1958).
Johnson, J., T. L. Jackson, and W. Miller: In situ ductal carcinoma of the breast. J. Amer. med. Ass. **181**, 176—177 (1962).
Jostes, E.: Zur Frage grober intramammarer Verkalkungen. Fortschr. Röntgenstr. **94**, 682—683 (1961).
Kleinschmidt, O.: Brustdrüse. In: Die Klinik der bösartigen Geschwülste (P. Zweife, E. Payr, and S. Hirzel [Eds.]), pp. 5—90. Leipzig 1927.
Kohler, J.: Das Röntgenbild der Mamma in der Tumordiagnostik. Dtsch. Gesundh.-Wes. **11**, 1696—1698 (1956).
Kratochvil, K.: Fehlerquellen der Röntgendiagnose bei Mammaerkrankungen. Zbl. Chir. **82**, 49—58 (1957).
Kraus, F. T., and R. D. Neubecker: The differential diagnosis of papillary tumors of the breast. Cancer (Philad.) **15**, 444—455 (1962).
Kremens, V., and S. M. Berger: The role of x-ray surveys in detection of early breast cancer. J. A. Einstein med. Cen. **4**, 49—52 (1956).
— — Roentgenography of the breast. Amer. J. Roentgenol. **80**, 1005—1013 (1958).
Lachapele, A. P., et J. Cartron: Étude radiologique des mastoses. J. belg Radiol. **41**, 527—547 (1958).
Leborgne, R.: Diagnostico de los procesos patologicos de la mama por la radiografia con la inyeccion de medios de contraste. Obstet. Ginec. lat. amer. **2**, 551—561 (1944).
— Biopsia por nia endocanalicular en los procesos patologicos de la glandula mamaria. Obstet. Ginec. lat. amer. **2**, 605—614 (1944); — Arch. Ginec. Obstet. **3**, 331—346 (1944).
— Diagnosis of tumors of the breast by simple roentgenography. Amer. J. Roentgenol. **65**, 1—11 (1951).
Ledoux-Lebard, R., J. Garcia-Calderon et A. Espaillat: L'examen radiographique du sein. Paris méd. **1**, 92—99 (1935).
Lemke, G.: Zur Röntgendiagnostik der weiblichen Brust während Gravidität und Laktationsperiode. Fortschr. Röntgenstr. **88**, 426—431 (1958).
LeWinn, E. B.: Gynecomastia during digitalis therapy. New Engl. J. Med. **248**, 316—320 (1953).
Lindell, M. M., and J. J. Boyle: An improved method in diagnostic roentgenography of the breast. Amer. J. Roentgenol. **86**, 178—183 (1961).
Lockwood, I. H.: Roentgen ray study of the mammary gland. South. med. J. (Bgham, Ala.) **25**, 903—907 (1932).
— The roentgen ray evaluation of breast symptoms. Amer. J. Roentgenol. **29**, 145—155 (1933).
—, and W. Stewart: A roentgen study of the physiologic and pathologic changes in the mammary gland. J. Amer. med. Ass. **99**, 1461—1466 (1932).
Martin, J. E., J. M. Keegan, L. L. Lemak, and C. W. Yates: Clinically unsuspected carcinoma of the breast. Amer. J. Roentgenol. **88**, 1102—1108 (1962).
Masson, P.: Traité de Pathologie Médicale, vol. 2, p. 280. Paris: N. Maloine 1923.
Melamed, M. R., G. F. Robbins, and F. W. Foote jr.: Prognostic significance of gelatinous mammary carcinoma. Cancer (Philad.) **14**, 699—704 (1961).
Melot, G. J., et R. Potvliege: Aspects radiologiques de la maladie de Paget du sein. J. belg. Radiol. **39**, 303—323 (1956).
Moulonguet, P., J. D. Picard et L. Gasne: La valeur diagnostique des microcalcifications sur les mammographies. J. Chir. (Paris) **76**, 18—28 (1958).
Muntean, E.: Ist die Röntgenuntersuchung der Mamma eine zuverlässige diagnostische Methode? Fortschr. Röntgenstr. **94**, 509—516 (1961).
Nerli, A., e F. Baisi: Contributo alla conoscenza dei quadri mammografici normali. Minerva ginec. **13**, 767—776 (1961).
Netter, A., J. Bernard et A. Lambert: La radiographie du sein. Rev. franç. Étud. clin. biol. **3**, 396—399 (1958).
— — — et B. Brunet: Utilité de la radiographie en pathologie mammaire. C. R. Soc. franç. Gynéc. **27**, 154—158 (1957).
Orlandini, I., e G. Bassani: Lo studio radiologico della mamella esegnito senzo mezzo di contrasto. Ann. Radiol. diagn. (Bologna) **30**, 312—328 (1957).
Paoli, J., R. Amalric, R. Clement et R. Santamaria: La valeur de la radiographie dans le diagnostic et le dépistage des tumeurs du sein; à propos de 270 observations. Marseille chir. **10**, 1—7 (1958).
Papapanou, A.: E apli mastografia os methodos engeron diagnoseos ton mastopathion. Acad. Med. (Athens) **2**, 81—103 (1961).
Paschetta, V.: Étude radiologique de la glande mammaire. Bull. Soc. Radiol. Med. France **19**, 346—348 (1931).
Peterson, K.: Plain radiography of the breast. Nord. Med. **66**, 1308 (1961).
Picard, J. D., et J. P. Desprez-Curely: Le diagnostic radiologique des affections tumorales du sein. Sem. Hôp. Paris **33**, 1472—1481 (1957).
— — Place de la mammographie parmi les élèments du diagnostic des lèsions mammaires. Rev. Prat. (Paris) **8**, 2755—2766 (1958).
— — Les tumeurs des parties molles. J. Radiol. Électrol. **40**, 335—339 (1959).

PISANI, G.: L'indagine radiologica nella diagnostica del cancro mammario. Tumori **43**, 268—294 (1957).

POURQUIER, H., G. VOISIN, H. PUJOL, J. GILBERT, and C. ROMIEU: Mammography in the diagnosis of tumors of the breast. Montpellier méd. **58**, 234—245 (1960).

REIMAN, S. P., and P. S. SEABOLD: Correlation of x-ray picture with histology in certain breast lesions. Amer. J. Cancer **17**, 34—41 (1933).

RIES, E.: Diagnostic lipiodol injection into milk-ducts followed by abscess formation. Amer. J. Obstet. Gynec. **20**, 414—416 (1930).

RITVO, M., P. F. BUTLER, and E. E. O'NEIL: Roentgen diagnosis of tumors of the breast. J. Amer. med. Ass. **105**, 343—348 (1935).

ROMAGNOLI, M.: La radiologia delle mammella. Riv. Radiol. **6**, 689—728 (1931).

RONNEN, J. F. v.: Plain roentgenography of the breast. Amsterdam: Academic Press 1956.

SALOMON, A.: Beiträge zur Pathologie und Klinik des Mammakarzinoms. Langenbecks Arch. klin. Chir. **101**, 573—668 (1913).

SANDISON, A. T.: An autopsy study of the adult human breast: with special reference to proliferative epithelial changes of importance in the pathology of the breast. Nat. Cancer Inst., Monograph No 8, June, 1962.

SCHOEMAKER, C. A., and D. R. KAT: Röntgenonderzoek van der mamma. Ned. T. Geneesk. **101**, 1389—1394 (1957).

SCHWARTZ, M.: A biomathematical approach to clinical tumor growth. Cancer (Philad.) **14**, 1272—1294 (1961).

SEABOLD, P. S.: Diagnosis of breast diseases by x-ray. Ann. Surg. **94**, 443—444 (1931).

— Roentgenographic diagnosis of diseases of the breast. Surg. Gynec. Obstet. **53**, 461—468 (1931).

— Procedure in roentgenographic study of the breast. Amer. J. Roentgenol. **29**, 850—851 (1933).

SEMB, C.: Pathologico-anatomical and clinical investigations of fibroadenomatosis cystica mammae and its relation to other pathological conditions in mammae, especially cancer. Acta chir. scand. **64** (Suppl. 10), 1—484 (1928).

SHIBAEVA, E. D.: Diagnostika-zabolovanii molochnol zhelezy. Vestn. Rentgenol. Radiol. **33**, 32—35 (1958).

STANTON, L., D. A. LIGHTFOOT, J. J. BOYLE jr. and J. E. CULLINAN: Physical aspects of breast radiography. Radiology **81**, 1—16 (1963).

SUGAR, M., and C. WATKINS: Some observations about patients with a breast mass. Cancer (Philad.) **14**, 979—988 (1961).

SURMONT, J., et J. D. PICARD: Le diagnostic radiologique des affections mammaires. Atlas de Radiologie Clinique. Presse méd. **64**, 1—4 (1956).

Symposium Européen: Radiologie de l'Appareil Mammaire. Strasbourg, July 1—3, 1966. Proceedings to be published.

TAILHEFER, A., et J. P. PILLERON: 130 cas de mamelle saignante. Mém. Acad. Chir. **82**, 612—621 (1956).

TELLEM, M., L. PRIVE, and D. R. MERANZE: Four-quadrant study of breasts removed for carcinoma. Cancer (Philad.) **15**, 10—17 (1962).

TOKER, C.: Some observations on Paget's disease of the nipple. Cancer (Philad.) **14**, 653—672 (1961).

UGGERI, B.: La radiografia diretta della mammella normale e patologica. Minerva chir. **16**, 1311—1327 (1961).

URBAN, J. A., and F. E. ADAIR: Sclerosing adenosis. Cancer (Philad.) **2**, 625—634 (1949).

VOGEL, W.: Die Röntgendarstellung der Mammatumoren. Langenbecks Arch. klin. Chir. **171**, 618—626 (1932).

WARREN, S. L.: A roentgenologic study of the breast. Amer. J. Roentgenol. **24**, 113—124 (1930).

—, and W. W. FRAY: Stereoscopic roentgenography: an aid in establishing diagnosis of mastitis and carcinoma. Ann. Surg. **95**, 425—432 (1932).

WERNER, K., D. BUTTENBERG u. J. ZEITE: Zur Röntgenuntersuchung der Mamma. Fortschr. Röntgenstr. **88**, 690—698 (1958).

ZUCKERMAN, H. D.: Radiological notes: case no. 56. (Infiltrating duct carcinoma, x-ray diagnosis, case report.) J. Mt Sinai Hosp. **25**, 592—593 (1958).

V. Schleimbeutelerkrankungen

Von

P. W. Springorum

Mit 24 Abbildungen

Die Schleimbeutel sind einerseits anatomisch angelegte Gewebsbildungen in der Umgebung der Gelenke, andererseits können sie durch äußere Reize als pathologische Erscheinungen überall auftreten. Die Bursen wurden in der medizinischen Forschung bisher stets stiefmütterlich behandelt. Erst nach der V. Verordnung über die Ausdehnung der Unfallversicherung auf Berufskrankheiten änderte sich dies in Deutschland durch die Anerkennung chronisch veränderter Schleimbeutel als Berufskrankheit Nr. 24 bei verschiedenen Berufsgruppen.

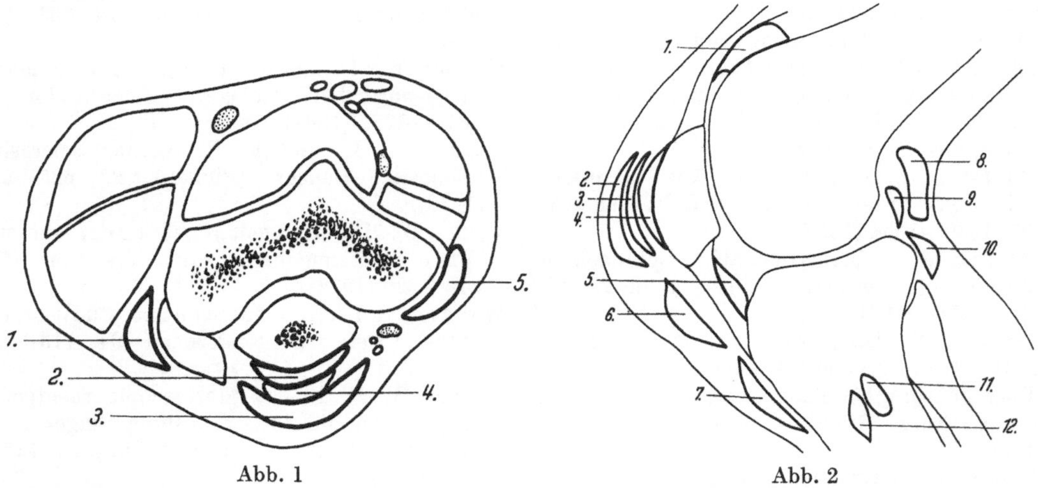

Abb. 1 Abb. 2

Abb. 1. Die Schleimbeutel des Ellenbogengelenkes. Querschnitt durch den linken Oberarm in Höhe der Epicondylen. *1* Bursa subcutanea epicondyli radialis; *2* Bursa subtendinea olecrani; *3* Bursa subcutanea olecrani; *4* Tendo musc. tricipitis; *5* Bursa subcutanea epicondyli ulnaris

Abb. 2. Die Schleimbeutel des Kniegelenkes, von innen gesehen. *1* Bursa suprapatellaris; *2* Bursa praepatellaris subcutanea; *3* Bursa praepatellaris subfascialis; *4* Bursa praepatellaris subaponeurotica; *5* Bursa infrapraepatellaris profunda; *6* Bursa infrapraepatellaris subcutanea; *7* Bursa tuberositatis tibiae; *8* Bursa gastrocnemica tibialis; *9* Bursa gastrocnemica fibularis; *10* Bursa semimembranosa; *11* Bursa anserina; *12* Bursa musc. sartorii propria

Anatomisch wurden im Aufbau zwei Gruppen von Schleimbeuteln unterschieden. Die ersten, embryonal früher angelegten, finden sich in der Tiefe der Gelenkumgebung überall dort, wo Sehnen über Knochen laufen. Primär erkranken diese Schleimbeutel, die Gegenbaur als Bursae synoviales mucosae bezeichnete, so gut wie nie, sekundär vorwiegend im Bereich der Schultergelenke. Hier spielen sie auch röntgenologisch eine Rolle.

Die klinisch weit wichtigeren subcutanen Schleimbeutel sind an allen Stellen angelegt, wo an Gelenken Haut dicht über dem Knochen liegt. Sie dienen hier als Polster (Hagen, Westermann) und gegen Reibung (Kohler). Hierhin gehören auch die meisten pathologisch gebildeten Schleimbeutel. Ganz bevorzugt ist die Lokalisation an den Knie- und Ellenbogengelenken. Nach Wehrli umfassen diese Gelenke 97 % aller erkrankten

Schleimbeutel, so daß die Bursitiden an den übrigen Gelenken nur Gelegenheitsbefunde darstellen. Sowohl am Knie wie am Ellenbogen sind vorwiegend die Streckseiten betroffen. Während an der Ellenbogenstreckseite (Abb. 1) nur zwei Bursae olecrani beschrieben sind (subcutanea und profunda), spielen am Knie sieben verschiedene Schleimbeutel eine Rolle (SPRINGORUM) (Abb. 2). Unterhalb der Bursa suprapatellaris sind *vor* der Kniescheibe drei Schleimbeutel, zwei *unterhalb* der Kniescheibe und schließlich einer vor der Tuberositas tibiae beschrieben.

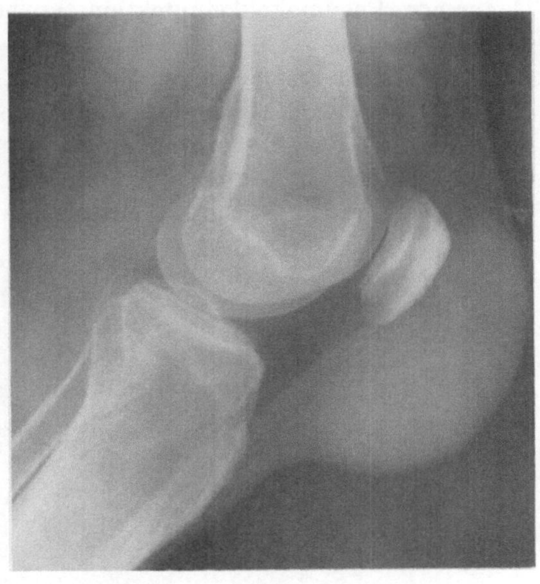

Abb. 3. Hygrom eines präpatellaren Schleimbeutels bei Morbus Bang (Brucellose). Beobachtung von KELLY u. Mitarb.

Feingeweblich handelt es sich um synoviale Cystenbildungen, deren Aufbau mit den synovialen Gelenkkapseln und Sehnenscheiden übereinstimmt (v. ALBERTINI, EUFINGER).

Pathologisch stehen die chronischen Veränderungen im Sinne der „chronischen proliferierenden Bursitis" im Vordergrund. Durch Reibung und Druck (WESTERMANN) kommt es zu einer fibroblastischen Proliferation, Lymphocyteneinwanderung, Gefäßvermehrung, Zottenbildung und Abstoßung nekrotischen Gewebes mit Bildung freier Körperchen.

Klinisch findet sich anfangs nur eine derbe Verschwielung. Erst durch Auftreten eines Hygroms entsteht ein Krankheitsbild.

Früher wurde der chronischen Bursitis die akute, eitrige gegenübergestellt. Sie tritt als selbständige Erkrankung fast nur bei offener Verletzung eines Schleimbeutels auf, in der überwiegenden Zahl liegt auch der eitrigen Erkrankung eine chronische Bursitis

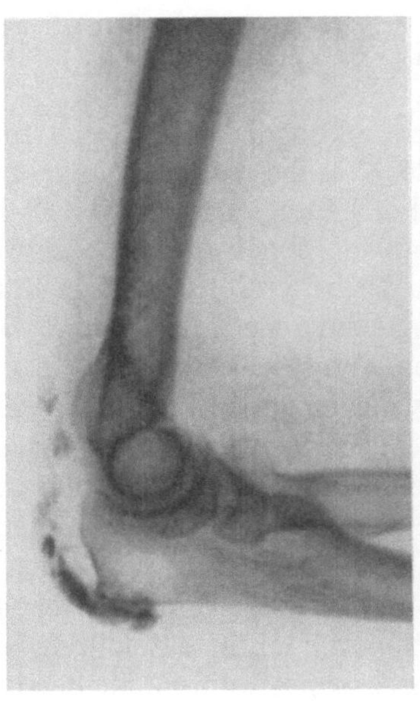

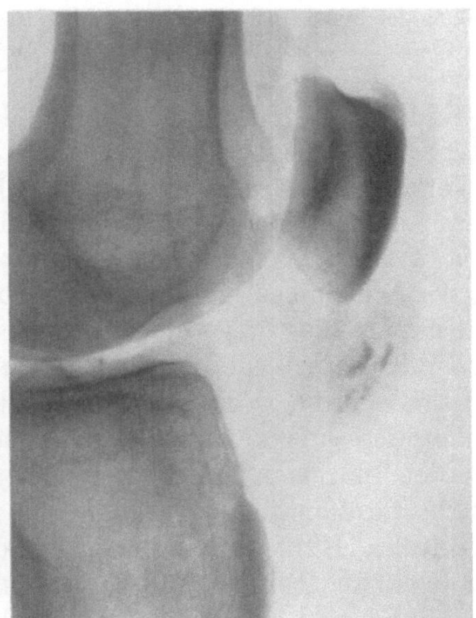

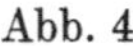

Abb. 4 Abb. 5

Abb. 4. Verkalkung der Bursa olecrani und der Streckmuskulatur bei Lipocalcinogranulomatose. Beobachtung MEHLHOP

Abb. 5. Verkalkungen in der Wandung eines distal der Patella liegenden Schleimbeutels, eine Bursitis calcarea infrapatellaris. (Sammlung GRÜTTERS, Gelsenkirchen)

zugrunde (SPRINGORUM). Eine früher beschriebene hämorrhagische Bursitis (WEHRLI) existiert nach unseren Erfahrungen nicht. Hierbei handelt es sich um Blutungen in chronisch veränderte Schleimbeutel, deren Wandung viel gefäßreicher als die der gesunden Bursa ist.

Darüber hinaus sind Schleimbeutelerkrankungen bei spezifischen Entzündungen, wie Gonorrhoe, Pneumokokkeninfektion, Morbus Bang und früher vor allem bei Tuberkulose, bekannt.

In der Röntgendiagnostik spielen diese Erkrankungen genauso wie die seltenen malignen Blastome der Schleimbeutel nur eine untergeordnete Rolle. In Weichteilaufnahmen wird lediglich das Hygrom oder der Tumor dargestellt, ohne daß Rückschlüsse auf die Genese gezogen werden können. In der Abb. 3 wird eine Bursitis bei Morbus Bang (Brucellose) gezeigt (KELLY u. Mitarb.).

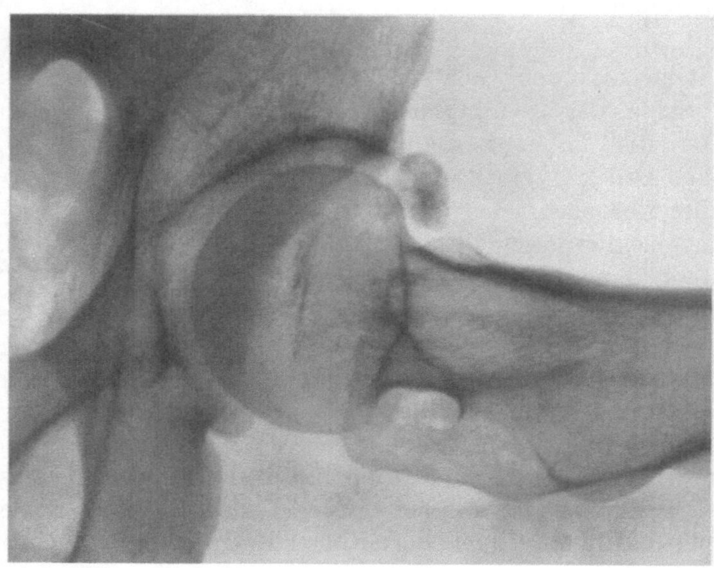

Abb. 6. Ausfüllung der Bursa trochanterica musculi glutaei medii mit Kalksalzen. Darstellung in Abduktion. (Sammlung BÜRKLE DE LA CAMP, Bochum)

Für den Radiologen sind die Schleimbeutelerkrankungen deshalb von Interesse, weil sie gelegentlich als Nebenbefund oder auch als Ursache von Beschwerden röntgenologisch als Verkalkung dargestellt werden. Dabei handelt es sich als Endzustand bei subcutaner Schleimbeuteldegeneration um Kalkablagerungen in der Wandung im Sinne einer Bursitis calcarea. Nur in der Schultergegend wird eine Kalkablagerung auch ohne Erkrankung der Schleimbeutel, die hier ja Nebengelenke sind, beobachtet. Diese sekundäre Bursitis calcarea ist Folge einer neurogenen Fehlsteuerung (REISCHAUER).

Über *Verkalkungen* subcutaner Schleimbeutel liegen im Schrifttum zahlreiche kasuistische Mitteilungen vor. Vorwiegend handelt es sich um die Bursa praepatellaris, die Bursa trochanterica subcutanea und die Schleimbeutel der Kniekehle. Als Ursache wurden von den einzelnen Autoren Traumen, Tuberkulose und Degeneration angenommen. 1928 veröffentlichte EHRLICH eine Röntgenaufnahme von einer verkalkten Bursa trochanterica, REDI Verkalkungen vor dem Knie; es schlossen sich an: HALLER (1917), HERBST (1932), RUBAŠOV (1936). BLUMENSAAT konnte 1947 klären, daß zwischen der Bursitis calcarea und der Peritendinitis calcarea topographisch fließende Übergänge bestehen, eine Erkenntnis, die auch für den mukösen Schleimbeutel der Schulter von großer Bedeutung gewesen ist.

Eine Darstellung von tuberkulöser Schleimbeutelverkalkung der Hüftgegend verdanken wir SIEBNER, andere bei unbekannter Genese LECOCQ sowie SPEAR und LIPSCOMB. WEISSMANN wies darauf hin, daß sich in den peritrochanteren Verkalkungen weniger Calciumphosphat findet als im Knochen. Dafür ist der Anteil an Calciumcarbonat höher (29% zu 14% im Knochen).

Weiterhin wurden Verkalkungen in der Umgebung des Kniegelenkes von ROBILLARD, MOUCHET und LAIGLE und HELLNER beobachtet.

Schließlich wurde in den letzten Jahren vermehrt auf eine Systemerkrankung der Schleimbeutel und Muskeln hingewiesen, die Lipocalcinogranulomatose (TEUTSCHLÄNDER, POHL, MEHLHOP). Eine Beobachtung von MEHLHOP zeigt ausgedehnte Verkalkungen des Ellenbogen-Schleimbeutels mit Übergreifen auf die Muskulatur (Abb. 4).

Neben umfangreichen Konglomeraten von Kalksalzen, wie sie HALLER, HERBST und RUBAŠOV in Röntgenbildern bereits gezeigt haben, bringt die Abb. 5 Kalkablagerungen in der Wandung einer Bursa infrapatellaris. Klinisch handelte es sich um eine alte chronisch-proliferierende Bursitis.

Eine vollständige Ausfüllung eines Schleimbeutels sehen wir in Abb. 6. Die proximal vom Schenkelkopf gelegene Bursa trochanterica musculi glutaei medii erscheint als schattendichtes, glattwandiges Gebilde. Diese Beobachtung stammt von einem 43jährigen Bergmann, der eine Kreuzbeinprellung erlitten hatte. Die Verkalkung des Schleimbeutels war ein zufälliger Nebenbefund.

Früher war für Schleimbeutelverkalkungen eine spezifische Entzündung die Hauptursache. Noch 1929 hatte v. ALBERTINI in einer Sammelstatistik von Schleimbeutelerkrankungen mehr als 40% tuberkulöse Bursitiden feststellen können. Heute spielen sicher degenerative Veränderungen, ähnlich wie bei den Meniscusverkalkungen, die Hauptrolle.

Ganz anders verhält es sich mit den Kalkeinlagerungen im Bereich der Schultergelenke. Hier werden in der Gelenktiefe liegende muköse Schleimbeutel betroffen, die auch als Nebengelenke bezeichnet werden, und zwar die Bursa subdeltoidea und die Bursa subacromialis.

Nur ganz selten verkalken die echten Schleimbeutel im Schulterbereich wie die Bursa musculi infraspinati und musculi subscapulari (GRASSER).

Bekannt wurden die Kalkschatten durch die Arbeiten von STIEDA. Zusammen mit BERGEMANN konnte er die Ablagerungen chemisch untersuchen und als amorphe Kalksalze sicherstellen. Es folgten zahlreiche gleichartige Beobachtungen (HAENISCH, LOTSY). ERB und FRIEDERISZIK, KNÜPPER und WERKGARTNER konnten durch Nachuntersuchungen feststellen, daß in der Mehrzahl die Verkalkungen schnell wieder schwinden. Ursprünglich wurden sie als Ursache der sog. Periarthritis humero-scapularis (DUPLAY 1872) vermutet. Aber bereits WREDE lehnte den Ausdruck „Bursitis calcarea“ 1912 ab, da er operativ die Verkalkung in der Supraspinatussehne fand — eine Tatsache, die bis heute durch Röntgenaufnahmen vielfach bestätigt werden konnte.

Dennoch gibt es sicher eine Kalkansammlung in den beiden erwähnten Schulterschleimbeuteln, die aber bereits SCHAER als sekundäre Erkrankung erkannte und sie deshalb „Pseudobursitis calcarea“ benannt wissen wollte. Zu dem gleichen Ergebnis kam 1942 VOSSSCHULTE, der die Bezeichnung „Sekundäre Bursitis calcarea“ vorzog (BRONNER und VOSSSCHULTE). Er betonte, daß es sich oft um Nebenbefunde handele. Als Ursache konnte schließlich REISCHAUER eine primäre Schleimbeutelerkrankung ausschalten und sie als neurales Symptom bei Irritation des sympathischen Nervensystems aufdecken.

Die *topographische Lage der tiefen Schulterschleimbeutel* wird in Abb. 7 gezeigt. Außen sehen wir die Bursa subdeltoidea, etwas medial davon verläuft die Supraspinatussehne zwischen beiden Schleimbeuteln. Unter dem Acromion findet sich die Bursa subacromialis. Oft ist einer der beiden Schleimbeutel zusammen mit dem Sehnenansatz verkalkt.

In Röntgenbildern werden diese drei Lokalisationen in Abb. 8—10 gezeigt. Die Verkalkung der Bursa subdeltoidea ist in Abb. 8 zu sehen. Es handelte sich um einen 32jährigen Patienten, der wegen einer Schultersteife in Behandlung kam. Die Ursache der Beschwerden war ein Bandscheibenschaden im Bereich der Halswirbelsäule.

Eine schmale, schräggestellte Schattenbildung etwas weiter medialwärts rührt von der Verkalkung der Supraspinatussehne her (Abb. 9). Man sieht aber deutlich daneben eine Verschattung im Gebiet der Bursa subdeltoidea. Es handelt sich hier um einen Nebenbefund.

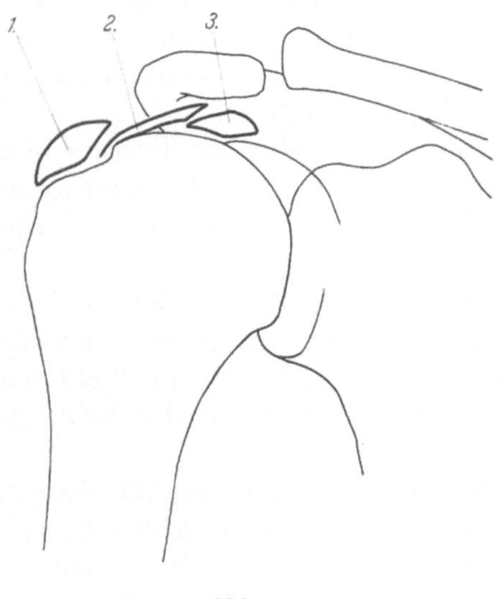

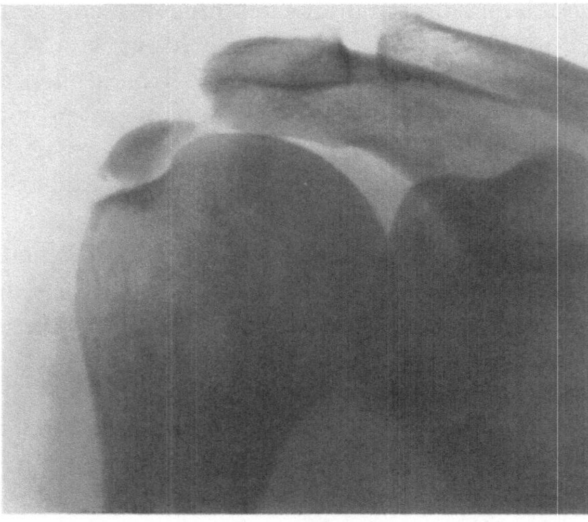

Abb. 7 Abb. 8

Abb. 7. Halbschematische Darstellung der tiefen Schulterschleimbeutel nach eigenen Röntgenbefunden. *1* Bursa subdeltoidea; *2* Ansatz der Supraspinatussehne; *3* Bursa subacromialis

Abb. 8. Verkalkung der Bursa subdeltoidea. 32jähriger Handwerker (eigene Beobachtung)

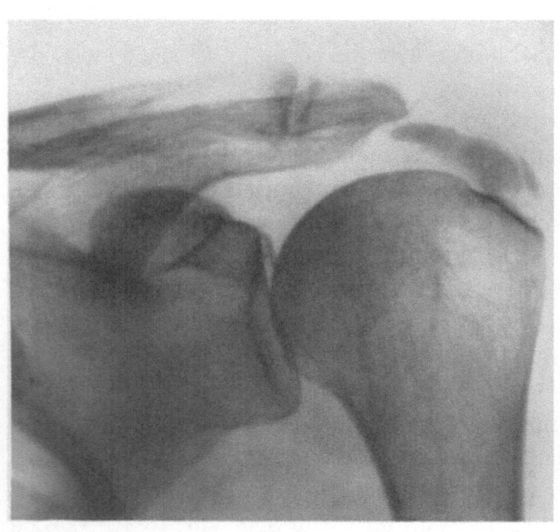

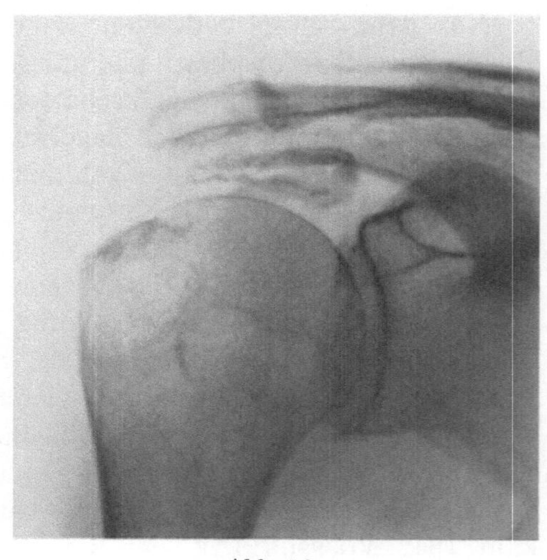

Abb. 9 Abb. 10

Abb. 9. Verkalkung des Ansatzes der Supraspinatussehne. Geringe Beteiligung der Bursa subdeltoidea. (Sammlung GRÜTTERS, Gelsenkirchen)

Abb. 10. Verkalkung der Bursa subacromialis. (Sammlung DIETHELM, Kiel)

Noch weiter medial liegt dann die Bursa subacromialis, deren Verkalkung die Abb. 10 bringt. Die Aufnahme stammt von einer 55jährigen Patientin.

Der weitaus überwiegende Teil der Schleimbeutelveränderungen entzieht sich jedoch der röntgenologischen Darstellung. Erst durch *Kontrastfüllungen* konnte dieses Gebiet der Radiologie erschlossen werden.

PAAS und SCHÜLLER hatten 1930 einen cystischen Tumor in der Trochantergegend mit 10% Jodnatriumlösung gefüllt. Sie nahmen eine Schleimbeutelruptur nach einem

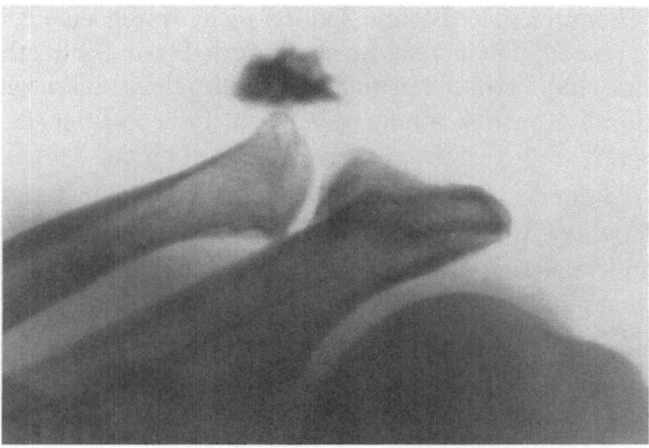

Abb. 11. Kontrastfüllung einer Bursa subcutanea acromialis. Beidseitig entwickelte chronische Schleimbeutelentzündung

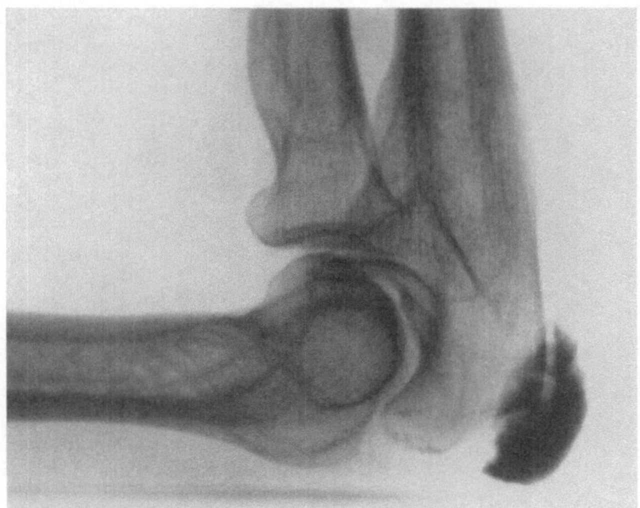

Abb. 12. Kontrastdarstellung einer chronischen Bursitis über dem Olecranon, wie sie häufig bei Schwerarbeitern beobachtet wird

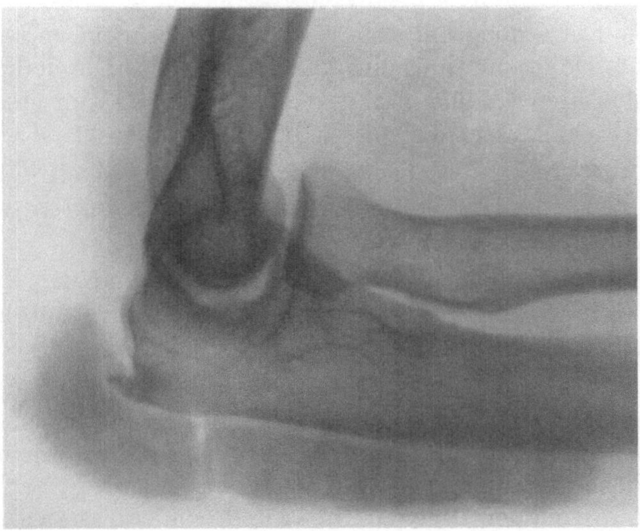

Abb. 13. Kontrastfüllung von Schleimbeuteln im Ellenbogenbereich bei einem Bergmann mit einer Untertagetätigkeit von 40 Jahren. Ausgeprägter Olecranonsporn

Verkehrsunfall an, konnten den Befund jedoch nicht durch eine feingewebliche Untersuchung erhärten. HERBST hatte 1932 in einen verkalkten Schleimbeutel vor dem Knie Abrodil injiziert, um eine Verbindung mit dem Kniegelenk auszuschließen. 1943 stellte dann SCHUMANN durch Kontrastfüllung einen Schleimbeutel der Trochantergegend dar. Er konnte damit bereits präoperativ über die Ausdehnung des Tumors Klarheit erlangen.

Ein Schleimbeutel der Kniekehle wurde schließlich 1952 von LEB mit Joduron gefüllt.

Bei den von FISCHER im Lehrbuch der Röntgendiagnostik dargestellten Schleimbeutelfüllungen handelt es sich offensichtlich um Ganglien, sowohl in der Kniekehle wie am inneren Kniegelenkspalt.

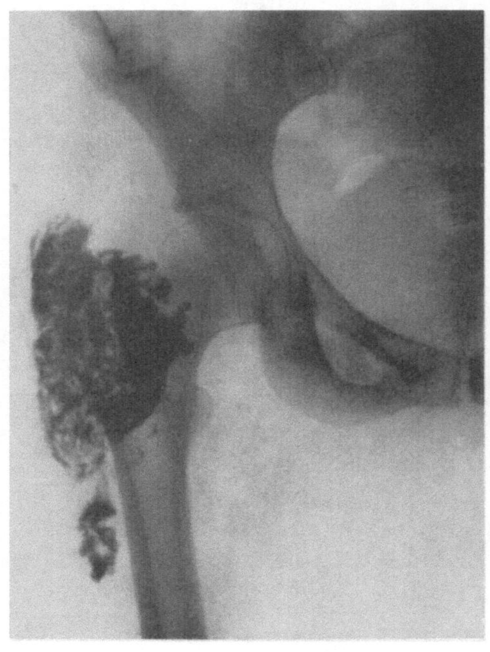

Abb. 14

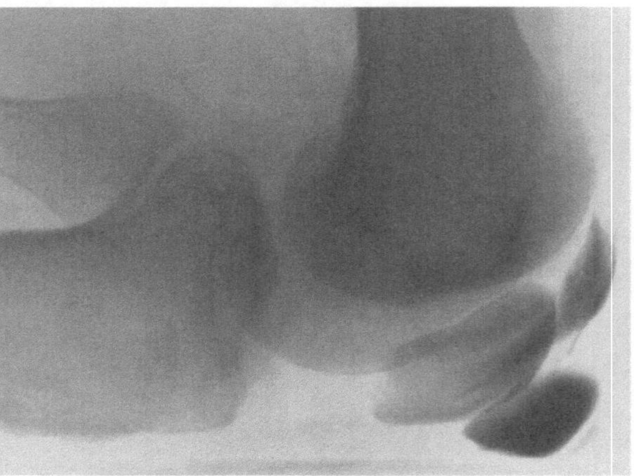

Abb. 15

Abb. 14. Kontrastdarstellung einer Bursa trochanterica. Tuberkulöse Genese. [Beobachtung SCHUMANN, Chirurg 15 (1943)]

Abb. 15. Füllung einer chronischen Bursitis supra- und praepatellaris durch eine Injektion

Um über die anatomischen Verhältnisse und die Ursache der chronischen Bursitis etwas aussagen zu können, wurden in jüngster Zeit systematisch Schleimbeutel aller Gelenkregionen von SPRINGORUM nach Kontrastfüllung dargestellt.

Technik. Nach Entfernung der Haare und Hautdesinfektion wird an der Seite der Vorwölbung mit 1 % Novocainlösung eine Quaddel gesetzt. Durch diese wird der Schleimbeutel mit einer stärkeren Kanüle punktiert. Das Punktat wird gemessen und auf Blutbeimischung untersucht (Eisengehalt).

Es folgt dann die Füllung des Schleimbeutels mit derselben Flüssigkeitsmenge. Bei größeren Bursen bedarf es nur eines Anteils an Kontrastmittel von 20 %. Der Rest besteht aus physiologischer Kochsalzlösung.

Als Kontrastmittel kommen alle wäßrigen Lösungen auf der Basis des 3,5 Dijodid-4-Pyridin-N-Acetat in Betracht, also Perabrodil, Diodrast, Umbradil, Nosydrast u. a. Wir haben neben Perabrodil und Endografin vor allem Triopac verwandt, vornehmlich aus den kleinen Ampullen, die zur Testung beigegeben werden.

Die Röntgenaufnahmen wurden grundsätzlich in zwei Ebenen gemacht, meist unmittelbar vor der Operation. Bei Darstellungen von Ellenbogen und Knie wurde zusätzlich eine seitliche Aufnahme mit aufgestütztem Gelenk gemacht. Dadurch sollten die Beziehungen zwischen der Lage der Bursa und dem stärksten Druck geklärt werden. Die Präparate wurden feingeweblich untersucht, da allzu leicht nach dem klinischen Befund Fehler unterlaufen (Atherome, Ganglien, Tumoren u.a.).

Irgendwelche Nebenwirkungen haben wir nie beobachtet, obwohl der operative Eingriff gelegentlich mehrere Tage nach der Füllung erst durchgeführt wurde. Unsere Erfahrungen stützten sich auf mehr als 100 Kontrastdarstellungen von Schleimbeuteln.

Subcutane Schleimbeutel finden sich *im Schulterbereich* nur über der Schulterhöhe, genau über dem Schultereckgelenk. Ursache der chronischen Bursitis ist hier das Tragen von Lasten. Die Kontrastdarstellung einer Bursa subcutanea acromialis zeigt die Abb. 11. Der 45jährige Bergmann gab als Ursache eine Verletzung durch Steinfall an, hatte jedoch die gleiche Schleimbeutelschwellung auf der nichtbetroffenen Seite.

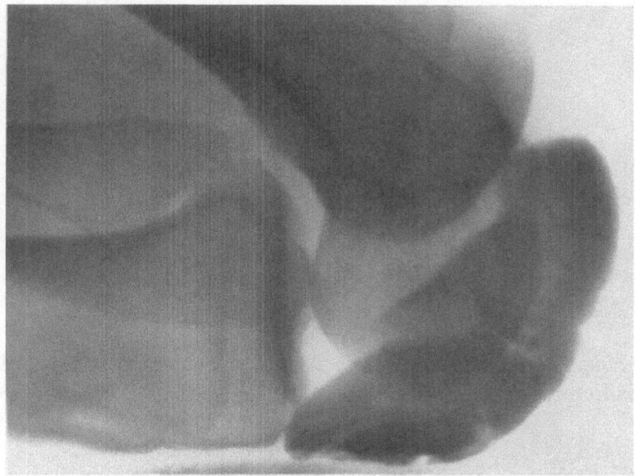

Abb. 16. Übergroßer kontrastmittelgefüllter Schleimbeutel, der die gesamte Patella umhüllt

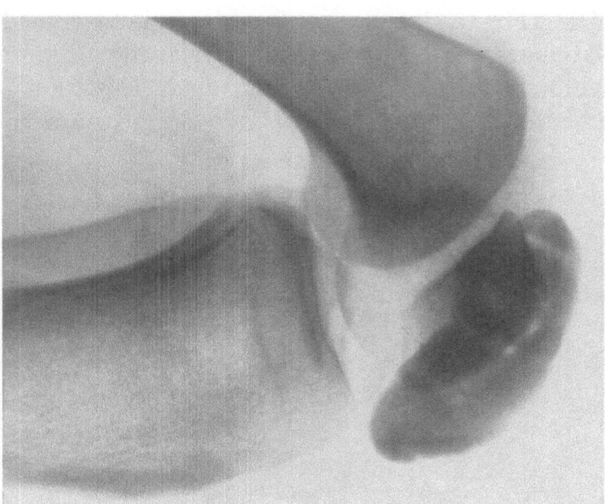

Abb. 17. Chronische Bursitis praepatellaris mit deutlich erkennbarer Balkenbildung. Kein ursächlicher Zusammenhang mit einem Unfall 3 Wochen vor der Röntgendarstellung

Am *Ellbogengelenk* treten chronische Bursitiden ausschließlich auf der Streckseite auf. Sie liegen fast nur am proximalen Ende der Ulna. Das distale Humerusende, das bei Arbeiten aufgestützt wird, ist nicht betroffen. Abb. 12 zeigt eine typische chronische Bursitis bei einem 58jährigen Bergmann, der bereits jahrelang Invalide ist. Gelegentlich nehmen die Schleimbeutel enorm große Formen an wie Abb. 13 zeigt. Bei dem 57jährigen Bergmann besteht ein Olecranonsporn, der von dem Schleimbeutel eingehüllt wird. Ein zweiter Schleimbeutel, der durch die gleiche Injektion gefüllt wurde, zieht sich weiter handgelenkwärts.

Die subcutanen *Bursen der Hüfte* sind überwiegend tuberkulöser Genese. Heute sieht man sie nur ganz selten. Von spezifisch erkrankten Schleimbeuteln hat SCHUMANN eine Bursa trochanterica gefüllt (Abb. 14). Der ausgedehnte Schleimbeutel umschließt den gesamten Trochanter. Zur operativen Entfernung leistet hier die Kontrastdarstellung besondere Dienste.

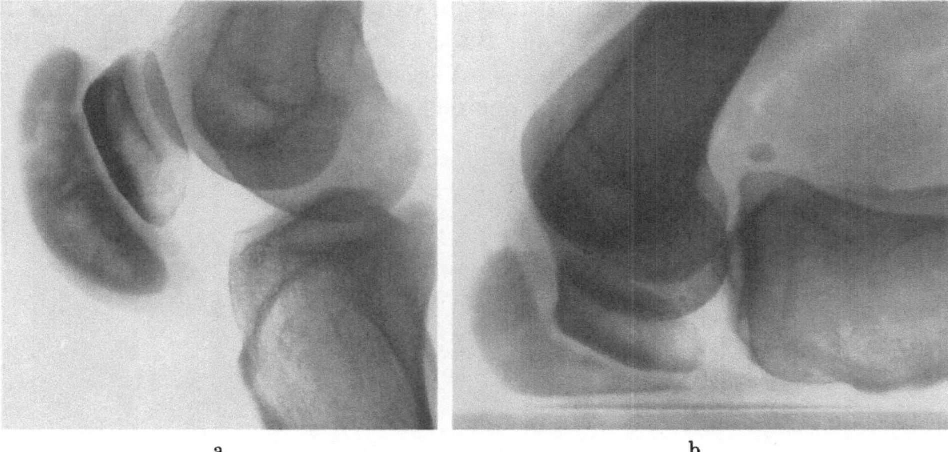

a b

Abb. 18a u. b. Darstellung der Verschieblichkeit präpatellarer Schleimbeutel. a) Seitliche Aufnahme ohne Belastung. b) Aufnahme in kniender Stellung. Der Schleimbeutel entzieht sich der Belastung

Die Hauptlokalisation der chronischen Bursitis ist heute wie früher die *Streckseite des Kniegelenkes* (bei Wehrli 55% aller Schleimbeutelerkrankungen). In einer früheren Veröffentlichung findet sich eine Abbildung der verschiedenen Schleimbeutel vor dem Knie (Springorum). Die Abb. 15 gibt die Kontrastdarstellung einer Bursa suprapatellaris und einer Bursa praepatellaris wieder, die bei einem 53jährigen Bergmann nach 13jähriger Hauertätigkeit durchgeführt wurde. Füllung aus einer Injektionsstelle. Einen großen präpatellaren Schleimbeutel bei einem 48jährigen Bergmann zeigt die Abb. 16. Die

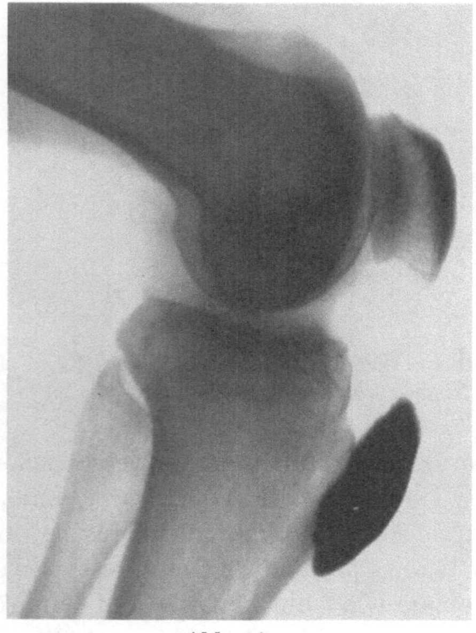

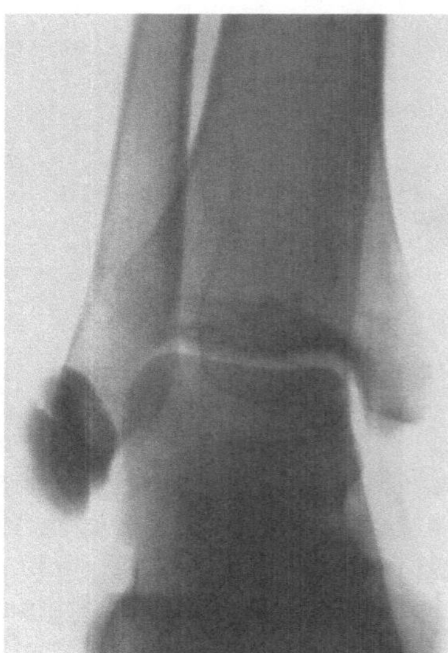

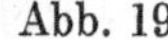

Abb. 19 Abb. 20

Abb. 19. Kontrastfüllung einer chronischen Bursitis tuberositatis tibiae. Seltener Befund an der eigentlichen Druckstelle bei kniender Tätigkeit

Abb. 20. Darstellung einer chronischen Bursitis am Außenknöchel. Berufliche Belastung bei einem jungen Bergmann

seitliche Aufnahme in kniender Stellung zeigt einwandfrei, daß der Schleimbeutel nicht durch den Druck belastet wird. Das Knie ruht auf der Tuberositas tibiae, die weit von der Bursa entfernt liegt.

Im Gegensatz zu den meist unfallfreien Vorgeschichten hatte ein 30jähriger Bergmann, dessen präpatellaren Schleimbeutel die Abb. 17 zeigt, während der Arbeit 3 Wochen vor der Kontrastdarstellung einen Stoß vor das linke Knie erlitten. Die Konturen der Bursa sind aber so wellig, daß man alte Trabekelbildungen erkennen kann, die unmöglich in so kurzer Zeit entstehen können. Auch hier liegt der Schleimbeutel weit vom Auflagepunkt entfernt.

Daß die Schleimbeutel nicht so fixiert sind, wie bisher angenommen worden war, wird in Abb. 18 gezeigt. Ein bereits $^1/_2$ Jahr bestehender Schleimbeutel, der bei einem 25jährigen Bergmann ohne Belastung die Patella nach beiden Seiten umgreift, gleitet bei Auflage im Knien deutlich proximalwärts.

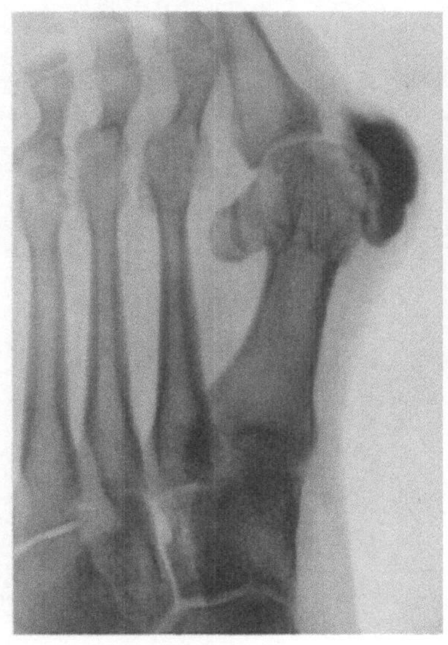

Abb. 21

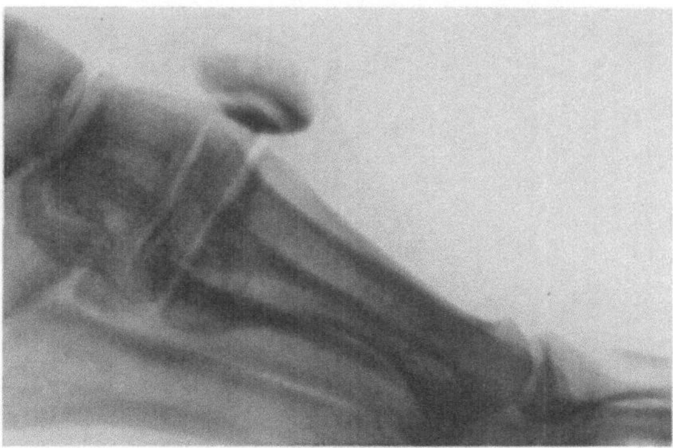

Abb. 22

Abb. 21. Typische chronische Schleimbeutelentzündung bei Hallux valgus. Kontrastfüllung bei einer 48jährigen Hausfrau

Abb. 22. Schleimbeutelbildung über einem dorsalen Fußhöcker. Der angegebene Unfall mußte als Ursache abgelehnt werden

Aber auch Schleimbeutel über der eigentlichen Belastungsstelle, die Bursa tuberositatis tibiae, zeigen in seltenen Fällen eine chronische Bursitis. Die Abb. 19 gibt einen solchen Befund bei einem 32jährigen Bergmann, der gerade 2 Jahre unter Tage gearbeitet hatte. Beschwerden bestanden seit 6 Monaten.

Noch seltener sind *chronische Schleimbeutelentzündungen in der Knöchelgegend.* Bei einem Bergmann stellten wir einen Schleimbeutel am Innenknöchel dar. Er hatte sein Preßluftgerät mit dem Fuß bedient und dadurch ein anhaltendes Scheuern am Innenknöchel hervorgerufen. Ein anderer 23jähriger Hauer hatte die Angewohnheit, in sitzender Stellung den Fuß unterzuschieben und auf dem Außenknöchel zu sitzen (Abb. 20). Genau über dem Malleolus lat. entwickelte sich eine chronische Bursitis.

Bei den bisher wiedergegebenen Schleimbeutelfüllungen handelte es sich um anatomisch angelegte Bursen, die im wesentlichen durch berufliche Überbelastung oder wiederkehrende Bagatellunfälle von einer chronisch-proliferierenden Bursitis betroffen werden. Anders liegen die Verhältnisse bei den *pathologischen Schleimbeuteln,* die sich *über Exostosen* bilden und hier die Ursachen der Beschwerden sind.

Am häufigsten wird diese Schleimbeutelentzündung über den Exostosen bei Hallux valgus beobachtet (Abb. 21). Diese Füllung stammt von einer 48jährigen Hausfrau, die bereits 2 Jahre unter Beschwerden litt. Die Fehlstellung im Großzehen-Endgelenk ist dabei gar nicht so erheblich.

Ähnliche Bursitiden finden wir regelmäßig über dem sog. Fußhöcker (Abb 22). Knöcherne Vorsprünge hatten bei diesem 28jährigen Bergmann bereits schon lange bestanden. Erst nach mehrfachen Prellungen durch fallende Kohlenbrocken entwickelte sich eine chronische Bursitis.

Nicht mehr so häufig kommen uns heute *Exostosen nach Amputation* zu Gesicht Die aperiostale Technik hat seit Jahrzehnten einen Wandel geschaffen. Falls aber Exostosen Beschwerden machen, liegt auch hier eine chronische Bursitis zugrunde. In Abb. 23 sehen wir eine Exostose am Femurstumpf. Die Amputation liegt 32 Jahre zurück. Nach der Entfernung von Exostose und Schleimbeutel trat bei dem 54jährigen Invaliden volle Beschwerdefreiheit ein.

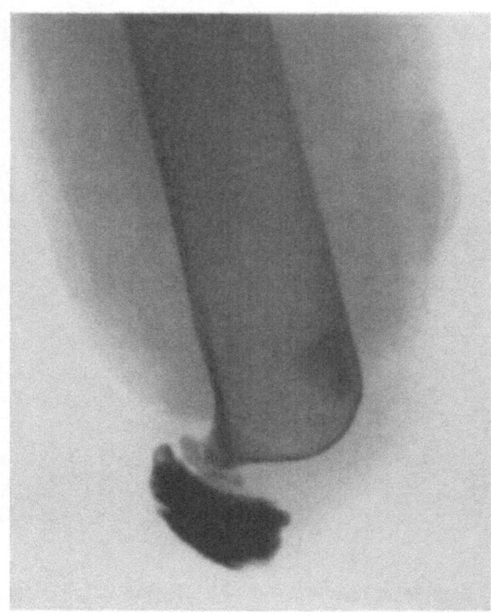

Abb. 23

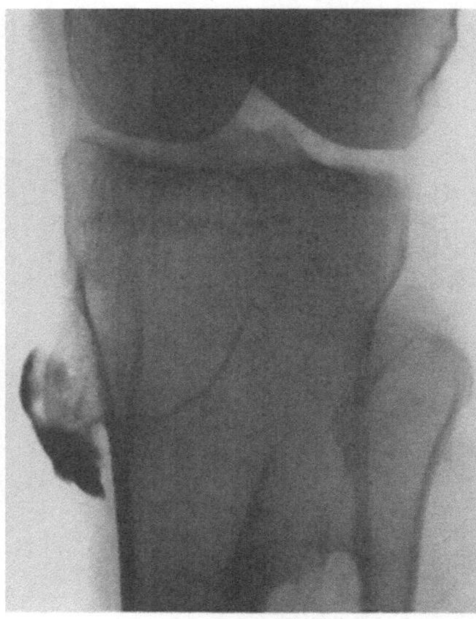

Abb. 24

Abb. 23. Chronische Bursitis über einer Amputationsexostose. Beachtenswert ist die Weichteilschwellung über dem Schleimbeutel

Abb. 24. Kontrastfüllung von Schleimbeuteln über multiplen cartilaginären Exostosen. Hereditäre Veranlagung. Keine wesentlichen Beschwerden

Daß Schleimbeutelbildungen zu jeder Exostose gehören, konnten wir an einem 35jährigen Studienrat beobachten (Abb. 24). Bei diesen sog. cartilaginären Exostosen handelt es sich um multiple Knochenneubildungen erblicher Genese. Eine dieser Exostosen war bei einem Unfall abgebrochen und wurde entfernt. Am Ober- und Unterschenkel fanden sich elf weitere Exostosen, die sämtlich von einem Schleimbeutel eingehüllt waren.

Bei den bisher bekannten radiologisch interessierenden Verkalkungen von Schleimbeuteln handelt es sich im allgemeinen nicht um primäre Schleimbeutelerkrankungen, sondern um Folgen einer neuralen Fehlsteuerung infolge von Bandscheibenerkrankungen.

Durch die Kontrastmitteldarstellung der Schleimbeutel konnte hauptsächlich erreicht werden, bereits vor der Operation exakte Kenntnis über die Ausdehnung des Schleimbeutels zu erhalten. Andererseits konnten Fragen, die im Hinblick auf die Entstehung der chronischen Bursitis von Belang sind, durch die röntgenologische Darstellung geklärt, werden, da exakte Untersuchungen über die Beziehungen zwischen Hauptdruckpunkt und Lokalisation der Schleimbeutel vorgenommen werden konnten. Letztlich konnte die bisherige Vermutung, daß für die Schmerzen bei Exostosenbildungen Schleimbeutelveränderungen verantwortlich gemacht werden müssen, durch ihren Nachweis bewiesen werden.

Literatur

ALBERTINI, A. v.: Handbuch der speziellen pathologischen Anatomie und Histologie (v. HENKE-LUBARSCH), Bd. IX, 1. Berlin: Springer 1929.

BERGEMANN, K., u. A. STIEDA: Über die mit Kalkablagerung einhergehende Entzündung der Schulterschleimbeutel. Münch. med. Wschr. **55**, 2699—2702 (1908).

BLUMENSAAT, C.: Bursitis calcarea patellaris und Peritendinitis calcarea. Zbl. Chir. **72**, 8–12 (1947).

BRONNER, H., u. K. VOSSSCHULTE: Die Erkrankungen des „subakromialen Nebengelenkes" unter besonderer Berücksichtigung der „Discuserkrankungen". Dtsch. Z. Chir. **251**, 363 bis 393 (1939).

EHRLICH, K.: Ein seltener Fall von Schleimbeutelentzündung an der Hüfte. Fortschr. Röntgenstr. **37**, 847—851 (1928).

ERB, K. H., u. W. FRIEDRISZIK: Zur Klinik der Bursitis calcarea acuta an der Schulter. Dtsch. med. Wschr. **58**, 1004—1005 (1932).

EUFINGER, H.: Über Schleimbeutelverletzungen u. -erkrankungen. Med. Klin. **52**, 1871-1876 (1957).

FISCHER, F. K.: Im Lehrbuch der Röntgendiagnostik von H. R. SCHINZ, W. E. BAENSCH, E. FRIEDE, E. UEHLINGEI. Stuttgart: Georg Thieme 1952.

GEGENBAUR, C.: Lehrbuch der Anatomie des Menschen. Leipzig: Engelmann 1909.

GRASSER, C. H.: Multiple Konkrementbildungen in den Schleimbeuteln des Schultergelenkes. Radiol. clin. (Basel) **17**, 362—364 (1948).

HAENISCH, G. F.: Über die Periarthritis humeroscapularis mit Kalkeinlagerung im Röntgenbild. Fortschr. Röntgenstr. **15**, 293—30 (1910).

— Therapeutisch-prognostische Bemerkungen zur Bursitis calcarea. Fortschr. Röntgenstr. **18**, 121—122 (1911/12).

HAGEN, J.: Klinik der entschädiungspflichtigen Berufskrankheiten. In: Handbuch der gesamten Unfallheilkunde. Stuttgart: Ferdinand Enke 1956.

HALLER, G.: Beitrag zur Kenntnis der Erkrankungen der Schleimbeutel. Virchows Arch. path. Anat. **224**, 65—71 (1917).

HELLNER, H.: Die dystrophische Verkalkung im Röntgenbild. Röntgenpraxis **14**, 1—17 (1942).

HERBST, E.: Über Schleimbeutelverkalkungen. Röntgenpraxis **4**, 1021—1028 (1932).

KELLY, P. J., W. J. MARTIN, A. SCHIRGER and L. A. WEED: Brucellosis of the bones and joints. J. Amer. med. Ass. **174**, 347—353 (1960).

KNÜPPER, H.: Bursitis calcarea subdeltoidea. Zbl. Chir. **65**, 1099—1107 (1938).

KOHLER, H.: Großes Hygrom der Sitzgegend. Dtsch. Z. Chir. **211**, 189—195 (1928).

LEB, A.: Die Röntgendiagnostik der Periarthrose und der Periarthritis. Fortschr. Röntgenstr. **77**, 525—534 (1952).

LECOCQ, E.: Peritrochanteric bursitis; report of a case. J. Bone Jt Surg. **13**, 872—873 (1931).

LOTSY, G. O.: Radiographischer Nachweis einer Bursitis subdeltoidea. Fortschr. Röntgenstr. **16**, 158—159 (1910/11).

MEHLHOP, CHR.: Beitrag zum Krankheitsbild der Lipokalzinogranulomatose. Fortschr. Röntgenstr. **83**, 706—710 (1955).

MOUCHET, A., et L. LAIGLE: Hygroma calcifle du genou. Rev. Orthop. **23**, 615—618 (1936).

PAAS, H. R., u. J. SCHÜLLER: Entstehung riesiger cystischer Tumoren durch Schleimbeutelruptur. Zbl. Chir. **57**, 2425—2430 (1930).

POHL, R.: Lipocalcinogranulomatose (eine Lipoidose). Fortschr. Röntgenstr. **76**, 523—527 (1952).

REDI, A.: Zit. nach S. RUBAŠOV.

REISCHAUER, F.: Zur Pathogenese der Epicondylitiden. Langenbecks Arch. klin. Chir. **289**, 401—410 (1958).

ROBILLARD, G. L.: Ossification of infrapatellar bursae and fat pad. Amer. J. Surg. **51**, 442 bis 444 (1941).

RUBAŠOV, S.: Bursitis peritrochanterica calcificata. Zbl. Chir. **63**, 2187—2189 (1936).

SCHAER, H.: Die Periarthritis humero scapularis. Ergebn. Chir. Orthop. **29**, 211—309 (1936).

— Tendinitis und Pseudobursitis calcarea, — nicht: Bursitis subdeltoidea calcarea. Zbl. Chir. **66**, 1126—1127 (1939).

SCHUMANN, H. D.: Zur Kenntnis der Bursitis trochanterica tuberculosa. Chirurg **15**, 327 bis 332 (1943).

SIEBNER, M.: Tuberkulöse Weichteilverkalkungen in der Hüftgegend. Röntgenpraxis **13**, 182—184 (1941).

SPEAR, I. M., and P. R. LIPSCOMB: Non-infectious trochanteric bursitis and peri-tendinitis. S. Clin. N. Amer. **32**, 1217—1224 (1952).

SPRINGORUM, P. W.: Chronische und eitrige Bursitis. Zbl. Chir. **82**, 2133—2134 (1957).

— Kontrastdarstellung von Schleimbeuteln. Zbl. Chir. **84**, 721—726 (1959).

STIEDA, A.: Zur Pathologie der Schultergelenkschleimbeutel. Langenbecks Arch. klin. Chir. **85**, 910—924 (1908).

TEUTSCHLÄNDER, O.: Die Lipoido-Calcinosis oder Lipoidkalkgicht. (Lipocalcinogranulomatose.) Beitr. path. Anat. **110**, 402—432 (1949).

VOSSSCHULTE, K.: Untersuchungen über die Bewegungsmechanik des Schultergelenkes und ihre Bedeutung für die Pathologie der Periarthritis humeroscapularis. Langenbecks Arch. klin. Chir. **203**, 43—119 (1942).

WEHRLI, J. J.: Unfallverletzungen u. Arbeitsschädigungen der Schleimbeutel. Diss. Zürich 1927.

WEISSMANN, S. L.: Les bursites calcaires de la hanche. J. Radiol. Electrol. **38**, 13—17 (1957).

WERKGARTNER, F.: Nachuntersuchungsergebnisse bei der Bursitis calcarea subdeltoidea bzw. subacromialis. Arch. orthop. Unfall-Chir. **47**, 184—187 (1955).

WESTERMANN, H. H.: Die Erkrankungen der Schleimbeutel und ihre Behandlung. Münch. med. Wschr. **86**, 810—811 (1939).

WREDE, L.: Über Kalkablagerungen in der Umgebung des Schultergelenks und ihre Beziehungen zur Periarthritis scapulo-humeralis. Langenbecks Arch. klin. Chir. **99**, 259—271 (1912).

VI. Die Röntgendiagnostik der Speicheldrüsen und ihrer Ausführungsgänge

Von

K. Pfeiffer

Mit 169 Abbildungen

Allgemeiner Teil

1. Definition, Terminologie und Stoffgliederung

Die großen Kopfspeicheldrüsen des Menschen, Glandula parotis, Glandula submandibularis (submaxillaris) und Glandula sublingualis sind aus Gründen der Strahlenabsorption normalerweise im Röntgen-Nativbild nicht zu erkennen; ihre röntgenologische Darstellung ist jedoch ähnlich wie die anderer drüsiger Hohlorgane durch die Anwendung kontrastgebender Substanzen möglich geworden. Mit Hilfe einer retrograden Kontrastmittelinstillation in die Ausführungsgänge gelingt es, die Ohrspeicheldrüse, die Unterkieferspeicheldrüse und eventuell den sog. großen Anteil der Unterzungenspeicheldrüse im Röntgenbild sichtbar zu machen. Es liegt der röntgenologischen Beurteilung der Speicheldrüsen also in erster Linie die Projektion eines Schattenbildes vom Drüsengangsystem auf eine Fläche zugrunde. Sich dieser Tatsache bewußt zu bleiben, ist für die richtige Einschätzung der Methode von ausschlaggebender Bedeutung. Weiterhin sind Rückschlüsse auf den Zustand des Drüsenparenchyms möglich und schließlich auf die exkretorische Funktion der Drüse. Das minutiöse Röntgenbild der kontrastgefüllten Speicheldrüse vermag natürlich nur morphologische Merkmale im Bereiche des Makroskopischen wiederzugeben.

Unter der Bezeichnung *Sialographie* abgeleitet von σίαλον = Speichel und γραφεῖν = Schreiben hat dieses Untersuchungsverfahren Eingang in die Weltliteratur gefunden, erstmalig so benannt von Jacobovici 1926, später so zu finden bei Rocchi 1930, Pyrah 1931, Payne 1931, Feuz 1932, Hobbs 1932, Simon 1934, Kimm 1935, Blady 1938, Hetzar 1942, Gauwerky 1948, Rose 1950 und Dechaume 1950, um nur einige Pioniere dieser Methode anzuführen. Daß die Wortbildung „Sialographie" vom sprachlichen Standpunkt aus nicht ganz zutreffend ist, leuchtet ein, da ja das *Gangsystem* und nicht der *Speichel* sichtbar gemacht wird. Tatsächlich bevorzugen deswegen einige Autoren die exaktere Bezeichnung „Sialoadenographie", so erstmalig Csillag 1934, später Yannoulis 1953, Mathis 1954 und seine Schüler Schmidt 1959 und Kornrumpf 1960. Die Bezeichnungen „Sialodochographie" (Wiskowsky 1926; Winsten 1956) und „Sialoangiographie" (Swinburne 1940) wurden aus dem gleichen Bestreben nach korrekterer Ausdrucksweise gewählt, doch der einmal allgemein eingebürgerte Ausdruck „Sialographie" dürfte wohl seinen Platz in der Literatur behaupten, nachdem er in vielen Monographien sowie den meisten Standardwerken der Fachliteratur zum feststehenden terminus technicus geworden ist. Aus dem gleichen Grund sehen wir uns berechtigt, ihn beizubehalten.

Relativ ähnlich ist die sprachliche Situation für einige spezielle termini, wie an dieser Stelle vorweggenommen werden soll. So weisen z.B. Swinburne und Rubin darauf hin, daß die Bezeichnung „Sialektasie" zur Beschreibung krankhafter Erweiterungen peripherer Speichelgangabschnitte zwar allgemein üblich geworden ist, obwohl die Bezeichnung „Sialangiektasie" bzw. „Sialdochiektasie" zutreffender ist. In der medizinischen Umgangssprache haben sich die Utilisationsformen stärker durchgesetzt. Rauch bezeichnet in Anlehnung an Guerrier die Entzündungen der Speicheldrüsen als „Sialitis", ihre stoffwechselbedingten Krankheiten als „Sialosen" und ihre Geschwulsterkrankungen als „Sialome".

In der Terminologie des zu behandelnden Stoffgebietes werden eine Reihe von Eigennamen verwendet. Dies kann wie auch sonst in der medizinischen Fachsprache zu Mißverständnissen führen. Wir geben einer deskriptiven Nomenklatur den Vorzug und verzichten möglichst auf Eigennamen, ohne die Verdienste der jeweiligen Autoren schmälern zu wollen.

Es tragen die Namen ihrer Entdecker nach dem englischen Anatomen THOMAS WHARTON (gestorben 1623) der Ausführungsgang der Glandula submandibularis, nach dem dänischen Gelehrten NIELS STENSEN (gestorben 1686) der Ausführungsgang der Glandula parotis. Im skandinavischen und angloamerikanischen Schrifttum überwiegt die Bezeichnung *Stensenscher* Gang, im deutschsprachigen die Bezeichnung *Stenonscher* Gang nach der latinisierten Form Stenonianus. Die Ausführungsgänge der Glandula sublinguales minores sind die Rivinischen Gänge, die der Glandula sublinguales maiores die Bartholinischen Gänge.

Eine geradezu verwirrende Fülle von Auslegungen hat sich um die Begriffe Mikulicz-Erkrankung, Mikulicz-Syndrom, Sjögren-Syndrom, Heerfordt-Syndrom etc. gebildet. RAUCH hat diese Erkrankungen in der Gruppe der Sialosen (Sialadenosen) zusammengefaßt, auf deren Einzelheiten gesondert eingegangen wird. Die Bezeichnung „Küttnerscher Tumor“ für entzündliche Speicheldrüsenschwellungen schlägt RAUCH vor zugunsten einer Küttnerschen Sialadenitis, unter der er nur noch die Sialomykosen der großen Speicheldrüsen verstanden wissen will, endgültig aufzugeben.

Im amerikanischen Schrifttum findet sich als Synonym für das papilläre Cystadenolymphom, einen gutartigen Speicheldrüsentumor, die Bezeichnung Warthin-Tumor.

Die Einteilung des Stoffes haben wir entsprechend unserer Aufgabe, in systematisierter Form möglichst umfassend über die Sialographie als Methode bzw. über die Röntgenuntersuchung der Speicheldrüsen und ihrer Ausführungsgänge zu berichten, anders vorgenommen als es eine monographische Abhandlung über die Speicheldrüsen selbst erfordern würde. Wir haben den Versuch gemacht, eine der röntgenologischen Betrachtungsweise adäquates Einteilungsprinzip zugrunde zu legen, das von der Beurteilung der Gestalt und der Funktion ausgeht, die Pathogenese berücksichtigt, aber ein sonst übliches Vorgehen der Einteilung nach ätiologischen Faktoren nicht primär befolgen kann. Das Röntgenbild vermag keine Auskunft über die Bakteriologie oder Histologie zu geben! Wir waren bestrebt, klinischen Gesichtspunkten genügend Platz einzuräumen und persönliche Erfahrungen an über 1000 sialographischen Einzeluntersuchungen vorzuweisen, die zum großen Teil in der Radiologischen Klinik der Leipziger Universität (Direktor Prof. Dr. W. OELSSNER) und in der Röntgenabteilung der Medizinischen Klinik und Poliklinik der Universität Münster (Direktor Prof. Dr. W. H. HAUSS) gewonnen wurden.

Im einzelnen fassen wir in einem *allgemeinen* Teil die Begriffsbestimmung, geschichtliche Daten, Bemerkungen über Anatomie und Physiologie, technische methodische Einzelheiten sowie Hinweise auf andere Untersuchungsmöglichkeiten zusammen.

Der *spezielle* Teil ist den Befunden des normalen und pathologisch veränderten Sialogrammes gewidmet. In drei Hauptkapiteln werden die Befunde bei Entzündungen, Stoffwechselerkrankungen und Geschwulsterkrankungen abgehandelt. Die Steinerkrankungen sind als wichtigste Gruppe der zur Obstruktion des Gangsystems führenden entzündlichen Leiden eingefügt. Aus differentialdiagnostischen Gründen werden besonders die Erkrankungen der Speicheldrüsenumgebung hervorgehoben. Alle Arten traumatisch bedingter Befunde fassen wir in einer letzten Gruppe zusammen.

2. Die Entwicklung der Speicheldrüsen-Röntgendiagnostik

Das erste Röntgenbild einer menschlichen Speicheldrüse ist in dem französischen Lehrbuch für Anatomie von POIRIER „Anatomie Humaine“ 1900 zu finden. CHARPY hat es nach Quecksilberfüllung einer Leichenparotis gewonnen (Abb. 1a und b). 25 Jahre vergingen jedoch, bis es gelang, sialographische Untersuchungen in die Klinik einzuführen. Für die Entwicklung der Speicheldrüsendiagnostik ist diese erste Epoche von 1900—1925 nicht bedeutungslos: Konkrementbildungen in den Speicheldrüsen lenkten mehr und mehr die Diagnostik mit Röntgenstrahlen auf diese Region; es entwickelte sich allmählich eine spezielle Einstelltechnik. Auch Weichteilschwellungen im Speicheldrüsenbereich versuchte man röntgenologisch zu analysieren (DASS 1923). Erste Impulse, zur Röntgendiagnostik der Speicheldrüsen Kontrastmittel zu verwenden, gehen auf Bemühungen zurück, die Erkennbarkeit von Steinen zu verbessern. So ist es kein Zufall, daß der um die *urologische* Steindiagnostik sehr verdiente Franzose ARCELIN 1912 versuchte, den Ausführungsgang einer Speicheldrüse mit einer 20% Wismutaufschwemmung zu füllen, was er aber wegen der schlechten Verträglichkeit nicht fortsetzte. Dies berichtete später der Schweizer Otologe BARRAUD, als er die hervorragende Serie sialographischer Arbeiten seines Schülers FEUZ 1931 eröffnete. BARRAUD hatte ebenfalls durch sein Studium der Speichelsteinerkrankungen den Weg zur Kontrastdarstellung gefunden: Eine von ihm entwickelte Methode, den Abgang von Gangkonkrementen zu forcieren, bestand darin, physiologische Kochsalzlösung in den Ductus Whartonianus zu injizieren. Der Schritt zur Kontrastmittelinstillation lag also nahe! — Auch von einem dritten Autor wissen wir, daß er aus der Sicht der Speichelsteinerkrankungen zur Kontrastdarstellung des Gangsystems gelangte: Der wohl zu Unrecht weniger zitierte Tscheche WISKOWSKY berichtete am 10. 1. 25 auf einer Sitzung der Tschechoslowakischen Gesellschaft für Oto-Laryngologie über eine geglückte „Sialodochographie" des Whartonganges bei einem Steinträger. WISKOWSKY führte seine Untersuchung vermutlich 1924 durch, das hieße

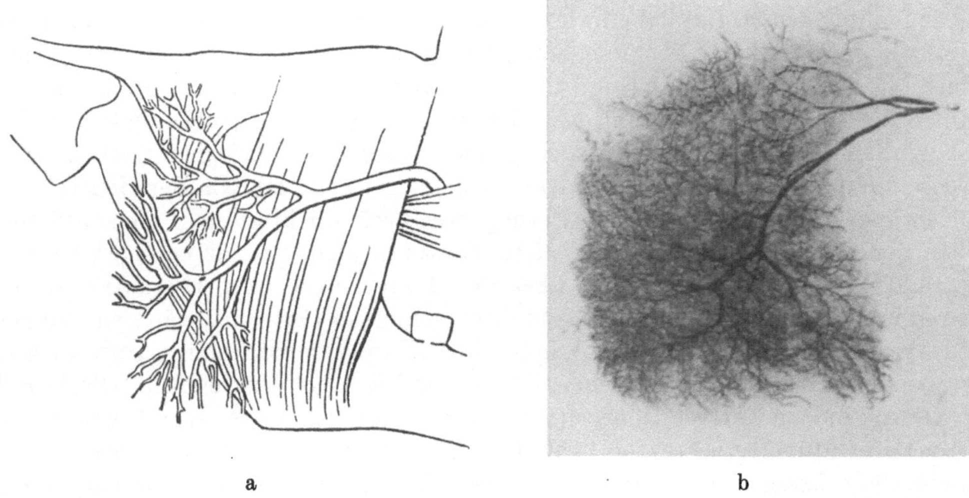

a b

Abb. 1a u. b. Aufzweigungen des Stenonganges (a) und erste Kontrastdarstellung des Gangsystems durch CHARPY. (Aus POIRIER, Anatomie Humaine 1900) (b)

also, wie auch THOMAS annimmt, zeitlich noch *vor* BARSONY. Als Kontrastmittel benutzte er das von SICARD und FORESTIER seit wenigen Jahren zur Bronchographie, Myelographie und Salpingographie empfohlene ölige Medikament Lipiodol, das zu therapeutischen Zwecken bereits vor der Jahrhundertwende hergestellt wurde. Die Einführung der öligen Kontrastmittel Lipiodol (Laboratoires ANDRÉ GUERBET et Cie), Jodipin (Merck)[1] Jodenol[1] (Bayer) bedeutete tatsächlich eine wichtige Voraussetzung für die Entwicklung der Sialographie.

Der zweite Abschnitt in der Entwicklung der Speicheldrüsendiagnostik beginnt 1925. Außer WISKOWSKY berichten damals über sialographische Untersuchungen aus Ungarn BARSONY, aus Argentinien USLENGHI, aus Schweden CARLSTEN und aus Rumänien JACOBOVICI, der bereits WISKOWSKY zitiert. BARSONY nahm als Kontrastmittel ursprünglich eine 20% Jodkalilösung, empfahl aber wegen einer nachfolgenden 1—2stündigen Facialislähmung Lipiodol zu verwenden. CARLSTEN, der einen ganz ähnlichen doppelseitigen Befund erweiterter Parotisgänge mit Lipiodolinjektion diagnostizierte, wie ihn BARSONY unabhängig hiervon mitteilte, untersuchte seinen Patienten am 1. 4. 25. JACOBOVICIs Veröffentlichung ist besonders wertvoll, weil er in einer späteren Arbeit über 7jährige Erfahrungen der routinemäßig angewandten neuen Methode berichtete und technische Einzelheiten klar schilderte. 1928 schloß sich KEITH aus der Kinderklinik Rochester mit einer Veröffentlichung über erste sialographische Untersuchungen an Kindern an, die er 1926 begann, unabhängig von CARLSTEN, wie er ausdrücklich betont. 1930 folgte eine Zusammenstellung des Italieners ROCCHI über das normale und patho-

[1] Nicht mehr im Handel.

logische Sialogramm, CARLSTEN und KEITH werden von ihm genannt. Aus England erscheinen 1931 und 1933 Sialographie-Arbeiten von PYRAH, sowie seit 1931 von PAYNE, einem hervorragenden Kenner der Speicheldrüsenerkrankungen; noch 1944 beschrieb er die Diagnostik, Einteilung und Behandlung der Speicheldrüsentumoren. Die Arbeiten von BARRAUD und seinem Schüler FEUZ wurden bereits genannt. In Amerika beschäftigten sich 1932 von HOBBS und SNEIERSON sowie BARSKY und SILBERMANN mit der neuen Methode; letztere untersuchten akute und chronische Parotisentzündungen.

In Deutschland ist die Sialographie bis dahin kaum bekannt, obwohl 1929 Boss diese Untersuchungsmethode erwähnt und 1931 FRÄNKEL sie empfohlen hat. 1932 schlägt der Chirurg LANGE vor, die Parotisgänge über eine Speichelfistel mit Lipiodol zu füllen. Diesen Gedanken greift der Chirurg und Urologe SIMON auf und berichtet in mehreren Veröffentlichungen seit 1934 über die mit seiner Untersuchungstechnik gewonnenen Erfahrungen. 1948 folgt von ihm ein Beitrag zur „Geschichte" der Sialographie. 1934 wird auf dem 4. Internationalen Röntgenkongreß in Zürich von SIMON und 1937 auf dem 5. ICR in Chicago von BLADY und HOCKER über die Sialographie vorgetragen. Inzwischen erscheinen aus Nordamerika 1935 von KIMM, SPIESS und WOLFE sowie von HARE aus Montevideo Veröffentlichungen über die Kontrastdarstellung der Speicheldrüsen. HETZARs Studien führen 1942 zu der ersten monographischen Darstellung des Stoffes. Etwa gleichzeitig hebt STEINHARDT die Bedeutung der Sialographie für die Zahn-, Mund- und Kieferheilkunde hervor und folgte damit den Demonstrationen des amerikanischen Stomatologen SCHROFF. Nach der Cäsur durch den 2. Weltkrieg setzen in vielen Ländern Studien über die Sialographie ein, wie die zunehmende Anzahl der hier nicht im einzelnen aufgeführten Veröffentlichungen erkennen läßt. Die Probleme der Speicheldrüsenphysiologie und -pathologie haben inzwischen an Aktualität erheblich zugenommen. Nicht nur die Fächer, die auf Grund der topographischen Situation sich dieser Untersuchungsmethode bedienen, z.B. die Hals-Nasen-Ohren- oder die Zahn-Mund- und Kieferheilkunde, haben sie als Methode anerkannt, sondern sie wird auch im Bereich der inneren Medizin, Pädiatrie, Chirurgie, Dermatologie und Radiologie angewandt. Die Namen PARRET, DECHAUME (Frankreich), LEROUX (Belgien), MAZZA (Italien), GULLMO (Schweden), OLLERENSHAW, ROSE (England), BLATT, RUBIN (Amerika), YANNOULIS (Griechenland) — um nur einige zu nennen — verkörpern Zentren der sialographischen Untersuchungsmethode. Zusammenfassende Darstellungen des Stoffes werden auf Symposien und in monographischer Form gegeben. So z.B. Bulletin Officiel de la Société de Stomatologie de France „Sur la Sialographie" 1950; Disorders of the salivary glands, Chicago 1956; Diagnostik und Therapie der Speicheldrüsenerkrankungen, 9. Tagung der Deutschen Gesellschaft für Kiefer- und Gesichtschirurgie, Düsseldorf 1959; Die Sialographie, HETZAR 1942; die Chirurgie der Speicheldrüsen, KÖNIG 1951; Adenosialographischer Atlas, YANNOULIS 1953; die Erkrankungen der Speicheldrüse, MATHIS 1954; Chirurgie des glandes salivaires, REDON 1955; La Scialografia, MAZZA 1955; Die Speicheldrüsen des Menschen, RAUCH 1959.

Nach Beendigung des 2. Weltkrieges setzt ein dritter Abschnitt in der Entwicklung der Speicheldrüsen-Röntgendiagnostik ein. Er ist gekennzeichnet durch

1. Zusammenfassung der bisherigen Erfahrungen und Vertiefung der Kenntnisse durch histologische Kontrolle der Röntgenbefunde, Ausbau der Biopsie. (DECHAUME u. BONNEAU 1951; GAUWERKY u. LINDEMANN 1948; LEROUX, G. F. 1947, 1948; LEROUX, L. u. CHEVALIER 1945; LEROUX, L., GAILLARD u. LEMOYNE 1950; MATZKER 1953; MAZZA 1955; PATEY u. THACKRAY 1955; PUTNEY u. CHAPIRO 1951; REDON u. GRELLET 1951; ROSE 1950; SCHULZ u. WEISENBERGER 1948.)

2. Funktionsbeurteilung an Hand der Kontrastmittelausscheidung; Vergleich der Röntgenuntersuchung mit anderen Funktionsuntersuchungen. (DIAMANT 1957; MAZZA 1955; RAUCH 1956, 1957, 1959; RUBIN 1955; RUBIN, BLATT, HOLT u. MAXWELL 1955; RUBIN u. HOLT 1957; SCHIMANSKY 1952; SEIGE u. PFEIFFER 1955.)

Tabelle 1

Nr.	Autor	Instrumentarium	Technisches Vorgehen	KM-Art und Menge	ml	System	Verschlußart	Besonderheiten, Aufnahmetechnik	Bemerkungen
1	CHARPY, Frankreich 1900			Quecksilber					Leichenparotis, anatomische Studie Abb. 1b
2	ARCELIN, Frankreich 1913			Wismut-aufschw. 20%ig				Speichelstein-patient	Unverträglichkeit des KM, Facialislähmung, Versuche abgebrochen
3	WISKOWSKY, CSR 1925		Speichelstein-operation, Whartongangfüllung, gesunde Seite mißlungen	Lipiodol					erste Darstellung des Submandibularis-Gangsystems
4	USLENGHI, Argentinien 1925	stumpfe Kanüle		Lipiodol	3	offen		Aufnahme sofort nach Zurückziehen der Kanüle	keine unangenehmen Nachwirkungen, Bedeutung für Diagnose und Topographie
5	BARSONY, Ungarn 1925	konische Kanüle	pathologische Weitstellung der Stenongangöffnung	20%ig Jodkalilösung, Lipiodol empfohlen					KM-Reizung 1—2 Std nach Jodkalilösung, Facialislähmung
6	CARLSTEN, Schweden 1926	Ureterenkatheter		Lipiodol	je 5	geschlossen	Katheter belassen	beiderseits Füllung gleichzeitig	ähnlicher Befund wie BARSONY!
7	JACOBOVICI u. Mitarb., Rumänien 1926, 1933	Spritze nach Anel, Metallkanüle, dünne Sonden	vorsichtiges Sondieren, vor Katheterung eventuell Drüsenmassage zur Papillensuche	Jodipin 20%ig, Neo-Jodipin 40%ig	P: 2,5—4 S: 1—2	offen	Tampon	P: frontal und p.a. S: frontal, p.a. und schräg	erwähnt 1, 3, 4, 5, 1937 Erfahrungsbericht nach 7 J. Routineanwendung

8	KEITH, Amerika 1928	Spritze, stumpfe Kanüle	auch gesunde Seite, vor Katheter-Dilation	Jodöl	0,5—1,5			Vergl.-Aufnahme gesunde Seite, Ausscheidungskontrolle nach 24 Std	auch feinste Gänge gefüllt, jüngster Patient 13jähriges Mädchen
9	ROCCHI, Italien 1930	2 ml-Spritze, Lumbal-Punktionskanüle mit aufgelöteter Knopfkanüle	Sekretionsanregung zur Papillensuche, Rotation der Kanüle	Jodenol 50%ig Lipiodol eventuell mit Xylol verdünnt	1,5—2 befund-abhängig	offen oder Abklemmung	mit Zungenklemme	sagittal und frontal, Unterkiefer freiprojiziert	zitiert 6, 8
10	PYRAH u. Mitarb., England 1931, 1933	modifizierte Tränengangkanüle, gebogen mit Knopf	Sekretionsanregung (Citrone) zur Papillensuche	Lipiodol	0,5—1	offen	u.a.	u.a. Submandibularis streng frontal bei angehobener Zunge	Mitarbeiter ALLISON untersuchte seine eigene Drüse Fisteldarstellung nach Kriegsverletzung
11	PAYNE, England 1931—1944	Glaskanüle, „Füllhalterpipette“		Lipiodol Füllung bis Spannungsschmerz	P: 1,5—3 S: ca. 1/2			gleichzeitige bds. Füllung nicht empfehlenswert	auch mehrmonatige Kontrastmittelverweildauer bei Ektasie ohne Folgen!
12	FEUZ, Schweiz 1932—1936	Sonden, Metallkanüle, Kocher-Klemme	Lokalanaesthesie. Dilatieren	Lipiodol Neo-Jodipin	2—4	geschlossen	Kocher-Klemme	u.a. Schrägaufnahme der UK, Axialaufnahme: vertico-mental niedervisk. Neoj. f. acinäre Füllung	Schüler von BARRAUD, Gangdarstellung: „entlaubter Baum“. Parenchymdarstellung „belaubter Baum“
13	BARSKY u. Mitarb., Amerika 1932	feine Sonde, biegsame Silberkanüle	zur Papillensuche 3,5% Jodlösung „Ektropionieren“	Lipiodol	1—1,5	offen		auf 23° Winkelbrett wie aufst. UKast.	akute Infektion als Kontraindikation angegeben
14	HOBBS u. Mitarb., Amerika 1932	Fischbeinsonden, stumpfe Kanülen	Dilatation nur wenn erforderlich, dann schrittweise	Lipiodol	2—3	offen		Sofortaufnahme mit belassener Kanüle, 15 und 45 min Aufnahme, ebenfalls Axialaufnahme	therapeutischer Effekt durch Dilatation und Instillation von 1% Mercurochromatlösung

Tabelle 1 (Fortsetzung)

Nr.	Autor	Instrumentarium	Technisches Vorgehen	KM-Art und Menge	ml	System	Verschlußart	Besonderheiten, Aufnahmetechnik	Bemerkungen
15	CSILLAG, Ungarn 1934, 1936	stumpfe Kanüle, Sonden, Klemme		Lipiodol	genügend wenn Überlauf	geschlossen	Klemme		Begründung: Sialoadenographie
16	SIMON, Deutschland 1934	Hegarstifte, Knopfkanülen	Dilatation mit Hegarstiften, eventuell Schlitzung der Schleimhaut	Jodipin, Jodipin dfl., Abrodil unzweckmäßig	2—5	geschlossen	Kanüle belassen	frontal, sagittal, Entfernung von KM-Resten durch Mundspülen vor Aufnahme	zitiert LANGE, 4. ICR, Hinweis auf Perforation durch stumpfe Kanüle
17	KIMM u. Mitarb., Amerika 1935			Lipiodol	P: 1—1,5 S: 0,5—0,75				
18	BLADY u. Mitarb.	Tränengangdilatator, stumpfe Kanüle	Lokalanaesthesie, eventuell Kaugummi oder Citrone zur Sekretionsanregung zur Papillensuche	40% Lipiodol	1—1,75	offen	Druck, Daumen, Zeigefinger	Entleerungsmodus durch Zweitaufnahme, -stereosk. Technik zusätzlich	sehr ausführliche Studien, 125 Patienten, 200 S Bericht 5. ICR
19	HETZAR, Deutschland 1942	Dilatator-Klemmen, Tränengangdilator, Kanülen stumpf, Knopf	Dilatieren vor Kanülement	Jodipin 40%ig, Lipiodol	0,5—2	geschlossen	Wachspfropfen in belassener Kanüle	zwei Ebenen, UK-Schrägaufnahme, gleichzeitige Darstellung von P + S	Monographie
20	STEINHARDT, Deutschland 1942	Kanüle mit Spezialmandrin als Knopfsonde und Schiene	stumpfe Kanüle über Schienensonde eingeschoben	Jodipin		offen geschlossen geschlossen	wenn sofort Aufnahme, Umstechung	Ausscheidungsaufnahmen, Normalentleerung: 30 min Hinweis auf Reflux	Kombination mit Funktionsuntersuchung. „Sialoskopie“

21	YANNOULIS, Griechenland 1947	Florentiner Haar, Knopfsonde, Metallkanüle	Lokalanaesthesie, Dilatation mit Florentiner-Haaren	Lipiodol	P: 1,4—1,8 S: 1,2—1,6	geschlossen	Klemme	Ausscheidungskontrolle bis 48 Std, Axialaufnahme (Hirtz-Technik)	Monographie-Atlas, siehe auch MATHIES
22	SCHULZ u. Mitarb., Amerika 1947	stumpfe Kanüle	bei Subm.-kath. eventuell Schlitzung	Jodöl	1,5—2	offen	Mulltupfer	sagittal, frontal, axial	125 Fälle, in 15 % Wharton-Gang nicht sondierbar
23	GAUWERKY u. Mitarb., Deutschland 1948	Tränengangsdilatator, stumpfe Kanülen	Sondieren, Dilatieren, Katheterismus	40 % Jodipin	0,2—0,5	offen	sofort nach Kanülenentfernung Aufnahme	Schrägaufnahme ohne wesentlichen Vorteil	Gangdarstellung
24	ROSE, England 1950, 1954, 1957	Spezialknopfkanüle, Tränengangsonden	Dilatation, nur wenn nötig, Katheterismus	Neohydriol, 10—15 min Verweildauer	2	offen	sofort nach Kanülenentfernung Aufnahme	zusätzliche Schrägaufnahme von P. + S.	vgl. auch OLLERENSHAW und „teaching notes"
25	LEROUX, Belgien 1948	Tränengangdilatator, stumpfe Kanülen	Dilatieren, Katheterismus	Lipiodol	P: 1—1,75 S: 0,75—1	offen	Tampon		
26	DECHAUME, Frankreich			Lipiodol			Abgangsklemme, Spezialpinzette	sofort 1/4, 1/2 Std und nach Stunden, eventuell Tagen	
27	WIEDEMANN, Deutschland 1951	stumpfe Kanülen	keine Dilatation	40 % Jodipin dickflüssig, auch wasserlöslich empfohlen	nach Alter 0,1—0,5	geschlossen	K. belassen Knetgummi, Pfropfen	Kontaktaufnahme, keine Komplikationen	erste syst. Kinderuntersuchung; gegen Parenchymdarstellung
28	MATZKER, Deutschland 1953	Tränengangspülröhrchen mit Mandrin	ohne Dilatation auf Mandrin als Gleitschiene	Jodipin 40 %	1,5—2		Aufnahme mit belassener Kanüle	Unterkieferschrägaufnahme	Hinweis auf Instillation von Medikamenten
29	RUBIN, Amerika 1955, 1957	Tränengangsonden mit und ohne Olive, Polyäthylenschlauch	Dilatation, Katheterismus 3—4 cm	Lipiodol 40 %, Jodochloral 27 %, Pantopaque 30 %	0,5—2 1—2	geschlossen	Zahnstocher	Aufnahme bei steigender Füllung und stimulierter Entleerung	„Secretory sialography"

Tabelle 1 (Fortsetzung)

Nr.	Autor	Instrumentarium	Technisches Vorgehen	KM-Art und Menge	ml	System	Verschlußart	Besonderheiten, Aufnahmetechnik	Bemerkungen
30	RIEDER, Österreich 1955	Ureterenkatheter, Tränengangdilatator	Katheter weit eingeführt bis Wangenmitte	Joduron 50 % Joduron 70 %	1—2	geschlossen	Spritze am Unterkiefer	unmittelbar Aufnahme nach Injektion 10—15 min p. Injektion kein KM mehr	Doppelfüllung 1. Joduron, 2. Lipiodol (zum Vergleich)
31	BATAILLE, Frankreich 1951	graduierte Sonden, Gewindespritze		Lipiodol mit 5 % Goménol	2—3	sehr langsam	15—20 min	Kontakttechnik	
32	MAZZA, Italien 1955	verschiedenkalibrige Kanülen		Lipiodol 40 %, Lipiodol 40 % F, Lipiodol Ultra-F	P: 1—2 S: 0,5—1	offen			Monographie
33	THOMAS, England 1956	Meyers Tränengangspritze, Roßhaare	Sondierung mit Roßhaaren	Lipiodol, Neohydriol, Diagnosil	1—1,5	offen	entfernt vor Aufnahme	zwischen Frontzähnen super-inferiore Aufnahme und Schrägaufnahme zusammen	auch Kinder bis 2 Jahren untersucht
34	JAENSCH, Deutschland 1957	PVC-Schlauch, Druckgerät	40 cm in Stenon-Gang	Triopac		geschlossen	50—60 min	Niederdruck-Gangfüllung, Hochdruck-Parenchymfüllung	vgl. OLLERENSHAW, Radiomanometrie
35	GULLMO, A., Schweden 1958	ohne Spritze, PVC-Schlauch mit Spezialansatz	Befestigung der Kanüle mit Klammer	Urografin 60 %, Hyopaque	über 1 nachfließend	geschlossen		am Schönanderschädelgerät, auch schräg	nur hydrodynamischer Druck

3. Anwendung wäßriger trijodierter Kontrastmittel mit entsprechenden Konsequenzen für die Untersuchungstechnik aber auch die Befunddeutung. (GULLMO u. BÖÖK-HEDERSTRÖM 1958; JAENSCH 1957; RIEDER u. VOELKEL 1955; ROMANI u. PESAVENTO 1958; SCHULZ 1961.)

4. Systematische Untersuchungen kindlicher Speicheldrüsen. (FREEMAN 1958; KREPLER 1956, 1957, 1958; WIEDEMANN 1951.)

5. Verbesserung der Untersuchungstechnik durch Spezialeinstellungen und apparative Fortschritte. (HETTLER u. LAUTH 1961; KORNRUMPF 1960; OLLERENSHAW u. ROSE 1957; PFEIFFER 1954; ROSE 1950, 1954; SEWARD 1961; THOMAS 1956.)

6. Ausdehnung der Röntgenuntersuchung auf seltenere Krankheitsbilder. (BECKER, MATZKER, RUCKES 1960; BOETTE u. WUTTGE 1958; DECHAUME, BONNEAU, PAYEN u. MME MASSE 1955; DECHAUME, GRELLET, CREPY, PAYEN, BONNEAU u. MARIE 1958; KOUMROUYAN 1948; LEHNHARDT 1957; PFEIFFER u. SEIGE 1953; PFEIFFER 1963; RAUCH 1959; RICHTER 1955; RUBIN u. BESSE 1957.)

7. Untersuchungen an Hunden. (CHRISTOPH 1956; EPSTEIN 1956; PFEIFFER, unveröffentlicht.)

Nähere Ausführungen zu den unter 1.—7. genannten Themenkreisen erfolgen in den jeweiligen Kapiteln. Daten, die die Entwicklung der Untersuchungstechnik im einzelnen veranschaulichen, gibt die Tabelle 1 wieder.

Zusammenfassend kann man die Entwicklung der Speicheldrüsen-Röntgendiagnostik in drei Zeitabschnitte gliedern.

1. 1900—1925 wird vorwiegend die zunehmende Bedeutung der Nativuntersuchung zur Steindiagnostik erkannt; erste Versuche, das Gangsystem mit kontrastgebenden Substanzen sichtbar zu machen, ein geeignetes Kontrastmittel fehlt aber noch.

2. Seit 1925 verschafft die Einführung der Jodöle in die Speicheldrüsendiagnostik der Sialographie zunehmende Anerkennung in den verschiedensten Ländern; in Deutschland setzt sich die neue Methode nur zögernd durch. Die guten Ergebnisse des zweiten Entwicklungsabschnittes, an dessen Ende HETZARs monographische Darstellung steht, widerlegen Einwände weitgehend.

3. Nach dem zweiten Weltkrieg wird die Sialographie auch in Deutschland in breiterem Umfang angewandt, wodurch neue Fragestellungen auftauchen, teilweise ausgelöst vom Ersatz der öligen Kontrastmittel durch die gewebsfreundlichen trijodierten wäßrigen Kontrastmittel.

3. Vorbemerkungen zur Anatomie und Physiologie der großen Kopfspeicheldrüsen

a) Anatomie

Die grobanatomischen Lagebeziehungen der großen paarig angeordneten Kopfspeicheldrüsen sind bereits durch ihre Nomenklatur gekennzeichnet: Glandula parotis = παρὰ ὠτός = neben (dem) Ohr, glandula submandibularis = sub mandibulam = unter dem Unterkiefer (früher submaxillaris) und glandula sublingualis = sub linguam, unter der Zunge. Sie ist die kleinste der drei großen Kopfspeicheldrüsen und liegt direkt unter der Mundschleimhaut, während die beiden anderen Drüsenpaare halb-ringförmig auf der Außenseite der Kiefer- bzw. Mundbodenmuskulatur angeordnet sind. Hervorzuheben ist ihre Nachbarschaft zu den beweglichen Skeletelementen Unterkiefer, Zungenbein und Kehlkopf sowie zum gesamten Weichteilapparat des Kopfdarmes einschließlich Zunge, Mundboden und Schlund. Diese Lagebeziehungen haben Bedeutung für den Entleerungsmechanismus der Speicheldrüsen und für die Bau- und Verlaufseigentümlichkeiten der in der Mundhöhle einmündenden Speichelwege (Abb. 2). Die Ohrspeicheldrüsen flankieren beiderseits das Gesicht, die Glandulae submandibulares sind der cranialen Partie des medialen Halsdreiecks eingelagert, die Glandulae sublinguales bilden eine kammartige Vorwölbung, die den Winkel zwischen der medialen Fläche des Unterkiefers und der

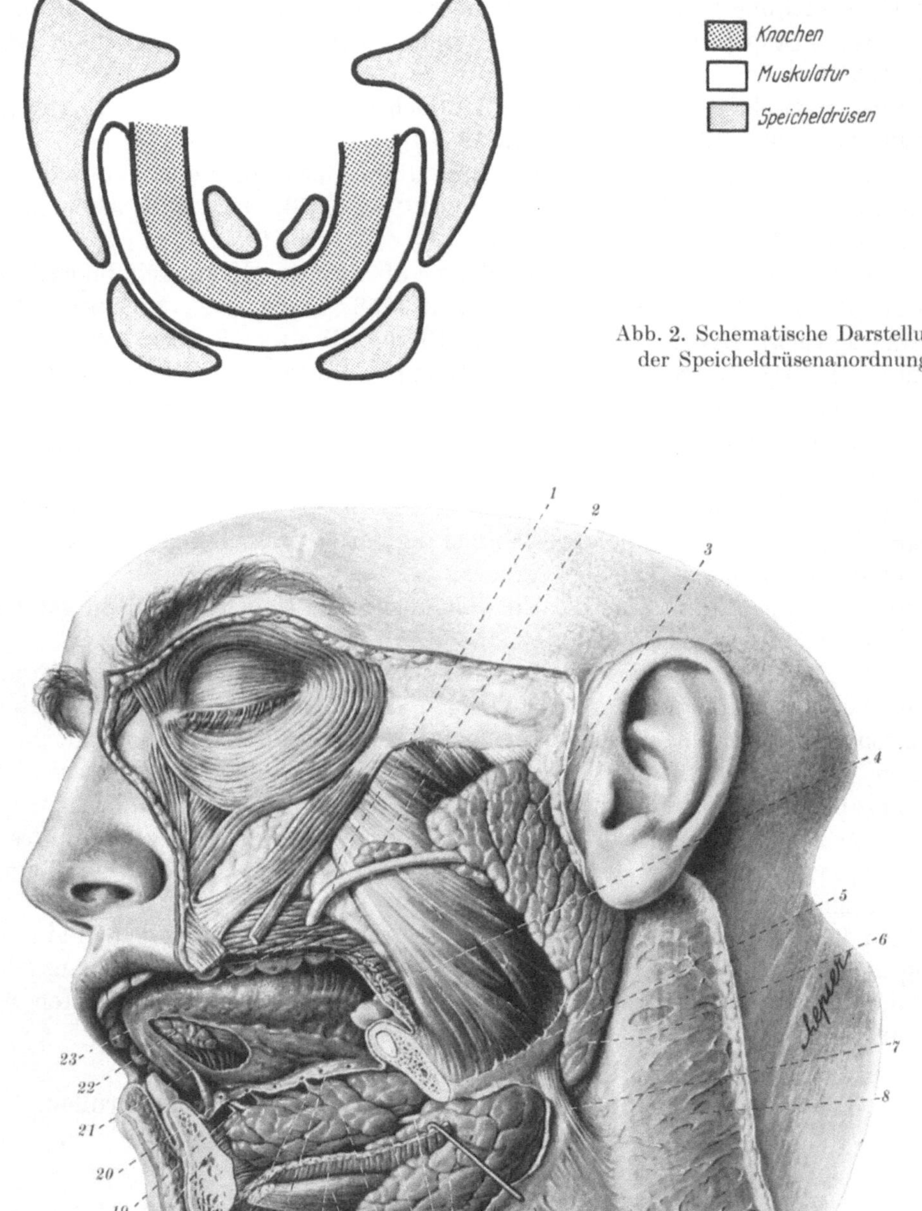

Abb. 2. Schematische Darstellung der Speicheldrüsenanordnung

Abb. 3. Die Speicheldrüsen von lateral links gesehen (nach PERNKOPF aus: HÄUPL-MEYER-SCHUCHARDT, Die Zahn-, Mund- und Kieferheilkunde, Bd. I). *1* Ductus parotidicus; *2* Glandula parotis access.; *3* Parotis (Kopfteil); *4* Masseter, M. bucinatorius (Ursprung); *5* Fascia masseterica (Schnittrand); *6* Halsteil der Parotis; *7* Tractus angul. fasc. colli; *8* Fascia colli (über M. sternocleidomast.); *9* Fascia submandibularis (Schnittrand); *10* Glandula submandibularis; *11* Ductus submandibularis; *12* Process. uncinatus der Glandula submandibularis; *13* Glandula sublingualis; *14* M. biventer (Venter mandib.); *15* M. mylohyoideus; *16* Plica sublingualis; *17* Ein Ductus subling. min.; *18* Ductus submandibularis; *19* Ductus subling. maj.; *20* Caruncula subling.; *21* Frenulum linguae; *22* Glandula ling. ant.; *23* Mündung des Ductus parotidicus

Mundbodenmuskulatur ausfüllt (Abb. 3, 4). Entwicklungsgeschichtlich entstammen die großen Kopfspeicheldrüsen dem ektodermalen Mundbodenepithel. Der spätere Ausführungsgang zeigt den Weg, auf dem von Epithelknospen aus solide Stränge in die Tiefe gewachsen sind. Die früheste Speicheldrüsenanlage (Glandula submandibularis) findet sich beim 6 Wochen alten Keimling. Die feingewebliche Entwicklung der Speicheldrüsen ist zum Zeitpunkt der Geburt noch nicht abgeschlossen. Die Umstellung der Ernährungsweise im Säuglings- und Kleinkindesalter hat allem Anschein nach Beziehung zur Differenzierung des Drüsenparenchyms, auch beim Erwachsenen verändern alimentäre Einflüsse (Hunger, Fettsucht) die Speicheldrüsen.

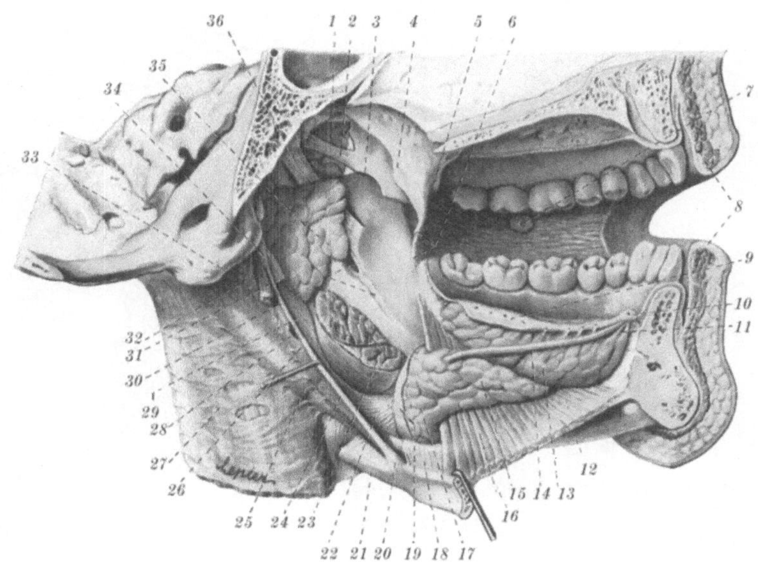

Abb. 4. Die Speicheldrüsen von medial dargestellt (nach PERNKOPF aus: HÄUPL-MEYER-SCHUCHARDT, Die Zahn-, Mund- und Kieferheilkunde, Bd. I). *1* Parotis (Kopfteil durch die Incisura mandib. sichtbar); *2* Lig. pterygospinale; *3* Laterale Lamelle des Proc. pterygoides; *4* Mediale Lamelle des Proc. pterygoides; *5* Sulcus hamuli; *6* Hamulus pterygoid. und Rhaphe bucipharyng. (mit Ursprung des M. bucinatorius); *7* Papilla parotidica; *8* Gland. labial.; *9* Plica subling. (m. Mündung des Ductus subling. min.); *10* Caruncula sublingual.; *11* Ductus subling. maj.; *12* Biventer (v. mandib.); *13* Glandula sublingual.; *14* Ductus submandib.; *15* Proc. uncinat. der Glandula submandib.; *16* M. mylohyoid.; *17* Glandula submandib.; *18* Fascienschlinge für Sehne des Biventer; *19* Dünnes, fasciales Dach des Spatium interfasc. submandib. (Schnittlinie zwischen Spat. parapharyng. cranii und Fossa submandib., an das Lig. stylomandib. ventral. anschließend); *20* Cornu min.; *21* Cornu maj. (ossis hyoid.); *22* Lig. stylomandib.; *23* M. pterygoid. med. (Ansatz am Angulus); *24* Lig. stylohyoid.; *25* M. sternocleidomastoid., v. der Fascia colli überkleidet; *26* M. stylohyoid. von der Fascia colli überkleidet; *27* M. biventer (v. mastoid.); *28* Loch i. d. Fascia colli (retromand. f. d. A. car. ext.); *29* Lig. stylomandib. (styloangulare): *30* Foramen mandib. und Sulcus n. mylohyoid. am R. mandib.; *31* M. styloglossus u. stylopharyng. (abgeschn.); *32* Parotis (Proc. submuscul., zwischen M. sternocl. mastoid. u. Biventer), durch die Fascia retromandib. durchscheinend; *33* Condylus occipit.; *34* Proc. styloides; *35* Parotis (Proc. parapharyng.); *36* Lig. sphenomandib.

Die *Glandula parotis* ist die größte der Kopfspeicheldrüsen, sie wiegt 20—30 g und füllt die sog. Parotisloge aus. Bei seitlicher Aufsicht dehnt sich die etwa länglich-ovale Drüse cranial bis zum Jochbein aus, caudal mit ihrem Proc. cervicalis bis in die Gegend des äußeren Kieferwinkels und nach dorsal bis zum äußeren Gehörgang bzw. Mastoidfortsatz, z. T. vom Vorderrand des M. sternocleidomastoideus überlagert. Ventral liegt die Parotis dem M. masseter auf und umgreift den Hinterrand des aufsteigenden Unterkieferastes nach medial, wobei ihr retromandibulärer Anteil zapfenförmig in die Fossa retromandibularis einragt und je nach Ausbildung bis in den Parapharyngealraum reichen kann. Eine derbe Kapsel — Fascia parotidea, mit der Fascie des M. masseter zusammenhängend — umscheidet die Parotisloge, läßt jedoch einen Bezirk, den Zugang zum Spatium parapharyngicum, offen (Abb. 5). Die Fascienlücke zwischen dem Hals des

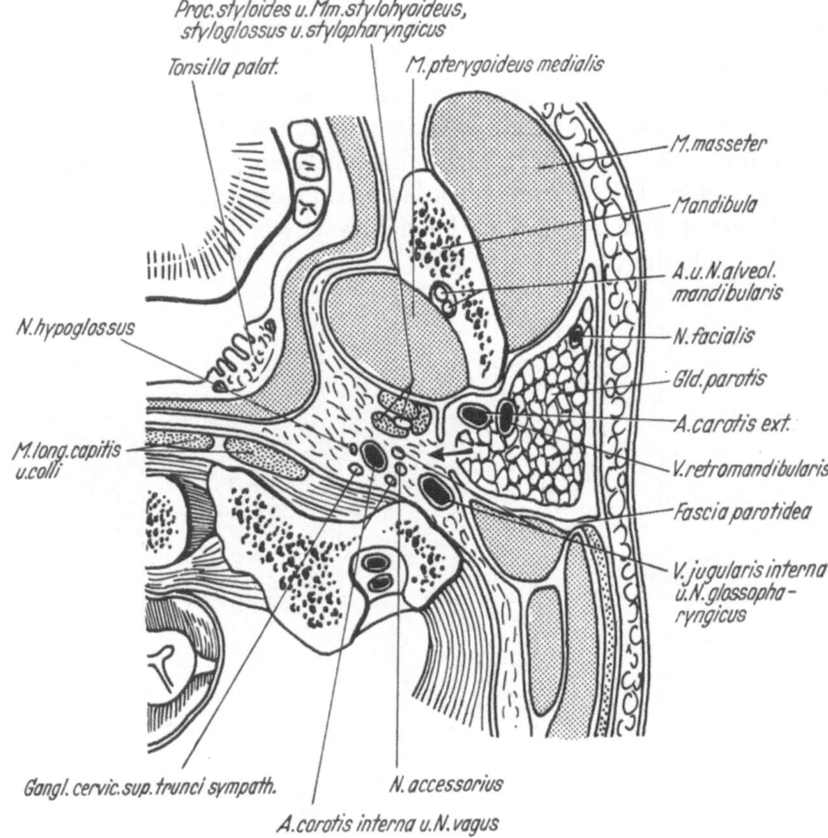

Abb. 5. Parotisloge und Topographie des Spatium parapharyngicum (nach Corning)

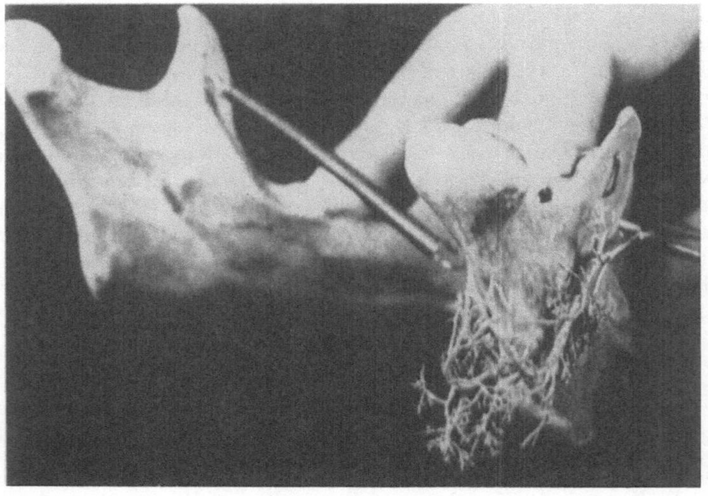

Abb. 6. Metallausgußpräparat des Gangsystems der rechten Parotis; ein „Isthmus" fehlt (nach Winsten und Ward)

Capitulum mandibulae und dem Ligamentum sphenomandibulare wird von der Arteria und Vena maxillaris interna sowie dem Nervus auriculotemporalis durchzogen.

In der Parotisloge verlaufen außerdem streckenweise die Arteria carotis externa, die Vena facialis posterior (nach neuer Nomenklatur Vena retromandibularis) und der Plexus parotideus des Nervus facialis = Pes anserinus. Viele Lymphbahnen aus dem Abflußgebiet des äußeren Ohres, der Augenlider, der Nasenwurzel, aus Anteilen der Wangen und Zunge passieren die Parotisloge, in der Parotis befinden sich oberflächliche und tiefe Lymphknoten. Von allergrößtem klinischen Interesse ist der Verlauf des Nervus facialis innerhalb der Parotis, wie MIEHLKE unlängst monographisch zusammengefaßt hat. In diesem Rahmen ist zu erwähnen, daß eine umfassende Diskussion über die sog. Zweilappenstruktur der Parotis entstanden ist. Ihr liegt die durch viele Präparationen gestützte Anschauung zugrunde, daß ein großer oberflächlicher Lappen durch einen Isthmus mit einem kleineren tiefen Lappen brückenartig verbunden ist. Den Zweilappenbau hat man mit der Form eines „H", oder eines Kragenknopfes bzw. eines Sandwich verglichen. Zwischen beiden Drüsenlappen breiten sich die Facialisäste etagenförmig gewissermaßen wie der Schinken zwischen den Brotscheiben aus. Andererseits wird dieser Auffassung widersprochen und die Zweilappenbildung weitgehend als präparativ-operatives Ergebnis betrachtet. Die Präparation wird durch die interlobäre jedes Gefäß und jeden Nerven umscheidende Bindegewebsschicht begünstigt, wonach sogar eine präparative Abgrenzung der einzelnen Drüsenlappen und -läppchen möglich sein soll; die bindegewebigen Septen ragen bekanntlich von der Fascie in die Tiefe. — Metallausgußpräparate an der Leichendrüse (Abb. 6) und Parotis-Sialogramme in drei Ebenen (sagittal, frontal, axial) (Abb. 18) lassen eine *grobmakroskopische* H-Form zumindest *nicht* nachweisen. Die praktisch chirurgischen Erfahrungen scheinen aber zu bestätigen, daß es zweckmäßig ist, an dieser Zweilappenstruktur der Parotis festzuhalten (BECKER). Die verschiedenen Anastomosetypen des N. facialis und die rankenartige Umflechtung des Nerven durch Drüsengewebe sind durch die Ontogenese zu erklären (WINSTEN). Die Blutversorgung der Glandula parotis erfolgt — ebenfalls entwicklungsgeschichtlich bedingt (DABELOW, LÖWENCRON) — nach einem sog. dezentralisierten Typ über 7—11 Äste der A. transversa faciei und aus Ästen der A. carotis externa sowie A. temporalis superficialis. Sie verzweigen sich in Anlehnung an die Aufgliederung des Ausführungsgangsystems. Für das operative Vorgehen und angiographische Bemühungen zur Diagnostik der Parotisregion (SCHEUNEMANN) ist dieser Sachverhalt wichtig.

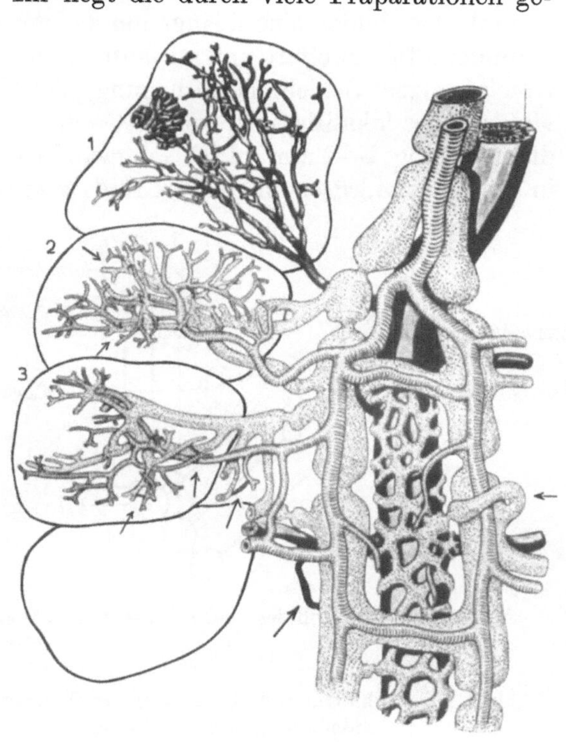

Abb. 7. Schema des Baues, insbesondere der Gefäßarchitektur der Glandula submandibularis des Meerschweinchens, Arterien gestrichelt, Venen punktiert, Anastomosen schwarz (Pfeile). Läppchen 1: Korrosion des Drüsenbaumes; Läppchen 2: Dichotome Verzweigung des Gefäßbaumes. In Richtung der Pfeile arteriovenöse Anastomosen, mit Leselupe erkennbar. Abfluß durch zwei breite Venen, darunter eine Knopflochvene schon innerhalb des Lobulus. Läppchen 3: Abführende Vene = Drosselvene (Einschnürung). Der Venenplexus des Ausführungsganges ist nur teilweise dargestellt. Pfeil rechts: Anschluß dieses Plexus an das Ringvenennetz des Hilus durch eine Drosselvene (Einschnürung). Nach SPANNER, 1942

An der Innervation der Drüsen sind sensible, parasympathische und sympathische Nerven beteiligt. Die sensiblen Nervenfasern bringt der zur Schläfengegend aufsteigende N. auriculotemporalis, zu dem parasympathische Fasern über die Jakobsonsche Anastomose aus dem bulbären Speichelkern gelangen. — Auf dem Weg von Anastomosen mit Facialis-Ästen gelangen sie zu den Drüsenläppchen. Die sympathischen Fasern stammen aus dem Geflecht, von dem die A. temporalis superficialis umsponnen ist.

Der Ausführungsgang der Glandula parotis, Stenonscher Gang, verläßt überlagert vom oberflächlichen Drüsenanteil den vorderen Drüsenpol am Übergang vom mittleren zum cranialen Drittel in ventraler Richtung. Sein Verlauf folgt einer Verbindungslinie zwischen äußerem Gehörgang und Oberlippe. Im sanften Bogen umgreift er, auf dessen Fascie liegend, den Massetermuskel, biegt am Vorderrand des Massetermuskels nach medial in die Tiefe um und durchbohrt den Bichatschen Fettkörper und M. bucinatorius. Seine Fasern bilden eine Zwinge um das vordere Gangende. Der letzte Gangabschnitt ist ampullenartig erweitert und verläuft unter der Mundschleimhaut bis zu einer flachen bis zipfelförmigen Schleimhauterhebung, der Papille, die gegenüber des zweiten oberen Molarzahnes lokalisiert ist. — Die Gesamtlänge des Ausführungsganges beträgt 5—6 cm, die Lichtung 1—2 mm. Die Gangwände sind von einem geschichteten Plattenepithel, in das Schleimdrüsen eingelagert sind, ausgekleidet; die Wand besteht aus mehreren z. T.

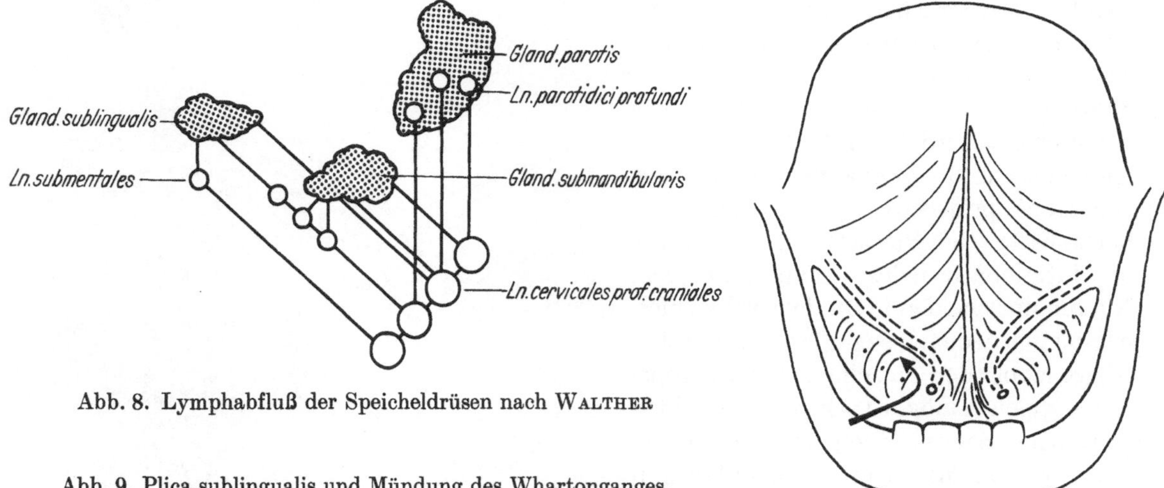

Abb. 8. Lymphabfluß der Speicheldrüsen nach WALTHER

Abb. 9. Plica sublingualis und Mündung des Whartonganges, Sondierung in Pfeilrichtung

Abb. 9

konzentrisch, z. T. längs, z. T. spiralig verlaufenden Faserzügen, jedoch keiner eigentlichen Muskelschicht. — Entlang des Weges können an Zahl und Größe variabel akzessorische Drüsen liegen und in den Hauptgang einmünden.

Die *Glandula submandibularis* (früher submaxillaris) liegt als abgeflachtes Oval von Kastaniengröße und 10—20 g Gewicht an der caudalen Fläche des M. mylohyoideus in einem dreieckförmigen Feld. Dieses wird nach *lateral* vom horizontalen Unterkieferast, nach *medial* und *ventral* vom vorderen Bauch des M. biventer (M. digastricus) und nach *medial* und *dorsal* von dessen hinteren Bauch begrenzt. Die von ihrer Kapsel umhüllte Drüse wird von der Fascia colli superficialis und dem Platysma überdeckt. Nach dorsal kann die Glandula submandibularis bis an die Parotisloge heranreichen (processus posterior) bzw. bis in die Tonsillen einragen. Ein processus uncinatus umgreift häufig hakenförmig den Hinterrand des M. mylohyoideus, dem Ausführungsgang folgend. Der schwanzförmige auf dem Mundbodenmuskel gelegene Drüsenanteil läßt sich mitunter bis zur Glandula sublingualis verfolgen, sein Ausführungsgang verläuft gestreckt und mündet am sog. Hilus der Glandula submandibularis, also unterhalb des Knies in den Whartongang ein, seltener oberhalb des Knies.

Die Blutversorgung erfolgt über die A. facialis nach einem sog. *zentralisierten* Verteilungstyp (DABELOW, LÖWENCRON). Funktionell bedeutungsvoll sind zahlreiche Anastomosen (SPANNER), Abb. 7. Für operative Eingriffe wichtig ist, daß die A. facialis (früher maxillaris externa) streckenweise der medialen Drüsenfläche anliegt oder in die Drüsenmasse aufgenommen werden kann. Die Arterie überkreuzt den tiefer gelegenen N. lingualis. Durch die Submandibularisregion ziehen ferner viele Lymphbahnen, deren oberflächliche und tiefe Lymphknoten wichtige Schaltstellen für die Lymphgefäße der Lippen, der äußeren Nase, der Zunge, der Tonsillen, des Gaumens der gleichen und kontralateralen Seite darstellen (Abb. 8). Wie die Glandula parotis ist auch die Glandula submandibularis sensibel, parasympathisch und sympathisch innerviert. Die sensiblen Bahnen verlaufen im N. lingualis, die parasympathischen gelangen vom oberen Speichelkern kommend über die Chorda tympani zum N. lingualis, die sympathischen werden von dem Geflecht abgegeben, das die A. facialis umspinnt.

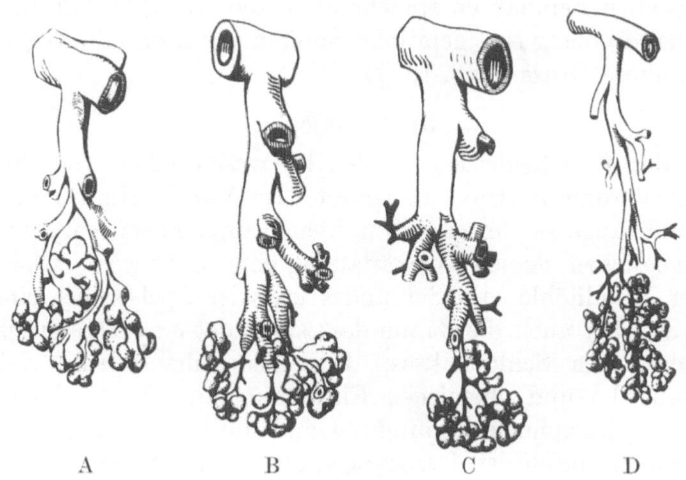

Abb. 10. Schema des Baues der Speicheldrüsen. A Glandula sublingualis; B Glandula submandibularis; C Glandula parotis; D Pankreas. Ausführungsgang: weiß; Sekretrohre: gestreift; Schaltstücke: schwarz; seröse Zellen eng punktiert. Muköse Zellen (nur in A und B): weit punktiert (Schwarzweißumzeichnung). Aus BRAUS, Anatomie des Menschen, 1924

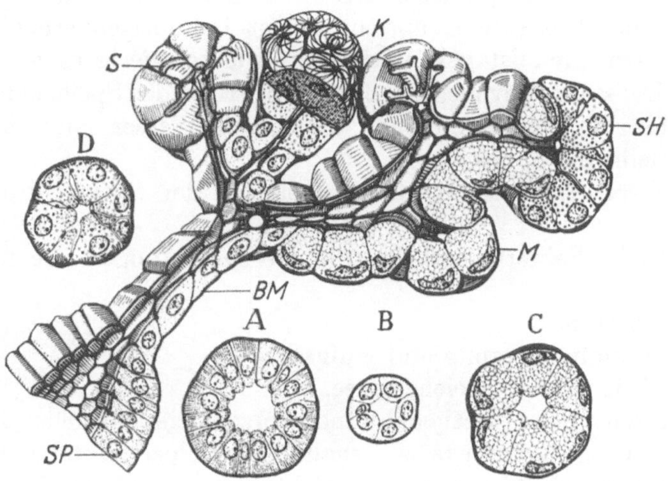

Abb. 11. Modell der Endverästelung eines Drüsenschlauches (Glandula submandibularis) bei starker Vergrößerung, daneben Querschnitte verschiedener Drüsenabschnitte (A—D). Querschnitte: A Speichelrohr mit Streifung des Cytoplasmas; B Schaltstück; C muköser Endschlauch; D seröses Endstück. Modell: *SP* Speichelrohr, daran anschließend Schaltstück; *BM* Basalmembran; *M* muköse Drüsenzellen; *SH* seröser Halbmond; *K* Korbzellen; *S* Sekretcapillaren (Schwarzweißumzeichnung). Aus BRAUS, Anatomie des Menschen, 1924

Der Ausführungsgang der Glandula submandibularis, Whartonscher Gang, verläßt die Drüse an der medialen Seite des cranialen Poles, umgreift aus der Tiefe kommend den Hinterrand des M. mylohyoideus — sog. Gangknie — und zieht auf dem Mundbodenmuskel lateral von der Glandula sublingualis und medial von der Zunge flankiert nach ventral. Die punktförmige Mündung des Ganges liegt durch eine flache Papille gekennzeichnet am medialen, dem Frenulum linguae benachbarten Ende des Schleimhautkammes der Unterzungenspeicheldrüse, Plica sublingualis (Abb. 9). Er nimmt in unmittelbarer Papillennähe den Ausführungsgang des Majorteiles der Glandula sublingualis, den

Bartholinischen Gang auf, während die übrigen ca. 8—20 Ausführungsgänge des Minoranteils der Glandula sublingualis in Reihe angeordnet getrennt auf dem Sublingualiskamm ausmünden. Der Wharton-Gang ist 5—6 cm lang, im Kaliber weiter als der Stenon-Gang, akzessorische Drüsengänge sollen nach Hetzar nicht in ihn einmünden, er ist dünnwandiger und besitzt ebenfalls keine Wandmuskulatur.

Ihrem histologischen Feinbau entsprechend ist die Glandula parotis eine rein seröse, die Glandula submandibularis eine gemischte serös-muköse und die Glandula sublingualis eine vorwiegend muköse Drüse (Abb. 10, 11).

b) Physiologie

Die Aufgaben der Speicheldrüsen werden im wesentlichen von ihrer funktionellen Zugehörigkeit zum Verdauungstrakt bestimmt. Im Vordergrund stehen die gesteuerte Sekretbereitung und -abgabe, um eine Durchfeuchtung, Formierung und Gleitfähigkeit des Bissens zu ermöglichen, dessen Vorverdauung eingeleitet wird. Gleichzeitig stellt die Feuchthaltung der Mundhöhle, des Schlundes und der Speiseröhre einen Schutzfaktor für die Schleimhaut, aber auch die Zähne dar; sie bildet eine Teilvoraussetzung für den harmonischen Ablauf des Schluckaktes. Der Schleimhautschutz richtet sich gegen thermische, mechanische und chemische Einwirkungen. Die Schleimhautbefeuchtung begünstigt ferner die Geschmacksempfindung und unterstützt somit eine Selektion der Nahrung, übt aber auch durch den Lysozymgehalt eine bactericide Wirkung aus.

Die täglich von allen Speicheldrüsen in das Cavum oris abgesonderte Speichelmenge von ca. 1,5 Liter macht etwa ein Viertel des täglichen Gesamtverdauungssaftes von ca. 6 Liter aus. Etwa ein Drittel des Speichels liefern die Ohrspeicheldrüsen, etwa zwei Drittel die Unterkieferdrüsen. Die Menge des produzierten Speichels ist vom Tages- und Nachtrhythmus, wohl auch dem der Jahreszeiten und der Ovarialtätigkeit abhängig, aber auch von Alter und Geschlecht, und unterliegt im übrigen erheblichen individuellen Schwankungen; hierdurch ist gekennzeichnet, wie schwierig es ist, einen Normbegriff aufzustellen. — Die starke psychogene Beeinflußbarkeit der Speicheldrüsen findet sprachlichen Niederschlag in Redewendungen wie: „Das Wasser läuft einem im Mund zusammen“, „Es bleibt die Spucke weg“ etc.

Im einzelnen soll auf folgende Gesichtspunkte der Speicheldrüsenphysiologie eingegangen werden:

1. Die eigentliche Sekretionsarbeit, d.h. die Zelleistungen, die notwendig sind, um Sekret zu bilden,
2. den Sekretabstrom,
3. die Sekretzusammensetzung und -aufgaben,
4. andere Funktionen der Speicheldrüse.

Mit Hilfe verschiedener Methoden und Forschungsrichtungen hat man versucht, Einblick in diese Fragenkomplexe zu erhalten (tierexperimentell, elektrophysiologisch, neurologisch, biochemisch, histochemisch, elektronenmikroskopisch).

Zu 1. Es darf als gesichert gelten, daß die Absonderung von Speichel nicht Ausdruck einer Filtration, sondern einer aktiven Zelleistung ist, und zwar einer Funktion, sowohl der Drüsenendstückzellen wie der Zellen bestimmter Gangabschnitte. Diese wirken an der Zusammensetzung und Bereitung des Speichels nach neueren Vorstellungen in ähnlicher Weise mit, wie das bei der Harnbereitung in der Niere der Fall ist. So wird ein primärer Acinusspeichel und ein Sekundärspeichel der Drüsenschläuche unterschieden. Besonderen Einblick in die Leistungen der sehr großen Drüsenzellen (Synthese-Speicherung der Prosekrettröpfchen und gesteuerte Abgabe des Primärspeichels) ermöglichten elektronenmikroskopische Untersuchungen (Ferner u.a.). Hiernach hat die Basalstreifung der Zellen der Sekretröhren = Streifenstücke Bedeutung für die Einflutung oder Rückresorption von Wasser und gelösten Stoffen analog der Nierenkanälchenfunktion der Hauptstücke. Die sekretorische Funktion der Sekretrohrepithelien gilt wegen der Anwesenheit von Vacuolen und Sekretvorstufen als gesichert. Die Absonderungsarbeit der mukösen Drüsenanteile ist bisher noch kaum erforscht. Immerhin ließe sich unter Zugrundelegung der Heidenheimschen Verschleimungstheorie nach Benninghoff für die Funktion folgern, daß von den kappenartig aufsitzenden Drüsenzellen (seröse Halbmonde) eine Sekretion zur Verdünnung und zum Transport des viscösen Schleimes erfolgt.

Zu 2. Für den Sekretabtransport sind eine Reihe von Faktoren maßgebend: Contractile Elemente finden sich als Myoepithelien zwischen Drüsenzellen und Basalmembran (Korbzellen der serösen Endstücke), als breite Spindeln an den Schleimschläuchen mit besonders reichlichem Gehalt an Fibrillen. Eine Tonusreglerfunktion der Korbzellen wird angenommen, weil die Schaltstücke an sich sehr dünnwandig sind, obwohl sie einem erheblichen Druck ausgesetzt sind (der Sekretionsdruck kann den Blutdruck übersteigen!). Eine Schleusen- bzw. Widerstandsreglerfunktion wird in der unterschiedlichen Engstellung der Schaltstücke gesehen (1—11,7 μ nach ZIMMERMANN). Schaltstücklänge und Viscosität des Sekretes stehen offensichtlich in einer umgekehrten Proportion, auf diese Weise kann trotz verschiedener Weglänge und verschiedener Zusammensetzung des Sekretes ein gleichzeitiger Sekretaustritt ermöglicht werden. Weiterhin wird eine rhythmische Sekretion angenommen, wonach einzelne Drüsenpartien sich in der Funktion mit benachbarten Acinusgruppen abwechseln, eine Arbeitsweise, die ohne eine merkliche Änderung des Gesamtvolumens der Drüse möglich ist und einen Läppchenbau zur Voraussetzung hat. Der Läppchenbau garantiert auch eine plastische Verformbarkeit der Gesamtdrüse. Diese erfolgt sicher durch Melkbewegungen seitens der Kau- und Schlundmuskulatur beim Kau- und Schluckakt. Eine aktive Kontraktilität der Hauptgänge scheint nicht zu bestehen. Die Sekretionsarbeit läßt sich durch Registrierung der Aktionsströme kurvenmäßig erfassen.

Zu 3. Es ist seit langem bekannt, daß Sekretion und Zusammensetzung des Speichels durch sehr verschiedene Faktoren beeinflußt werden. Auch die Zusammensetzung des Speichels hängt z.T. von der Art des Reizes ab. Im einzelnen lassen sich in diesem Rahmen die unzähligen Untersuchungen, die sich auf die Speichelbereitstellung nach adäquaten Reizen beziehen, nicht erwähnen. Neben mechanischer, chemischer und physikalischer Reizung spielen auch psychische Alterationen eine große Rolle. Die Hauptschwierigkeit zur Ermittlung physiologischer Werte liegt darin, daß viele künstlich gesetzte Reize unphysiologisch sind, sei es in der Dosierung als einmalige Stoßreizung (Pilocarpin) oder nur in sehr einseitiger Wirkungsweise (elektrische Reizung etc.). Aus der Zusammensetzung des Reizspeichels läßt sich deshalb nicht ohne weiteres auf die Zusammensetzung des physiologisch abgesonderten Speichels rückschließen. Eine weitere Schwierigkeit besteht darin, sog. Ruhespeichel zu gewinnen. Nach neueren Forschungen ist allein der Mensch in der Lage, Ruhespeichel zu produzieren. RAUCH hat ausdrücklich auf diese Problematik hingewiesen. Er hat in seiner Monographie zahlreiche Einzeldaten, die über die Physiologie und Pathophysiologie der Speicheldrüsen existieren, zusammengefaßt und durch eigene grundlegende Untersuchungen erweitert, auf die verwiesen wird. Von besonderem Interesse ist bei der Betrachtung der anorganischen Substanzen das Überwiegen von ausgeschiedenem Kalium und Phosphor im Gegensatz zu der geringen Natrium- und Chlor-Ausscheidung. Dieses Verhalten läßt sich als cellulärer Sekretionstyp der Speicheldrüsen dem plasmatischen Sekretionstyp der übrigen Verdauungsdrüsen entgegenstellen. Gesonderte Erwähnung verdient der Jodgehalt des Speichels, Jod wird in 85—95% in anorganischer Form und in 5—15% proteingebunden ausgeschieden. Hierauf gründet SCHIMANSKY seinen Jod-Test. Auch wurde verschiedentlich versucht, auf Grund einer selektiven Jod-Resorption der Speicheldrüsen, die unter Verwendung radioaktiv-markierten Jods (Jod 131) bewiesen werden konnte, ein Urteil über die Speicheldrüsenfunktion und indirekt über die Schilddrüsenfunktion zu gewinnen.

Unter den organischen Substanzen des Speichels sind neben dem Eiweiß und seinen Einzelbausteinen Steroide und Fette hervorzuheben, weiterhin reduzierende Substanzen, Mucine, Hormone, Vitamine und Fermente. Unter ihnen sind besonders die Amylasen, und zwar die α-Amylase (Ptyalin) zu nennen. Schließlich erscheinen im Speichel viele inkonstante Substanzen, hierdurch wird die Bedeutung der Speicheldrüsen als Ausscheidungsorgan unterstrichen. Anorganisch z.B. Schwermetalle, organisch z.B. Blutgruppensubstanzen, Antikörper etc. Ebenfalls erscheinen im Speichel viele Substanzen, die unter krankhaften Bedingungen im Körper vermehrt vorkommen (Blutzucker, Rest-N) oder künstlich in den Körper eingebracht wurden, z.B. Medikamente (Penicillin etc.). Kaum untersucht sind bisher die Möglichkeiten einer Substanzresorption durch die Speicheldrüsen, die sich zumindest nach retrograder Einbringung verschiedener Substanzen nachweisen läßt (Kontrastmittel, Farbstoffe). DÖRKEN fand Anstiege der Diastase im Serum nach Instillation von Kontrastmittel zur Sialographie.

Zu 4. Viele Diskussionen sind über eine *endokrine* Tätigkeit der großen Speicheldrüsen geführt worden. Hinweise hierzu ergeben sich aus *Tierexperimenten* (Kachexie-Tod nach operativer Entfernung aller großen Mundspeicheldrüsen), als deren Ursache Stoffwechselstörungen anzunehmen sind.

Senkungen des Blutzuckers durch eine Substanz der Speicheldrüsen beobachteten unter anderem BIRNKRANT 1940, DOBRZANIECKI u. MICHALOWSKI 1931, GOLJANITZKI 1924, MANSFELD u. SCHMIDT 1928, NAGASAWA 1950, OGATA 1924, SEELIG 1931, UTIMURA 1927.

Den Einfluß der Ohrspeicheldrüsen auf den Kohlenhydrat- und Eiweißstoffwechsel studierten TAKAOKA, YAMAGUCHI, YAMADA u. KOSAKA 1954; sie fanden zwar keinen blutzuckersenkenden Faktor in der Parotisdrüse normaler Hunde, wohl aber in den Parotisdrüsen von Diabetikern und diabetischen Hunden. OGATA u. ITO konnten als innersekretorisch wirksamen Stoff der Ohrspeicheldrüsen von Kühen das *Parotin* extrahieren, ITO stellte es als reinen Eiweißkörper dar, vgl. auch KANEKO 1959. Dieser Substanz ist auch eine senkende Wirkung auf das Serumcalcium von Kaninchen und somit eine Beeinflussung des Knochenbaues zugeschrieben worden.

Histologische Anhaltspunkte für eine endokrine Bedeutung der Speicheldrüsen ergeben sich aus dem Nachweis des sog. gelben Zellorgans (FEYRTER, DIETZ) und dem erstmalig von LACASSAGNE 1940 an der weißen Maus festgestellten Sexualdimorphismus, vgl. SEIFERT 1960.

Klinische Beobachtungen haben schon lange an Beziehungen der Speicheldrüsen zum endokrinen System denken lassen, z.B. Parotisschwellungen in Abhängigkeit vom Ovarialcyclus, nach Einsetzen der Menopause und nach Ovarektomie. Ob die in diesem Zusammenhang nicht selten genannte Mitbeteiligung der Keimdrüsen (Hoden häufiger als Ovar) bei Mumps wirklich Ausdruck endokriner Beziehungen ist oder lediglich mit einem speziellen Tropismus des Mumpsvirus erklärt werden muß, bleibt dahingestellt. Bekannt sind Ohrspeicheldrüsenschwellungen bei Schilddrüsenerkrankungen, vgl. Jodstoffwechsel. (FAWCETT u. KIRKWOOD 1954; GERBAULET u. FITTING 1956; GERBAULET, FITTING u. ROSENKEIMER 1957; ITO, KIM, TANAKA 1958; JAKOBSON u. MILLER 1959; KIM 1958; THODE, JAIMET u. KIRKWOOD 1954; STEIN, FEIGE u. HOCHMAN 1957 u.a.). Speicheldrüsenschwellungen bei Erkrankungen der Hypophyse (Akromegalie, Cushingsche Krankheit) und einem von RAUCH beschriebenen AOP-Syndrom (Adipositas-Oligomenorrhoe-Parotisschwellungen) weisen ebenfalls auf eine Resonanz der Speicheldrüsen im endokrinen Geschehen hin. Am bekanntesten sind die unter anderem schon von MOHR 1913 beschriebenen Parotisschwellungen bei Diabetes, die den Ausgangspunkt für die oben erwähnten tierexperimentellen und biochemischen Studien bildeten, vgl. hierzu folgende neueren Veröffentlichungen: CRIFO u. MARULLO 1957, DECHAUME 1958, FRANKE u. SEIGE 1950, KORP 1953, LYON 1943, NASH u. MORRISON 1943, PARHON, BABES u. PETREA 1957, SPOSITO u. CHELI 1951, WEGMANN 1960, WINKLMANN 1947. Speicheldrüsenschwellungen, die im Gefolge *exogener* Stoffwechselstörungen wie Unterernährung bzw. Mastfettsucht entstehen, werden häufig im Zusammenhang mit solchen bei endokrinen Stoffwechselstörungen genannt. Eine Beziehung ließe sich wohl nur als Folge exogener Schädigung anderer endokriner Organe diskutieren (LUCKNER u. SCRIBA).

Zusammenfassend ist hervorzuheben, daß die Anatomie und Physiologie der Speicheldrüsen durch deren Zugehörigkeit zum Verdauungstrakt charakterisiert sind.

4. Untersuchungstechnik

Die röntgenologische Beurteilung der Speicheldrüsen und ihrer Ausführungsgänge basiert auf *Nativdarstellung* und *Kontrastmitteldarstellung* der Drüsenregion. Zu einem *optimalen* Untersuchungsergebnis kann man nur mit Hilfe einer einwandfreien Untersuchungstechnik gelangen.

Folgende Punkte sind bei der *Nativdarstellung* zu beachten:

1. Als Vorbereitung zur Sialographie sind stets *Leeraufnahmen* anzuraten, um kalkdichte Konkremente oder sonstige schattengebende Gebilde in den Drüsenweichteilen nachzuweisen, aber auch um die regionalen Skeletelemente beurteilen zu können.

2. Sehr zu empfehlen ist die Kennzeichnung von umschriebenen Weichteilschwellungen, Knotenbildungen, Fistelöffnungen etc. Hierzu eignen sich Bleimarken, entsprechend zurechtgebogene Drahtringe usw., die sich leicht mit Leukoplast auf der Haut anbringen lassen (vgl. Abb. 12a, b).

3. Nativaufnahmen sind wichtig, um die Einstelltechnik und die Belichtungsdaten überprüfen zu können.

4. Wie beim nachfolgenden Sialogramm wählt man am besten Standardeinstellungen ausgehend von zwei aufeinander senkrecht stehenden Aufnahmeebenen (Sagittal- und Frontalaufnahme). Dieses Programm läßt sich durch zusätzliche Positionen individuell erweitern, so z.B. durch Aufnahmen in der dritten Ebene (Axialaufnahme), im submentoparietalen Strahlengang (PFEIFFER), durch Schrägaufnahmen eventuell unter Zuhilfenahme der Schoenschen Brücke oder eines Winkelbrettes, durch Ziel-Aufnahmen unter Durchleuchtungskontrolle (Bildwandler zu bevorzugen), aber auch durch Spezialaufnahmen mit dem Schichtgerät, durch Enoralfilm-Aufbißaufnahmen etc. Um eine konstante Einstellung beim Sialogramm zu gewährleisten, wie es z.B. für die Subtraktionstechnik (ZIEDSES DES PLANTES) notwendig aber auch sonst zweckmäßig ist, werden verschiedentlich zur Kopffixierung Haltestützen benutzt, zumindest aber eine Fettstiftmarkierung des Zentralstrahles für angebracht erachtet.

Gute Dienste leisten auch Spezialschädelgeräte, wie sie für kieferorthopädische Untersuchungen benutzt werden und eine Markierung anthropologisch wichtiger Punkte gestatten oder zugleich durch genaue Angabe der Einstellwinkel eine reproduzierbare Einstellung ermöglichen (SCHÖNANDER).

5. Besonderes Augenmerk ist auf den Strahlenschutz zu richten. Hierzu gehören die Verwendung sog. Tiefenblenden oder Spezialtuben, von Bleischürzen, die dem Patienten umzuhängen sind. Auch ist auf eine ausreichende Filtrierung der Strahlung zu achten. Vorteilhaft sind bewegliche Bildverstärkereinrichtungen. Wegen der relativ hohen Hautbelastung vermeiden wir nach Möglichkeit Kontaktaufnahmen, obwohl sie in der Einstellung nach PARMA zu guten Bildresultaten führen.

Grundsätzlich bevorzugen wir für alle Aufnahmen die Untersuchung am sitzenden Patienten. Die Untersuchung im Liegen ist jedoch bei Kollapsgefahr oder nach Sedierung (eventuell bei Kindern) empfehlenswert. Stets muß beachtet werden, daß störende schattengebende Gebilde wie Haarklemmen, Zahnprothese, Schmuckgegenstände usw. vor der Untersuchung entfernt werden.

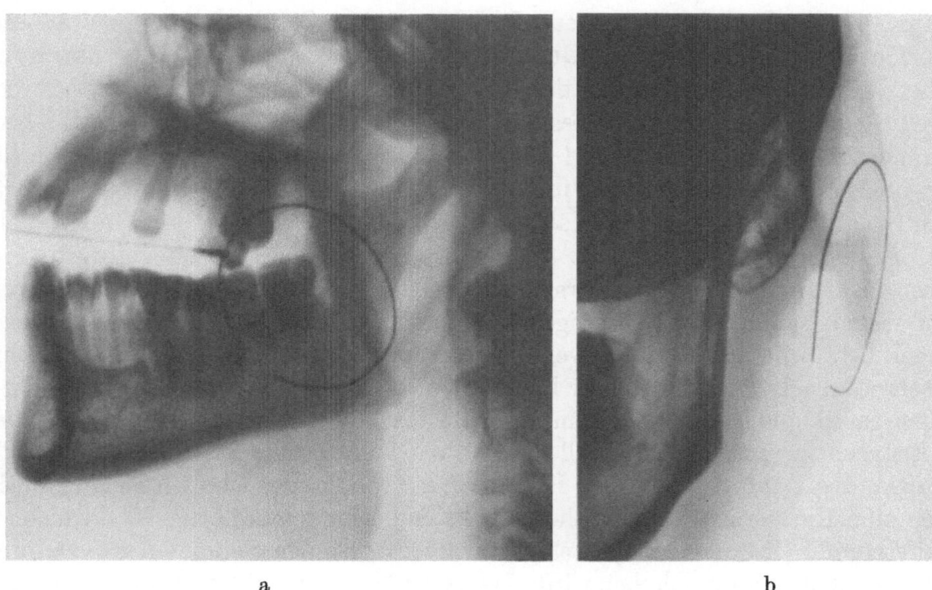

a b

Abb. 12a u. b. Nativaufnahme mit Drahtringmarkierung bei liegender Kanüle

Die Kontrastmitteluntersuchung der Speicheldrüsen erfordert größte Sorgfalt; Einschätzung der Methode und ihre Ergebnisse hängen tatsächlich wesentlich von einer einwandfreien Untersuchungstechnik ab. Die Zusammensetzung des Instrumentariums und die Art des Vorgehens werden von dem Ziel bestimmt, möglichst schonend eine ausreichende Menge eines geeigneten Kontrastmittels in das Gangsystem der Drüsen einzubringen, Einzelheiten der Untersuchungstechnik richten sich nach der Wahl des Kontrastmittels, sie beeinflußt ihrerseits die Instrumentenwahl. Überblickt man die Entwicklung der Sialographie (vgl. Tabelle 1), so ist zu erkennen, daß die einzelnen Untersucher nach ihren Erfahrungen eine Reihe von Verbesserungen eingeführt haben und das Instrumentarium in verschiedenen Richtungen variiert haben. Insgesamt läßt sich feststellen, daß man auf verschiedene Weise zum Ziel gelangen kann, aber den Vorzug solche Methoden verdienen, die mit *geringem* Aufwand verbunden sind und ein *einfaches* Instrumentarium voraussetzen. Wenn es auch relativ belanglos ist, ob man das Kontrastmittel über Gummikatheter, Plastikkatheter, Glasröhrchen, Tränengangspülröhrchen, modifizierte Lumbalpunktionskanülen, gerade oder gebogene Metallkanülen etc. instilliert, so bedeutet es doch einen grundlegenden Unterschied, ob mit einem sog. *offenen* oder einem sog. *geschlossenen* System gearbeitet wird. Besonders bei Verwendung niederviscöser Kontrastmittel ist ein geschlossenes System zu fordern, da sonst während der Aufnahmen Kontrastmittel in die Mundhöhle zurückfließt und eine rasche Änderung des Füllungszustandes das Ergebnis beeinträchtigt, abgesehen von Störschatten des in die Mundhöhle zurückgeflossenen Kontrastmittels! Um ein geschlossenes System zu erzielen, werden verschiedene Mittel benutzt. Am einfachsten erscheint es uns, die Kanüle bzw.

den Katheter während der Aufnahmen im Gangostium liegen zu lassen und mit einem geeigneten Stopfen zu versehen (Wachs, Kork, Holz, Zellstoff), auch kleine Hähnchen lassen sich am Kanülenende anbringen. Ebenso besteht die Möglichkeit, die Spritze an der Kanüle zu belassen, die der Patient in den meisten Fällen selbst halten kann. Wird die Kanüle entfernt, so kann ein fester Gazetupfer, der zwischen Wange und Oberkieferzahnreihe geklemmt wird, einen Rückfluß aus dem Gangostium verhindern. Für weniger vorteilhaft halten wir es, durch Ligaturen mit Nahtmaterial einen vorübergehenden Verschluß der Ausführungsgänge zu erzielen. Da auch schon während der Instillation dünnflüssiges Kontrastmittel neben der Kanüle in die Mundhöhle zurückfließen kann, muß auf einen ausreichend straffen Sitz der Kanüle (des Katheters) im Ostium geachtet werden. Knopfartige Verdickungen am Kanülenende (PFEIFFER; PYRAH; ROCCHI; SIMON u.a.) oder wenige Zentimeter davor (OLLERENSHAW; ROSE; SEWARD) reichen wohl in den meisten Fällen aus, Plastikschläuche gleiten jedoch leicht aus dem Ostium heraus, so daß besondere Halteeinrichtungen nötig werden (GULLMO u. BÖÖK-HEDERSTRÖM; HETTLER u. LAUTE; JAENSCH; RAUCH). Umstechungen des Ostiums bei liegender Kanüle garantieren zwar den festen Sitz und somit ein geschlossenes System (KORNRUMPF; STEINHARDT), bedeuten aber immer eine Schleimhautläsion! Ureterenkatheter haften dank ihrer Oberflächenbeschaffenheit im allgemeinen so gut im Whartongang, daß man ohne besondere Fixierung auskommt. Allerdings muß das Kaliber der benutzten Instrumente individuell dem Kaliber des Gangostiums angepaßt sein. Verwendet man konisch geformte Kanülen (SCHMIDT), so kann man durch verschieden tiefes Einführen den Sitz regulieren und sicher in vielen Fällen ohne vorheriges Dilatieren auskommen. Wird der Katheter zu weit eingeführt, läuft man Gefahr, weiter distal einmündende akzessorische Drüsengänge zu übersehen. Auch der unmittelbar in Papillennähe ausmündende Bartholinische Gang des großen Sublingualisanteiles kommt deshalb fast nie zur Darstellung, seine Kontrastfüllung konnten wir in einzelnen Fällen wie auch DECHAUME, SEWARD, ROSE-OLLERENSHAW erzielen (vgl. Abb. 27, 51). Ohne Dilatation auszukommen, ist auch Ziel der Methoden, bei denen eine Kanüle bzw. ein Katheter über eine sehr feinkalibrige Mandrinsonde, die das Katheterende (Kanülenende) nach distal überragt, nach Sondieren des Ostiums wie auf einer Gleitschiene vorgeschoben wird (JAENSCH; MATZKER; STEINHARDT). Verschiedene Instrumente sind zum Dilatieren vorgeschlagen worden, so z.B. Sätze verschiedenkalibriger Sonden, Laminariastifte (SIMON), Florentiner Haare (HOUPERT; YANNOULIS), Roßhaare (THOMAS), Spreizklemmen (HETZAR), vor allem aber Tränengangdilatatoren (BLADY u. HOCKER; GAUWERKY u. LINDEMANN; GERRY u. SEIGMAN; GULLMO u. BÖÖK-HEDERSTRÖM; HETZAR; LEROUX 1948; PFEIFFER, RIEDER u. VOELKEL; WINSTEN, GOULD u. WARD u.a.). Pathologisch *erweiterte* Ostien findet man mitunter nach Spontanabgang kleiner Konkremente, aber auch bei Facialisparesen, pathologische *Engstellungen* bei ostiennahen Narben, aber auch bei Xerostomie infolge Atrophie der Speicheldrüsen. Für die narbige Verengung bedeutet die vorsichtige Dilatation sogar eine therapeutische Maßnahme, auch kleine Gangkonkremente können nach der Dilatation spontan geboren werden. Die mit zarter Dosierung vorgenommene kurzfristige Dilatation stellt nach unseren Erfahrungen keinesfalls einen Nachteil dar, ernsthafte Malträtierungen des Gangiostiums haben wir niemals beobachtet. Eine Schlitzung des Gangostiums (SIMON; SCHULZ u. WEISENBERGER) lehnen wir ab.

Einflußreich auf die Untersuchungstechnik ist die Kontrastmittelwahl. Haben die öligen Kontrastmittel, ohne die eine Ausbreitung der Sialographie im größeren Stil nicht möglich gewesen wäre, lange Zeit eine absolute Vorrangigkeit gehabt, so zeichnet sich im letzten Jahrzehnt mit Entwicklung der trijodierten wäßrigen Kontrastmittel die Tendenz zum Ersatz der öligen Kontrastmittel auf dem Gebiet der Speicheldrüsenröntgenuntersuchung ab; auch andere Untersuchungsarten gaben hierzu das Beispiel (SCHULTZE u. ERBSLÖH). Die Anwendung wäßriger trijodierter Kontrastmittel haben für die Sialographie empfohlen: DIAMANT, GULLMO u. BÖÖK-HEDERSTRÖM, HETTLER u. LAUTH, JAENSCH, RIEDER u. VOELKEL, ROMANI u. PESAVENTO, SCHMIDT, SCHULZ. Mit

Tabelle 2. *Gegenüberstellung der Eigenschaften öliger und wäßriger Kontrastmittel*

Eigenschaften	Vorteil	Nachteil	Ausgleich
Viscosität[1]			
ölig: hoch, gemessen durch ERBSLÖH, ZIMMER, 30—70 cP	geschlossenes System relativ leicht zu erzielen. Langsame Ausscheidung ermöglicht Funktionsbeurteilung	schwer injizierbar, feinste Verzweigungen nicht ausreichend gefüllt (HETZAR). Speichelstau durch verzögerten Abfluß	Erwärmung der öligen Kontrastmittel auf 40°
wäßrig: niedrig, gemessen durch ZIMMER, Industrieangaben 1—10 cP	leicht injizierbar, unbehindertes Vordringen bis in feinste Gangaufzweigungen, keine Stauungserscheinungen, da rascher Kontrastmittelabfluß	geschlossenes System eventuell erst durch zusätzliche Maßnahmen (Umstechung); keine Prüfung der Ausscheidungsfunktion, da zu kurze Verweildauer	viscositätssteigernde Zusätze
Oberflächenspannung			
ölig: hoch	scharfe Grenze am Übergang, ölig-wäßrige Phase, kein Kontrastverlust	tropfige Entmischung in größeren Hohlräumen	Herabsetzung der Oberflächenspannung durch besondere Fettsäureester
wäßrig: niedrig	keine tropfige Entmischung in größeren Hohlräumen. Sedimentierung mit Spiegelbildung	unscharfe Grenze am Übergang, wäßriges Kontrastmittel-Speichel, dadurch Kontrastverlust	Steigerung der Oberflächenspannung durch Zusatz sog. Viscositätsträger, z.B. 1,5%ige Carboxymethylcellulose
Osmotischer Druck			
ölig: entfällt	keinerlei osmotische Reizerscheinungen	entfällt	entfällt
wäßrig: je nach Konzentration des wäßrigen KM, das einer hypertonischen Salzlösung entspricht	kein Vorteil	Reizerscheinungen	Änderung des Moleküls durch Trijodierung zur Konzentrationsminderung
Resorbierbarkeit			
ölig: sehr langsam, Wochen bis Monate	konstante Befunde bei Wechsel der Aufnahmeposition, kein Nachspritzen, Simultandarstellung P + S, therapeutische Wirkung der Jodöle	anhaltende Kontrastmitteldepots bei Extravasaten, z.B. nach paravasaler Instillation. Anhaltende Parenchymanfärbung bei allen Formen gestörter Ausscheidungsfunktion, Störschatten bei Vergleichsaufnahmen der kontralateralen Seite. Kontrastmitteldepots in Ektasien	durch Moleküländerung (Jodfettsäure-Äthylester als Jodipin dünnflüssig und Ethiodal, Jodfettsäure-Phenylester als Pantopaque

[1] Die in Pois (P) bzw. in Centipois (cP) als dem hundertsten Teil des P gemessenen Werte der Viscosität = Zähigkeit, innere Reibung beziehen sich auf die *dynamische* Viscosität. Die *kinematische* Viscosität, gemessen in Stok (St) und Centistok (cSt) entspricht dem Quotienten aus dynamischer Viscosität und der Dichte eines Stoffes. ERK definiert das P folgendermaßen $P = \frac{g}{cm \cdot sec}$. Die dynamische Zähigkeit Eins ist dann vorhanden, wenn in einer strömenden Flüssigkeit die Geschwindigkeit senkrecht zur Strömungsrichtung linear abfällt und auf die Flächeneinheit 1 cm² zwischen je zwei Schichten im Abstand von 1 cm, die sich relativ zueinander mit der Geschwindigkeit 1 cm/sec bewegen, die Schubkraft 1 Dyn ausgeübt wird.

Tabelle 2 (Fortsetzung)

Eigenschaften	Vorteil	Nachteil	Ausgleich
(Resorbierbarkeit) *wäßrig:* sehr rasch, wenige Minuten. Gute Parenchymanfärbung	keine Störschatten, Untersuchung der kontralateralen Drüsen in der gleichen Sitzung. Paravasate rasch unsichtbar	Inkonstanz der Befunde bei Kassettenwechsel. Simultandarstellung P + S erschwert. Keine anhaltende therapeutische Wirkung	Steigerung der Viscosität: Joduron-S, Xumbradil viscös durch Viscositätszusatz oder Kristallsuspension: Propyliodon (eigener Versuch, SCHULZ), Anpassung der Technik, Nachspritzen oder „Infusion", vgl. JAENSCH, GULLMO-BÖÖK-HEDERSTRÖM
Verhalten zum Gewebe *ölig*	primär freundlich, keine osmotische Reizwirkung	Fremdkörpergranulome bei langer Verweildauer. Bei Verwendung überalterter Jodöle freies Jod abgespalten, Gefahr der Jodüberempfindlichkeitsreaktion	dünnflüssige ölige Kontrastmittel durch spezielle Fettsäureester (EPSTEEN)
wäßrig	keine Fremdkörpergranulome, keine Überempfindlichkeitsreaktion, weder durch freies Jod noch durch KM-Molekül, da sehr geringe KM-Mengen	primär Gefahr der osmotischen Reizwirkung bei hoch konzentriertem KM	Änderung des Moleküls, Trijodierung statt Dijodierung
Kontrast *ölig*	primär überlegen, keine Vermischung an den Phasengrenzen, kein Kontrastverlust durch Resorption	kleine Konkremente können durch zu dichten Kontrast überdeckt werden	
wäßrig	primär kein Vorteil	primär unterlegen, Vermischung an der Phasengrenze	trijodiertes Kontrastmittel ebenbürtig, Minderung der Phasenmischung durch Viscositätssteigerung

dieser Entwicklung verbinden sich Änderungen der Technik, die unter dem Gesichtswinkel des „geschlossenen Systems" notwendig werden, wie oben angeführt. Daß Vorzüge und Nachteile *beider* Kontrastmittelarten durch die Weiterentwicklung der Kontrastmittel vom öl- wie wasserlöslichen Typ einen gewissen Ausgleich erfahren, zeigt die Tabelle 2. Die Viscosität der öligen Kontrastmittel wurde durch spezielle Fettsäureester (EPSTEIN) vermindert, die der wäßrigen durch Einführung sog. Viscositätsträger (Carboxymethylcellulose) erhöht (SCHULZ). Der Tabelle ist außerdem zu entnehmen, daß überall dort, wo Ektasien oder eine stärkere Funktionsminderung der Drüsen bestehen, *wäßrige* Kontrastmittel vorzuziehen sind. Die brillantere Kontrastwirkung entfalten aber die *öligen* Kontrastmittel, weil es an der Phasengrenze Kontrastmittel—Speichel zu keiner Kontrastminderung kommt. Einen besonderen Vorteil für die Parenchymanfärbung bieten die trijodierten wäßrigen Kontrastmittel, wenn man sie nach dem Vorschlag von GULLMO u. BÖÖK-HEDERSTRÖM als „Infusion" verabfolgt, d.h. dem hydrostatischen Druck entsprechend nachfließen läßt. — Dieses Verfahren erübrigt zugleich die Anwendung einer manometrischen Kontrolle, mit deren Hilfe DUMAS, JAENSCH, OLLERENSHAW u. ROSE reproduzierbare Werte ermitteln konnten, um zwischen dem *canaliculären*

Füllungsbild und dem *parenchymatösen* Füllungsbild zu unterscheiden. Für diese verschiedenen Füllungszustände hatte FEUZ die Bezeichnungen Bild des „entlaubten“ und des „belaubten“ Baumes geprägt. Die Parenchymanfärbung mit den früher üblichen hochviscösen öligen Kontrastmitteln war für den Patienten recht schmerzhaft. Dies hängt mit dem hohen Injektionsdruck zusammen. Während der Kontrastmittelinstillation wurden bei Gangfüllung Werte bis 290 mm Hg gemessen, zur Erzielung einer Parenchymfüllung bis 400 mm Hg (DUMAS; OLLERENSHAW; ROSE). JAENSCH fand mit dem trijodierten wäßrigen Kontrastmittel Triopac deutlich niedrigere Werte: 30—60 mm Hg zur Gangfüllung (Niederdrucksialogramm), 100 mm Hg zur Parenchymanfärbung (Hochdrucksialogramm). Mittlere Werte dürften sich ergeben, wenn mit den niederviscösen öligen Kontrastmitteln vom Typ des Jodipin dünnflüssig, Lipiodol ultrafluide und Pantopaque gearbeitet wird. Die mit ihnen erzielte Parenchymanfärbung verursacht durchaus erträgliche Spannungsbeschwerden, so daß wir mit diesen Kontrastmitteln, vorausgesetzt daß sie langsam instilliert werden, nie ernste Schwierigkeiten erlebten. Vielmehr läßt sich bei ihrer Anwendung die subjektive Angabe des Patienten über eine Zunahme der Spannung im Drüsenbereich gut zur Abschätzung des Füllungszustandes verwerten. Das hierfür ebenfalls angegebene Phänomen einer sichtbaren Schwellung der Speicheldrüsen unter der Füllung tritt nach unseren Erfahrungen, die sich bei fraktionierter Füllung der Drüse ergaben, erst bei relativ starker Parenchymanfärbung auf (Hundeversuch). Die fraktionierte Füllung hat sich uns seit langem als geeignetes und einfaches Hilfsmittel erwiesen, unangenehme Überspritzungen zu vermeiden. Den Nutzen dieses Vorgehens haben auch andere Untersucher bestätigt, vgl. KORNRUMPF. Die größte Sicherheit einer kontrollierten Kontrastmittelinstillation bietet das Arbeiten unter Durchleuchtungskontrolle am Bildverstärker (HETTLER u. LAUTH), besonders mit Fernsehkette. Dieses Vorgehen gestattet in jedem Fall Komplikationen auszuschalten, die sich aus einem Mißverhältnis von Kontrastmittelmenge und Volumen des Hohlsystems ergeben. Zu geringe Füllung bedeutet unzureichende Beurteilbarkeit eventuell sogar Fehlbeurteilung, Überspritzung dagegen Überdeckung von Details durch Kontrastmittelschwaden, stärkere Spannungsschmerzen und lang anhaltende Extravasate bei öligen Kontrastmitteln. Einen ernsteren Zwischenfall infolge Überspritzung berichteten RUBIN und HAHN; wir beobachteten einmal eine schmerzhafte Speichelstauung nach versuchsweiser Anwendung eines Kontrastmittels auf der Basis einer Kristallsuspension. Es gelten also ganz ähnliche Gesetzmäßigkeiten wie für die Kontrastdarstellung anderer canaliculärer Systeme (Bronchographie, Pyelographie, Salpingographie) (vgl. DI RIENZO u. WEBER, REID, SCHEELE, SCHULTZE u. ERBSLÖH). Die Menge des Kontrastmittels hängt nicht allein vom Füllungszustand ab, sondern richtet sich vor allem nach dem Volumen des Hohlsystems. Werden 1—2 ml als durchschnittliche Kontrastmittelmenge zur Parotissialographie von den meisten Autoren genannt (vgl. Tabelle 1), so sind folgende Angaben über obere Grenzwerte im Schrifttum zu finden, die von Untersuchungen an pathologisch erweiterten Gangsystemen stammen (Tabelle 3):

Tabelle 3

3 ml	HOBBS u. SNEIERSON, PAYNE, USLENGHI
4 ml	FEUZ
5 ml	CARLSTEN, SIMON
6 ml	JACOBOVICI u. JIANU
7 ml	GAUWERKY u. LINDEMANN
8 ml	ZABKA
9 ml	DUMAS

Bei pathologischer Engstellung liegen die Werte entsprechend niedriger und unterhalb der Norm, ebenso bei Kindern:

0,1—0,5 ml	WIEDEMANN
0,2 ml	KREPLER

Die Durchschnittswerte der zur Submandibularissialographie benötigten Kontrastmittelmenge werden insgesamt niedriger angegeben: 0,5—1 ml.

Die Gefahr einer Überspritzung ist also besonders bei der Kontrastdarstellung kindlicher Speicheldrüsen gegeben, andererseits wenn das Gangsystem pathologisch enggestellt ist. Folgende Kontrastmittel haben sich bewährt (Tabelle 4):

Tabelle 4

Ölige	Wäßrige
Lipiodol 40 %	Triopac 300
Lipiodol-F (Fluid) 40 %	Triopac 400
Lipiodol-Ultra Fluid	Urografin 60 %, 76 %
Jodipin 30 %, 40 %	Diaginol
Jodipin-dünnflüssig 40 %	Urokon
Jodatol 40 %	Biligrafin
Neohydriol 40 %	Endografin 50 %, 70 %
Neohydriol-F 40 %	Telepaque
Jodolipol	Falitrast-S
Diagnosil-oily	Xumbradil viscös
Jodochloral 27 %	Joduron-US
Pantopaque 30 %	
Ethiodal	

Tabelle 5. *Methoden zur Diagnostik der Speicheldrüsenerkrankungen*

1. Unmittelbare Krankenuntersuchung Anamnese Inspektion Palpation	3. Röntgenuntersuchung Nativaufnahme Kontrastdarstellung
2. Speicheluntersuchung („Sialoskopie") Bakteriologie Cytologie Chemie (anorganisch, organisch) Isotope	4. Histologische Untersuchung Punktionsbiopsie Probeexcision Operation Sektion

Ausgehend von den im deutschen Schrifttum bekannten Darstellungen der Sialographie durch Simon, Hetzar, Gauwerky u. Lindemann haben wir unsere Untersuchungstechnik entwickelt. Sie hat sich in über 1000 Einzeluntersuchungen bewährt, in keinem Fall zu einer ernsten Komplikation geführt und ließ sich in allen Altersgruppen anwenden; unsere jüngsten Patienten waren $1^1/_2$ und 4 Jahre alt, die ältesten über 80 Jahre.

Wir unterscheiden bei der Untersuchung drei Phasen:

1. die Vorbereitung,
2. den Akt der Sondierung bzw. des Katheterismus,
3. die Kontrastmittelinstillation und Anfertigung der Röntgenaufnahmen.

1. Die Vorbereitung umfaßt eine kurze Unterweisung des Patienten über Sinn und Ziel der Untersuchung. Bei Minderjährigen ist das Einverständnis des Erziehungsberechtigten einzuholen. Es ist stets empfehlenswert, ein Zeichen zu vereinbaren, mit dem der Patient das eventuelle Auftreten von Schmerzen kundtun kann und mit dem er das Stärkerwerden des normalerweise bei einem bestimmten Füllungsgrad zu erwartenden Spannungsgefühls bekanntgeben kann.

Zur Vorbereitung gehört ferner die Überprüfung des bereitgestellten Instrumentariums, das entsprechend sterilisiert werden muß, da die Speicheldrüsengänge bekanntlich Bakterien und Viren beherbergen. Es besteht aus verschiedenen feinen Sonden (Haarsonden), Tränengangdilatatoren unterschiedlicher Kaliber, einer 5 ml Rekordspritze und verschieden langen und verschieden kalibrigen stumpfen Metallkanülen, die z.T. knopfartige Verdickungen am Ende besitzen. Vgl. hierzu das Instrumentarium anderer Autoren,

Abb. 13a—g. Zum Füllen des Whartonganges bevorzugen wir das 15—20 cm lange distale Ende von Ureterenkathetern des Kalibers 4—5 Charrière. Als Verbindungsstück von der Spritze zum Katheter dienen straff in das proximale Katheterende eingepaßte Injektionskanülen. Außerdem wird eine dickere Kanüle zum Aufziehen des Kontrastmittels benötigt. Zur Markierung von Tumorknoten ist Draht erforderlich, der nach Bedarf geformt werden kann. Als Kontrastmittel wird Pantopaque oder ein geeignetes trijodiertes Mittel bereitgestellt, z. B. auch Testampullen.

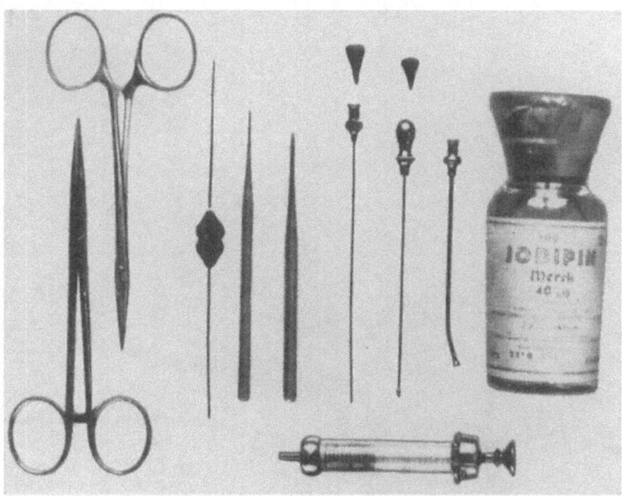

Abb. 13a. Instrumente zur Sialographie nach HETZAR 1942

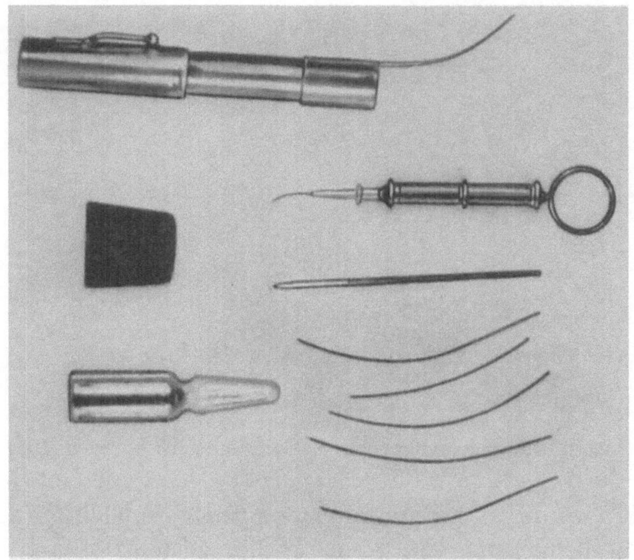

Abb. 13b. Instrumente zur Sialographie nach THOMAS 1956

Weiterhin werden benötigt ein einfacher Untersuchungsstuhl mit verstellbarer Nackenstütze, eine reflexfreie Beleuchtung (am besten Tageslicht), Spatel, Tupfer, Zellstoff, Leukoplast, Nierenschalen usw.

Die Untersuchung ist an kein bestimmtes Röntgengerät gebunden, vorteilhaft sind aber die leistungsstärkeren Vier- bzw. Sechsventilapparate, die Drehanodenröhren an einem senkrecht aufgestellten und mit beweglichem Streustrahlenraster ausgerüsteten Stativ betreiben. Zur Kopffixierung des auf einem Drehschemel sitzenden Patienten dienen verstellbare Pelottenstützen. Andererseits läßt sich die Röntgenuntersuchung auch mit Hilfe kleiner transportabler Halbwellenapparate ohne Streustrahlenblende oder mit stehendem Feinstraster durchführen. Die Anfertigung von Zielaufnahmen ist an jedem Zielgerät möglich; günstig ist es, den Patienten auf die in Sitzhöhe verstellte Fußbank zu plazieren. Zur Dosisersparnis und Verbesserung des Durchleuchtungsbildes sind Zielgeräte mit Bildverstärkerkombination vorzuziehen, ebenso läßt sich die Untersuchung an Bildverstärkereinrichtungen für Operationsbetrieb durchführen.

2. Die Sondierung bzw. das Einlegen des *Katheters* nehmen wir prinzipiell am *sitzenden* Patienten vor. Nach orientierender Inspektion der Mundhöhle und spezieller Beurteilung der Ausführungsgangpapillen soll vor jeder instrumentellen Berührung das zu sondierende

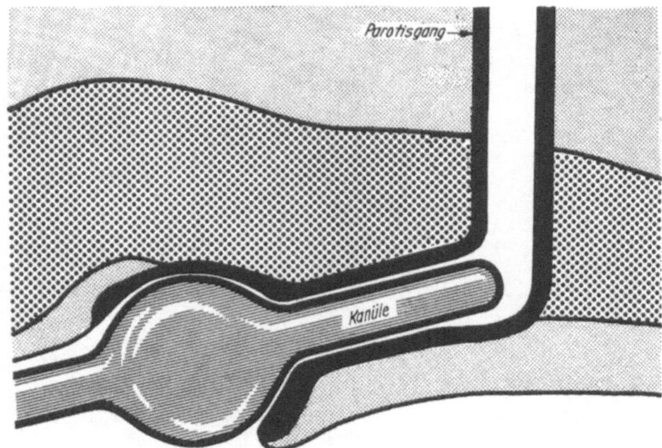

Abb. 13c. Spezialkanüle zur Sialographie nach Ollerenshaw und Rose 1957

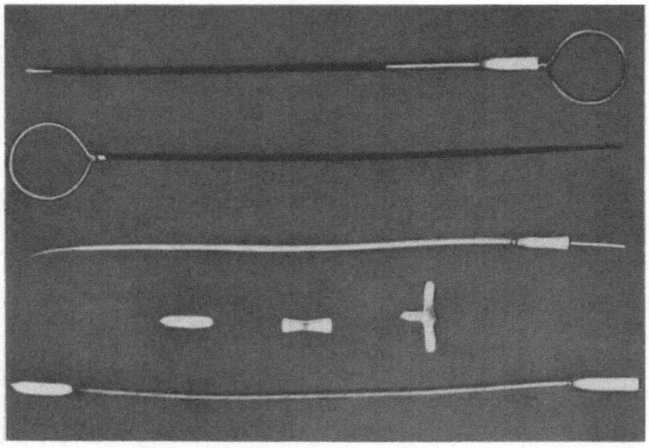

Abb. 13d. Instrumente zur Sialographie nach Jaensch 1957

Ostium „eingestellt" werden. Der austretende Speichel erleichtert dies, vor allem wenn man vorher die Papillengegend mit einem Tupfer getrocknet hat. Zur besseren Kontrastierung wird verschiedentlich empfohlen, Jodtinktur oder Methylenblau aufzutragen, ein Hilfsmittel, das wir jedoch niemals benötigten. Nützlich erweist es sich aber, die Sekretion etwas anzuregen. Die Aufforderung an den Patienten, sich intensiv eine aufgeschnittene Citrone vorzustellen, reicht in den meisten Fällen völlig hierzu aus, man kann aber die Papillenregion oder Zunge zusätzlich mit schwachen Säuren befeuchten und die Speichelabsonderung mechanisch durch leichte Streichmassage der Drüse in Richtung Ausführungsgang unterstützen (bimanuell bei der Glandula submandibularis). Das im Augenblick des Speichelaustritts gering klaffende Ostium erscheint nicht selten durch eine Lupenwirkung der Speichelperle etwas vergrößert (Abb. 15a). Hat man die Papillenöffnung einwandfrei gesehen, bereitet das Sondieren keine Schwierigkeiten. Nach oder ohne Einführen einer haarfeinen Knopfsonde der Abmessung „00" wird mit zarter

Hand die Gangmündung unter leicht rotierender Bewegung des Tränengangdilatators progressiv erweitert. Je nach Bedarf läßt man den Dilatator von den Lippen des Patienten gehalten wenige Minuten im Ostium liegen, um dann mit Feingefühl ebenfalls unter

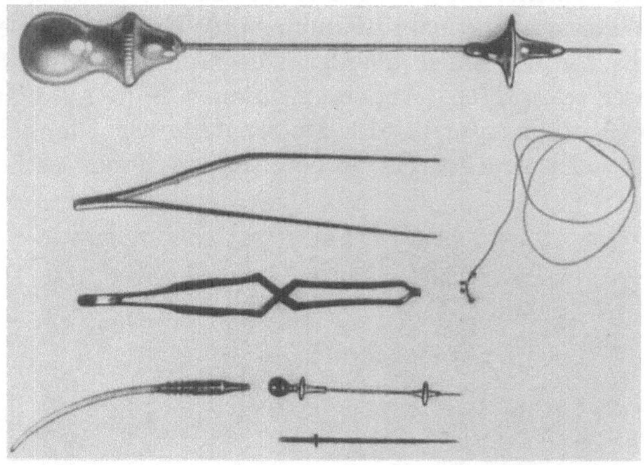

Abb. 13e. Instrumente zur Sialographie nach GULLMO und BÖÖK-HEDERSTRÖM 1958

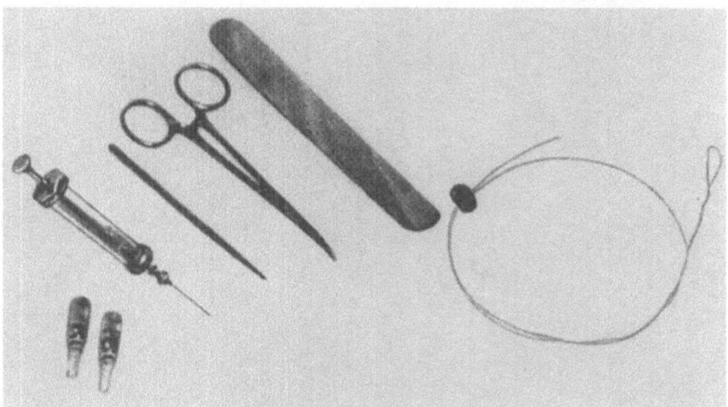

Abb. 13f. Instrumente zur Sialographie nach HETTLER und LAUTH 1961

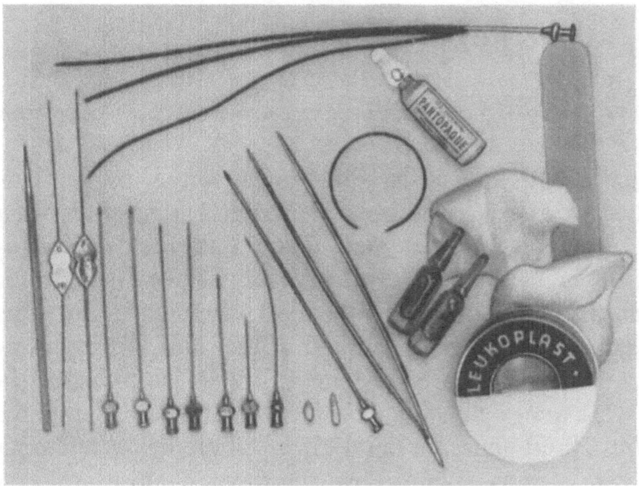

Abb. 13g. Instrumente zur Sialographie nach PFEIFFER

leichter Rotation die Kanüle bzw. den Katheter einzuführen. Häufig „springt" die knopfartige Verdickung des Kanülenendes in die ampullenförmige Erweiterung des submukösen Stenonganganteils in unmittelbarer Papillennähe fühlbar ein. Mit einer Leukoplastligatur, siehe Abb. 14, fixieren wir die Kanüle, so daß sie ohne Spannung der

Oberlippe angenähert ist (Verlauf der Ligatur: Nasenflügel, Kanüle, Wange) und ohne den Patienten zu behindern ca. 0,5 cm in den Ausführungsgang einragt. Abtropfender Speichel zeigt die richtige Kanülenlage an. Das Sondieren des Whartonganges ist schwieriger, weil die Papillenöffnung kleiner ist als die des Stenonganges, weil die Gangpapille ohne festes Widerlager auf dem frenulumnahen Ende des Schleimhautkammes der Glandula sublingualis von der Zunge überdeckt liegt und die Unterkieferfrontzähne das Manipulieren mitunter erschweren. Außerdem mündet in den papillennahen Anteil des Whartonganges der Ausführungsgang des Majoranteils der Glandula sublingualis, der Bartholinische Gang von lateral her ein, in dem sich die Sonde verfangen kann. Diesen

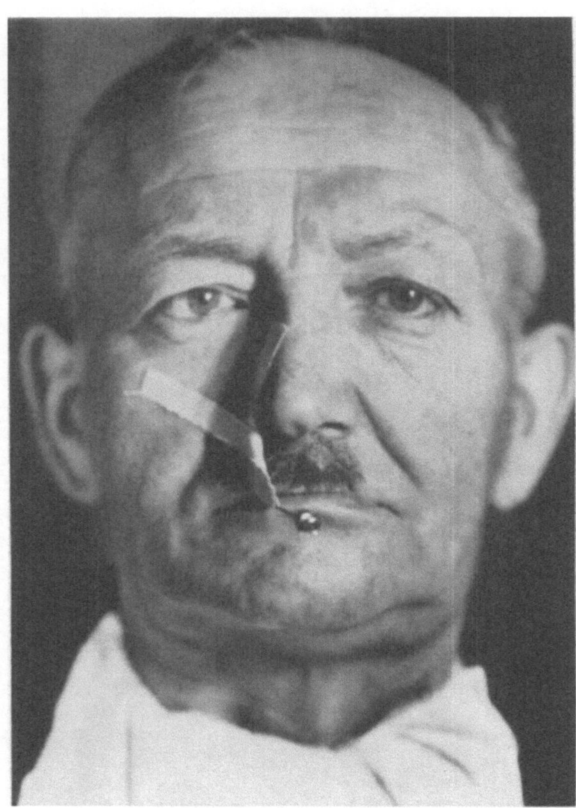

Abb. 14. Kanüle im rechten Stenongang, Fixierung durch Leukoplastligatur

Verhältnissen entsprechend lassen wir die Zungenspitze an die Innenfläche der Oberkieferfrontzahnreihe annähern, wodurch gleichzeitig eine Straffung des Mundbodens erreicht wird. Hierdurch erübrigt es sich, das Frenulum der Zunge mit einer Pinzette zu fixieren, wodurch leicht Schleimhautläsionen verursacht werden. Mit einem Holzspatel, den der rechts vom Patienten stehende Untersucher (Zahnarztstellung) zwischen Daumen, Zeige- und Mittelfinger der linken Hand hält, wird die angegebene Zungenhaltung unterstützt und zugleich mit dem 4. Finger der linken Hand die Unterlippe abwärts gedrückt. Hat man das Gangostium entdeckt, wird Sonde oder Dilatator griffelartig von der rechten Hand gehalten der Führungslinie des Whartonganges entsprechend im leichten Bogen zuerst nach medial abwärts, dann nach lateral-dorsal umbiegend eingeführt (Abb. 9). Nach behutsam durchgeführter progressiver Dilatation wird der kurzgefaßte Ureterenkatheter unter leichter Rotation in gleicher Weise eingelegt. Der Katheter braucht im allgemeinen nicht besonders fixiert zu werden, da er relativ straff im Ostium sitzt, andernfalls kann man ihn mit einer Leukoplastligatur zum Mundwinkel der Gegenseite befestigen. Das Abtropfen von Speichel ist wiederum Beweis für die richtige Lage des Katheters. Nach dem geschilderten Verfahren lassen sich ohne Schwierigkeiten mehrere Ostien in einer Sitzung sondieren, aus aufnahmetechnischen Gründen ist der unilaterale Katheterismus von Wharton- und Stenon-Gang von praktischer Bedeutung. Auf jeden Fall müssen Schleimhautläsionen im Papillenbereich vermieden werden, da Ödembildung und Blutung ein weiteres Vorgehen unmöglich machen, gegebenenfalls kann nach einigen Tagen erneut eine Sondierung versucht werden. SCHULZ und WEISENBERGER haben in 15% ihrer Fälle keine Kanüle einbringen können, KORNRUMPF in 5%, wir haben bei mehreren 100 Submandibularuntersuchungen nur in einem Fall die Sondierung nicht erreichen können.

3. Kontrastmittelinstillation und rasch anschließende Expositionen der *Aufnahmen* sind das eigentliche Ziel der vorangegangenen Maßnahmen. Zeitlich führen wir dabei das Kanulement bzw. den Katheterismus *vor* den Nativaufnahmen durch. Nachdem die Wahl des Kontrastmittels nach den oben dargelegten Gesichtspunkten erfolgt ist, wird die Instillation *langsam* vorgenommen. Da wir in den meisten Fällen Pantopaque benutzen — wäßrige Kontrastmittel nur, wenn die Voruntersuchung Verdacht auf ausgeprägte Sialangiektasien oder hochgradige Drüsenatrophie ergibt — füllen wir entweder fraktioniert oder kontinuierlich. Wir beginnen erst mit der Füllung, wenn alle Vorbereitungen zur Aufnahme wie Zentrierung der Röhre, Einlegen der mit Seitenbezeichnung versehenen Kassette und Anbringen etwaiger Hautmarkierungen, eventuell Bleischürzen zum Patientenschutz erfolgt sind. Während die rechte Hand des Untersuchers die Kontrastmittelinstillation vornimmt, fixiert der 4. und 5. Finger der linken Hand das Kinn des Patienten, der seinen Kopf fest an die Stativwand anpreßt, um unkontrollierte Bewegungen zu vermeiden; Daumen, Zeige- und Mittelfinger der linken Hand führen die Spritze. Zeigt der Patient ein zunehmendes Spannungsgefühl an, setzen wir die Instillation noch um 0,2 ml fort, lösen die Spritze von der Kanüle durch eine leichte schraubende Bewegung und verschließen die Kanüle mit einem bereitgelegten Zellstoffpfropfen. Bei fraktionierter Füllung hält der Patient die Spritze mit der der untersuchten Seite abgewandten Hand während der Expositionen, Arzt und Hilfspersonal verlassen den Röntgenraum.

Als *Standard*programm werden Aufnahmen in zwei aufeinander senkrecht stehenden Ebenen angefertigt, mit der seitlichen Aufnahme (sog. Frontal- oder Lateralaufnahme) beginnend. THOMAS empfahl Öffnung des Mundes (Kork zwischen Front-Zahnreihen), HETZAR eine geringe Kopfdrehung um die vertikale Achse, um die Drüse vom Wirbelsäulenschatten freizuprojizieren, wir lassen das Kinn gering nach ventral abstrecken. Auch die Submandibularisaufnahmen führen wir in dieser Position durch, allerdings bei streng geschlossenem Mund, ebenso die Simultandarstellung von Parotis und Submandibularis, wobei die Submandibularis wegen ihres kleineren Volumens *nach* der Parotis gefüllt wird. Die Sagittalaufnahme läßt sich in postero-anteriorem Strahlengang und antero-posteriorem Strahlengang durchführen. Wenn auch der Parotis-Filmabstand im zweiten Fall ein wenig größer ist, so bevorzugen wir doch mit vielen anderen die anteroposteriore Aufnahme, um eine Axialaufnahme schneller anschließen zu können. Durch eine geringe Kopfdrehung des Patienten zur untersuchten Seite läßt sich der aufsteigende Unterkieferast orthograd abbilden, desgleichen eine optimale Freiprojektion von Schwellungen der Parotisgegend erzielen, maximale Mundöffnung bei Sagittalaufnahme. Die zur Beurteilung des Stenonganges, der Lage von akzessorischen Drüsenanteilen der Parotis, Fremdkörpern und Steinlokalisation sowie Beurteilung des retromandibularen Parotisfortsatzes sehr zweckmäßige *Axial*aufnahme — Aufnahme in der dritten Ebene — wurde nach dem Vorschlag von FEUZ, SCHULZ und WEISENBERG, HOBBS und SNEIERSON u.a. in vertiko-mentalem Strahlengang, d.h. in Bauchlage bei stark abgestrecktem Kinn und maximaler Dorsalflexion des Kopfes durchgeführt. Wir haben eine Methode angegeben, die für den Patienten nach unseren Erfahrungen bequemer ist und sich sehr schnell an die Sagittalaufnahme anschließen läßt. Der *sitzende* Patient beugt seinen Kopf weit in den Nacken, so daß seine Scheitelebene an der Stativwand anliegt. Um den Stenongang so freizuprojizieren, daß er sich lateral vom Jochbogen etwa parallel verlaufend darstellt, dreht der Patient seinen Kopf um wenige Grad um die submento-parietale Achse nach der Gegenseite. Der Zentralstrahl der Röhre wird aus der Waagerechten um ca. 12° nach cranial eingestellt und verläuft submento-parietal, vgl. PFEIFFER 1954 und Abb. 18. Zusätzliche Unterkieferschrägaufnahmen, die wir mit LINDEMANN und GAUWERKY, sowie ROSE (1950) bei der Parotisuntersuchung für nicht unbedingt erstrebenswert halten, werden von BARSKY und SILBERMANN, BLADY und HOCKER, KIMM, SPIESS und WOLFE, MATZKER, SAMUEL, SCHULZ und WEISENBERG sowie THOMAS mehr oder minder routinemäßig angewandt. Wohl aber sind Einstellungen nach Art von Stenwers-Aufnahmen, die sich optimal unter Durchleuchtungskontrolle anfertigen lassen, für die Darstellung besonders des unteren Parotispoles überaus vorteilhaft. MATZKER hat eine ähnliche Schrägstellung zur simultanen Abbildung *beider* kontrastmittelgefüllten Ohrspeicheldrüsen angewandt, HETTLER und LAUTH benutzen eine sog. *doppelt* schräge Aufnahme der Parotis, die sie am Bildverstärker BV 20 einstellen. Verständlicher ist der Vorteil von Unterkieferschrägaufnahmen im Falle der Submandibularis-Sialographie (DECHAUME u. Mitarb.; FEUZ; HETTLER; HETZAR, JAKOBOVICI u. Mitarb.; KORNRUMPF; LEROUX 1948, SEWARD; PUTNEY und SHAPIRO; ROSE sowie SAMUEL. Gute Ergebnisse zur Beurteilung des Whartonganges ermöglichen Aufbißaufnahmen mit Zahnfilmen in axialem und schrägaxialem Strahlengang, wie kürzlich SEWARD erneut hervorhob. Eine günstigere Abbildung des Wharton-Ganges erstrebten PUTNEY u. SHAPIRO durch ihren Vorschlag, die Zunge während der streng frontalen Aufnahme anheben zu lassen, während IGLAUER empfahl, während der Exposition mit dem Zeigefinger den Zungengrund nach abwärts zu drücken, um Steine vom Kieferknochen freizuprojizieren! Aus Strahlenschutzgründen ist dies jedoch abzulehnen. Ebenso vermeiden wir aus Strahlenschutzgründen nach Möglichkeit trotz der ausgezeichneten Abbildungsergebnisse entgegen einer früheren Mitteilung die Kontaktaufnahmen in der Einstellung nach PARMA.

Zur Erfassung der räumlichen Verhältnisse ist im übrigen von vielen Autoren die stereoskopische Aufnahmetechnik bei der Sialographie angewandt worden. Eigene Erfahrungen hierzu fehlen. Als zusätzliche Maßnahme — sofern nicht primär am Zielgerät mit Bildverstärker gearbeitet wird — lassen sich Zielaufnahmen anfertigen, vor allem um bei Steinverdacht Aufnahmen in verschiedenen Projektionen zu machen (z.B. Projektion der Glandula submandibularis in die weit geöffnete Mundhöhle bei leichter Drehung des gering nach ventral gebeugten Kopfes etc.). In speziellen Fällen kann man durch Kombination mit Schichtaufnahmen das Untersuchungsergebnis verbessern, desgleichen durch sog. Vergrößerungsaufnahmen mit Feinstfocusröhre.

Die Wahl der Expositionsdaten hängt von der zur Verfügung stehenden Apparatur ab. Es muß dabei berücksichtigt werden, daß die regionären Skeletelemente ausreichend wiedergegeben werden, dennoch aber auch die Weichteile erkennbar bleiben. Um diesen Kompromiß zu erreichen, kann man relativ hohe kV-Werte benutzen und den Entwicklungsvorgang vorzeitig unterbrechen. Superpositionen von gefülltem Gangsystem und Skeletanteilen werden sich nie ganz vermeiden lassen, es sei denn man wendet die von ZIEDSES DES PLANTES ausgearbeitete Subtraktionstechnik an. Eine andere Möglichkeit zur Anhebung des Weichteilkontrastes bietet das Logetronikverfahren.

Einzelheiten zur Einstelltechnik sind den einschlägigen Standardwerken zu entnehmen, so z.B. „Medizinische Röntgentechnik, Band I" von SCHOEN, „Röntgenaufnahmetechnik, Teil I" von JANKER, „Positioning in Radiography" von CLARK u.a.

Wir stehen nicht auf dem Standpunkt, daß es in jedem Fall erstrebenswert ist, die Drüsen der Gegenseite zu sialographieren — sei es aus Vergleichsgründen oder um klinisch erscheinungslose Veränderungen zu entdecken. Die von einigen Autoren bevorzugte Untersuchung der Speicheldrüsen beider Seiten in *einer* Sitzung gestattet dies, wenn leicht resorbierbare Kontrastmittel benutzt werden und eventuell Superpositionen durch Drehung (MATZKER) vermieden werden. Wir bevorzugen dagegen die simultane Abbildung von Parotis und Submandibularis der gleichen Seite in einer Sitzung und schließen gegebenenfalls in einer zweiten Sitzung die Untersuchung der kontralateralen Drüsen an.

Die Beurteilung der Speicheldrüsenfunktion läßt sich an Hand sog. Ausscheidungsaufnahmen nach 15, 30, 60 min eventuell mehreren Stunden vornehmen, wie bereits CSILLAG, DECHAUME u. Mitarb., FEUZ, ROSE, STEINHARDT, YANNOULIS u.a. gezeigt haben. Diese Ausscheidungsuntersuchungen haben RUBIN u. Mitarb. systematisiert dargestellt dadurch, daß sie die Entleerung durch Kauen von Citrone, Kaugummi od. ä. stimuliert haben. Es ist verständlich, daß solche über einen längeren Zeitraum ausgedehnte Nachuntersuchungen nur dann zu einem verwertbaren und vergleichbaren Ergebnis führen, wenn stets mit demselben öligen Kontrastmittel (Viscosität!) und konstanter Füllungstechnik gearbeitet wird, da z.B. eine sehr ausgeprägte Parenchymanfärbung wesentlich länger nachweisbar bleibt (24—48 Std), als eine auf das Kanalsystem begrenzte Füllung ($^1/_2$ Std). Spezielle Studien der Resorption wäßriger Kontrastmittel haben JAENSCH, ROMANI u. PESAVENTO durchgeführt.

Interessant sind Untersuchungen über den Entleerungsmodus mit Hilfe der röntgenologischen Erfassung von Bewegungsabläufen. So haben KONNOV und ZEDGENIDZE kymographisch nachweisen können, daß rhythmische Bewegungen wellenartig 10—20mal pro Minute über den Stenon-Gang ablaufen, die sie mit der Anwesenheit einer glatten Muskulatur im Stenon-Gang erklären, die nach ZABKAS Mitteilung 1914 von CHAPRY und 1946 von MORIS nachgewiesen sein soll; andere Autoren erklären den Entleerungsvorgang mit der vis a tergo des Speichelflusses und der Drüsen- bzw. Gangmassage durch Kontraktionen der Kau- und Schlundmuskulatur, etwa vergleichbar der Wadenmuskelpumpe zur Förderung des Venenblutes. Eigene zu dieser Thematik 1959 begonnene kinematographische Untersuchungen konnten in jüngster Zeit wieder aufgenommen und durch Untersuchungen mit Bildbandspeichergeräten ergänzt werden.

Zur Untersuchungstechnik kann zusammenfassend festgestellt werden, daß ihre subtile Handhabung entscheidend Anteil an dem Untersuchungsergebnis hat. Jeder Untersucher entwickelt einen eigenen Stil. Es bestehen entsprechende Wechselbeziehungen zwischen der Art des Vorgehens, dem Instrumentarium und der Kontrastmittelwahl. Durch die Anwendung der neuartigen trijodierten wäßrigen Kontrastmittel ist eine Tendenz zur Ablösung der altbewährten öligen Kontrastmittel unverkennbar.

5. Indikation und Kontraindikation

Für jede spezialisierte Untersuchungsmethode gilt im allgemeinen, daß sie nicht wahllos angewandt werden darf und nur dann für die Beurteilung krankhafter Veränderungen einen Gewinn bedeutet, wenn *Indikation* und *Kontraindikation* beachtet werden.

Unabhängig davon, daß die röntgenologische Beurteilung der Speicheldrüsen und ihrer Ausführungsgänge — vorwiegend also die Sialographie — nur makroskopische Veränderungen erfassen kann, besitzt sie von Krankheit zu Krankheit unterschiedlichen Wert. Verglichen mit der Kontrastdarstellung anderer Kanalsysteme (Bronchographie, Cholecystographie, Myelographie, Pyelographie, Salpingographie etc.) ist die Kontrastmittelfüllung der Speichelwege bei Beachtung einer einwandfreien Untersuchungstechnik mit einem viel geringeren Risiko verbunden. Sie kann mit wenigen Ausnahmen immer angewandt werden, YANNOULIS vertritt sogar die Meinung, daß es eine *absolute* Kontraindikation gegen die Sialographie *nicht* gibt. In Übereinstimmung mit den meisten Autoren sehen wir als Kontraindikation an:

die akute Verletzung,
die akute Entzündung,
die ulceröse Stomatitis (ZABKA).

Zurückhaltend mit der Sialographie sind wir bei allen stärker schmerzhaften Erkrankungen, z.B. im akuten Schub der rezidivierenden Parotitis und hochfieberhaften Zuständen der Patienten. Die Untersuchung verbietet sich weiterhin von selbst bei einer Kieferklemme stärkeren Grades und Zuständen erheblicher motorischer Unruhe.

Wie im speziellen Teil auszuführen sein wird, dient die Röntgenuntersuchung der Speicheldrüsen und ihrer Ausführungsgänge

a) als *Nativdarstellung* dem Nachweis von
1. Weichteilschwellungen (Markierung!),
2. Verkalkungen (Lymphknoten, Gefäßen, Phlebolithen),
3. Speichelsteinen,
4. Knochensequestern,
5. Skeletveränderungen.

b) als *Kontrastdarstellung*
1. der Wiedergabe der anatomischen Verhältnisse,
2. der Lokalisation von Konkrementen,
3. der Lokalisation und dem Nachweis von Speichelfisteln,
4. der Differenzierung und Lokalisation von subakuten und chronischen Speicheldrüsenentzündungen,
5. der Differenzierung und Lokalisation von Tumoren,
6. dem Nachweis einer Speicheldrüsenmitbeteiligung bei entzündlichen und neoplastischen Systemerkrankungen,
7. dem Nachweis einer Speicheldrüsenmitbeteiligung bei entzündlichen und neoplastischen Umgebungserkrankungen,
8. der Beurteilung der Ausscheidungsfunktion.

Vorteilhaft ist es, daß durch Kontrolluntersuchungen Verlaufsbeobachtungen möglich sind und die Kontrastmittelinstillation mit der Applikation von öligen oder wäßrigen Medikamenten kombiniert werden kann.

6. Andere Methoden der Speicheldrüsenuntersuchung

Leider wird nicht immer gebührend berücksichtigt, daß der Röntgenbefund nur ein *Teil*resultat vermitteln kann, an das nicht selten gerade von dem falsche diagnostische Erwartungen geknüpft werden, der Möglichkeiten und Grenzen der Methode nicht ausreichend kennt. In dieser Meinung wird man bestärkt, wenn man Äußerungen liest, die sialographische Methode sei als „nicht aufschlußreich genug" abzulehnen.

Tatsächlich kann auch die Röntgenuntersuchung der Speicheldrüsen und ihrer Ausführungsgänge nur *einen* Baustein im Mosaik der diagnostischen Ergebnisse darstellen. Die Methode kann nur dann Optimales leisten, wenn sie sinnvoll in den Rahmen einer gesamtklinischen Untersuchung einbezogen wird. Wie falsche Indikationen und diagnostische Überforderungen die Methode in Mißkredit bringen, so können Ergänzungen durch zusätzliche Untersuchungsergebnisse den Wert der Befunddeutung steigern. „Der Röntgenbefund täuscht nicht, der *Röntgenbefund hat immer* recht — nur wir täuschen uns und haben oft nicht recht" (HAENISCH und HOLTHUSEN).

Nach der Aufstellung in Tabelle 5 soll die Röntgenuntersuchung im zeitlichen Ablauf des diagnostischen Vorgehens an dritter Stelle stehen. In jedem Fall ist eine erschöpfende *direkte* Untersuchung des Kranken im Sinne MARTINIs voranzustellen. Diese unmittelbare Untersuchung soll durch eine gezielte *Anamnese*, die die Belange der Speicheldrüsen berücksichtigt, eingeleitet werden. Eine genaue *Inspektion* dient der Feststellung des Lokalbefundes; nicht nur äußerlich erkennbare Veränderungen der Speicheldrüsenregion sollen angesehen werden, sondern auch der äußere Gehörgang und die Mundhöhle, denn der Zustand der Gangpapillen, der Mund- und Zungenschleimhaut, der Tonsillen, aber auch des Gebisses können Hinweise auf Erkrankungen der Speicheldrüsen geben. Prozesse im retromandibularen Parotisabschnitt wölben so z.B. gelegentlich die Vorderwand des Gehörganges in dessen Lichtung ein. Bekannt ist das Zeichen des abgehobenen Ohrläppchens, verursacht durch Parotisschwellungen.

Die *Palpation* kann besonders bei Vergleich mit der anderen Seite wichtige Befunde vermitteln und soll zusätzlich auch von dorsal und bei leichten Kaubewegungen durch-

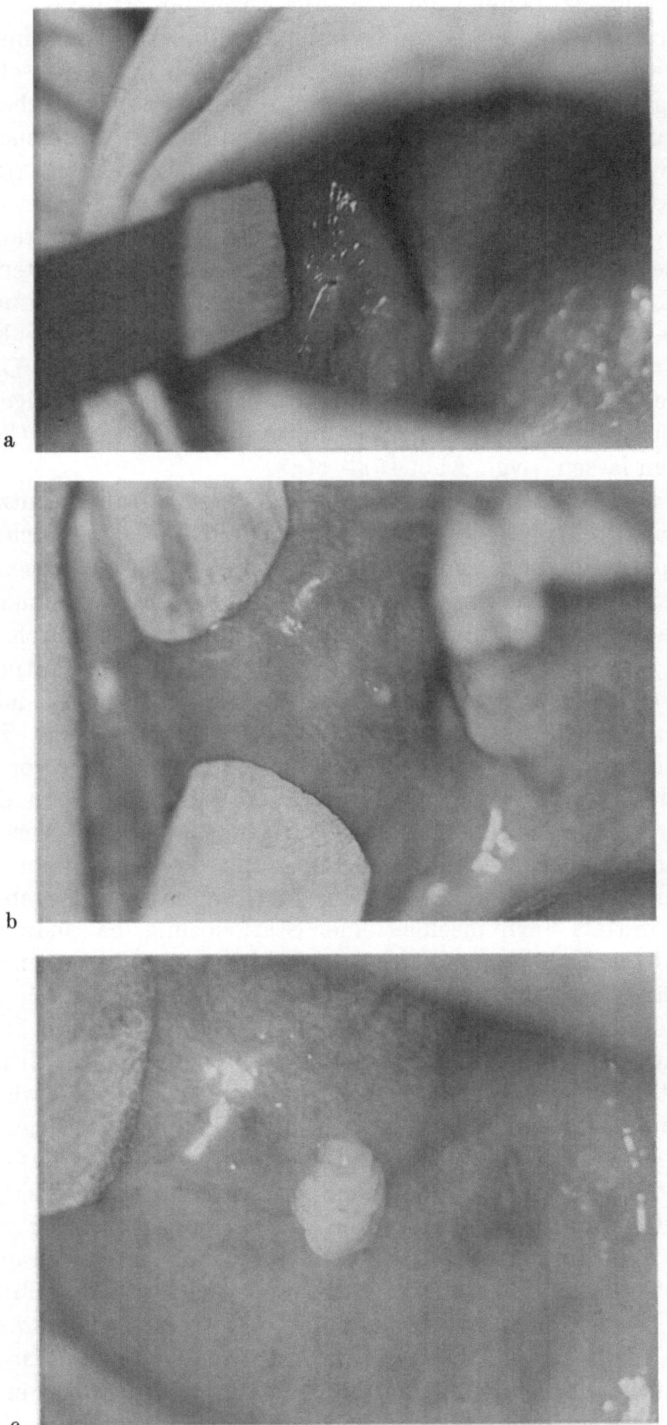

Abb. 15a—c. a) Ostium des rechten Stenonganges, gering dilatiert, Vergrößerungseffekt durch Speicheltropfen. b) Serös-eitriger Speichel bei Sialodochitis des rechten Stenonganges. c) Eitrig eingedickter Speichel bei ausgeprägter Ektasie des Gangsystems der rechten Glandula parotis

geführt werden. TAKAOKA u. Mitarb. haben eine besondere Methode zur Parotispalpation angegeben, wobei das subcutane Gewebe unterhalb des Ohrläppchens mit Daumen und Zeigefinger gefaßt und der Raum zwischen beiden Fingern sorgfältig verengt wird. SPRINZELS hat angegeben, daß die Parotisdrüsen der Fettleibigen beinahe zu 100% palpierbar seien! Verdickungen des Stenon-Ganges kann man gelegentlich als walzenförmige Resistenz tasten, die wie eine thrombosierte Vene unter dem Finger wegrollt. Bei der Palpation der Glandula submandibularis ist auf eine Entspannung des Mundbodens zu achten; auch bei bimanueller Palpation ist es oft schwer, eine Lymphknotenschwellung von einer Speicheldrüsenvergrößerung zu unterscheiden.

Durch den Ausbau von Laboratoriumsmethoden hat die Untersuchung des getrennt aufgefangenen Speichels erheblich an Bedeutung gewonnen (RAUCH). Auch hierbei sollte die Inspektion des Speichels — Sialoskopie (STEINHARDT) — nicht außer acht gelassen werden. Auf leichte Streichmassage aus der Papille austretender Speichel kann wichtige Hinweise geben! Die Art der Speichelentleerung, die austretende Speichelmenge, die Farbe und Konsistenz kennzeichnen mitunter pathologische Situationen des Gangsystems (Ektasie!). Eine geradezu klassische Beschreibung gibt KERSTING (1900!): „Durch Druck auf die Parotis und Streichen in der Richtung des Ductus Stenonianus springen aus der Mündung desselben eigentümliche teils sagoartige, teils wie weichgekochter Reis aussehende Massen heraus, in ähnlicher Weise wie Comedonen sich aus Talgdrüsen pressen lassen", vgl. Abb. 15a—c.

Die *bakteriologische* Untersuchung des Speichels ist bei allen Entzündungen wichtig (Ausstrichpräparat, Sedimentausstriche, kulturell und im Tierversuch), ebenso die cytologische Beurteilung; für die Geschwulstdiagnostik der Speicheldrüsen wird ihre Bedeutung jedoch als gering eingeschätzt (NAUMANN). Die *chemische* Untersuchung des Speichels mit Analyse der anorganischen und organischen Bestandteile ist durch zahlreiche Studien erweitert worden, wie der umfassenden Darstellung RAUCHs zu entnehmen ist, auf die hier verwiesen werden kann. Voraussetzung für solche Analysen ist es, den Drüsenspeichel isoliert zu gewinnen. Dies kann nach Kanulement bzw. Katheterismus der Speicheldrüsenausführungsgänge geschehen (eventuell unmittelbar vor Sialographie) oder mit Hilfe besonders konstruierter saugnapfartiger Wannen, die an die Papillengegend gebracht werden, vgl. DIAMANT, HEINKEL und GRAML, SEIGE. Auch auf die Möglichkeiten der fermentativen Speicheluntersuchung und die elektrophoretische Analyse sei verwiesen. Außer der von SCHIMANSKY für die Diagnostik angegebenen Prüfung der Jodausscheidung mittels Farbumschlag einer Stärkelösung, hat man versucht, die Ausscheidung von ^{131}J für die Diagnostik der Speicheldrüsen nutzbar zu machen (GERBAULET und FITTING 1956; GERBAULET, FITTING u. ROSENKAIMER u.a. 1957; THODE, JAIMET u. KIRKWOOD 1954 u.a.).

Überaus wichtig ist die *histologische* Beurteilung von Speicheldrüsenprozessen. Sie wird allerdings bei allen entzündlichen Erkrankungen so weit wie möglich hinausgeschoben und bildet gewissermaßen den „Schlußstein" in der Diagnostik. Der Probeexcision haften gewisse Risiken an, die sich im Parotisgebiet aus der anatomischen Situation des N. facialis ergeben und vom Spezialisten wohl weniger gefürchtet werden als vom Nichtfachmann oder gar Patienten. Auch die Entstehung von Speichelfisteln kann Folge einer Probeexcision sein. Eine zu oberflächliche Gewebsentnahme kann bei Neoplasmaverdacht dadurch irreführen, daß nur die Begleitentzündung erfaßt wird. Wird Tumorgewebe angeschnitten, besteht die Gefahr einer Zellverschleppung, so daß viele Autoren die Probeexcision bei Geschwülsten nur als erste Phase eines operativen Eingriffs, kombiniert mit Schnellschnittuntersuchung vorzunehmen empfehlen.

Ausgebaut worden ist in den letzten Jahren die Punktionsbiopsie, bzw. Stanzbiopsie, wobei mit einem Trokar ein Gewebscylinder gewonnen wird. Die Bedeutung dieser nicht von allen anerkannten Methode (gegen sie haben sich ausgesprochen BYARS, NAUMANN, NICKOL) ist von BONNEAU u. SOMMER, DECHAUME u. Mitarb., DIAMANT, ESCHLER u. SCHILLI, REDON, SOROKIN u.a. hervorgehoben worden. DECHAUME führt sie 5 Tage nach der Sialographie durch und bezeichnet sie als „vollkommen harmlos". Daß ein Gewebscylinder bei umschriebenen pathologischen Veränderungen den Krankheitsherd verfehlen kann, ist selbstverständlich. Sie ist auch bei diffusen Drüsenveränderungen, deren gutartiger und symptomarmer Verlauf eine Probeexcision nicht angezeigt erscheinen läßt, aufschlußreich. Letzte histologische Aufarbeitung der Speicheldrüsen — abgesehen von der Beurteilung des Operationspräparates — ermöglicht die Sektion. Lange Zeit sind allerdings die Speicheldrüsen bei der Sektion vernachlässigt worden; auch heute werden sie wohl noch häufig nicht in das Routineprogramm der Obduktion einbezogen.

Abschließend ist hervorzuheben, daß auch allgemein-klinische Laboruntersuchungen die Diagnose pathologischer Speicheldrüsenveränderungen ergänzen können, z.B. das Blutbild, die Blutkörperchensenkungsreaktion, Blutserumbefunde: Elektrolytverhältnisse, Eiweißverschiebungen, Elektrophorese, Rest-N, die sog. Rheumaproben, Serumlabilitätsreaktionen, Blutzucker, einschließlich Blutzucker-Belastung, Serumdiastase, Wa.-R, und Nebenreaktionen, aber auch spezielle serologische Reaktionen wie Nachweis von Antikörpern gegen Speicheldrüsengewebe (Schulze und Miehlke, vgl. auch Anderson, Gray, Beck u. Kinnear, Haferkamp sowie Jones), 17-Ketosteroidausscheidung, Magensaftuntersuchung.

Zusammenfassend kann festgestellt werden, daß sich die Speicheldrüsendiagnostik auf verschiedene Untersuchungsmethoden aufbaut, deren zeitliche Reihenfolge durch ihren Charakter bestimmt ist. Ihre Befunde ergänzen sich und lassen bei sinnvoller Einordnung in eine gesamtklinische Untersuchung ein optimales Resultat erhoffen.

Was die Röntgendiagnostik im einzelnen zu leisten vermag, ist dem nachfolgenden speziellen Teil zu entnehmen.

Spezieller Teil

1. Das normale Sialogramm

Ohne genaue Kenntnis des *normalen* Röntgenbefundes der Speicheldrüsen lassen sich pathologische Abweichungen nicht feststellen. Ähnlich wie beispielsweise in der Skelet- oder Lungendiagnostik prägt sich das Bild der normalen Struktur relativ leicht ein, so daß

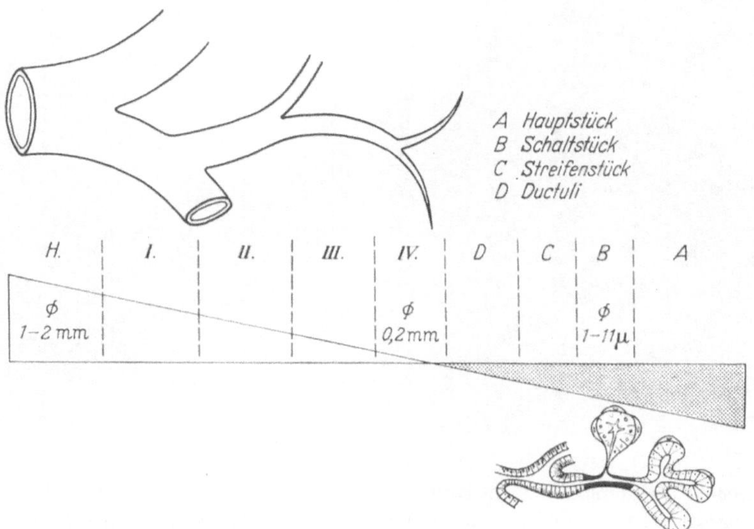

Abb. 16. Schematische Darstellung der intraglandulären Größenordnungen: Weißes Dreieck links mit den Bezeichnungen *H* Hauptgang; *I—IV* Gangaufzweigungen I. bis IV. Ordnung, makroskopisch erkennbare Elemente; graues Dreieck rechts mit den Bezeichnungen *A* Hauptstück (acinus); *B* Schaltstück (Isthmus); *C* Streifenstück (pars striata) und *D* Speichelröhren (ductuli) mikroskopisch erkennbare Elemente, die das Sialogramm summarisch als „Parenchymschatten" wiedergibt

im allgemeinen pathologische Veränderungen schon aus dem Vergleich mit dem Erinnerungsbild des Normalbefundes zu erkennen sind. Man soll sich jedoch nicht scheuen, in strittigen Fällen zur Gegenüberstellung ein mit derselben Technik angefertigtes Sialogramm einer gesunden Drüse von einem etwa gleichaltrigen Menschen zur Hand zu nehmen, eventuell eine kontralaterale Drüsenfüllung — einen einseitigen pathologischen Prozeß vorausgesetzt — anzufertigen, wie Boette und Wuttge hervorhoben. In verschiedenen Punkten unterscheidet sich das normale Parotis-Sialogramm von dem der Submandibularis (s. unten), geringe Unterschiede sind auch durch das Alter, wohl aber nicht durch das Geschlecht des Patienten gegeben.

Gemeinsames Hauptmerkmal des *normalen* Sialogramms der Glandulae parotis und submandibularis ist ein zartkalibriges Gangsystem, das sich unter steter Verjüngung des

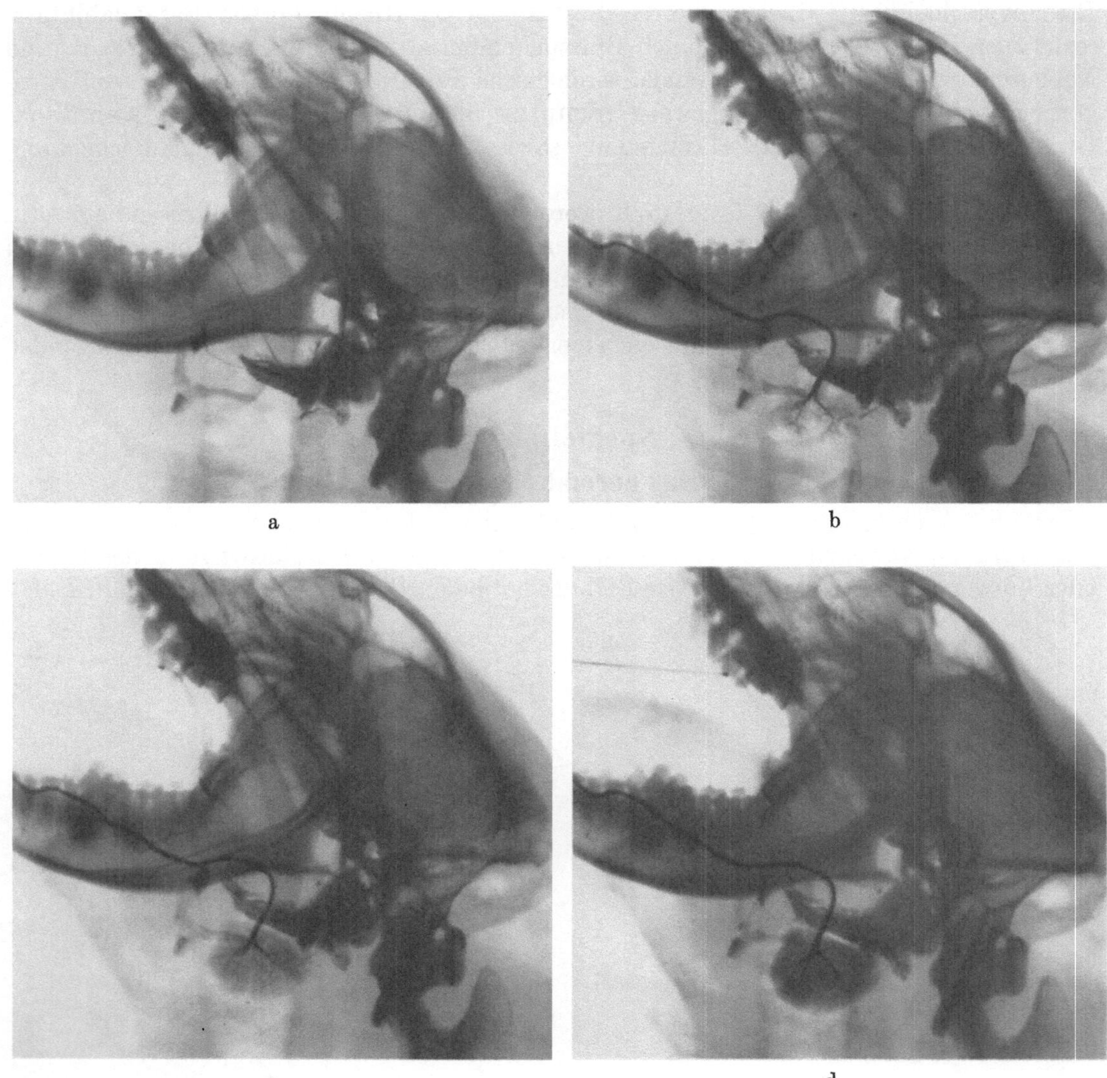

Abb. 17a—d. Speicheldrüsendarstellung am Hund (weiblicher Schäferhund, 5 Jahre, 36 kg). Prallfüllung der linken Glandula parotis (1,8 ml Jodipin dünnflüssig): homogenes Schattendreieck in allen Abbildungen, Details des Gangsystems oder der Läppchenstruktur sind nicht mehr erkennbar. Verschiedene Füllungsphasen der linken Glandula submandibularis: a = 0 ml; b = 0,5 ml; c = 1,0 ml; d = 1,5 ml dünnflüssiges Jodipin

Gangdurchmessers annähernd dichotom in peripherer Richtung aufzweigt. Kleine, trichterförmige, in der Aufsicht dreieckige Erweiterungen können an den Einmündungen der Aufzweigungen erster Ordnung in den Hauptgang entstehen; das Kaliber des intraglandulären Hauptgangabschnittes ist mitunter etwas weiter als das des extraglandulären. Nach dem Grad der Verzweigung lassen sich in peripherer Richtung entsprechend dem optischen Auflösungsvermögen Drüsengänge erster bis dritter eventuell vierter Ordnung differenzieren. Jenseits davon sind Einzelheiten nicht mehr unterscheidbar (Abb. 16). Entgegen dieser Auffassung hat man früher angenommen (CSILAG; HETZAR u.a.), im Röntgenbild die Drüsenendstücke abgrenzen zu können. Ihr Durchmesser von wenigen

Mikren (μ) zeigt aber schon, daß dies ebenso unmöglich ist wie die makroskopische Differenzierung der unmittelbar vorgeschalteten feinsten Kanälchen. KORNRUMPF führte kürzlich folgerichtig aus, daß die summarische Wiedergabe des Parenchyms im Sialogramm diese Ductuli einbezieht, eine Auffassung, wie wir sie vor einigen Jahren an histologischen Präparaten von Submandibularisdrüsen des Hundes gewinnen konnten. Die Drüsen

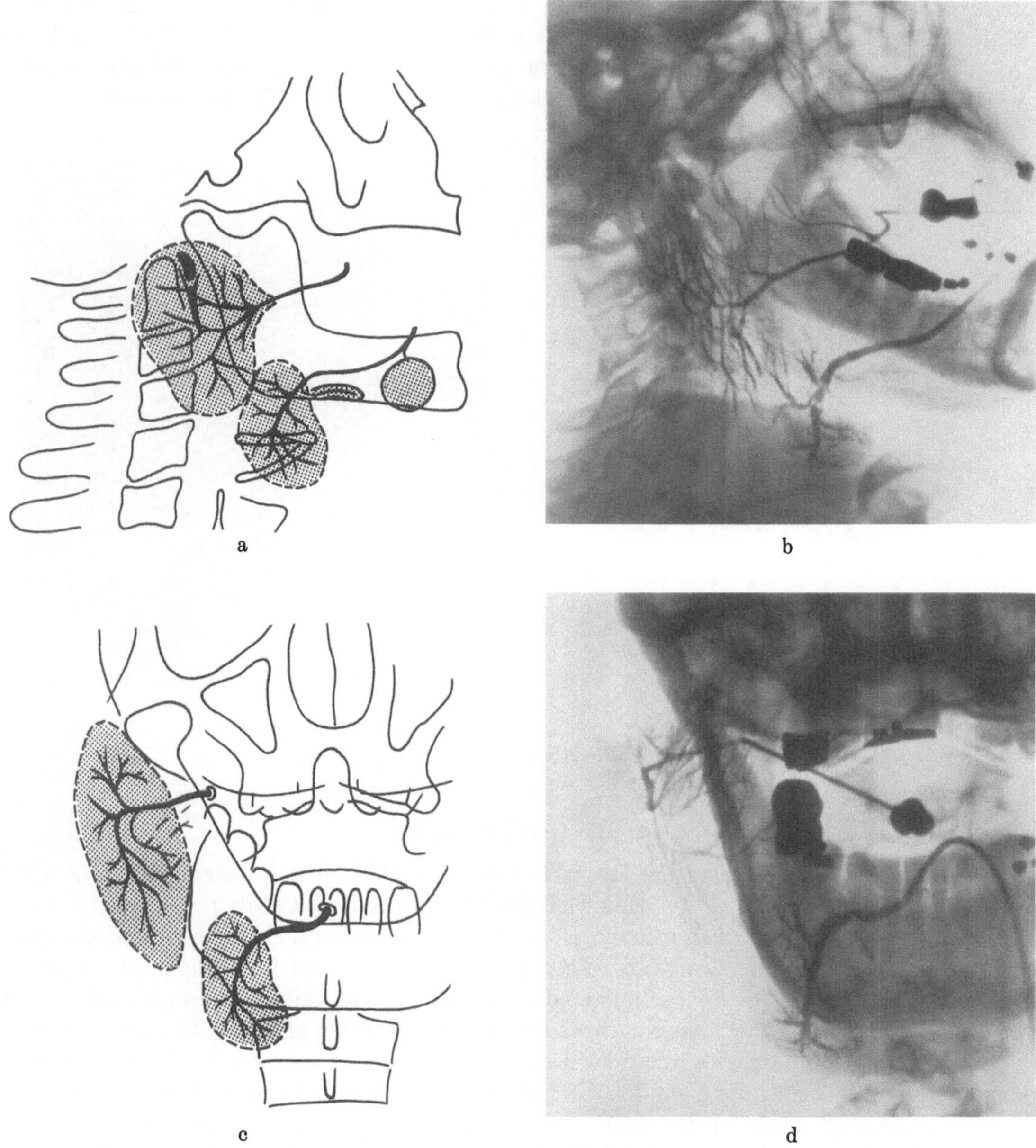

Abb. 18a—f. Normales Sialogramm in drei Ebenen, canaliculäre Füllung; Simultandarstellung von Glandula parotis und submandibularis, Röntgenskizzen

wurden am lebenden Tier fraktioniert mit dünnflüssigem Jodipin gefüllt (Abb. 17a—d) und nach der Tötung des Tieres histologisch aufgearbeitet. Der Füllungsgrad konnte durch eine Fettfärbung mit dem jeweiligen Kontrastbild verglichen werden. Der physiologische Charakter dieser wolkigen peripheren Kontrastmittelansammlungen (Synonyma: Parenchymanfärbung, acinäre oder alveoläre Füllung, sialoacinärer Reflux) war lange umstritten (DECHAUME; GAUWERKY u. LINDEMANN; HETZAR; JAENSCH; OLLERENSHAW; ROSE; RUBIN u. Mitarb.; SAMUEL; WIEDEMANN). Durch systematische fraktionierte

Füllungen und Überspritzungsversuche konnte geklärt werden, daß die Parenchymfüllung maßgeblich von dem Druck, der Menge und der Beschaffenheit des Kontrastmittels abhängt und nicht Ausdruck einer pathologischen Parenchymveränderung sein muß. Ähnliche Probleme der Endbäumchenfüllung tauchen bei der Bronchographie auf (Böttger; Reid; di Rienzo u. Weber). Die zarte Parenchymfüllung vermittelt ein zuverlässiges Abbild der Drüsengröße in der Flächenprojektion, die übertriebene Parenchymfüllung überdeckt das Gangsystem; sie erschwert bzw. verhindert seine Beurteilung, außerdem ist sie schmerzhaft und eventuell Ursache von Komplikationen (Rubin). Bei Betrachtung des Sialogramms normaler Speicheldrüsen gehen wir von der Standardeinstellung in zwei bzw. drei aufeinander senkrecht stehenden Ebenen (vgl. Einstellungstechnik) aus (Abb. 18a—f, 19a, b, 20).

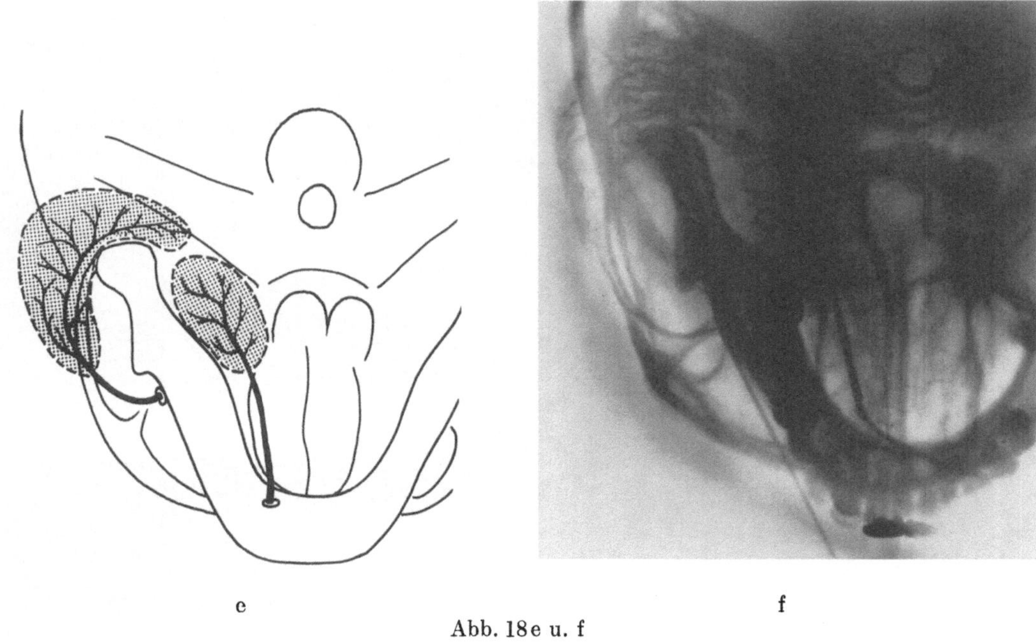

e f

Abb. 18e u. f

a) Die Glandula parotis

Sie projiziert sich im *Seitenbild* zum Teil auf den Winkel und aufsteigenden Ast des Unterkiefers, zum Teil auf die Halswirbelsäule. Der obere Parotispol kann in dieser Projektion den Schatten des vorderen Bogenanteils vom ersten Halswirbel und des proc. styloides einbeziehen. Die Gangaufzweigungen erster bis dritter Ordnung sind verglichen mit den entsprechenden Gangabschnitten der Glandula submandibularis länger und graziler. Im dorsalen Drüsenpol wirkt das Netzwerk der Gänge infolge der größeren Tiefenausdehnung in die Retromandibularregion dichter. Der Hauptgang überkreuzt etwa fingerbreit über dem Kieferwinkel den aufsteigenden Unterkieferast, zieht im flachen Winkel ansteigend projektionsbedingt scheinbar gradlinig nach ventral und biegt mündungsnahe in Höhe der hinteren Oberkiefermolarzähne hakenförmig um; er nimmt akzessorische Drüsengänge in sich auf (vgl. Variationen), sein Kaliber beträgt 1—3 mm, er erweitert sich papillennahe geringfügig (Abb. 18a, b, 19a, b).

Im *Sagittalbild* projiziert sich die Ohrspeicheldrüse als längliches Oval größtenteils lateral neben den aufsteigenden Unterkieferast, ihr retromandibulärer Anteil wird bei Aufnahme mit weit geöffnetem Mund teilweise vom aufsteigenden Unterkieferast überdeckt, z.T. medial von ihm sichtbar. Stark verkürzt bildet sich der Stenon-Gang ab (Abb. 18c, d).

Einzig die *Axialaufnahme* zeigt den nach lateral konvexbogigen Verlauf des Hauptganges und die Tiefenausdehnung des retromandibulären Drüsenfortsatzes (vgl. Abb. 5).

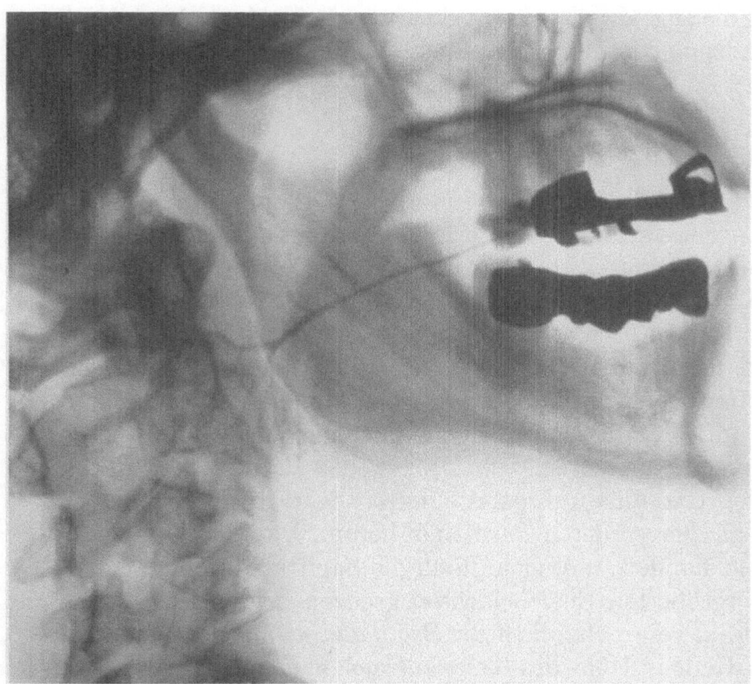

a

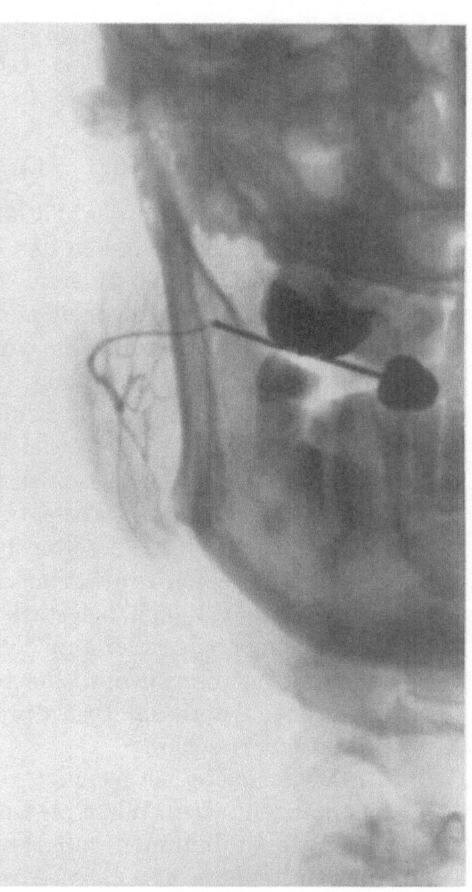

b

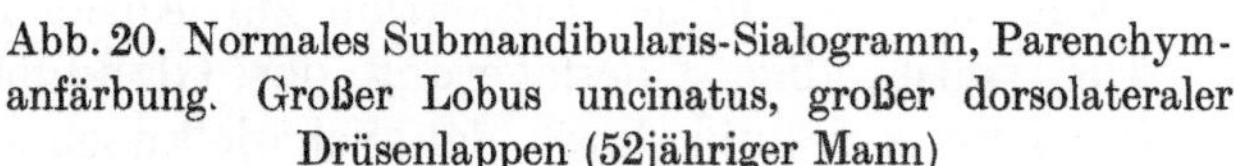

Abb. 19a u. b. Normales Parotis-Sialogramm, Parenchymanfärbung (49jährige Frau)

Abb. 20. Normales Submandibularis-Sialogramm, Parenchymanfärbung. Großer Lobus uncinatus, großer dorsolateraler Drüsenlappen (52jähriger Mann)

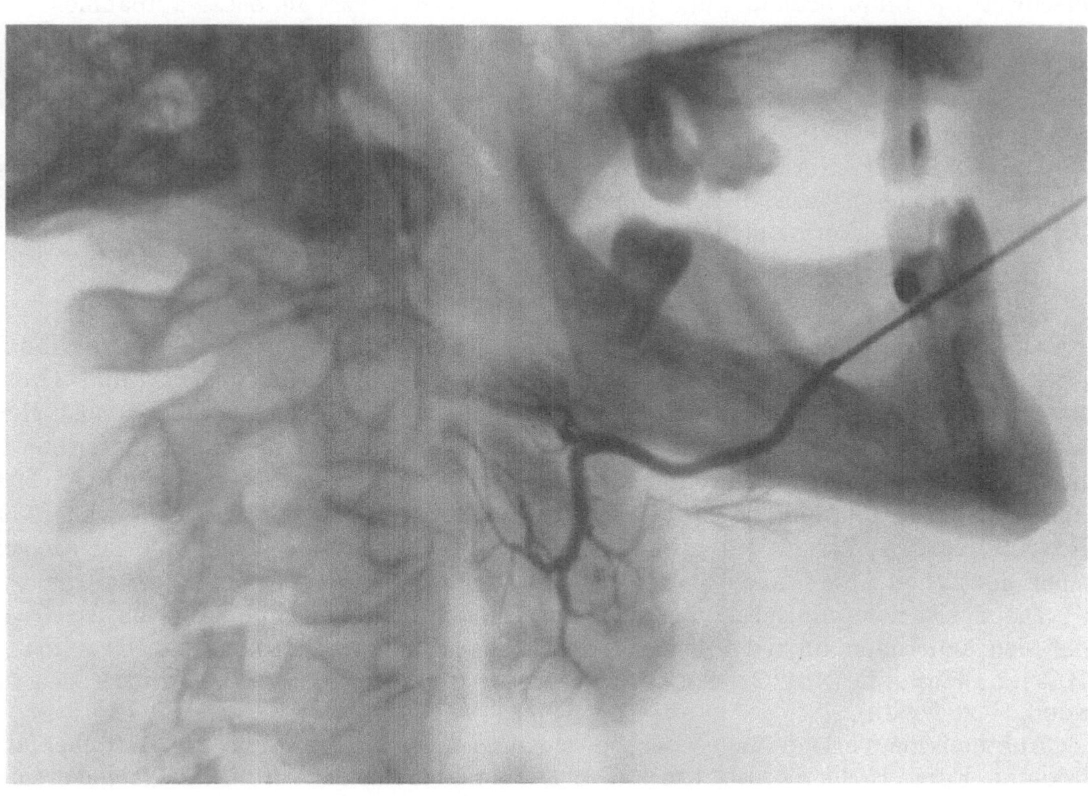

Abb. 20

Zwar kann man die oberflächlichen und tiefen Drüsenpartien gut unterscheiden, nach unseren Erfahrungen jedoch nicht die sog. Zweilappenstruktur der Drüse (vgl. Anatomie) erkennen, ebenso nicht den verbindenden Isthmus (vgl. auch die Metallausgußpräparate, Winsten u. Ward, Abb. 6, 18e, f).

b) Die Glandula submandibularis

Im *seitlichen* Röntgenbild läßt sie sich fast ohne störende Überlagerung durch Skeletanteile erkennen; lediglich das Zungenbein und das verknöcherte Kehlkopfskelet können sich auf die Drüse projizieren. Sie ist kleiner als die Parotis, ihr Gangkaliber weiter, ihre Gänge wirken gedrungener, zumal die Aufzweigungen erster bis dritter Ordnung kürzer als die der Parotis sind. Sie sammeln sich in einem Hauptgang, der intraglandulär etwa senkrecht nach cranial zieht und unmittelbar nach Verlassen der Drüse in ventraler Richtung umbiegt. In der Projektion steigt er dem Stenon-Gang annähernd parallel zur Frontzahnreihe des Unterkiefers auf. Für die Parenchymanfärbung der Glandula submandibularis gelten dieselben Gesetzmäßigkeiten, wie sie für die Parotis geschildert wurden. Der dorsale Fortsatz der Glandula submandibularis reicht in der seitlichen Drüsenprojektion nicht selten bis an den vorderen Parotispol heran. Daß es sich hierbei meistens um einen Projektionseffekt handelt, läßt sich durch die Sagittalaufnahme leicht nachweisen; lediglich bei stark vergrößerten Speicheldrüsen grenzen beide Drüsen tatsächlich eng aneinander an. Weiterhin veranschaulicht die *Sagittalaufnahme* der Glandula submandibularis, wie der Wharton-Gang in Höhe des Knies zugleich nach medial umbiegt. Der größte Anteil der Drüse projiziert sich übrigens bei sagittalem Strahlengang auf den Unterkieferknochen.

Das *Axialbild* ist geeignet, die Vorstellungen über die Lagebeziehungen beider Drüsen zu ergänzen. Den Wharton-Gang bringt es in einer ähnlichen Projektion zur Ansicht, wie Aufbißaufnahmen mit Enoralfilm. Die vollständige Überlagerung der Glandula submandibularis und ihres Ausführungsganges im Axialbild durch den Schädelknochen erschwert die Bildbeurteilung und charakterisiert dessen Wert als Zusatzaufnahme.

Unter Durchleuchtung angefertigte Zielaufnahmen erlauben zur Ergänzung die von Fall zu Fall günstigsten Einstellungen für Parotis und Submandibularis zu wählen und spezielle Befunde bei störender Superposition durch Skeletelemente nach Möglichkeit freizuprojizieren.

Um das Urteil „Normaler Befund" abgeben zu können, müssen wir die vom Lebensalter abhängigen Speicheldrüsenveränderungen und die Variationen des Organs, d.h. die Spielarten des Normalbefundes kennen.

α) *Die Altersveränderungen der Speicheldrüsen*

Die Speicheldrüsen liegen in unmittelbarer Nachbarschaft von Gebilden, die durch altersabhängige Wachstumsveränderungen einem Wandel ihrer Struktur und Größe unterworfen sind. Abgesehen vom Gesamtschädel sind hier besonders Ober- und Unterkiefer mit ihrem Zahnapparat zu nennen, vgl. unter anderem die Größenunterschiede des Kieferwinkels, der im Durchschnitt beim Neugeborenen 140^0, beim 30jährigen 120^0 und beim Greis 130^0 und mehr beträgt (Groskopff u. Tischendorf; Günther 1950; Rauber-Kopsch; Weinmann u. Sicher). Auch die submentalen Weichteilformen zeigen einen deutlichen Alterswandel (Weil u. Knak 1959).

Die Speichelzusammensetzung weist auf Altersunterschiede hin, wohl als Ausdruck der sich ändernden funktionellen Anforderungen (Bürger; Davidsohn u. Hymanson; Hensel; Hungerland; Quenzlein u. Weber; Ibrahim; Jakobi u. Demuth; Krasnogorsky; Seige).

Anatomische Veränderungen der Speicheldrüsen im Laufe des Lebens sind ebenfalls bekannt (Full; Rössle u. Roulet). Heiderich beschreibt die Parotis des Neugeborenen als kurz, nierenförmig und nicht wie beim Erwachsenen länglich und dreieckig mit unterer

Spitze (25 mm lang, 16 mm breit). Am oberen Drüsenrand, der wie beim Erwachsenen den Jochbogen nicht überschreitet, sei die Drüse verhältnismäßig dick und wölbe sich über die Ebene des Jochbogens 8—11 mm weit vor. Histologisch sind Altersunterschiede wie bei anderen parenchymatösen Organen als sog. Altersinvolution festzustellen. KONNOW, RJABKOV, zitiert bei ZABKA, halten sie für den Ausdruck eines verminderten Neuromuskulartonus. BÜRGER erklärt die histologische Umwandlung mit einer im Alter abnehmenden mittleren Amylasekonzentration (SEIGE). ASCHOFF erwähnt die Umwandlung des zylindrischen Gangepithels der Speicheldrüsen in Plattenepithel beim Greis. SEIFERT u. GEILER (1956) heben neben der Änderung des Gangepithels vom mehrschichtigen kubischen des Neugeborenen zum zylindrischen des Erwachsenen den Reichtum an lymphoidem Gewebe im Drüsenparenchym des Kindes und dessen Rückbildung mit zunehmendem Alter hervor. SCHRAMM hat versucht, Altersunterschiede an Hand von Acinusgröße und -anzahl zu objektivieren, ANDREW entdeckte bei seinen vergleichenden Untersuchungen über Altersveränderungen der Speicheldrüsen von Mensch und Ratte, daß an Stelle des geschwundenen Parenchyms Fett eingebaut wird.

Tabelle 6

Alter in Jahren	5—10	11—25	26—60	61 und älter
Durchmesser cranio-caudal . . .	3,5 cm	5,1 cm	5,3 cm	5,2 cm
dorso-ventral	3,5 cm	3,6 cm	3,8 cm	3,8 cm
Zahl der untersuchten Fälle 231	6	53	130	42

Unter den genannten Gesichtspunkten drängt sich die Frage auf, ob vom Alternsprozeß abhängige gestaltliche Kriterien sialographisch erfaßbar sind? Eine systematische Bearbeitung dieser Thematik ist unseres Wissens bisher nicht erfolgt. Dies mag zum Teil daran liegen, daß der sialographischen Untersuchung von Kleinkindern technische Grenzen gesetzt sind. Daß jedoch auch bei Patienten im frühen Kindesalter ausgezeichnete Kontrastmitteldarstellungen der Speicheldrüsen zu erzielen und von großem diagnostischen Wert sein können, zeigten unter anderem FREEMAN, KREPLER sowie WIEDEMANN.

Um der aufgeworfenen Fragestellung nachzugehen, haben SUNTHEIM u. PFEIFFER in zwei getrennten Studien Normalsialogramme nach bestimmten Gesichtspunkten analysiert. So wurden unter anderem 231 normale Parotissialogramme im seitlichen Projektionsbild ausgemessen, um Größenunterschiede zwischen den einzelnen Altersgruppen festzustellen (Tabelle 6).

Für die Glandula submandibularis ließ sich eine ähnliche Gesetzmäßigkeit nicht ermitteln, da die Werte zu stark streuten. Außerdem fehlten uns Sialogramme des Kindesalters. Die ausgemessenen elf Drüsen der Altersgruppe 14—20 Jahre waren wohl im ganzen etwas kleiner als die 121 der Gruppe 21—80 Jahre, die jedoch keine eindeutigen Unterschiede bei zusätzlicher Untergliederung nach dem Alter aufwiesen.

Die Werte der Glandula parotis werden durch analoge Maße, die wir an pathologisch veränderten Drüsen ermittelten, ergänzt, so daß die Daten der zahlenmäßig schwach besetzten Altersgruppe 5—10 Jahre als ausreichend gesichert gelten dürfen. Eine weitere Bestätigung finden wir bei WIEDEMANN[1], der die Verhältnisse parotisgesunder Kinder im Alter von $1^1/_2$—13 Jahren darstellte (Abb. 21a—l), und desgleichen in Abbildungen von KREPLER. Auf Grund dieser Befunde läßt sich folgendes Schema für die Altersentwicklung der Parotis, gemessen an der Flächenprojektion im seitlichen Bild, entwerfen (Abb. 22a—c).

Hiernach scheint sich die horizontal gestreckte Ovalform der Parotisdrüse mit zunehmendem Alter über eine Rundform in eine vertikale Ovalform umzuwandeln. Daß

[1] Für die freundliche Überlassung dieser Sialogramme danken wir Herrn Prof. Dr. H. R. WIEDEMANN sehr herzlich.

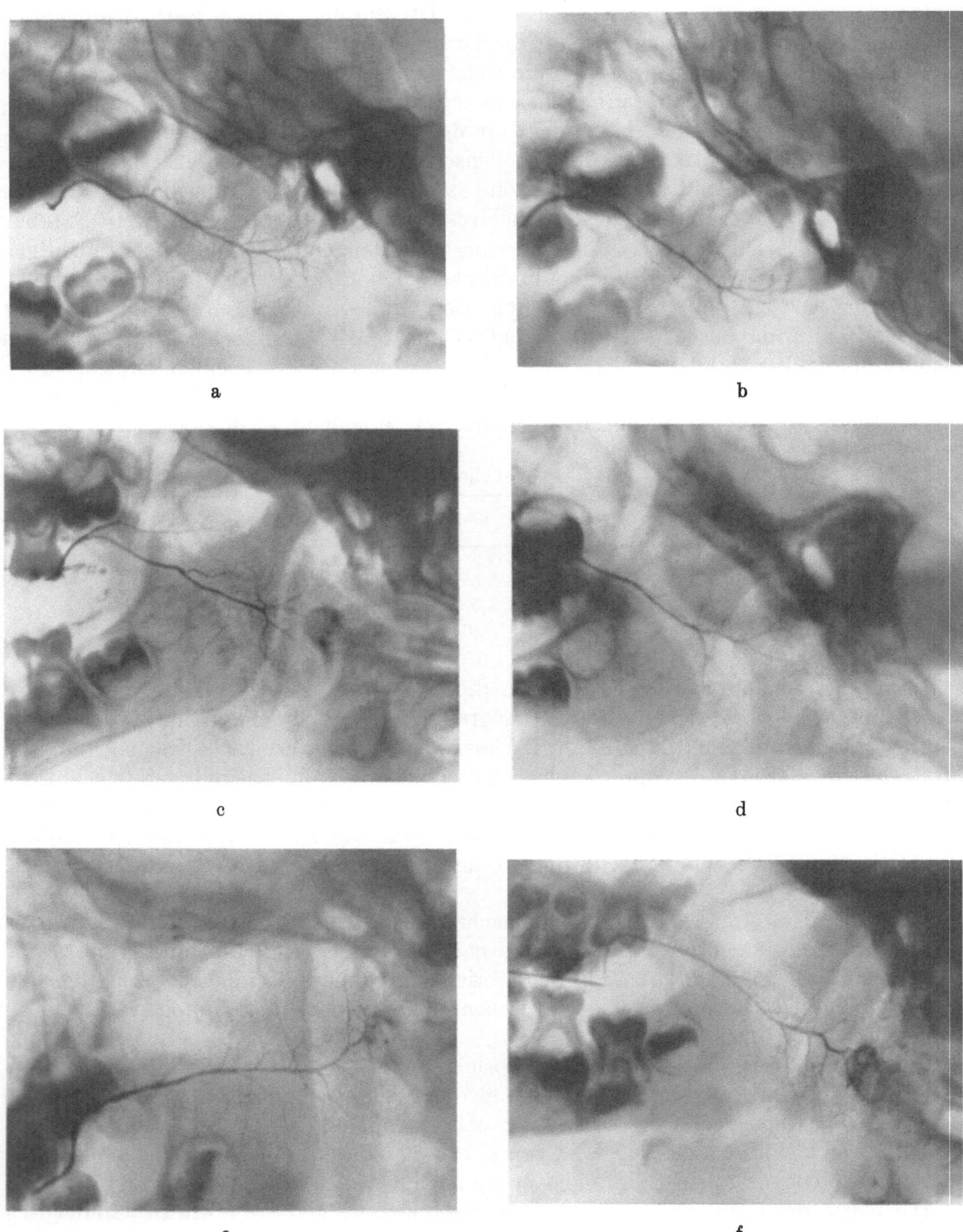

Abb. 21a—f. Sialogramme parotisgesunder Kinder im Alter von $1^1/_2$—13 Jahren (nach WIEDEMANN). a) $1^4/_{12}$ Jahre, ♂; b) $1^9/_{12}$ Jahre, ♂; c) 3 Jahre, ♂; d) 3 Jahre, ♀; e) 5 Jahre, ♂; f) 5 Jahre, ♀

diese Entwicklung mit einer zunehmenden Ausbildung des Verzweigungssystems der Drüsengänge verbunden ist, läßt sich ebenfalls den nach Altersgruppen geordneten Sialogrammen entnehmen: spärliche Gangaufzweigungen im Kleinkindesalter, hier noch große Distanz zwischen den Gängen erster Ordnung und sehr zartes Gangkaliber. Etwa ab 5. Jahr Vervollkommnung des Gangsystems durch weitere Ausbildung in peripherer Richtung bis zu Gängen dritter Ordnung, in den späteren Jahren voranschreitende Gangdifferenzierung vor allem wohl durch cranio-caudale Streckung der Drüse und zug h

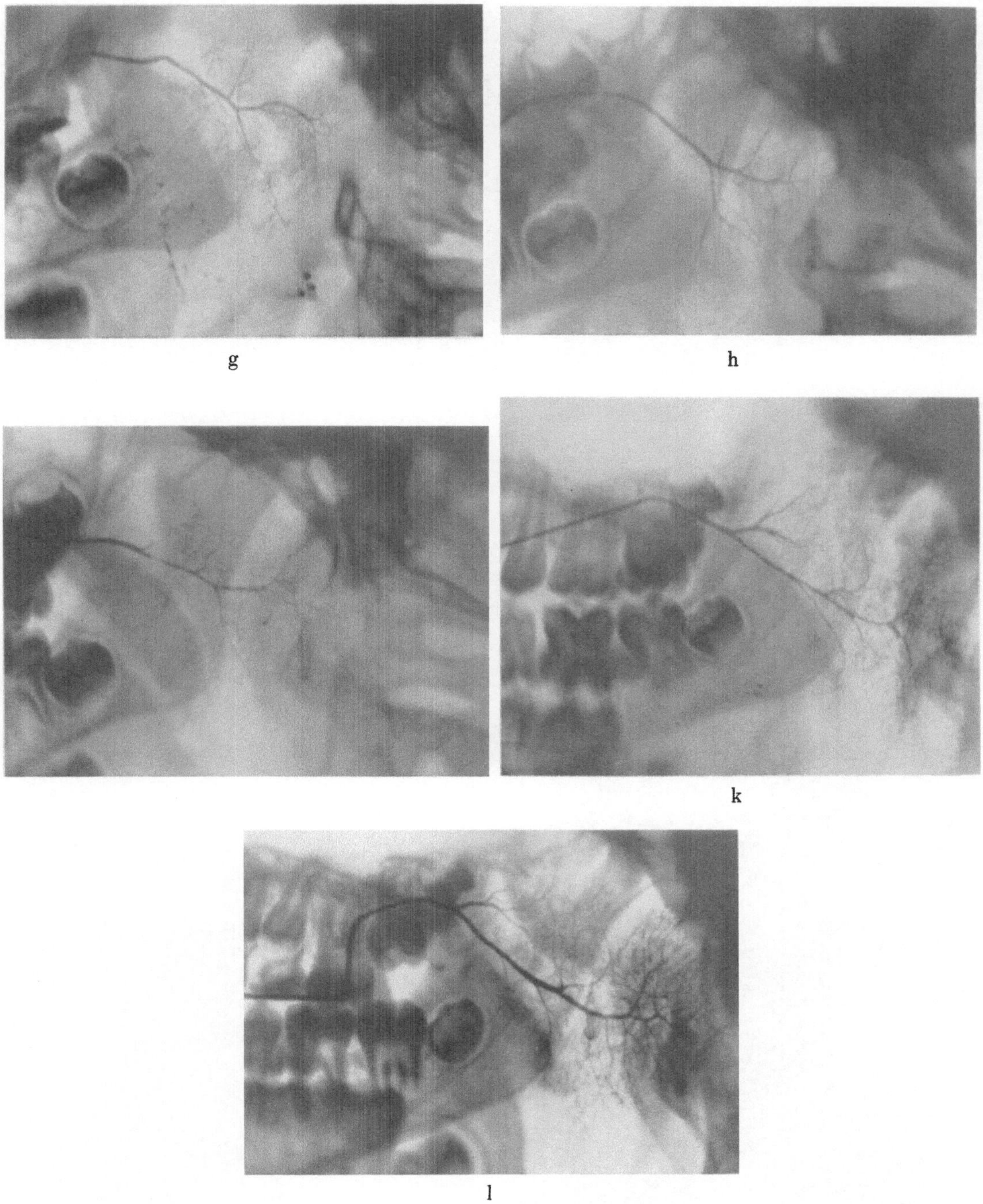

k

l

Abb. 21g—l. g) 7 Jahre, ♂; h) 7 Jahre, ♀; i) 9 Jahre, ♂; k) 11 Jahre, ♂; l) 13 Jahre, ♂

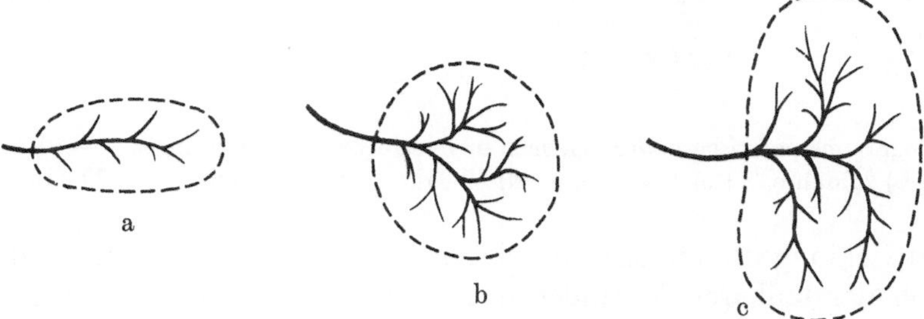

Abb. 22a—c. Formunterschiede der Glandula parotis in den verschiedenen Altersstufen: a) 1—4 Jahre; b) 5—10 Jahre; c) 11 Jahre und älter

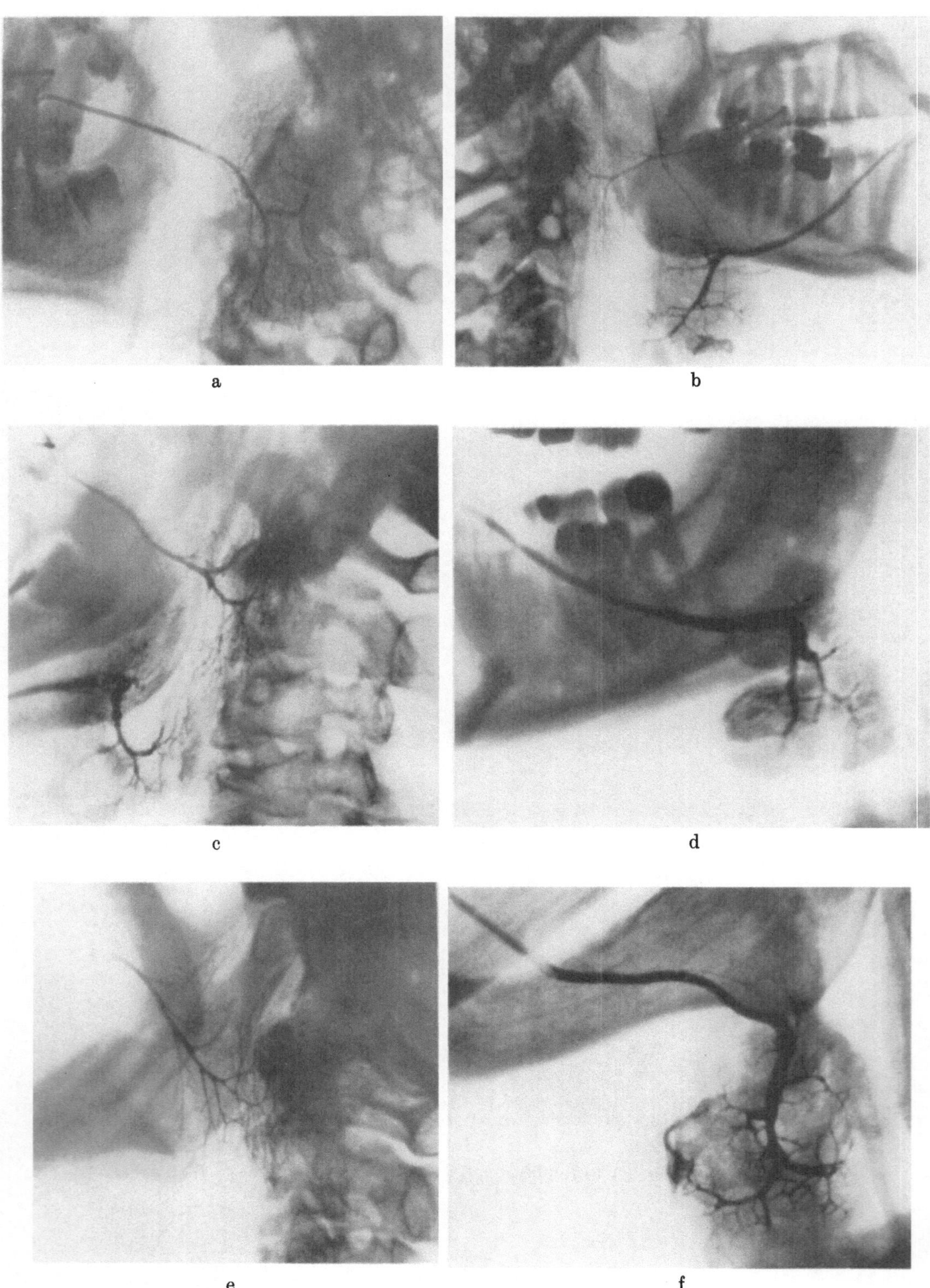

Abb. 23a—f. Sialogramme parotisgesunder Personen in verschiedenen Lebensaltern, 15—70 Jahre. a) 15 Jahre, ♀; b) 25 Jahre, ♀; c) 40 Jahre, ♀; d) 40 Jahre, ♀; e) 65 Jahre, ♀; f) 70 Jahre, ♀

nehmende Entwicklung des retromandibulären Drüsenfortsatzes. Wir glauben, daß diese röntgenologisch darstellbaren Veränderungen etwa mit der histologischen Entwicklung des Drüsenparenchyms einhergehen, die ja im frühen Kindesalter noch im Gange ist. Wesentlich diskreter sind nach unseren Erfahrungen die röntgenmorphologischen Unterschiede des Drüsenbäumchens im hohen Alter, zumal hier erhebliche individuelle Schwankungen im Aufzweigungstyp hervortreten (Abb. 23a—f). Auch ist damit zu rechnen, daß durch überstandene Entzündungen Veränderungen am Feinbau stattgefunden haben und so durch die den Speicheldrüsen eigene Fähigkeit zur Regeneration eine Biomorphose überlagert wird. Nicht selten findet man, daß das Gangsystem sehr alter Menschen mitunter in der Peripherie trotz sehr reicher Verzweigung etwas vergröbert wirkt und die einzelnen Kanälchen feine Abwinkelungen erkennen lassen. MATZKER verglich solche Befunde mit dem Bild einer knorrigen Eiche, ZABKA machte ähnliche Beobachtungen, die er als Ausdruck einer Altersinvolution des Drüsenparenchyms deutete. Schließlich ist noch ein Speicheldrüsenbefund hervorzuheben, der mit dem Vorgang des Alterns in Zusammenhang gebracht wird (DECHAUME) und auf eine Veränderung des Drüsenparenchyms schließen läßt: eine auffallende wolkige Kontrastmittelverteilung im Sialogramm Jugendlicher. Dieses Phänomen wird unterschiedlich gedeutet. Gedacht wird an ein Mißverhältnis von Gangvolumen/Kontrastmittel-Volumen, also einen Überspritzungseffekt, sowie an eine größere Fragilität des Gangepithels bzw. der Acini beim Jugendlichen. Nach der von uns bereits oben angeführten Ansicht wäre jedoch vor allem daran zu denken, daß das sehr zarte Gangsystem noch nicht auf der Endstufe seiner Längsausdehnung angelangt ist, hierdurch die submakroskopischen Speichelwege entsprechend eher vom Kontrastmittel erreicht werden und rascher das Summationsbild des Parenchymschattens zur Darstellung kommt.

Als letztes Kriterium sei erwähnt, daß der Verlauf des Stenon-Ganges sich mit zunehmendem Alter zu ändern scheint: In der frühesten Kindheit sehen wir ihn häufig sehr flach aus der Horizontalen nach ventral ansteigen, später dagegen in einem etwas größeren Winkel. Dieser Befund kann mit den eingangs erwähnten Größenveränderungen der Kiefer, insbesondere des Kieferwinkels und der Formänderung der Parotis vom Queroval des Kleinkindes zum Längsoval des Erwachsenen, aber auch der Entwicklung des retromandibularen Drüsenfortsatzes in Einklang gebracht werden.

Es zeigt sich, daß die Altersveränderungen der Speicheldrüsen die stärksten Unterschiede offensichtlich in den ersten zwei Dezennien durchlaufen. Im Alter finden sich diskrete Zeichen einer Altersinvolution. Die Deutung ist im großen und ganzen an Hand des Einzelfalles erschwert, weil die individuellen Schwankungen in der Ausprägung des Drüsensystems sehr erheblich sein können, wie im folgenden unter Variationen ausgeführt wird.

β) Geschlechtsunterschiede

Die Frage nach Geschlechtsunterschieden ist verschiedentlich erörtert worden (HETZAR u.a.). Belebt wird sie durch die Beobachtungen eines Sexualdimorphismus der Speicheldrüsen bei bestimmten Nagetieren, der sich mikroskopisch erkennen läßt. Menschliche Speicheldrüsen zeigen einen solchen Dimorphismus nicht. Immerhin scheinen Beziehungen zum endokrinen System und somit den Sexualhormonen zu bestehen. Bereits WIEDEMANN konnte HETZARs sialographische Befunde, wonach gewisse Aufzweigungstypen des Gangsystems beim weiblichen Geschlecht gehäuft vorkommen sollen, nicht voll bestätigen. Auch an unserem Untersuchungsgut (PFEIFFER; SUNTHEIM) ließen sich Geschlechtsunterschiede der sialographischen Abbilder nicht feststellen.

γ) Variationen der Speicheldrüsen

Variationen der Speicheldrüsen sind von klinischem Interesse, weil sie sehr häufig vorkommen und je nach Eigenart pathologischen Prozessen ein besonderes Gepräge geben können. Akzessorische Drüsenanteile, die z.B. isoliert befallen sind, täuschen mitunter eine drüsenunabhängige Umgebungserkrankung vor; andererseits können Variationen eine Prädilektion für bestimmte Krankheiten schaffen, z.B. Entzündung und Steinbildung infolge erschwerten Sekretabflusses bei Einmündung von Nebengängen in ungünstigem Winkel (HETZAR; OLLERENSHAW u. ROSE; PUTNEY u. SHAPIRO).

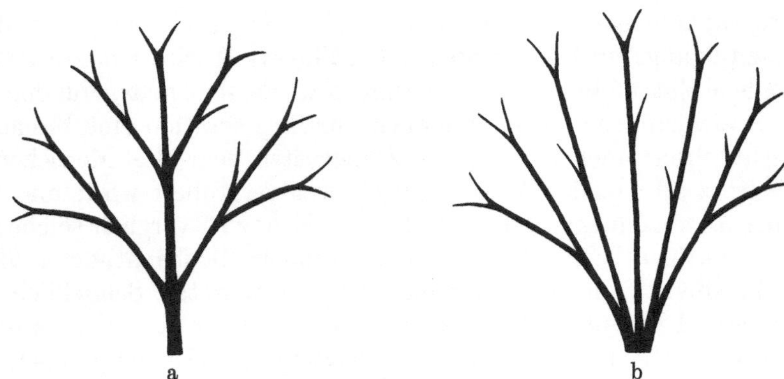

Abb. 24. Schematische Darstellung eines dendroiden (a) und eines thamnoiden (b) Typs (nach HERRNHEISER)

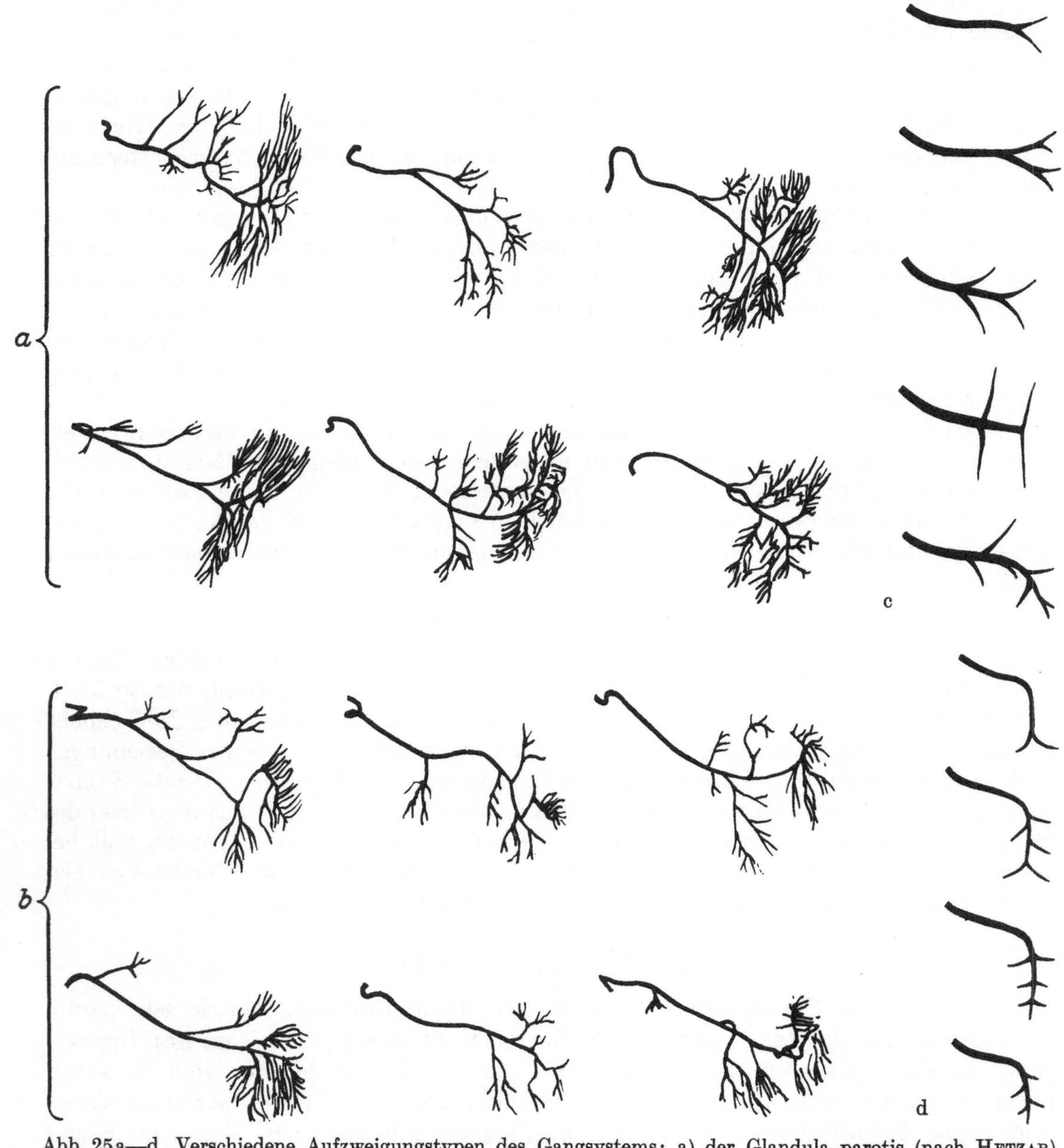

Abb. 25a—d. Verschiedene Aufzweigungstypen des Gangsystems: a) der Glandula parotis (nach HETZAR), b) der Glandula parotis (nach AUBERT), c) der Glandula parotis (nach SUNTHEIM), d) der Glandula submandibularis (nach PFEIFFER)

Wir unterscheiden

a) *Varianten der Drüsenform und -größe*, unterschiedliche Ausbildung einzelner Drüsenlappen.

b) *Varianten in der Art* der intraglandulären *Gangaufzweigungen* sowie des gesamten Hauptganges.

c) Varianten durch *Auftreten* sog. *akzessorischer Drüsen* außerhalb der Hauptdrüse.

Zu a. Soweit man von der Flächenprojektion einer Speicheldrüse auf deren Gesamtgröße schließen darf, ist die *Größe und Form* der Parotis relativ konstant; anders dagegen verhält sich nach unserem Untersuchungsgut die Glandula submandibularis. Sie zeigt erhebliche, nicht mit Altersveränderungen allein erklärbare, individuelle Größenunterschiede. Bei beiden Drüsen findet man außerdem Varianten in der Ausbildung einzelner Drüsenpartien. Klinisch wichtig ist z.B. im Fall entzündlicher oder neoplastischer Erkrankungen, wie weit der retromandibuläre Parotisanteil in die Tiefe reicht und zum

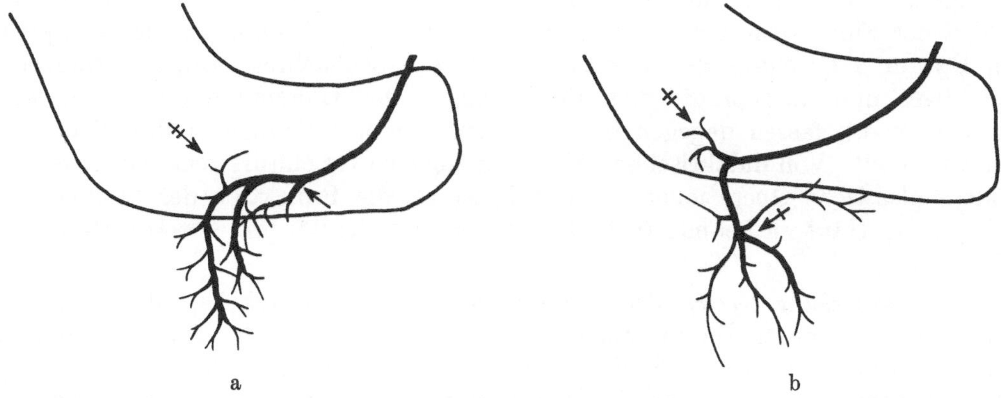

Abb. 26a u. b. Doppelbildungen des intraglandulären Gangsystems der Glandula submandibularis. a) Zweiteilung, b) Dreiteilung des Hauptganges. Hohe Einmündung des Lobus uncinatus (↖) bei a, tiefe Einmündung des Lobus uncinatus (↖) bei b. Der Lobus posterior mündet von dorsal in das Knie des Hauptgangs (↖)

spatium parapharyngicum in Beziehung tritt. Auch die neuerdings stärker in das Blickfeld gerückte Zweilappentheorie der Parotis schließt viele Variationsmöglichkeiten ein, die wegen der intraglandulären Verzweigungen des N. facialis für den Operateur wichtig sind (Becker; Davis; Beahrs u. Adson; McKenzie; Miehlke etc.). Im allgemeinen wird der tiefe Lappen als der kleinere und der oberflächliche als der größere beschrieben (Verhältnis 4:5) (Abb. 123a). Die von Hetzar getroffene Einteilung „Lobus superior-Lobus inferior" bezieht sich auf die unterschiedliche Ausbildung der oberhalb des Stenon-Ganges gelegenen Drüsenpartien im Gegensatz zu der unterhalb des Hauptganges gelegenen Drüsenportion. Die Glandula submandibularis läßt außer einer beträchtlichen Streuung ihrer Gesamtgröße viele Varianten in der Ausbildung verschiedener Drüsenfortsätze erkennen, die als obligatorische Drüsenbestandteile von den akzessorischen Lappen abgegrenzt werden, Processus posterior und Processus uncinatus (vgl. Anatomie). Ersterer kann bis in das Tonsillenbett hineinragen und bei Steinbildungen die Fehldiagnose Tonsillenstein auslösen (Herrmann). Der Processus uncinatus reicht je nach Größe bis an die Glandula sublingualis heran. Er verläuft entlang des Wharton-Ganges; eine Kommunikation mit dem Gangsystem der Glandula sublingualis besteht nach Hetzars und unseren Erfahrungen nicht.

Zu b. Varianten des intraglandulären Gangsystems setzen strenggenommen voraus, daß eine *Grund*-Form besteht, ähnlich wie wir es etwa von den Verzweigungen des Bronchialbaumes kennen. Tatsächlich scheint es aber kein einheitliches Schema für das Speicheldrüsengangsystem zu geben. Die Ursache dieses Verhaltens ist entwicklungsgeschichtlich zu erklären, wie Ferner unter Hinweis auf Heidenhain ausführte. Hiernach entstehen Mehrlingsbildungen, bei denen die Tochtergebilde in einem Zustand gegenseitiger Verwachsung bleiben, sog. polymorphe Komplexe: Dimeren, Trimeren, Polymeren mit bis zu 40 Teilkomplexen. Man beschränkt sich darauf, verschiedene Typen der Gangverzweigung zu unterscheiden (AUBERT; HETZAR; KASATKIN; KONNOW; PFEIFFER; SUNTHEIM). Zu etwa 70% scheint ein magistraler = dendroider Verzweigungstyp zu überwiegen. Selten findet man einen fächerförmigen = thamnoiden Typ (vgl. Abb. 24). Derartige Gruppierungsversuche erfahren eine Einschränkung, weil es sich bei allen Abbildungen um die Flächenprojektion räumlicher Gebilde handelt.

Die Schemata von AUBERT, HETZAR, PFEIFFER u. SUNTHEIM werden in Abb. 25a—d wiedergegeben.

Bei doppelseitigen Füllungen haben wir oft Ähnlichkeiten im Aufzweigungssystem der kontralateralen Drüsen gesehen, sie gehören aber nicht zur Regel (OPPENHEIM u. WING). Als Varianten des *extraglandulären* Hauptgangabschnittes kennen wir Abweichungen in Kaliber und Verlauf, sowie geringe Lageverschiedenheiten der Gangmündungen. Unterschiede in der Prominenz der Gangpapillen können z.T. Ausdruck verschiedener Funktionszustände sein. Korkenzieherartige Windungen der Hauptgänge haben RAUCH u. CASTIGLIANO an normalen Drüsen beobachtet. Doppelbildungen des Hauptganges und ausgeprägte Lageabweichungen der Gangmündung zählen wir zu Anomalien (s. d.), fassen dagegen intraglanduläre Doppelbildungen (Abb. 26a, b) noch als Variation auf. Von didaktischem Wert und zugleich für chirurgische Eingriffe — insbesondere plastische Operationen — wichtig ist es, die Projektion des Stenon-Ganges auf die äußere Haut zu kennen (vgl. BEYER u. BLAIR; KITAMURA; OPPENHEIM u. WING; sowie TORINA).

Zu c. Akzessorische Speicheldrüsen definieren wir als zusätzliche, inkonstante, selbständige Drüsenelemente, die in dem entwicklungsgeschichtlich den Speicheldrüsen vorbehaltenen Terrain liegen und ihr Sekret über ein Zentralgefäß in den Ausführungsgang der Hauptdrüse absondern. Sie können verschieden groß sein und aus einem oder mehreren Lappen bestehen. OPPENHEIM und WING heben hervor, daß man sie nach Operationsberichten in etwa 1%, bei anatomischer Präparation in etwa 20% und sialographisch in etwa 50% untersuchter Speicheldrüsen findet. HETZAR glaubte, daß im Fall einer kleinen Hauptdrüse akzessorische Elemente vikariierend stärker ausgebildet sind, was SUNTHEIM aber nicht bestätigen konnte. Häufig scheint eine gewisse Symmetrie in der Anordnung akzessorischer Drüsen — verglichen mit dem kontralateralen Organ — zu bestehen. Maximal beobachteten wir sieben akzessorische Drüsengänge einer Parotis. Am häufigsten münden sie von cranial in das drüsennahe Hauptgangdrittel ein, sie sind aber auch bis zum Papillenbereich anzutreffen, entgehen aber dort der Darstellung, wenn Kanüle oder Katheter zu tief eingeführt worden sind. Im Gegensatz zu SIMON fanden wir auch von caudal einmündende akzessorische Drüsengänge. Mit Hilfe der Axialaufnahme lassen sich im Wangenbereich Einmündungen von medial und lateral in den Stenon-Gang unterscheiden.

Die Häufigkeit akzessorischer Parotisdrüsen haben OPPENHEIM und WING sowie SUNTHEIM prozentual aufgeschlüsselt:

Tabelle 7

Autoren	Anzahl der Sialogramme	Anzahl der akzessorischen Drüsen				
		0	1	2	3	4 und mehr
OPPENHEIM u. WING	100	39%	38%	7%	6%	10%
SUNTHEIM	231	34%	27%	23%	12%	4%

Das Ergebnis der Analyse nach Einmündungsort und Anzahl akzessorischer Drüsengänge unseres Materials normaler Parotis-Sialogramme faßte SUNTHEIM in folgende Tabelle zusammen:

Tabelle 8. *Die akzessorischen Gänge und ihre Verteilung auf den Stenon-Gang*

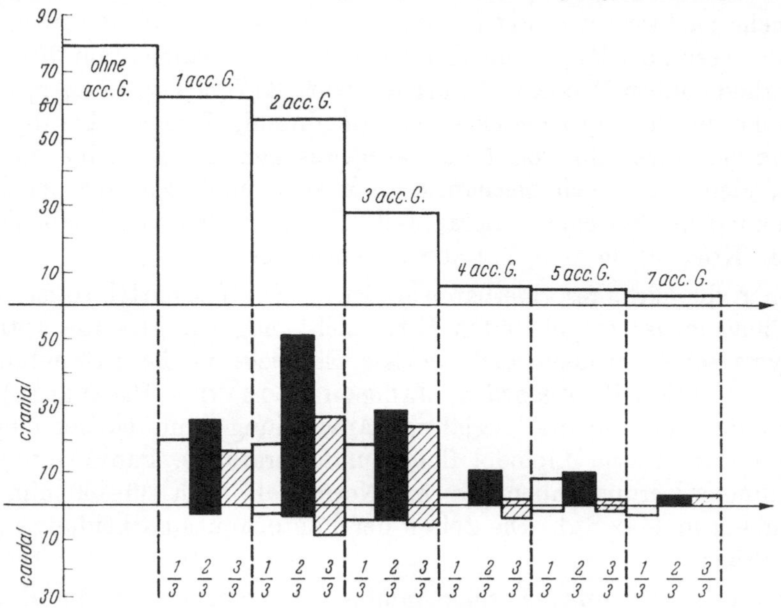

Nebendrüsen sind im *Submandibularis*-Bereich unzweifelhaft viel seltener zu beobachten, HETZAR bestreitet sogar deren Existenz. Er sieht den Lobus posterior und uncinatus als obligate wenn auch variable Elemente der Glandula submandibularis an. Wir richten uns nach dem Einmündungsort zusätzlicher Gänge und bezeichnen diejenigen als echte akzessorische, die in das mittlere Wharton-Gangdrittel, also fern der Hauptdrüse, einmünden. Dagegen entspringen Gänge, die im papillennahen Drittel in den Wharton-Gang eintreten, häufig schon der Glandula sublingualis und entsprechen deren Rivinischem Gang, der den sog. großen Sublingualisdrüsenanteil drainiert. Diese Rivini-Gangeinmündungen variieren ebenfalls, wie den Darstellungen von KORNRUMPF, OLLERENSHAW u. ROSE 1951, ROSE 1950, SEWARD u.a. zu entnehmen ist. Ähnliche Verhältnisse der Rivini-Gangeinmündung konnte MICHEL durch subtile Präparation nach Tuscheinjektion an Hunden aufdecken.

Abb. 27. Akzessorischer Drüsenanteil, der von cranial in das mittlere Whartongangdrittel einmündet. In das papillennahe Gangdrittel mündet der Gang des Majoranteiles der Glandula sublingualis (↗)

Akzessorische Submandibulariselemente wurden unter anderem von DECHAUME, KERLEY, KÖNIG, ROSE beschrieben. Bei einer Analyse der von uns sialographierten Submandibularisdrüsen fand PFEIFFER in 14% von 132 Fällen eine Gangeinmündung in das mittlere Wharton-Gangdrittel, einmal sogar von cranial her (Abb. 27).

Der Befund „röntgenologisch normale Speicheldrüse" muß auch die Beurteilung der Organfunktion einbeziehen. Fast jede Kontrastmitteluntersuchung ist mit einer Stellungnahme zur Organfunktion verbunden (Magen-Darm-Kanal, Leber-Galle-System, Urogenitaltrakt usw.). An Hand der Ausscheidungszeit instillierten Kontrastmittels läßt sich die Speicheldrüsenfunktion abschätzen. Konstante Kontrastmitteleigenschaften (Viscosität, Resorbierbarkeit etc.) und konstante Füllungstechnik sind Voraussetzung hierzu. Erste Beobachtungen über die Ausscheidungszeit wurden mit hochviscösen öligen Kontrastmitteln gemacht. Nach 24 Std ließen sich im Normalfall keine Kontrastmittelreste mehr nachweisen (Csillag; Keith; Payne). Magnoni berechnete die Entleerungszeit der gesunden Parotis an Hand von Serienaufnahmen auf 30—50 min. Eine besondere Methode haben Rubin u. Mitarb. entwickelt: *Secretory sialography.* Sie beruht auf der Stimulierung der Speichelsekretion (Kaugummi, Citrone). Pantopaque wird bei intakter Funktion innerhalb von 5 min ausgewaschen, sofern keine stärkere acinäre Füllung bestanden hat. Auch mechanisch läßt sich durch Massage der Parotisgegend die Sekretion anregen. Für eine sialographische Funktionsdiagnostik haben sich vor allem Blady, Hare, Kornrumpf und Yannoulis eingesetzt.

Benutzt man die leicht resorbierbaren wäßrigen Kontrastmittel, so ist eine Kontrolle der Ausscheidung in der vorgenannten Form nicht möglich. Das Resorptionsvermögen des Parenchyms scheint jedoch auch gewisse Einblicke in die Drüsenfunktion zu gestatten (Gullmo, Böök-Hederström; Jaensch; Romani u. Pesavento). Unsere Erfahrungen gründen sich auf die langjährige Anwendung dünnflüssiger öliger Kontrastmittel (Jodipin-dünnflüssig, Lipiodol fluide und ultrafluide, Pantopaque). Eine vollständige Jodipinentleerung sahen wir im Normalfall nach 30—60 min, nach zarter Parenchymfüllung in 1—2 Std. Die Zeiten der Pantopaqueausscheidung lagen etwa um die Hälfte niedriger.

Die Diagnose eines *normalen* Sialogramms ist demnach an die Beurteilung der Drüsenlage und -größe sowie an eine Analyse des Gangsystems gebunden. Veränderungen durch das Lebensalter und Variationen sind zu berücksichtigen. Unter ihnen sind die häufigen akzessorischen Drüsenanteile wichtig. Wegen ihrer Beziehungen zu pathologischen Veränderungen ist ihnen eine klinische Bedeutung beizumessen. Die Drüsenfunktion läßt sich unter Kenntnis der Injektionstechnik und Eigenschaften des benutzten Kontrastmittels mit Hilfe der Ausscheidungszeit abschätzen.

2. Das pathologische Sialogramm

Die Formelemente pathologischer Befunde. Die Röntgendiagnostik *krankhafter* Speicheldrüsenveränderungen beruht auf dem Nachweis von pathologischen Abweichungen:

1. der Drüsenlage, -form und -größe,
2. des Gangsystems,
3. des Parenchyms,
4. der Drüsenfunktion.

Zu 1. Veränderungen der Drüsenlage und -form sind durch die Kontrastfüllung ohne Schwierigkeiten zu diagnostizieren. Das Symptom einer Drüsenvergrößerung ist zwar klinisch schon in den meisten Fällen erkennbar, zeigt aber je nach dem zugrundeliegenden Prozeß unterschiedliche Röntgenbefunde. Fehlen wesentliche Parenchym- und Gangveränderungen, so ist das volumen auctum — verbunden mit einem sehr reichlich verzweigten Drüsengangsystem — oft das einzig röntgenologisch faßbare Zeichen. Solche Hypertrophien sind z.B. bei Stoffwechselstörungen an den Ohrspeicheldrüsen zu beobachten, die unter dem Begriff Sialadenosen zusammengefaßt werden. Da zwischen Hypertrophie und chronischer Entzündung fließende Übergänge bestehen, ist die Differenzierung mitunter nur durch zusätzliche Untersuchungsmethoden möglich. Verminderungen des Drüsenvolumens sind entweder die Folge einer von vornherein gestörten Drüsenentwicklung oder von Abbauvorgängen verschiedener Genese (Hypoplasie-Aplasie bzw. Hypotrophie-Atrophie).

Zu 2. Pathologische Veränderungen des Gangsystems können extraglandulär und intraglandulär lokalisiert sein. Pathogenetisch aufschlußreicher ist die Unterscheidung danach, ob die größeren zentralen Speichelwege oder die peripheren kleinen krankhaft verändert sind, sofern nicht das gesamte Gangsystem betroffen ist. Im einzelnen sind *Lage*veränderungen der Gänge von *Kaliber*änderungen zu unterscheiden. Ursachen der Gangverlagerungen sind z.B. Verdrängung durch Pelottenwirkung, Verziehung durch Narben sowie Stauchung durch Schubwirkung. Kaliberänderungen entstehen bei *Einengung* der Ganglichtung durch Druck und Zug örtlich umschrieben oder auf größere Strecken ausgedehnt. Erweiterungen treten in Form sog. zylindrischer und kugeliger Ektasien, eventuell auch perlschnurartig segmentiert (sausage string) auf. Ursachen sind unter anderem extravasale Zug- und intravasale Druckwirkung infolge von Narben, Stauung bei Abflußbehinderung, aber auch Gewebsuntergang.

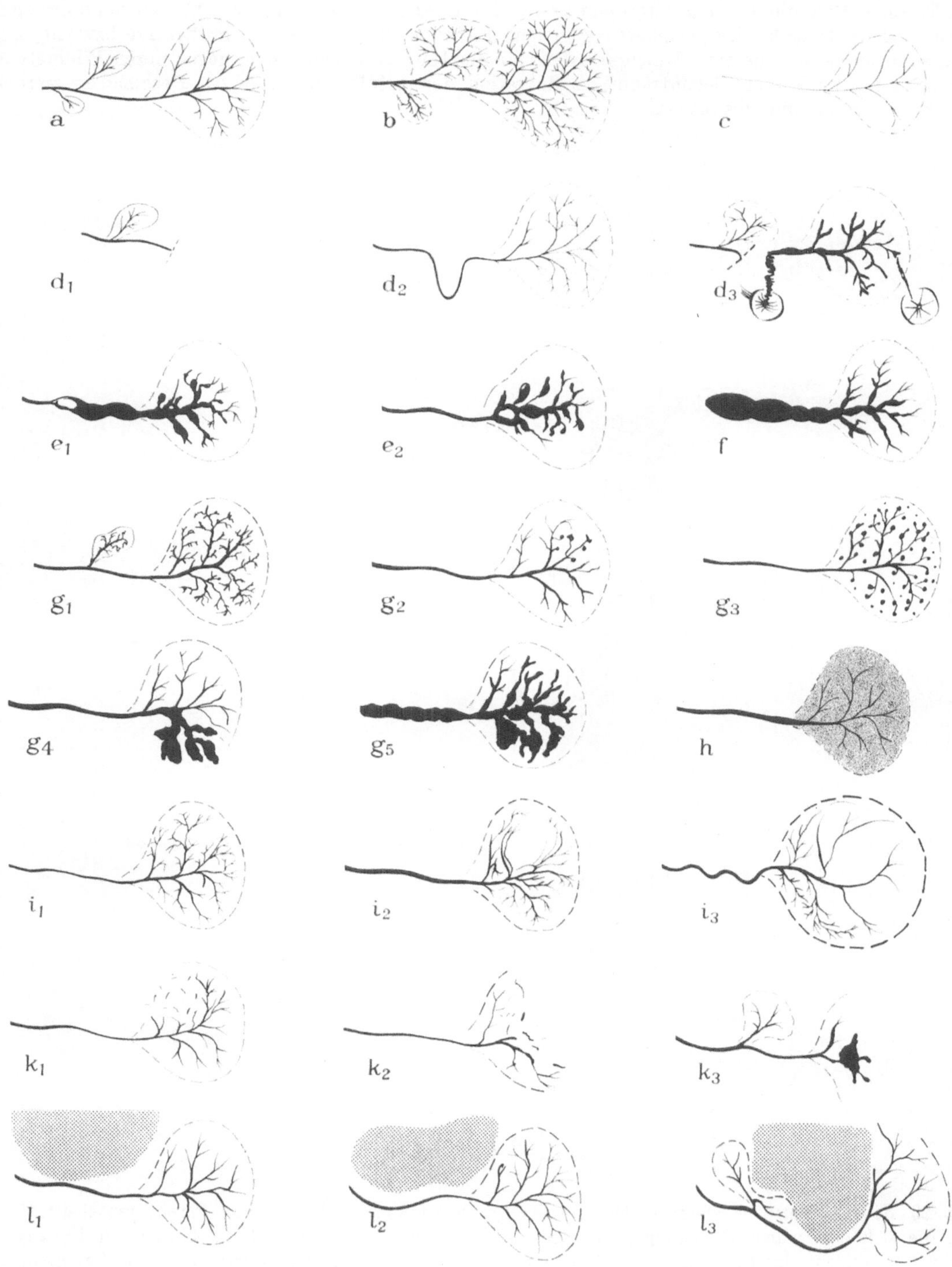

Abb. 28a—l. Die Röntgenmorphologie des Speicheldrüsengangsystems; schematisierte Wiedergabe der wichtigsten Befunde, z.T. in gradueller Abstufung. a) Normalbefund; b) Hypertrophie und Hyperplasie; c) Hypotrophie und Hypoplasie; d_1) Gangabbruch extraglandulär; d_2) Gangverziehung extraglandulär; d_3) Speichelfistel, Gangfistel, Drüsenfistel; e_1) extraglandulärer Steinsitz; e_2) intraglandulärer Steinsitz; f) Obstruktion anderer Ursache: Ektasie des Hauptganges; g_1) Rauhreifbild; g_2) kugelige Ektasien in umgrenztem Bezirk; g_3) periphere kugelige Sialangiektasie diffuser Verteilung; g_4) umschriebene Einschmelzung und Ektasie in abhängigem Bezirk; g_5) ausgedehnte Gewebseinschmelzung; h) Rarifikation des Gangsystems bei pathologischer Parenchymanfärbung (s. unten); i_{1-3}) verschiedene Grade intraglandulärer Gangverdrängung; k_{1-3}) verschiedene Grade intraglandulärer Gangdestruktion; l_{1-3}) verschiedene Formen einer Pelottenwirkung auf Gangsystem und Drüse durch extraglanduläre Prozesse

Den zylindrischen bzw. segmentierten Erweiterungen der zentralen Gangabschnitte liegt sehr häufig eine Gangobstruktion zugrunde, z.B. durch Sekreteindickung, Konkrementbildung oder Fremdkörper; Ursache der peripheren kugeligen Ektasien sind vorwiegend infiltrative bzw. narbige Umgebungsprozesse, die eine Einengung der Ganglichtung bewirken sollen, gegen deren Widerstand die zunächst noch nicht beeinträchtigte Sekretion der Acini weiter erfolgt. Desgleichen werden angeborene Anomalien diskutiert.

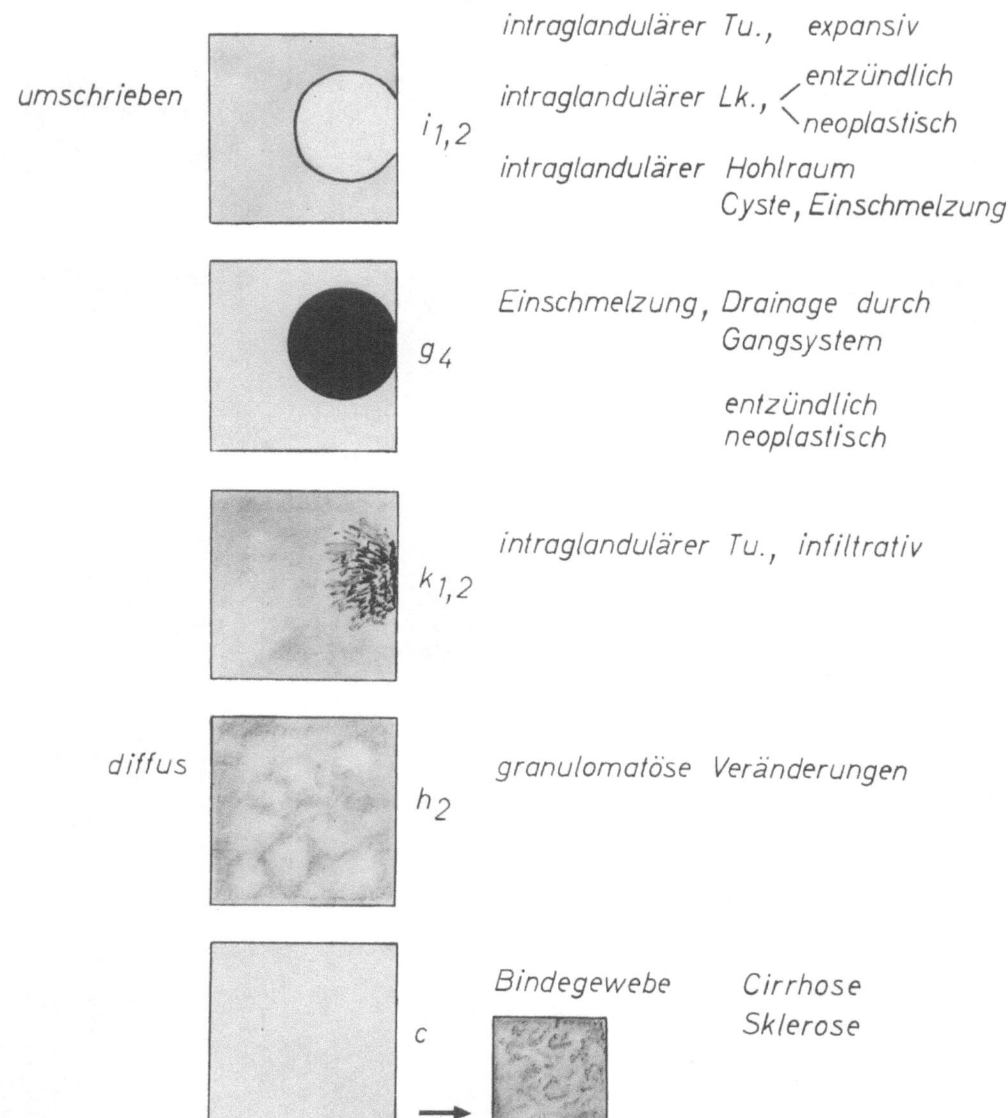

Abb. 29. Schematisierte Wiedergabe der röntgenologisch erfaßbaren Formen von Parenchymsubstitution; vgl. die sich ergebenden Beziehungen zu den Gangveränderungen bei örtlich umschriebenen Prozessen; $i_{1,2}$; g_4; $k_{1,2}$; nicht dargestellt sind die Beziehungen diffuser Parenchymsubstitutionen zum Gangsystem: g_5; i_3; k_3

Gangabbrüche können traumatisch als echte Kontinuitätstrennung zustandekommen, ferner bei Gewebsuntergang durch entzündliche Einschmelzung oder aggressives Geschwulstwachstum, eventuell jeweils mit Fistelbildung in die Mundhöhle oder nach außen.

Zu 3. Pathologische Veränderungen des Drüsenparenchyms sind bisher weniger beachtet worden und entziehen sich der röntgenologischen Darstellung, wenn man sich auf die canaliculäre Füllung beschränkt. Daß die Parenchymanfärbung in den meisten Fällen keine pathologische Bedeutung besitzt, wurde bereits ausgeführt. Diagnostisch verwertbar sind dagegen Befunde sog. kontrastmittelfreier Zonen im Parenchym. Es handelt sich dabei vorwiegend um die Substitution des Parenchyms durch andere Gewebe: Fett, Infiltrate (entzündlich, neoplastisch), Granulome (entzündlich, neoplastisch), intraglanduläre Lymphknoten, Cysten, Einschmelzungsherde, Bindegewebsvermehrung (Cirrhose, Sklerose). Form und Lokalisation der umschriebenen oder diffusen Parenchymsubstitution können Rückschlüsse auf deren Genese zulassen, auch ihr Verhalten zu den benachbarten Speichelwegen. Im Röntgenbild imponieren derartige Parenchymsubstitutionen als Aufhellungen.

Die wichtigsten pathologischen Formelemente des Sialogramms sind in Abb. 28, 29 schematisiert anfgeführt,

Da die unter 1.—3. aufgeführten Veränderungen in unterschiedlichen Schweregraden und in verschiedenster Kombination auftreten können, wird verständlich, wie vielgestaltig das pathologische Sialogramm ausfallen kann und wie wichtig die subtile Bildanalyse zur diagnostischen Beurteilung ist, deren Wert durch Untersuchung der Drüsenfunktion gemessen an der Kontrastmittelausscheidung ergänzt wird.

3. Anomalien und Mißbildungen

Anomalien sind als fehlerhafte Abweichungen der Norm von Variationen abzugrenzen. Klinisch treten Anomalien nicht immer in Erscheinung, so daß diese strenge Unterscheidung oft unmöglich ist. Mißbildungen sind dagegen als schwerere Grade einer

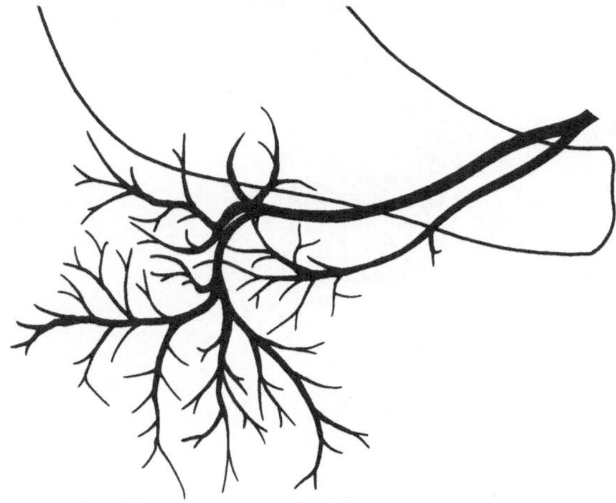

Abb. 30. Doppelung der rechten Glandula submandibularis, Whartongang als Ductus fissus

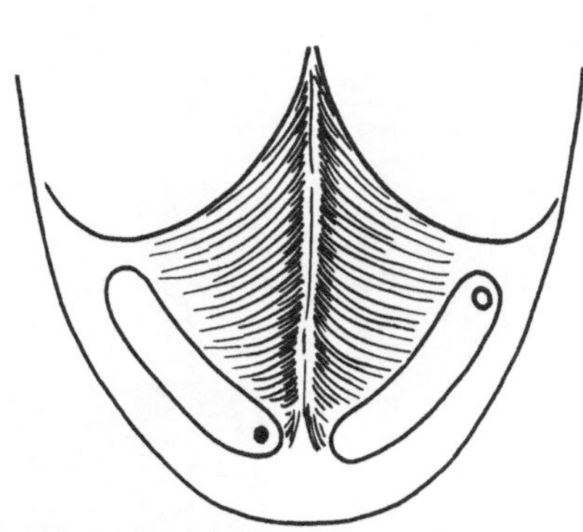

Abb. 31. Atypische Lokalisation der linken Whartongangmündung. Drei eigene Beobachtungen

Anomalie fast stets bei der unmittelbaren Untersuchung feststellbar; *kombinierte* Mißbildungen erstrecken sich auf benachbarte Regionen oder greifen von diesen auf die Speicheldrüsen über, können aber auch entfernte Organsysteme einbeziehen.

Die Ursachen solcher Anlagestörungen im einzelnen zu erörtern, ist nicht Aufgabe dieser Darstellung. An die Möglichkeit der Phänokopie durch frühembryonale Schädigungen zur Zeit der Ausstülpung des Mundhöhlenektoderms sei jedoch erinnert. Eine Affinität des Kiemenbogenbereiches für solche Fehlsteuerungen scheint zu bestehen.

Wir unterscheiden Plus- und Minusabweichungen und zählen hierunter Doppelbildungen sowie das Fehlen von Speicheldrüsen. Agenesien einer oder mehrerer Drüsen können ein- oder doppelseitig vorkommen (Kabakow; Seige; Steggerda), nach Anthony und Lathrop auch Gangatresien. Dystopien, angeborene Speichelfisteln und Gangektasien sind weitere Anomalien.

Echte Mehrlingsbildungen der Speicheldrüsen sind nach unseren Beobachtungen sehr selten. Abb. 30 zeigt einen Wharton-Gang als ductus fissus, rudimentäre Ausbildung der Zweitdrüse; es bestand eine gemeinsame Gangmündung. Ob Doppelanlagen des Stenon-Ganges häufiger vorkommen, bleibt dahingestellt. Ein Auftreten in 4% der Fälle (McCormack) trifft wohl nicht zu. Mathis hält Doppelbildungen für keine Seltenheit.

Weniger selten sind Dystopien der Gangmündungen, nach eigener Beobachtung Stenon-Papille unter ca. 700 Parotis-Sialogrammen dreimal nach dorsal fast bis zum Gaumenbogen verlagert, Wharton-Papillen unter ca. 300 Submandibularis-Sialogrammen zweimal am dorsolateralen Ende der Plica sublingualis (vgl. Abb. 31). In diesen Fällen war eine innere Fistel auszuschließen. Pichler stellte an der Leiche präparativ einen abnorm verlaufenden Wharton-Gang dar, der am vorderen Gaumenbogen mündete. Seltene Fehlbildungen sind die angeborenen Speichelfisteln (BAZZOCCHI; BEHRENDT; GHERINI; HERRMANN; KIRSCHNER; POMMRICH; ROSER). Differentialdiagnostisch sind sie gegen *branchiogene*, d.h. Kiemengangfisteln abzugrenzen. Ihre topographischen Be-

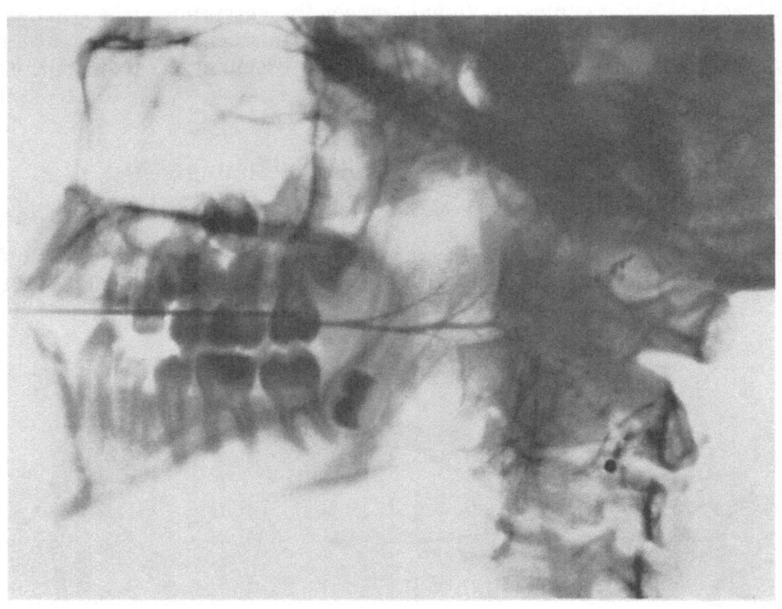

a

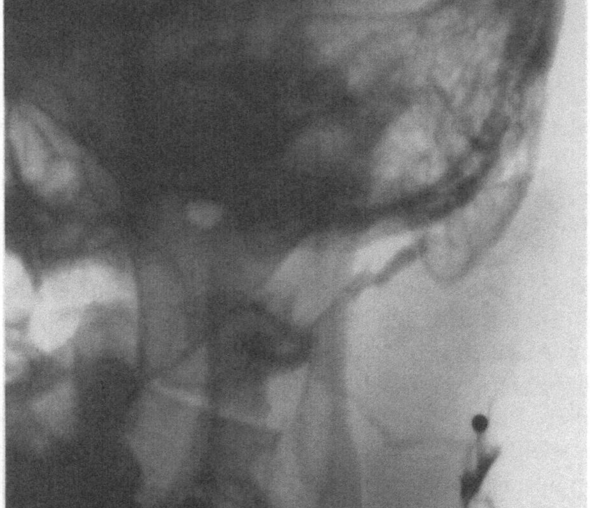

b

Abb. 32a u. b. Kiemengangfistel hinter der linken Glandula parotis; normales Parotis-Sialogramm (H. B., 17jährig, weiblich, JNr. 63m)

ziehungen zu den Speicheldrüsen sind durch kombinierte Darstellung der Speichelwege und des Fistelganges zu veranschaulichen (vgl. Abb. 32a, b). Dieser Befund einer 17jährigen Patientin wurde operativ bestätigt. Solche der ersten Kiemenspalte zuzuordnenden *Fisteln* sind überaus selten, 13 Fälle der Weltliteratur nach HOFFMAN unter 684 Entwicklungsstörungen der gleichen Region. Branchiogene *Cysten* der ersten Kiemenspalte, die *innerhalb* der Parotis gelegen sind, gelten ebenfalls als Rarität. Die erste einschlägige sialographische Untersuchung durch HOFFMAN ergab einen raumfordernden Prozeß im unteren Drüsenpol von Walnußgröße. HOFFMAN fand zwölf analoge Fälle im Schrifttum. Dermoidcysten kommen nach SCHROFF häufiger vor. Wir untersuchten eine 73jährige Frau (Fall 267), deren sialographischer Befund operativ und histologisch bestätigt wurde. In einem anderen Fall erfolgte die Sialographie unter Speichelsteinverdacht bei knapp hühnereigroßer Schwellung der Submandibularisgegend. Wir fanden eine extraglanduläre Schwellung, die zur Verdrängung von Wharton-Gang und Glandula submandibularis geführt hatte. Operation und histologischer Befund ergaben eine Kiemengangcyste (Abb. 33a, b).

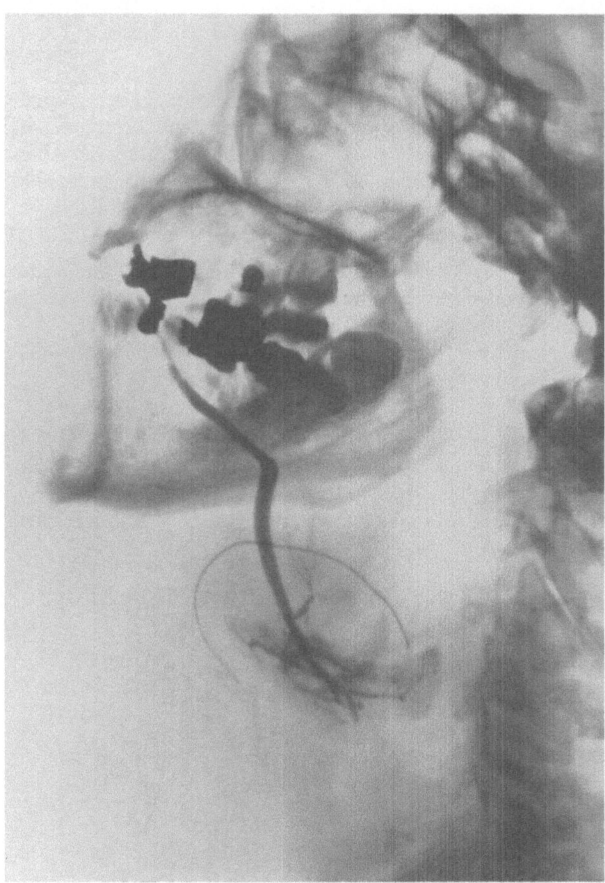

a

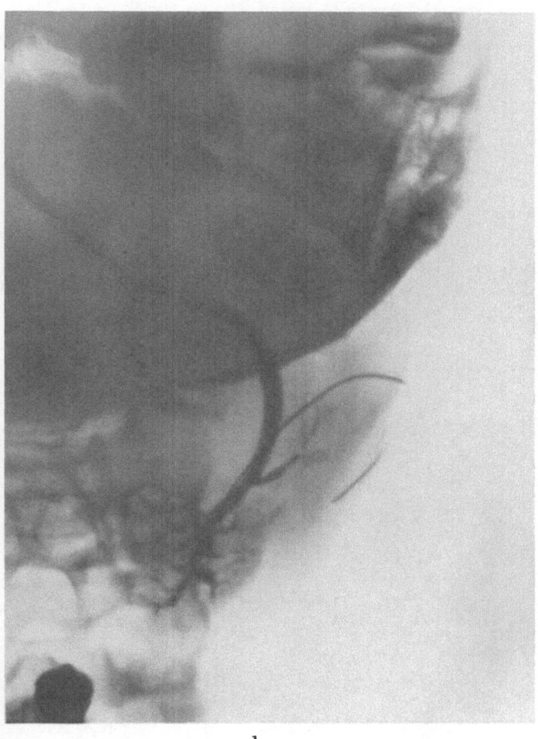

b

Abb. 33. Kiemengangcyste neben der linken Glandula submandibularis, Verdrängung der Drüse und ihres Ausführungsgangs (D. A., 25jährige Frau, JNr. 59m)

Unter den fehlerhaften Entwicklungen der Speichelgänge sind Divertikel und besonders Ektasien hervorzuheben. Klinisch treten sie oft erst durch die Sekundärinfektion in Erscheinung, die allerdings einseitig auftreten kann. Ektasiebefunde auf der klinisch stummen Seite weisen daher auf eine anlagemäßige Störung hin (BECKER, MATZKER, RUCKES sowie PFEIFFER 1953); bereits BARSONY und CARLSTEN vermuteten ein kongenitales Leiden, als sie erstmalig 1925 außergewöhnlich erweiterte Stenon-Gänge sialographisch diagnostizierten. Die sog. diffusen kugeligen Ektasien der Parotis im Kindesalter werden von verschiedenen Autoren als primäre Mißbildung gedeutet (BECKER, MATZKER, RUCKES), der histologische Beweis konnte aber bisher nicht geführt werden, da stets entzündliche Veränderungen gleichzeitig bestehen (vgl. Entzündungen der kindlichen Parotis). In Analogie zu angeborenen Ektasien der ableitenden Harnwege (BISCHOFF u.a.), die wohl auch fast immer infiziert sind, ist die Mißbildungstheorie von Sialangiektasien vor allem bei Kleinkindern durchaus naheliegend, sofern man nicht eine intrauterin durchgemachte Speicheldrüsenerkrankung als Ursache anschuldigen will, wie z.B.

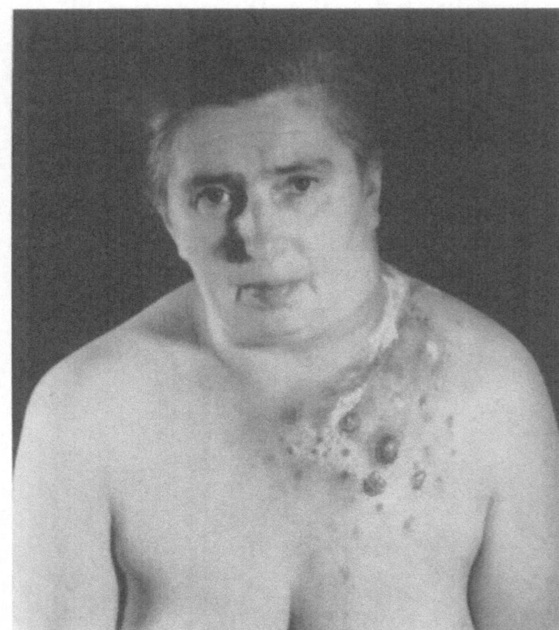

Abb. 34

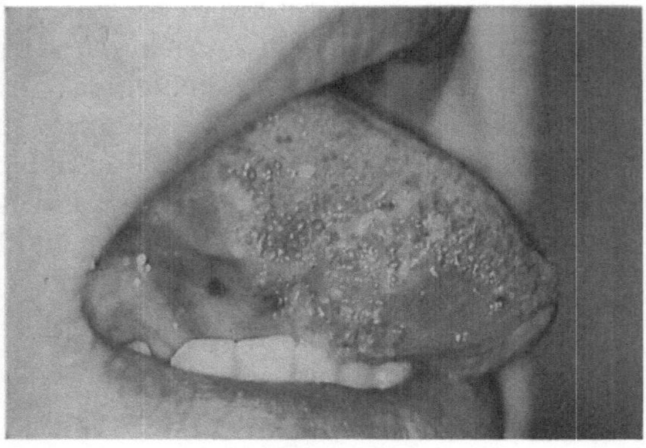

Abb. 35

Abb. 34. Paraglandulärer Mischtumor, der maligne entartet ist. Sialographisch Pelottenwirkung auf die linke Glandula parotis und submandibularis. Aberrierendes Speicheldrüsengewebe als Ausgangspunkt der Geschwulst anzunehmen; gleichzeitig Halslymphknotentuberkulose (48jährige Patientin, JNr. 232)

Abb. 35. Angiofibrom der Zunge auf den Mundboden übergreifend, desgleichen auf die rechte Glandula submandibularis, röntgenologisch i_2. Operative Bestätigung (14jähriger Patient, JNr. 117)

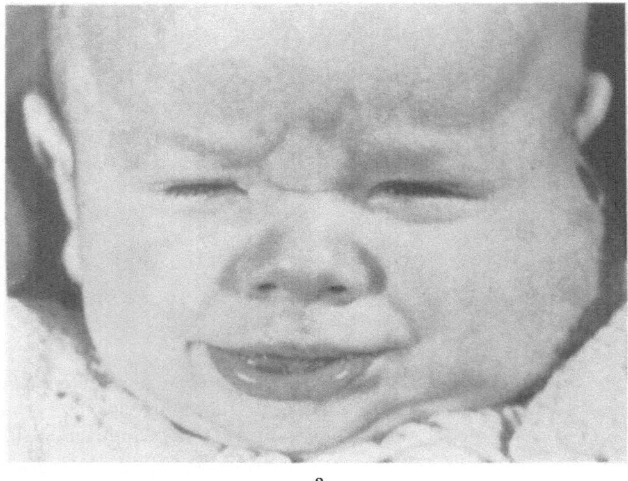

a

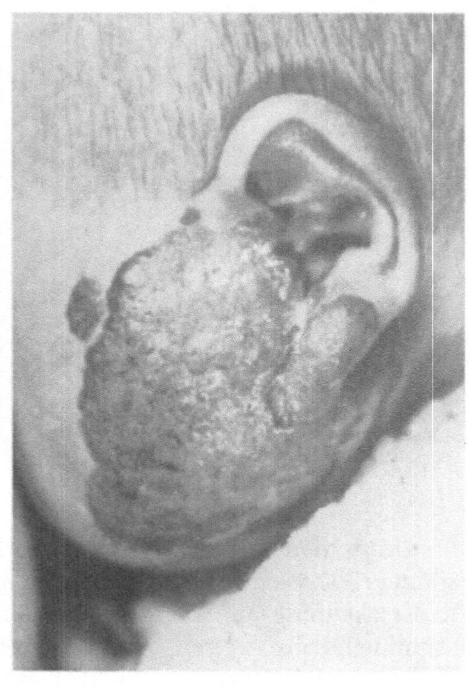

b

Abb. 36a u. b. Kavernöses Hämangiom der Parotisregion bei Kleinkind

die Cytomegalie (Dittrich; Seifert). Rauch führt einen Fall an, bei dem Sialangiektasie und Bronchiektasie gleichzeitig bestand (s. auch Kombinationsmißbildungen). Als eine sehr seltene Mißbildung fand Simon einen gemeinsamen Ausführungsgang von Glandula parotis und submandibularis.

Bevor auf die kombinierten Mißbildungen eingegangen wird, ist eine Gruppe von Fehlbildungen zu erwähnen, die sialographisch wegen ihres „negativen“ bzw. normalen Röntgenbefundes von Interesse sind: die Keimversprengungen. Nicht ihre onkogenetische Bedeutung (Cohnheimsche Theorie) steht hier zur Diskussion, sondern nur die Tatsache, daß verhältnismäßig oft Speicheldrüsengewebe versprengt in der Drüsenumgebung oder entfernt davon angetroffen wird, sog. aberrierende Speicheldrüsen, und häufig erst im Krankheitsfall manifest wird. Da dieses Drüsengewebe nicht durch einen Ausführungsgang drainiert ist, müssen seine Erkrankungen der sialographischen Diagnostik entgehen. Heterotope Speicheldrüsentumoren basieren z.B. auf solchen Keimversprengungen. Differentialdiagnostisch sind sie bei drüsenferner Lage sialographisch belanglos, aber bei unmittelbarer Nachbarschaft von Bedeutung, wie folgende Beispiele zeigen sollen: 1. extracapsulärer cylindromatöser Mischtumor einer 34jährigen Frau (Fall 116), normales Sialogramm, operative und histologische Sicherung des Befundes, 2. extracapsulärer Parotismischtumor einer 48jährigen Frau (Fall 232) mit maligner Entartung (Abb. 34), sialographisch: Verdrängung der Parotis nach ventral: Stauchung des Hauptganges; Tod der 48jährigen Patientin an Metastasierung, 3. Cystadenoma papilliferum eines 50jährigen Patienten (Fall JNr 130) unmittelbar neben der röntgenologisch normalen Parotis. Im gleichen Zusammenhang ist ein 4. Fall zu nennen: Unter dem klinischen Aspekt einer Submandibularisgeschwulst wurde eine 26jährige Frau (Fall 570) sialographiert. Das Röntgenbild zeigte die mit einem Drahtring auf der äußeren Haut markierte Schwellung neben der normalstrukturierten Glandula submandibularis; histologisch handelte es sich um den seltenen Befund einer akzessorischen Schilddrüse!

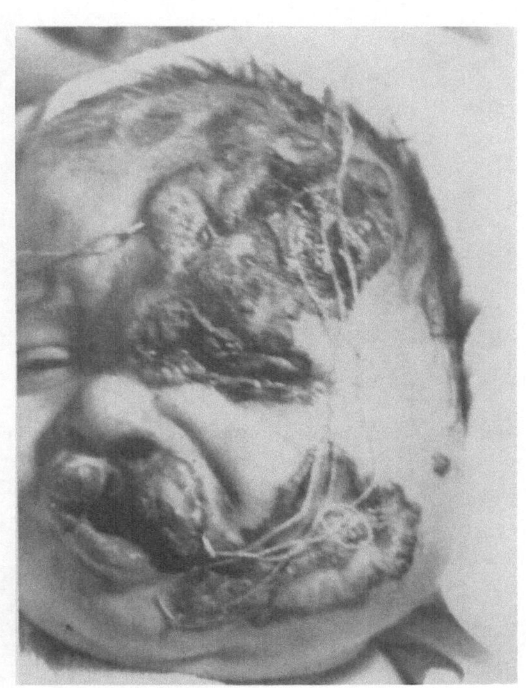

Abb. 37. Ausgedehntes kavernöses Gesichtshämangiom, linke Parotisregion einbezogen, Spaltbildung. Es liegen drei Radiumnadeln

Überleitend zu Kombinationsmißbildungen wird der Befund eines 14jährigen Jungen (Fall 117) angeführt: histologisch Angiofibrom der Zunge und des Mundbodens. Gleichzeitig bestand Tumorverdacht im Gebiet der rechten Glandula submandibularis; sialographisch Spreizung der Speichelgänge am unteren Drüsenpol, Verdacht auf expansiv wachsende intraglanduläre Geschwulst. Bei der Operation stellte sich ein in der Speicheldrüse gelegener Tumor von gleichartigem Angiofibrombau heraus. Eine Verschleppung des krankhaften Gewebes im Laufe der embryologischen Entwicklung wird angenommen (Abb. 35).

Als regionale kombinierte Mißbildungen, die nicht selten die Speicheldrüsen einbeziehen, können die in der Kiemengegend häufiger anzutreffenden Hämangiome und Lymphangiome, sog. fissurale Geschwülste (Virchow), angesehen werden. Näher wird im Geschwulstkapitel auf sie eingegangen; folgende Bildbeispiele seien vorweggenommen (Abb. 36a, b, 37).

In einer letzten Gruppe fassen wir solche Speicheldrüsenmißbildungen zusammen, die mit Fehlbildungen anderer Körperregionen kombiniert sind. Seige beobachtete einen Fall von Parotis-Atrophie und Genital-Hypoplasie [vgl. Becker (1960)]. Auch der vorerwähnte Fall eines Kindes mit Sialangiektasie der Parotis und Bronchiektasie (Rauch) ist in diese Gruppe einzuordnen, desgleichen eine anlagebedingte Systemerkrankung, die durch Bohn und Koch in den Vordergrund gestellt wurde: die Mucoviscidose. Sie ist charakterisiert durch funktionelle Störungen der Speicheldrüsen, durch eine cystische Pankreasfibrose sowie Dysplasien und Ektasien an vielen Stellen des Aero-Digestivtraktes. Besonders die mucösen Speicheldrüsen sind befallen; Koch und Lapp fanden histologisch sekretgefüllte Cysten, fleckförmige Atrophien und herdförmige Fibrosen ohne Infiltration.

Hochgradige Minderfunktion oder gar völliges Fehlen der Speichelsekretion auf dem Boden einer kombinierten Mißbildung begegnen uns schließlich in dem sehr seltenen „Syndrom der kongenitalen ektodermalen anhidrotischen Dysplasie", auch als anhidroti-

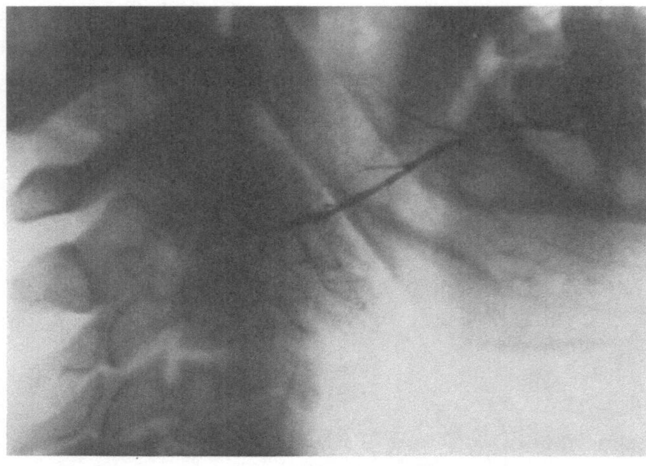

a

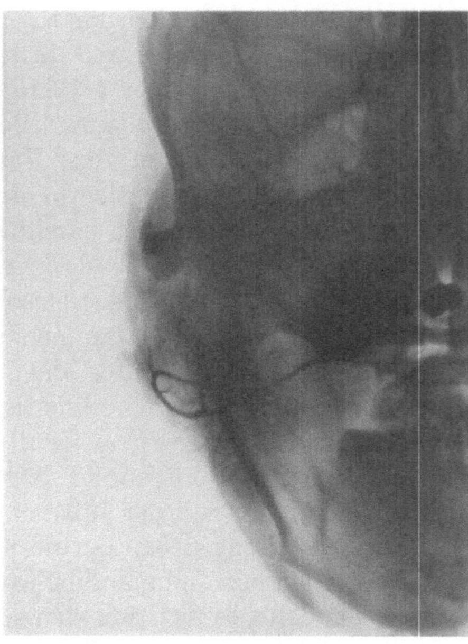

b

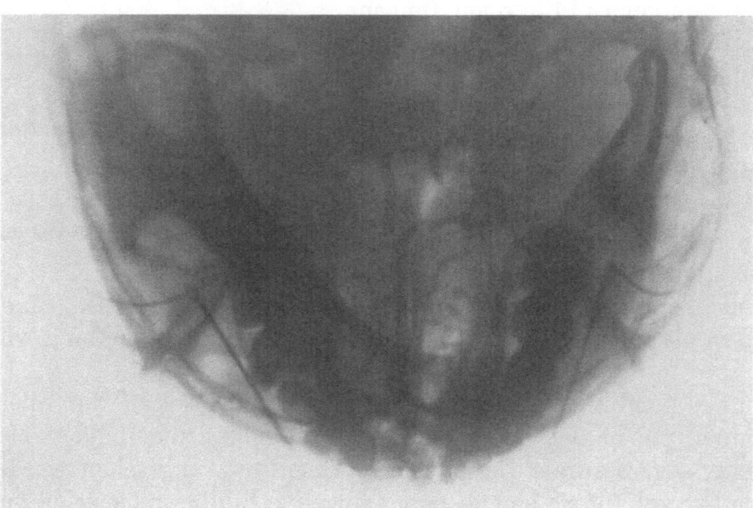

c

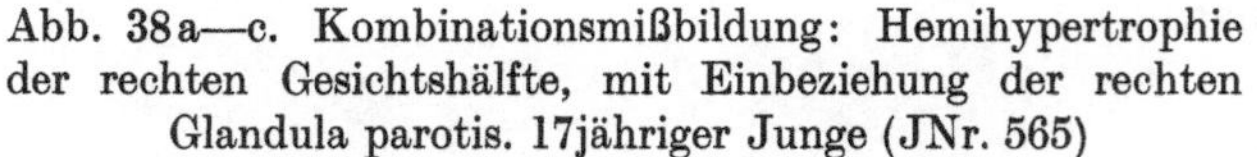

Abb. 38a—c. Kombinationsmißbildung: Hemihypertrophie der rechten Gesichtshälfte, mit Einbeziehung der rechten Glandula parotis. 17jähriger Junge (JNr. 565)

scher hypotrichotischer Ektodermalkomplex bezeichnet. Über dieses erstmalig 1838 von Wedderburn, später von Guilford 1883 als ektodermale Dysplasie beschriebene Leiden berichtete Weech 1929, Riddell 1940 und Sjögren 1953 (s. unten). Folgende Symptome sind zu finden:

Anhidrose und Störungen der Temperaturregulation infolge Aplasie der Schweißdrüsen — Hypoplasie der Talgdrüsen — generalisierte Hypotrichose — Zahnanomalien (Anodontie, Hypodontie, Zahnverdoppelung und Zahndeformierungen) — Gesichtsblässe und grauweißes Hautkolorit — vorstehende Augenbrauenwülste, Wulstlippen, eventuell Brachycephalie — Fehlbildungen des äußeren Ohres — Nasendeformierungen mit Sattelnase, Nasenschleimhautatrophie und Anosmie-Störungen des Geschmackssinns — Störungen der Speichel- und Tränensekretion — eventuell Dysphonie und Dysphagie — eventuell Intelligenzdefekte und Entwicklungsrückstand — eventuell Hornhautdystrophie (dystrophische Keratitis) — eventuell disseminierte palmo-plantare Keratosen.

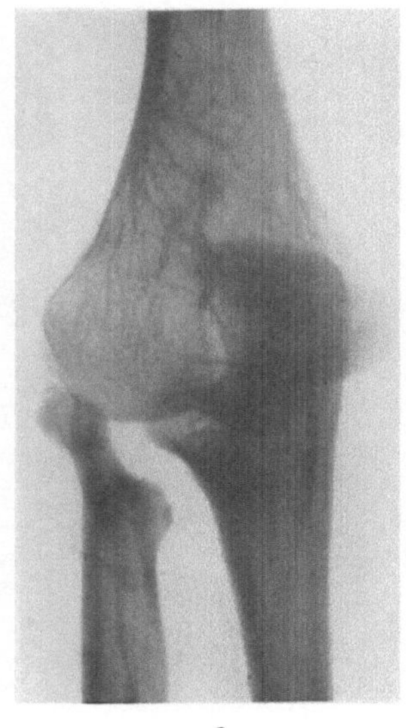

a

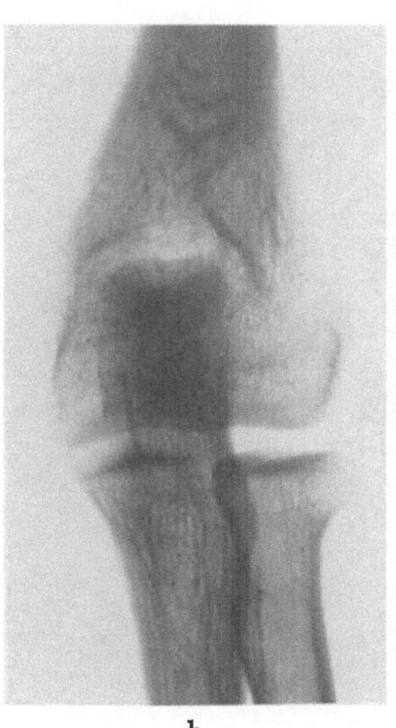

b

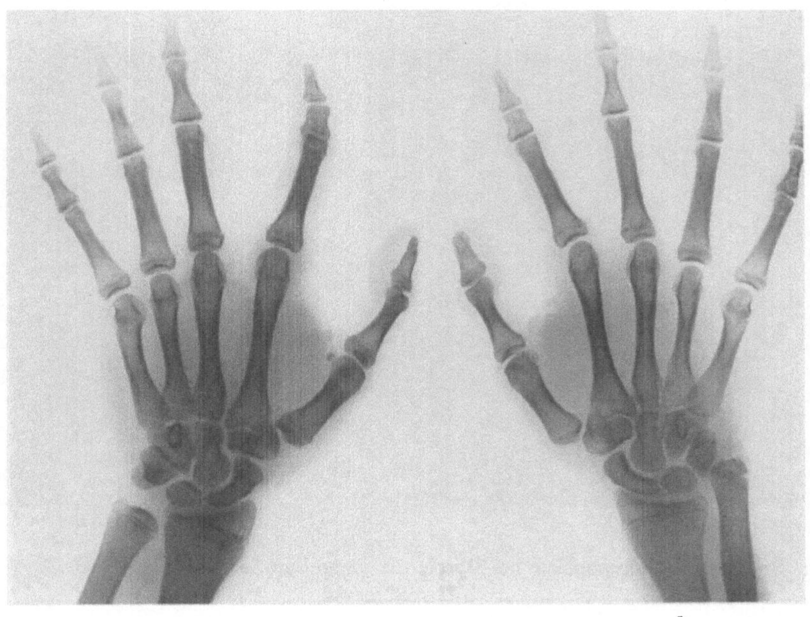

c d

Abb. 39a—d. Skeletaufnahmen vom gleichen Patienten. Hypoplasie des rechten Ellenbogengelenkes, Brachymesophalangie 2. Strahl beiderseits; außerdem Pfannendachhypoplasie beider Hüftgelenke, Hohlfuß

Bei der Sialographie eines einschlägigen Falles fanden wir im Zusammenhang mit fast allen vorerwähnten Symptomen eine Aplasie der linken Glandula submandibularis und eine rudimentäre buccal gelegene linke Glandula parotis. Tabelle 9 enthält die im eigenen Krankengut beobachteten Fälle, bei denen Hyper- oder Hypoplasien der Speicheldrüsen mit anderen Fehlbildungen kombiniert waren (vgl. Abb. 38—40).

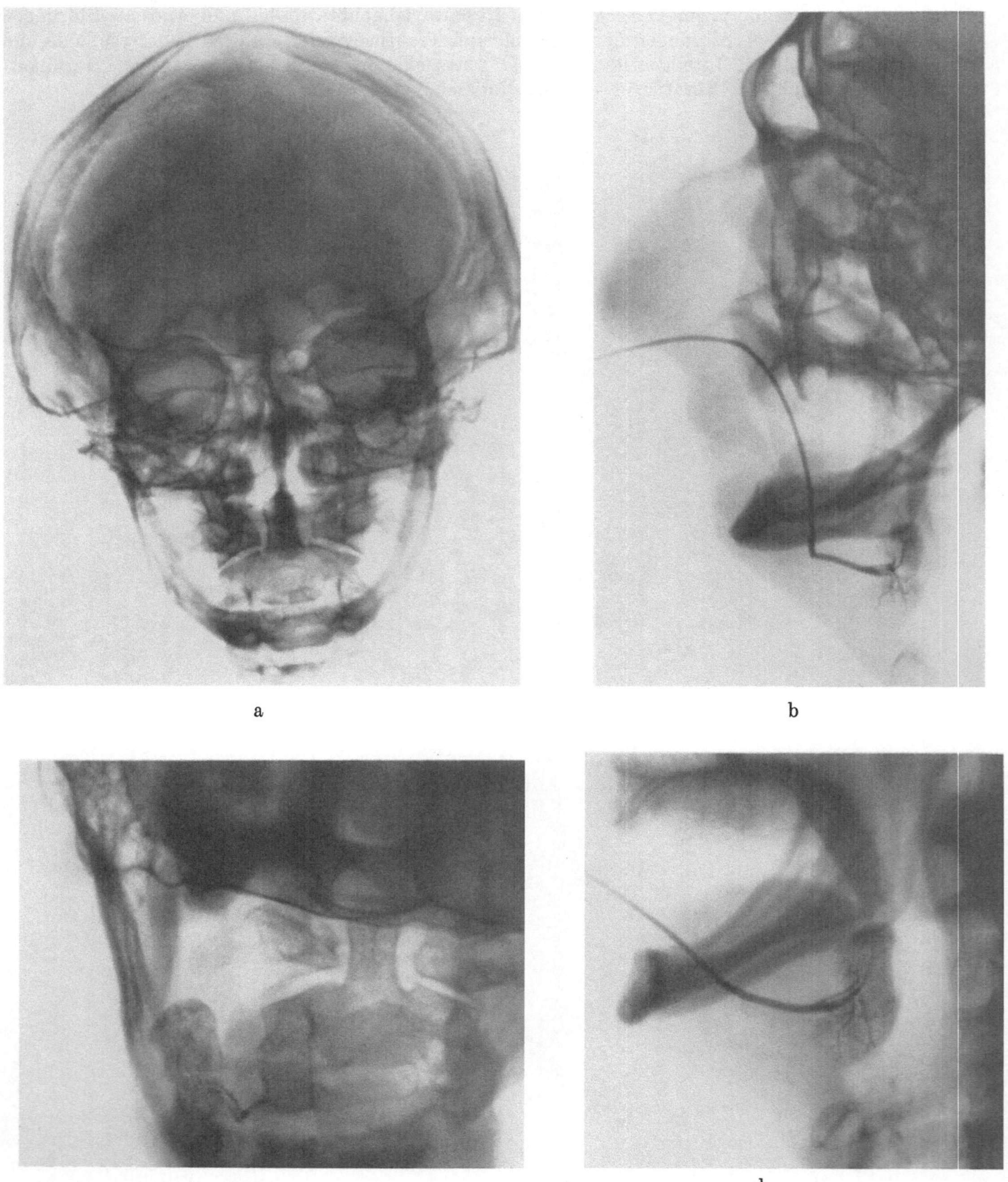

Abb. 40a—d. Speicheldrüsenhypoplasie bei Dysostosis mandibulo-facialis. Patient D. W., 41 Jahre alt. (JNr. 82m)

4. Die Speicheldrüsenentzündungen

Die Entzündungen bilden die größte und mannigfaltigste Gruppe der Speicheldrüsenerkrankungen. Im Vordergrund der klinischen Symptomatik stehen Schwellung, Schmerz und Funktionsstörung. Parotis und Submandibularis sind verschieden häufig von Entzündungen befallen, auch die Einzelbefunde weichen voneinander ab. Die Gründe hierfür sind zum Teil in der Eigenart der Entzündungsformen, zum Teil im Unterschied des anatomischen Drüsenbaues und der Sekretzusammensetzung zu suchen. Eine Entzündung kann sich *isoliert* an *einer* oder *mehreren*, eventuell *allen* großen Kopfspeicheldrüsen ab-

Tabelle 9. *Kombinationsmißbildungen mit Speicheldrüsenbeteiligung*

Nr.	J.Nr.	Alter Jahre	♂	♀	Sialographiebefund	Sonstige Mißbildungen
1	8	11	+		Hyperplasie li. Parotis	Hemihypertrophia faciei sin., Makrocheilie, Lymphangiom li. Wange und Hals, Neurofibromatose Recklinghausen
2	234	4	+		Hyperplasie re. Parotis	Hemihypertrophia faciei dextra, Makrocheilie, Kyphoskoliose
3	565	17	+		Hyperplasie re. Parotis	Hemihypertrophia faciei dextra, multiple Skeletmißbildungen: Hypoplasie re. Ellenbogengelenk, Brachymesophalangie 2. Strahl beider Hände, Pfannendachdysplasie beider Hüftgelenke, Hohlfuß (vgl. Abb. 38, 39)
4	158	31		+	Hypoplasie li. Parotis	Hemiatrophia faciei Romberg
5	82_m	41	+		Hypoplasie li. Submandibularis	„Vogelkopf", Dysostosis mandibulofacialis, Rippenanomalien, Neurodermitis. DD: Strahlenschaden (vgl. Abb. 40)
6	145_m	30	+		Hypoplasie li. Parotis, Aplasie li. submandibularis, analoge Befunde re. anzunehmen	Vollbild der kongenitalen ektodermalen anhidrotischen Dysplasie (Hypotrichose, Anodontie, Sattelnase, Regulationsstörungen des Wärmehaushaltes etc.)

spielen oder die Speicheldrüsen in Form einer *Miterkrankung* einbeziehen. Abgesehen vom direkten Übergriff einer Umgebungsentzündung sind Speicheldrüsenentzündungen als Komplikation extraglandulärer Leiden zu nennen (nach Operationen, bei Kachexie, bei Stoffwechselstörungen, Intoxikationen, endokrinen Störungen usw.). Mitunter manifestieren sich entzündliche Allgemeinerkrankungen des Organismus an den Speicheldrüsen, so z.B. im Sjögren-Syndrom der Rheumatismus unter dem histologischen Bild der myoepithelialen Sialadenitis (SEIFERT), oder im Heerfordt-Syndrom der Morbus Boeck unter dem histologischen Bild der epitheloidzelligen Granulomatose (PFEIFFER).

Enge Beziehungen zu isolierten Entzündungen der Speicheldrüsen haben die Steinerkrankungen: Verschiedene Autoren sehen die Entzündung als Ursache der Steinbildung, andere die Steinbildung als Ursache der Entzündung an.

Der Vielfalt klinischer Erscheinungsbilder entsprechen prognostische Unterschiede der entzündlichen Speicheldrüsenerkrankungen. Gefürchtet sind eitrige Einschmelzungen besonders bei komplizierender Parotitis sowie Fistelbildungen, Mundbodenphlegmone, Senkungsabsceß und Mediastinitis.

Für den Kliniker ist es notwendig, die einzelnen Entzündungsformen zu unterscheiden. Die therapeutischen Konsequenzen machen dies deutlich; die rechtzeitige Abgrenzung entzündlicher Speicheldrüsenkrankheiten von neoplastischen kann über das Schicksal des Patienten entscheiden, aber klinisch dann kaum möglich sein, wenn Speicheldrüsengeschwülste durch Entzündungen maskiert sind. Die innige Verflechtung der Speicheldrüsen mit dem reichverzweigten Lymphbahnsystem der Kieferwinkel-Halsregion erweitert die Differentialdiagnose auf alle lymphogenen Schwellungen: Lymphknotenverdickungen täuschen nicht selten Speicheldrüsenentzündungen vor und umgekehrt. Nach dem *klinischen* Verlauf sind akute, subakute, chronisch-rezidivierende und chronische Entzündungen der Speicheldrüsen zu unterscheiden. *Bakteriologisch* eventuell *serologisch* lassen sich die Entzündungen nach ihrem Erreger gliedern: Den unspezifischen durch Streptokokken, Staphylokokken, Pneumokokken etc. hervorgerufenen Erkrankungen stehen die spezifischen wie Tuberkulose, Aktinomykose, Lues eventuell Lepra gegenüber. Virus- und Pilzinfektionen der Speicheldrüsen bilden eigene Gruppen. Gesondert sind Entzündungen zu nennen, die auf allergischer Basis und durch Intoxikationen, also primär abakteriell entstehen, fast immer aber sekundär mit unspezifischen

Keimen besiedelt sind. Eine spezielle Gliederung ergibt sich aus *pathologisch-anatomischer* Sicht (vgl. Kaufmann; Lange; Seifert u.a.). Dem feingeweblichen Drüsenbau entsprechend können entzündliche Prozesse

1. das System der Drüsenendstücke
2. das Gangsystem
3. das Interstitium (mesenchymales Gefäß-Bindegewebe zwischen dem epithelialen Drüsengewebe)
4. die Drüsenkapsel und das periglanduläre Gewebe

befallen. Es werden unter anderem alle Strukturveränderungen des Drüsengewebes, die als morphologisches Äquivalenzbild einer Störung der Sekretproduktion, der Sekretabgabe und des Sekrettransportes zu betrachten sind, unter dem von Büchner zunächst für das Pankreas gewählten Terminus der „Dyschylie“ zusammengefaßt (Seifert).

In der Behandlung des Einzelfalles einer Speicheldrüsenentzündung ist die praktische Bedeutung des histologischen Befundes allerdings eingeengt, da der hierzu erforderliche Eingriff einer Probeexcision — sofern man sich nicht zu einer Punktionsbiopsie entschließt — in der Regel als letzte diagnostische Maßnahme angewandt oder gern ganz vermieden wird. Eine Abklärung entzündlicher Speicheldrüsenaffektionen durch *andere* Untersuchungsmethoden wird also stets zu erstreben sein; die *Röntgenuntersuchung*, speziell die *Sialographie*, nimmt unter ihnen einen wichtigen Platz ein. Während die Nativaufnahme in *jedem* Fall zur Konkrementsuche heranzuziehen ist, stellen alle chronisch entzündlichen Erkrankungen ein Hauptanwendungsgebiet der Sialographie dar.

Im Gegensatz hierzu gelten die akuten Entzündungen der Glandula parotis und submandibularis im allgemeinen als Kontraindikationen für die Sialographie (vgl. Indikationen), ihre Diagnose ist wohl auch stets mit Hilfe der unmittelbaren Untersuchung des Kranken zu stellen. Wir führen bei akuten Entzündungen die Sialographie nicht durch und verfügen demzufolge über keine eigenen Erfahrungen. Blady, Hetzar und Matzker haben in Ausnahmefällen akute Sialadenitiden sialographisch untersucht. Sie fanden Engstellungen aller dargestellten Drüsengänge und deuten diesen Befund als Zeichen diffuser Infiltration des benachbarten Parenchyms. Gelegentlich beobachtete tröpfchenförmige Ansammlungen öligen Kontrastmittels (Blady; Hetzar) sind möglicherweise Ausdruck einer unvollständigen, weil stärker schmerzhaften Füllung.

Gelingt es, mit Hilfe der Kontrastdarstellung die Drüsengröße, die Beschaffenheit des Gangsystems, die Beschaffenheit des Drüsenparenchyms, die Beziehungen zur Drüsenumgebung und die Drüsenfunktion zu beurteilen, so ist eine Differenzierung chronisch-entzündlicher Prozesse möglich.

Im einzelnen lassen sich die Befunde nach ihrer *Lokalisation*, nach *quantitativen* und nach *qualitativen* Unterschieden gruppieren (vgl. Schemata Abb. 28, 29). Mitunter ergeben sich hieraus Rückschlüsse auf Pathogenese und Ätiologie des Leidens: Erweiterungen des Hauptganges und der unmittelbar folgenden Drüsengänge (Aufzweigungen erster-zweiter Ordnung) sind häufig der Ausdruck einer extraglandulär gelegenen Obstruktion des Ausführungsganges (Steine, Papillenentzündung, Narben etc.), periphere kugelige disseminierte Ektasien das Symptom chronisch rezidivierender unspezifischer Entzündungen der peripheren Gangabschnitte und entzündlicher Infiltrationen der unmittelbaren Nachbarschaft dieser Gangabschnitte (sog. nicht obstruktive Entzündung). Mit dem Gangsystem kommunizierende Einschmelzungen finden sich bevorzugt bei Abszedierung infolge von Pneumokokkenaszension, desgleichen bei Tuberkulose und Aktinomykose, nicht selten mit begleitender Fistelbildung.

Unter den sog. Parenchymbefunden lassen multiple unscharf abgegrenzte Kontrastmittelaussparungen in einem inhomogen angefärbten Drüsenareal an granulomatöse Veränderungen denken, scharfrandig abgesetzte multiple Herdbildungen dagegen an Schwellungen der intraglandulären Lymphknoten. Die Kontrastmittelanfärbung des Parenchyms im Verein mit rauhreifartigen Vergröberungen der feinsten Gangaufzweigungen oder das Zustandekommen einer fleckigen Parenchymanfärbung, bevor sich ein zartkalibriges Gangsystem dargestellt hat, läßt eine entzündliche Infiltration des Drüsenkörpers vermuten, die schwadenförmige Kontrastmittelausbreitung in einer verkleinerten Drüse bei Fehlen einer regelrechten Gangdarstellung eine sog. Drüsensklerose oder Cirrhose, also eine Substitution des Drüsenparenchyms durch Bindegewebe, z.B. als Endzustand von Erkrankungen, die mit chronischer Entzündung einhergehen.

Die früher gebräuchliche Einteilung in „ductogene“ und „lymphogene“ Speicheldrüsenentzündungen, die unter anderem HETZAR in Anlehnung an HEINEKE benutzte, ist demnach bei näherer Betrachtung der Materie als nicht mehr ausreichend abzulehnen. Die meisten Entzündungen, auch wenn sie zu sog. Parenchymbefunden führen, nehmen ihren Ausgang von einer Keimaszension über das Gangsystem. Umgekehrt führen die Speicheldrüsenentzündungen früher oder später wohl stets zu röntgenologisch erfaßbaren Veränderungen am Gangsystem. Diese stehen in Beziehung zum Krankheitsstadium und der Krankheitsdauer. So entsprechen z.B. eben erkennbare periphere Ektasien unter 1 mm Durchmesser im allgemeinen einer kürzeren Krankheitszeit, sehr ausgeprägte Ektasien über Erbsgröße einem lange bestehenden und häufig rezidivierten entzündlichen Leiden. Daß foudroyant verlaufende Abszedierungen rasch zu größeren Einschmelzungshöhlen und schleichende chronische Entzündungen mitunter erst spät und dann nur zu diskreten gestaltlichen Veränderungen führen, steht nur in scheinbarem Widerspruch hierzu und zeigt die Abhängigkeit des jeweiligen Leidens von der Aggressivität des Erregers und der Widerstandskraft des Organismus an.

Nach klinischen und röntgenologischen Gesichtspunkten hat sich uns in Anlehnung an OLLERENSHAW, PAYNE, ROSE, RUBIN u. Mitarb. folgende Einteilung der *chronischen entzündlichen* Speicheldrüsenerkrankungen bewährt:

a) chronisch rezidivierende Entzündungen mit überwiegender Manifestation am Gangsystem
 α) *mit* Obstruktion durch Steine oder andere Ursachen
 β) *ohne* Obstruktion unter dem Bild der peripheren Sialangiektasien, Sondergruppe: Kinder, Kombinationsfälle
 γ) mit Einschmelzung unspezifisch, Tuberkulose, Aktinomykose
b) chronische Entzündungen im engeren Sinn mit überwiegender Manifestation am Parenchym
 α) Bild der rauhreifartigen Vergröberung
 β) pathologische Parenchymanfärbung
 γ) die umschriebene Parenchymsubstitution
 δ) die disseminierte Parenchymsubstitution
 ε) der narbige Endzustand, Drüsensklerose
c) chronische Entzündungen bei entzündlichen Allgemeinkrankheiten des Organismus
 α) „Kollagenkrankheit“, Sjögren-Syndrom
 β) Erkrankung des RES, Morbus Boeck, Heerfordt-Syndrom
 γ) Intoxikationen

a) Chronisch rezidivierende Entzündungen mit überwiegender Manifestation am Gangsystem

Weit verbreitet sind Entzündungen, die isoliert eine oder mehrere Speicheldrüsen befallen und chronisch rezidivierend auftreten. Sehr oft gelingt es, durch Druck auf die Drüse eitriges Sekret zu exprimieren, dessen bakteriologische Untersuchung Streptokokken ergibt. Das Gangsystem zeigt auffallende Veränderungen, die eine spezielle Klassifizierung dieser Entzündungsformen gerechtfertigt erscheinen lassen. Glandula Parotis und Submandibularis bringen unterschiedliche Grundtypen solcher Gangveränderungen hervor: a) den Obstruktionstyp, der für die Glandula submandibularis charakteristisch ist, b) den Typ ohne Obstruktion, der für die Parotis charakteristisch ist;

demgegenüber sind Entzündungen ohne Obstruktion an der Glandula submandibularis etwa ebenso selten wie obstruktionsbedingte an der Parotis. Als Ursachen der Gangobstruktion haben die weitaus größte Bedeutung Speichelsteine, so daß die Sialolithiasis als Krankheitsbild an erster Stelle abzuhandeln ist. Narbenbildungen und entzündliche Erkrankungen der Speichelgangpapillen sind weitere Obstruktionsursachen.

α) Obstruktion durch Steine oder andere Ursachen

Die Sialolithiasis (Abb. 41—59). Die Steindiagnostik ist seit jeher ein Aufgabengebiet der klinischen Röntgenologie. Die Möglichkeit ihrer Verbesserung durch Zuhilfenahme kontrastgebender Substanzen wurde frühzeitig am Urogenitalsystem erkannt. Als einer der ersten demonstrierte Roberg um die Jahrhundertwende röntgenologisch diagnostizierte Speichelsteine. Der durch große Erfahrungen mit kontrastgebenden Substanzen in der urologischen Steindiagnostik bekanntgewordene Franzose Arcelin hat bezeichnenderweise als erster 1912 den Versuch unternommen, zum Steinnachweis solche Substanzen in die Speichelwege zu instillieren; weitere Impulse, die schließlich zur klinischen Anwendbarkeit der Sialographie führten, verdanken Barraud, Fränkel und Wiskowsky ebenfalls dem Studium der Sialolithiasis.

Tabelle 10

Alter Jahre	Submandibularis		Parotis	
	♂	♀	♂	♀
11	+	+		
12	+			
13				+
14	++			
15			+	
16				+
17				
18				
19	+			

Die für den Steinnachweis im Nativbild erarbeiteten Einstelltechniken (Anthony; Boss; Clark; Kochanowsky; v. Rekow u.a.) bewähren sich auch heute noch bei der Kontrastdarstellung. Vor allem die räumliche Zuordnung fraglicher Konkremente in einer dritten Ebene durch Aufbißaufnahmen in verschiedenen Variationen und Untersuchungen im axialen Strahlengang sind in diesem Zusammenhang hervorzuheben (Dechaume; Feuz; Pfeiffer; Seward u.a.), desgleichen die gezielte Durchleuchtung (Diethelm). Folgende klinische Daten der Steinerkrankung sollen vorausgeschickt werden.

Befall. Männer erkranken bevorzugt, Verhältnis 2:1, häufigstes Vorkommen von Steinen im 3.—6. Jahrzehnt, jedoch auch Steinbefall bei Kindern und Greisen, nach Burdel (zitiert bei König) jüngster Steinpatient 3 Wochen alt, im eigenen Krankengut neun Patienten unter 20 Jahre (Tabelle 10) und mehrere über 70 Jahre.

Unverkennbar kommen Submandibularissteine häufiger vor als Parotissteine. Rauchs Sammelstatistik, die etwa 1200 Fälle der Weltliteratur umfaßt, zeigt folgende Verteilung:

Tabelle 11

Parotis	10%
Submandibularis	83%
Sublingualis	7%

Das eigene Krankengut von 63 Steinpatienten der letzten 10 Jahre gliedert sich wie folgt:

Tabelle 12

		♂	♀	Rechts	Links
Parotis	8	5	3	7	1
Submandibularis	55	38	17	22	33
Insgesamt	63	43	20	29	34

Durchschnittsalter unseres Krankengutes 45 Jahre.

Lokalisation: Wir unterscheiden je nach ihrer Lokalisation extraglanduläre und intraglanduläre Gangsteine; die Bildung von Speichelsteinen primär im Parenchym, wie es an der Bauchspeicheldrüse beobachtet wird (Henning), ist lediglich von Ollerenshaw und Rose durch einen Submandibularisbefund belegt worden, dürfte aber extrem selten

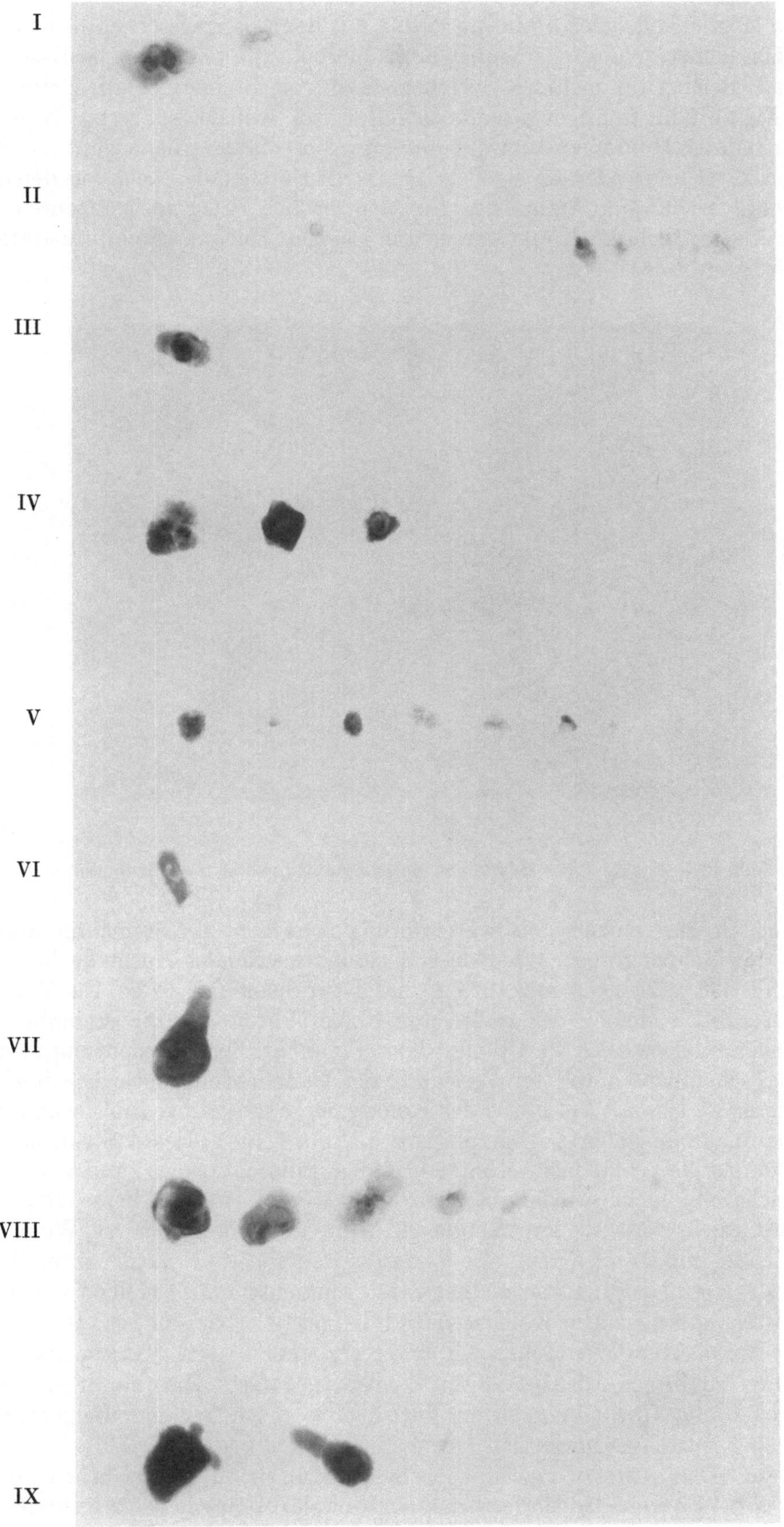

Abb. 41. Sog. Steinfamilien, maximal zu sieben Steinen. II. Von drei Konkrementen ist nur eines kontrastgebend

sein. An die Möglichkeit einer Steinwanderung aus dem Gangsystem in das Parenchym infolge entzündlicher Wandschädigung muß hierbei differentialdiagnostisch gedacht werden. Daß gleichzeitig mehrere Speicheldrüsen von Steinen befallen sind, kommt selten vor. Ein auffällig häufiges Zusammentreffen von Speichelsteinen mit Konkrementbildungen in anderen Hohlorganen, wie es unter der Vorstellung einer sog. „Steindiathese" zu fordern wäre, ist uns weder am eigenen Krankengut aufgefallen noch aus der Literatur bekannt geworden. Oft sind Steinrezidive an der gleichen Drüse zu beobachten. Ebenso trifft man mitunter mehrere Konkremente zur gleichen Zeit an. Steinpräparate solcher „Familien" zeigt Abb. 41.

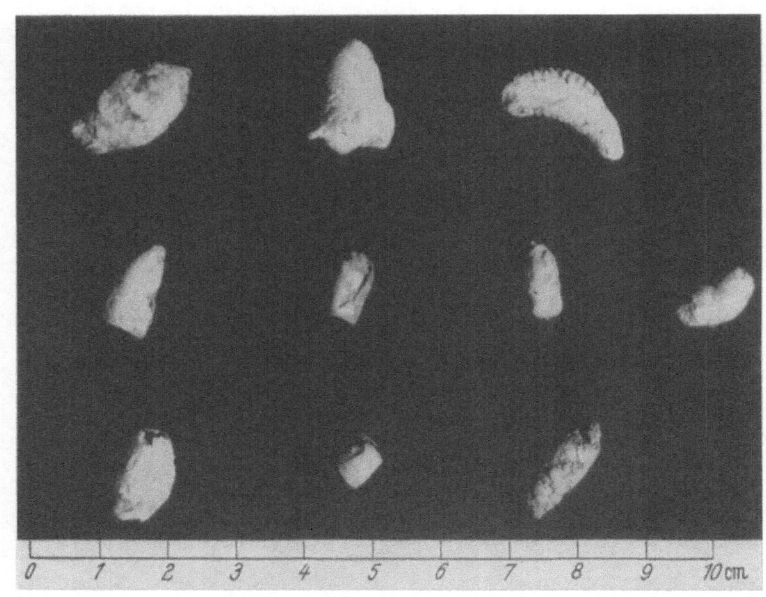

a

Abb. 42a—c. Gegenüberstellung von Speichelsteinaufnahmen. a) Photogramm

Form und Größe. Kugelig bis walzenförmig erreichen die Steine im allgemeinen Schrotkorn- bis Bohnengröße. Wharton-Gangsteine maximaler Ausmaße beobachteten Harrison mit 236 g, Natale mit 182,5 g und Patterson mit 67 g. Die Parotissteine sind im Durchschnitt kleiner, der größte wog 18,6 g (Brunow). Die Steinoberfläche ist rauh bis körnig. Gelegentlich sind Längsrillen erkennbar, deren Bedeutung darin liegen soll, auch bei scheinbar kompletter Verlegung der Ganglichtung noch eine Speichelrestmenge passieren zu lassen. Die Farbe der Konkremente ist grauweiß bis schmutzig-gelb.

Röntgenaufnahmen isolierter Steinpräparate (Abb. 42a—c) lassen Strukturfeinheiten erkennen, die das Nativbild für gewöhnlich infolge Summationswirkung von Weichteil- und Skeletschatten nicht wiedergibt; mitunter werden wegen dieser Superposition Konkremente, auch wenn sie kontrastgebend sind, übersehen oder als Wurzelstümpfe des Unterkiefers mißdeutet (Steinl). Andererseits gibt es Konkremente, die wegen fehlender Kalksalzeinlagerung kontrastnegativ („röntgenstumm") bleiben und nur sialographisch als Aussparungen im Kontrastmittel diagnostizierbar sind, ca. 15—20%. Eine einschlägige Beobachtung verdanken wir unter anderem Blatt, Mikkelsen und Denning bei einer 54jährigen Gichtpatientin: kontrastnegatives Harnsäurekonkrement im linken Stenon-Gang. Die geschilderten Verhältnisse machen einige Bemerkungen zur Genese der Speichelsteine erforderlich.

Steingenese. Die letzten Ursachen der Steinbildung sind offensichtlich auch heute noch unbekannt. Es steht jedoch fest, daß ein komplexes Geschehen zugrunde liegt, bei dem mechanische, chemische und stoffwechselabhängige Vorgänge Bedeutung haben, die durch drüsenspezifische Lokalfaktoren ein besonderes Gepräge erhalten. Es ist deshalb sicher wenig ergiebig, das Problem der Steingenese nur unter einem Gesichtswinkel zu betrachten (Kristallisation, Fremdkörper, Entzündung, Aktinomykose). Durch Steinschliffe und Röntgenuntersuchung gewonnene morphologische Befunde konzentrischer Schichten um einen festen Kern werden ergänzt durch den Nachweis organischer eiweißartiger Gerüstsubstanzen (UJHELYI). Ihre Anwesenheit bildet in Analogie zur Nierensteingenese nach BOYCE, KEUTEL u.a. die Grundlage einer sog. *Matrixtheorie* (vgl. hierzu

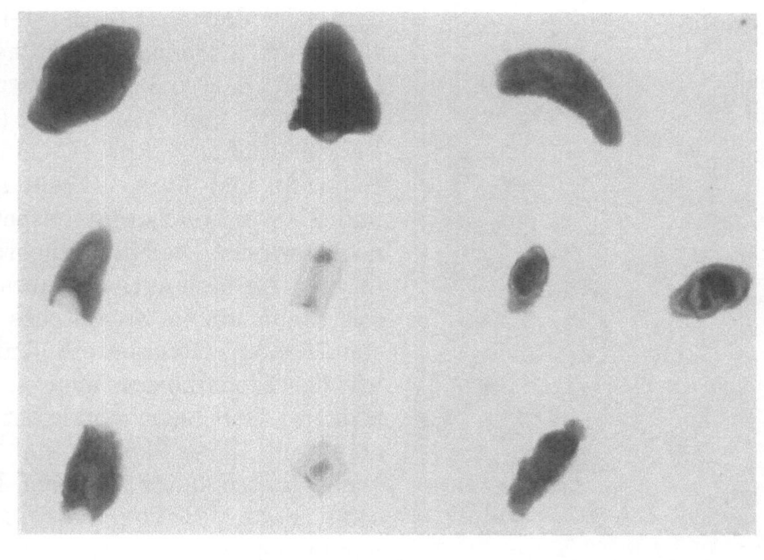
b

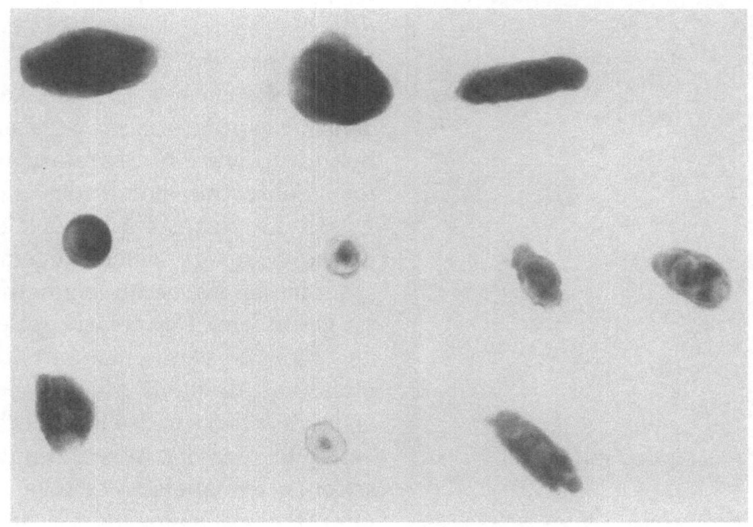
c

Abb. 42b u. c Röntgenogramm in zwei Ebenen

auch HÖHLING und E. u. M. WANNENMACHER). Diese besagt, daß Kalksalze in organische Substanz eingebaut werden. Allgemeine und lokale Faktoren beeinflussen diesen Vorgang. Allgemeinfaktoren (vgl. LOSSE, BÄUMER, STROBEL und FRITSCH) sind Störungen des Kalkstoffwechsels, die nach KOLESOV u. a. auch für die Speichelsteingenese zutreffen. Sie drücken sich in einem Überangebot an Calcium aus (Hyperparathyreoidismus), oder einem Mangel an Substanzen, die eine Ausfällung von Kalksalzen verhindern. Lokalfaktoren: Sekretzusammensetzung, Stase, Entzündung etc. Bausteine der Matrix sind Schleimstoffe. Diese sind Normalbestandteile des Speichels (BERGGARD und WERNER) muköser Drüsen als neutrales Glykoprotein und saures Sialomucin, hinzu kommen im normalen Mischspeichel sowie im isolierten Drüsenspeichel infolge entzündlicher Zelldesquamation entstehende Nucleoproteinstoffe. Es ist denkbar, daß quantitativ oder qualitativ veränderten Sialomucoiden eine ähnliche Bedeutung zuzumessen ist, wie BOYCE sie dem Uromucoid bei der Harnsteingenese zuschreibt: Das Uromucoid bildet mit Calcium ein unlösliches Chelat, das durch Anlagerung von Phosphat- und Hydroxylionen eine Hydroxylapatitverbindung eingeht. Diese Steinkeimbildung durch Uromucoid ist allerdings noch von verschiedenen Faktoren beeinflußbar (Erhöhung der Löslichkeit des Calcium-Chelates durch Magnesium-, Citrat- und Glucuronsäurezusatz). Daß es sich bei dem sehr dichten Speichelsteinkern in der Regel um Carbonat-Apatit handelt $CaCO_3$ $[Ca_3(PO_4)_2]x$, haben BLATT, DENNING, ZUMBERGE und MAXWELL (1958), deren Veröffentlichung Abb. 43 entnommen ist, FRONDEL und PRIEN (1946) sowie JENSEN und DANOE (1952) röntgenspektrographisch nachgewiesen. Die Matrixtheorie würde nach unserer Auffassung nicht ausschließen, daß sich Steine um ein organisches Gebilde (Borsten, Gräten, Grannen etc.) entwickeln, das, wie der Fremdkörper im Conjunktivalsack, primär von Schleim umkleidet wird. Solche organische Fremdkörper im Steinzentrum beobachteten unter anderem BESELIN, ENGERT, FABRE, RAUCH, WHINERY, sie sind in Konkrementen vermutbar, deren Kern kontrastnegativ ist (Abb. 41, 42). Ähnlich wie bei der Nierensteingenese ist schließlich den Mikrolithen im Rahmen der Speichelsteinbildung Beachtung zu schenken. Diese Kondensationsprodukte hat SEIFERT bei gestörter Sekretproduktion, Sekretabgabe und gestörtem Sekrettransport, also dem Bilde der Dyschylie, das als Ausdruck einer örtlichen Störung infolge einer Allgemeinschädigung aufzufassen ist, besonders häufig in der Parotis gefunden. Der relativ seltene Steinbefall der Parotis verglichen mit dem der Submandibularis steht allerdings im Gegensatz hierzu ähnlich wie das überaus häufige Krankheitsbild der Parotisentzündung zu deren seltenem Steinbefall. Auch die Aktinomykoseinfektion als Kausalfaktor der Steinbildung (NAESLUND; SÖDERLUND) ist nach DECHAUME, HUSTED und RISAK nicht aufrechtzuerhalten. Ungeklärt ist ebenso, aus welchem Grund Männer etwa doppelt so häufig wie Frauen an Speichelsteinen leiden. Die Bevorzugung der Glandula submandibularis wird mit der anderen Zusammensetzung des Exkretes in Zusammenhang gebracht; mehr als die Lokalisation der Gangmündung und die Gangweite sollte die Tatsache beachtet werden, daß fast regelmäßig der sog. große Anteil der Glandula sublingualis mit dem Rivinischen Gang in den Wharton-Gang einmündet und als fast ausschließlich muköser Drüsenanteil ein entsprechend mucinreicheres Exkret in den Wharton-Gang gelangen läßt.

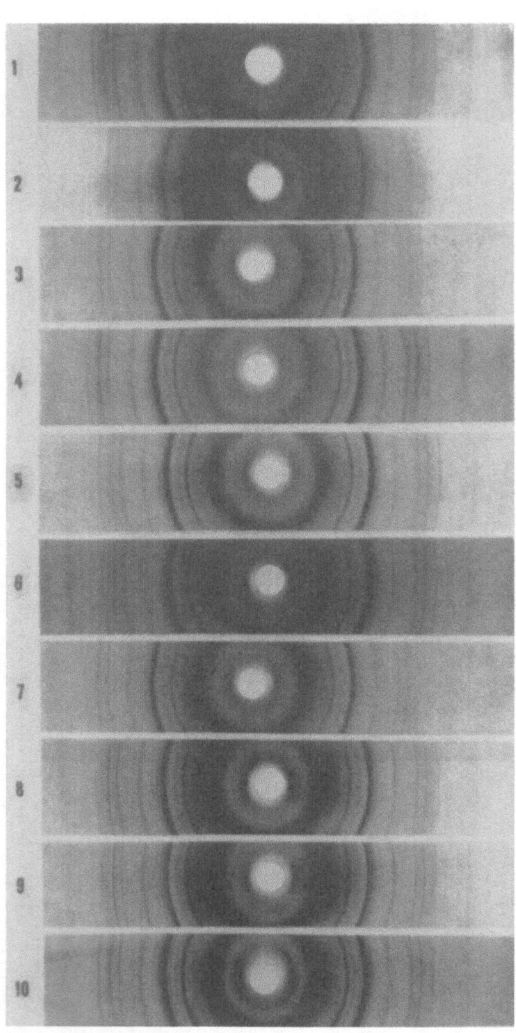

Abb. 43. Röntgenspektrographische Untersuchungen an Speichelsteinen nach Pulverisierung. Übereinstimmung der Befunde *1—8* mit dem Bild eines Standardpräparates von Carbonat-Apatit (*9*) und Hydroxyl-Apatit (*10*). (Aus: BLATT, DENNING, ZUMBERG und MAXWELL)

Klinisches Bild. Das klinische Bild der Sialolithiasis wird durch die Gangobstruktion und deren Folgen charakterisiert. Durch den Sekretionsreiz bei Nahrungsaufnahme (saure Speisen!) treten rezidivierende schmerzhafte Schwellungen im typischen Fall als sog. Speichelkoliken auf, Abflußbehinderung und Speichelstauung begünstigen ascendierende Infektionen. Schädigungen des Gangepithels im Steinbett bereiten der Entzündungsausbreitung den Weg. Die Größe des Konkrementes ist nicht immer ausschlaggebend für die klinischen Erscheinungen, wohl aber der Sitz im Gangsystem. Durch den Spontanabgang eines Konkrementes kann der akute Zustand abklingen, das vorgeschädigte Gangsystem ist aber für ein Steinrezidiv prädestiniert. Die akuten Phasen der Steinkrankheit können durch Übergreifen auf die Nachbarschaft (Absceß, Fistel) und den Gesamtorganismus (Fieber, hohe Senkung, Leukocytose, schweres Krankheitsgefühl) bedrohliche Zustände auslösen, die neben einer chirurgischen Intervention alle Mittel moderner Infektionsbehandlung erfordern. Dank der Antibiotica sind die gefürchteten Komplikationen der Mundbodenphlegmone und Mediastinitis glücklicherweise sehr selten geworden. Resistenzbestimmung und Pathogenitätstest des Erregers sind nach Möglichkeit heranzuziehen. Anhaltender Verschluß und chronische Entzündungen führen andererseits zum Bild der Speicheldrüsenatrophie bzw. -sklerose. Behandlungsziel ist es, die Entzündung zu bekämpfen und das Abflußhindernis wirksam zu beseitigen, eventuell im entzündungsfreien Intervall. Vorbedingung solcher Eingriffe und mitunter richtungweisend ist die genaue Lokalisation des Konkrementes und eine Beurteilung des Zustandes der Speicheldrüse, eventuell ihrer Ausscheidungsfunktion. Die Sialographie erlaubt wie kein anderes Verfahren eine optimale Klärung dieser Fragen.

Differentialdiagnostisch sollte deshalb die Sialographie zum Nachweis oder Ausschluß von Speichelsteinen stets eingesetzt werden:

a) bei allen chronischen und chronisch rezidivierenden entzündlichen Schwellungen der Speicheldrüsenregion;

b) falls suspekte kontrastgebende Gebilde in dieser Region erkannt werden, auch wenn sie zunächst nur als „Nebenbefund" imponieren.

Im einzelnen können folgende Substrate Steinschatten vortäuschen:

tuberkulöse Lymphknotenverkalkungen,

Tumorverkalkungen (Nekrosen, Psammomkörper),

Phlebolithen (vorwiegend in kavernösen Hämangiomen) und andere Gefäßverkalkungen,

Fremdkörper (auch Reste öliger Kontrastmittel),

Zahnwurzeln,

Knochensequester,

Rhinolithen,

Tonsillensteine.

Die Praxis lehrt, daß die Diagnose „Speichelsteinerkrankung" auf Grund des klinischen Befundes häufiger vermutet wird, als röntgenologisch zu bestätigen ist, daß die Interpretation des Nativbildes gelegentlich Fehldiagnosen auslöst (Béclère; Dechaume; Bonneau und de Goes; Engert; Fleischer; Haenisch; Hochmann; Pfeiffer; Pfeiffer und Seige; Steinl; Strietzel), die Sialographie dagegen bei einwandfreier Untersuchungstechnik fast immer sichere Anhaltspunkte zum Nachweis oder Ausschluß eines Steinleidens erbringen kann.

Um diese Ausführungen zu erläutern, entnehmen wir unserem Krankengut von 63 Steinpatienten folgende Bildbeispiele

Glandula parotis (Abb. 44a—c, 45a—c),

Glandula submandibularis (Abb. 46—59a—d),

zur Differentialdiagnose verweisen wir auf die Abb. 84a, 146, 147.

Klinisch fanden sich bei unseren Steinpatienten stets Zeichen einer Abflußbehinderung und mehr oder minder stark ausgeprägten Entzündung. Die meisten Fälle wurden operativ behandelt; übereinstimmend ergab sich bei der histologischen Untersuchung der Befund einer chronischen unspezifischen Sialadenitis, einhergehend mit graduell unterschiedlicher Drüsenatrophie.

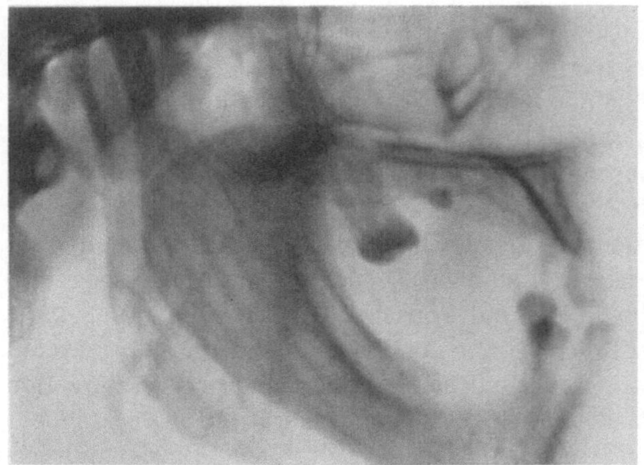
a

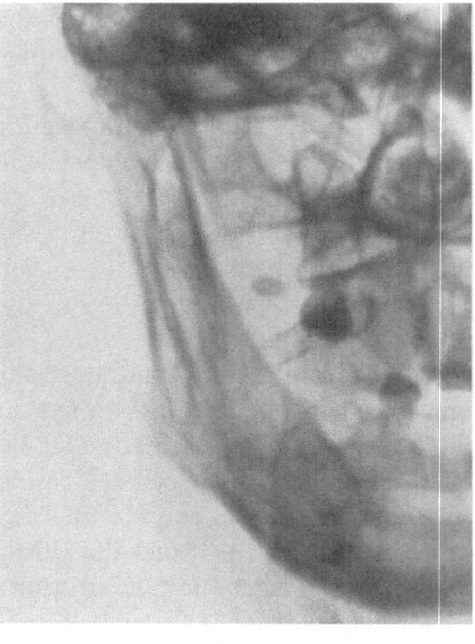
b

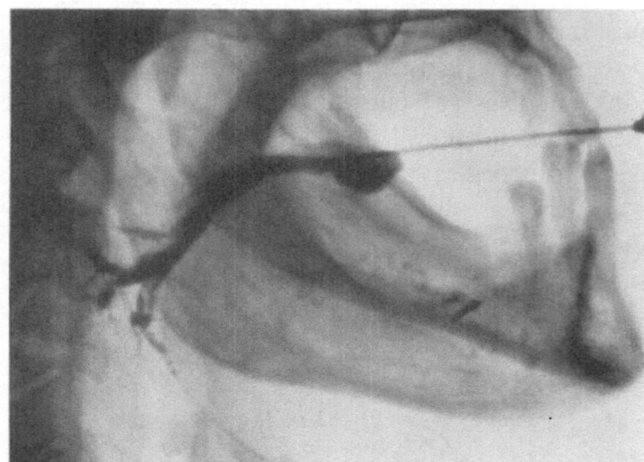
c

Abb. 44a—c. Papillennaher Stein im rechten Stenongang; Ektasie des Hauptganges und der Aufzweigungen 1. und 2. Ordnung, wannenförmiges Steinbett. 54jähriger Mann (JNr. 456), Operation

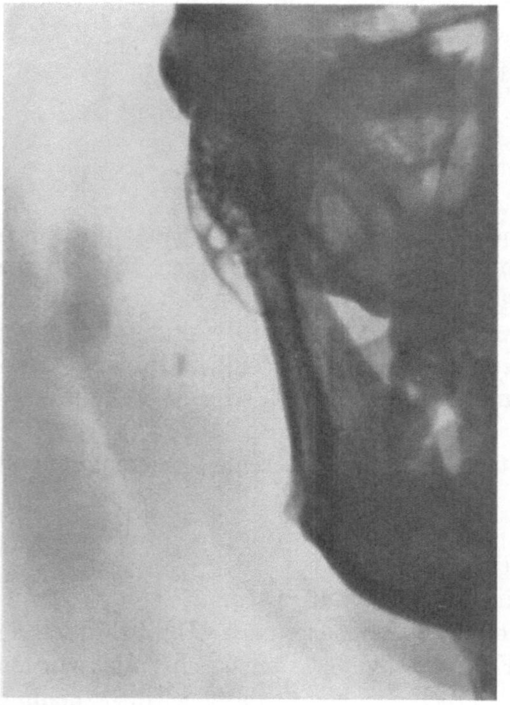
a

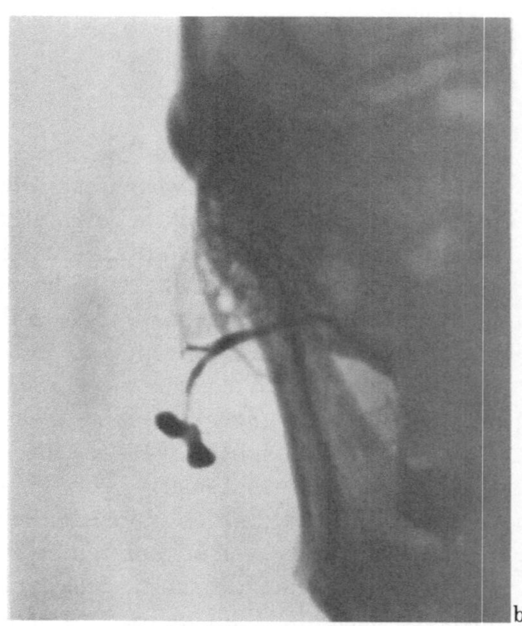
b

Abb. 45a—c. Intraglandulärer Gangstein in der rechten Parotis. Weitgehende Atrophie der Parotis, hantelförmige Ektasie des Gangrestes, primäre Fehlbildung möglich (JNr. 32)

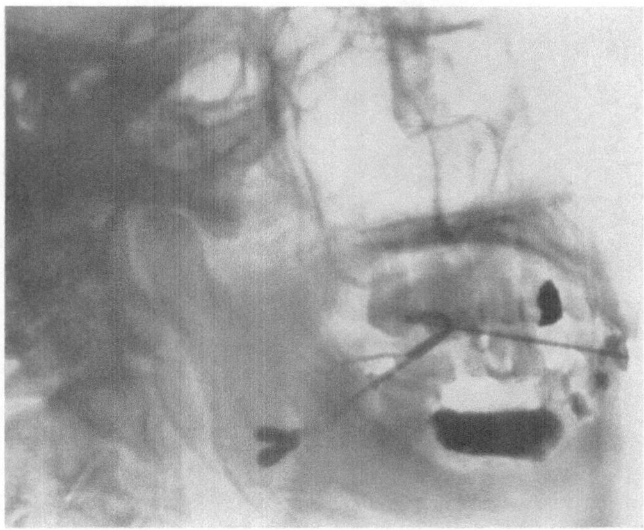

Abb. 45c

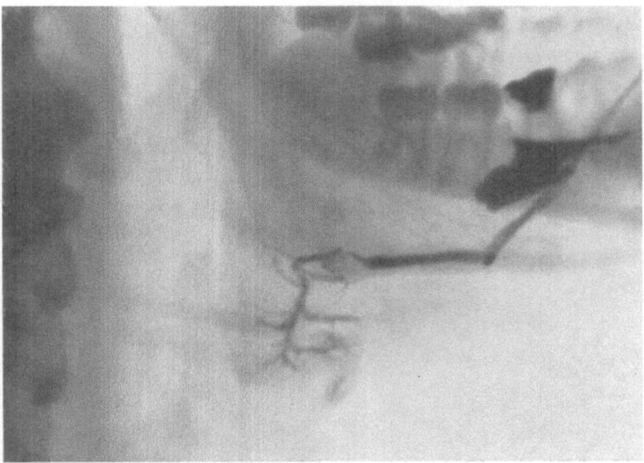

Abb. 46. Schwach kontrastgebender Stein vor dem Knie des rechten Whartonganges, z. T. von Kontrastmittel umflossen, keine wesentliche Gangektasie. Einweisungsdiagnose: Oesophagusdivertikel. 19jähriger Mann (JNr. 254)

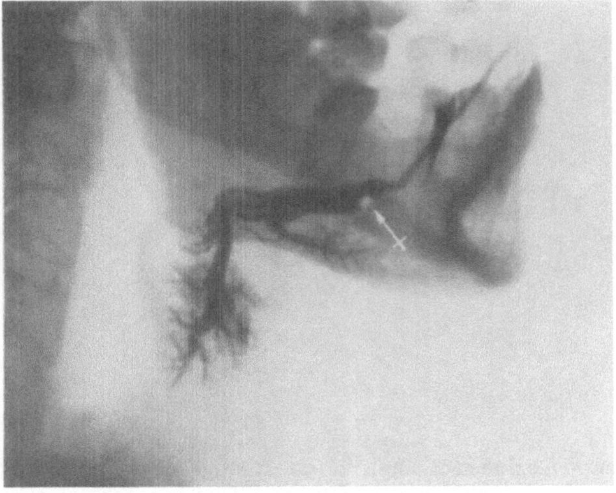

Abb. 47. Kleines, mündungsnahes, kontrastnegatives Konkrement im rechten Whartongang, Spontanabgang nach Sialographie. 46jährige Frau (JNr. 585)

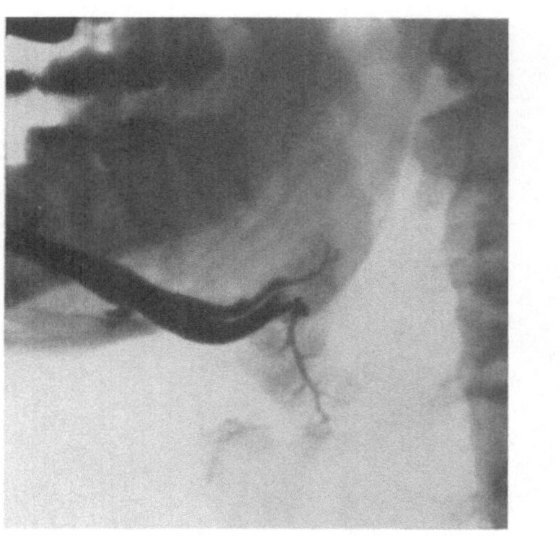

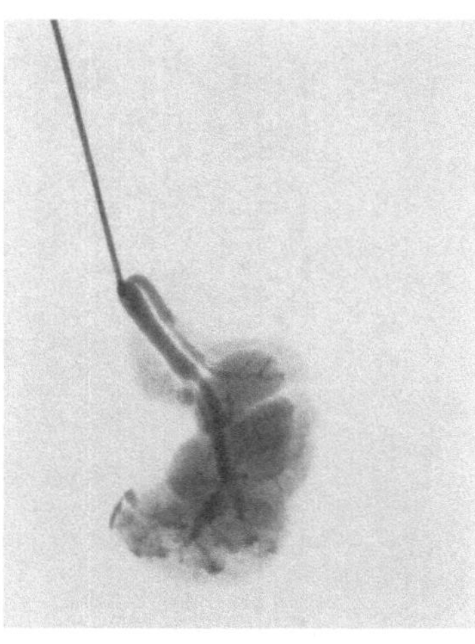

a b

Abb. 48a u. b. Kontrastnegatives, wahrscheinlich nach Art eines Kugelventils verschiebliches, schrotkorngroßes Konkrement im Knie des linken Whartonganges, erhebliche Ektasie des Hauptganges und eines von caudal einmündenden akzessorischen Drüsenganges, atrophe Glandula submandibularis. 28jähriger Mann (JNr. 601), Operation

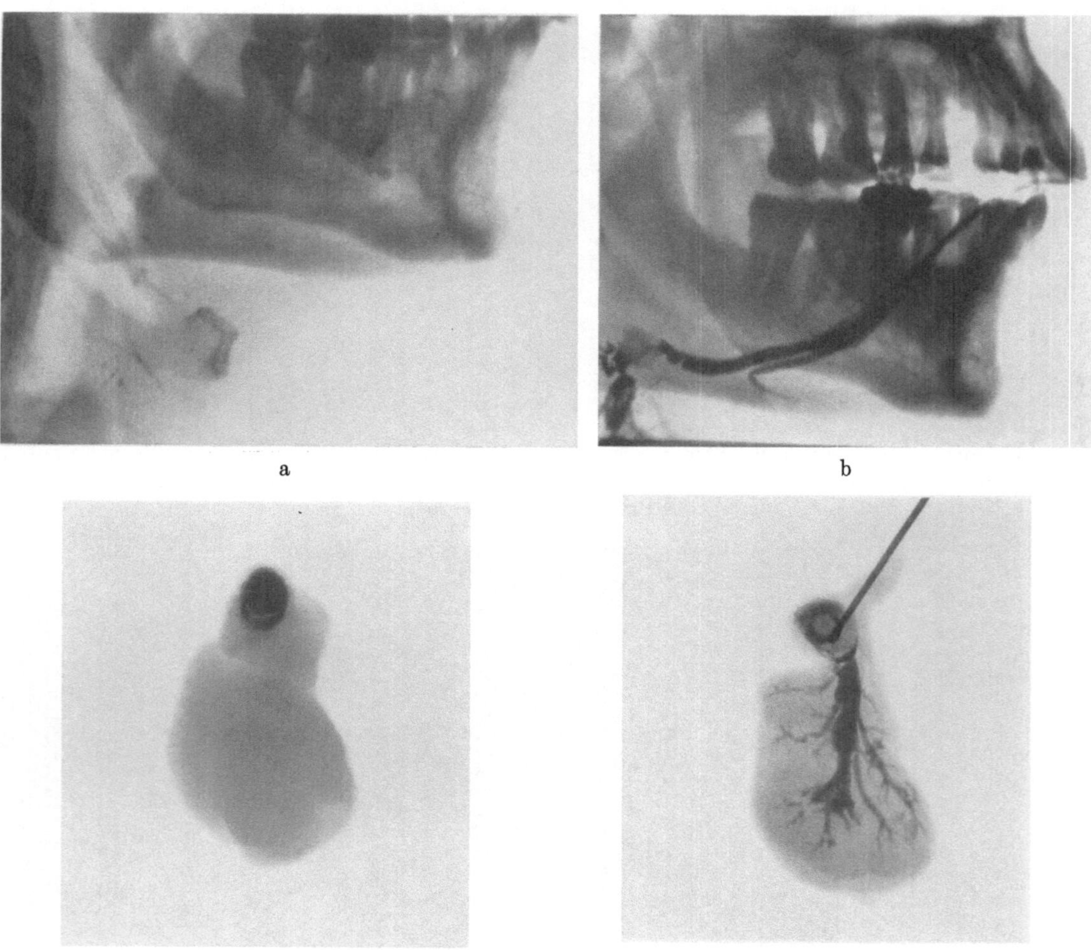

a b

c d

Abb. 49a—d. Geschichtetes Konkrement im Knie des rechten Whartonganges, prä- und poststenotische Ektasien des Gangsystems von caudal in das mittlere Whartongangdrittel einmündender akzessorischer Drüsengang, der bei der Operation erhalten werden kann; Röntgenuntersuchung des Operationspräparates. 36jähriger Mann (JNr. 46m)

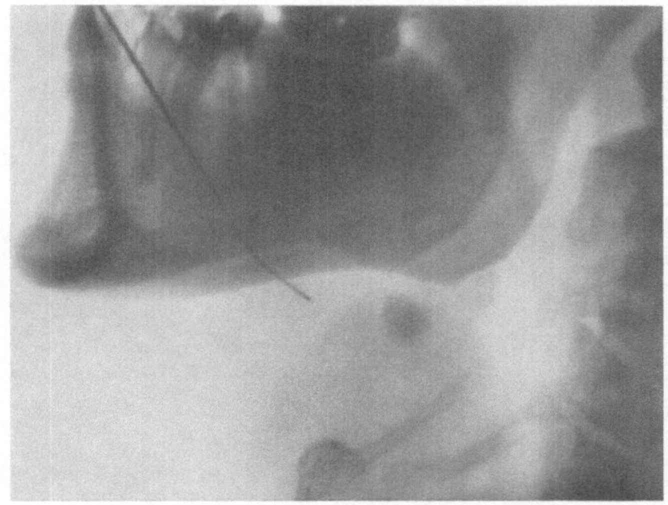

a

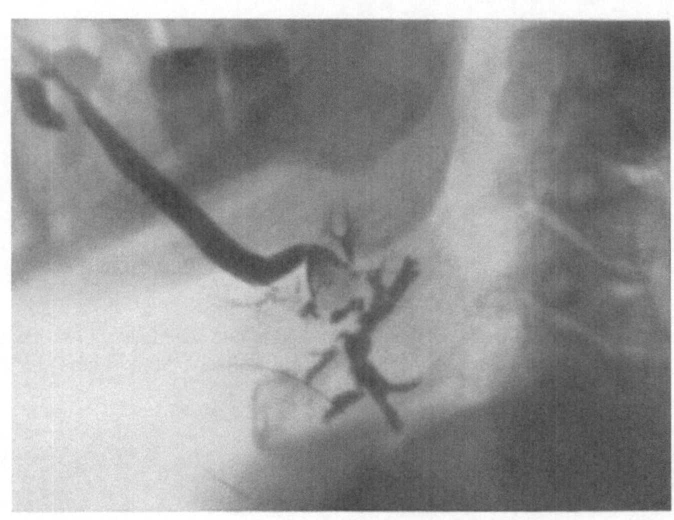

b

Abb. 50 a u. b. Über erbsgroßes Konkrement im Knie des linken Whartonganges, Nativbild mit Sonde im Whartongang, ausgeprägte prä- und poststenotische Gangektasie, weitgehender Verlust der zarten peripheren Gangstrukturen, Drahtringmarkierung. 27jähriger Mann (JNr. 349), Operation Charité Berlin; histologisch: chronische Sialadenitis

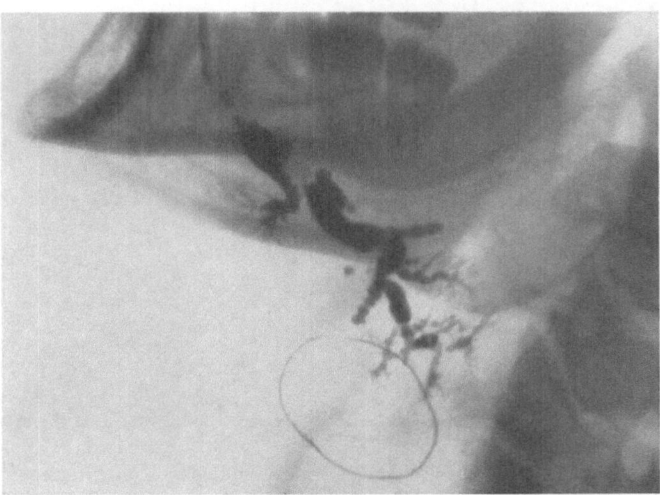

Abb. 51. K. H., 28 Jahre, männlich (JNr. 112 m). Speichelstein im linken Whartongang. Sialangiektasie. Bestätigung durch Operation; histologisch: chronische unspezifische Sialadenitis

Bedeutend seltener trifft man auf chronische bzw. chronisch rezidivierende Entzündungen, die sialographisch das typische Bild einer Obstruktion des Ausführungsganges bieten, jedoch *andere* Obstruktionsursachen aufweisen. Die Gründe der in vielen Fällen schon beim Sondieren und Dilatationsversuch vermutbaren pathologischen Engstellung des Gangostiums sind verschieden. In erster Linie muß an *narbige* Prozesse gedacht werden, die sich nach Läsionen des Papillengebietes bilden, z.B. durch Biß auf die

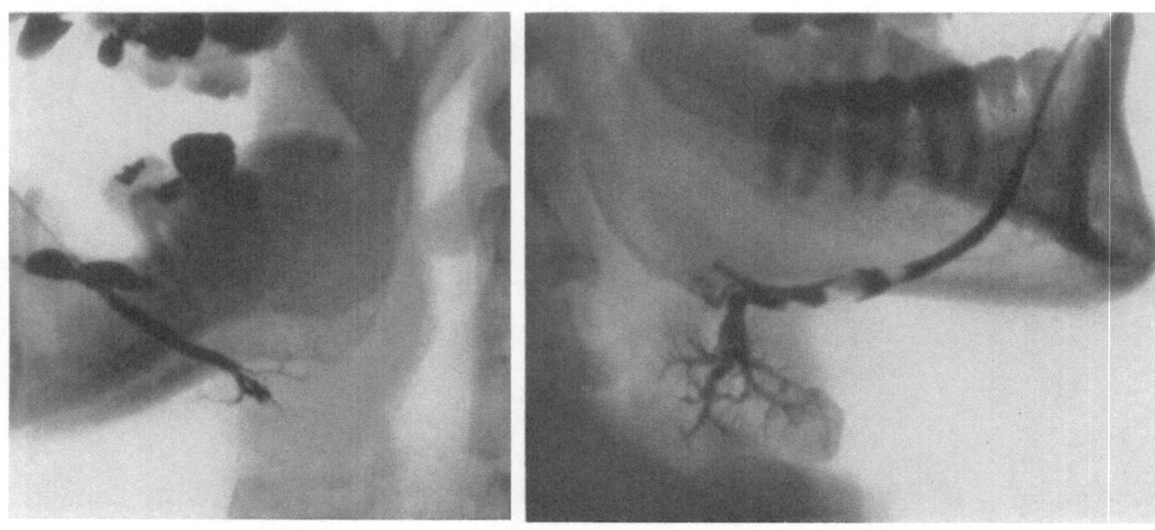

Abb. 52 Abb. 53

Abb. 52. Hanfkorngroßer Rezidivstein im Hauptgang der linken Glandula submandibularis, 52jähriger Mann (JNr. 164). Atrophie der linken Glandula submandibularis

Abb. 53. Steinfamilie im rechten Whartongang eines 24jährigen Mannes (JNr. 418). Hauptgangektasie, relativ zartes peripheres Gangsystem. Im Nativbild *ein* Kalkschatten. Therapie: Kürettage

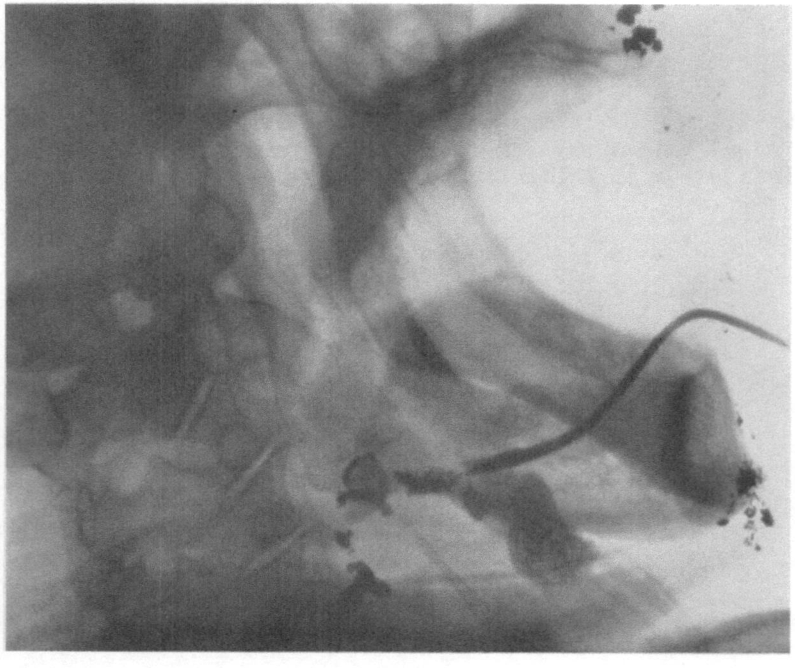

Abb. 54. Stein im Knie des rechten Whartonganges, poststenotische Konturunregelmäßigkeiten durch entzündliche Wandveränderungen, Gangsystem der Hauptdrüse weitgehend obliteriert, Parenchymanfärbung eines akzessorischen Drüsenanteiles. 63jähriger Mann (JNr. 542), Operation. Granatsplitterverletzung des Gesichtes im 2. Weltkrieg

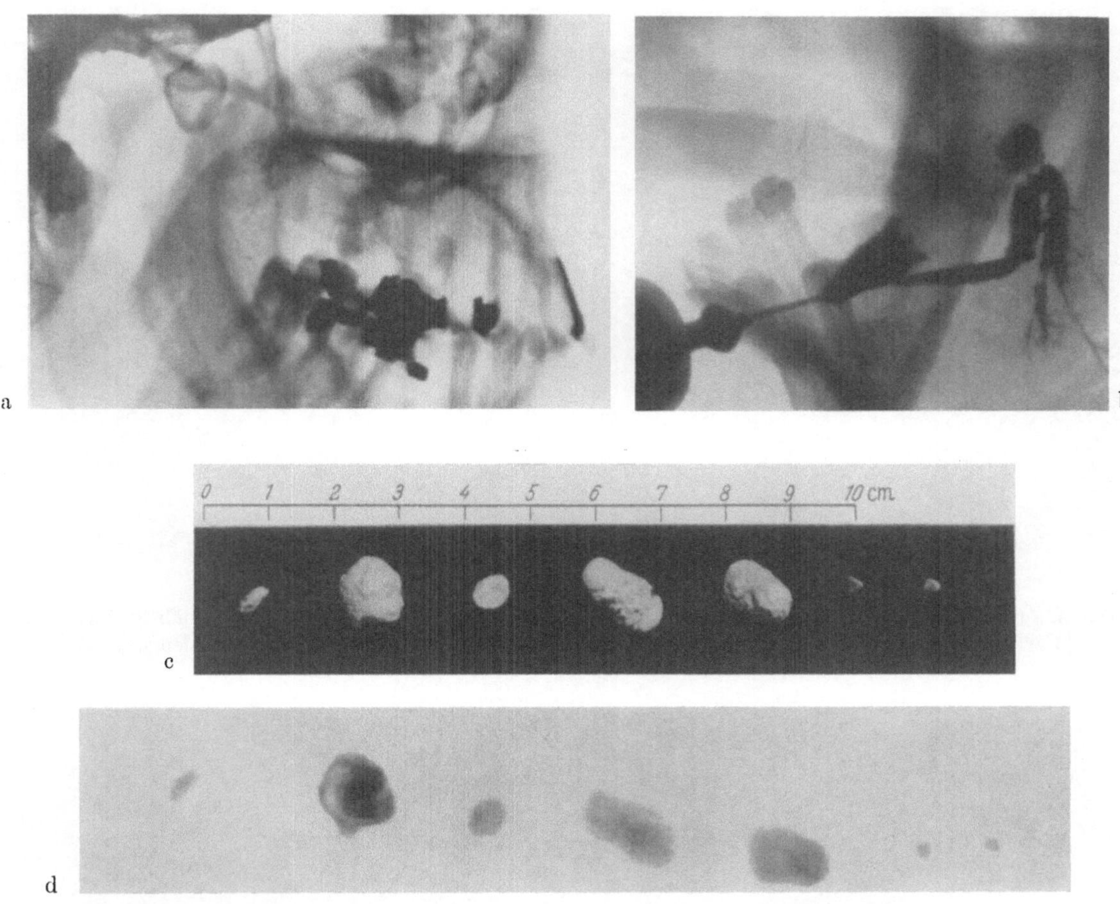

Abb. 55a—d. Rezidivierendes Steinleiden der linken Glandula submandibularis; Zustand nach Schußbruch des rechen Unterkiefers. Als Nebenbefund zeigt eine ältere Aufnahme des rechten Kieferköpfchens am unteren Bildrand einen erbsgroßen Rundschatten (a), der einem später abgegangenen Speichelstein entspricht. Später sialographisch Nachweis einer inneren Speichelfistel unter der Zunge links (b), zur besseren Füllung durch Patientenfinger komprimiert; Ektasie des narbig verzogenen Whartonganges. Photo und Röntgenogramm der Steine aus mehreren Jahren vom Patienten gesammelt (c, d). 50jähriger Mann (JNr. 107)

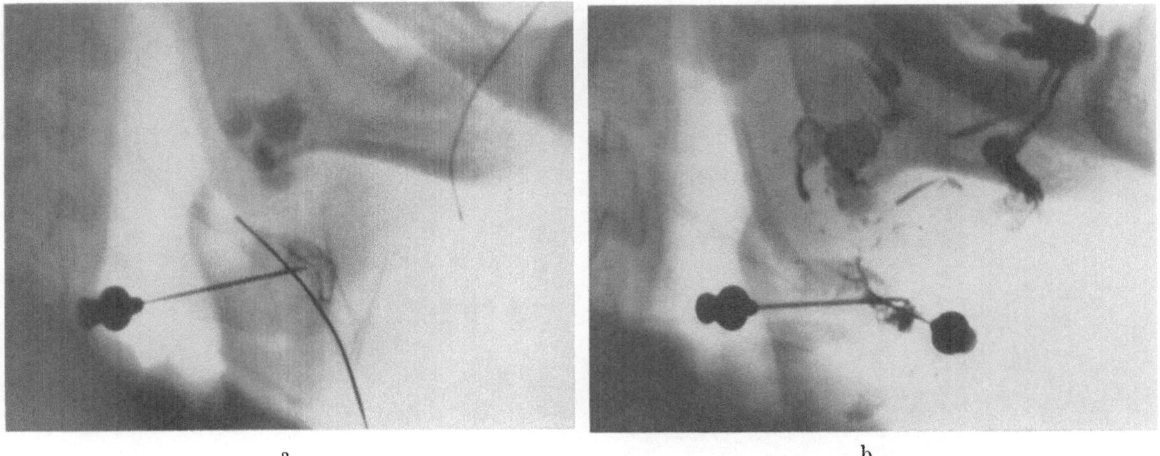

Abb. 56a u. b. Zustand nach operativem Eingriff an der rechten Glandula submandibularis, Steine im Bereich des Gangknies und Proc. posterior jedoch belassen, wie das Nativbild zeigt (a). Außerdem Sondierung einer äußeren Speicheldrüsenfistel und des rechten Whartongangostiums. Kombinierte Kontrastdarstellung der Fistel und Speichelwege ergeben eine hochgradige Erweiterung des Ganges eines mündungsnahe in den Whartongang einmündenden Drüsenanteiles (Ductus Rivini), eine unvollständige Füllung des enggestellten Whartonganges, von dem aus das Kontrastmittel die Konkremente umfließt und benachbarte Hohlräume erreicht; Verbindung zwischen Fistelöffnung und Steinbett. (b) Heilung durch ausgedehnte zweite Operation. 69jähriger Mann (JNr. 191)

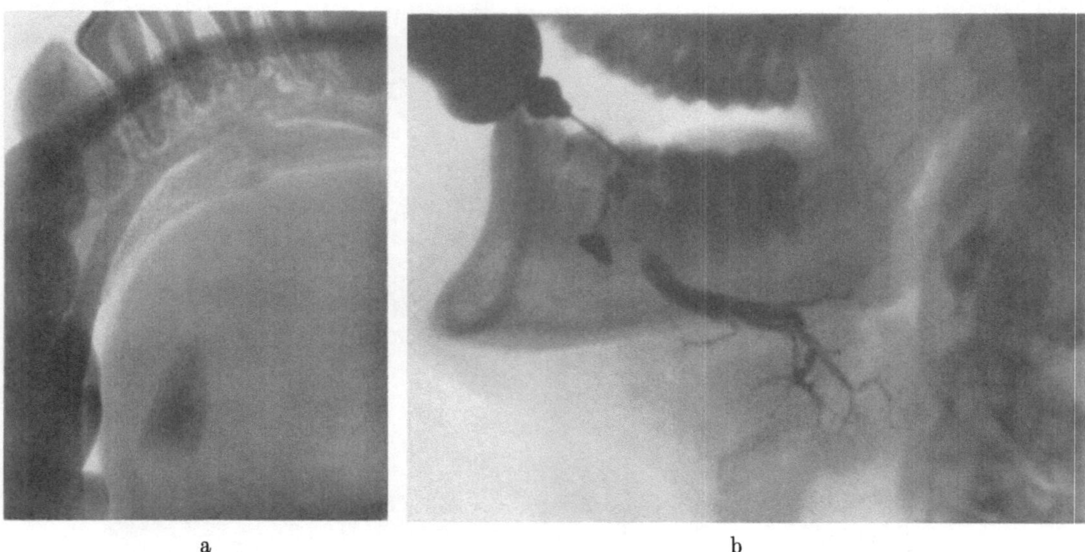

a b

Abb. 57a u. b. Konkrement im papillennahen Abschnitt des linken Whartonganges eines 12jährigen Jungen (JNr. 439), Gangektasie prästenotisch. Nativbild: Enoralfilm, submentoparietaler Strahlengang (a)

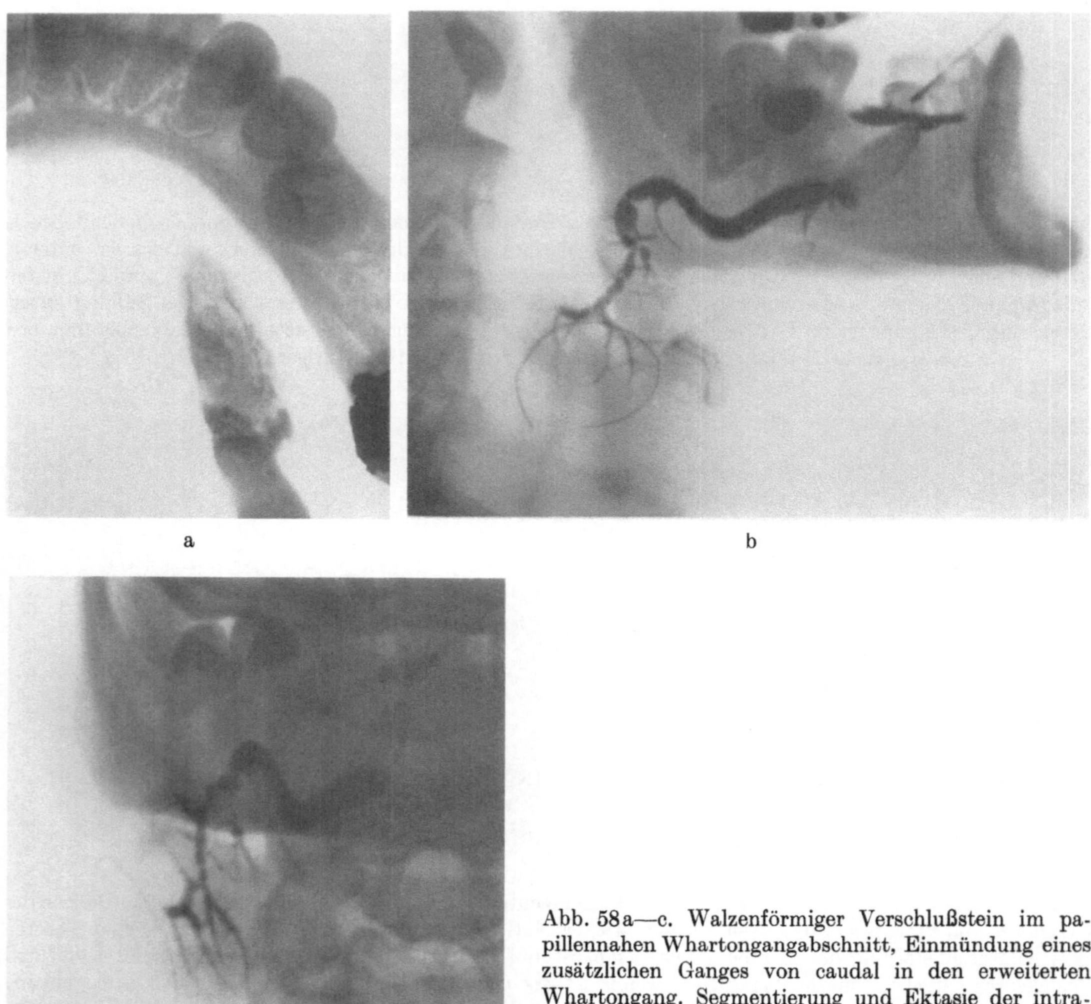

a b c

Abb. 58a—c. Walzenförmiger Verschlußstein im papillennahen Whartongangabschnitt, Einmündung eines zusätzlichen Ganges von caudal in den erweiterten Whartongang. Segmentierung und Ektasie der intraglandulären Gangaufzweigungen, Darstellung in drei Ebenen. 26jähriger Mann (JNr. 411)

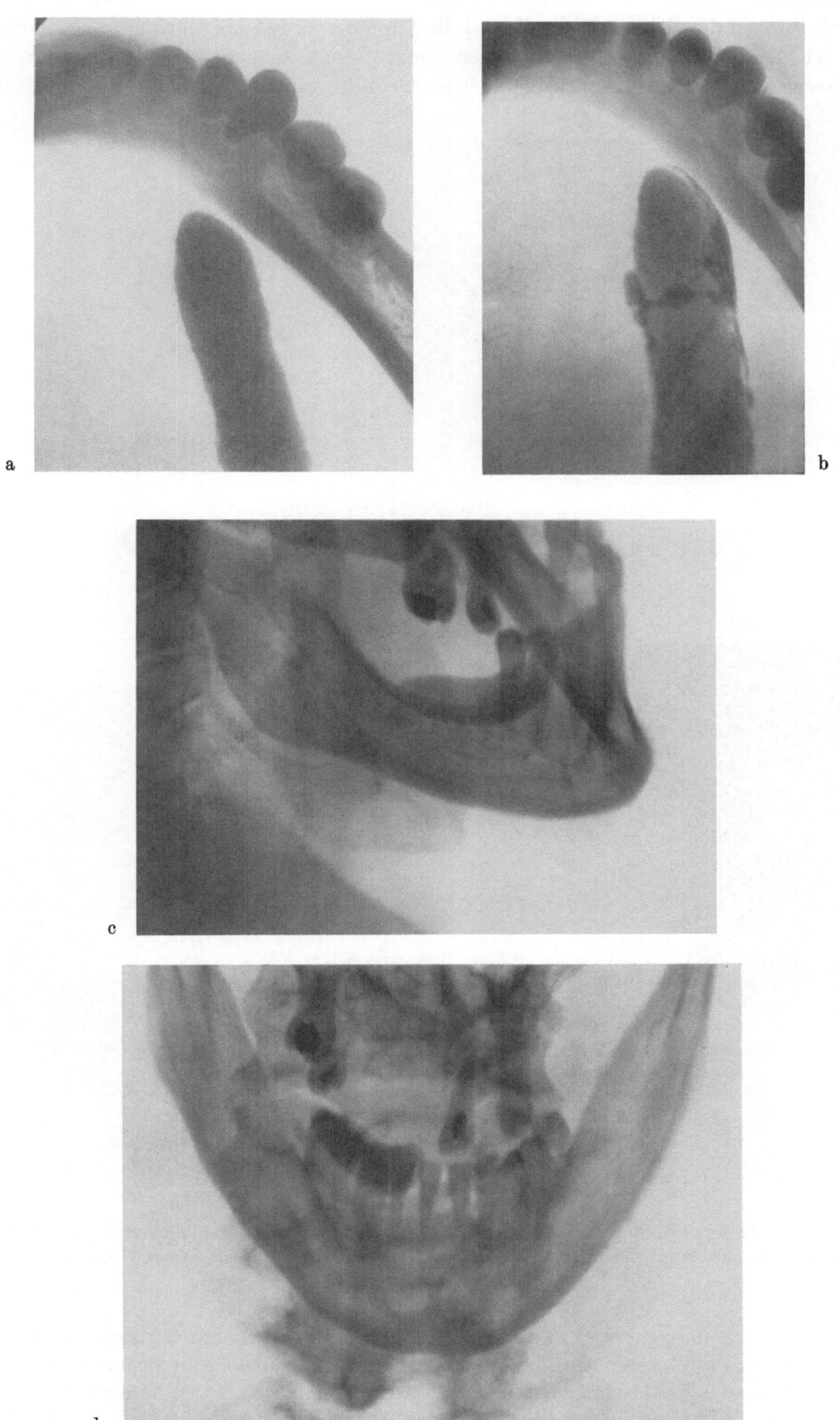

Abb. 59a—d. Walzenförmiger Verschlußstein im rechten Whartongang einer 40jährigen Frau (JNr. 64). Aufnahmen in verschiedenen Ebenen, nur ganz zarter Kontrastmittelsaum, keine Drüsengangdarstellung möglich

Schleimhaut, besonders bei defekten Zähnen oder schlechtem Prothesensitz. Auch lokale Entzündungen der Schleimhaut, die auf die Papille und den Ausführungsgang übergehen, sind zu nennen, desgleichen Läsionen nach Spontanabgang kleiner, scharfrandiger Konkremente, wie wir es speziell als Ursache narbiger Stenosen des Wharton-Ganges

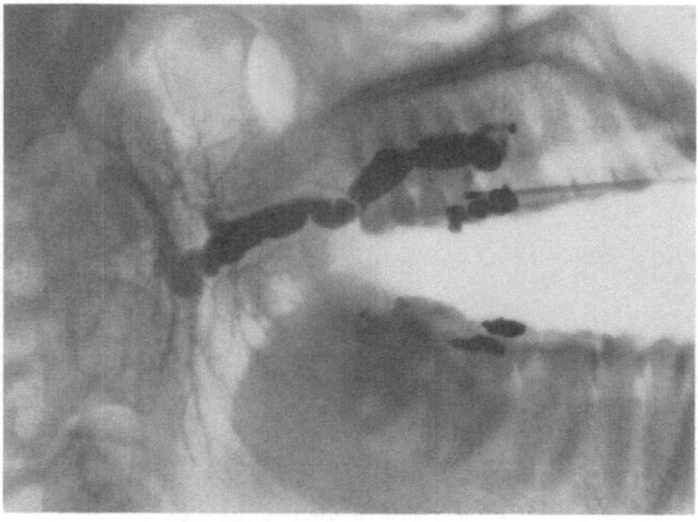

a

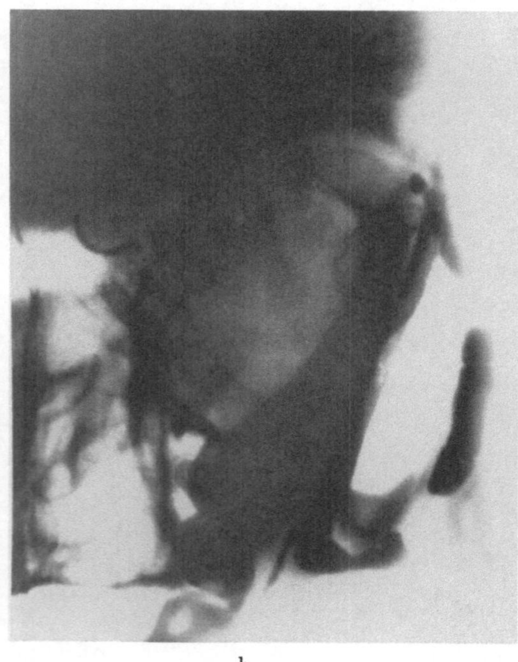

b

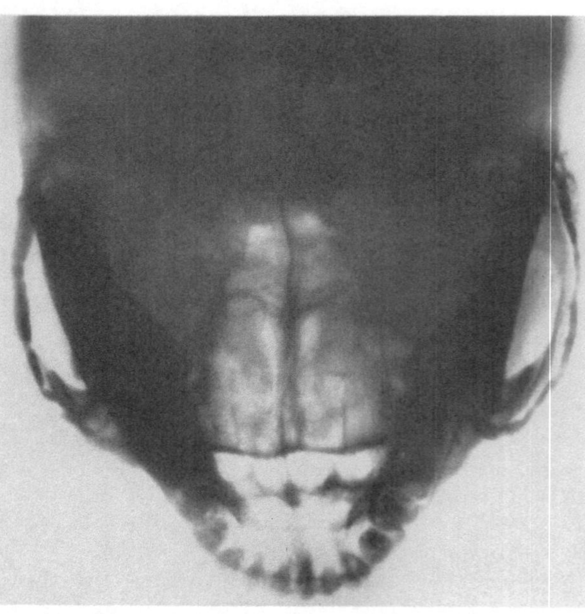

c

Abb. 60a—c. Hochgradige Stenongangektasie links ausgeprägter als rechts. Papillengegend beiderseits rigide. Besserung nach Dilatationsbehandlung (b vorher, c nachher); Stenongang als Strang sichtbar und tastbar. 27 jähriger Mann (JNr. 480)

nach Mundbodenphlegmone zweier unserer Patienten annehmen; auch echte Neubildungen des Papillengebietes kommen als Obstruktionsursache in Betracht, schließlich anlagebedingte Fehlbildungen des Gangsystems, denen sich ascendierende Infektionen aufpfropfen. Wir überblicken 18 Patienten mit narbiger Engstellung des Gangostiums. Die Sialographie mit ihrer vorbereitenden Ostiumdilatation erwies sich bei den meisten Fällen als therapeutisch wirksam (vgl. Abb. 60, 61), ebenso das von vielen Patienten bereits empirisch gefundene Ausstreichen des geleeartig eingedickten, häufig grau-weißlich trüben oder gar eitrigen Sekretes. Auch Instillationen von antibiotisch wirksamen Mitteln, am besten nach bakteriologischer Klärung der Erregerempfindlichkeit, haben sich in solchen Fällen gut bewährt, desgleichen die generelle Anregung der Speichelsekretion eventuell unter Anwendung verflüssigender Mittel. In zwei Fällen mußte die narbige Papille operativ entfernt werden, einmal unter Opferung der entzündlich veränderten und atrophischen Glandula submandibularis; in einem zweiten Fall zeigte sich histologisch die verdickte Stenon-Gangpapille von Kalkeinlagerungen durchsetzt, als Folge einer abgelaufenen Entzündung (klinische Diagnose: Adenom der Papille!).

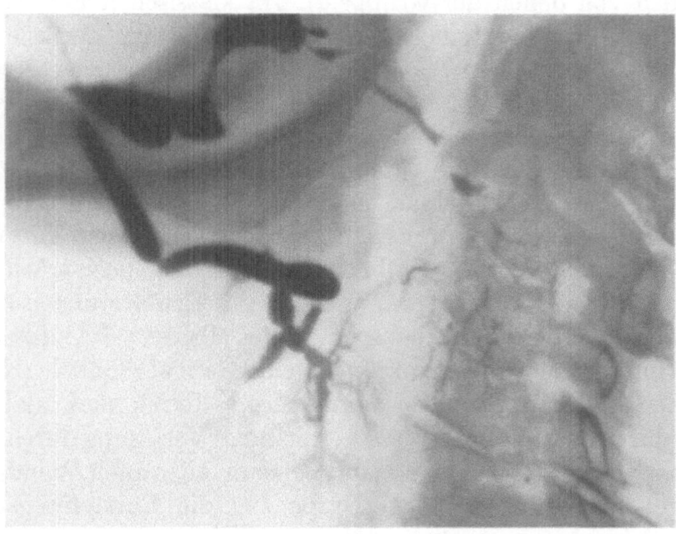

Abb. 61. Narbige Papillenobstruktion links; ausgeprägte Ektasie des Hauptgangs, Segmentierungen. 47jähriger Mann (JNr. 488)

Unsere 18 Patienten dieser Gruppe ließen keine Geschlechtsprävalenz erkennen, der Ausführungsgang der Parotis war bevorzugt betroffen, das Alter der meisten Patienten lag zwischen 40 und 50 Jahren. Die höchstgradigen Gangektasien fanden wir bei drei jugendlichen Patienten (27, 31 und 35 Jahre) auf beiden Seiten, obwohl nur Beschwerden einseitig angegeben wurden, so daß wir bei ihnen ein angeborenes Leiden mit sekundärer

Tabelle 13

Drüse	Anzahl	♂	♀	Durchschnittsalter
Glandula Parotis	14	7	7	49,3 Jahre
Glandula submandibularis	4	2	2	49,3 Jahre

Infektion als Ursache annehmen möchten. Mitunter ist der Stenon-Gang in seinem ganzen Verlauf als verdickter Strang sichtbar und tastbar, wie wir mehrfach beobachten konnten. Die sialographisch feststellbaren Segmentierungen des maximal auf knapp Bleistiftdicke erweiterten Ausführungsganges bei rigidem Ostium oder seine korkenzieherartigen Schlängelungen sehen wir nicht als Kunstprodukt infolge zu starken Füllungsdruckes an, da diese Befunde auch bei fraktionierter Kontrastmittel-Instillation initial nachweisbar sind. Tabelle 13 gibt eine Zusammenfassung dieser Krankheitsgruppe, der wohl auch Fälle zuzurechnen sind, die bisher unter der Bezeichnung Sialodochitis fibrinosa (Kussmaul) aufgeführt wurden (Abb. 60, 61).

Aus dem Schrifttum vergleiche hierzu Dechaume und Bonneau, Hetzar, Mazza, Ollerenshaw, Rose, Schlorhaufer, Seward, Zabka u.a.

β) *Ohne Obstruktion unter dem Bild der peripheren Sialangiektasien, Sondergruppe: Kinder, Kombinationsfälle*

Viele Patienten mit chronisch rezidivierenden Entzündungen der Speicheldrüsen zeigen im Gegensatz zu den Patienten *mit Obstruktion des Ausführungsganges*, (a, α) weder eine Obstruktion durch Konkremente noch sonstige Ursachen. Bei diesen Patienten manifestiert sich die mit etwa gleichen klinischen Symptomen einhergehende Entzündung ebenfalls überwiegend am Gangsystem; bei Druck auf die Drüse entleert sich sehr oft aus dem Gangostium eitrig trübes Sekret, das in der Regel unspezifische Eitererreger (Streptokokken, Staphylokokken) enthält; röntgenologisch unterscheiden sich ihre Befunde jedoch von denen der Gruppe *a*). Im klassischen Fall sieht man über das gesamte Drüsenareal diffus verteilt zahlreiche kugelförmige Ektasien der peripheren Gangabschnitte. Diese peripheren Sialangiektasien als Cysten zu bezeichnen, halten wir für wenig zweckmäßig, etwa in Analogie zur Niere, wo wir von der hydronephrotischen Erweiterung des Becken-Kelchsystems die im Parenchym abgeschlossenen mit Epithel ausgekleideten Hohlräume „Cysten" unterscheiden bzw. den Lungen, deren Bronchiektasen nicht als Cysten zu bezeichnen sind. Je nach Krankheitsstadium sind Reste normalkalibriger Gangaufzweigungen vorhanden oder die Ektasien in zunehmender Größe ausgebildet; die Funktion der Drüsen ist in steigendem Maße beeinträchtigt (vgl. Abb. 62). Es handelt sich bei diesen Ektasien primär nicht um Erweiterungen der Endkammern, nicht um Mikroabscesse oder gar Kunstprodukte (Patey; Ranger; Thackray und Patey), sondern um Erweiterungen präterminaler Gangabschnitte (Kitamura; Rubin und Besse; Rubin und Holt u.a.). Ummauerung durch pericanaliculäre Infiltrate, Lumeneinengung durch entzündliche Wandverdickung, Verlegung durch Sekreteindickung einerseits, Sekretion gegen diese Barriere andererseits, aber auch Wandschwäche minderwertiger Gangregenerate dürften neben Narbenzug die Entstehungsmechanismen der peripheren Sialangiektasien sein. Im Anfangsstadium sind diese Ektasien weitgehend rückbildungsfähig, im fortgeschrittenen Krankheitsstadium jedoch unter Ersatz des normalen Drüsengewebes eine der möglichen Ursachen völliger Drüsenatrophie (vgl. hierzu auch Sjögren-Syndrom).

Die Befunde peripherer kugeliger Sialangiektasien bei *Kindern* möchten wir in einer selbständigen Untergruppe zusammenfassen (Tabelle 14, 15).

Tabelle 14. *Aufgliederung der Patienten mit peripheren kugeligen Sialangiektasien*

		♂	♀	Rechts	Links	Beiderseits	
Submandibularis	3	1	2	3	—	[1]	Erwachsenen-Durchschnitts-alter
Parotis	28	14	14	12	8	8	
Parotis (Kinder)	9	6	3	3	6	[1]	52,2 Jahre

[1] Wurde nur einseitig sialographisch untersucht.

Tabelle 15. *Neun Kinder mit sialographisch nachgewiesenen peripheren kugeligen Sialangiektasien*

Alter Jahre	♂	♀	Rechts	Links	J.Nr.	Alter Jahre	♂	♀	Rechts	Links	J.Nr.
1	+			+	88 m	9		+		+	52 m
2						10					
3						11		+	+		43 m
4						12	+			+	457
5						13					
6	+		+		76 m	14		+		+	287
7	+			+	146 m	15	+		+		481
8	+			+	69 m						

Neuerdings wird in stärkerem Maße diskutiert, ob diesen Fällen nicht anlagemäßige Fehlbildungen zugrunde liegen (BECKER, MATZKER und RUCKES sowie KREPLER; WIEDEMANN u.a.). Gestützt wird diese Auffassung durch gleichsinnige Befunde der kontralateralen Drüsen, weil klinische Entzündungszeichen dort oft fehlen. Auch intrauterine Speicheldrüsenbeeinträchtigung durch Viruserkrankungen sind als Wegbereiter für Sialangiektasien denkbar.

Als besonderes Merkmal ist hervorzuheben, daß die peripheren Sialangiektasien fast ausschließlich eine Erkrankung der Parotis sind. Es liegt nahe, in der Eigenart des anatomischen Feinbaues der Parotis und der Beschaffenheit ihres Sekretes die Gründe für diese beinahe parotisspezifischen Veränderungen des sialographisch erfaßbaren Strukturbildes zu suchen. Hieraus ergibt sich für den klinischen Gebrauch als Faustregel: Den chronisch rezidivierenden Entzündungen der Glandula submandibularis liegt gewöhnlich ein Steinleiden, denen der Parotis sehr häufig eine periphere Sialangiektasie zugrunde.

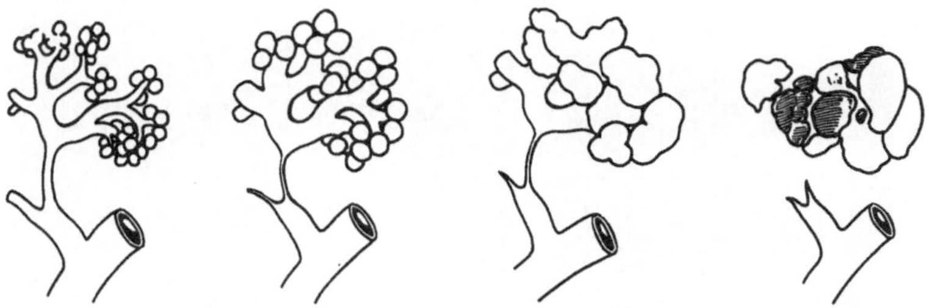

Abb. 62. Stadien der Sialangiektasien aufgrund sialographischer Befunde und histopathologischer Untersuchungen (nach RUBIN und BESSE)

Die Aufgliederung unseres Krankengutes zeigt Tabelle 14 [vgl. hierzu die Abbildungen von peripheren Sialangiektasien Erwachsener (Abb. 63—69, 71) und von Kindern (Tabelle 15) (Abb. 72—76)].

Angesichts so ausgeprägter Befunde, wie sie sich sialographisch am *Gangsystem* der Speicheldrüsen bei chronisch rezidivierenden Entzündungen der Gruppe 4a, α) und β) nachweisen lassen, kann leicht der Fehler begangen werden, die in den meisten Fällen gleichzeitig bestehenden entzündlichen *Parenchymveränderungen* zu übersehen. Ungeachtet der durch sie erklärbaren Funktionsstörung gibt es eine Reihe von Symptomen, die auf solche Parenchymveränderungen hinweisen. Sie sollen zum Teil vorweggenommen werden, obwohl erst im Kapitel 4b näher auf dieses Gebiet einzugehen ist. Wir glauben, daß sehr oft die entzündlichen Parenchymveränderungen den nachweisbaren Gangveränderungen zeitlich vorausgehen und besonders den peripheren kugeligen Sialangiektasien Wegbereiter sind. Andererseits bleibt eine Gangobstruktion nicht ohne Folgen für das Drüsenparenchym, wie MATHIS tierexperimentell zeigen konnte. Die röntgenologischen Symptome gibt Schema Abb. 29 wieder. Auf entzündliche Parenchymveränderungen weisen demnach hin:

die „vorzeitige“ und inhomogene Kontrastmittelanfärbung des Parenchyms (vgl. S. 353, 360, 370);

und Aussparungen im Parenchym als Ausdruck einer Substitution durch entzündliche Infiltrate, durch granulomatöse Prozesse, durch intraglanduläre Lymphknotenschwellungen und schließlich durch Narbengewebe.

Wir hätten demnach am ehesten Entzündungszeichen des Parenchyms bei initialen Stadien peripherer Sialangiektasien zu erwarten, Substitution durch entzündlich produktive Gewebselemente, eventuell intraglanduläre Lymphknoten in weiter fortgeschrittenem Stadium und narbige Schrumpfung im Endstadium einer Entzündung. Wir können als Beleg hierfür folgende Abbildungen vorweisen: Abb. 56—70, 72, 95—97. Zum Teil sind die Fälle histologisch gesichert. Eine Bestätigung dieser Auffassung erblicken wir auch in histologisch untersuchten und zugleich sialographisch mit eindeutigen Befunden gekennzeichneten Fällen der Literatur, die allerdings zum Teil in anderen Zusammenhängen publiziert sind (Becker, Matzker und Ruckes; Gauwerky und Lindemann; Kitamura; Rubin u. Mitarb. sowie Thackray u.a.). Es ist zu erwarten, daß bei der Erweiterung der Operationsindikation auf chronisch entzündliche Parotiskrankheiten (Einstein

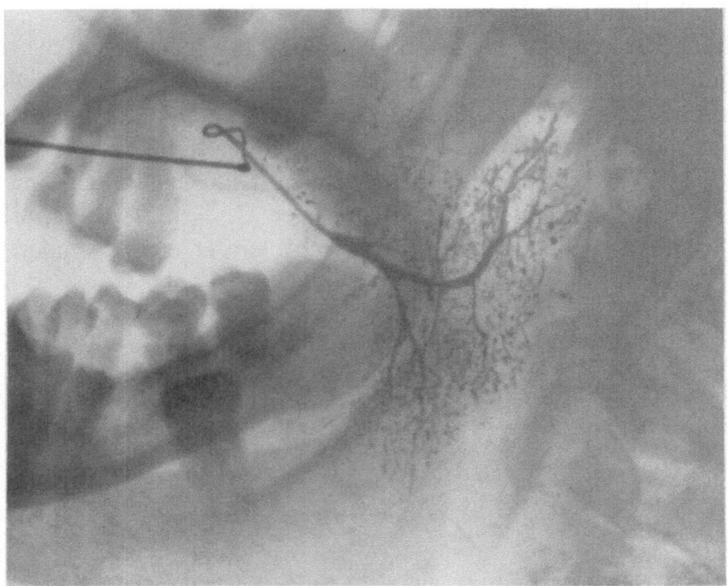

Abb. 63. Periphere kugelige Sialangiektasie, Frühstadium. Klinisch: rezidivierende Parotitis. 54jährige Frau (JNr. 77)

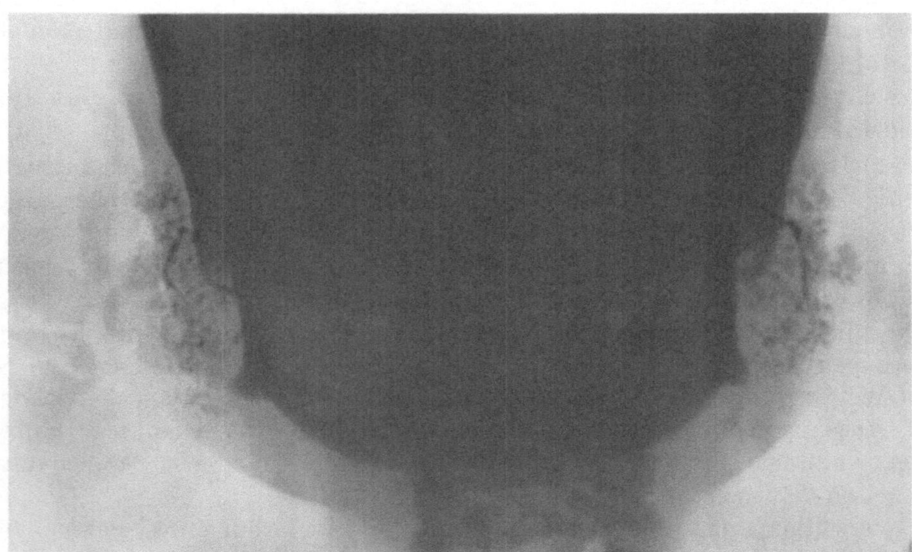

Abb. 64. Subakute doppelseitige Parotitis. Zahlreiche periphere kugelige Ektasien, zarte saumförmige Kontrastmittelausbreitung in die Umgebung. 51jährige Frau (JNr. 156)

und Perzik; Immenkamp; Kitamura; Miehlke; Redon u.a.) weitere Gesetzmäßigkeiten auf diesem Gebiet erkannt werden, etwa durch Konfrontation von Operationsergebnis, sialographischem und histologischen Befund.

Vereinzelte Fälle lassen sich schlecht einordnen, weil sie sowohl die Zeichen einer Gangobstruktion als auch die der fehlenden Obstruktion erkennen lassen. Welcher Entzündungstyp primär bestanden hat, ist dem Röntgenbild nicht zu entnehmen. Legt man eine angeborene Ektasie zugrunde, deren Sekundärinfektion zur Einreihung in die Gruppe

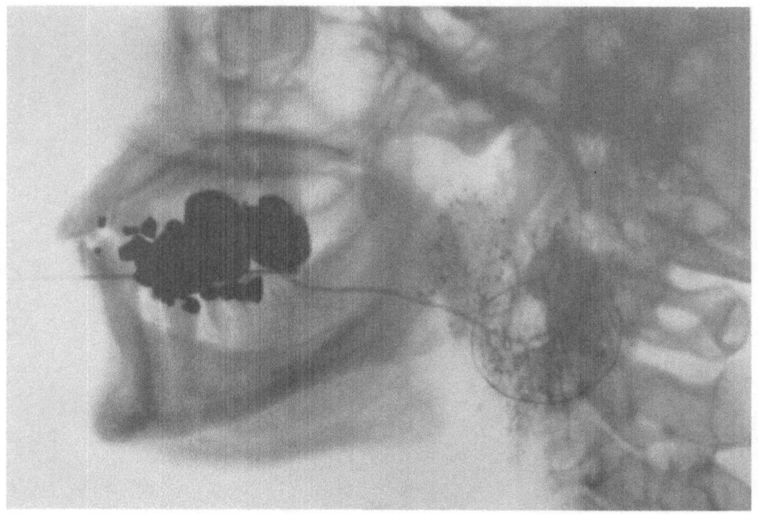

a

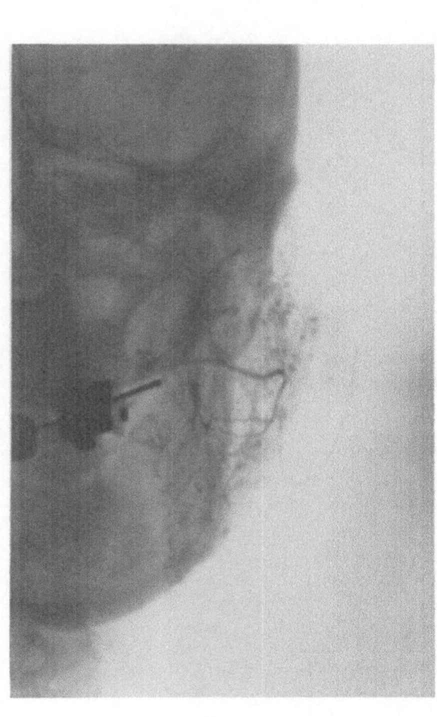

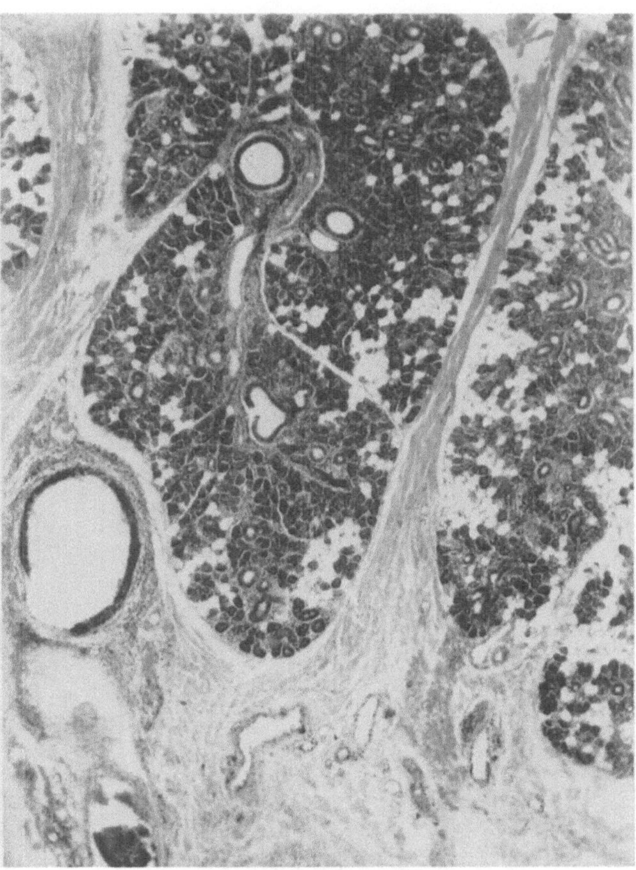

b c

Abb. 65a—c. Periphere kugelige Sialangiektasien. Im Zentrum des markierten Gebietes knapp bohnengroße Aussparung durch intraglanduläre Lymphknotenschwellung, operativ bestätigt. 41jährige Frau (JNr. 128m)

der rezidivierenden Entzündungen führt, so ist eine Erklärung dieser sog. *kombinierten* Formen möglich und verständlich, daß mehrere Speicheldrüsen gleichzeitig befallen sind (Abb. 66). Dieser „systemartige" Befall des Speichelorgans ist andererseits bei einer Sondergruppe chronisch-entzündlicher Speicheldrüsenerkrankungen geläufig bzw. die Regel, die unter der Bezeichnung *Sjögren-Syndrom* gesondert abgehandelt wird (4c, α).

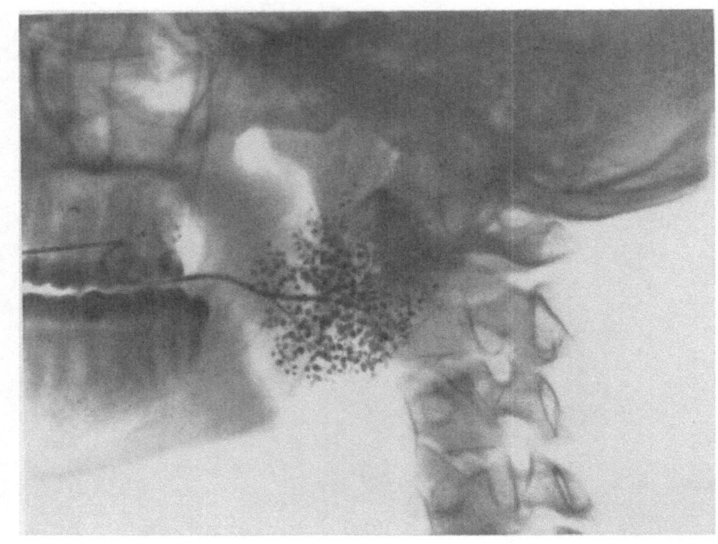

a

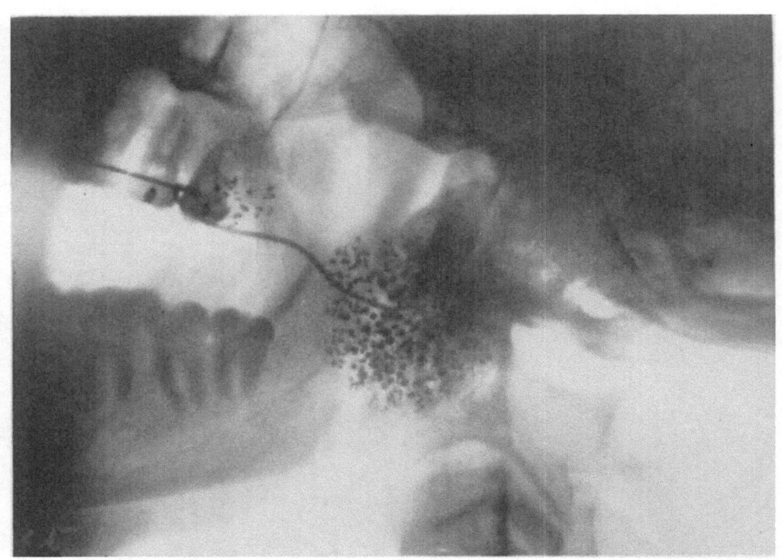

b

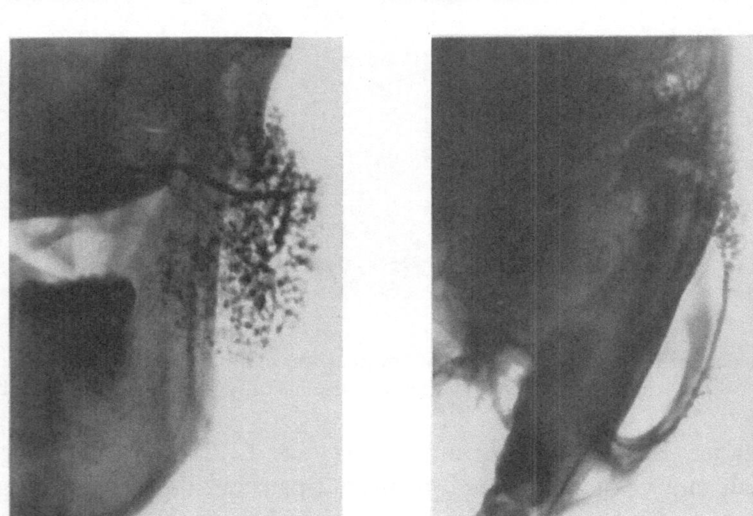

c d

Abb. 66a—d. Sialangiektasie links. Relativ kleine rundliche Parotis. Beteiligung des akzessorischen Drüsenanteils. 22jähriger Mann (JNr. 547)

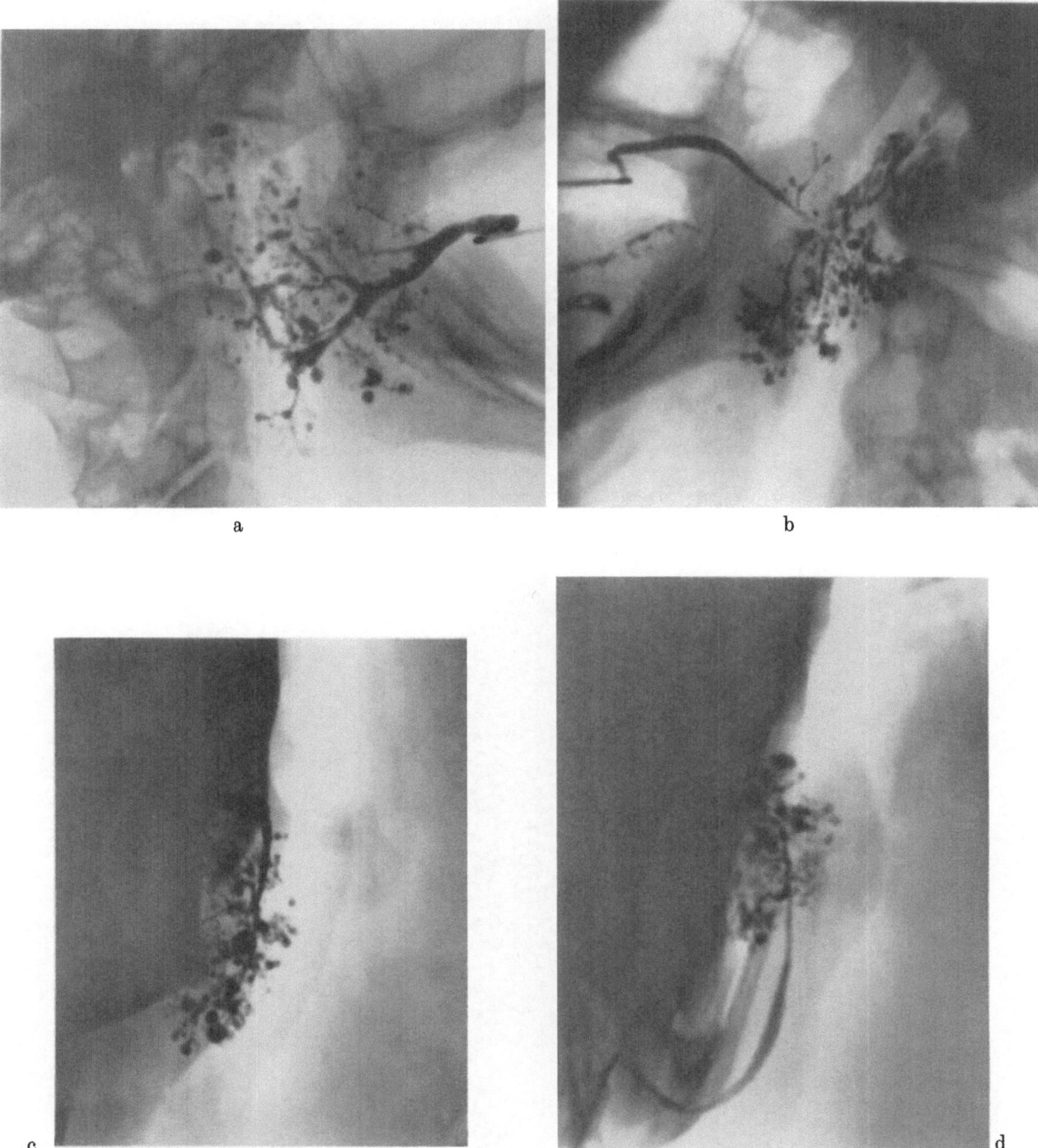

Abb. 67a—d. Doppelseitige periphere kugelige Sialangiektasie einer 61jährigen Frau (JNr. 62). Klinisch: rezidivierende Parotitis beiderseits

Es wäre demnach zu erwägen, inwieweit die Kombinationsfälle als eine „monosymptomatische" Form des *Sjögren-Syndroms* aufzufassen sind. Wir lassen diese Frage offen und führen die Kombinationsfälle gesondert auf (Tabelle 16). Klinisch fehlen ihnen Hinweise auf *Sjögren-Syndrom*, ausgeprägt ist aber das Zeichen der Xerostomie als Folge der Sekretionsstörung.

Tabelle 16

Nr.	Alter	♂	♀	Parotis	Submandibularis	J.Nr.
1	70	+		beiderseits	rechts	130
2	49	+		links	links	169
3	42	+		beiderseits	links	286
4	69		+	beiderseits	links	131

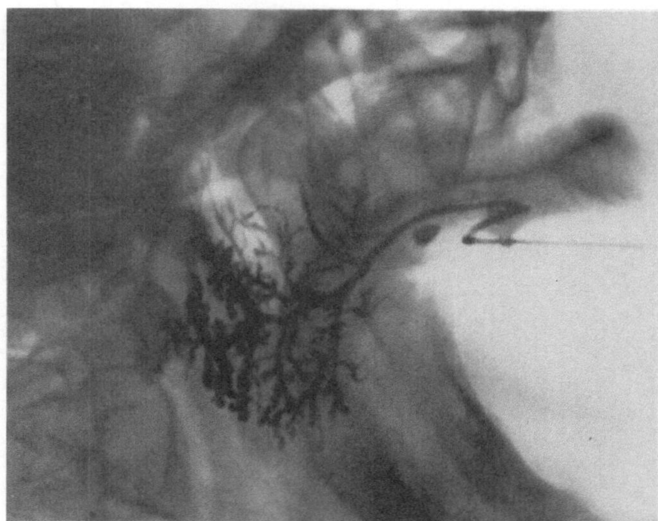

Abb. 68. Zylindrische und kugelige Sialangiektasie bei 57jährigem Mann (JNr. 37). Doppelseitiger Befund, die linke Stenongangöffnung klafft 3 mm

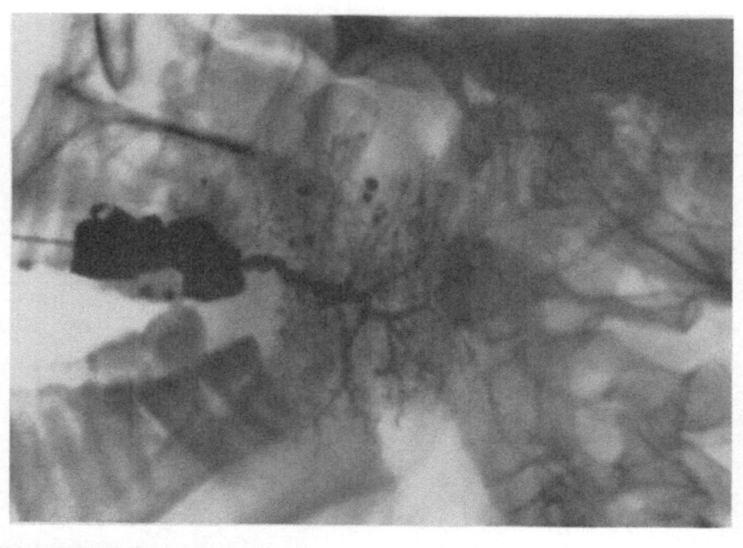

a

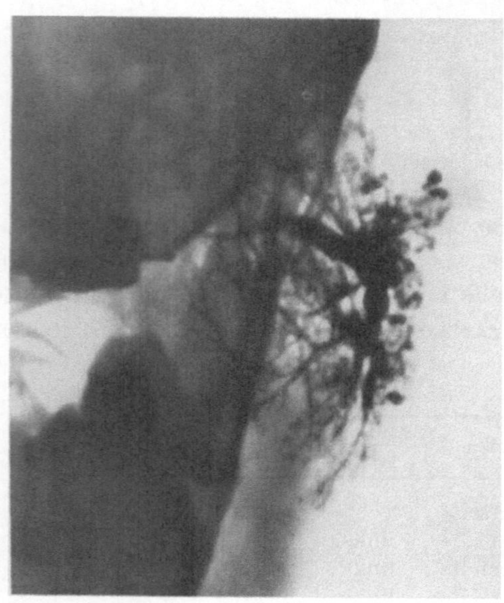

b

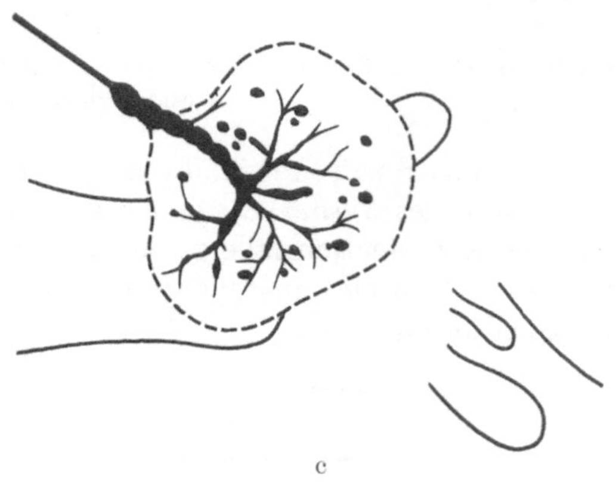

c

Abb. 69a—c. Klinisch: Steinverdacht linke Parotitis; röntgenologisch: zylindrische und kugelige Sialangiektasie, Steinausschluß. 53jähriger Mann (JNr. 4m)

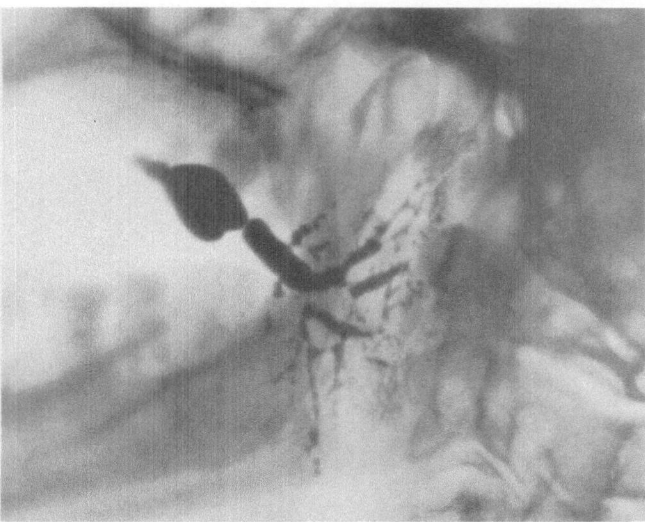

Abb. 70. Kombinationsform: periphere kugelige Sialangiektasie, zylindrische Gangektasie, narbige Striktur im buccalen Drittel des Stenongangs links (56jähriger Patient, JNr. 268). Gute Rückbildung der chronisch rezidivierenden Entzündung nach intracanaliculärer Penicillinapplikation und Röntgenentzündungsbestrahlung

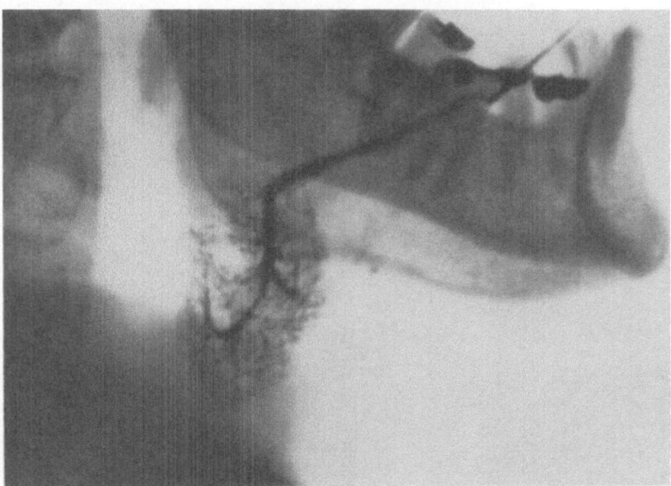

Abb. 71. Kleinste periphere Sialangiektasien in der Glandula submandibularis einer 69jährigen Frau (JNr. 174). Klinisch: chronisch rezidivierende Entzündung, keine Zeichen einer Gangobstruktion

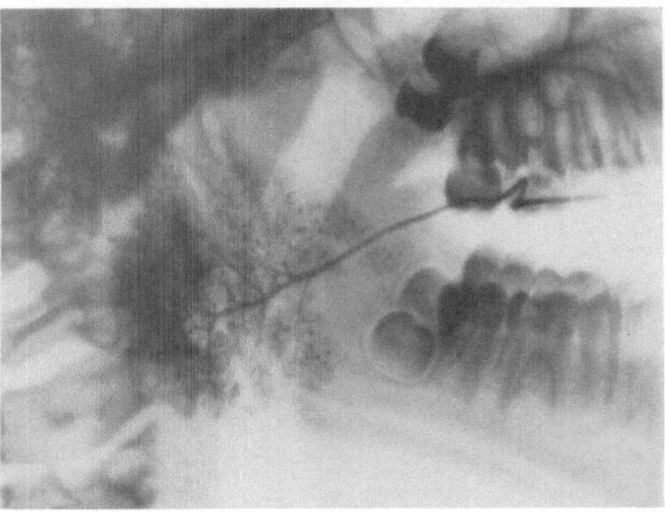

Abb. 72. Klinisch: chronisch rezidivierende Parotitis; röntgenologisch: kleinste periphere Sialangiektasien, perifocale pathologische Parenchymanfärbung. Stenongang zartkalibrig, intraglanduläres Gangsystem rarefiziert. 12jähriger Junge (JNr. 457)

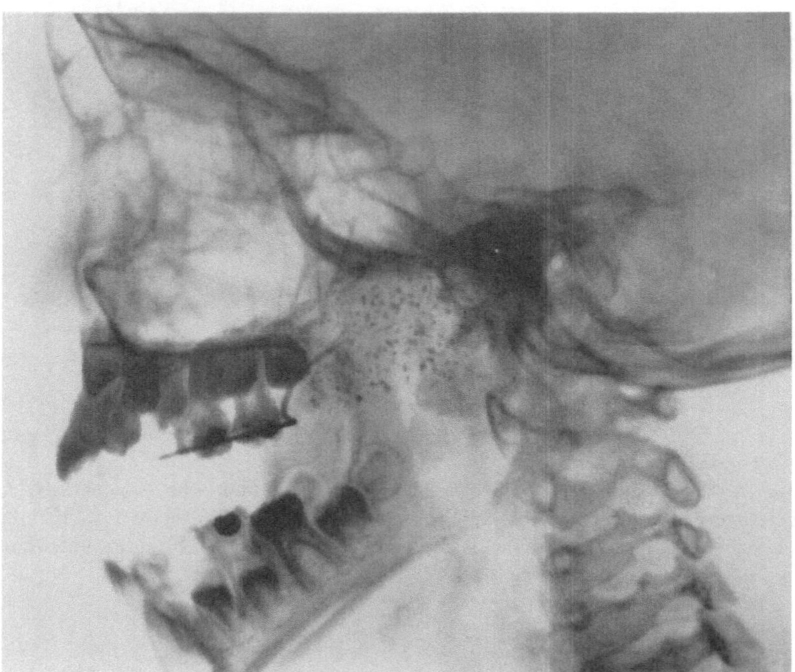

a

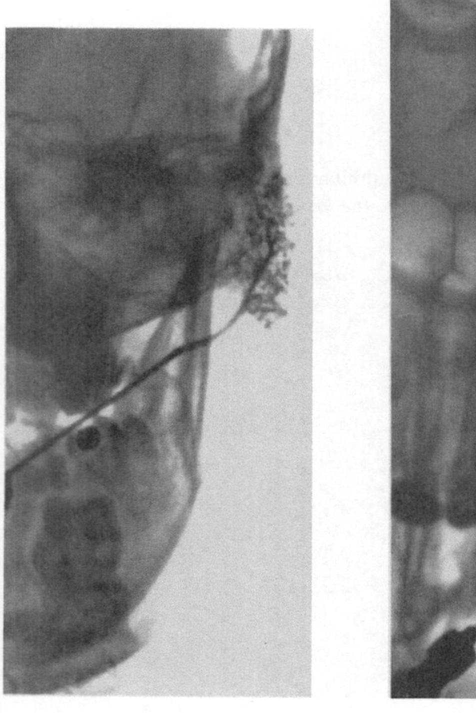

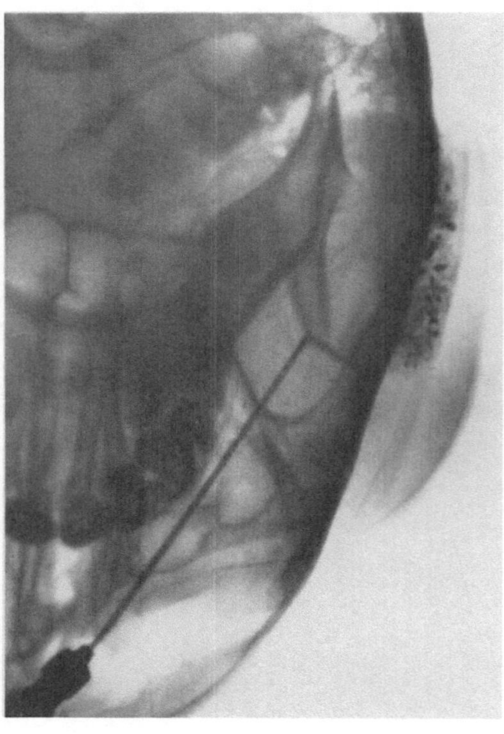

b c

Abb. 73a—c. Chronisch rezidivierende Parotitis links; röntgenologisch: ziemlich kleine und auffallend nach cranial verzogene linke Parotis mit zahlreichen peripheren kugeligen Sialangiektasien. 9jähriges Mädchen (JNr. 52m)

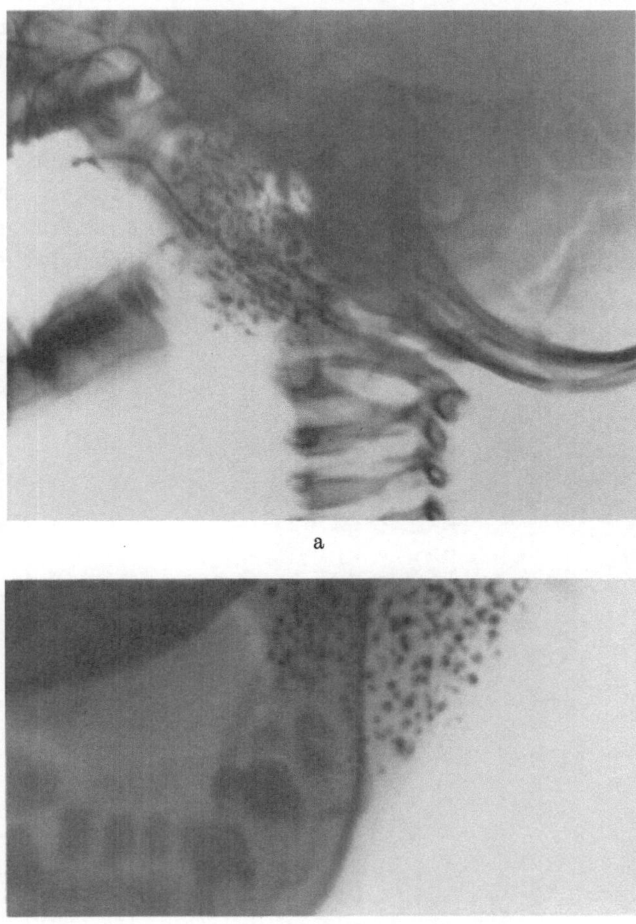

Abb. 74a u. b. Klinisch: rezidivierende Parotitis links; röntgenologisch: zahlreiche periphere kugelige Sialangiektasien; Teilausschnitt sagittaler Vergrößerungsaufnahme (b). K. W., $1^1/_2$jähriger Junge (JNr. 88m)

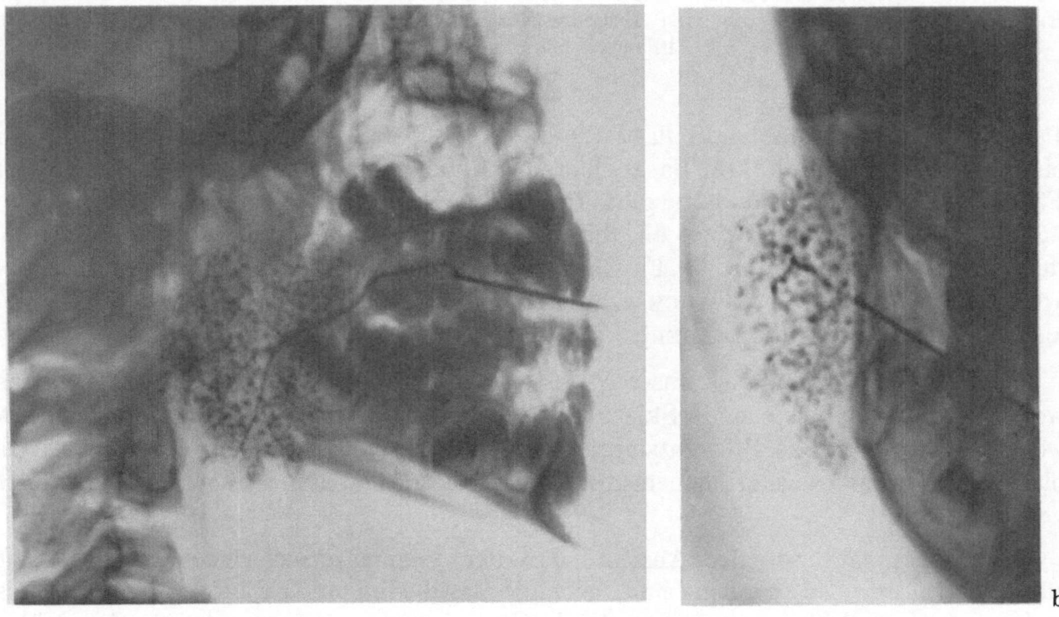

Abb. 75a u. b. Klinisch: rezidivierende Parotitis nach Mumps; röntgenologisch: periphere kugelige Sialangiektasien. 6jähriger Junge (JNr. 76m)

Im gleichen Zusammenhang ist schließlich ein Krankheitsbild zu erwähnen, das mit erheblichen Ektasien des Gangsystems einhergeht und deshalb zur chronischen Entzündung neigt. Es ist die sog. *Pneumatocele* der Speicheldrüsen. Ende des vorigen und Anfang dieses Jahrhunderts wurde dieses Leiden mehrfach bei Glasbläsern und Blasmusikern (Trompete, Horn) beobachtet; mit der zunehmenden Mechanisierung in der Glasindustrie scheint dieses Krankheitsbild ausgestorben zu sein. Einschlägige Fälle haben unter anderem DEICHMÜLLER, DORENDORF, KAUFMANN, NARATH, SCHEELE, SCHEER, SENEQUE beschrieben. Nach früheren Reihenuntersuchungen waren etwa 6% der Glasbläser von dieser eigenartigen Aufblähung der Speichelwege, überwiegend der

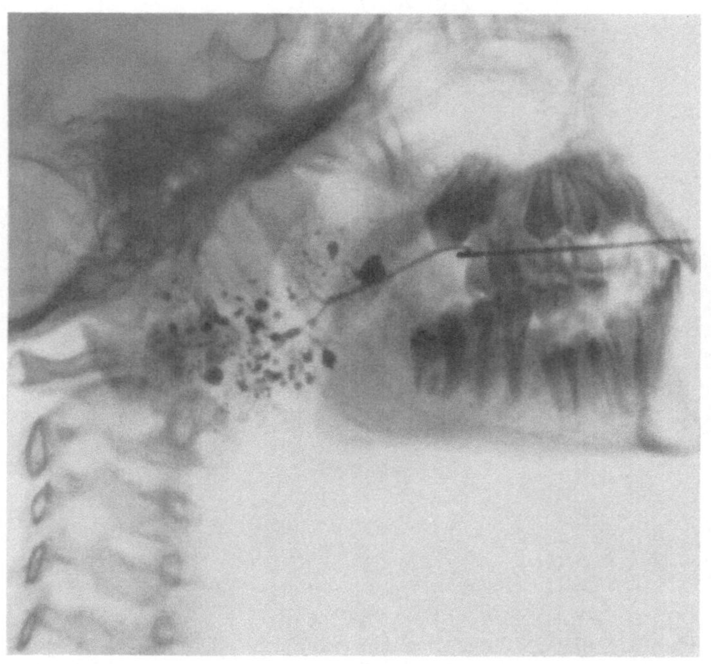

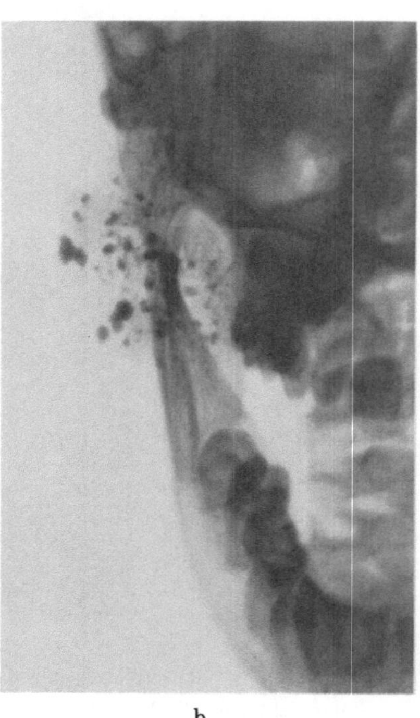

a b

Abb. 76a u. b. Seit dem 3. Lebensjahr rezidivierende Parotitiden rechts. Röntgenologisch: viele bis linsengroße Ektasien auch im retromandibulären Drüsenanteil. Erheblich verzögerte Kontrastmittelausscheidung, 10jähriges Mädchen (JNr. 43m)

Parotis, selten der Submandibularis (DORENDORF) betroffen. Die Krankheit soll durch eine falsche Blastechnik, sog. Backenblasen, entstehen. WITZGALL, der einen der letzten Fälle 1932 veröffentlicht hat, gibt intraorale Durchschnittsdruckwerte von 35 bis 45 mm Hg bei Glasbläserarbeit an, durch maximale Kraftanstrengung, wie sie etwa bei der Fertigung besonders großer Flaschen erfolgen mußte, Drucksteigerungen auf 140 bis 150 mm Hg! KÖNIG und RAUCH erwähnen in ihren Monographien die Krankheit, die als Gewerbeschaden gilt (BAADER).

Nur ein einziger Fall ist unseres Wissens sialographisch untersucht und publiziert worden (ZABKA). Beistehende Skizze ist nach dem Zabkaschen Sialogramm angefertigt worden (Abb. 77). Das Bild entstammt einem 46jährigen Mann, der 7 Jahre als Glasbläser tätig war; es zeigt eine maximale Ektasie des Stenon-Ganges, Kontrastmittelverbrauch 8 ml!

Mit GAUS sind wir der Ansicht, daß der Pneumatocele verschiedene Faktoren zugrunde liegen. Zu nennen sind neben anlagebedingten Ektasien auch chronisch rezidivierende Infekte, die speziell durch Hitzeeinwirkung, Austrocknung der Schleimhäute und mechanische Faktoren wie Überdehnung, Erschlaffung der Ostien etc.

gekennzeichnet sind. Eigene Patientenbeobachtungen haben wir nicht gemacht. Wir sahen allerdings auffallende Weitstellungen der Stenon-Gangmündung in zwei Fällen, einmal nach Apoplexie mit Facialislähmung links und einmal bei einem Schausteller, der eine ausgeprägte doppelseitige Ektasie der Parotisgänge aufwies; bei ihm entleerte sich einseitig dickflüssiger Eiter (Abb. 68). Weder aktiv durch Preßdruck seitens des Patienten oder passiv über Kanülen ließ sich eine Pneumatocele auslösen! — Einer unserer Steinpatienten (linke Submandibularis) war Trompeter, was wir als zufälliges Zusammentreffen werteten; Beobachtungen einer Luftaufblähung der Drüse hatte er nicht gemacht.

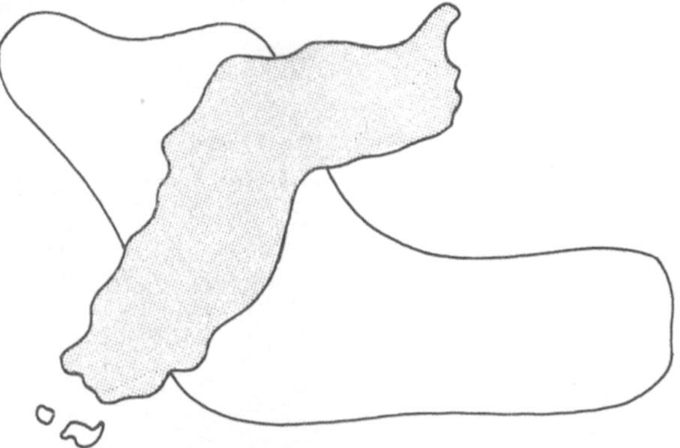

Abb. 77. Pneumatocele eines 46jährigen Mannes, der 7 Jahre als Glasbläser gearbeitet hat (nach ZABKA)

γ) *Mit Einschmelzung unspezifisch, Tuberkulose, Aktinomykose*

Im Verlauf jeder entzündlichen Speicheldrüsenerkrankung können *Gewebseinschmelzungen* vorkommen. Kommunizieren so entstandene Absceßhöhlen mit dem Gangsystem, sind sie sialographisch darstellbar. Sie bilden sich als Kontrastmittelseen verschiedener Größe ab und variieren nach Form und Lage. Im Nachweis und der topographischen Zuordnung der Abscesse liegt die Bedeutung der Sialographie für dieses

Tabelle 17. *Verteilung der Röntgenbefunde überwiegend einschmelzender Entzündungen der Speicheldrüsen und ihrer Umgebung von 84 Patienten (unspezifische Entzündung, Tuberkulose, Aktinomykose)*

Sialogramm-befunde a—k	I. Unspezifische Entzündung				II. Tuberkulose				III. Aktinomykose				Σ Spdr.	Σ Umg.	
	Parotis		Submandibularis		Parotis		Submandibularis		Parotis		Submandibularis		26	58	
	Drüse	Umgebung	Drüse	Umgebung	Drüse	Umgebung	Drüse	Umgebung	Drüse	Umgebung	Drüse	Umgebung			
a		3		2		10		14		4		6		39	a
b										1				1	b
c												1		1	c
d_1					1					(1)		1	1	(1)1	d_1
d_2															d_2
d_3	(6)		(1)		(1)				(3)				(11)		d_3
e			(3)										(3)		e
f						[1]								1	f
g_1				1						(1)2		2		(1)5	g_1
g_2															g_2
g_3	(3)				(1)								(4)		g_3
g_4	8		2		1				3				14		g_4
g_5	3		1		2				2				8		g_5
h_1		2		(1)		2[1]				[2]1				(3)6	h_1
h_2						[2]								2	h_2
i_2					3					[2]			3	2	i_2
k															k
	11	5	3	3	7	16		14	5	10		10			
Σ Spdr.	14				7				5				26		
Σ Umg.	8				30				20					58	
Insgesamt	22				37				25					84	

Die in runden Klammern aufgeführten Befunde sind Nebenbefunde und erscheinen nicht in der Berechnung; Befunde in [ ] Klammern bedeuten Miterkrankung der Speicheldrüsen anzunehmen.

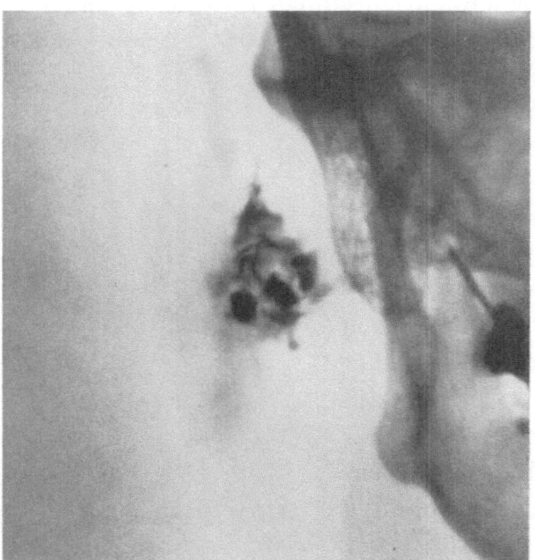

Abb. 78. Unspezifischer Parotisabsceß bei 57jährigem Mann (JNr. 400); Sagittalaufnahme

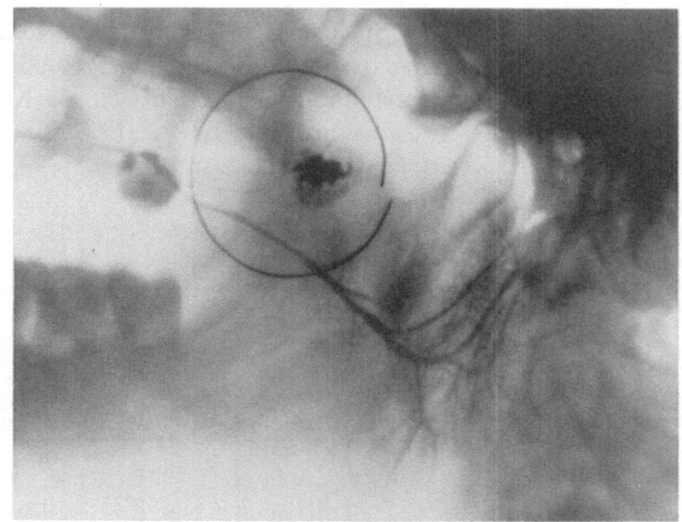

a

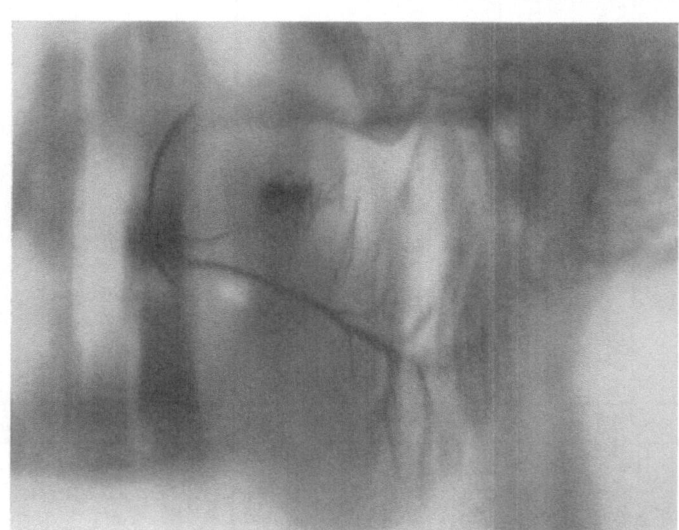

b

Abb. 79a u. b. Unspezifischer Absceß im akzessorischen Drüsenlappen. a) Kontaktaufnahme, b) Tomogramm. 45jährige Patientin (JNr. 391)

Krankheitsstadium, desgleichen läßt sie erkennen, ob die Drüsenumgebung von der Gewebseinschmelzung betroffen ist und ob etwaige Fisteln mit dem Absceß in Verbindung stehen. Sehr schwer oder unmöglich ist es, im Fall der Umgebungsbeteiligung zu entscheiden, ob es sich primär um einen extraglandulären Prozeß handelt, der auf die Drüse

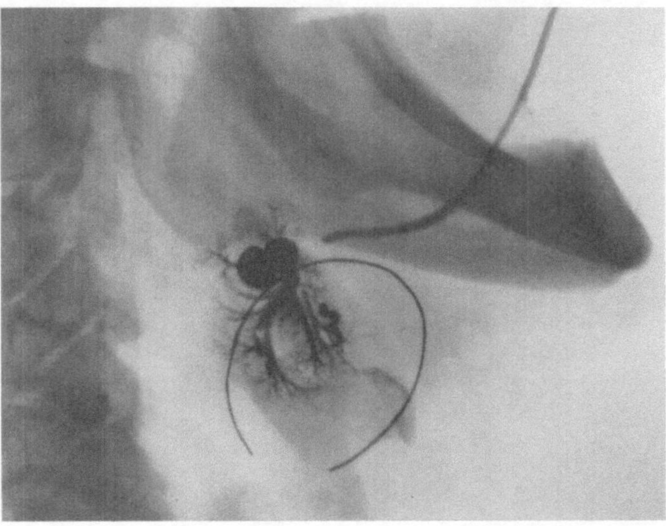

Abb. 80. Umschriebene Einschmelzung in Höhe des Gangknies der rechten Glandula submandibularis. Klinisch: Tumorverdacht. *DD* Steinbett. 57jähriger Mann (JNr. 590)

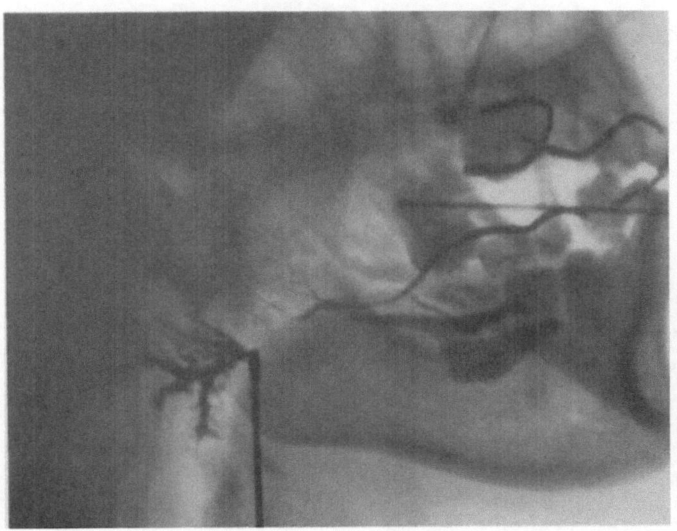

Abb. 81. Äußere Speichelfistel im rechten Parotisgebiet nach „Furunkel". Kombinierte Füllung des Stenonganges und der Fistel. Hochgradige zylindrische Ektasie der geschrumpften „sklerotischen" Drüse, zarte Läppchenstruktur des normal sezernierenden großen akzessorischen Drüsenlappens, kompensatorische Hypertrophie? 37jähriger Mann (JNr. 346)

übergegriffen hat. Dieser Weg ist vor allem bei aktinomykotischen Infektionen neben dem canaliculären zu erwägen. Auch unspezifische periglanduläre Abscesse können sekundär die Drüse erfassen. Ätiologisch haben wir Abszedierungen bei

$\alpha\alpha$) unspezifischen Entzündungen

$\beta\beta$) Tuberkulose

$\gamma\gamma$) Aktinomykose

zu unterscheiden. Die seltenen Einschmelzungen bösartiger Geschwülste sollen der Vollständigkeit halber erwähnt werden (vgl. Geschwulstkapitel).

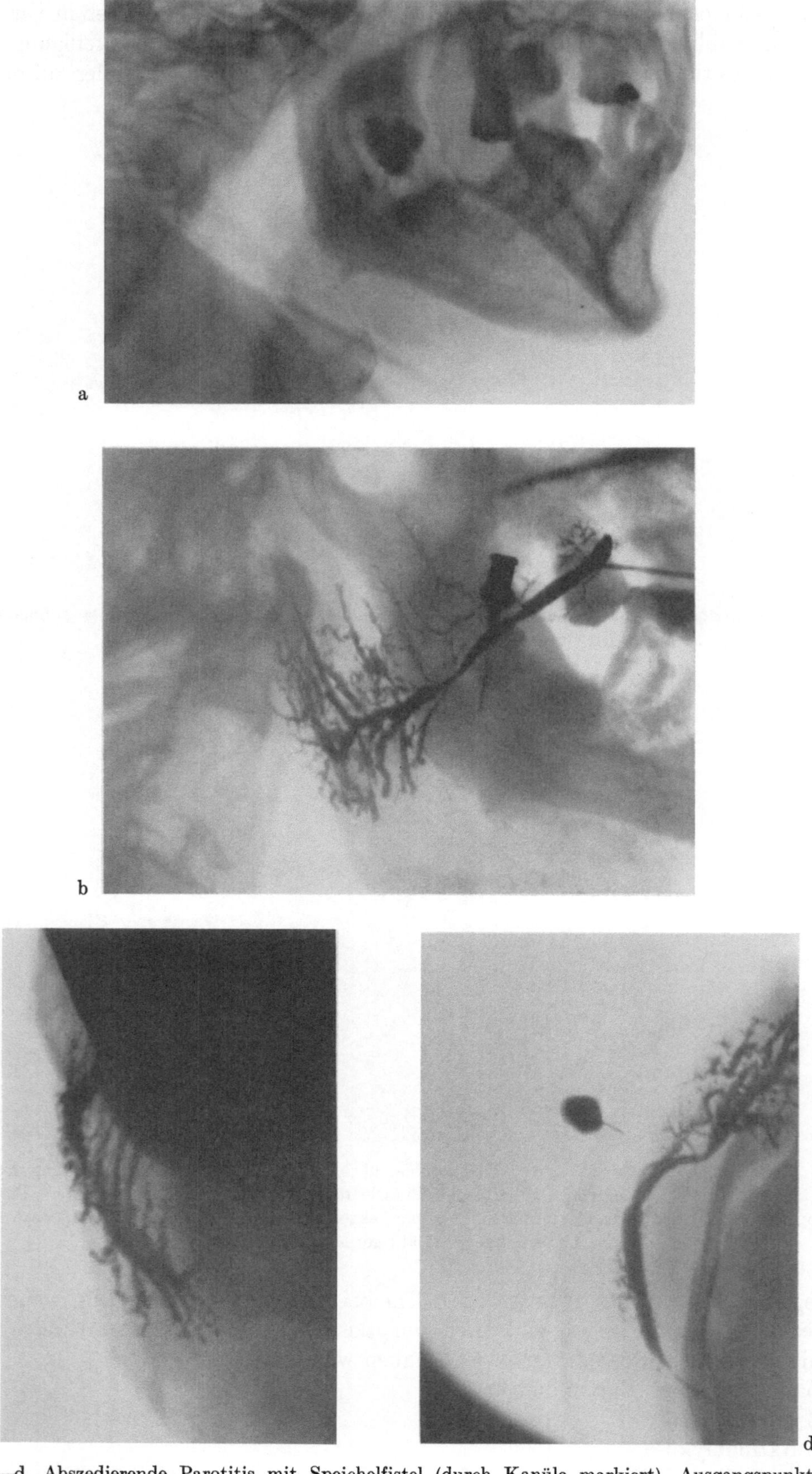

Abb. 82a—d. Abszedierende Parotitis mit Speichelfistel (durch Kanüle markiert). Ausgangspunkt wahrscheinlich der Herd am retinierten Weisheitszahn des rechten Unterkiefers. 63jähriger Mann (JNr. 16)

αα) Unspezifische Entzündungen

Es hängt bekanntlich von verschiedenen Faktoren ab, ob eine Gewebseinschmelzung stattfindet. Neben der allgemeinen Reaktionsfähigkeit und Widerstandskraft des betroffenen Organismus hat hieran die Aggressivität des Erregers entscheidenden Anteil. PAYNE betont, daß die Pneumokokkenparotitis eine besondere Tendenz zur Einschmelzung besitze, wie von ROSE bestätigt wird. Als Allgemeinfaktoren, die eine Abszedierung begünstigen, gelten Zustände nach schweren Operationen, schwere Stoffwechselstörungen (Exsiccose, Diabetes, Urämie) und Kachexie, als Lokalfaktoren die Keimaszension infolge versiegender Drüsenfunktion, eventuell tryptische Vorschädigung des Drüsenparenchyms.

Absceßdurchbrüche in das spatium parapharyngicum (Abb. 5), zum Mundboden und Senkungsabscesse in das Mediastinum sind schwere Komplikationen. Die weniger gefährlichen Fisteldurchbrüche erfordern eine gezielte Therapie, als deren Vorbedingung die Darstellung des Fistelverlaufes und -quellgebietes so notwendig ist, wie die ergänzende bakteriologische Abklärung!

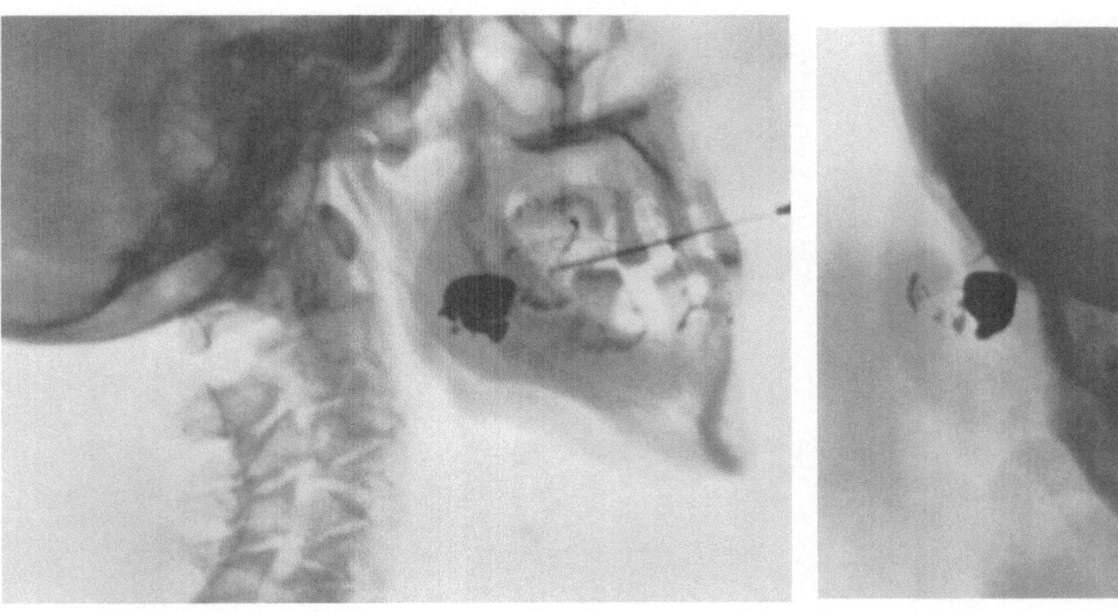

a b

Abb. 83a u. b. Kirschgroße Einschmelzungshöhle, weitgehende Substitution der rechten Glandula parotis durch den Absceß (unspezifisch). 55jähriger Mann (JNr. 1m)

Die akuten entzündlichen Einschmelzungen der cervico-facialen Region sind *klinisch* zu diagnostizieren. Wegen der vorrangigen chirurgischen Therapie muß bei den akuten Abszedierungen offen bleiben, inwieweit die Speicheldrüsen einbezogen sind. Anders dagegen bei den weniger stürmisch verlaufenden Einschmelzungen chronischer Entzündungen, die sogar gelegentlich klinisch gar nicht erkennbar sind! Ihre nähere Differenzierung hat mitunter für die einzuschlagende Therapie praktisches Interesse. Somit gewinnt die Röntgenuntersuchung und speziell die Sialographie für die chronischen Entzündungen auch im Fall der Abszedierung Bedeutung. Bei den meisten uns zur Röntgenuntersuchung überwiesenen Patienten mit derartigen Erkrankungen sollte geklärt werden, ob der Einschmelzung ein Steinleiden zugrunde lag, welche topographische Zuordnung der Absceß besaß, in welchem Ausmaß die Speicheldrüsen einbezogen waren und welchen Ursprung bestehende Fisteln hatten. Bakteriologisch wurden meistens hämolysierende Streptokokken oder Staphylococcus aureus nachgewiesen, eine Patientin mit akuter Abszedierung wurde röntgenologisch nicht untersucht, im Abstrichpräparat fanden sich massenhaft Pneumokokken. Den Grad der röntgenologisch erkennbaren Speicheldrüsenbeteiligung gibt Tabelle 17 wieder (s. außerdem Abb. 78—83).

ββ) Tuberkulose

Die *Speicheldrüsentuberkulose* ist eine seltene Krankheit, die in verschiedener Form auftreten kann, so z.B. unter dem Bild einer produktiven Entzündung umschrieben knotenförmig oder disseminiert (DECHAUME, GRELLET, CREPY, PAYEN, BONNEAU und MARIE) oder aber käsig einschmelzend (ANTHONY; DOSSOT; GESP; GIGON; LANG; PATEY und THACKRAY, sowie TEATINI u.a.).

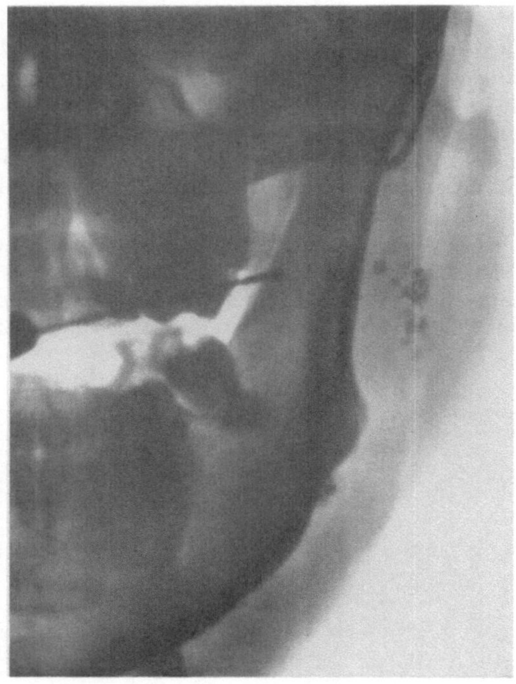
a

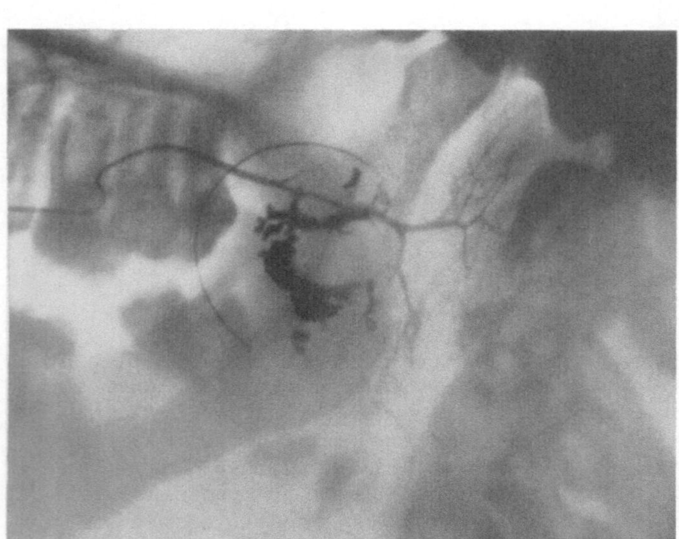
b

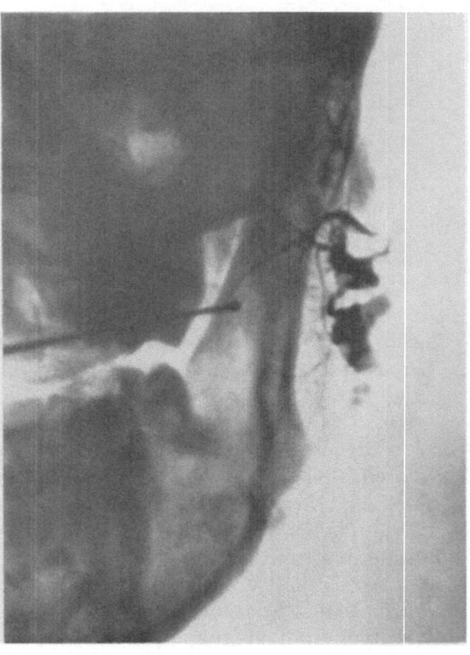
c

Abb. 84a—c. Käsig einschmelzende Parotistuberkulose links, Kalkeinlagerungen, große lacunäre Einschmelzungshöhlen. Diagnose bakteriologisch und histologisch gesichert. 22jährige Frau (JNr. 404)

Bakteriologisch und histologisch bestätigte Sialogramme der in diesem Zusammenhang interessierenden *einschmelzenden* käsigen Speicheldrüsentuberkulose sind bei kritischer Durchsicht des Schrifttums überaus selten zu finden, so bei Feuz, Schlitter und Zabka. Im Gegensatz hierzu teilten Gauwerky und Lindemann, Hetzar sowie Mazza Fälle einschmelzender Lymphknotentuberkulose der unmittelbaren Drüsennachbarschaft und gleichzeitig bestehender, zum Teil histologisch gesicherter unspezifischer Speicheldrüsenentzündung mit. Sialographisch waren sie durch kugelige periphere Sialangiektasien gekennzeichnet. Lediglich Becker, Matzker und Ruckes konnten in einem derartigen Fall einer mischinfizierten Parotis histologisch verkäsende Tuberkel nachweisen.

In 10 Jahren gelang es uns, *drei* Patienten mit einschmelzender Parotistuberkulose sialographisch zu untersuchen: 1. eine 70jährige Frau (J.Nr. 269), 2. eine 22jährige Frau (J.Nr. 404), 3. einen 57jährigen Mann (J.Nr. 106 m; Abb. 85). Zwei Befunde waren bakteriologisch und histologisch gesichert, einer bakteriologisch. Die Anwesenheit krümeliger Kalkeinlagerungen in den Parotisweichteilen (vgl. Abb. 84a) hatten bei der 22jährigen Patientin zur Einweisungsdiagnose „Speichelsteinerkrankung" geführt, waren uns jedoch bereits ein gewisser Hinweis auf eine mögliche

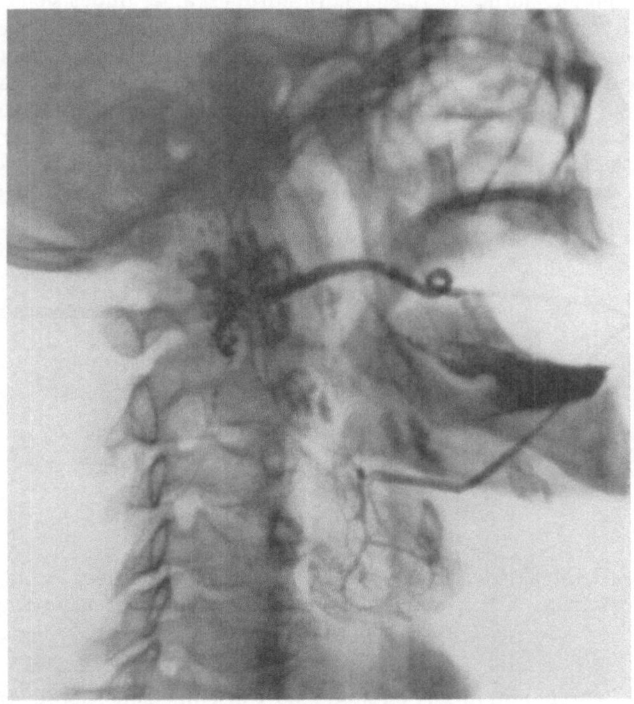

a

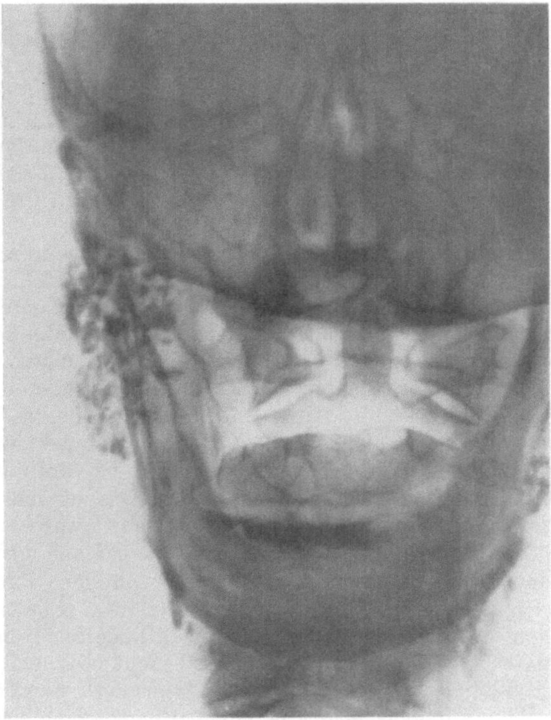

b

Abb. 85a u. b. Parotistuberkulose rechts (Stenongangeiter bakt. Tbk. positiv) bei generalisiertem Leiden (Lunge, Halslymphknoten, Nieren). Gangektasien rechte Parotis, normale Submandibularisdarstellung rechts, Halslymphknotenverkalkungen beiderseits. 57jähriger Mann (JNr. 106m) tuberkulöse Genese der entzündlichen Schwellung. Das Sialogramm deckte unregelmäßig gelappte Einschmelzungshöhlen auf, im dorsalen Drüsenpol z.T. noch normale Speichelgänge (Abb. 84b, c). Der Befund der 70jährigen Frau (J.Nr. 404) war durch eine Speichelfistel kompliziert, zeigte im übrigen ganz ähnliche unregelmäßig begrenzte und ziemlich ausgedehnte lacunäre Einschmelzungen, die sich von Sialangiektasien deutlich unterschieden.

Fälle der noch selteneren Submandibularistuberkulose (RUPPE) haben wir in unserem Krankengut nicht beobachtet.

Eine weitere Erscheinungsform der Speicheldrüsentuberkulose findet sich speziell an der Parotis: die intraglanduläre Lymphknotentuberkulose. Sie ist röntgenologisch durch ein völlig anderes Symptom gekennzeichnet, durch das Bild einer umschriebenen Parenchymsubstitution, das wegen der glatten Konturierung mit dem Bild eines umschriebenen expansiv wachsenden Tumors identisch ist (vgl. Geschwulstkapitel), ja sogar intra operationem makroskopisch als Tumor imponieren kann. Dies lehrte uns der Fall eines 13jährigen Mädchens (J.Nr. 51, Abb. 86). Erst die histologische Untersuchung ergab überraschend eine teils verkäsende, teils granuläre Tuberkulose eines *intra*glandulären Lymphknotens. Insgesamt haben wir drei histologisch bestätigte Beobachtungen dieser Art gemacht.

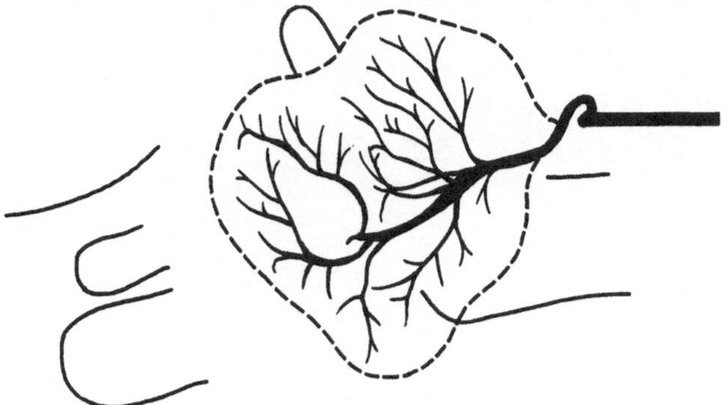

Abb. 86. Intraglanduläre Lymphknotentuberkulose bei 13jährigem Mädchen, rechte Parotis. Sialographisch Symptom der Gangverdrängung „i_2“, operative Klärung des Befundes, der makroskopisch zunächst ebenfalls als Mischtumor imponierte (JNr. 51)

Gewinnen solche auf Lymphknotenbasis entstandene Einschmelzungsherde Anschluß an das Gangsystem, dürfte röntgenologisch eine Unterscheidung von der käsig einschmelzenden Drüsentuberkulose nicht möglich sein.

Früher hat man symmetrische Speicheldrüsenschwellungen unter dem klinischen Sammelbegriff „Mikulicz-Syndrom“ gelegentlich als Tuberkulose deklariert, so HETZAR, weil histologisch tuberkelartige Gebilde erkennbar waren, für die das Fehlen zentraler Verkäsung charakteristisch ist. Heute werden solche meistens die Parotis befallenden Schwellungen dem Morbus Boeck zugeordnet, desgleichen ein von HEERFORDT 1909 beschriebenes Syndrom, das durch Uveitis, Parotisschwellungen, eventuell Fieber und Facialisparese gekennzeichnet ist und dessen histologisches Substrat gleich dem des Morbus Boeck eine epitheloidzellige Granulomatose ist (BACHER; BOETTE und WUTTGE; LEHNHARDT; PFEIFFER).

Die Diskrepanz der viel häufigeren Lymphknotentuberkulose der unmittelbaren Speicheldrüsenumgebung und der sehr seltenen Speicheldrüsentuberkulose hat dazu geführt, eine besondere „Immunität“ dieser Organe gegen die Tuberkulose zu vermuten, bis tierexperimentell diese Meinung widerlegt wurde (VALUDE). Unter 86 Patienten mit nachgewiesener Halslymphknotentuberkulose fand jedoch HERTIG 17mal begleitende Schwellungen der Parotis; 7 hiervon zeigten histologisch nur eine unspezifische Entzündung, 10 dagegen einen normalen Speicheldrüsenbefund!

Wir untersuchten sialographisch 30 Patienten mit histologisch und bakteriologisch gesicherter Lymphadenitis colli tuberculosa. Obwohl nach dem klinischen Aspekt die benachbarten Speicheldrüsen in die Schwellung einbezogen zu sein schienen, waren nur bei fünf Patienten deutliche Speicheldrüsenveränderungen röntgenologisch nachzuweisen (Tabelle 17), einmal davon erhebliche Gangektasien, die bakteriologisch von unspezifischen Keimen besiedelt waren. Allerdings sind der sialographischen Beurteilung, ob eine spezifische oder unspezifische parenchymatöse Entzündung vorliegt, Grenzen gesetzt. Aber auch Hinweise generell für eine entzündliche Parenchymbeteiligung waren bei unseren Fällen mit Umgebungslymphknotentuberkulose im Vergleich zu ebensoviel gesunden Kontrollpersonen sialographisch unter Anwendung einer fraktionierten Kontrastmittelinstillation mit Ausnahme von vier Patienten (2 + +, 2 + vgl. Tabelle 17) nicht festzustellen. Einer dieser Befunde soll wegen der grotesken Lymphknotenverkalkungen wiedergegeben werden (Abb. 87a—c). Sialographisch zeigten alle vier großen Mundspeicheldrüsen eine pathologisch zu bewertende Parenchymanfärbung (22jährige Patientin, J.Nr. 200); zwei andere Patienten ließen im Drüsenareal der Parotis diffus verteilt feinknotige Kontrastmittelaussparungen erkennen, die auf granulomatöse Veränderungen hinwiesen.

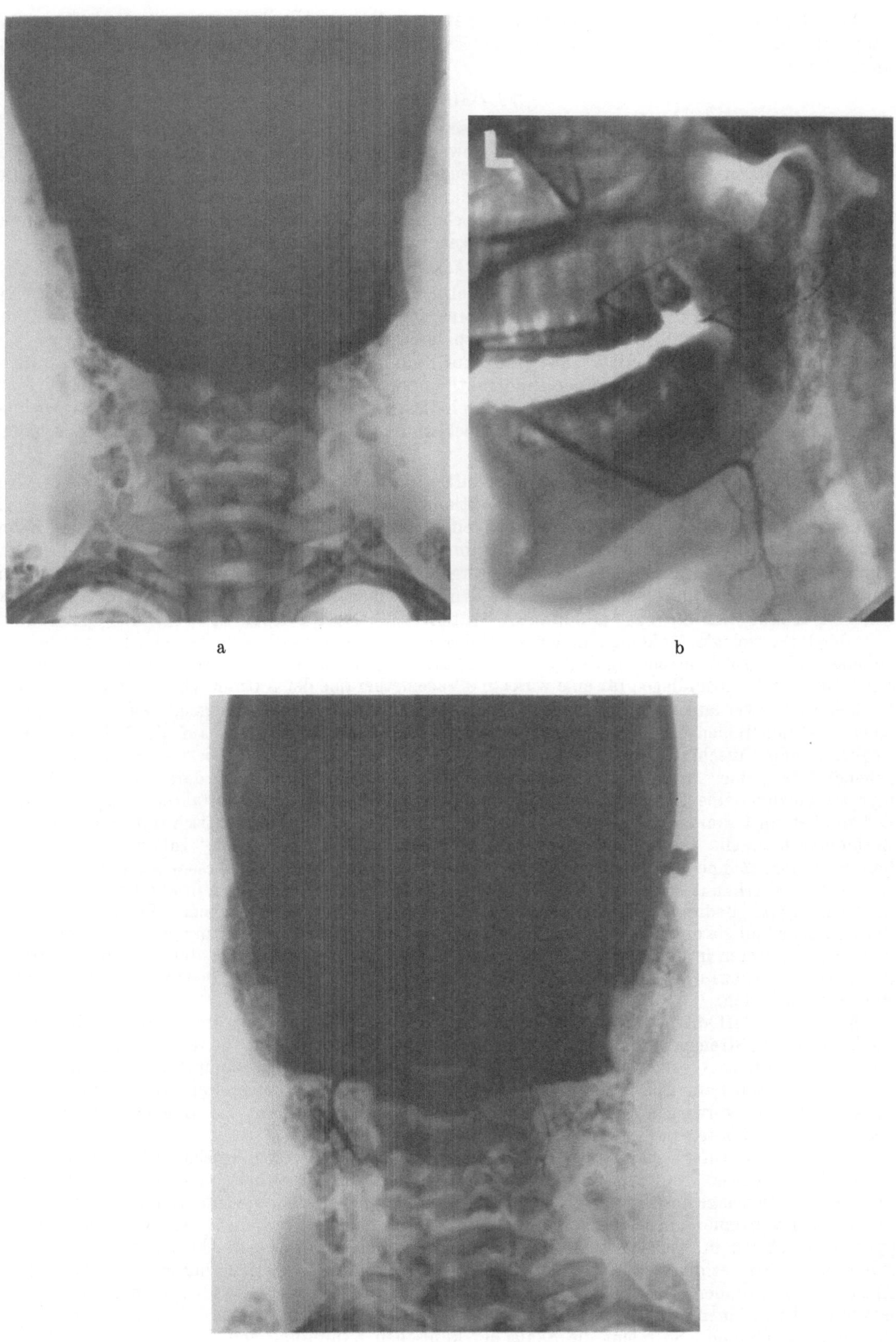

Abb. 87a—c. Hochgradige beiderseitige Halslymphknotenverkalkungen bei Tbk. Sialographisch: Verdacht auf Einbeziehung der Ohrspeicheldrüsen auf Grund pathologisch zu bewertender Parenchymanfärbung. 22jährige Patientin (JNr. 200)

Wir glauben mit HERTIG, daß die Diagnose einer periglandulären Lymphknotentuberkulose *nicht* ohne weiteres dazu berechtigt, eine tuberkulöse Mitbeteiligung der benachbarten Speicheldrüsen anzunehmen.

γγ) *Aktinomykose*

Ebenfalls selten werden die Speicheldrüsen von einer anderen Entzündung befallen, die meistens chronisch verläuft und häufig zu Gewebseinschmelzungen führt, der *Aktinomykose.* Sie wird hervorgerufen durch den anaerob wachsenden Strahlenpilz Actinomyces israeli, frühere Bezeichnung Actinomyces Israel-Wolff, der charakteristische kompakte Kolonien, sog. Drusen, bilden kann. Sie finden sich nach LENTZE nur etwa zu 60% im Eiter. Die Aktinomyceten nehmen eine Mittelstellung zwischen Bakterien und Pilzen ein.

Als erster beobachtete v. LANGENBECK 1845 Aktinomyceten und Drusen im Eiter eines an Wirbelcaries Verstorbenen (Sektionsprotokoll). Die erste Veröffentlichung über die beim Menschen auftretende Aktinomykose verdanken wir JAMES ISRAEL, der seine 1877 gemachte Beobachtung LANGENBECK vorlegte und 1878 publizierte. In späteren Arbeiten mit WOLFF hat er über die kulturelle Züchtung des Erregers berichtet. 1881 entdeckte PONFIK beim Sezieren Aktinomycesdrusen, die er mit den 1877 von BOLLINGER bei der Rinderaktinomykose beschriebenen für identisch hielt. Heute weiß man, daß die in der Veterinärmedizin durch HAHN 1870 erstmalig nachgewiesenen Erreger der Rinderaktinomykose sich morphologisch und biochemisch, aber auch in ihrem serologischen Verhalten vom Actinomyces israeli unterscheiden.

Die Kiefer-Halsregion ist bei weitem am häufigsten von der Aktinomykose betroffen; die cervicofaciale Form macht etwa zwei Drittel aller Aktinomykosen aus. Grund dieser bevorzugten Lokalisation sind die vielfältigen Infektionsmöglichkeiten über die Mundhöhle, vor allem über das Zahnsystem. Entsprechend sind auch im Schrifttum der Zahn-, Mund- und Kieferheilkunde sehr große klinische Erfahrungen und viele Forschungsergebnisse über die Aktinomykose niedergelegt, auf deren Wiedergabe im einzelnen verzichtet werden muß. Genannt seien die Arbeiten von AXHAUSEN, JARMER, KRANZ, SCHNEIDER, SCHUCHARDT, STREUER, WASSMUND neben anderen. Aus dem Schrifttum der Bakteriologie, Mykologie und Mikrobiologie sind besonders die Arbeiten von LENTZE hervorzuheben. Ihre große Bedeutung liegt in der Verbesserung der bakteriologischen Diagnostik. Zugleich schuf LENTZE die Grundlagen für eine wirksame Vaccinetherapie der Aktinomykose. Ihm und seinem Schüler BREDE verdanken wir ebenfalls die spezielle Erforschung von Vorgängen, die für das Angehen einer Infektion Bedeutung haben, nachdem bereits von seiten der Kliniker auf die Bedeutung einer wegbereitenden Mischinfektion hingewiesen worden war (SCHUCHARDT). Die auf BOSTRÖM zurückgehende These einer „exogenen" Infektion, durch Kauen von Gräsern sich daran haftende Aktinomyceten einzuverleiben, ist ebenfalls durch die modernen Differenzierungsverfahren besiegelt worden: Die aeroben an Grannen und Gräsern haftenden Bodenpilze sind nicht identisch mit dem anaeroben Actinomyces israeli. ISRAEL entwickelte die Vorstellung einer „endogenen" Infektion und nannte bereits cariöse Zähne als Infektionsquelle. An ihr ist auch heute im wesentlichen festzuhalten. Inzwischen ist erkannt worden, daß viele Aktinomycesarten als Saprophyten in der Mundhöhle leben und bestimmte Bedingungen eintreten müssen, damit sich eine pathogene Wirkung entfaltet. SCHUCHARDT faßt sie unter dem Begriff „Senkung des Redoxpotentials" zusammen. Die Anwesenheit von Aktinomyceten in den Speichelwegen und ihre Züchtung aus Konkrementen der Speicheldrüsen (GRABNER; NAESLUND; SÖDERLUND) führten dazu, ihnen eine ätiologische Bedeutung bei der Steingenese beizumessen.

Keinesfalls darf die Anwesenheit von Aktinomyceten gleichgesetzt werden mit der Krankheit Aktinomykose! Strenggenommen hat demnach der Erregernachweis nur dann Wert für die Beurteilung als auslösendes Agens, wenn es sich um außerhalb der Mundhöhle entnommenes Material handelt.

Die Krankheit kann sich lymphogen, canaliculär und hämatogen ausbreiten. Die Speicheldrüseninfektion erfolgt vorwiegend auf lymphogenem Weg oder canaliculär, die Lungeninfektion unter anderem auch hämatogen.

Der jeweilige Infektionsweg bestimmt das klinische und röntgenologische Bild der Speicheldrüsenaktinomykose. Andererseits wird es vom Stadium der Krankheit, von der Begleitinfektion und der Reaktionslage des Organismus geprägt. Je akuter und frischer die Infektion ist, desto weniger soll sie sich von einer unspezifischen Entzündung unterscheiden, umgekehrt kann die gewöhnliche pyogene Infektion im Cervico-facialgebiet das Inkubationsstadium einer Aktinomykose darstellen. Anhaltende oder rezidivierende Abszedierungen der gleichen Lokalisation sind stets verdächtig auf Aktinomykose, immer aber von unspezifischen Eitererregern übersiedelt. Aber auch granulomatöse Gewebsproliferationen, die eventuell später einschmelzen, können längere Zeit ein tumorartiges Stadium hervorrufen. So reicht die Skala der klinischen Symptome von denen der unspezifischen Entzündung bis zur derben indolenten Schwellung. Die so oft als charakteristisch angeführte „bretteharte Schwellung" neben eigenartig livide verfärbten infiltrierten Hautbezirken ermöglicht im fortgeschrittenen Stadium die Diagnose klinisch zu stellen, vollends wenn sich aus fistelnden Abscessen feinkörneliger Eiter entleert. Lymphknotenschwellungen können bestehen, Infiltrationen der Kaumuskulatur lösen das Zeichen der Kieferklemme aus. Knochenbeteiligungen sind wohl in der Mehrzahl auf einen Übergriff der Erkrankung per continuitatem bzw. lymphogen zu erklären und nur selten Ausdruck einer hämatogenen Ausbreitung. Der dentale Primärherd deutet wohl schon auf die prinzipielle Möglichkeit des Knochenbefalles hin; auch periostale Reaktionen sind zu beobachten (vgl. BREUER).

Die bisher im Schrifttum bekannt gewordenen *sialographischen Speicheldrüsenbefunde bei Aktinomykose* zeigen übereinstimmend mehr oder minder ausgeprägte Einschmelzungen innerhalb der Drüse, die in etwa dem Verlauf des Gangsystems mit Konzentration in den abhängigen Partien entsprechen. Aus diesem Verhalten ist auf eine canaliculäre Ausbreitung der Infektion zu schließen. Daß jedoch auch aktinomykotische Umgebungsprozesse auf die Speicheldrüsen übergreifen können und schließlich durch Gewebseinschmelzung Anschluß an das Gangsystem erreichen können, ist sicher; ähnlich der Tuberkulose kann endlich die periglanduläre Aktinomykose ohne sialographisch erkennbare Veränderungen ablaufen und zur Abszedierung nach außen führen, ohne das Gangsystem der Speicheldrüsen zu beeinträchtigen. Gelegenetlich sind narbige Verziehungen des extraglandulären Hauptganges zu beobachten.

Wir können diese Ausführungen durch eigene Befunde eines relativ großen Krankengutes belegen, das in Tabelle 17 zusammengestellt ist.

Die von uns untersuchten Patienten wurden zum großen Teil von der Leipziger Universitätsklinik für Zahn-, Mund- und Kieferkrankheiten zur Sialographie überwiesen, wo sich SCHNEIDER intensiv mit der Aktinomykoseforschung beschäftigte. Auch dem Umstand der günstigen therapeutischen Beeinflußbarkeit des Leidens durch Röntgenstrahlen, den bereits JÜNGLING hervorhob, verdanken wir die Zuweisung manches Aktinomykosepatienten, so daß wir auch aus der Zeit vor Anwendung antibiotisch wirksamer Mittel Patienten nachuntersuchen konnten. Eine kürzlich aus der Leipziger Klinik für Zahn-, Mund- und Kieferkrankheiten sowie der Radiologischen Universitätsklinik Leipzig stammenden Veröffentlichung durch ANDREAS und SIELER gibt Aufschluß über die Ergebnisse der Kombinationstherapie mit antibiotisch wirksamen Mitteln und Röntgenstrahlen an 36 Patienten aus 4 Jahren. Über ein großes Patientengut berichtet SCHUCHARDT: Von 52 cervicofacialen Aktinomykosen waren in 37 Fällen die Zähne Ausgangsort der Erkrankung.

Röntgenologisch konnten wir an unseren Patienten in fünf Fällen ausgeprägte Zeichen einer abszedierenden Speicheldrüsenentzündung feststellen, dreimal mit Fistelbildungen einhergehend. Von 20 Patienten, deren Aktinomykose sich in unmittelbarer Nachbarschaft der Speicheldrüsen entwickelte, war dreimal die Parotis deutlich (i_2, g_1) und sechsmal geringfügig (g_1 h_1) mitbeteiligt, bei fünf der letzten Gruppe handelte es sich um narbig-atrophische Befunde, die auf eine vorangegangene Strahlenbehandlung zurückzuführen waren. Die Aktinomykose aller 25 Patienten war bakteriologisch bzw. histologisch gesichert. In Anbetracht der obigen Ausführungen ist daran zu denken, daß ein Teil der 22 Patienten mit unspezifischer Abszedierung im Gebiet der Speicheldrüsen und ihrer Umgebung ebenfalls Träger einer nicht objektivierten Aktinomykose waren!

Die Abb. 88, 89 zeigen Beispiele abszedierender Aktinomykosen der Parotis.

Besonders hervorheben möchten wir den Fall eines 43jährigen Mannes (J.Nr. 141 m), bei dem seit mehreren Monaten eine zunehmende Schwellung der rechten Parotisgegend sich im Anschluß an Zahnextraktionen aus dem rechten Oberkiefer entwickelt hatte, die mit einer Kieferklemme vergesellschaftet war. Die Sialographie deckte einen etwa haselnußgroßen intraglandulären Verdrängungsprozeß neben geringfügigen entzündlichen Veränderungen auf, außerdem fand sich eine schalige Periostverkalkung am aufsteigenden Unterkieferast sowie an der Lunge in der Unterlappenspitze ein walnußgroßer Rundherd! Der klinische Befund einer mäßig schmerzhaften derben Schwellung der rechten Wange und Kieferwinkelgegend, eine Senkungsbeschleunigung von 66/107 und das Fehlen von Infiltrationen und Verfärbung der Haut ließen wie die übrigen Befunde primär sehr wohl an ein echtes Geschwulstleiden denken. Als es aber nach den ersten Röntgenbestrahlungen zur Einschmelzung kam, wurden wir in Analogie zu einer früheren Beobachtung auf die richtige Diagnose einer Aktinomykose gelenkt. In Tabelle 17, 18 wird der Fall als Umgebungserkrankung mit deutlicher Speicheldrüsenbeteiligung (i_2) eingeordnet.

Einen gewissen Hinweis zur Differentialdiagnose unspezifische — spezifische Entzündung scheint trotz der verhältnismäßig kleinen Fallzahl das Durchschnittsalter der Patienten zu geben. Es liegt bei Patienten mit unspezifischer Entzündung zwischen 50 und 55 Jahren, bei Patienten mit spezifischen Entzündungen zwischen 39 und 44 Jahren. Dabei stimmen jeweils die Gruppen „Speicheldrüsen" und „Drüsenumgebung" weitgehend überein (Tabelle 18).

Am Beispiel der in Tabelle 17 zusammengefaßten 84 Patienten läßt sich der differentialdiagnostische Wert der Sialographie zur Abgrenzung von Umgebungserkrankungen nachweisen: Das für eine Einbeziehung der Speicheldrüsen charakteristische Röntgensymptom „g_4 und g_5" weist immer auf eine Drainage des Abscesses durch das Gangsystem hin. In etwa zwei Drittel der Fälle trug es zur Klärung eines klinisch entweder unerkannten oder in seiner Beziehung zur Speicheldrüse ungeklärten Abscesses bei.

Der diagnostische Wert der Sialographie drückt sich am deutlichsten in der Anzahl solcher Fälle aus, die als klinische Fehldiagnose zu gelten haben. Bei 16 Patienten, deren Diagnose durch die

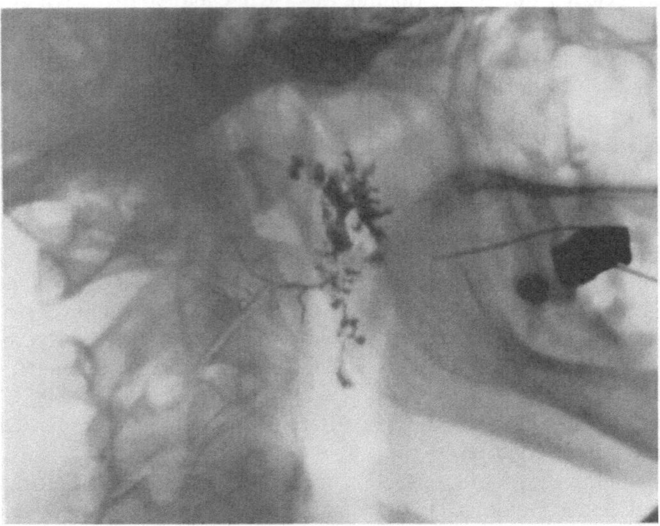

Abb. 88. Einschmelzende Parotisaktinomykose mit nachfolgendem Fisteldurchbruch zur Wange; histologische und bakteriologische Sicherung der Diagnose. Primär Tumorverdacht! Der vordere obere Parotispol ist am stärksten befallen. 60jährige Frau (JNr. 47)

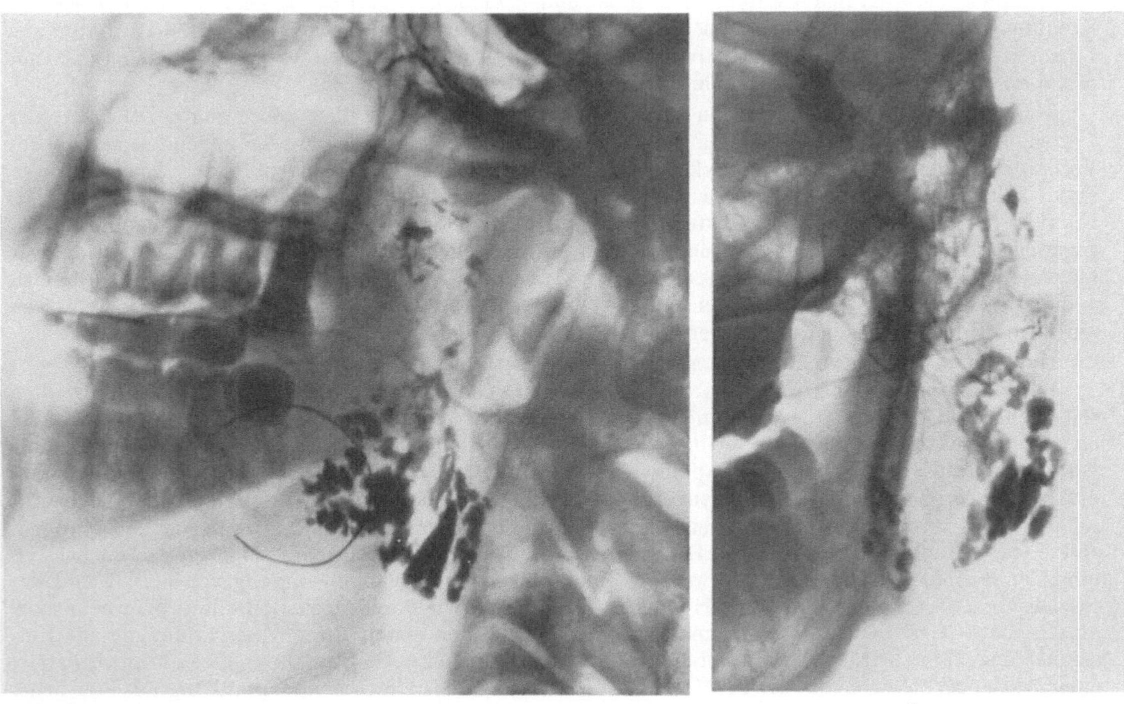

a b

Abb. 89a u. b. Einschmelzende Parotisaktinomykose links. Ausgeprägte lacunäre Aussackungen vorwiegend in den abhängigen Partien der Drüse. Drahtringmarkierung einer äußerlich tastbaren derben Schwellung; fleckige, pathologisch zu bewertende Parenchymanfärbung im oberen Drüsenpol. Diagnose histologisch und bakteriologisch gesichert. 23jähriger Mann (JNr. 460)

Sialographie korrigiert werden konnte, lautete sie achtmal Speicheldrüsenneoplasma, fünfmal Speichelsteinerkrankung, zweimal Kiefergelenkschwellung und einmal Halslymphknotenschwellung.

41mal gab die Röntgenuntersuchung wichtige Hinweise auf das vorliegende Leiden (Grad und Ausdehnung der zum Teil klinisch nicht erkennbaren Gewebseinschmelzung).

Dem stehen vier röntgenologische Fehldiagnosen gegenüber; dreimal wurde infolge intraglandulärer Lymphknotenschwellungen ein expansiv wachsender Tumor diagnostiziert, eine tumoröse Form der Aktinomykose bot auch röntgenologisch Zeichen eines Speicheldrüsentumors (s. oben; vgl. Abb. 86).

Tabelle 18. *Geschlechtsverteilung und Durchschnittsalter von 84 Patienten mit überwiegend einschmelzenden Entzündungen der Speicheldrüsen und ihrer Umgebung*

	Unspezifisch				Tuberkulose				Aktinomykose			
		♂	♀	Durchschnittsalter Jahre		♂	♀	Durchschnittsalter Jahre		♂	♀	Durchschnittsalter Jahre
Parotis	11	7	4	55	7	3	4	44	5	2	3	40
Submandibularis	3	3	Ø		Ø				Ø			
Parotis-Umgebung	5	Ø	5	50	16	5	11	39	10	9	1	42
Submandibularis-Umgebung	3	Ø	3		14	10	4		10	8	2	
Gesamtzahl	22				37				25			

b) Chronische Entzündungen im engeren Sinn mit überwiegender Manifestation am Parenchym

Nicht alle Speicheldrüsenentzündungen zeigen im Röntgenbild so ausgeprägte Gangveränderungen wie die bisher geschilderten (4a, α—γ), denen pathologisch-anatomisch mehr oder minder ausgeprägte Entzündungsmerkmale im Parenchym zugehören. Ihre Wirkung auf das periphere Gangsystem wurde am Beispiel der pericanaliculären Infiltrate hervorgehoben, die offensichtlich für die Entstehung der peripheren kugeligen Ektasien einen wichtigen Faktor darstellen.

Andere Entzündungsformen der Speicheldrüsen *manifestieren sich* ungeachtet ihres Ausbreitungsweges (canaliculär, lymphogen, hämatogen) auch röntgenologisch *überwiegend* oder *nur* am *Parenchym.* Sie sollen im folgenden abgehandelt werden. Der Versuch, die diskreten Röntgensymptome der parenchymatösen Entzündungen in ein bestimmtes Schema zu bringen, stößt auf eine Reihe von Schwierigkeiten: Die Befunde treten viel weniger hervor als die augenfälligen Gangveränderungen, werden somit leichter übersehen und sind unseres Wissens bisher nicht im größeren Zusammenhang beschrieben worden. Achtet man auf sie, findet man sie häufiger.

Der Kliniker fragt z.B. im Fall unklarer, blande verlaufender entzündlicher Speicheldrüsenschwellungen nicht selten nach Speichelsteinen. Sind sie röntgenologisch auszuschließen, sollte man sich nicht zufriedengeben, vielmehr dem Parenchym besondere Aufmerksamkeit widmen, denn seine Befunde sind diagnostisch mitunter ergiebiger, als es auf den ersten Blick scheinen möchte. Wir haben seit vielen Jahren, angeregt durch teilweise widersprechende Auffassungen (JAENSCH; HETZAR; OLLERENSHAW und ROSE; RUBIN u. Mitarb.; RICHTER; ROMANI und PESAVENTO; SAMUEL u.a.) die sialographischen Parenchymbefunde registriert, ohne sie anfangs befriedigend deuten zu können. Eine Konfrontation des Röntgenbefundes mit dem histologischen Ergebnis war nur in Einzelfällen möglich, da bei den meisten Kranken dieser Gruppe eine Probeexcision aus erklärlichen Gründen nicht stattfand. Wir sind deshalb auf wenige Resultate histologischer Untersuchungen solcher Patienten angewiesen, deren Probeexcision wegen anderer Erkrankungen, z.B. Geschwülsten, vorgenommen wurde und bei denen Parenchymentzündungen als Nebenbefund bestanden. Im übrigen waren wir auf klinische Erhebungen und Laborergebnisse angewiesen, um den Krankheitswert der zunächst unklaren Parenchymbefunde zu ergründen.

Das Alter des einzelnen Patienten wie das Durchschnittsalter einer größeren Patientengruppe zeigte beispielsweise, daß die sog. rauhreifartigen Vergröberungen nicht ein Symptom des Greises sind, also nicht mit dem von MATZKER für die Altersinvolution des Parenchyms unter dem Bild der „knorrigen Eiche“ genannten Befund identisch sein können.

Eine weitere Schwierigkeit liegt in der unterschiedlichen Definition des Begriffes Parenchym und in den widersprechenden Auffassungen, wie sich das Drüsenparenchym im Normalfall röntgenologisch darstellt (vgl. normales Sialogramm).

Wir gehen mit Kornrumpf davon aus, daß die feinsten Ductuli makroskopisch nicht differenzierbar sind (vgl. Schema Abb. 16). Im Röntgenbild müssen sie deshalb mit dem eigentlichen Parenchym in der pathologisch-anatomischen Definition als Einheit erscheinen analog zum kontrastangefärbten Nierenschatten. Diese Einheit umschließt strenggenommen funktionell unterschiedliche Gebilde wie z.B. die Drüsenacini und die feinsten ableitenden Speichelwege einschließlich der hochdifferenzierten Schalt- und Streifenstücke. Sie werden summarisch als „Parenchymschatten" wiedergegeben, der sich bis auf eine mehr oder minder ausgeprägte feine Läppchenstruktur homogen abbildet, normale Verhältnisse vorausgesetzt. Die Grundbedingung jeder Parenchymdarstellung ist eine „ausreichende" Kontrastmittelfüllung (vgl. Untersuchungstechnik). Weil die sog. Parenchymanfärbung in erster Linie vom Füllungsgrad und -druck sowie von der Beschaffenheit des Kontrastmittels abhängig ist, wird verständlich, daß es nicht berechtigt ist, einer Parenchymanfärbung in jedem Fall pathologische Bedeutung beizumessen. Dieses Symptom ist als Zeichen einer Parenchymentzündung lange Zeit überbewertet, wohl auch falsch gedeutet worden.

Aufschlußreicher für die Beurteilung pathologischer Parenchymveränderungen, jedoch kaum bekannt und näher untersucht, sind Befunde örtlich umschriebener oder disseminierter Aussparungen, also Aufhellungen, im Parenchymschatten. Wir werten sie gestützt auf histologische Befunde als Zeichen einer Substitution, z.B. durch entzündliche Prozesse. Auch der Ersatz des Drüsenparenchyms durch narbiges Bindegewebe als Endzustand chronischer Entzündungen ist in diesem Zusammenhang zu erwähnen (Drüsenatrophie, -cirrhose bzw. -sklerose).

Gliedern wir die röntgenologisch erfaßbaren Veränderungen, die auf entzündliche Parenchymprozesse hinweisen, in zentrifugaler Richtung, so ergibt sich folgende Anordnung:

α) Bild der rauhreifartigen Vergröberung

Das Bild rauhreifartiger Vergröberungen der eben noch makroskopisch differenzierbaren peripheren Gangabschnitte: Es handelt sich um diskrete Veränderungen, die in ihrer Entstehung unmittelbar an entzündliche Parenchymvorgänge gekoppelt sind und des-

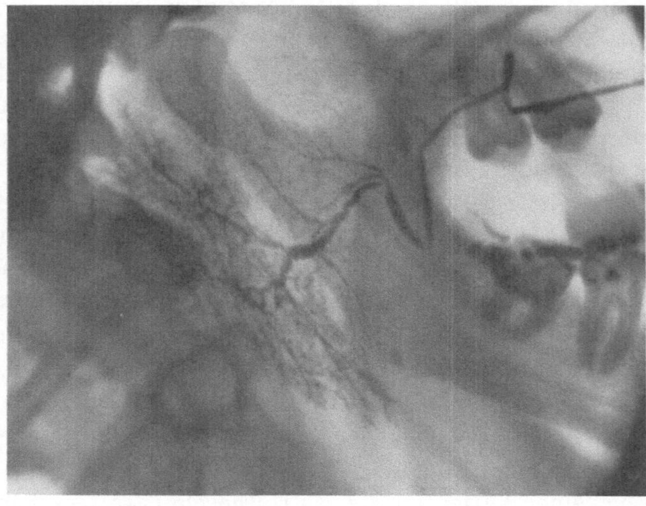

Abb. 90. Zustand nach Wangenaktinomykose rechts, narbige Verziehung und geringe Kaliberschwankungen des Hauptgangs, vereinzelt umschriebene Ektasien, „Rauhreifbild" (histologische und bakteriologische Sicherung der Diagnose). 30jähriger Mann (JNr. 72)

halb sinngemäß in diesem Zusammenhang aufgeführt werden. Sie sind bei den relativ seltenen und im engeren Sinn chronischen, nicht rezidivierenden, klinisch meistens blande verlaufenden unspezifischen Speicheldrüsenentzündungen zu finden; wir beobachteten

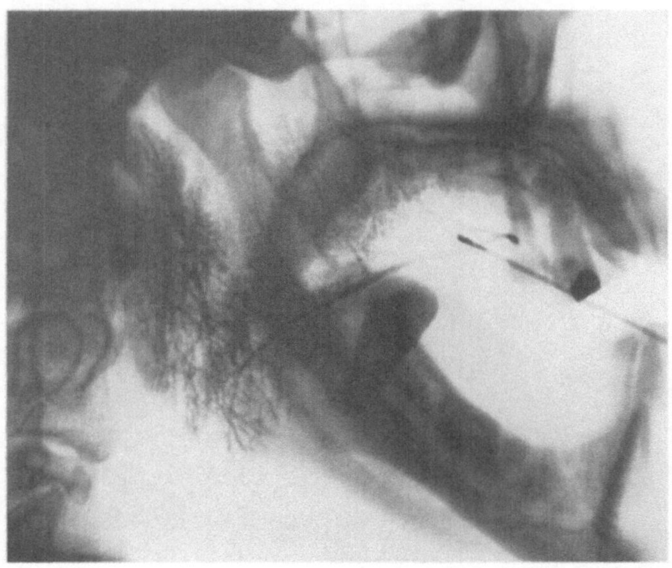

Abb. 91. Chronische beiderseitige Parotisschwellung seit 4 Jahren, rechts ausgeprägter als links; außer „Rauhreifbild" keine wesentlichen Veränderungen am sehr reich verzweigten Gangsystem, mehrere große buccale akzessorische Drüsenanteile; histologisch: interstitielle Rundzellinfiltrate, Acini teilweise atrophiert. 48jähriger Mann (JNr. 6)

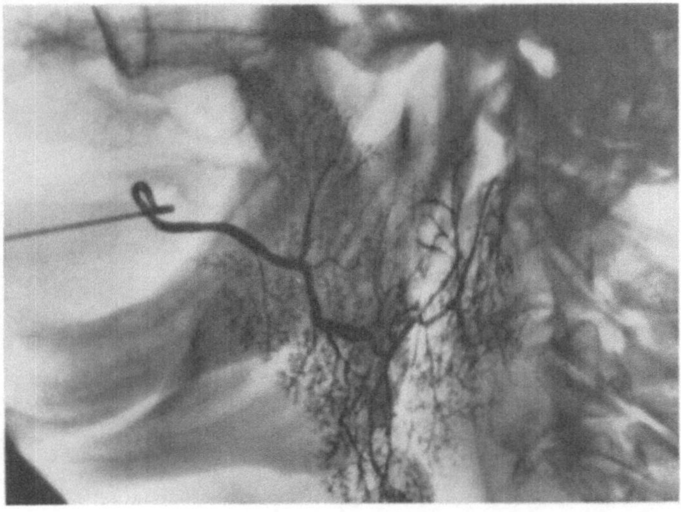

Abb. 92. Halslymphknotenmetastase eines unbekannten Primärtumors, histologisch gesichert (nicht verhornendes Plattenepithelcarcinom). Auffällige „rauhreifartige" periphere Gangvergröberungen, betont „entlaubter" Bezirk retromandibulär, der an die Möglichkeit eines von der Peripherie ausgehenden Speicheldrüsencarcinoms denken läßt, in Analogie zu einem peripheren Lungencarcinom. 59jähriger Mann (JNr. 38)

derartige Befunde mehrfach. Parotis und Submandibularis scheinen in gleicher Weise betroffen zu sein. Ist die Parotis beiderseits befallen, kann röntgenologisch eine differentialdiagnostische Abgrenzung gegen die durch Stoffwechselabweichungen hervorgerufenen Sialadenosen schwierig sein. Zur Charakterisierung dieser rauhreifartigen peripheren Gangvergröberungen werden folgende Bildbeispiele angeführt (Abb. 90—94).

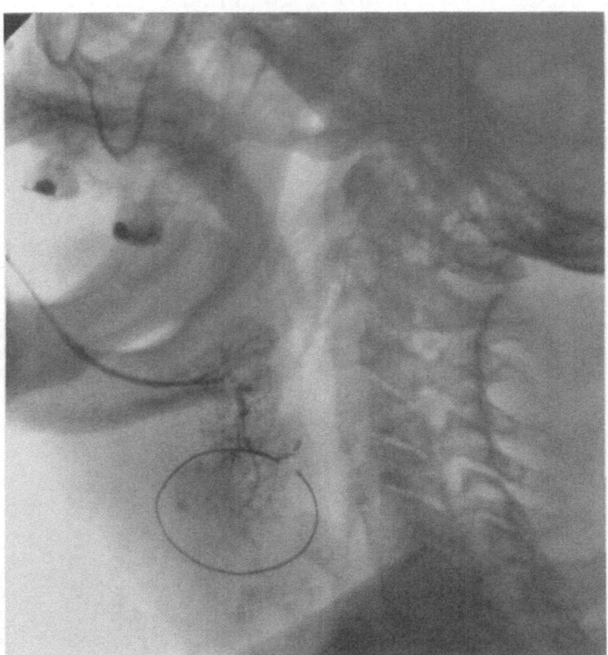

Abb. 93. Subakute Sialadenitis der linken Glandula submandibularis. Sialographisch Steinausschluß; Nachweis feiner „rauhreifartiger“ Veränderungen der Gangperipherie und feinfleckige Parenchymanfärbung, die pathologisch zu bewerten ist. 51jährige Frau (JNr. 582)

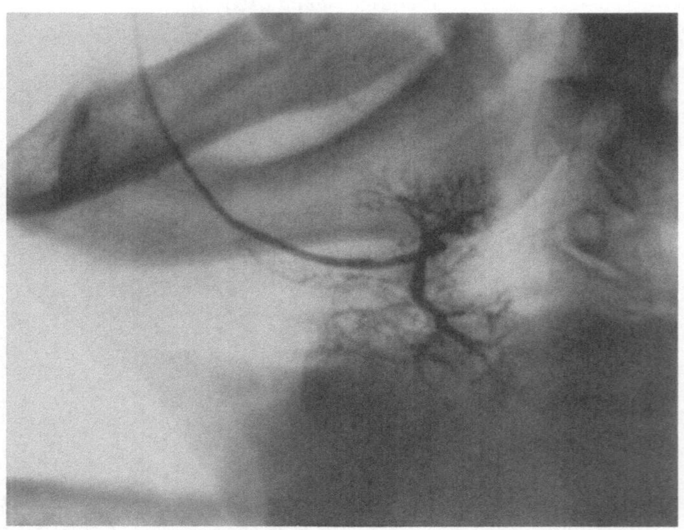

Abb. 94. Klinisch Verdacht auf Neoplasma der linken Glandula submandibularis wegen zweimonatiger ziemlich derber kaum schmerzhafter Schwellung; der ausgeprägte Befund „rauhreifartiger“ Vergröberungen der Gangperipherie deutet wie der weiterere Verlauf auf eine chronische Entzündung hin. 64jähriger Mann (JNr.598)

β) *Pathologische Parenchymanfärbung*

Das Bild der pathologischen Parenchymanfärbung. Im Gegensatz zu dem stets provozierbaren Überspritzungseffekt sind Parenchymanfärbungen inhomogener Natur verdächtig auf pathologische Parenchymprozesse, vor allem, wenn sich gleichzeitig andere Entzündungszeichen finden. Gelegentlich sieht man, daß eine Parenchymanfärbung „vorzeitig“ ohne die sonst hierzu erforderliche Kontrastmittelmenge oder besondere Druckanwendung zustande kommt, wenn die Gänge 1.—3. Ordnung außergewöhnlich zartkalibrig und zugleich rarifiziert abgebildet sind. Solchen Fällen liegen sicher entzündliche Parenchymveränderungen zugrunde. Diese zum Teil histologisch bestätigten Erfahrungen beziehen sich auf Untersuchungen mit dünnflüssigen öligen Kontrastmitteln (Jodipin dünnflüssig, Lipiodol ultrafluide, Pantopaque). Echte Kontrastmittelextravasate

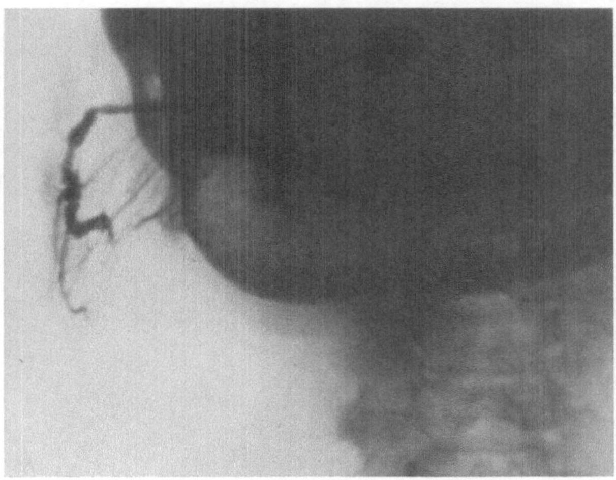

a

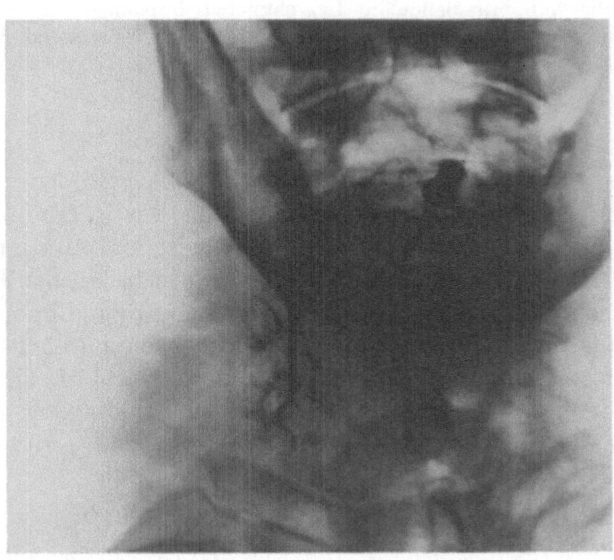

b

Abb. 95a u. b. Wegen einer subakuten Schwellung der rechten Halsgegend und eines kalkdichten Schattens im seitlichen Röntgenbild war außerhalb ein Speichelstein mit Begleitentzündung vermutet worden. Der vermeintliche Stein liegt auf der gesunden Seite links und entspricht einem verkalkten Lymphknoten. Sialographisch ist die rechte Parotis am unteren Pol nach lateral abgedrängt, die Glandula submandibularis deutlich entzündlich verändert. Bestätigung durch Operation, außerdem großes entzündliches Infiltrat pericapsulär. 77jährige Frau (JNr. 91)

sind an ihrem fleckig-wolkigen Aussehen in der 1—24 Std-Kontrolle nach Injektion zu erkennen („Konstante Kontrastmittelschwaden"). Die pathologischen Parenchymanfärbungen können bei allen Entzündungsformen auftreten, sie scheinen aber besonders subakute Entzündungsstadien zu charakterisieren, bei denen histologisch exsudative Vorgänge überwiegen (Abb. 72, 95, 96).

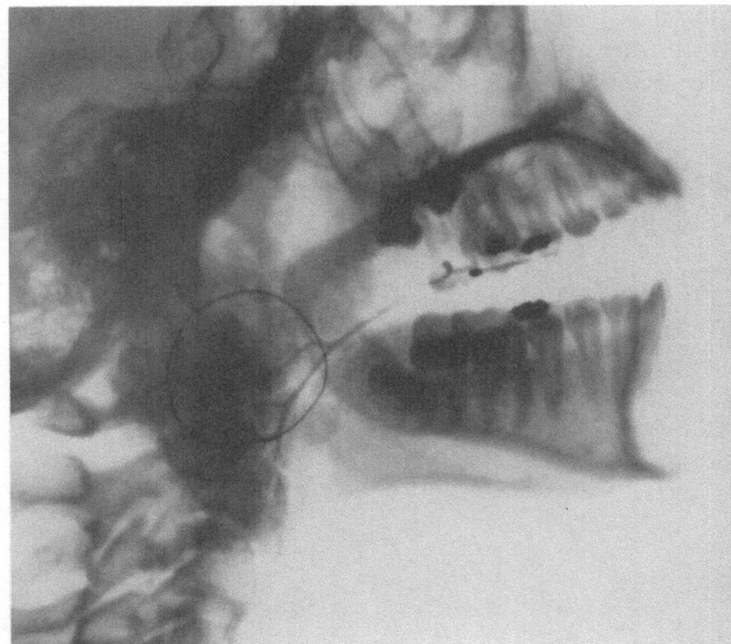
a

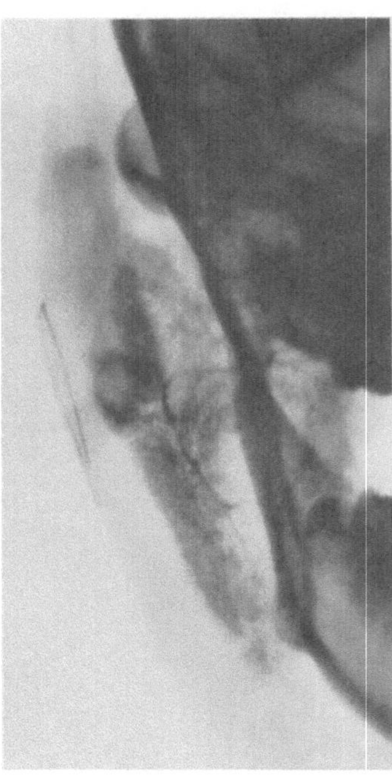
b

Abb. 96a u. b. Pathologisch zu deutende Kontrastmittelanfärbung des Parotisparenchyms: mehrere kleinknotige Aussparungen, die auf intraglanduläre Lymphknotenschwellungen hindeuten. Engstellung des Gangsystems, Entleerung etwas verzögert. Histologisch: chronische unspezifische Entzündung, extra- und intraglanduläre Lymphadenitis. 15jährige Patientin (JNr. 127m)

γ) Die umschriebene Parenchymanfärbung

Das Bild der umschriebenen Parenchymsubstitution. Größere Entzündungsherde, z.B. bei nodulärer Tuberkulose oder luischem Gumma, wie in der Literatur beschrieben und von uns in einem Fall allerdings ohne histologische Bestätigung gefunden, verursachen lokalisierte Kontrastmittelaussparungen (vgl. auch Morbus Boeck).

Intraglanduläre isolierte spezifische und unspezifische Lymphknotenschwellungen der Parotis lösen ebenfalls das Symptom einer umschriebenen Parenchymsubstitution aus, die wegen ihrer glatten Randkonturen durchaus den Charakter eines raumfordernden Prozesses annehmen kann und tatsächlich eventuell zur Fehldiagnose führt. Im einzelnen wird auf die Abb. 65, 86, 103, 104 verwiesen.

δ) Die disseminierte Parenchymsubstitution

Das Bild der disseminierten Substitution des Drüsenparenchyms. Es ist bei unspezifischen wie spezifischen chronischen Speicheldrüsenentzündungen zu beobachten. Aus unserem Krankengut führen wir folgendes Beispiel an (Abb. 97). Wie bei den anderen Fällen chronischer Speicheldrüsenentzündungen liegt der Wert der Sialographie hier vor allem darin, ein Geschwulstleiden von einer Entzündung abzugrenzen.

Auch die Boecksche Krankheit kann durch diffus im Drüsenkörper verteilte Granulome den Röntgenbefund der disseminierten Parenchymsubstitution hervorrufen. Wir haben bisher dieses Symptom nur an der Glandula parotis nachweisen können (Abb. 102, 105).

ε) Der narbige Endzustand, Drüsensklerose

Der Ersatz des Drüsengewebes durch Narbengewebe, der nicht selten als Endzustand einer chronischen Entzündung der Speicheldrüsen resultiert, ist klinisch am Volumen diminutum, der erloschenen Funktion und einer auffallenden Verfestigung erkennbar, die sogar tumorverdächtig sein kann. Abgesehen von ganz charakteristischen Verklebungen des kaliberengen Gangsystems besteht eine gesteigerte Brüchigkeit der Gangwandung und somit die Gefahr einer extravasalen Kontrastmittelausbreitung. Sie ist fast immer für den Patienten sehr schmerzhaft. Anstelle eines zarten Parenchymbildes sieht man dann unregelmäßig wolkige Kontrastmittelschwaden, die gelegentlich subcapsuläre Säume

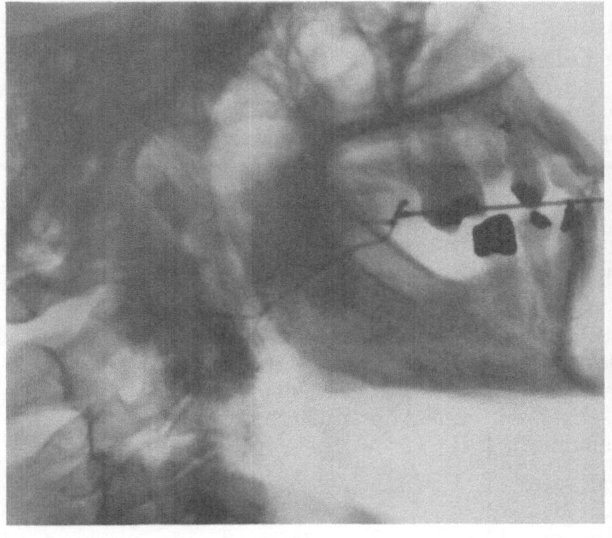

a

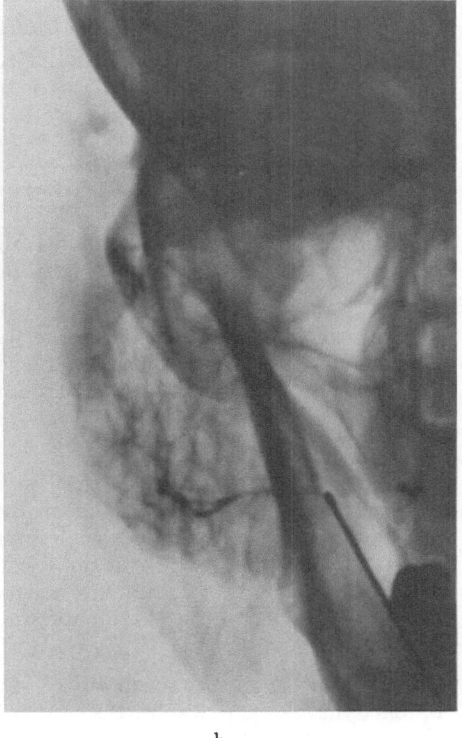

b

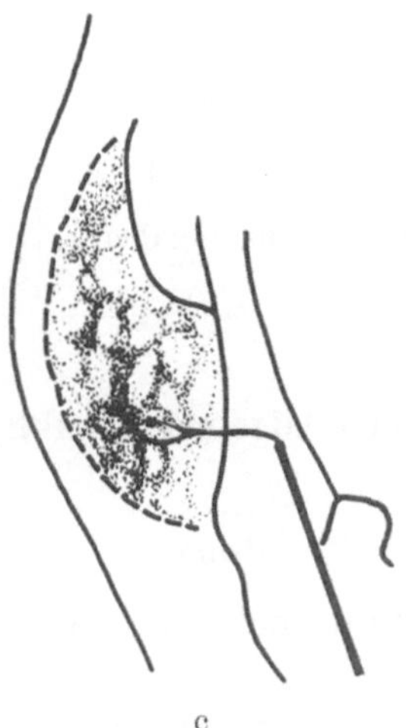

c

Abb. 97a—c. Klinisch ungeklärte chronische Speicheldrüsenschwellung der rechten Parotis. Histologisch: intraglanduläre Lymphknotenschwellungen und diskrete entzündliche Veränderungen. Sialographisch: multiple Aussparungen, deutliche Parenchymanfärbung. 31jährige Patientin (JNr. 58m)

bilden. Solche Endzustände sind unter anderem bei Steinkrankheit, vor allem aber bei fortgeschrittenem *Sjögren-Syndrom* zu finden (s. unten), ebenso nach hochdosierter Behandlung mit ionisierenden Strahlen (s. unten).

Die Erörterung röntgenologisch erfaßbarer Zeichen parenchymatöser Speicheldrüsenentzündungen wäre unvollständig ohne Hinweis auf die Störungen der Drüsenfunktion. Abgesehen von dem Erliegen der Sekretionsleistung im Zustand der hochgradigen Drüsensklerose findet man bei den meisten Patienten, die anamnestisch entzündlich erkrankt sind und oben erwähnte Röntgensymptome aufweisen, eine Beeinträchtigung der Funktion. Röntgenologisch läßt sie sich an einer verzögerten Ausscheidung des instillierten Kontrastmittels erkennen; mit Hilfe einer Stimulierung der Sekretion kann die Ausscheidungskontrolle standardisiert werden. RUBIN u. Mitarb. haben in größeren Untersuchungsreihen die diagnostische Bedeutung dieses Verfahrens ermittelt. Diese röntgenologische Funktionsprüfung erlaubt eine summarische quantitative Beurteilung, nicht aber eine qualitative Bewertung des Speichelchemismus. Den differentialdiagnostischen Wert der Speichelanalyse für entzündliche Speicheldrüsenerkrankungen hat RAUCH durch seine ausgedehnten Studien erkannt.

Tabelle 19 zeigt eine Zusammenstellung der von uns untersuchten Patienten, die Röntgenbefunde einer entzündlichen Erkrankung des Speicheldrüsenparenchyms erkennen ließen. Es fällt das niedrigere Lebensalter dieser Patienten auf.

Tabelle 19. *Röntgenbefunde bei entzündlichen Veränderungen des Speicheldrüsenparenchyms*

Symptom	Vorkommen	Drüse	Zahl	♂	♀	Durchschnittsalter
Rauhreifbild „g_1“	überwiegend bei unspezifischen subakuten-subchronischen Entzündungen	P.	23	14	9	53 Jahre (2 Jugendliche)
		Sbm.	11	7	4	55 Jahre
Pathologische Parenchymanfärbung „h_1“	seltener als isoliertes Symptom, meistens als Begleitsymptom, bei allen Entzündungen fakultativ, eventuell bei Tumoren und Umgebungserkrankungen	P. u. Sbm. sind etwa gleich häufig befallen; keine näheren Zahlenangaben; keine Geschlechtsprävalenz, alle Altersstufen betroffen				
Umschriebene Parenchymaussparung „i_2“	bei unspezifischen und spezifischen isolierten Herden, intraglandulären Lymphknotenschwellungen (überwiegend Parotis). 3× unspez., 3× tbk., 2× Aktinomykose, 1× M. Boeck, 1× Lues III	P.	10	5	5	54 Jahre (1 Jugendliche)
		Smb.	∅	∅	∅	
Disseminierte Parenchymaussparungen „h_2“	3× unspez., 2× fraglich tbk., 2× M. Boeck	P.	7	3	4	34 Jahre (nur 1 Patient über 50 Jahre)
		Sbm.	∅	∅	∅	
Drüsensklerose	narbiger Endzustand aller Entzündungen, Rö.-Therapie	keine Zahlenangaben				

c) Chronische Entzündungen bei entzündlichen Allgemeinkrankheiten des Organismus

α) *„Kollagenkrankheit“, Sjögren-Syndrom*

Unter Erkrankungen, die den gesamten Organismus befallen, verschiedene Organsysteme einbeziehen und sich häufig an den Speicheldrüsen als chronisch entzündliche Leiden manifestieren, nimmt das von dem schwedischen Ophthalmologen SJÖGREN näher beschriebene *Sicca*-Syndrom einen wichtigen Platz ein. Das Zusammentreffen von *Keratoconjunctivitis sicca* (Kcs) infolge gestörter Tränendrüsenfunktion, progredienter *Insuffizienz* und *Atrophie* der Speichel- und Schleimdrüsen des Mundes sowie *rheumatischen* Gelenkveränderungen ließ ihn ein besonderes Krankheitsbild vermuten. Ähnliche Beobachtungen waren von GOUGEROT (1925) und HOUWER (1927) vorausgegangen, wie sich auch in der Nomenklatur des nach SJÖGREN benannten Syndroms widerspiegelt. Einen nach heutigen Aspekten „klassischen“ Sjögren-Fall schilderte KERSTING bereits um 1900. Im Schrifttum findet man folgende Bezeichnungen:

Gougerot-Houwer-Sjögren-Syndrom

maladie Gougerot-Sjögren. Mikulicz-Sjögren-Syndrom

Sjögren-Syndrom, Sjögren-Krankheit

bzw. Sicca-Syndrom, Dakryosialoadenopathia atrophicans, Hypocrinie, lacrymosalivaire syndrome, Xeropathie, Xeroderm-Osteose, mucoserous dyssecretion, secretoinhibitor-syndrom, syndrome arthro-oculo-salivaire, Epithelo-Xerosis;

die speziellen Speicheldrüsenveränderungen wurden histologisch als chronische lymphoidzellige myoepitheliale Sialadenitis definiert (SEIFERT; GEILER).

Als charakteristische Symptome gelten: Keratoconjunctivitis sicca, Xerostomie, undulierende Speicheldrüsenschwellungen, die ein- oder doppelseitig besonders die Parotis befallen, sowie rheumatische Veränderungen häufig chronischen Charakters an den Gelenken, aber auch vom visceralen Typ. Das Leiden befällt überwiegend Frauen und bevorzugt Perioden hormonaler Umstellung, also besonders das 5. Dezennium (Menopausebeginn). Bei langsam progredientem Verlauf erstreckt es sich über viele Jahre. Die Symptome können in unterschiedlichem Schweregrad an vielen Körperstellen auftreten; praktisch die gesamte äußere und innere Körperoberfläche ektodermaler Herkunft, also Haut und Schleimhaut verschiedenster Körperprovinzen samt ihren drüsigen Anhangsgebilden kann erkranken. Dies erklärt die bunte Symptomatologie, aber auch, daß das *Sjögren-Syndrom* in das Interessengebiet vieler Fachdisziplinen der Medizin gerückt ist. Im einzelnen sind zu nennen (alphabetische Reihenfolge): Dermatologie, Gynäkologie, Innere Medizin mit Endokrinologie, Gastroenterologie, Hämatologie, pathologische Physiologie und Rheumatologie, sowie Oto-Rhino-Laryngologie, pathologische Anatomie, Röntgenologie und Stomatologie. Entsprechend verteilt ist auch das Schrifttum dieser Erkrankung. RAUCH schätzt die Anzahl der Veröffentlichungen auf über 600! Da die Einzelsymptome in der Regel zeitlich nacheinander auftreten, qualitativ und quantitativ voneinander abweichen und eventuell einem gewissen Wandel unterworfen sind, vergehen mitunter Jahre, bis das Leiden erkannt wird. Während die Diagnose des Vollbildes unter Beachtung der im folgenden skizzierten Befunde relativ einfach zu stellen ist (Tabelle 20), können sich diagnostische Schwierigkeiten ergeben, wenn nicht alle Erscheinungen ausgebildet sind (sog. symptomarme Form, Abortivform, forme fruste). Die exakte Anamnese, die kritische Bewertung der Befunde und ihrer Koinzidenz mit Erkrankungen des rheumatischen Formenkreises sowie die Gegenüberstellung von Laboratoriumsergebnissen dürften in der Regel zur richtigen Einordnung des Krankheitsbildes führen; umstritten sind die sog. monosymptomatischen Formen! Außerdem ist zu bedenken, daß auch andere Krankheiten einzelne der im *Sjögren-Syndrom* vereinten Symptome auslösen können, die z. B. ALLINGTON (1950) und GÜNTHER (1956) neben anderen für das Symptom der mangelhaften oder fehlenden Speichelsekretion zusammengefaßt haben. JEBAVÝ u. Mitarb. erkennen dann ein *Sjögren-Syndrom* an, wenn bei Herabsetzung der Tränen- und Speicheldrüsensekretion wenigstens noch zwei andere wichtige klinische Symptome ausgeprägt sind, wie etwa Keratoconjunctivitis sicca, progressive Polyarthritis, positiver Sialogrammbefund.

Die Frage nach der Ätiologie des Leidens hat verschiedene Hypothesen ausgelöst. SJÖGREN vermutete ursprünglich ein infektiös-toxisches Geschehen, wies aber 1936 auf das gehäufte Auftreten von chronischem Gelenkrheumatismus bei Kcs hin. Auch an Zusammenhänge mit einer A-Hypovitaminose war von SJÖGREN bereits gedacht worden (vgl. auch STAHEL). Vitamin B_1-Mangel wurde diskutiert wegen der einer Ariboflavinose ähnlichen Befunde an Augen und Lippen, während FRANCESCHETTI und VANOTTI wegen der Ähnlichkeit mit dem Plummer-Vinson-Syndrom eine B_2-Avitaminose vermuteten. VANNOTTI und REYMOND hoben die Bedeutung einer Insuffizienz der Zellkatalysatoren als mögliche Ursache des Sjögren-Syndroms hervor. Endokrine Faktoren wurden wegen der Bevorzugung des weiblichen Geschlechts, des häufigen Krankheitsbeginns mit einsetzender Menopause und Beobachtungen, die an eine Unterfunktion des Hypophysenvorderlappens denken lassen (FEHER) als mögliche Ursache erwogen (vgl. auch BETSCH; WISSMANN). Hereditäre Beziehungen sind angenommen worden (COVERDALE; LISCH) und schließlich zentralnervöse Störungen (KERSTING 1900! sowie CURSCHMANN 1929).

Tabelle 20. *Symptomatologie des Sjögren-Syndroms*

Lokalisation	Beschwerden	Befunde
Auge	verschleiertes Sehen, Augenbrennen, Lichtscheu, Fremdkörpergefühl, Unvermögen zu weinen	Tränendrüsenschwellung, Tränendrüsenatrophie, verminderte Tränensekretion (Schirmer-Test, Bengale Rose-Test), Keratoconjunctivitis sicca
Luftwege	Trockenheitsgefühl im Nasen-Rachenraum, belegte Stimme, Hustenreiz, Neigung zu „Katarrhen"	Rhinopharyngitis sicca, Laryngotracheobronchitis, pneumonische Lungenveränderungen
Mundhöhle	Mundtrockenheit, Zungenbrennen, Schmerzen beim Essen, zusätzliches Trinken zum Essen erforderlich, Zahnschmerzen, Zahnverlust	Xerostomie, Stomatitis angularis, Atrophie der Zungenschleimhaut, Gebißverfall, Läsionen der Zahnhartsubstanz, Caries
Speicheldrüsen	zäher Speichel, Speicheldrüsenschwellungen, ein- und doppelseitig, mehr oder minder schmerzhaft	ein- und doppelseitige, z.T. Periodisch auftretende Schwellungen, Speicheldrüsenverhärtung und Atrophie, Röntgenbefund
Oesophagus-Magen	Schluckstörungen, „Bissen bleibt beim Essen stecken", Unverträglichkeit von Speisen, Magenschmerzen, Neigung zu Leber- und Gallestörungen	Oesophagitis sicca, Motilitätsstörungen, chronische atrophe Gastritis, sub-anacide, eventuell histaminrefraktäre Saftwerte. Verminderte Duodenalsaftmenge, aszendierende Leber-Galle-Pankreasaffektionen
Urogenitalsystem	Pruritus, Kohabitationsbeschwerden, cystitische Beschwerden	Vulvovaginitis sicca, Urethritis, Cystopyelitis
Haut	trockene eventuell rissige Haut, brüchige Fingernägel, Haarausfall	Atrophie der Schweiß- und Talgdrüsen, Pigmentverschiebungen, Purpura rheumatica, -hyperglobinaemica, Sklerodermie
Lokalisationen des Gelenkrheumatismus und visceralen Rheumatismus	rheumatische Beschwerden je nach Lokalisation und Ausdehnung	ca. zwei Drittel aller Fälle arthritische Erscheinungen, sog. Rheumatoidarthritis, eventuell Milztumor (Felty-Syndrom) und andere Manifestationen
Allgemein	Mattigkeit, eventuell Fieber, Gewichtsverlust	Gewichtsabnahme, eventuell Marasmus, Zeichen endokriner Insuffizienz

Laborwerte bei Sjögren-Syndrom

Blut	
a) cellulär	Anämie meistens hypochrom, Leukopenie, Lymphocytose, Eosinophilie, Linksverschiebung, toxische Granulationen der Segmentkernigen L.E.-Zellen, fluorescenzmikroskopischer Nachweis antinukleärer Faktoren
b) humoral	starke Beschleunigung der Blutkörperchen-Senkungsreaktion Dysproteinämie, Paraproteinämie mit Hypalbuminämie, Hyperglobulinämie, Umkehr des Quotienten Albumin/Globulin Vermehrung der γ-Globuline, eventuell Nachweis von Kryoglobulinen (Spontangelifikation) positive Serumlabilitätsproben positive „Rheumaproben" (Latex-Test) hoher Antistreptolysintiter eventuell passive Hämagglutination gegen Parotisgewebe Verminderung der KH-Toleranz (Staub-Traugott) Verminderung von Vitamin-A, B_1, B_2 auch C Verminderung der Cocarboxylase Erniedrigung des Eisenspiegels
Urin	Erniedrigung der 17-Ketosteroidausscheidung
Magensaft	sub-anacide, eventuell histaminrefraktäre Werte
Speichelwerte	(soweit Speichel zu gewinnen)

Eine Sjögren-Syndrom-artige Symptomatik kann bei der bereits erwähnten seltenen kongenitalen, ektodermalen anhidrotischen Dysplasie in Erscheinung treten: Infolge angeborenen Fehlens der Tränen- und Speicheldrüsen besteht neben anderen ektodermalen Fehlbildungen eine erhebliche Xerostomie neben einer dystrophischen Keratitis (s. oben). Ursächlich bestehen jedoch keine Beziehungen zum Sjögren-Syndrom.

Die in den letzten Jahren sich durchsetzende Auffassung einer *rheumatischen* Ätiologie des Sjögren-Syndroms wird durch eine Reihe von Befunden gestützt:

1. Klinische Beobachtung des häufigen Zusammentreffens mit rheumatischen Erkrankungen.
2. Statistische Signifikanz der Koinzidenz Rheumatismus und Sicca-Syndrom.
3. Histologische Befunde, die das Bild eines rheumatischen Gewebsschadens aufdecken.
4. Laborbefunde, die den humoralen Zeichen einer rheumatischen Erkrankung entsprechen.
5. Koinzidenz des Sicca-Syndroms mit Kollagenkrankheiten, deren nosologische Verwandtschaft zu Krankheiten des rheumatischen Formenkreises klinisch und experimentell als bewiesen gelten darf.

Zu 1. und 2.: Beobachtungen über Sicca-Syndrom und rheumatische Erkrankungen wurden bereits vor SJÖGRENs Veröffentlichungen durch KERSTING 1900, SCHÖNFELD 1922, HOUWER 1927 und WISSMANN 1932 mitgeteilt, jedoch von KERSTING und SCHÖNFELD nicht entsprechend ätiologisch bewertet. Das gehäufte Auftreten rheumatischer Gelenkerkrankungen, die nach ALLINGTON, ELLMAN und WEBER, MORGAN, MORGAN und RAVEN, READER, WHITE und ELMES als Ausdruck einer Rheumatoid-Arthritis aufzufassen sind, fanden HOUWER, SJÖGREN, WISSMANN, SJÖGREN in ca. zwei Drittel ihrer Fälle, nach späterer Angabe in 51%. Gezielte Untersuchungen führte HOLM an Rheumatikern und Nicht-Rheumatikern durch. Er fand bei 500 Rheumatikern in 39% Erscheinungen der Kcs, dagegen bei 500 Nicht-Rheumatikern nur in 9%! STENSTAM trennte nach akutem und nichtakutem Gelenkrheumatismus und fand bei 60 Patienten mit akutem Gelenkrheumatismus einmal Kcs im Gegensatz zu 435 Fällen mit chronischem Gelenkrheumatismus 46mal Kcs, d.h. in 10,5%. GAULHOFER ermittelte unter 456 Fällen von rheumatoider Arthritis 40mal Sicca-Syndrom.

Über statistische Beziehungen der Teilsymptome im Sicca-Syndrom ist wenig bekannt. GÜNTHER gibt in seiner kasuistischen Übersicht von 29 rheumatischen Xeropathien 27mal Xerostomie und 27mal Kcs an, 25mal bestanden beide Symptome, viermal nur je eins von beiden. HOLM beobachtete unter 78 Rheumatikern mit Kcs 25mal Xerostomie. Auch ERDSTRÖMs Angaben über Störungen der Magensekretion bei chronischem Gelenkrheumatismus verdienen in diesem Zusammenhang Beachtung: Er stellte eine histaminrefraktäre Achylie in etwa 18% seiner 432 Patienten mit chronisch rheumatischer Arthritis fest, dagegen nur in etwa 7% bei Nichtrheumatikern.

Mit der Ausdehnung des Rheumatismusbegriffes auf die visceralen Formen verbinden sich auch für das Sicca-Syndrom Erweiterungen.

Gefäßsystem: Das Zusammentreffen mit Purpura rheumatica beobachteten KERSTING, BÖHM, HAAS, FRIESE-LINKE, MORGAN, GAMP, POPESCU. Generalisierte rheumatische Arthritis und Sicca-Syndrom fanden BEIGLBÖCK und HOFF, CARDERELL und GURLING, BÖHM, HAAS, MÜHLER. Hinweise auf funktionelle Gefäßstörungen als Raynaud-Anfälle gaben BEHRHAM und LEE, ELLMAN, WEBER und GOODIER an. Felty-Syndrom und Sjögren-Syndrom beim gleichen Patienten wurde durch FRIESE und LINKE, SEIFERT und GEILER, GAMP, PEARSON beschrieben. Auf eine „rheumatische Retikulose" mit Hepatosplenomegalie führten ESSER und SCHMENGLER Veränderungen des Bluteiweißes zurück (s. Laborbefunde).

Zu 3.: Der rheumatischen Ätiologie des Sjögren-Syndroms verleihen besonderes Gewicht die histologischen Untersuchungen von SEIFERT und GEILER. Die Speicheldrüsenveränderungen definieren sie als chronische lymphoidzellige myoepitheliale Sialadenitis und stellen fest: „Die Zellproliferation in den Speicheldrüsen, die Gerüstsklerose sowie die Parenchymzerstörung entsprechen den Grundzügen eines rheumatischen Gewebsschadens und sind lediglich durch das örtliche Bauprinzip abgewandelt." Demzufolge sind sie als spezielle Form des visceralen Rheumatismus anzusehen neben Polyserositis, Pancarditis, rheumatischen Gefäßkrankheiten und Stillscher Krankheit. Auch die rheumatische Facialislähmung ist hier einzugliedern.

Zu 4.: Die Laborbefunde der Tabelle 20 liefern weitere Anhaltspunkte für eine rheumatische Ätiologie des Sjögren-Syndroms, sofern man bestimmten serologischen Phänomenen eine gewisse Spezifität für rheumatische Erkrankungen zuerkennt, wie Latextest, Antistreptolysin-Titer, C-reaktives

Protein. Daß sich auch andere serologische Eigenschaften unter Umständen nachweisen lassen, zeigten SCHULZE und MIEHLKE an einem einschlägigen Fall: Sie wiesen mit Hilfe des positiven Ausfalles der passiven Hämagglutination gegen Parotisgewebe Antikörper gegen Speicheldrüsengewebe nach. Dieser Befund scheint darauf hinzudeuten, daß in Fällen rheumatischer Speicheldrüsenentzündung eine organspezifisch gerichtete Reaktion gegen dieses Gewebe besteht (vgl. auch HAFERKAMP 1961, 1962; ANDERSON, GRAY BECK und KINNEAR sowie JONES; WITEBSKY 1962). Andere Befunde, die bei rheumatischen Erkrankungen beobachtet werden, wie stark beschleunigte Blutkörperchensenkungs-Reaktion, Anämie, Leukopenie, Linksverschiebung des peripheren Blutbildes, toxische Granulationen der Segmentkernigen, Verschiebung des Serum-Eiweißbildes mit Umkehr des Albumin-Globulin-Quotienten infolge Hypalbuminämie und Hyperglobulinämie sowie entsprechenden Änderungen der Serum-Elektrophoresewerte, aber auch pathologischer Ausfall der Serumlabilitätsproben sind ebenfalls beim Sjögren-Syndrom nachzuweisen (ACHENBACH; BEIGLBÖCK und HOFF; ESSER und SCHMENGLER; ELLMAN, WEBER und GOODIER; FLORIAN und SEIDEL; FRIESE und LINKE; GAMP; GÜNTHER; LYON; MARCHE; MÖLLER; OBLATT, FEHER und CSIKY; PFEIFER; POPESCU u. Mitarb.; STOYANOV).

Solche Befunde leiten über zu einer Gruppe von Erkrankungen, die ebenfalls — wenn auch seltener — als die Rheumatoid-Arthritis im Krankheitsverlauf von Sjögren-Patienten beobachtet werden und den Gedanken an eine ätiologische Beziehung innerhalb des Sicca-Syndroms bestärken. Es ist dies die Gruppe der „Kollagenkrankheiten", also z.B. der Periarteriitis nodosa, des Lupus erythematodes und der Sklerodermie, deren nosologische Verwandtschaft zum rheumatischen Formenkreis neuerdings durch Untersuchungen von HAUSS und JUNGE-HÜLSING am Stoffwechsel der Grundsubstanz experimentell wahrscheinlich gemacht wurden. „Kollagenkrankheit" und ihre Koinzidenz Sjögren-Syndrom wird unter 5. erwähnt: Periarteriitis nodosa — Sjögren-Syndrom (BUCHER und REID; HAAS; FRIESE und LINKE; DIAZ; RIVERA; BÖHM; MÜHLER; NEUSS und Fall 11 in Tabelle 22), Lupus-Erythematodes — Sjögren-Syndrom (HEATON; MORGAN; NEUSS; RAUCH; SCHAPOSNIK; SHEARN und Fall 16 Tabelle 22), Sklerodermie — Sjögren-Syndrom (HARRINGTON; OBLATT, FEHER und CSIKY; PAYNE; SHEARN; SHELDON).

Obwohl die *Xerostomie* als isoliertes Symptom seit vielen Jahrzehnten bekannt und innerhalb des *Sicca*-Syndroms neben der Kcs wohl das am häufigsten zu findende Krankheitszeichen ist, erstaunt es, wie wenig Beachtung im Untersuchungsgang seitens der Kliniker den versiegenden Quellen des Speichels lange Zeit geschenkt wurde. CURSCHMANN erinnert zwar an die ausgezeichneten Beobachtungen der älteren Generationen auf diesem Gebiet, klagt aber darüber, daß das diagnostische Interesse für die Speicheldrüsen ins Hintertreffen geraten sei. Auch dieser Umstand erklärt, warum die 1925 in die Klinik eingeführte Methode der Sialographie lange Zeit wenig Anklang fand und Veröffentlichungen über seltenere Krankheitsbilder, zu denen das Sjögren-Syndrom zählt, erst sehr viel später erfolgten. Auch mußte das Sjögren-Syndrom erst aus einer gewissen „ophthalmologischen Isolation" für die Klinik entdeckt werden (BEIGLBÖCK und HOFF 1952). Sowohl in dem beachtlich großen sialographisch untersuchten Krankengut des Engländers PAYNE (1938) wie in HETZARs Monographie (1942) wird das Sjögren-Syndrom noch nicht mit Namen genannt, wohl zeigen beide Autoren Abbildungen zu Fallbeschreibungen, die nach der heutigen Auffassung dem Sicca-Syndrom zuzurechnen sind (PAYNE 1938, Abb. 22; HETZAR 1942, Abb. 31). PAYNE erwähnt unter 52 chronisch rezidivierenden Parotitiden einen Patienten, bei dem neben der Parotitis eine Purpura, ein Plummer-Vinson-Syndrom und eine Splenomegalie bestand (!), und unter elf chronischen Parotitisfällen über a) einen Kranken mit zusätzlicher Rheumatoidarthritis (!) und b) einen Kranken mit Verkalkungen in der Parotisgegend beiderseits bei Sklerodermie sowie gleichzeitig bestehendem Raynaud-Phänomen! 1953 weist GIGON im Handbuch für Innere Medizin auf sialographisch faßbare Veränderungen bei Sjögren-Syndrom hin.

Eine Übersicht der seit 1948 speziell im Hinblick auf die Sialographie und stomatologische Belange mitgeteilten Sjögren-Fälle gibt Tabelle 21.

Weitere Sialogramme von Sjögren-Patienten finden sich in den Monographien von YANNOULIS 1953, MAZZA 1955, RAUCH 1959, ohne daß Zahlenangaben gemacht werden. DECHAUME erachtet nach seinen Erfahrungen von 1951 die Zeit noch nicht für gekommen, ein definitives Urteil über den diagnostischen Wert der Röntgenuntersuchung abzugeben, stellt aber in einer Arbeit von 1955 Röntgenbefund und histologischen Befund unter anderem bei Sjögren-Syndrom gegenüber und berichtet 1958 erneut hierzu. Welche diagnostischen Möglichkeiten die Sialographie beim Sjögren-Syndrom bietet, eröffnete uns die Analyse des Schrifttums und die eigene Erfahrung an über 20 Patienten aus 10 Jahren (Abb. 98—101).

Tabelle 21

Jahr	Autor	Land	Fallzahl	Bemerkungen
1938	PAYNE	England	3	nicht benannt
1948	KOUMROUYAN	Schweiz	3	
1950 u. 1954	PARRET	Frankreich	4	
1954	ROSE	England	16	
1956	RICHTER	Deutschland	6	
1956	LUCHERINI	Italien	2	
1957	LEHNHARDT	Deutschland	2	
1957	RUBIN	Amerika	10	
1959	SPOENDLIN	Schweiz	2	
1959	DIAMANT	Schweden	3	
1959	FLORIAN	Deutschland	6	[1]
1960	PFEIFER	Deutschland	7	
1960	HLUBNA-DAUM	Deutschland	2	[1]
1961	JEBAVY	Tschechoslowakei	17	
1962	PFEIFFER	Deutschland	20	

[1] Enthalten von uns untersuchte Fälle.

Röntgenologisch sind folgende Veränderungen festzustellen:

1. Nativaufnahme:

Je nach Drüsenschwellung Weichteilauftreibungen im Parotisbereich, in Einzelfällen kalkdichte Einlagerungen (PAYNE).

2. Sialogramm:

a) Gangsystem: periphere, kugelige Ektasien verschiedener Stadien, 1—4 (vgl. Schema Abb. 62, S. 389 und PARRET; RUBIN).

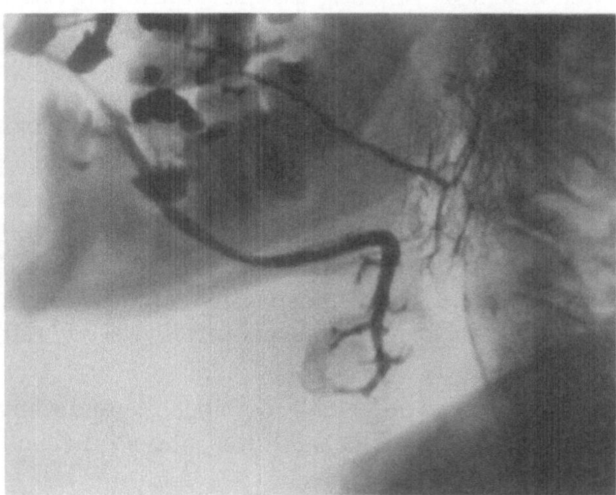

Abb. 98. Klinisch: Xerostomie bei etwas derben jedoch kaum geschwollenen Speicheldrüsen. Nach dem Parotis-Sialogramm kein Hinweis auf Sjögren-Syndrom, auffällige Weitstellung des Submandibularisgangsystems, hochgradige Rarefizierung, keine Parenchymanfärbung. Bild des „abgestorbenen Baumes"; kein Anhalt für Steine. Sklerose der linken Glandula submandibularis. 54jährige Patientin (JNr. 449)

Zylindrische Erweiterungen der zentralen Gangabschnitte und des Hauptganges. — Füllungsverlust der feinsten Gangaufzweigungen infolge Kompression des Lumens durch pericanaliculäre Infiltrate. In Spätstadien zunehmende Obliteration des Hauptganges,

Kaliberschrumpfung durch Wandverklebungen bei sistierender Sekretion, Bild der unregelmäßig bandförmigen Kontrastmittelstraßen, gelegentlich umschriebene sagokorngroße Aussparungen im Kontrastmittel durch geleeartig eingedicktes Sekret. Im übrigen rigide Gangwandung, Gefahr der Extravasatbildung.

b) Parenchym: Je nach Stadium und sekundärer Entzündung Volumenzunahme oder bei Ersatz durch Narbengewebe Volumenabnahme. Zeichen der Parenchymschrumpfung ähnlich wie bei Kontrastdarstellung anderer kanalisierter parenchymatöser Organe durch Zusammenrücken der Hohlräume (vgl. Bronchographie, Pyelographie). An Stelle einer normalen zart gefelderten Parenchymanfärbung — entsprechend der Läppchenstruktur — Ausbreitung des Kontrastmittels in unregelmäßigen Schwaden, wohl auch als Ausdruck pathologischer Wanddurchlässigkeit und umschriebener Wandrupturen mit nachfolgenden

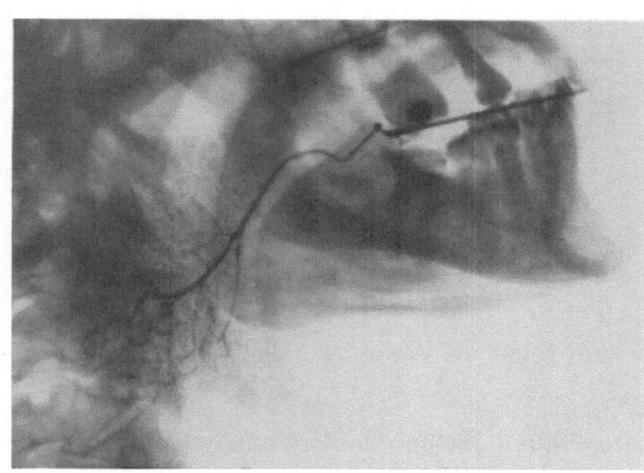

Abb. 99. Seit 3 Jahren Behandlung mit Östrogenhormonen wegen klimakterischer Beschwerden, ebenso lange geringe Gelenkbeschwerden im Knie beiderseits, seit 8 Wochen symmetrische, mäßig stark schmerzhafte Schwellungen aller vier großen Kopfspeicheldrüsen und beider Tränendrüsen, noch keine eigentlichen Siccaerscheinungen. Histologisch: „Lymphomatose“ der rechten Glandula submandibularis. Sialographisch: zahlreiche kleinste Sialangiektasien in diffuser Verteilung über die gesamte vergrößerte Parotis rechts, gleichsinnige Veränderungen der rechten Glandula submandibularis. Das Krankheitsbild wird als Frühform eines Sjögren-Syndroms eingeordnet. 54jährige Frau (JNr. 495)

Extravasaten! (Morphologisch von den Kontrastmittel-Depots in Ektasien unterscheidbar durch verwaschene Randkonturen und fehlende Spiegelbildung, klinisch für den Patienten stärker schmerzhaft!)

c) Funktion: Stark verzögerte Kontrastmittelausschwemmung öliger Kontrastmittel eventuell noch nach Monaten in den Ektasien bzw. als Extravasate nachweisbar; vorherige Orientierung durch genaue Papilleninspektion und dosiertes Ausmassieren der Drüse wichtig! Verwendung wäßriger Kontrastmittel wegen Ektasiebildungen und Rupturgefahr vorzuziehen.

Für die Submandibularis gelten sinngemäß dieselben Veränderungen, allerdings periphere Ektasien höchst selten, viel häufiger Bild des „abgestorbenen“ Baumes (Parret) und unregelmäßiger Extravasate.

Besonderer Wert ist auf die Untersuchung von Glandula Parotis *und* Submandibularis zu legen, die ohne wesentliche Schwierigkeiten in einer Sitzung erfolgen kann. Die Untersuchung der kontralateralen Seite ist unbedingt zu empfehlen, da fast regelmäßig auch an sog. klinisch stummen Drüsen bei Sjögren-Syndrom Veränderungen nachweisbar sind (vgl. Abb. 100).

In Tabelle 22 sind die wichtigsten Befunde der von uns untersuchten Patienten mit Sjögren-Syndrom zusammengefaßt, so daß auf die Wiedergabe von Einzelheiten verzichtet werden kann (vgl. Abb. 98—101).

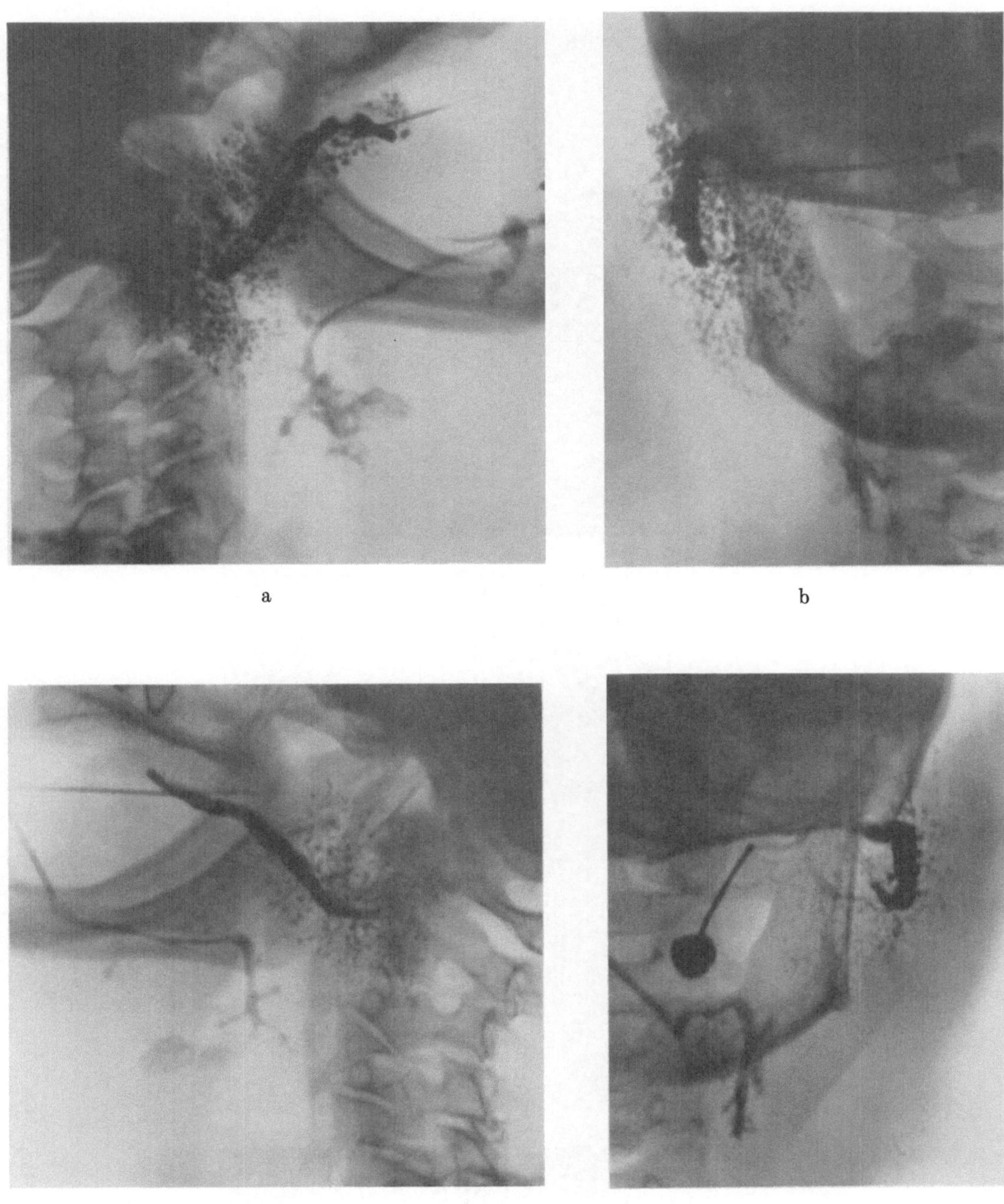

Abb. 100a—d. Vollbild eines Sjögren-Syndroms. Mit 19 Jahren schwerer Gelenkrheumatismus, 4monatige Krankenhausbehandlung. Seit 6 Jahren häufig rezidivierende Parotisschwellungen beiderseits, seit 3 Jahren ausgeprägte Xerostomie, unregelmäßige und nur schwache Menses. Zahnverlust am gesamten Ober- und Unterkiefer. Vaginitis sicca. Sialographisch multiple kugelige Sialangiektasien und Hauptgangerweiterungen der Glandula parotis beiderseits, hochgradige „Sklerose" der Glandula submandibularis beiderseits, Bild des „abgestorbenen Baumes". 39jährige Frau (JNr. 546)

β) *Erkrankung des Reticuloendothelialen Systems (RES), Morbus Boeck, Heerfordt-Syndrom*

Unter der Boeckschen Krankheit versteht man ein besonderes entzündliches Leiden, das zwar als pathogenetische Einheit angesehen wird, sich aber nicht in das Schema der klassischen Infektionskrankheiten einordnen läßt. Die Ätiologie der Krankheit ist unbekannt. Serologisch folgt sie eigenen Gesetzmäßigkeiten. Histologisch ist sie durch

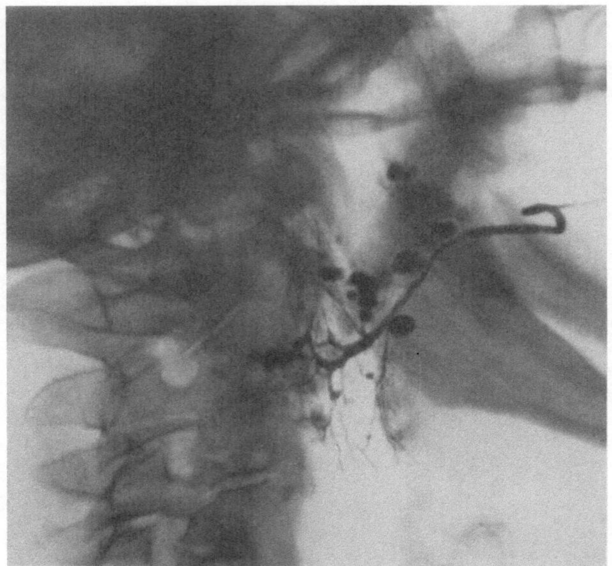
a

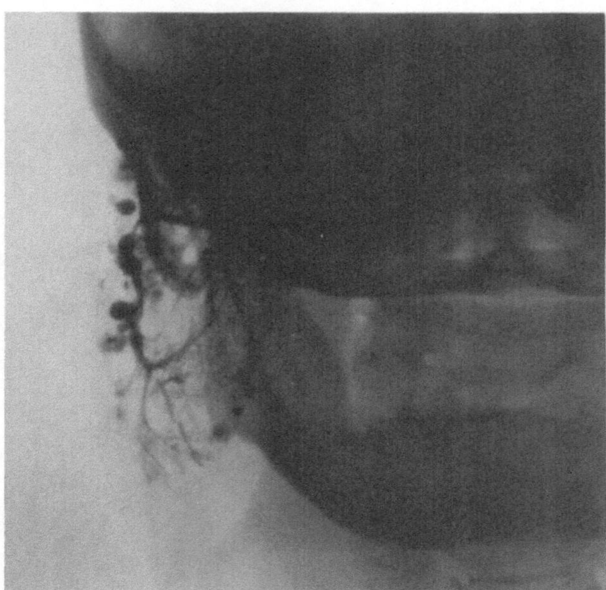
b

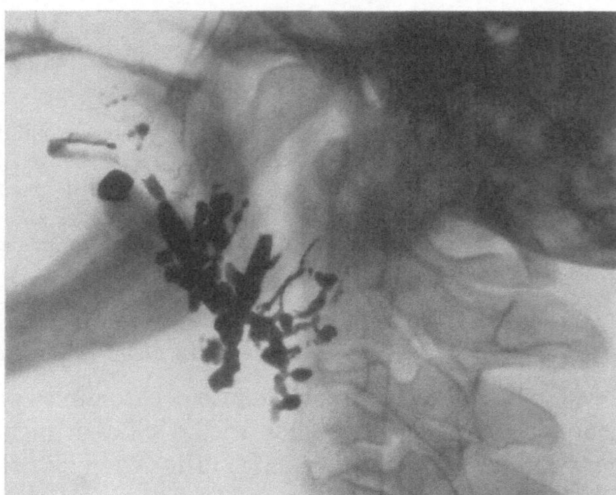
c

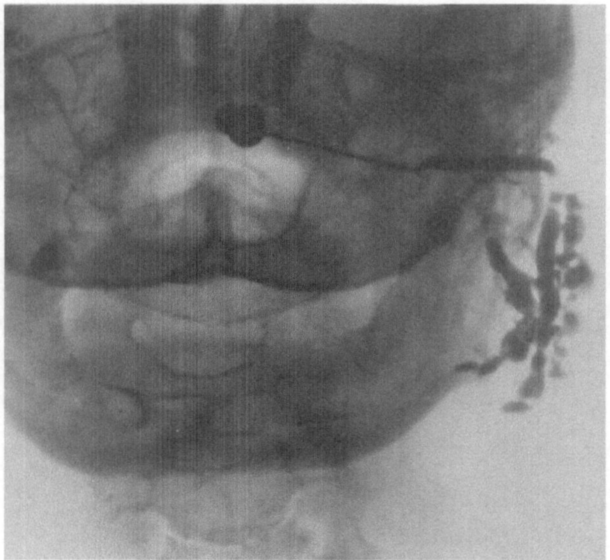

d

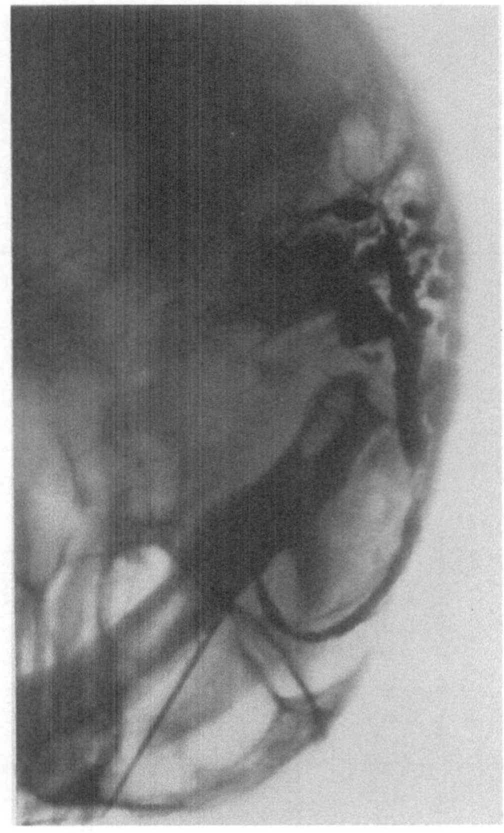

e

Abb. 101a—e. Vor 1 Jahr Lupus erythematodes, seit 12 Wochen entzündliche Parotisschwellungen beiderseits, hochgradige Xerostomie. Sialogramm: Ausgeprägte traubige Sialangiektasie der Parotis beiderseits; Besserung der eitrigen Entzündung nach Penicillininstillationen in das Gangsystem. 59jähriger Mann, JNr. 494. 1 Jahr später Tod an „blastomatöser Retikulose", Magenblutung bei Ulcus ventriculi. Autoptische Sicherung der Retikulose. Keine Speicheldrüsenhistologie

Tabelle 22. *Anamnestische und klinische Daten von 21 Patienten mit Sjögren-Syndrom*

Speicheldrüsenbefunde durch Buchstabensignatur wiedergegeben und in Kreuzformel angeordnet: Xst = Xerostomie, Kcs = Keratoconjunctivitis sicca, St = Schirmer-Test, der als pathologisch verändert gilt (+), wenn in 5 min weniger als 15 mm Tränenflüssigkeit von einem 5 mm breiten und 35 mm langen Fließpapierstreifen aufgesogen werden.

Personalien				Vorgeschichte	Befunde				
Nr.	Alter Jahre	Geschlecht	J.Nr.		Spdr. rö.	klin.	Xst.	Kcs. Blut	Sonstige
1	28	♀	280	vor 11 J. schwerer Gelenkrheumatismus vor 10 J. Facialisparese rechts, seit 9 J. rez. Spdr.schwellg, seit 5 J. kaum Speichel, seit 3 J. Augenbrennen; vor 5 J. nach 2. Partus Nierendekaps. li. wegen Blutung	$\frac{g_3 \mid g_3}{c \mid c}$	re. P	+	+St+	peripher: Linksverschiebung, Sternalmark: Linksverschiebung der Myelopoese, reichlich Plasmazellen, Serum-Ew. Tab. BSG. 94/110, verminderte 17-Ketosteroidausscheidung, defektes Gebiß
2	39	♀	546	vor 20 J. schwerer akuter Gelenkrheumatismus, seit 6 J. rez. Spdr.schwellg., seit 2 J. kaum Speichel, seit 1 J. Augenbrennen, vor 16 J. Kur wegen Lues, vor 8 J. Partus	$\frac{f, g_3 \mid f, g_3}{c \mid c}$	bd. P	+	+St+	peripher: Linksverschiebung, tox. Gran., Magensaft hypacid. Serum-Ew. Tab., Zahnprothese
3	42	♀	635	vor 16 J. schwerer akuter Gelenkrheumatismus, seit 8 J. wegen Kcs in Behandlung, seit 2 J. Mundtrockenheit, seit 1 J. Spdr.schwellg	$\frac{g_3 \mid g_3}{g_3 \mid}$	re. P, Sb	+	+St+	BSG 20/45, Antistreptolysintiter erhöht. Histologie: chr. lymphoidzel. myoepith. Sialad. Serum-Ew. Tab., Zahnprothese
4	46	♀	50 m	vor 16 J. prim. chron. Gelenkrheumatismus nach Scharlach, seit 6 J. arbeiten die Tränendrüsen nicht mehr, Mundtrockenheit, vor 1 J. Purpura beider Us.	$\frac{c \mid}{c \mid}$	re. P	+	+	Latex-Test 1:5200, Weltmann auf R_5 verkürzt. Uterus myomatosus. Spontanabgang Nierenstein links. Serum-Ew. Tab., Zahnprothese
5	49	♀	273	seit 10 J. ziehende Gelenkschmerzen, seit 5 J. chron. „Parotitis", Mundtrockenheit, trockene Nasenschleimhaut, trockene Hände	$\frac{h_1, c \mid g_3, c}{c \mid h_1}$	bd. P	+	+ +	sehr trockene Hände, alte Lungentbc. Serum-Ew. Tab., Zahnprothese
6	50	♀	370	seit 20 J. prim. chron. Gelenkrheumatismus und Muskelrh. Seit Klimakteriumbeginn vor 5 J. Mundtrockenheit, Spdr.schwellg., seit 1 J. vermind. Tränensekr., Parotis PE: „Lipom", Anlage inn. Fistel, Rö.-bestr., Myomoperation vor 5 J.	$\frac{g_3 \mid c}{\mid}$		+	+St+	Diffbild. peripher und Stmark. unauffällig. Serum-Ew. Tab., Leukopenie, histaminrefrakt. Anacidität, 17-Ketosteroidausscheidung vermindert, defektes Gebiß
7	52	♀	38 m	seit 15 J. rheum. Beschwerden wie prim. chron. Rheumatismus, seit 1 J. trockener Mund und verminderte Tränensekr., „Bindehautentzündung" vor 5 J. Anämie, Myomop. Vor 9 J. Tonsillektomie, mehrfach Badekuren wegen Rheuma	$\frac{\mid g_1, c}{\mid c}$		+	+St+	Leukopenie, stark beschl. BSG. Fe 9 Gamma-%, Anämie von 47 %, erhebl. Versteifung und Deformierung der kleinen Gelenke, Milztumor, „Felty"-Syndrom, Zahnprothese, Serum-Ew. Tab.

8	52	♀	485	seit 3 J. rezidivierende Parotisschwellg, zugleich Menopausebeginn, Mundtrockenheit und rissige Lippen, Zungenbrennen, Augenbrennen. Vor 5 J. Lungentbc.	g_3	g_3	bd. P	+	+	BSG 78/100, Anitstreptolysintiter erhöht, Dysproteinämie, Serum-Ew.-Werte liegen nicht vor. Gebiß lückenhaft
9	53	♀	40 m	vor 9 J. Facialisparese li., seitdem rheumatoide Beschwerden, zeitweilige Parotisschwellungen, geringe Mundtrockenheit		h_1, c a				
10	54	♀	504	seit Menopausebeginn vor 4 J. wechselnd Schwellungen der Ohrspeicheldrüsen, Mundtrockenheit, rheumatische Schmerzen der Lendenmuskulatur, Magenbeschwerden		h_1, c a	bd. P	(ø)	ø	Anacidität des Magensaftes „forme fruste“
11	55	♀	380	vor 12 J. „Gesichtserysipel“, vor 11 J. Unterschenkelgeschwür, seit 5 J. nach Lungen- und Rippenfellentzündung nie wieder richtig erholt, schwere rez. Bindehautentzündungen, Zungenbrennen, Gewichtsabnahme, „Hautentzündung“ im Sinn einer „Kollagenkrankheit“, „Akrodermatitis Herxheimer“	c	d_1 c	staph. aureus, vergr. Streptokokken	+	+St+	hochgradige Dysproteinämie, maximale BSG-Beschleunigung, Serum-Ew. Tab.; Sternal: 6,5% Plasmazellen, Anämie, Ausschluß Waldenström und Plasmocytom durch serologische Untersuchung. Splenomegalie, Lungenfibrose, Sklerodermie. Hist.: perivasculäre Infiltrate, interstitielle Myositis, histaminrefr. Achylie
12	55	♀	495	seit 3 J. wegen klimakter. Beschwerden Oestrogenmedikation, seit 3 Monaten entstellende symm. P.schwellg., Tränendrüsenschwellg, seit 1 J. rheumatische Kniegelenkbeschwerden	g_3 hist.	g_3	bd. P	ø	(+)	beschleunigte BSG, Serum-Ew. Tab. Histol.: Gld.-Sbm. „Lymphomatose“
13	55	♂	65 m	vor 39 J. schwerer Gelenkrheumatismus, vor 27 J. Tonsillektomie, vor 7 J. Lungenentzündung, Rippenfellentzündung, seit 4 J. rez. Spdr.schwellungen, vor 24 J. wegen Gelenkrheumatismus invalidisiert (Bergmann, Steinkohle), seit 8 Wochen purulente Subm.entz. re.	g_3 inz.	g_3	re. P re. Sb.	+	+St+	BSG stark beschleunigt, Leukopenie, Dysproteinämie, Serum-Ew. Tab., rez. Bronchopneumonie, terminal Miliartbc. Sektion. prim. chron. Polyarthr. mit Sjögren-Syndrom, exacerb. Miliartbc. Hist.: chron. lymphoidzell., myoepithel. Sialadenitis.
14	57	♀	283	seit 7 J. Mundtrockenheit, seit 3 J. rez. Speicheldrüsenschwellungen, Zungenbrennen, seit 2 J. rez. Bindehautentzündung, Magenbeschwerden, Schulterrheumatismus	g_3 g_3	g_3 g_1, h_1	bd. P	+	+St+	BSG stark beschleunigt, Leukopenie, Sternalpunkt o. B. Anacider Magensaft
15	58	♀	490	vor 19 J. Rheumatismus, seit 19 J. rez. Parotisschwellungen re., Trockenheit der Mundschleimhaut, Zungenbrennen, Exacerbation der Speicheldrüsenentzündung nach Pneumonie vor einigen Wochen	c		re. P	+		BSG stark beschleunigt, Serum-Ew. Tab. Histologische Sicherung, Zahnlosigkeit Ober- u. Unterkiefer.

Tabelle 22 (Fortsetzung)

Personalien				Vorgeschichte	Befunde				
Nr.	Alter Jahre	Geschlecht	J.Nr.		Spdr. rö.	klin.	Xst.	Kcs. Blut	Sonstige
16	59	♂	494	seit 2 J. zunehmende Trockenheit des Mundes, seit 1 J. Augenbrennen, vor 1 J. Lupus erythematodes (hist. gesichert), seit 3 Monaten Parotisschwellung li., Tod an maligner Retikulose, Magenblutung!	g_3 | g_3	li. P	+		Leukopenie, BSG stark beschleunigt, Serum-Ew. Tab. Zahnlosigkeit. Sektion
17	60	♀	342	seit 6 J. mit Menopausebeginn Parotis- und Oberlidschwellungen beiderseits. Seit Jahren rheumatische Beschwerden in Hand- und Fußgelenken. Mundtrockenheit	g_3 | g_3 g_3 |	bd. P	+		Leukopenie, Linksverschiebung, beschleunigte BSG, anacider Magensaft, Serum-Ew. Tab.
18	61	♀	6 m	seit 3 J. prim. chron. Gelenkrheumatismus, verminderte Tränensekretion, Trockenheit der Mund- und Nasenschleimhaut, Augenbrennen	g_3 | g_3 | c		+	+St+	stark beschleunigte BSG, Dysproteinämie, Serum-Ew. Tab. Latex-Test ++, Magensaft subacide, Leberzellschaden
19	68	♀	168	vor 15 J. Gelenkrheumatismus. Seit mehreren Jahren zunehmende Trockenheit der Mundschleimhaut, Augenbrennen, seit 12 J. rez. Parotisschwellungen, vor 6 Monaten Stecknadel verschluckt, zuvor Herpes zost. Tod durch inop. Ovartumor, vorher Speicheldrüsentumoroperation	g_3 | g_3 | g_3, c		+	+St+	stark beschleunigte BSG. Leukopenie, Serum-Ew. Tab. Anämie, anacider Magensaft, terminal Mischtumor seltener Bauart, Tod an Ovarialtumor
20	68	♀	330	seit 5 J. Mundtrockenheit, seit 3 J. rez. Bindehautentzündung, seit 2 J. rez. Parotisschwellung, seit 1 J. rheumatische Beschwerden Hand- und Fußgelenke, Hautblutung, Tränendrüsenschwellung re.	h_1, c | g_3, c c | c	li. P re. Td.	+	+St+	Leukopenie, BSG beschleunigt, Dysproteinämie, Serum-Ew. Tab., subacide Magensaftwerte, Purpura „hyperglobulinaemica"
21	65	♀	91 m	vor 19 J. erstmalig rheumatische Beschwerden im Sinn prim. chron. Rheumatismus. Seit 1 J. Augenbrennen, trockener Mund, Gewichtsabnahme	| g_3		+	+St+	Dysproteinämie, Waaler Rose-Test +, Latex-Test ++, Antistreptolysintiter erhöht

Tabelle 23. *Serumelektrophoresewerte bei Sjögren-Patienten*

Nr.	Name J.Nr.	Alter Jahre	Geschlecht	Gesamt-Eiweiß g-%	Albumin %	Globulinfraktionen % α_1	α_2	β	Globulin γ	%	Bemerkungen
1	280	28	♀	10,55	38,6				40,1	61,4	Stpkt: Plasmazellen ++
2	546	39	♀	7,45	53,0	5,7	8,9	13,4	19,0		
3	635	42	♀	6,7	51,0	4,1	6,4	17,0	21,5		
4	50 m	46	♀	7,4	51,0	5,0	10,4	13,2	20,4		
5	273	49	♀		59,1	3,7	8,3	13,4	15,5		
6	370	50	♀		50,2				25,4		
7	38 m	52	♀	6,2	35,7	9,5	13,0	14,8	27,0		
8	380	55	♀	10,2	23,6	3,2	8,6	12,1	52,5		
9	495	55	♀	8,05	32,7	9,1	10,0	11,8	35,5		
10	65 m	55	♂	6,4	27,9	7,4	11,4	11,4	41,8		
11	490	58	♀	8,1	39,4	8,8	7,0	12,3	32,5		
12	494	59	♂	7,65	37,2	8,7	5,4	8,7	40,0		
13	342	60	♀	8,0	48,0	8,3	10,2	12,0	21,5		
14	6 m	61	♀	9,3	22,5	7,8	8,7	9,1	51,9		
15	168	68	♀	8,35	39,6	4,0	12,0	11,5 β_2 3,5	25,3		
16	330	68	♀						53,0		
17	91 m	65	♀	7,7	35,5	5,0	12,5	15,5	31,5		

epitheloidzellige Granulome gekennzeichnet, deren Mutterboden nach LEITNER, PAUTRIER u.a. das RES ist. Die Boecksche Krankheit kann sich an verschiedenen Organen manifestieren, auf ein Organ beschränken oder generalisiert auftreten. Die klinische Symptomatologie richtet sich nach dem jeweiligen Organbefall. Der Ausbau histologisch-bioptischer Methoden hat die Boeck-Diagnostik parenchymatöser Organe (Lunge, Leber, Niere) verbessert, wie HEINE, LEBACQ, MANITZ u.a. zeigen konnten. Der Röntgenuntersuchung sind vor allem die thorakalen Formen des Morbus Boeck zugänglich. Sie ermöglicht eine Stadieneinteilung, die für die Prognose praktischen Wert hat (HARTWEG; HEILMEYER, WURM und REINDELL; LINDIG; MEYHÖFER und NÄGELE sowie SCHIESSLE, WURM und REINDELL u.a.).

Tabelle 24

Lunge	70%
Leber (Punktat) . . .	60%
Milz	50%
Tonsillen	50%
Augen	25—50%
Skelet	bis 10%
Speicheldrüsen . . .	1— 4%
Heerfordt-Syndrom	5—10%

ohne Prozentangaben:
Haut- und Schleimhautveränderungen, relativ häufig isoliert,

weiterhin
Ohrenveränderungen,
Herzveränderungen,
Magen-Darm- und Pankreasveränderungen,
Beteiligung der Skeletmuskulatur und des Zentralnervensystems

Folgende Bezeichnungen werden als Synonyma für Morbus Boeck gebraucht:

Morbus Besnier-Boeck-Schaumann,
Maladie de Besnier-Boeck,
Boecks Sarkoid

bzw. benignes Sarkoid, Miliarlupoid, Lupus pernio, Lymphogranulomatosis benigna, tuberkulöse großzellige Hyperplasie, epitheloidzellige Granulomatose.

Der Organbefall durch Morbus Boeck läßt sich ausgehend von einer Beteiligung der mediastinalen Lymphknoten mit 100% wie in Tabelle 24 ausgeführt prozentual abschätzen (Tabelle 24).

Demnach steht die thorakale Form der epitheloidzelligen Granulomatose an erster Stelle, während die Speicheldrüsen selten einbezogen sind, etwas häufiger jedoch in Form des Heerfordt-Syndroms, d.h. einer Symptomentrias, die durch undulierendes Fieber, Augensymptome (Uveitis eventuell Iritis) und meist doppelseitige Parotisschwellungen gekennzeichnet ist. Dieses Syndrom ist von dem dänischen Ophthalmologen

HEERFORDT 1909 als febris uveo-parotidea subchronica beschrieben worden und erhielt auf WALDENSTRÖMs Vorschlag seit 1937 die Bezeichnung Heerfordt-Syndrom. Lange hat man das Syndrom zum Formenkreis der Tuberkulose gerechnet, ordnet es aber auf Grund des histologischen Substrates epitheloidzelliger Granulome und anderen serologischen Verhaltens dem Morbus Boeck zu. Es gilt als besondere Generalisierungsform, bei der man häufig auch eine Boeck-Beteiligung anderer Organe findet, z.B. der Hilus- und Mediastinallymphknoten, der Lungen, der Halslymphknoten und des Zentralnervensystems (Facialisparese). Wahrscheinlich nimmt das Heerfordt-Syndrom auch serologisch eine Sonderstellung ein (RAUCH).

Der verhältnismäßig *seltene* Speicheldrüsenbefall macht erklärlich, weshalb sialographische Befunde kaum bekannt sind und entsprechend selten abgehandelt werden.

Bevor auf diese Befunde näher eingegangen wird, ist darauf hinzuweisen, daß klinisch die Boecksche Erkrankung der Speicheldrüsen in der älteren Literatur häufiger unter dem Sammelbegriff Mikulicz-Syndrom bzw. Mikulicz-Krankheit aufgeführt wird. Beide Bezeichnungen dienen der Umschreibung ätiologisch ganz verschiedener oder ätiologisch unbekannter Leiden. Diese gehen mit überwiegend doppelseitigen, nur wenig schmerzhaften und ziemlich derben Schwellungen der Speicheldrüsen als auch der Tränendrüsen einher. Der Breslauer Chirurg MIKULICZ berichtete 1888 in Königsberg (Verein für wissenschaftliche Heilkunde) als erster über einen solchen Speicheldrüsenbefund bei einem 42jährigen Mann. Es stellte sich jedoch später heraus, daß weder der histologische Befund (einer Originalzeichnung zu entnehmen) noch die klinische Definition standhält, ein Krankheitsbild sui generis abzugrenzen (GEILER, MULERT, NEUSS, RAUCH, RUF, SEIFERT). SEIFERT und GEILER konnten vielmehr zeigen, daß gerade die Speicheldrüsen sehr häufig bei Erkrankungen verschiedenartiger Ätiologie gleichsinnige lymphoreticuläre Reaktionen aufweisen (Viruskrankheiten, Tumoren, Entzündungen, Systemkrankheiten, rheumatische Erkrankungen).

Es kommt hinzu, daß im angloamerikanischen Schrifttum der Begriff Mikulicz-Krankheit für ein Syndrom angewandt wird, das nach den Ausführungen von MORGAN und CASTLEMAN sowie SEIFERT und GEILER mit dem von SJÖGREN beschriebenen identisch ist (s. dort). Aus diesen Gründen erscheint es angeraten, die Bezeichnung Mikulicz-Krankheit zugunsten der Bezeichnung Sjögren-Syndrom aufzugeben und den Begriff Mikulicz-Syndrom nach dem Vorschlag RAUCHs unter Nominierung des Grundleidens in der Bezeichnung „Mikulicz-Syndrom als sarkoide Sialadenose“ und „Mikulicz-Syndrom als lymphatisch-myeloische Sialadenose“ weiterexistieren zu lassen. Die letztgenannte Form entspräche einem malignen Grundleiden, dessen Röntgenbefunde deshalb im Rahmen der Speicheldrüsen-Neoplasien behandelt werden. Im Schrifttum finden sich nur vereinzelt Hinweise auf Röntgenbefunde der Speicheldrüsen bei Morbus Boeck, eventuell auch unter der Bezeichnung Mikulicz-Syndrom bzw. -Krankheit.

PAYNE betont, beim Mikulicz-Syndrom keine Abweichungen im Röntgenbild der Speicheldrüsen festgestellt zu haben. HETZAR führt keine eigenen Beobachtungen zum Mikulicz-Syndrom an. Er erwähnt jedoch, daß infolge Parenchyminfiltration eine Kontrastfüllung der äußersten Drüsenbezirke nicht erwartet werden könne und bei Befall größerer Drüsenbezirke mit ausgedehnten Aussparungen zu rechnen sei. HETZAR schildert jedoch als Beispiel für eine „generalisierte Tuberkulose des Speicheldrüsensystems“ ausführlich die Befunde eines 26jährigen Mannes (Abb. 35—46 seiner Monographie), der an einer beiderseitigen blanden aber ziemlich derben Schwellung der Ohrspeicheldrüsen und rechten Glandula submandibularis litt. Die weitere Untersuchung ergab etwa bohnengroße indolente Lymphknotenschwellungen in den Ellen- und Leistenbeugen vor allem aber beiderseits in der Hilusgegend der Lungen pflaumengroße, scharf begrenzte Lymphknoten!

Röntgenologisch linke Parotis: Fehlen der Füllung der feinsten Verästelungen, rechte Parotis: Bild wie bei gutartigem Tumor, rechte Submandibularis: scharf abgegrenzte Auslassungszone. Histologisch aus rechter Parotis und aus einem Lymphknoten der

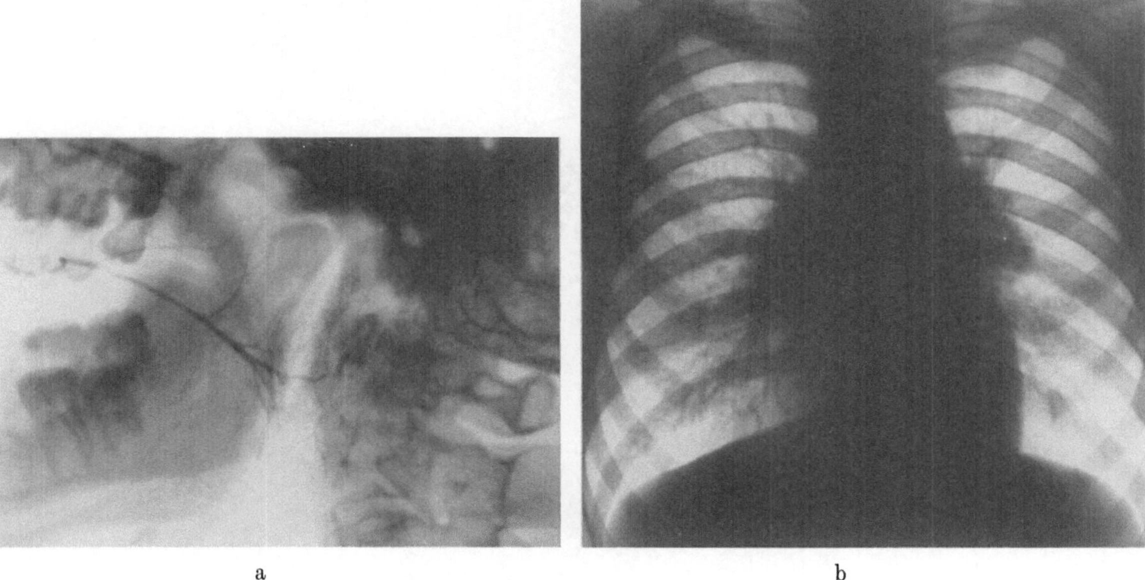

a b

Abb. 102a u. b. Histologisch gesicherte epitheloidzellige Granulomatose der linken Glandula Parotis; sialographisch: geringfügige wolkige Kontrastmittelanfärbung des Parenchyms und narbige Verziehungen der Gänge 1. und 2. Ordnung, Kaliberschwankungen mäßigen Grades. Thorax: Hyperplasie der Hiluslymphknoten, Mediastinalverbreiterung, keine Lungeninfiltrate (b). S. H., 18jähriger Patient (JNr. 241)

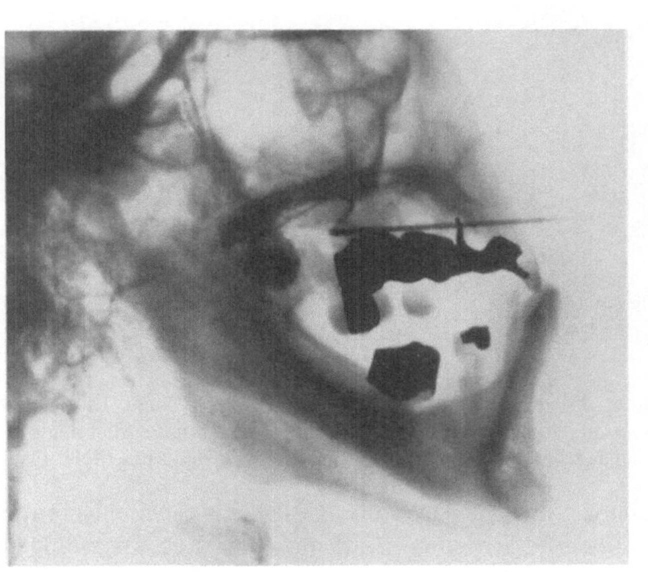

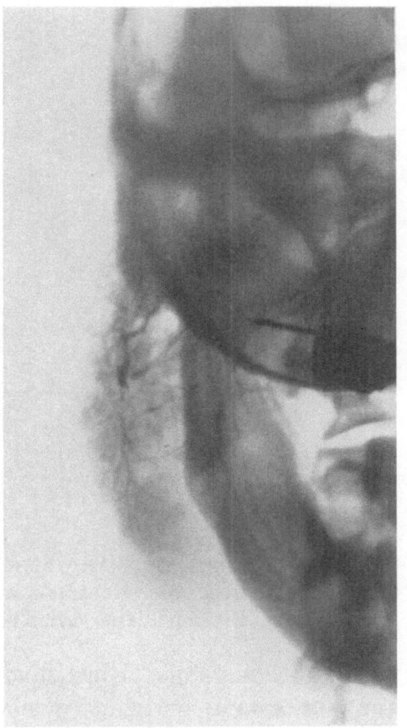

a b

Abb. 103a u. b. Pathologisch zu bewertende Parenchymanfärbung, polytope unscharf begrenzte Kontrastmittelaussparungen im Parenchym, geringfügige Kaliberschwankungen des Gangsystems, verzögerte Kontrastmittelausscheidung der rechten Parotis. Histologische Bestätigung einer intraglandulären Granulomatose: M. Boeck. L. K., 44jährige Frau (JNr. 48m)

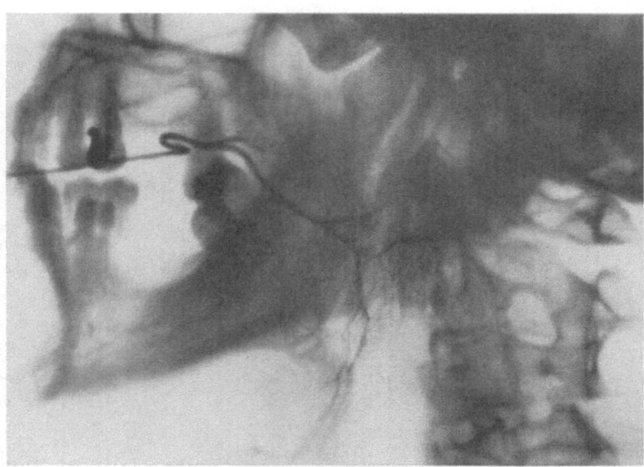

a

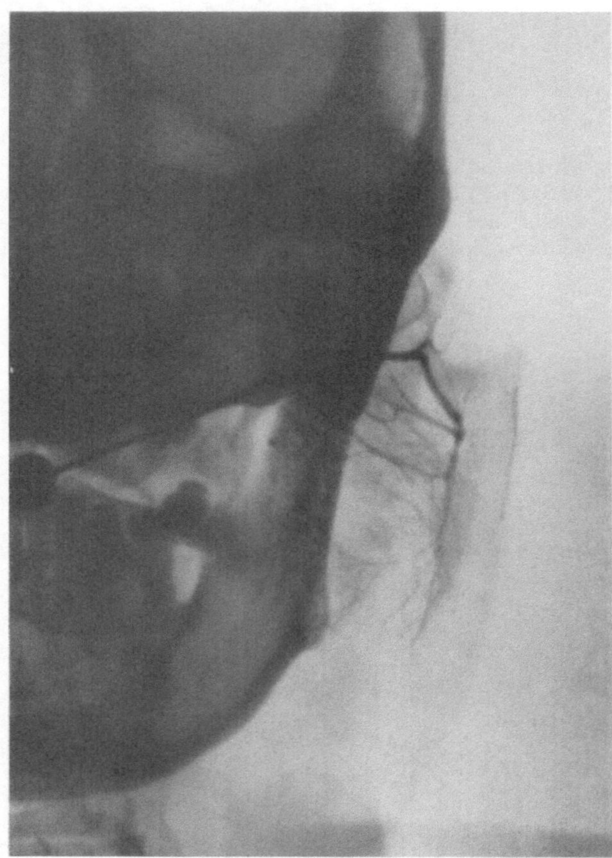

b

Abb. 104a—c. Intraglandulärer raumfordernder Prozeß, polytope Verlagerungen der Gänge 1., 2. und 3. Ordnung; umschriebene Kontrastmittelaussparungen im Parenchymschatten, vgl. Sagittalbild. Histologisch: *M. Boeck* der intraglandulären Lymphknoten. c) HE 38fache Vergrößerung, K.M., 54jährige Frau (JNr. 45m)

rechten Ellenbeuge: Epitheloidzellenherde mit vereinzelten Riesenzellen *ohne* Neigung zur Verkäsung, geringe Vermehrung des interstitiellen Bindegewebes, nur an wenigen Stellen kleinzellige Infiltrationen.

Diese Symptomatologie läßt wohl keinen Zweifel daran, daß es sich in Wirklichkeit um einen Morbus *Boeck* gehandelt hat! Wir konnten drei gleichsinnige Beobachtungen machen. Unser erster Fall wurde ebenfalls zunächst als Tuberkulose geführt, erst die spätere Überprüfung deckte die wahre Diagnose auf (vgl. Abb. 102).

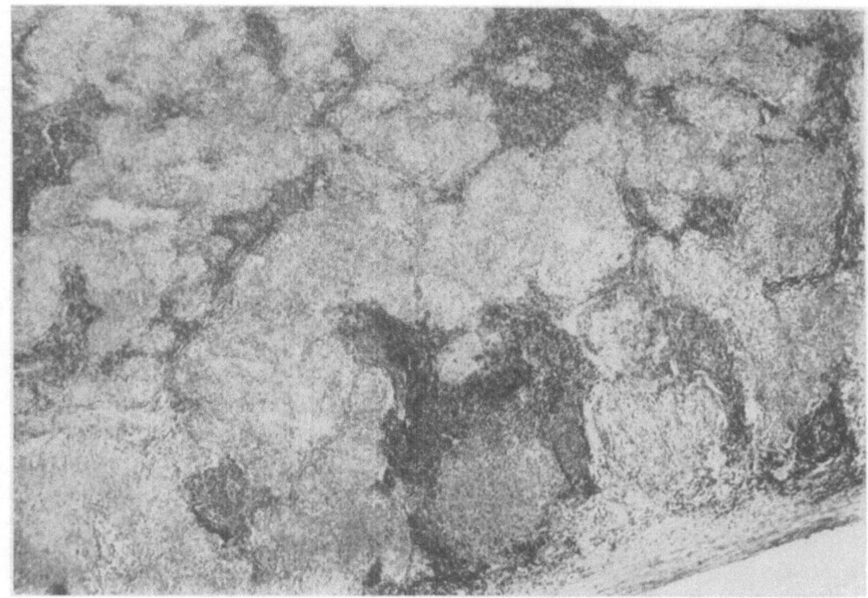

Abb. 104 c

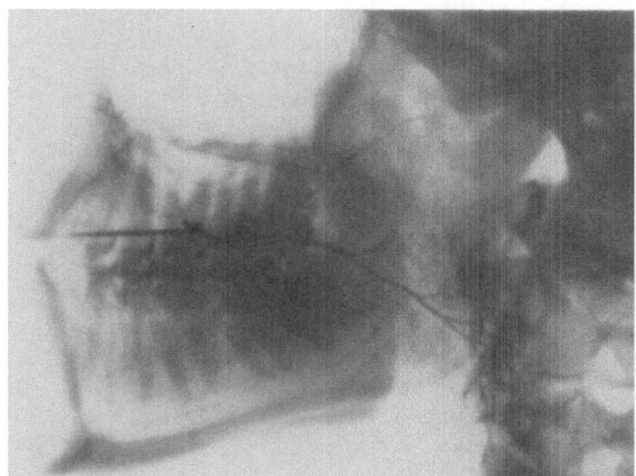

a

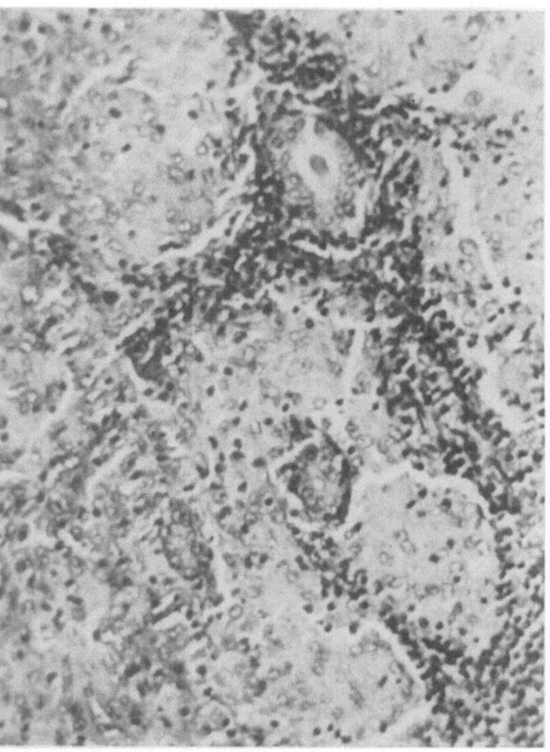

c

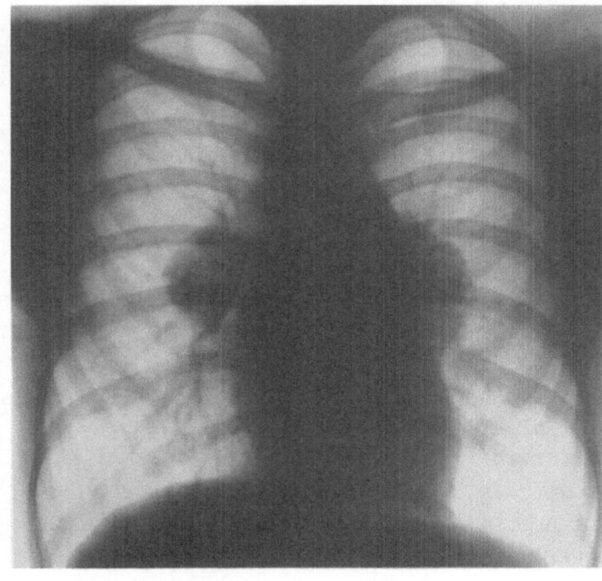

b

Abb. 105 a—c. Heerfordt-Syndrom. Pathologische fleckige Kontrastmittelanfärbung der vergrößerten linken Parotis, enggestelltes Gangsystem, verzögerte Kontrastmittelausscheidung, epitheloidzellige Granulomatose histologisch gesichert (c). Knollige Hilus- und Mediastinallymphknotenhyperplasie (b). H. W., 20jähriger Patient (JNr. 651)

Tabelle 25

Nr.	J.Nr.	Alter Jahre	♂	♀	Speicheldrüsenbefall		Andere Boeck-Symptome	Histologie	Bemerkungen
					klinisch	röntgenologisch			
1	64 m	24	+		Parotis bds. li. = re.	re. „spinnenartige“ Gangspreizung	disseminierte Lungenveränderungen	Lungenbiopsie	
2	13	40	+		Parotis bds. li. = re.	bds. „spinnenartige“ Gangspreizung	Ø	Ø	Rez. nach Röntgen-Th.
3	241	18	+		Parotis bds. re. = li.	li. path. Parenchymanfärbung	Mediastinale und Hiluslymphknotenschwellungen, bds. „Knollenhilus“	Probeexcision linke Parotis	Erstdiagn. Tbc.!
4	651	20	+		Parotis bds. re. = li.	bds. path. Parenchymanfärbung	Mediastinale und Hiluslymphknotenschwellungen, bds. „Knollenhilus“, Iritis	Probeexcision linke Parotis	Heerfordt-Syndrom, als Kind spina ventosa an Finger
5	45 m	54		+	Parotis li.	li. umschriebene Parenchymsubstitution „Tumorbild“	Ø	Probeexcision linke Parotis, intragland. LKschwellg.	Tbc-Aktivierung im weiteren Verlauf
6	48 m	44		+	Parotis re.	re. disseminierte Parenchymsubstitution	Ø	Probeexcision rechte Parotis	
7	137 m	58		+	Parotis bds. li. = re.	li. disseminierte Parenchymsubstitution	Mediastinale und Hiluslymphknotenschwellungen bds. „Knollenhilus“	Scalenusbiopsie re.	

Einzelne Hinweise auf Speicheldrüsenbefunde bei Morbus *Boeck* finden sich ferner bei Yannoulis (Kontrastmittelaussparungen), bei Parret (Gangerweiterungen), während Diamant leichte Strikturen und Gangerweiterungen beschreibt.

Rubin und Besse heben ausdrücklich die Sarkoidose als Teilursache des Mikulicz-Syndroms hervor und gehen näher auf die Abhängigkeit der zu erwartenden Röntgenbefunde vom Stadium der Krankheit ein:

Frühstadium: normales Verzweigungsbäumchen,

Befall umgebender Lymphknoten: Lateralverlagerung des Drüsensystems, Übergriff auf die Drüsensubstanz: erhebliche Verminderung der Gangverzweigungen,

Fortgeschrittenes Stadium: kleine verstreut liegende Retentionsgebiete,

Endstadium: fibröse Gangobstruktion, Kontrastmittelinstillation unmöglich.

Wie Rubin und Besse haben auch Ollerenshaw und Rose *keine* Sialangiektasien bei Sarkoidose der Speicheldrüsen finden können. Dies deckt sich mit unseren Erfahrungen. Außer Boette und Wuttge (ein Fall) hat Lehnhardt histologisch gesicherte Vorkommen epitheloidzelliger Granulome in den Speicheldrüsen sialographisch untersucht und übereinstimmend mit den vorgenannten Autoren Zeichen der Parenchymsubstitution an umschriebener Stelle gefunden (zwei Fälle, einer davon mit gleichzeitiger Beteiligung der Parotis und Submandibularis).

Eigene Beobachtungen: In den letzten 10 Jahren haben wir sieben Fälle von Sarkoidose der Speicheldrüsen untersucht (s. Tabelle 25). Eine histologische Sicherung erfolgte bei vier Patienten aus der Parotis, einmal aus der Lunge. Eine detaillierte Wiedergabe der Fälle 1—6 erfolgte kürzlich, so daß bezüglich kasuistischer Einzelheiten hierauf verwiesen werden kann.

Die Speicheldrüsenbefunde waren je nach dem Stadium des Befalles unterschiedlich und stimmen mit den Angaben des Schrifttums überein. Stets war normales Drüsengewebe durch pathologisches Gewebe ersetzt, so daß entweder die Darstellung des Drüsenbäumchens im ganzen spärlich und engkalibrig erfolgte (Fall 1 und 2), oder eine umschriebene Substitution als größere Kontrastmittelaussparung imponierte (Fall 5) oder schließlich das Bild einer generalisierten diffus verteilten feinkörnigen Parenchymsubstitution durch granulomatöse Herdchen hervorgerufen wurde. In vier Fällen bestanden ausgeprägte thorakale röntgenologisch nachgewiesene Veränderungen (Abb. 102, 105). Eine Augenbeteiligung mit Iritis konnte nur einmal festgestellt werden.

γ) Intoxikationen

In einer letzten Gruppe ist auf entzündliche Speicheldrüsenerkrankungen aufmerksam zu machen, die nicht bakteriell ausgelöst werden und als Folge einer Allgemeinschädigung des Organismus anzusehen sind: akute und chronische Speicheldrüsenentzündungen bei exogenen und endogenen Intoxikationen. Die Speicheldrüsen können in ihrem Exkret Gifte ausscheiden und so geschädigt werden, allerdings auch auf dem Weg zentralnervöser Fehlsteuerung. Die Zusammenhänge zwischen endogenen Intoxikationen und speziellen Allergieformen haben durch HAFERKAMPs Untersuchungen eine gewisse Stütze erfahren, sind aber wohl noch nicht eindeutig bewiesen.

Die Affinität der Speicheldrüsen zu bestimmten Substanzen kann toxische Schädigungen der Speicheldrüsen auslösen. Es ist bekannt, daß nächst der Schilddrüse die Glandula Parotis und Submandibularis Jod konzentrieren und ausscheiden (vgl. Jodtest nach SCHIMANSKY). Hierauf basieren ebenfalls Versuche, die Ausscheidung radioaktiv markierten Jods als diagnostische Methode zur Speicheldrüsenuntersuchung auszubauen.

Andererseits sind akute bis subakute entzündliche Speicheldrüsenschwellungen nach therapeutischer Gabe von ^{131}J bekanntgeworden, sog. „Isotopenparotitis“ (GOOLDEN, MALLARD u. FARRAN; RIGLER u.a.). Sie sollen durch eine stärkere Konzentration von ^{131}J in den Speicheldrüsen nach therapeutischer Ausschaltung der Schilddrüse bedingt sein. Ob der aktinische Reiz als auslösender Faktor zu gelten hat, ist unsicher. Eine mittelbare Rolle wird ihm an der Entstehung der „Röntgenparotitis“ nach Bestrahlung fernab gelegener Organe zugeschrieben (RIGLER; SARASIN). Als Indikation zur Sialographie wichtiger sind seltene chronische Formen von Schwermetallintoxikationen. Ausgang des vorigen Jahrhunderts sind sie mehrfach von französischen Autoren (vgl. LANG) beschrieben worden. Speicheldrüsenentzündungen nach Schmierkuren sind als Parotitis mercurialis, nach Bleivergiftung als Parotitis saturnina bekannt (BRANDT; KRANZ; MISCH; MOESCHLIN; THIELEMANNS).

Wir beobachteten einen 69jährigen Mann, der als Folge einer Trinkwasserverunreinigung eine schwere chronische Bleivergiftung erlitten hatte. Bei mehrfachem stationären Krankenhausaufenthalt waren neben Magen-Darmerscheinungen Gelenkbeschwerden und Erscheinungen seitens parenchymatöser Organe (Leber, Niere) festgestellt und behandelt worden. An den Folgen der Vergiftung war Erblindung eingetreten. Nach einem Intervall von mehreren Jahren waren erstmalig rezidivierende Entzündungen der Speicheldrüsen bemerkt worden, die sich an allen vier großen Kopfspeicheldrüsen abspielten und nach immer kürzeren Zeitabständen aufflackerten, zuletzt derbe Indurationen vor allem der

Parotis beiderseits verursacht hatten. In diesem Zustand wurde der Patient zur Sialographie überwiesen. Der erhobene Röntgenbefund (Abb. 106) erinnert an Bilder, die bei fortgeschrittenem Sjögren-Syndrom zu finden sind: Sialangiektasien diffus über das Drüsenareal verteilt, gleichsinnig an der Glandula submandibularis beiderseits, ebenso

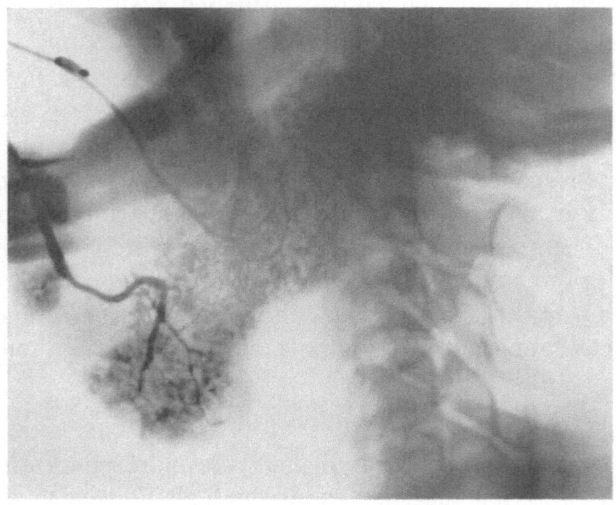

a

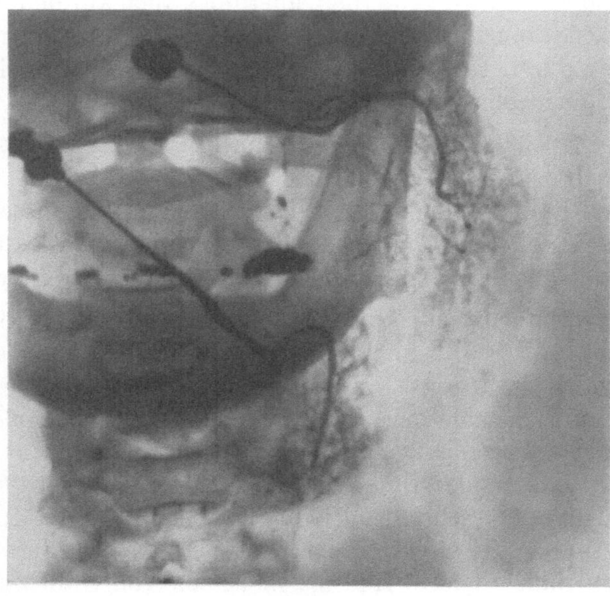

b

Abb. 106a u. b. Zustand nach chronischer Bleivergiftung mit Leber- und Nierenschädigung, Erblindung. Ausgeprägte Veränderungen aller vier großen Kopfspeicheldrüsen wie bei chronisch rezidivierender Entzündung. Sialangiektasie auch der Glandula submandibularis. 68jähriger Mann (JNr. 257)

auch an einer akzessorischen Drüse, deren Gang in das mittlere Wharton-Gangdrittel einmündet! Die Ausschwemmung des Kontrastmittels war stark verzögert.

ZOLLFRANK hat angeregt durch diese Beobachtung 28 Patienten nachuntersucht, die eindeutig eine gewerbliche Bleiintoxikation erlitten hatten. Verschiedene dieser Patienten hatten katamnestisch Sensationen seitens der Speicheldrüsen angegeben. Sialographische Befunde in der geschilderten Art, wenn auch weniger stark ausgeprägt, waren jedoch nur bei einem Patienten feststellbar. Der Grad der Intoxikation aller nachuntersuchten Patienten war wesentlich geringer.

Möglichkeiten einer endogenen Intoxikation ergeben sich bei verschiedensten Stoffwechselerkrankungen. Es wird gesondert auf diese Krankheitsgruppe eingegangen. Vorweggenommen sei das Beispiel der urämischen Parotitis, die z.T. auf die Ausscheidung von Harnstoff bezogen werden muß, aber wohl immer akut auftritt (vgl. PAYNE).

Beobachtungen von Speicheldrüsenschwellungen an Asthmatikern werden mit allergischen Faktoren in Zusammenhang gebracht. Ob eine Parotitis nach dem Muster der Hashimoto-Thyreoiditis durch Autoantikörper oder Antikörper dieser Art nur als Begleitsymptom hervorgerufen werden, scheint noch nicht eindeutig geklärt zu sein (vgl. HAFERKAMP; SCHULZE und MIEHLKE).

5. Speicheldrüsenbefunde bei Stoffwechselerkrankungen und endokrinen Störungen

Seit vielen Jahren sind symmetrische Vergrößerungen der Speicheldrüsen, vor allem der Parotis beiderseits als fakultatives Symptom bei Stoffwechselerkrankungen und endokrinen Störungen bekannt. Diese Schwellungen sind in der Regel schmerzlos, mäßig derb und führen den Patienten eventuell aus kosmetischen Gründen zum Arzt. Synonym gebraucht wird mitunter die Bezeichnung „Parotishyperplasie", der Zusatz „essentiell" (DECHAUME, BONNEAU, PAYEN u. MASSE) drückt aus, daß die Ursache der Schwellung unbekannt ist. Die Zuordnung zum Sammelbegriff „Mikulicz-Syndrom" (vgl. RUBIN u. BESSE) erscheint weniger zweckmäßig. Neben „vorwiegend allergischen Sialadenosen" (einschließlich Sjögren- und Mikulicz-Syndrom) faßt RAUCH je nach der Art der auslösenden Störung diese symmetrischen Schwellungen als „hormonale", — „neurogene", — und „Karenz"-Sialosen unter dem Oberbegriff der Sialose (Sialadenose) zusammen. Wir möchten mit SEIFERT den Begriff der Sialadenose nur auf primär *nicht* entzündliche Speicheldrüsenveränderungen beschränken, die auf Stoffwechsel- und Sekretionsstörungen des Drüsenparenchyms beruhen. Solche Sialadenosen sind im einzelnen bei der sog. sthenischen Form des Diabetes mellitus, bei Keimdrüsenunterfunktion, Schilddrüsenerkrankungen, Hypophysenerkrankungen (Akromegalie, *M. Cushing*), Formen der Überernährung (Fettsucht) und Unterernährung (Hungerdystrophie, Kwashiorkor, Mangy), Leberkrankheiten (Lebercirrhose, Fettleber) und chronischem Alkoholismus zu finden (BONNIN, MORETTI u. GEYER; FLAUM; FREUDENBERG; GÜLZOW; FRANKE u. SEIGE; LUCKNER u. SCRIBA; MELLINGHOFF; RAUCH; SPRINZELS; TRAUTMANN u. KANTHER; SEIFERT; WINKLMANN u.a.).

Anatomisch sind unterschiedliche Befunde ermittelt worden, so z.B. eine interstitielle Lipomatose (KORP, SEIFERT, UIBE), andererseits Schwellungen nach Art eines Zellhydrops (SEIFERT), aber auch interstitielle Ödembildungen (vgl. auch FRANKE u. SEIGE). Die Deutung dieser unterschiedlichen Befunde ist wohl nur so möglich, daß es sich um Bilder verschiedener Zustände der Funktionsstörung handelt. Zumindest ist die Lipomatose als ein Endstadium zu betrachten, Ersatz zugrunde gegangenen Parenchyms durch Fett.

Welche ausgedehnten Veränderungen bei anhaltender Mehrbelastung der Zellfunktion als Hypertrophie und Anpassungshyperplasie möglich sind, konnte SEIFERT kürzlich am Modell der experimentell durch Noradrenalinverabfolgung erzielbaren Speicheldrüsenvergrößerung von Ratten nachweisen. Nach diesen Befunden erscheint es möglich, die menschlichen Speicheldrüsenveränderungen bei Sialadenosen unter einem ähnlichen Blickwinkel zu betrachten: Hypertrophie und Hyperplasie des Acinusgewebes stehen am Beginn der Erkrankung, in deren weiterem Verlauf sich die sekretorische Zellfunktion erschöpft, zum Zellhydrops führt und schließlich zum Schwund der Acini sowie deren Ersatz durch Fetteinbau.

Mit diesen Ausführungen ist bereits angedeutet, daß sich die entscheidenden Veränderungen in mikroskopischen Dimensionen abspielen, somit also die Röntgenuntersuchung der Speicheldrüsen und ihrer Ausführungsgänge keinen Beitrag zur Aufklärung der Speicheldrüsenschwellungen bei Sialadenosen erwarten lassen kann. Sie ermöglicht allerdings eine Beurteilung der Organgröße, über deren wahres Ausmaß man sich mitunter keine rechte Vorstellung macht. Die grobe Ausscheidungsfunktion kann verzögert sein, das Gangsystem enggestellt und rarifiziert wirken, ebenso aber auffallend stark bis in die Peripherie verästelt sein und an Bilder rauhreifartiger Vergröberung erinnern, die bei chronischen parenchymatösen Entzündungen zu beobachten sind. Die Möglichkeit, andere sialographisch erkennbare Speicheldrüsenerkrankungen differentialdiagnostisch auszuschließen, ist dabei keineswegs zu unterschätzen.

Tabelle 26. *Grundkrankheiten bei 28 Patienten mit „Parotishypertrophie"*

	Männer	Frauen	Summe
Adipositas	2	2	4
Anorexia mentalis		1	1
Diabetes mellitus	1	2 (1)	3
Leberschaden	1		1
Neurovegetative Stigmatisation	1	1	2
Pubertät	1		1
Ovarialinsuffizienz		1	1
Akromegalie	3		3
M. Cushing		1	1
Kraniopharyngeom		1	1
Schilddrüsencarcinom		1	1
Larynxcarcinom	2		2
Mammacarcinom	(1)	4	4
Unbekannter Primärtumor	1		1
Ungeklärt	1	1	2

Über sialographische Untersuchungen von Patienten mit Sialadenosen berichtete Korp (15 Fälle, davon 13 mit normalem Befund). Rauch erwähnt als sialographisches Symptom eine „gleichmäßige Dystonie der großen Speichelgänge bei normaler Darstellung der Endverzweigungen". Dechaume, Bonneau, Payen u. Masse haben bioptische und sialographische Befunde gegenübergestellt. Sie fanden vier verschiedene Formen des Leidens, von denen die 3. und 4. durch zunehmende entzündliche Erscheinungen gekennzeichnet ist. Du Plessis bringt das sialographische Symptom des „entlaubten Baumes", das er mehrfach beobachtete, mit einer histologisch festgestellten Vergrößerung der Acini um 55% (McCance, Dean u. Barrett) in Zusammenhang.

Unser Krankengut umfaßt 28 Patienten mit symmetrischen Speicheldrüsenschwellungen, 13 Männer und 15 Frauen. Welche Grundkrankheiten als mögliche Ursache bestanden haben, ist aus Tabelle 26 ersichtlich.

Das Symptom trat viermal bei Fettsuchtpatienten auf, einer der beiden Männer zeigte eine Keimdrüsenstörung und könnte dem AOP-Syndrom (Rauch) zugeordnet werden, als dessen Merkmale *A*dipositas, Keimdrüsenstörungen (*O*varinsuffizienz) und *P*arotisschwellungen gelten; auch bei Männern soll es vorkommen. Drei Patienten litten an einem Diabetes mellitus, eine Frau zusätzlich an einem inoperablen Schilddrüsencarcinom, sie erscheint deshalb in der Tabelle unter dieser Rubrik. Der Patient mit Leberschaden war Gastwirt. Die Patienten mit neurovegetativer Stigmatisation litten beide an einer erheblich verstärkten Speichelabsonderung. Die Patienten mit Hypophysentumoren boten dreimal das typische Krankheitsbild der Akromegalie, in einem Fall bestand ein M. Cushing. Daß die Parotishypertrophie Begleitsymptom auch anderer hormonell abhängiger Tumoren sein kann, zeigten Fälle von Mammacarcinompatienten, die sich sämtlich in der Menopause befanden und mit Testosteron behandelt waren. Dies verleiht der Vorstellung einer tiefgreifenden Stoffwechselumstellung auf endokriner Basis

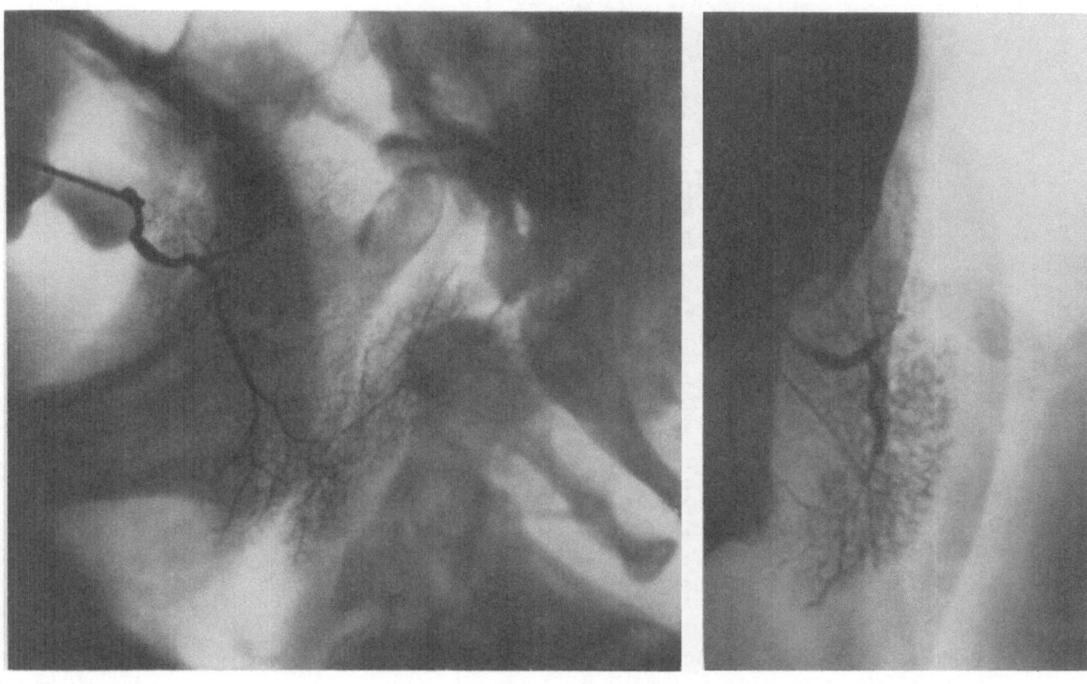

a b

Abb. 107a u. b. Symmetrische indolente Parotisschwellungen, postklimakterisch aufgetreten. Sialographisch: große Glandula parotis beiderseits, sehr reich verzweigtes Gangsystem, geringfügige Stauchung des Hauptganges als Ausdruck der Volumenzunahme; großer akzessorischer Drüsenanteil buccal. 53jährige Frau (JNr. 31 m)

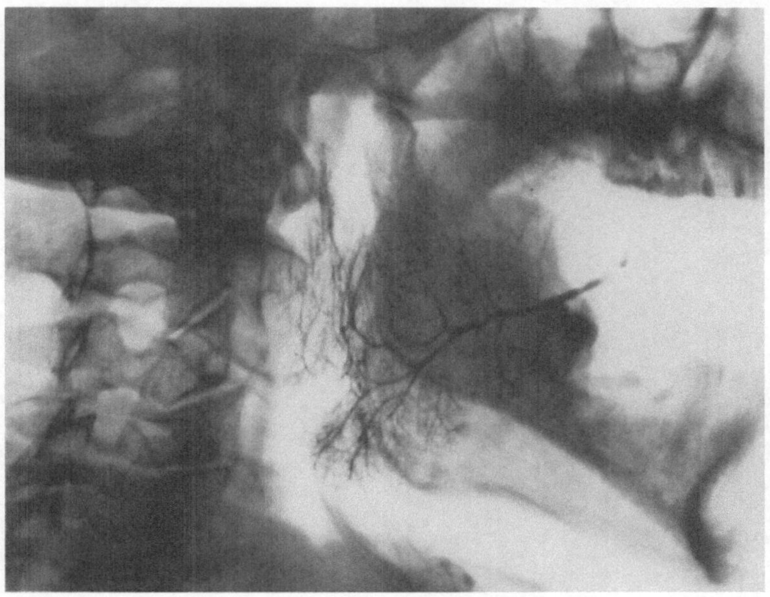

Abb. 108. Beiderseitige Parotisschwellungen eines Gastwirtes mit Leberschaden. Sialographisch: insgesamt große Glandula parotis mit reich verzweigtem, sonst normalem Gangsystem. 59jähriger Mann (JNr. 138)

einen besonderen Akzent. Bemerkenswert war der Befund eines Mannes mit Larynxcarcinom, bei dem später ein Mammacarcinom auftrat.

Röntgenologisch war in allen Fällen eine beiderseitige Vergrößerung der Glandula parotis feststellbar; eine histologische Sicherung erfolgte nur bei einer Patientin mit Ovarialinsuffizienz. Es fanden sich geringfügige interstitielle entzündliche Veränderungen, die auch nach dem Röntgenbefund zu vermuten waren (Abb. 110). Wir verweisen außerdem auf folgende Bildbeispiele: Abb. 107—112.

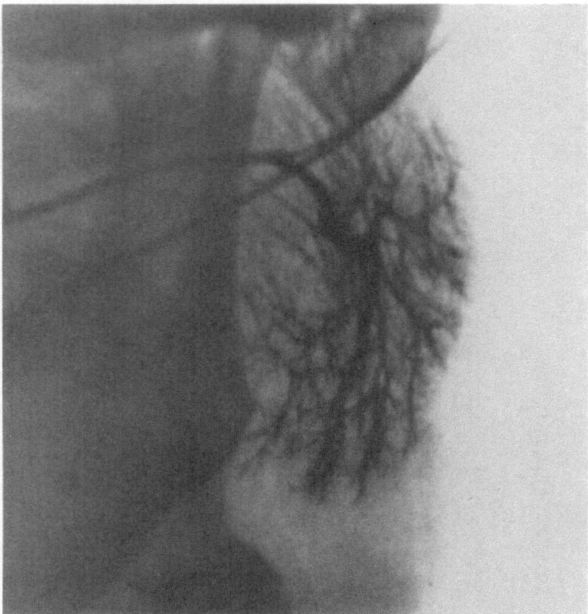

Abb. 109. Beiderseitige Parotisschwellungen bei Fettsucht. Sialographisch vergrößerte Glandula parotis, reich verzweigtes Gangsystem, relativ große Distanz der feinen Gangverzweigungen voneinander. 34jähriger Mann (JNr. 71 m)

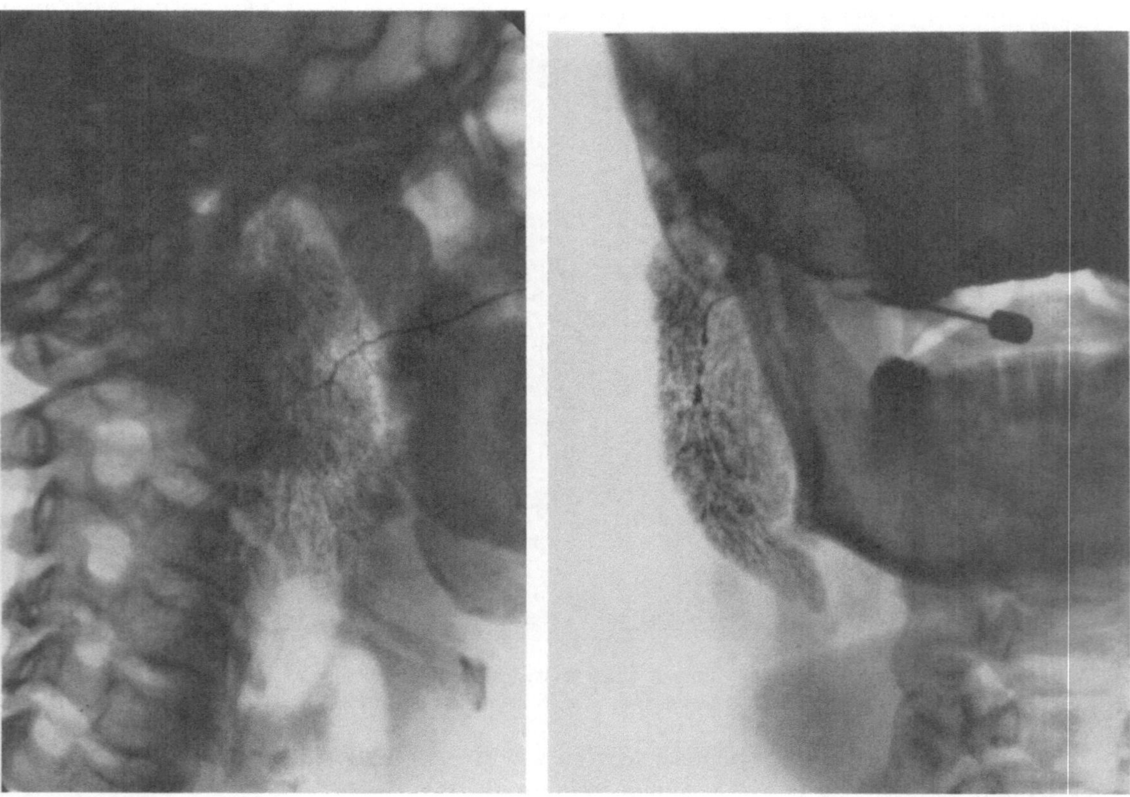

a b

Abb. 110 a u. b. Beiderseitige Parotisschwellungen, die wechselnd etwa im Rhythmus des Menstruationscyclus zunehmen und mäßig schmerzhaft sind. Ovarialinsuffizienz nach Regelanamnese sehr wahrscheinlich. Histologisch: nicht sehr ausgeprägte Zeichen einer interstitiellen Entzündung. Sialographisch: enggestelltes Gangsystem, pathologisch zu bewertende fleckige Parenchymanfärbung, verzögerte Kontrastmittelausscheidung, insgesamt große Glandula parotis. 40jährige Patientin (JNr. 75 m)

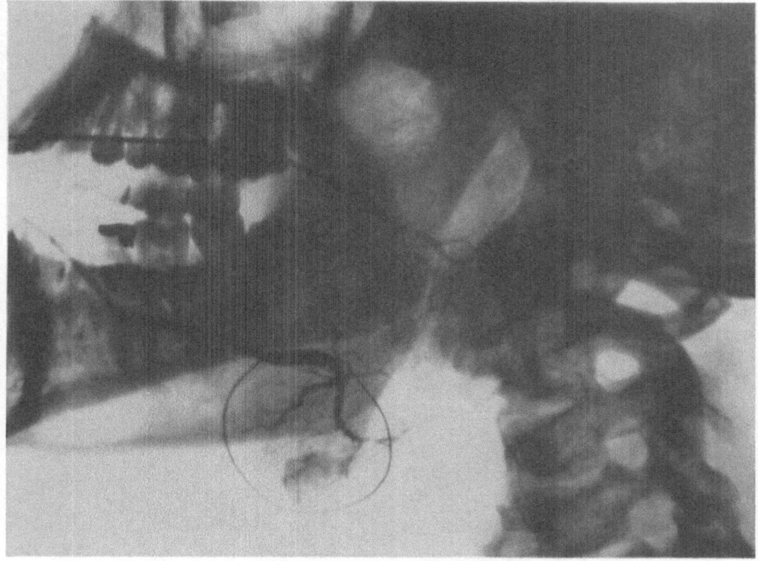

a

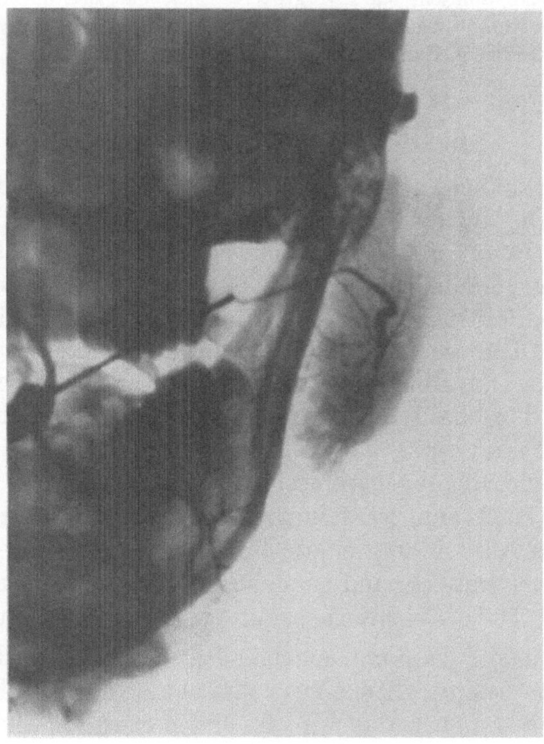

b

Abb. 111 a u. b. Symmetrische Speicheldrüsenschwellungen nach mehrmonatigem Hungerzustand infolge Anorexia mentalis bei einer 19jährigen Patientin. Auffällige Gangarmut und enges Kaliber der Parotisgänge links, verzögerte Kontrastmittelausscheidung, Rarifizierung des Gangsystems der insgesamt vergrößerten Glandula submandibularis links. Serum-Ew. bis 3,5 g-% abgesunken. 19jährige Patientin (JNr. 62 m)

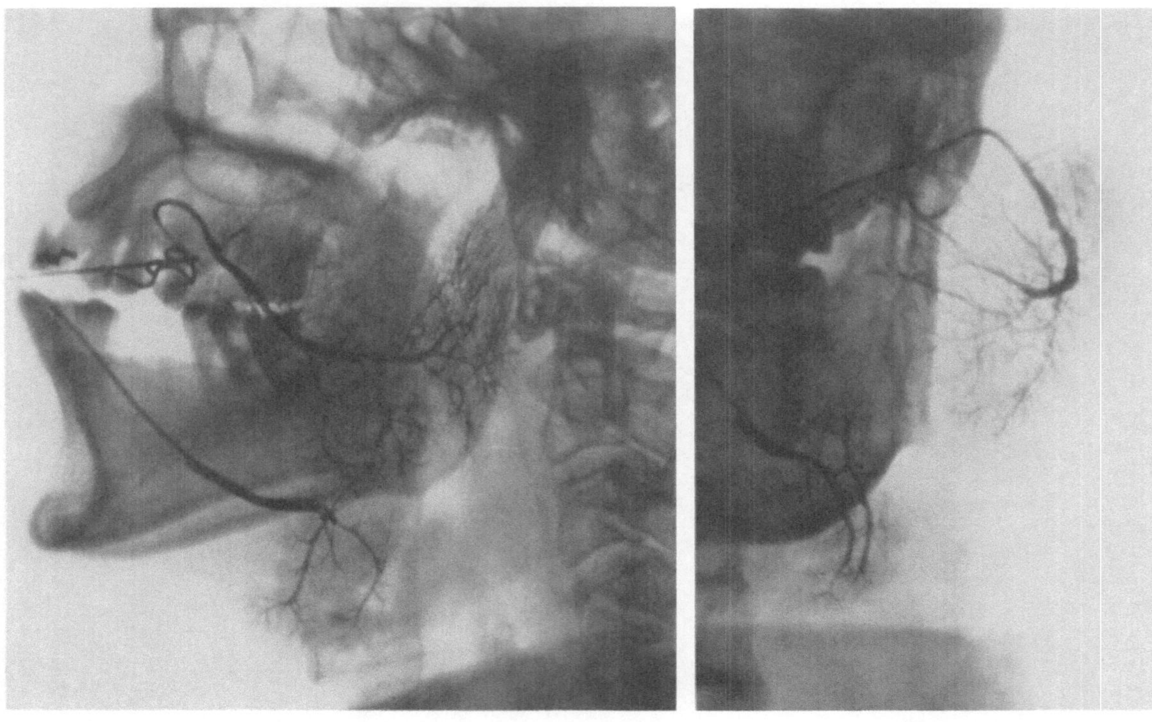

Abb. 112a u. b. Beiderseitige Schwellungen aller vier großen Kopfspeicheldrüsen bei endokriner Korrelationsstörung im Sinne eines „AOP"-Syndroms (RAUCH): Adipositas, Keimdrüsenunterfunktion; zusätzlich besteht ein Diabetes mellitus. Sialographisch: stark vergrößerte Speicheldrüsen mit reich verzweigtem Gangsystem der Glandula parotis und verhältnismäßig spärlichem Submandibularisgangsystem. Stärkere Distanzierung der feinen Gangaufzweigungen. 45jähriger Mann (JNr. 16m)

6. Die Speicheldrüsengeschwülste

Die Geschwulstkrankheiten der Speicheldrüsen bilden mit die wichtigste Indikation zur Sialographie. Die differentialdiagnostische Bedeutung dieses Untersuchungsverfahrens ist bei allen tumorverdächtigen Schwellungen der Speicheldrüsen und ihrer Umgebung besonders hervorzuheben, desgleichen gegenüber entzündlichen Erkrankungen. Wird auf Grund des Palpationsbefundes klinisch Tumorverdacht geäußert, so läßt sich röntgenologisch die Diagnose mit großer Wahrscheinlichkeit erhärten oder der Tumorverdacht entkräften. Das röntgenologische Urteil kann sich nur auf makroskopische Befunde stützen und deshalb die Präzision der feingeweblichen Untersuchung nicht erreichen oder diese gar ersetzen; es gelingt aber in vielen Fällen mit Hilfe der sialographischen Symptome, die Wachstumseigentümlichkeit näher zu charakterisieren. Ein weiterer Vorteil der Röntgenuntersuchung liegt darin, ein genaues Bild über die räumliche Zuordnung und Ausdehnung eines Geschwulstprozesses sowie dessen Beziehungen zur Nachbarschaft zu vermitteln und Umgebungsprozesse von Geschwülsten der Speicheldrüsen abzugrenzen. Diese Orientierung hat praktisch therapeutischen Wert.

In der Gesamtheit der Tumoren machen die Geschwülste der großen Kopfspeicheldrüsen 1—2% aus (AHLBOM; BILLROTH; KALIAMPETSOS und BONMANN; PAYNE sowie SCHREINER und MATTICK neben anderen), sie bilden etwa 5% aller Geschwülste der Kopf- und Halsregion (STÖHR u. RISAK). Den überwiegenden Anteil an Geschwülsten stellt die Glandula parotis mit 80—90%, etwa den zehnten Teil die Glandula submandibularis und etwa nur 1% die Glandula sublingualis. Obwohl die Speicheldrüsentumoren ziemlich selten auftreten, erfordert ihre Diagnostik und Therapie im Einzelfall größte Anstrengungen, um dem Patienten ein qualvolles Siechtum zu ersparen. Vor allem ist es der

Intensivierung operativer Methoden zu danken, daß die Behandlungsergebnisse verbessert werden konnten (BÖHME; BLOCKER, LEVIS und SNYDER; BRUZELIUS, CEDERQUIST, LINELL und BERGMANN; FLEMING; JEROME; LYLE; MONTELLA und FONTANE; PAPAYANNOPOULOS, SAWYER u. LUBCHENCO; REDON; ROSENAUER; STATE; UNGERECHT u.a.). Wie bei jeder Geschwulstbehandlung wird das Schicksal des Patienten entscheidend durch eine möglichst früh und exakt gestellte Diagnose bestimmt.

Der Begriff „Malignität der Speicheldrüsentumoren" geht nicht immer parallel mit dem pathologisch-anatomischen Befund. Dies gilt besonders für die große Gruppe der sog. Mischtumoren und der ihnen nahestehenden Cylindrome (s. unten). Aus diesem Grund hat es sich als zweckmäßig erwiesen, von der „biologischen Wertigkeit" dieser Tumoren bzw. ihrer „fakultativen Bösartigkeit" zu sprechen (GÜNNEL) bzw. ihre „aktuell oder potentiell *nicht* gutartige Natur „hervorzuheben (MC FARLAND; MATHIS) und sie in einer gesonderten Gruppe als semimaligne Speicheldrüsengeschwülste aufzuführen (RAUCH). Das Fehlen primärer Malignitätszeichen im histologischen Bild dieser sog. Mischtumoren, ihre gute Abgrenzung gegen die Umgebung durch eine Kapsel, ihr oft über viele Jahre sich erstreckendes nur sehr langsam fortschreitendes Wachstum und ihre seltene Metastasierung sind, gestützt durch die zumindest in Patientenkreisen oft lebendige „Facialisangst", auch heute noch Hauptgründe für eine zu konservative therapeutische Einstellung, aber auch die Ablehnung diagnostischer Eingriffe. Um so tragischer, wenn eine dem äußeren Bild nach nicht zu vermutende maligne Geschwulst vorliegt. Die früher vertretene Ansicht, einen Speicheldrüsentumor nicht zu operieren bevor er Citronengröße erreicht hat, erscheint heute unhaltbar.

Klinisches Leitsymptom der Speicheldrüsengeschwülste ist eine in den meisten Fällen indolente oder nur gering schmerzhafte derbe Schwellung, die je nach ihrer Lokalisation und Ausbreitung die Speicheldrüsenkonturen an umschriebener Stelle oder im ganzen vorwölbt. Die Konsistenz der Schwellungen ist häufig derb, ihre Oberfläche zum Teil glatt oder feinhöckerig. Erst in fortgeschrittenen Stadien sind Beziehungen zur bedeckenden Haut wahrnehmbar, ebenso eine Fixierung auf der Unterlage. Das für Schwellungen in der Parotisloge charakteristische Zeichen des abgehobenen Ohrläppchens kann fehlen. Auf eine Lokalisation der Geschwulst im retromandibularen Drüsenanteil weist das Zuschwellen des Gehörgangs und bei tiefem Sitz eine Vorwölbung des Gaumens hin. Spätzeichen sind gewöhnlich Facialislähmung, Kieferklemme und Schluckstörungen; selten tritt eine Facialislähmung als Erstsymptom auf (retromandibuläre Tumorlokalisation); Geschwulsteinschmelzungen und zusätzliche Infektionen können ein Geschwulstleiden als entzündliche Erkrankung maskieren. Leider vermittelt auch das klinische Verhalten ähnlich wie das histologische Bild keineswegs immer einen zuverlässigen Eindruck über Gut- oder Bösartigkeit des Leidens Schon die Frage, ob eine Schwellung der Speicheldrüse oder deren Umgebung zugehört, bereitet oft erhebliche Schwierigkeiten und wird auch vom versierten Kliniker nicht immer eindeutig beantwortet. Auf die Alters- und Geschlechtsbevorzugung bestimmter Geschwulstarten wird in Abschnitt 6b und an Hand des eigenen Krankengutes 6c, δ eingegangen.

a) Pathologisch-anatomische Gliederung

Nicht nur die Glandulae parotis, submandibularis und sublingualis sind Ausgangspunkte für Geschwülste der Schleim- und Speicheldrüsen; sie sind aber viel häufiger befallen. Hieraus erklärt sich, daß Geschwülste dieser Drüsen am gesamten Kopfdarm und darüber hinaus beobachtet werden. Mischtumoren und Cylindrome, die zu den häufigsten Tumoren der Schleim- und Speicheldrüsen gehören, können demzufolge ohne Aberration „heterotop" auftreten.

Auf Einzelheiten der pathologisch-anatomischen Probleme, die sich unter anderem in verschiedenen Anschauungen über die Gruppierung der Speicheldrüsengeschwülste und verschiedenen Theorien ihrer Entstehung ausdrücken, vgl. ALBERTINI, MCFARLAND,

Foote und Frazell, Kirklin, Lang, Mathis u. a., kann nicht eingegangen werden. Wir halten an der klinisch eingebürgerten Nomenklatur „Mischtumor" fest (vgl. König; Mathis; Seifert), neuerdings vielfach als polymorphes oder pleomorphes Adenom bezeichnet. Unter der wohl allgemein anerkannten Vorstellung ihrer epithelialen Genese, und zwar auch der anscheinend bindegewebigen Mischtumoranteile, läßt sich folgende Einteilung treffen, die gesondert die potentiell bösartigen (semimalignen) Tumoren einbezieht. Die Verteilung der histologisch gesicherten Geschwülste des eigenen Krankengutes ist den nachstehenden Zahlen zu entnehmen (Tabelle 27).

Tabelle 27. *Pathologisch-anatomische Gliederung der Speicheldrüsentumoren*

		Parotis	Sub-mandibularis	Gesamt	
I. Mesenchymale Geschwülste					
1. Gutartige:	Lipome				
	Hämangiome	1		1	
	Lymphangiome	1		1	
	Fibrome				
	Chondrome				
	Myome				
	Neurome				
2. Bösartige:	Sarkome	1		1	
					3
II. Epitheliale Geschwülste					
1. Gutartige:	Adenome	2		2	
	Adenolymphome	7		7	
	Lymphoepitheliome		1	1	
					10
2. Potentiell bösartige:	Cylindrome	7	2	9	
	sog. Mischtumoren, ohne Malignitätszeichen	54	1	55	
	Mucoepidermoid-Tumoren				
					64
3. Bösartige:	sog. Mischtumoren, mit Malignitätszeichen	13	4	17	
	Carcinome				
	Plattenepithelcarcinom	6		6	
	Adenocarcinom	6		6	
	undifferenzierte Carcinome	2	1	3	
					32
					109

b) Klinik der Speicheldrüsengeschwülste

Die *einfachen Adenome* stimmen in mancher Hinsicht mit den gutartigen Mischtumoren überein. Sie wachsen sehr langsam, sind gut abgegrenzt und verhalten sich wohl stets gutartig. Nach Godwin und Colvin sind bevorzugt Frauen im 6. Lebensjahrzehnt befallen, im ganzen treten einfache Adenome selten auf, etwa 1% aller Speicheldrüsentumoren; Rezidivbildungen werden nach Kunstmann mit einer multizentrischen Entstehung der Adenome erklärt, sofern primär nicht doch ein Mischtumor vorgelegen hat.

Eine Untergruppe sind die *onkocytären* Adenome, die im allgemeinen gutartige, sehr langsam wachsende Geschwülste sind. Sie verdanken ihre Bezeichnung besonderen Zellen, die Hamperl als Onkocyten näher beschrieben hat. Er hält sie für den Ausdruck einer Altersumdifferenzierung (vgl. hierzu die von Seifert und Geiler gegebene Deutung einer „dyschylischen" Onkocytenentstehung auf Grund von Beobachtungen an kindlichen Speicheldrüsen). Hamperl nimmt eine andere biologische Wertigkeit der in onkocytären Adenomen gefundenen Onkocyten an. STUMP nennt als Durchschnittsalter von zehn Patienten 66 Jahre, BAUER und BAUER berichten über einen Fall mit Metastasierungen.

Zurückgehend auf STEWART, FOOTE und BECKER hat sich in den letzten 15 Jahren im amerikanischen Schrifttum die Abgrenzung einer besonderen Gruppe *sezernierender Epitheliome* durchgesetzt, die als *Mucoepidermoidtumoren* bezeichnet werden, erstmalig 1924 von MASSON und BERGER als Epithéliome à double métaplasie (de la parotide) beschrieben und kürzlich von BÖCK und FEYRTER zusammenfassend dargestellt wurden. Es werden verschiedene Malignitätsgrade unterschieden. Im Falle geringerer Malignität sind Frauen mit fast drei Viertel der Erkrankten bevorzugt befallen, Hauptlokalisation ist die Parotis in etwa 90%, das Alter der Geschwulstträger liegt zwischen 40 und 50 Jahren. Bei höherem Malignitätsgrad besteht keine Geschlechtsbevorzugung, aber eine Verschiebung nach dem fortgeschrittenen Lebensalter, die Tumoren wachsen rascher, Facialisparesen treten häufiger auf, Zunahme der Rezidiv- und Metastasierungsquote (nähere Angaben bei FOOTE und FRAZELL). Bezogen auf alle Kopfspeicheldrüsengeschwülste wird die Häufigkeit der Mucoepidermoidtumoren unterschiedlich angegeben (5—35%), auch Kinder können erkranken.

Ebenfalls in allen Altersstufen wird das *Adenolymphom* (papilläres Cystadenolymphom Warthin-Tumor) beobachtet; es besteht eine deutliche Geschlechtsdisposition der Männer im Verhältnis 1:10 (BROWN), 1:6 (UTENDORFER), 1:10 (FOOTE und FRAZELL). Fast alle Fälle betreffen die Parotis, die Tumoren können multipel und auch bilateral auftreten (BOLEY und ROBINSON; FOOTE und FRAZELL; KALIAMPETSOS und BONNMANN; LAWRENZE und PROCITA). Eine zusammenfassende Darstellung erfolgte unlängst durch GEILER. Bei weitem die häufigste, bekannteste und auch bedeutsamste Geschwulstform stellen die sog. Mischtumoren dar (nach BERNIER und TIECKE 1—2% aller Geschwülste überhaupt, etwa 80% aller Tumoren der großen Kopfspeicheldrüsen, davon 80—90% in der Parotis). Sie werden deshalb als die „Charaktergeschwülste" der Speicheldrüsen bezeichnet (KÖNIG). Naturgemäß sind sie auch in der näheren und weiteren Umgebung [Hals, Lippe, Wange, Gaumen, Zunge, Orbita (BRUNSCHWIG; HARRISON; JORNS; REDDY; SHARMA u. SHRISVASTAV; SIRSAT u.a.)] oder weitab der Kopfspeicheldrüsen anzutreffen, z.B. Extremitäten, äußeres Genitale etc. (GAETHGENS; KLEIN; PETER u.a.), sog. aberrierende oder heterotope Speicheldrüsengeschwülste; eine echte Keimversprengung liegt nach dem Vorerwähnten nicht immer vor.

Abgesehen von der klinischen Dignität der Mischtumoren, die ihren Niederschlag in zahlreichen Veröffentlichungen gefunden hat, wird in einer kaum zu übersehenden Anzahl von Publikationen die Pathohistologie dieser Tumoren abgehandelt. Über die formale und kausale Pathogenese bestehen divergierende Anschauungen (vgl. endotheliale, epitheliale Herkunft der Geschwulstzellen, Zweikeimblatt-Theorie einerseits, embryonale Keimversprengung, Fehldifferenzierung, Metaplasie andererseits). So ist auch die Diskussion über die Bezeichnung „Mischtumor" zu verstehen.

Biologisch nehmen die Mischtumoren eine Mittelstellung ein (semimaligne Geschwülste). Sie treten in allen Altersstufen auf, der häufigste Erkrankungsbeginn liegt im 3. bis 4. Dezennium, als Durchschnittsalter des Krankheitsbeginns errechneten CONERLY und MC SWAIN 41,5 Jahre, SWINTON und WARREN 44 Jahre. Die durchschnittliche Anamnesendauer beträgt 10 Jahre, eine Bevorzugung des weiblichen Geschlechtes gegenüber dem männlichen im Verhältnis 3:2 scheint sich zu bestätigen (AHLBOM; FOOTE u. FRAZELL; KENNON und HINTZE; THIBAUDEAU; KALIAMPETSOS und BONMANN; vgl. auch das eigene Krankengut).

Ein wichtiges Kriterium der Mischgeschwülste ist ihre Neigung zu Rezidiven (nach dem Schrifttum 10—50%). Ihr Auftreten wird durch verschiedene Faktoren begünstigt, z.B. eine primär multizentrische Geschwulstentstehung, die prospektive Potenz des Geschwulstgewebes selbst, durch Traumen verschiedenster Art, wozu auch operative Eingriffe gehören, schließlich dadurch, daß aus Gründen der Facialisschonung nicht selten Geschwulstreste belassen werden.

Die durchschnittliche Entwicklungszeit eines Rezidivs geben Conerly und Swain mit 7,5 Jahren an.

Für den klinischen Verlauf folgenschwerer als die Rezidivneigung ist die maligne Entartung der Mischgeschwülste. Sie soll in keiner Beziehung zur Anzahl der Rezidive einer nach morphologischen Gesichtspunkten benignen Mischgeschwulst stehen, deren histologischer Charakter sich ebenso mit der Zahl der Rezidive nicht ändert. Die Prozentangaben über maligne Entartung sog. Mischtumoren schwanken von 11—25% (Amgwerd 11,5%, Foote und Frazell 12%, Küttner 10%, Moyse 16%, Papayannopoulos, Sawyer und Lubchenco 28% und Wheelock, Putong und Trota 25%, Wood 25%). Die Mucoepidermoidtumoren entarten in über 50% maligne (!), wodurch ihre Sonderstellung gekennzeichnet ist.

Klinische Anzeichen einer malignen Entartung sind eine raschere Größenzunahme, je nach dem Entwicklungsgrad und der Lokalisation, Infiltrationen der bedeckenden Haut, Durchbruch in den Gehörgang, Facialisparese, Schmerzen etc., eventuell Metastasierung wie bei jeder anderen malignen Geschwulst. In fortgeschrittenen Stadien kann auch histologisch die Unterscheidung, ob ein primär maligner Tumor vorgelegen hat oder eine Mischtumorverkrebsung stattgefunden hat, schwierig sein, vor allem wenn kein typisches Mischtumorgewebe mehr erkennbar ist.

Gesonderte Erwähnung verdienen die den Mischtumoren nahestehenden und oft zu ihnen gerechneten Cylindrome. Wie diese sind sie anfangs fast immer abgekapselt und verschieblich, wachsen relativ langsam und rezidivieren häufig, Spätmetastasen können nach 10 und 20 Jahren auftreten (Wawro und Mc Adams), in 80% ist ihr späterer Verlauf nach Rauchs Zusammenfassung „überwiegend bösartig". Die Metastasierung erfolgt ohne Änderung des histologischen Gefüges, nach Kirklin bei 29,4% der Patienten mit Rezidiv Lungenmetastasen. Frauen scheinen häufiger zu erkranken.

Die primär bösartigen epithelialen Geschwülste der Kopfspeicheldrüsen kommen seltener vor als die Mischtumoren, betragen etwa ein Viertel aller Speicheldrüsentumoren (vgl. die Sammelstatistik von Rauch). Nach verschiedenen Autoren sind Männer häufiger befallen, das Durchschnittsalter zu Beginn der Erkrankung liegt eindeutig höher als bei den Mischtumoren. Das Wachstum greift rascher um sich und erfolgt überwiegend infiltrativ-destruierend. Die Metastasierung unterscheidet sich nicht von der anderer bösartiger Geschwülste (Walther) oder der Metastasierung entarteter Mischtumoren. Außer Geschwulstübergriffen extraglandulärer Tumoren auf die Speicheldrüsen per continuitatem scheint die seltene lymphogene Metastasierung in intraglanduläre Lymphknoten eine Eigentümlichkeit der Parotis zu sein (vgl. Anatomie des Lymphabflusses und eigene Beobachtungen).

c) Röntgenbefunde

Die Röntgendiagnostik, speziell die Sialographie, hat sich mit der zunehmenden Erkenntnis ihrer Zweckmäßigkeit, ihrer Möglichkeiten und ihrer Grenzen auch in der Geschwulstdiagnostik der großen Kopfspeicheldrüsen Parotis und Submandibularis seit der ersten klinischen Anwendung Mitte der zwanziger Jahre allmählich einen festen Platz erworben.

Blady und Hocker berichteten erstmalig 1938 über Röntgenuntersuchungen eines größeren Kollektivs von 76 Geschwulsterkrankungen des Parotisgebietes; Payne (1944) analysierte ein zum Teil sialographisch untersuchtes Material von 490 chirurgischen Speicheldrüsenerkrankungen. Hierunter befanden sich 135 Tumoren der verschiedenen Kopfspeicheldrüsen.

Ollerenshaw und Rose (1951) erwähnten Röntgenbefunde von 24 Geschwulstpatienten; eine Gegenüberstellung sialographisch untersuchter und chirurgisch behandelter Parotiserkrankungen von 58 Fällen, darunter 52 Geschwulsterkrankungen der Parotisregion, erfolgte durch Einstein und Perzik (1958). Über die Bedeutung der Sialographie zur Differenzierung von Entzündung und Geschwulst berichteten an Hand eines größeren

Patientengutes Gauwerky und Lindemann 1948, Beyer und Blair 1956, Pfeiffer 1957 sowie Pietrantoni, Leonardelli u. Mazza 1959. Hetzar (1942), Dumas, Redon und Grellet (1950) sowie Mazza (1955) teilen in größerem Zusammenhang ihre Erfahrungen auf dem Gebiet sialographischer Geschwulstdiagnostik mit. König (1951) und Mathis (1954) heben den Wert der Speicheldrüsenkontrastdarstellung für die Tumordiagnostik in ihren Monographien hervor, desgleichen Schinz, Baensch, Friedl sowie S. C. Shanks und Kerley in ihren Lehrbüchern der Röntgendiagnostik. Einschlägige Hinweise finden sich schließlich in einer größeren Anzahl von Einzelmitteilungen (Simon 1934; Kimm, Spiess u. Wolfe 1935; Rosenak 1935; Swinton und Warren 1938; Schroff 1939; Steinhart 1942; Payne 1944; Leroux 1947; Dechaume 1951; Putney u. Shapiro 1951; Romaceva 1951; Matzker 1952; Ariel, Jerome u. Pack 1954; Lehnhardt 1957; Kaliampetsos u. Bonnmann 1959).

Die Ausscheidung des instillierten Kontrastmittels (vgl. auch „Sekretionssialographie") kann nach Untersuchungen von Rubin u. Mitarb. auch zur Differenzierung von Geschwulsterkrankungen der Speicheldrüsen herangezogen werden.

Im folgenden sollen die morphologischen Veränderungen des Sialogramms bei Tumoren der Speicheldrüsen beschrieben werden. Im typischen Fall läßt sich ein expansiv wachsender Tumor von einem infiltrativ wachsenden unterscheiden. Diese Tatsache ist deswegen wichtig, weil die expansiv wachsenden Tumoren vorwiegend primär-gutartigen Geschwülsten und die infiltrativ-destruierend wachsenden Tumoren von vornherein bösartigen Geschwülsten entsprechen. Ein Urteil über die „biologische Wertigkeit" (s. oben) einer nach röntgenmorphologischem Aspekt primär nicht bösartigen Geschwulst läßt sich naturgemäß nicht gewinnen.

α) Expansiv wachsende Geschwülste (vgl. Abb. 113—130)

Folgende Symptome expansiv wachsender Geschwülste finden wir am Gangsystem: Gangveränderungen innerhalb der Drüse, konzentrische Ganganordnungen um einen ausgesparten kugeligen Bezirk, Kaliberschwankungen der Gänge aller Größenordnungen je nach Sitz und Druckwirkung der wachsenden Geschwulst und schließlich Beeinträchtigung des umliegenden Drüsenparenchyms infolge Druck und Begleitentzündung. Das vorherrschende Symptom expansiv wachsender Geschwülste ist die intraglanduläre Gangverdrängung (vgl. Abb. 28 in der Bezeichnung i_1, i_2, i_3) (Abb. 113—130). Jede von der Norm abweichende Verlaufsrichtung auch nur vereinzelter Drüsengänge ist bereits verdächtig auf einen raumfordernden Prozeß. Das einfache technische Hilfsmittel, eine Geschwulst äußerlich durch einen Drahtring zu markieren, erleichtert es, Schwellung und umschriebene Gangveränderung zu identifizieren. Geringe projektive Verschiebungen müssen unter Umständen berücksichtigt werden. Die Lokalisation der expansiv wachsenden Tumoren zu kennen (Blady u. Hocker), ist in diesem Zusammenhang von Interesse (Abb. 129, Tabelle 28). Differentialdiagnostische Schwierigkeiten können sich ergeben, wenn intraglanduläre Parotislymphknoten entzündlich oder metastatisch angeschwollen sind; dies kommt selten vor (vgl. eigenes Krankengut, Abb. 86). In solchen Fällen kann die Lokalisation der Aussparung eventuell diagnostisch weiterhelfen, da die Lymphknotenschwellungen häufiger im Zentrum gelegen sind. Tuberkulöse Herde scheinen hiervon eine Ausnahme zu machen (Dechaume) (vgl. auch die Entzündungserkrankungen der Speicheldrüsen). In unklaren Fällen können Angaben über Krankheitsdauer und Verlauf sowie Umgebungserkrankungen oder zusätzliche Untersuchungsergebnisse zur differentialdiagnostischen Klärung beitragen.

Den Veränderungen des Gangkalibers als Symptom expansiv wachsender Tumoren ist bisher weniger Aufmerksamkeit geschenkt worden. Je nach Sitz und Größe des Tumors können die umliegenden Drüsengänge komprimiert, ausgewalzt und mitunter pfriemenschwanzartig verjüngt oder gar verlegt sein (Abb. 113, 114, 125). Zylindrische und kugelige Erweiterungen prästenotischer Ganganteile nehmen jedoch nur selten ähnliche Ausmaße wie bei entzündlichen Gangerkrankungen an (Abb. 119); aber auch gleichzeitig bestehende Entzündungen sind eventuell ihre Ursache. Bei maximaler Kompression durch einen Tumor resultiert gegebenenfalls das Bild des Gangabbruches, ohne daß eine echte Gangunterbrechung infolge Einbruch der Geschwulst vorzuliegen braucht, wie es für die malignen Geschwülste pathognomonisch ist. Mitunter sind einzelne Drüsengänge grotesk elongiert;

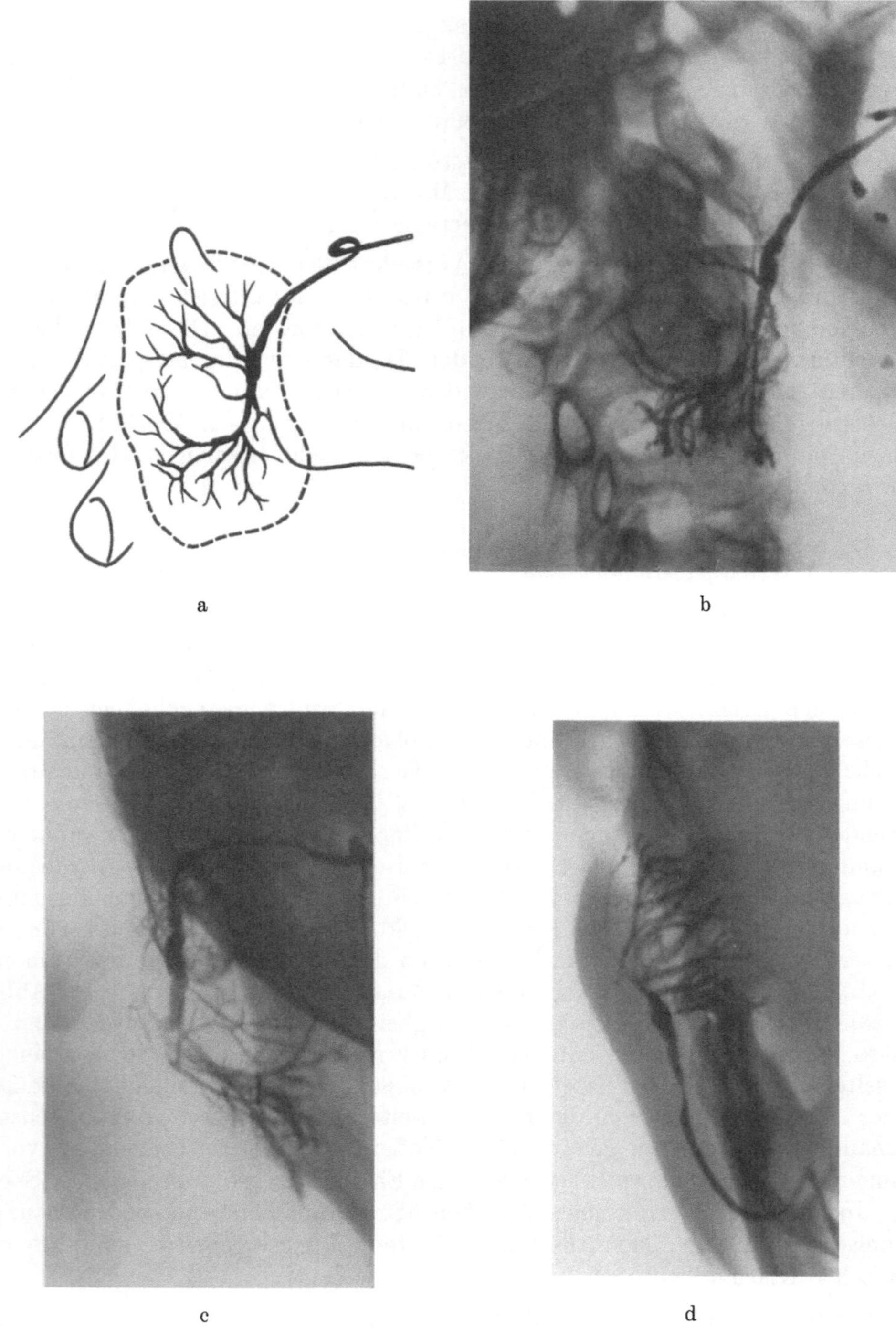

Abb. 113a—d. Klinische Einweisungsdiagnose: Halslymphknotentuberkulose; sialographisch: zentral gelegener expansiv wachsender Tumor der rechten Glandula parotis; Darstellung in drei Ebenen. Histologisch: Mischtumor ohne Malignitätszeichen. 41jährige Patientin (JNr. 127)

bei einer langsamen Geschwulstausdehnung werden sie gleichsam nach peripher verlagert (Abb. 117, 118). Sind die Geschwülste noch klein und peripher gelegen, so ist ihre röntgenologische Darstellung schwierig oder unmöglich; sie gelingt nur, wenn eine diagnostische Parenchymanfärbung erzielt wird. Wo Drüsenparenchym von Geschwulstgewebe substituiert ist, bleibt die Parenchymanfärbung aus; im Röntgenbild stellt sich der Tumor

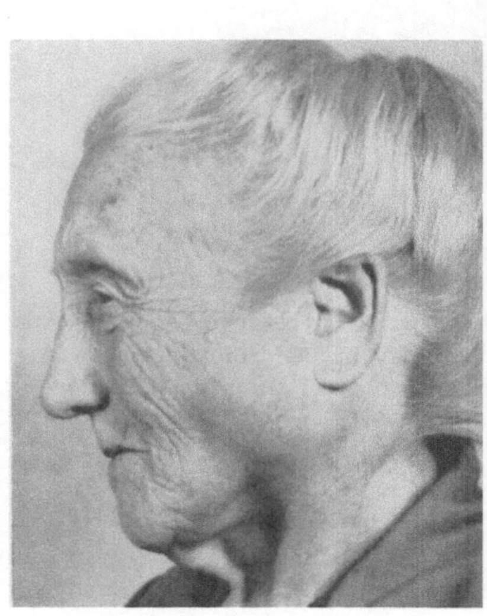

a

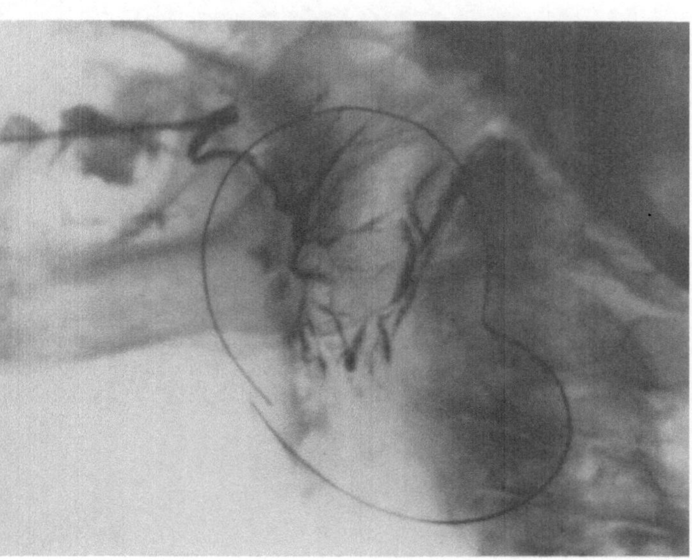

b

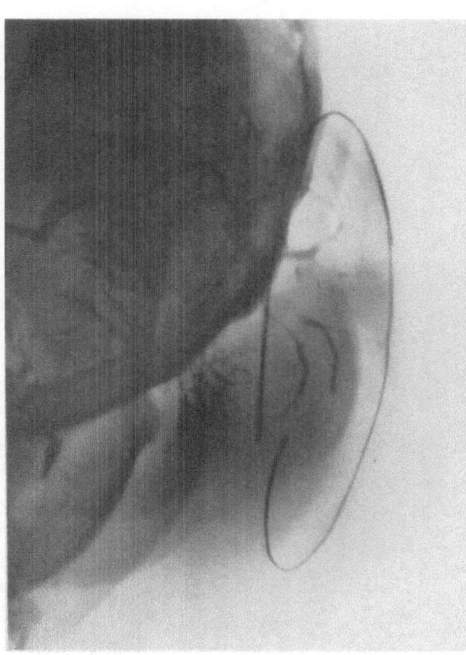

c

Abb. 114a—c. Seit 4 Jahren zunehmende Parotisschwellung links. Sialographisch: im markierten Gebiet (Drahtring) hochgradige Gangabdrängungen, Kaliberschwankungen durch „Auswalzung", Stauchung des Stenonganges, weitgehende Substitution des Drüsenparenchyms durch Geschwulstmassen. Keine Operation. Primär expansiv wachsende Geschwulst anzunehmen. 82jährige Frau (JNr. 563)

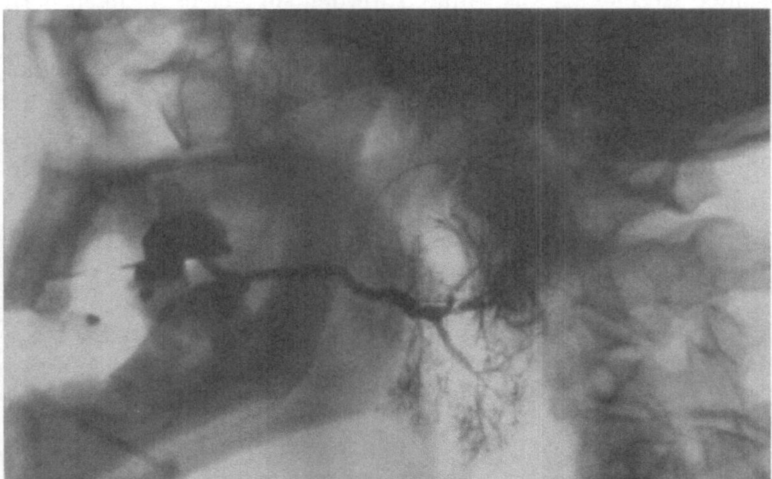

Abb. 115. Klinisch: Verdacht auf Parotiscyste links. Röntgenologisch: Expansiv wachsende Geschwulst als bohnengroße Aussparung im oberen Parotispol links erkennbar mit dem Zentrum der Drahtringmarkierung übereinstimmend, geringe Gangektasien. Histologisch: adenomartig aufgebauter Mischtumor, keine Malignitätszeichen. P. A., 61jähriger Mann (JNr. 357)

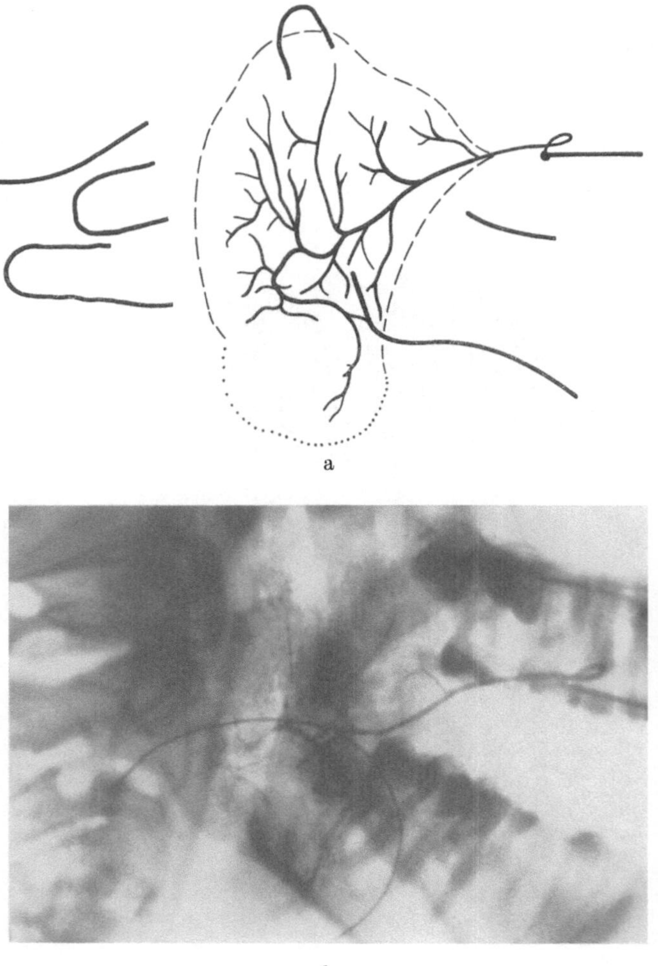

a

b

Abb. 116a u. b. Klinisch: Lymphadenitis colli rechts. Röntgenologisch: Expansiv wachsender Tumor als walnußgroße Aussparung im dorsalen caudalen Drüsenpol der rechten Parotis erkennbar. Histologisch: Mischtumor ohne Malignitätszeichen. L. H., 14jähriger Junge (JNr. 229)

als Aussparung dar. Solche Aussparungen lassen sich gelegentlich nur in einer bestimmten Ebene optimal erfassen, so daß wir auch bei der Tumordiagnostik die Untersuchung in drei Ebenen oder Zielaufnahmen in optimaler Position für erstrebenswert halten (Abb. 121,

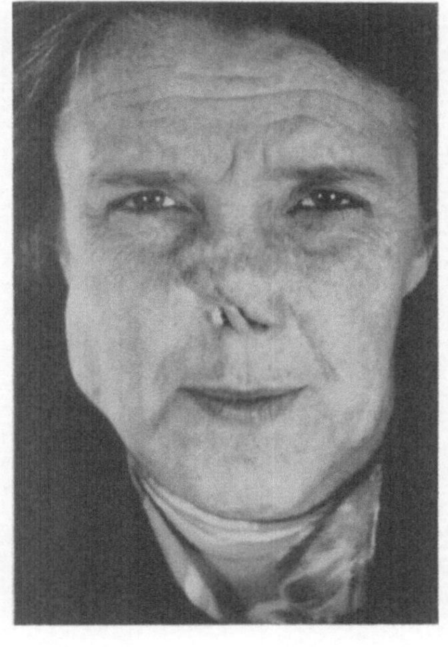

a

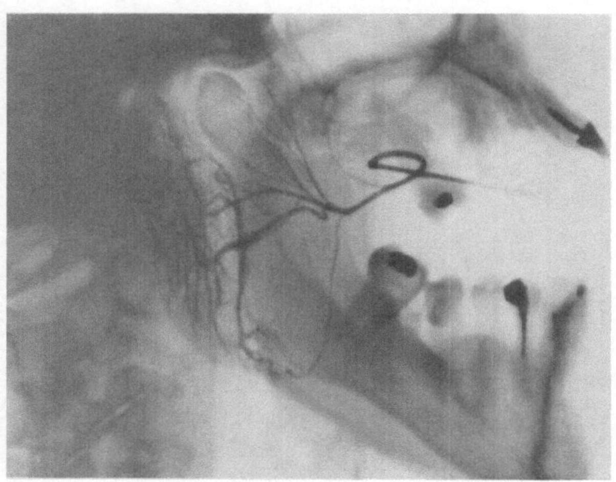

b

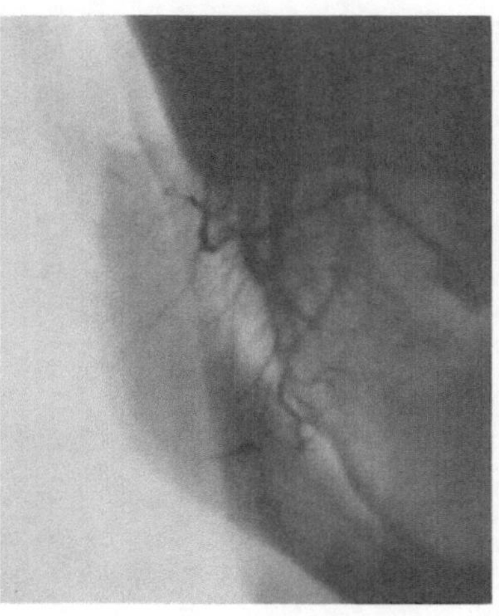

c

Abb. 117a—c. Klinisch Verdacht auf tuberkulöse Lymphknotenschwellung bzw. Metastase bei Lupuscarcinom. Sialographisch; expansiv wachsender Tumor im vorderen unteren Parotispol, großbogige Gangabdrängung. Histologisch: Mischtumor ohne Malignitätszeichen. 50jährige Frau (JNr. 35)

122). Die dreidimensionale Betrachtung der Speicheldrüsen ermöglicht eine optimale räumliche Zuordnung der Tumoren. Dies ist für die einzuschlagende operative Technik wichtig, wie LYLE hervorhob (Abb. 123).

Hat die Geschwulst das gesamte Drüsenareal erfaßt und den expansiven Charakter behalten, ergeben sich groteske Bilder abgespreizter und verdrängter Drüsengänge. Ebenso läßt sich ein multizentrisches Wachstum diagnostizieren (vgl. Abb. 118, 124, 125). Doppelseitige Tumoren treten sehr selten auf (vgl. Abb. 126).

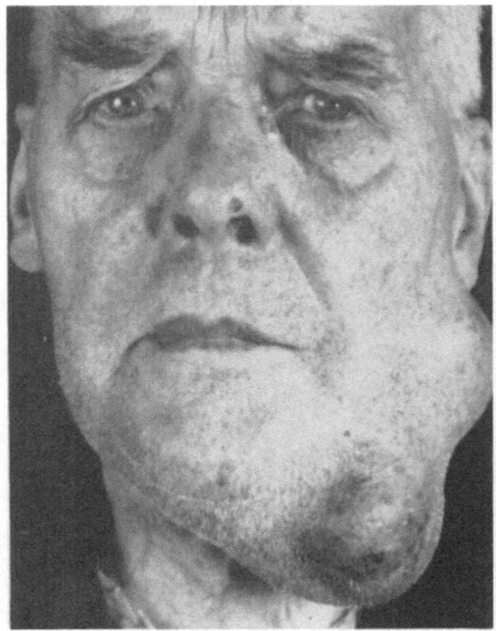

a

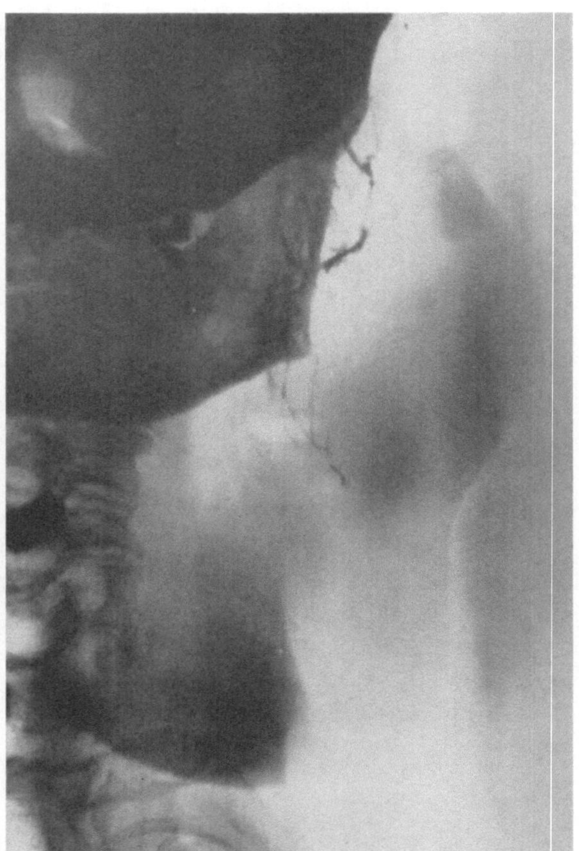

b

Abb. 118a u. b. Seit 20 Jahren langsam wachsende Geschwulst am linken Kieferwinkel. Sialographisch in dem über doppeltfaustgroßen Weichteilschatten stark nach caudal elongierte und bogig abgedrängte Drüsengänge des unteren Parotispoles, Lufthaube und Spiegelbildung nach Punktion in auswärtigem Krankenhaus. Mischtumor anzunehmen. 87jähriger Mann (JNr. 278)

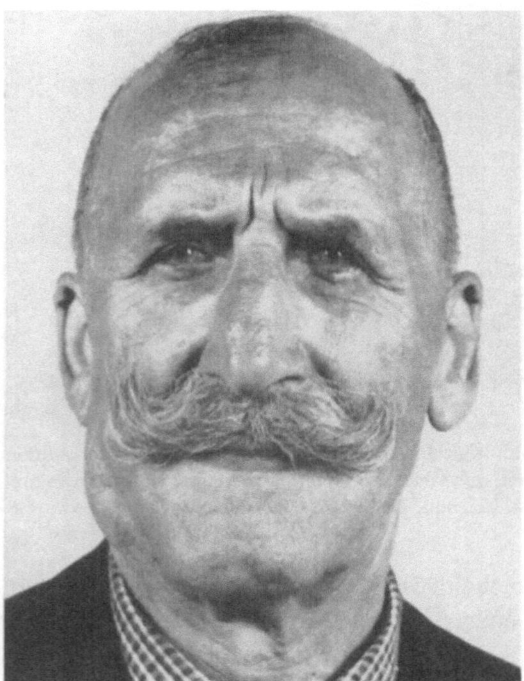

a

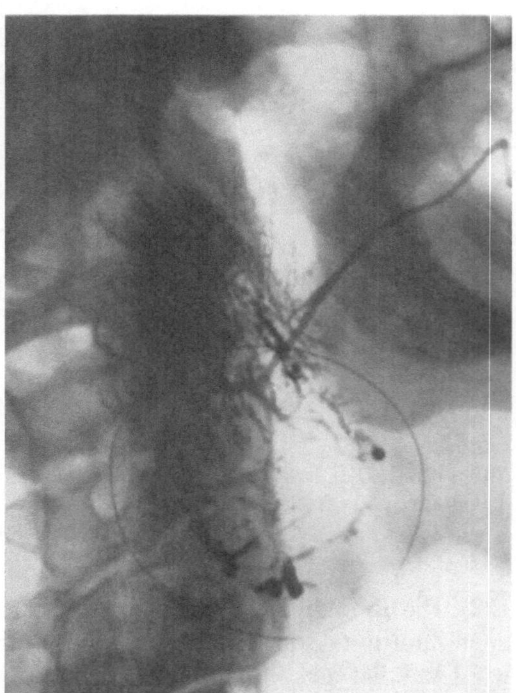

b

Abb. 119a u. b. Seit einem halben Jahr Kieferwinkelschwellung rechts; sialographisch: walnußgroßer Aussparungsbezirk im unteren Pol der rechten Glandula parotis. Im Randgebiet kugelige bis zylindrische Ektasien des Gangsystems. Drahtringmarkierung der Schwellung mit dem Sialogrammbefund übereinstimmend. Histologisch: Cystadenolymphom. 70jähriger Mann (JNr. 381)

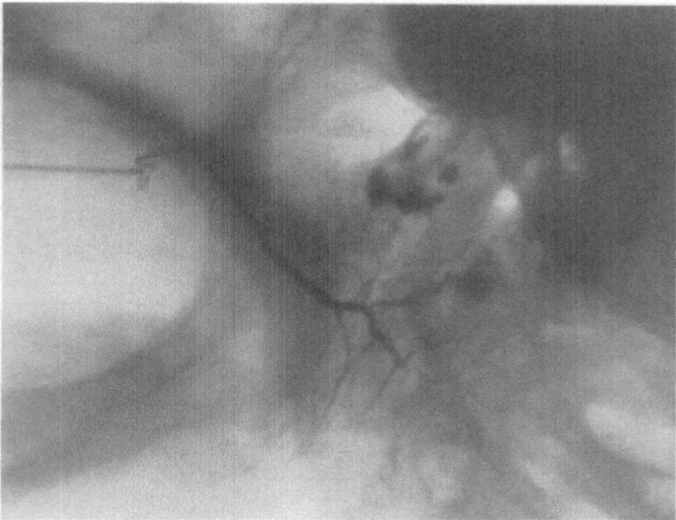

Abb. 120. Seit 15 Jahren langsam wachsender Tumor vor dem linken Ohr. Sialographisch: spärliche Füllung der Speichelgänge im oberen Drüsenpol, vereinzelt Abdrängungen, sehr enges Gangkaliber; krümelige Kalkeinlagerungen im Tumor. Histologisch: weitgehend hyalinisiertes Gewebe wahrscheinlich eines Mischtumors. Nur unvollständige operative Entfernung. 78jährige Frau (JNr. 385)

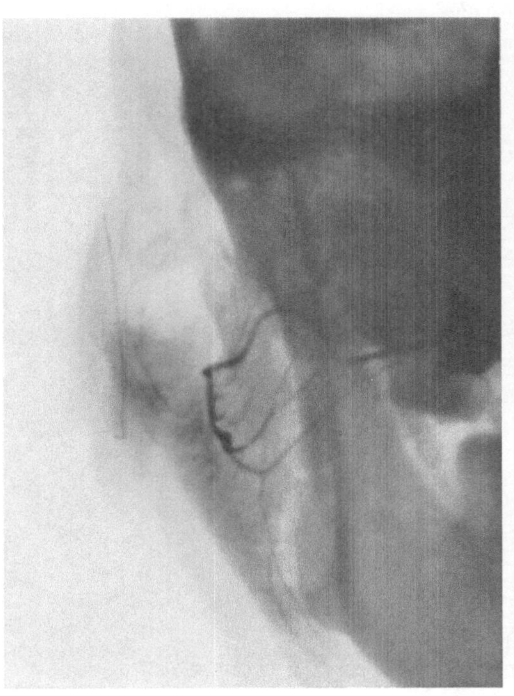

Abb. 121

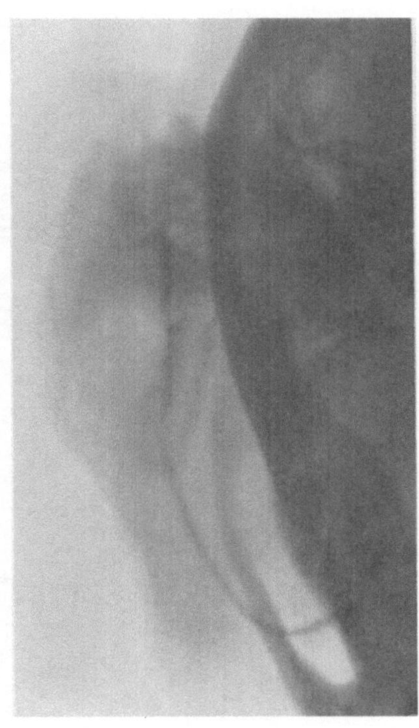

Abb. 122

Abb. 121. Seit 6 Monaten Parotisschwellung rechts unklarer Genese. Sialographisch: expansiv wachsende Geschwulst im oberen Drüsenpol, optimal in sagittalem Strahlengang erkennbar. Histologisch: Cylindrom. 50jähriger Mann (JNr. 337)

Abb. 122. Seit 1 Jahr Parotistumor rechts. Sialographisch expansiv wachsende Geschwulst als kirschgroße Aussparung im vorderen Drüsenpol optimal im axialen Strahlengang erkennbar. Histologisch: Mischtumor ohne Malignitätszeichen. 46jährige Frau (JNr. 341)

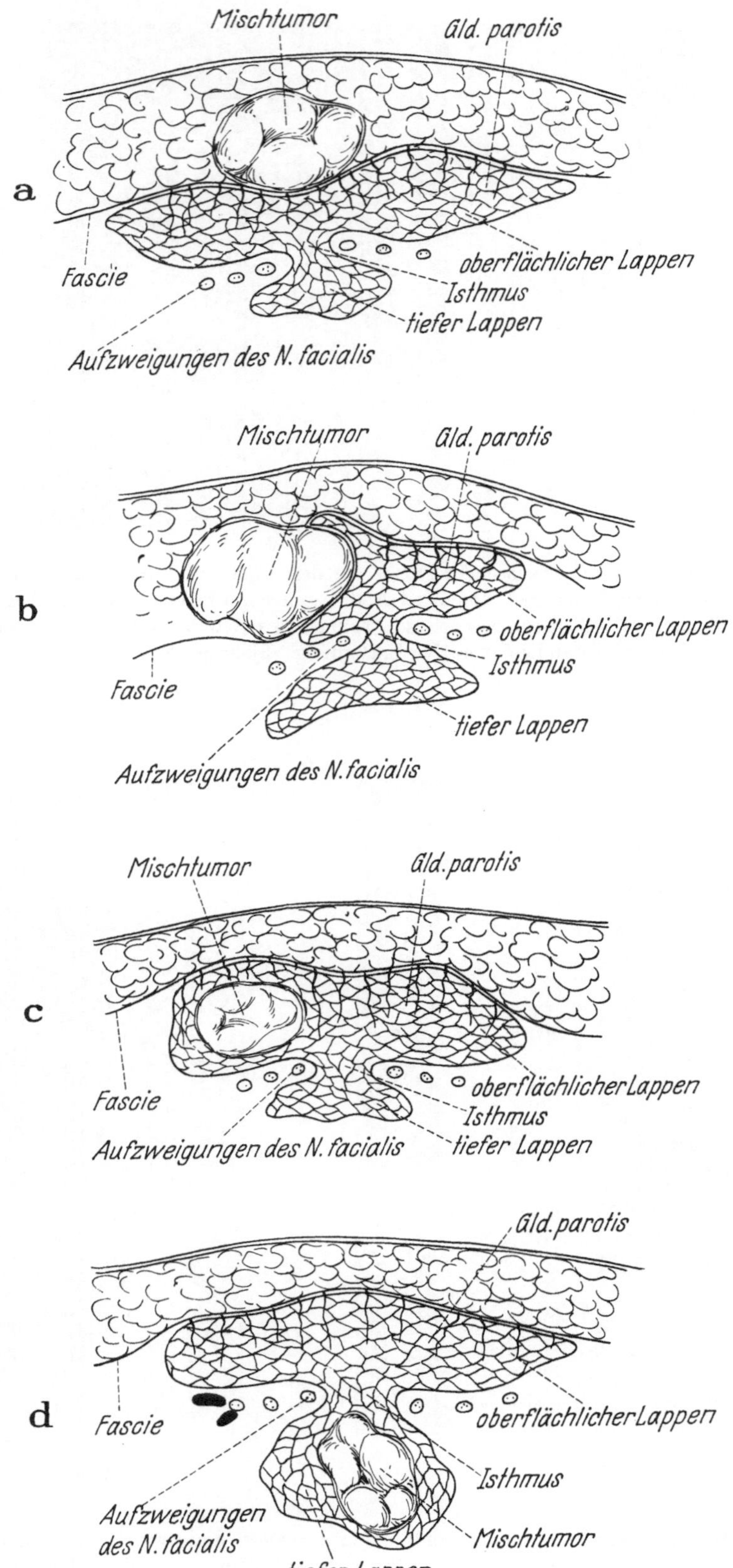

Abb. 123a—e. Die verschiedenen Parotistumorlokalisationen nach LYLE. a) Tumor außerhalb der Drüse unmittelbar aufsitzend. b) Tumor vom Rand sich in den oberflächlichen Drüsenlappen einwölbend. c) Tumor im oberflächlichen Drüsenlappen. d) Tumor im tiefen Drüsenlappen. e) Infiltrierender Tumor im Randgebiet des oberflächlichen Drüsenlappens

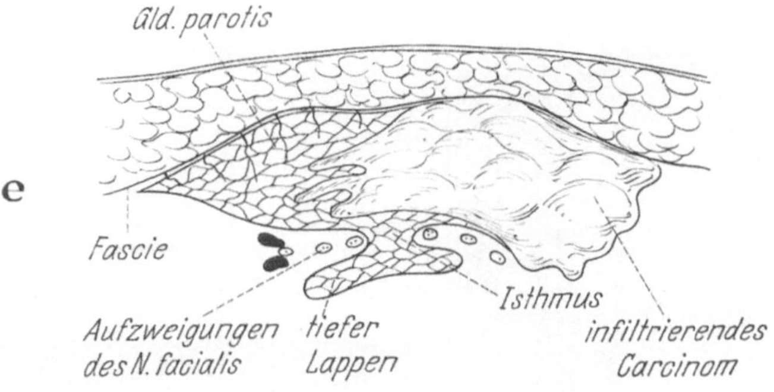

Abb. 123 e

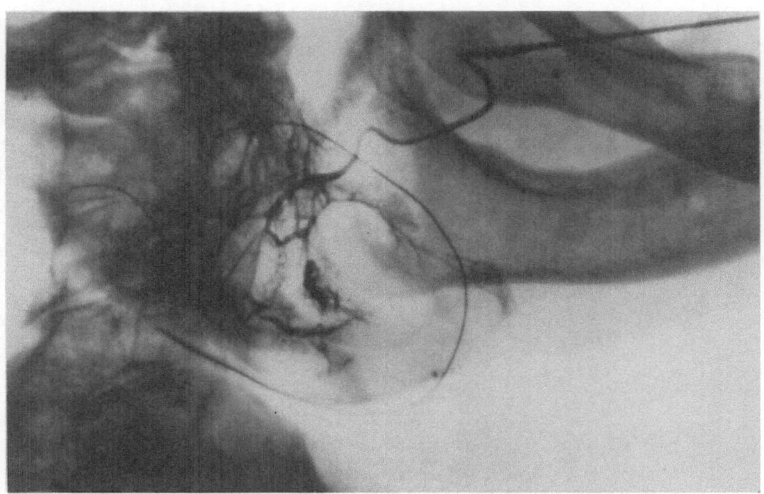

Abb. 124a

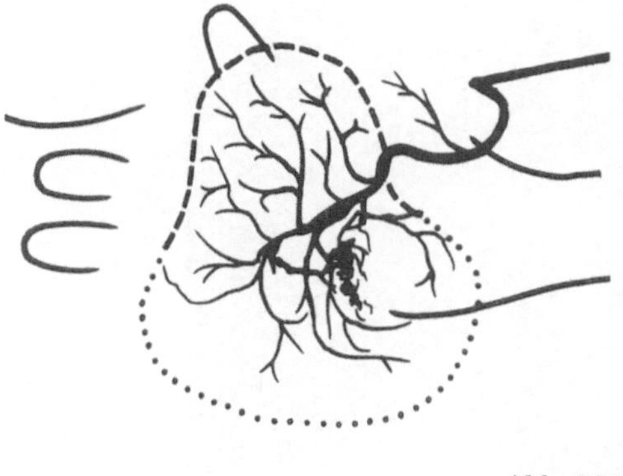

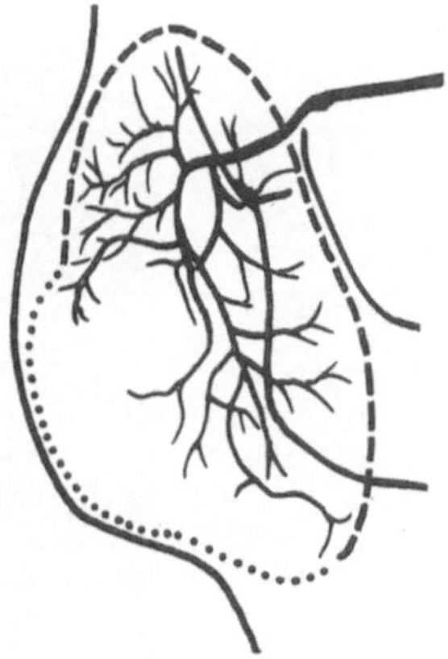

Abb. 124b

Abb. 124a—e. Rezidiv eines Parotismischtumors. Sialographisch: multizentrisches Wachstum mit erheblichen Gangverdrängungen auch im retromandibulären Drüsenanteil der rechten Parotis. Stauchung des Stenonganges. Proc. styl. abgedrängt (Tomogramm!). 74jährige Frau (JNr. 81 m)

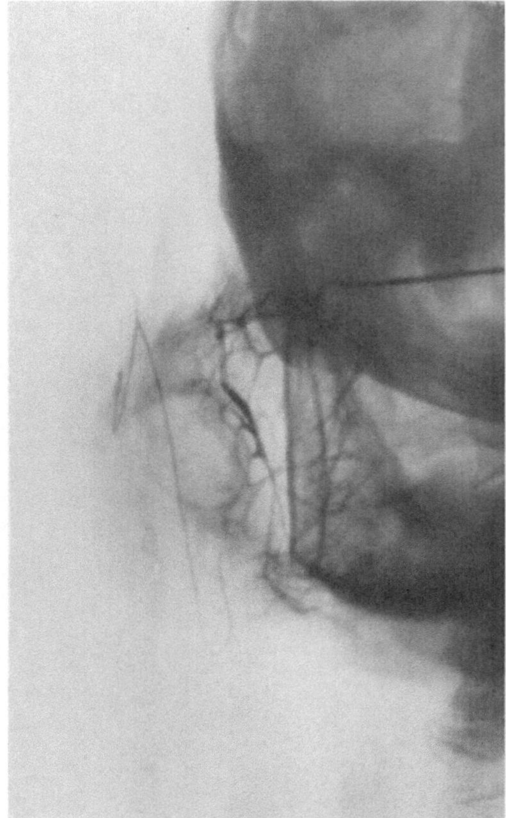

Abb. 124c

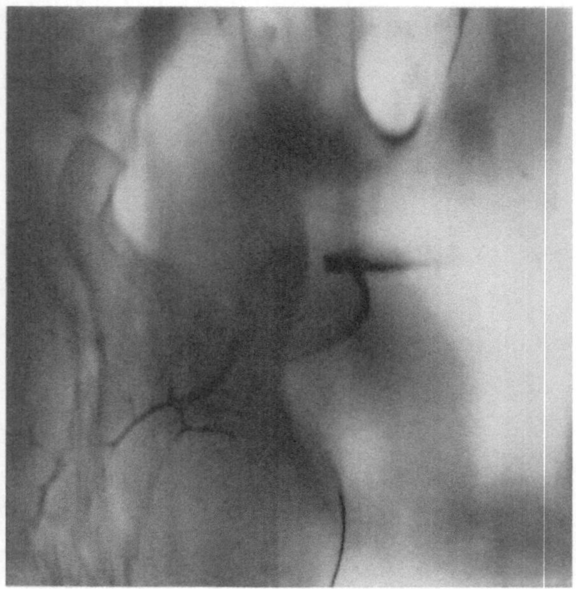

Abb. 124d

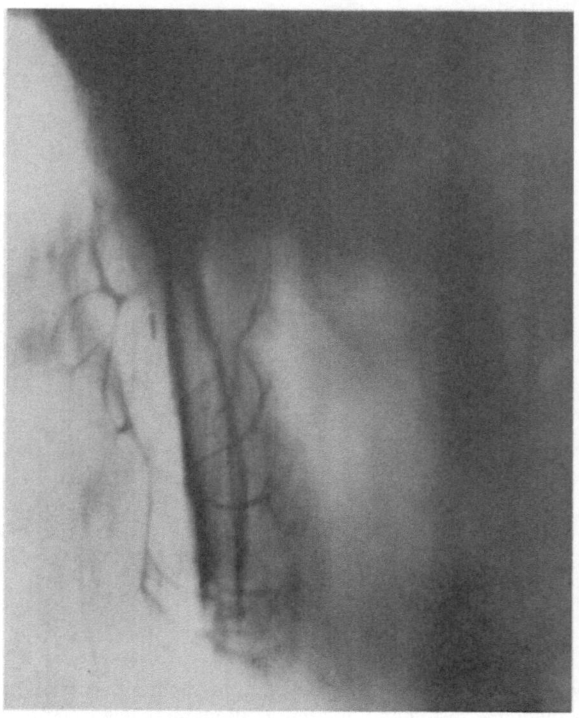

Abb. 124e

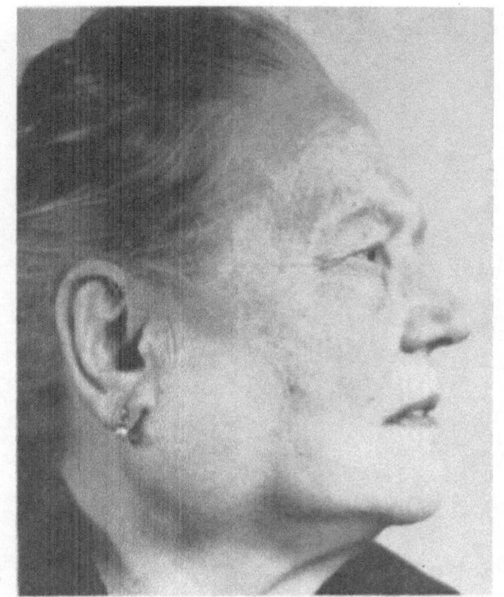

a

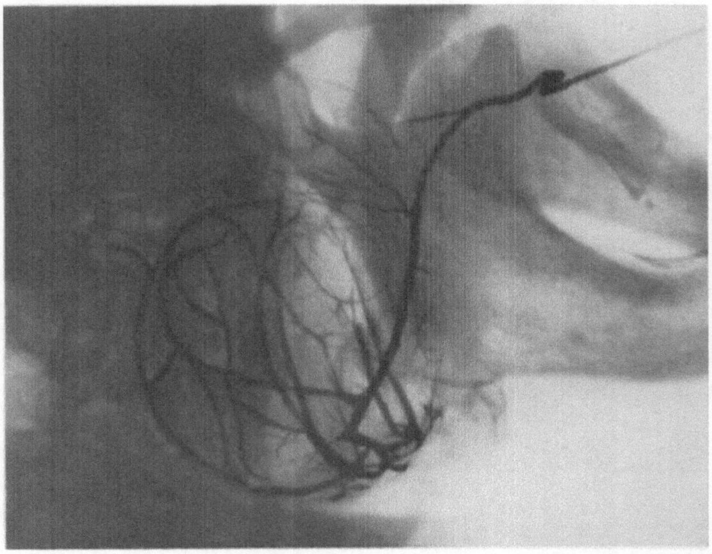

b

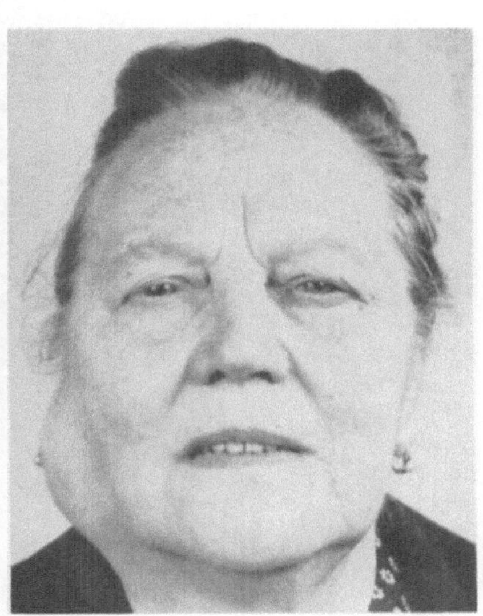

c

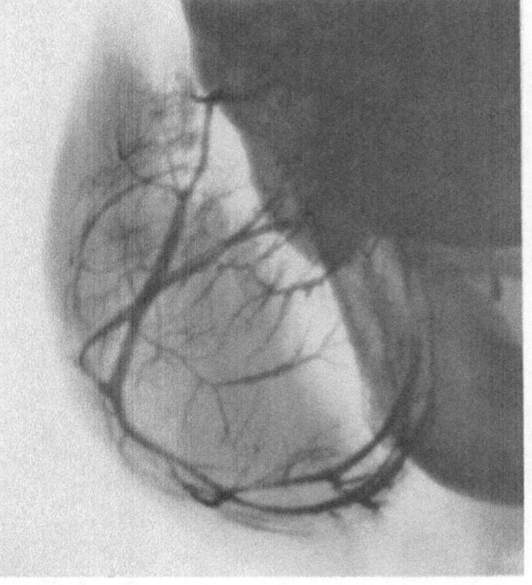

d

Abb. 125a—d. Seit 5 Jahren Parotistumor rechts. Sialographisch: großer expansiv wachsender Tumor, hochgradige Spreizung des Gangsystems „i_3", Gangkaliber teilweise ausgewalzt und stark abgedrängt, weitgehende Substitution des Parenchyms durch Geschwulstmassen. Operation abgelehnt. 74jährige Frau (JNr. 483)

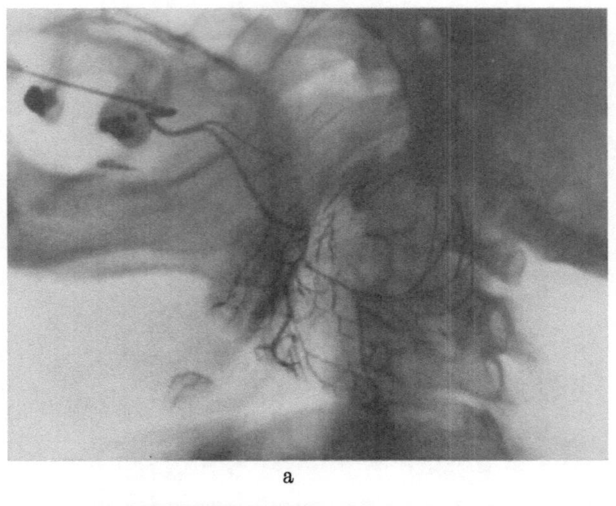
a

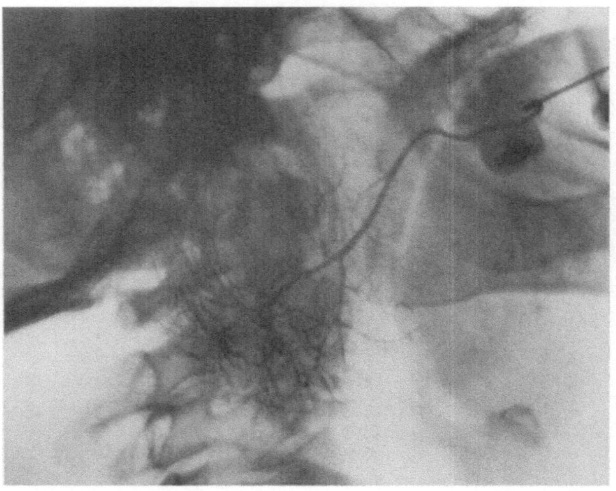
b

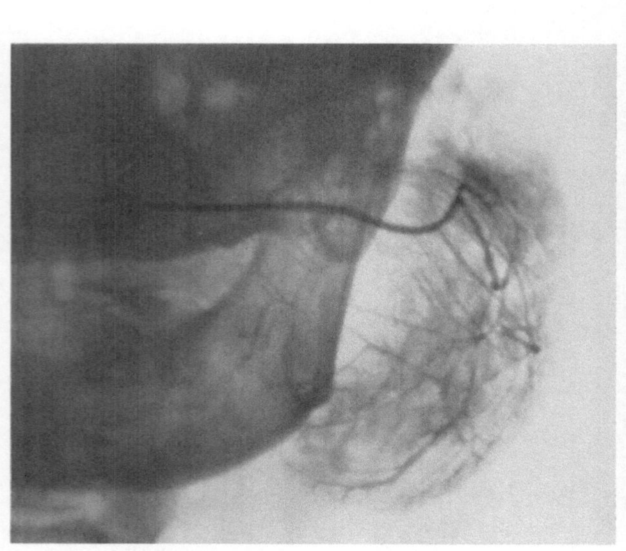
c

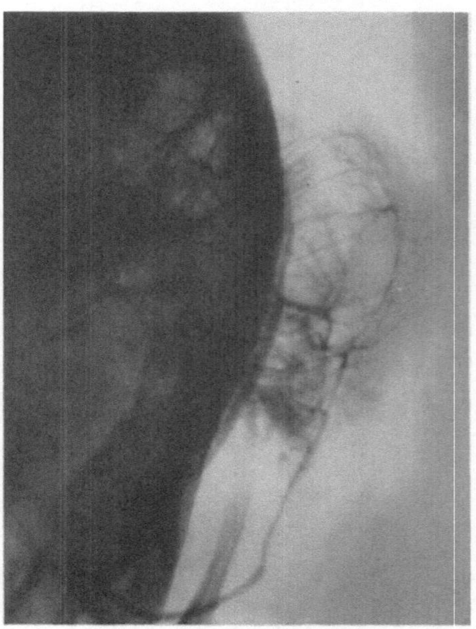
d

Abb. 126 a—d (Legende s. S. 461)

β) Infiltrativ wachsende Geschwülste (Abb. 131—145)

Die Röntgenbefunde der *infiltrierend wachsenden* Speicheldrüsentumoren sind überaus mannigfaltig. Dem feingeweblichen Bild bösartiger Geschwülste entsprechend herrscht auch makroskopisch oft eine bunte Regellosigkeit der Veränderungen vor. Je nach Größe und Sitz des Tumors finden sich Speicheldrüsenzerstörungen, die bald nur Teile der Drüsenperipherie, bald größere Abschnitte oder die gesamte Drüse befallen. Entsprechend der Auflösung des normalen Drüsenstroma wird das Gangsystem an vielen Stellen arrodiert, so daß sich das Kontrastmittel regellos extravasal im Drüsenbereich ausbreiten

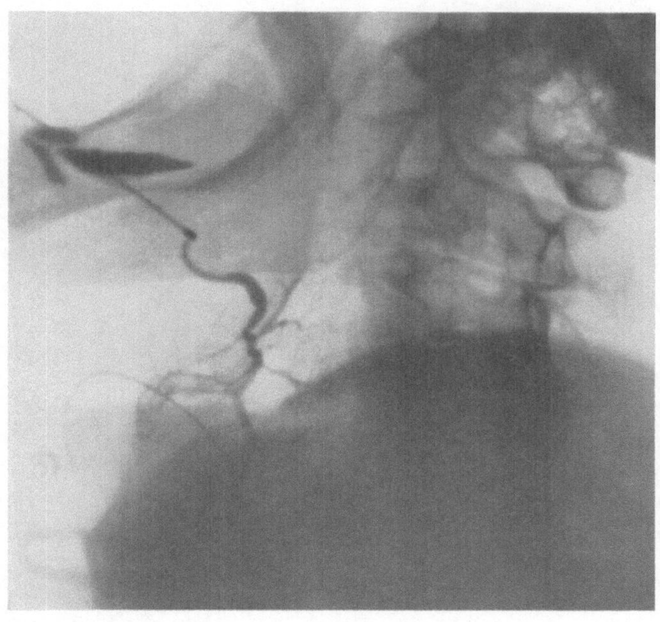

a

Abb. 127a u. b. Klinisch Verdacht auf Lymphknotenmetastase nach Collumcarcinom. Sialographisch: über kirschgroße Aussparung im unteren Pol der linken Glandula submandibularis, expansiv wachsender Speicheldrüsentumor. Histologisch: Mischtumor ohne Malignitätszeichen. 75jährige Patientin (JNr. 263)

kann. Demzufolge zeigt das Röntgenbild neben Gangabbrüchen oft zahlreiche unregelmäßig angeordnete spritzer- bis schwadenförmige Kontrastmitteldepots. Sie können nicht ohne weiteres vom Sekretstrom ausgeschieden werden. Ist das benachbarte Drüsenparenchym durch Druck oder Begleitentzündung geschädigt, so lassen sich röntgenologisch neben der Abdrängung von Gangpartien oder Drüsenanteilen auch abnorme Parenchymanfärbungen erkennen. Wir haben bei infiltrativ-destruierend wachsenden Geschwülsten demnach außer Gangveränderungen k_1, k_2 und k_3 des Schemas Abb. 28 auch regelmäßig Parenchymzeichen zu erwarten, ähnlich wie bei parenchymatöser Entzündung (vgl. Abb. 29, 133, 135, 138, 140, 141).

Durchbricht eine bösartige Geschwulst ihrem schrankenlosen Wachstum entsprechend die Drüsenkapsel, so kann die carcinomatös infiltrierte Drüsenumgebung zu Lageveränderungen der gesamten Drüse führen oder durch Übergriff auf die benachbarten Skelet-

Abb. 126a—d. Seit mehreren Jahren symmetrische Parotisschwellungen. a) Sialogramm rechts: walnußgroße Aussparung im oberen Drüsenpol, Gangverdrängungen als Zeichen eines expansiv wachsenden Tumors. b—d Sialogramm links in drei Ebenen: über pflaumengroßer expansiv wachsender Tumor in dem dorsalen Drüsenpol cranial und caudal. Laterale Lage auf Grund des Axialbildes. Weitgehende Substitution des Drüsenparenchyms durch Geschwulstmassen. Sialographisch: doppelseitiger expansiv wachsender Tumor. 59jährige Frau (JNr. 255), vgl. postoperativer Zustand (Abb. 168). Histologisch: linksseitiger Parotismischtumor, keine Malignitätszeichen. Operation der rechten Seite von Patientin abgelehnt

anteile im Röntgenbild erkennbar werden. Die vollständige Substitution einer Speicheldrüse durch zerfallendes Geschwulstgewebe zeigt die Grenzen der sialographischen Diagnostik auf. Es kommen Abbildungen zustande, wie sie sich auch bei anderen Gewebs-

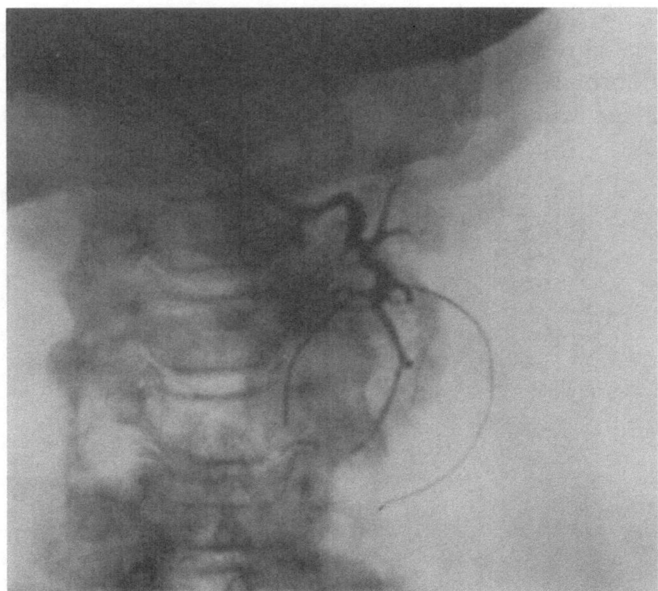

Abb. 127 b

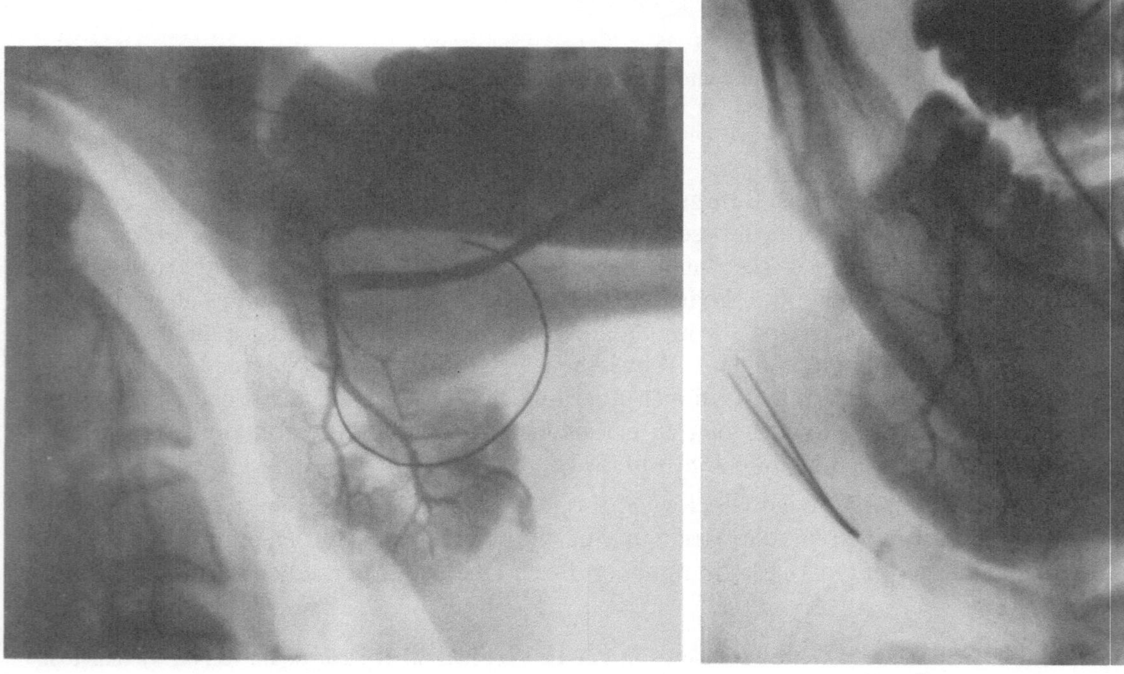

a b

Abb. 128 a u. b. Klinische Einweisungsdiagnose: Sialolithiasis. Sialographisch: walnußgroßer Aussparungsbezirk im oberen ventrolateralen Pol der Glandula submandibularis rechts, expansiv wachsender Tumor. Histologisch: Cylindrom mit Kriterien der Malignitätssteigerung, zwei Lymphknotenmetastasen. 58jährige Frau (JNr. 530)

einschmelzungen ergeben (vgl. abscedierende Entzündungen). Im Extremfall füllt sich überhaupt kein Drüsenbäumchen mehr, das Kontrastmittel tritt vielmehr am Ende des Hauptganges in Form eines wolkigen Schattens, für den Patienten meist recht schmerzhaft, in das krankhafte Gewebe über (Abb. 141—143). Solche oft schwer einzuordnenden

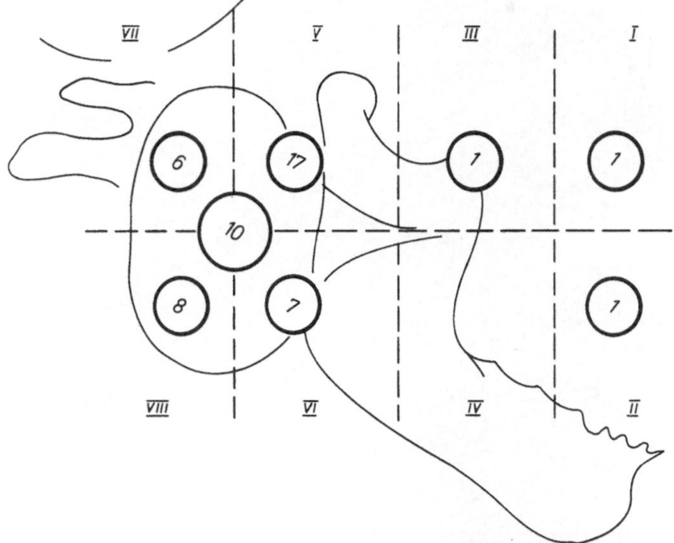

Abb. 129. Tumorlokalisation in der Parotis (nach BLADY und HOCKER). Lokalisation von 51 expansiv wachsenden Tumoren der Parotis, vorwiegend Mischtumoren

Tabelle 28

Autor	Zahl der Fälle	I	II	III	IV	V	VI	VII	VIII	Z
BLADY und HOCKER	57	2	0	4 (1)	4	6	5	3	8	24
PFEIFFER	51	1	1	1	0	17	7	6	8	10

Tumorlokalisation in der Parotis verglichen mit BLADY und HOCKER siehe Abb. 129.

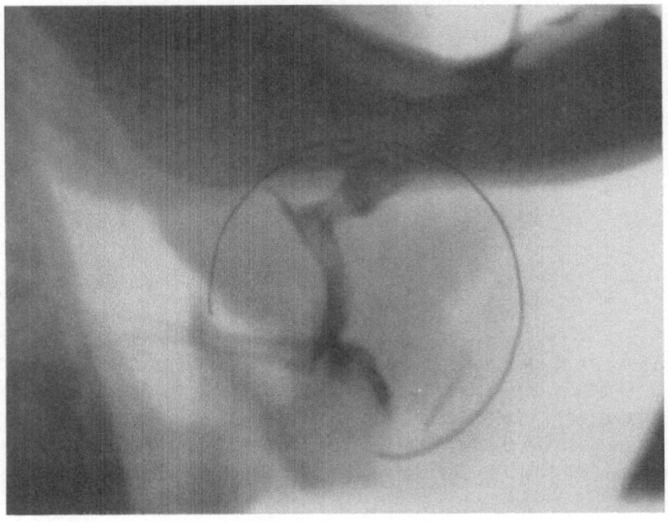

Abb. 130. Klinische Einweisungsdiagnose: Lymphknotenschwellung. Sialographisch: Zeichen völliger Drüsenatrophie, nur schwadenförmige Kontrastmittelausbreitung in der Umgebung des obliterierten Gangsystems. Histologisch: Lymphoepitheliom der rechten Glandula submandibularis, multiple bis bohnengroße Cysten

Befunde sollten zunächst immer als neoplasmaverdächtig gelten, bis das Gegenteil erwiesen ist. Nicht erfaßbar ist mit der Sialographie eine in mikroskopischer Dimension erfolgende maligne Entartung eines Mischtumors.

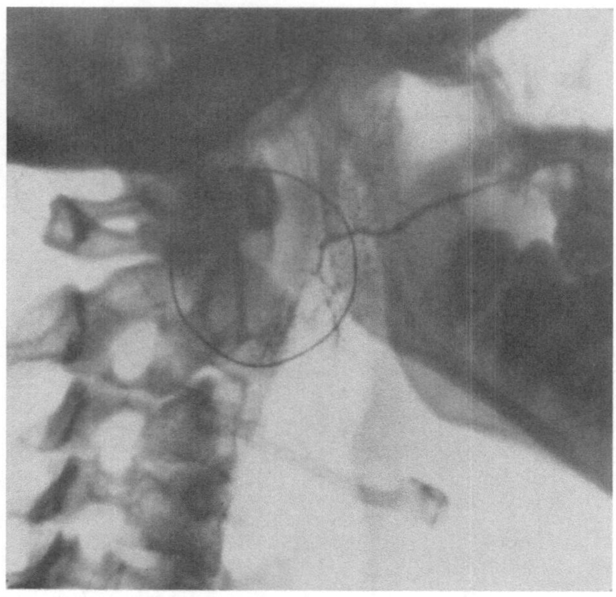

a

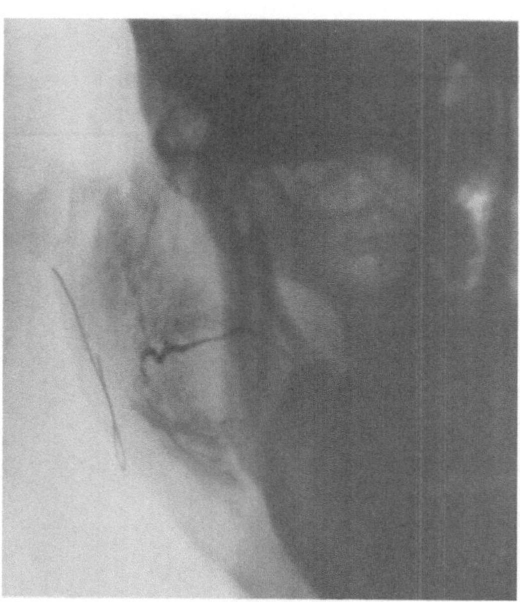

b

Abb. 131a—d. Klinisch: zweites Tumorrezidiv (Mischtumor). Sialographisch: weitgehende Substitution der rechten Parotis durch Geschwulstmassen, Abbruch des Hauptganges, Parenchymrest im ventralen Drüsenpol. a), b) und c) Sialogramm; d) histologischer Befund. Histologisch: sog. Parotismischtumor in maligner Umwandlung; undifferenzierte, teils dicht, teils reticulär angeordnete Zellverbände, dazwischen wenig Stroma (Pathologisches Institut der Universität Münster). 22jährige Patientin (JNr. 79m)

Abb. 132. Rezidiv einer Parotisgeschwulst rechts. Sialographisch: kirschgroßer Aussparungsbezirk im oberen Drüsenpol, Gangabdrängung, Abbruch eines Ganges zweiter Ordnung, der auf Malignität der primär expansiv wachsenden Geschwulst hinweisen kann. Histologisch: teils solides, teils adenoides Carcinom, wohl entarteter Mischtumor. 70jährige Frau (JNr. 26)

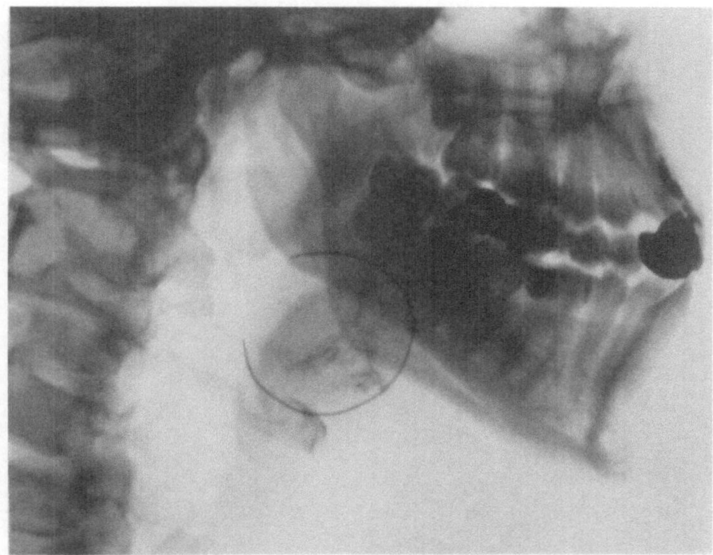

Abb. 131 c

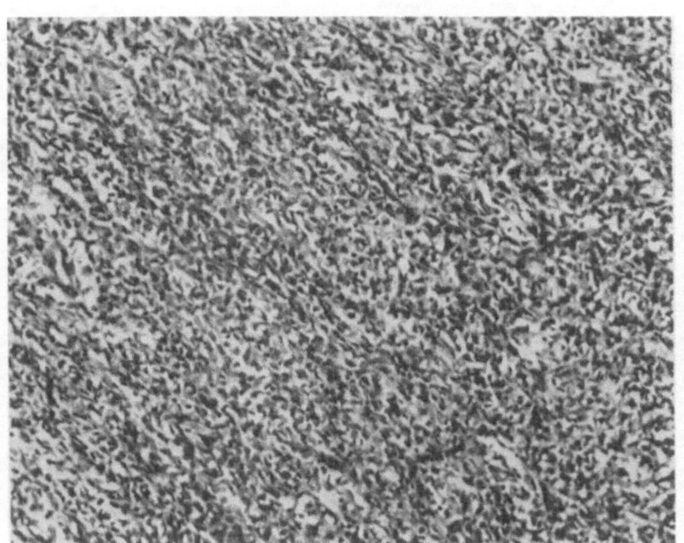

Abb. 131 d

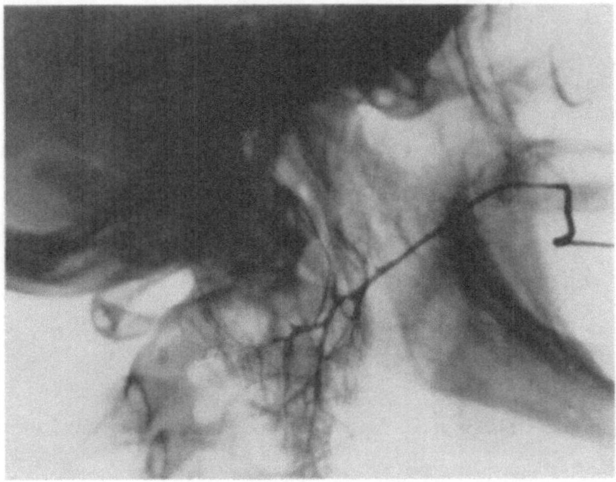

Abb. 132 (Legende s. S. 464)

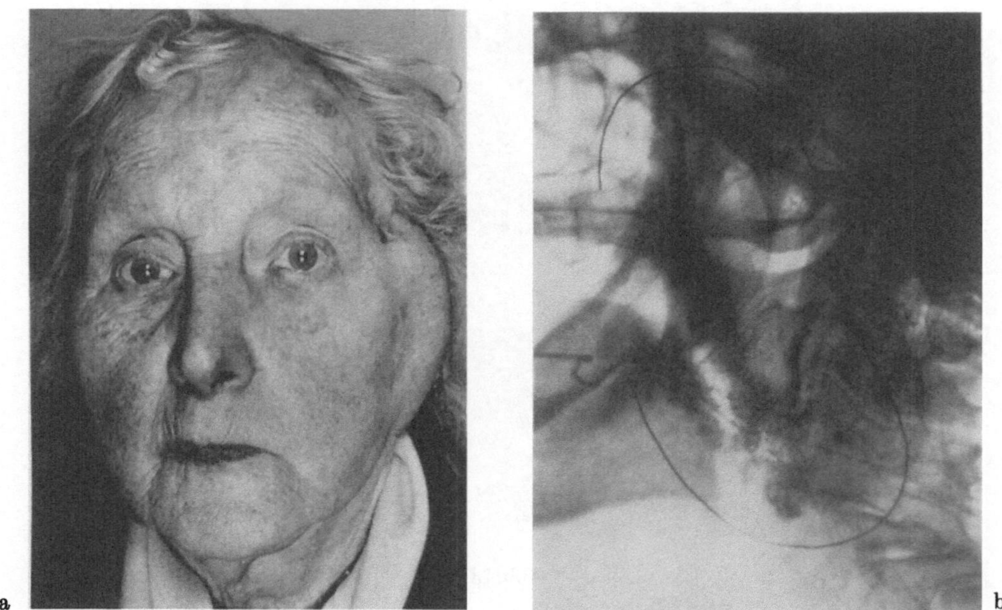

Abb. 133a u. b. Seit mehreren Monaten Geschwulst vor dem linken Ohr. Sialographisch: nur im unteren Gebiet der mit Draht markierten walzenförmigen Schwellung Parenchymrest mit Kontrastmittel angefärbt, unscharfe Abgrenzung nach cranial. Histologisch Carcinosarkom, wohl entarteter Mischtumor. 81jährige Frau (JNr. 549)

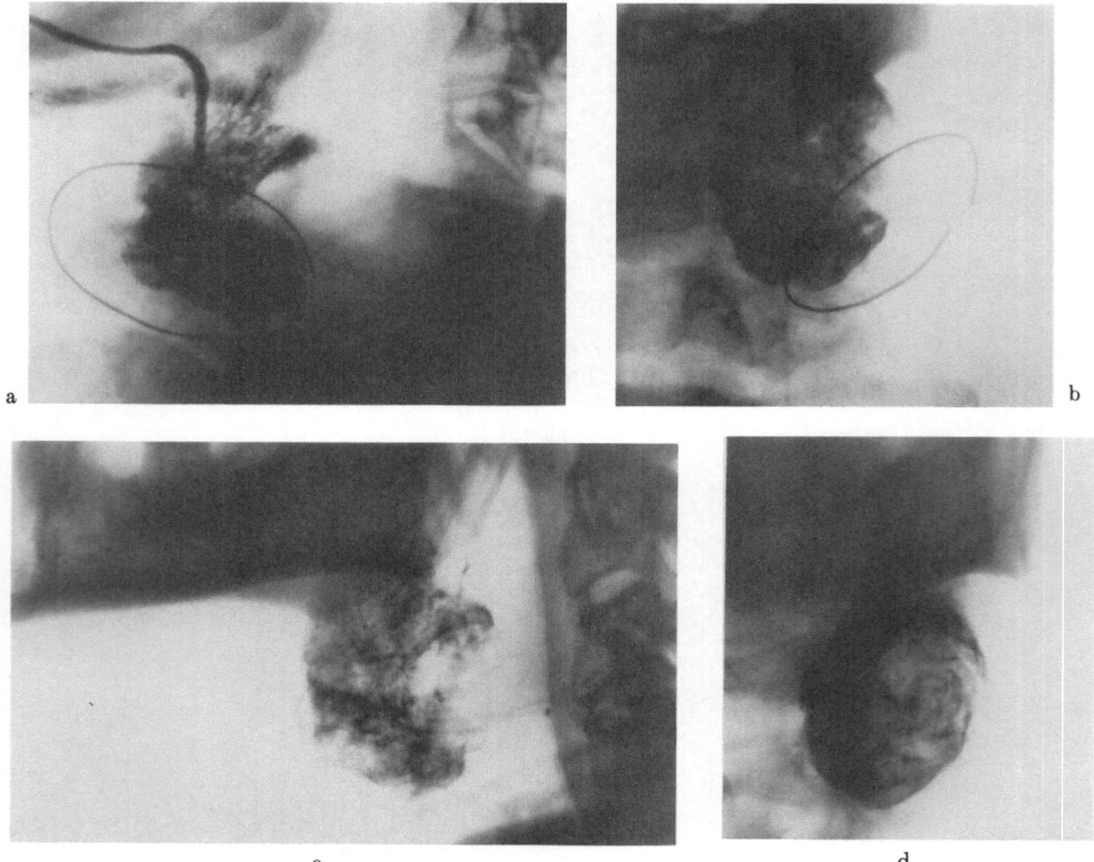

Abb. 134a—d. Seit 7 Jahren an Größe langsam zunehmende Schwellung links submandibular. Sialographisch: etwa kirchschgroße Aussparung in der linken Glandula submandibularis, dorsolateral gelegen, Engstellung des intraglandulären Gangsystems, deutlich verzögerte Kontrastmittelausscheidung. Histologisch: neben typischen Mischtumorstrukturen plattenepithelartig wachsendes Carcinom. 49jähriger Mann (JNr. 518)

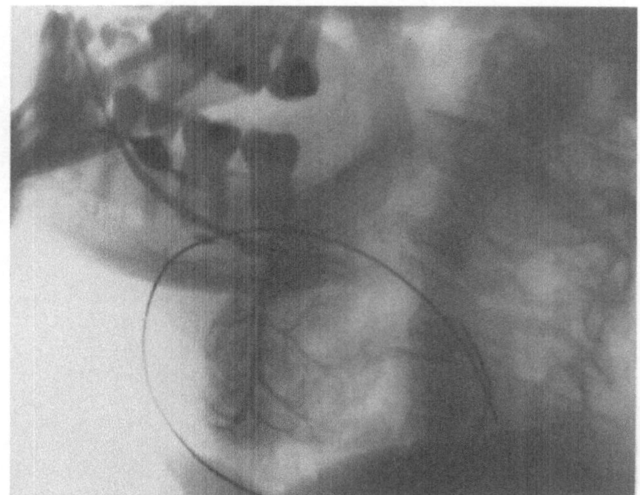
a

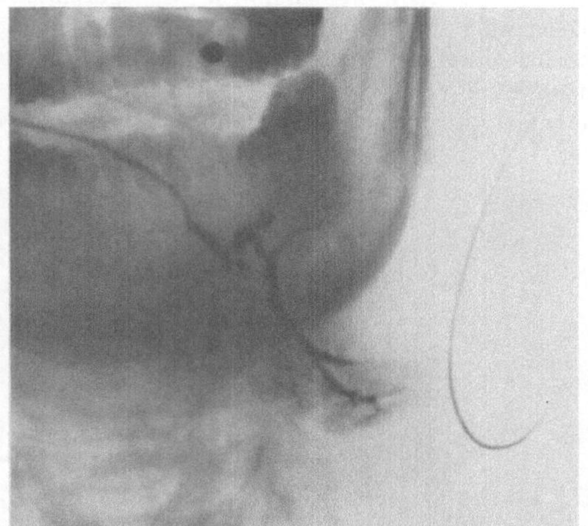
b

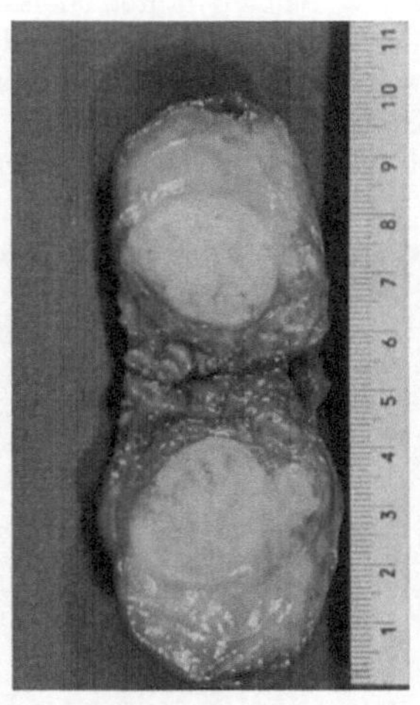

c

Abb. 135a—c. Seit 17 Jahren langsam an Größe zunehmende Geschwulst links submandibulär. Sialographisch: Zeichen eines primär expansiv wachsenden Tumors im oberen dorsalen Pol der linken Glandula submandibularis; neben Gangspreizungen auch kleinere Gangabbrüche; saumförmiger Defekt am Knochen des linken Kieferwinkels, mit dem die Geschwulst fest verbacken ist. Histologisch: carcinomatös entarteter Mischtumor (Pathologisches Institut der Universität Münster). 54jährige Frau (JNr. 122m)

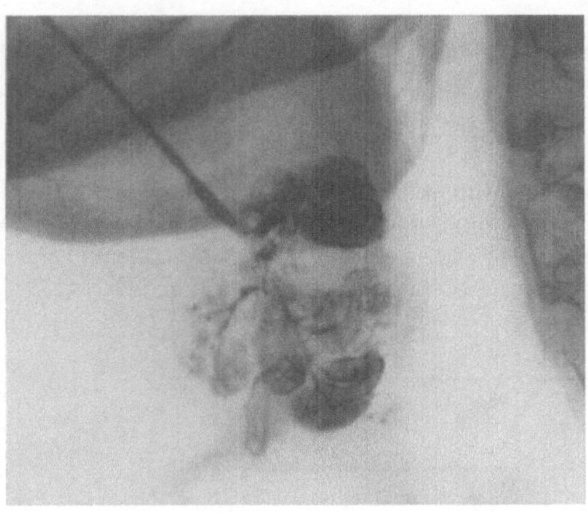
a

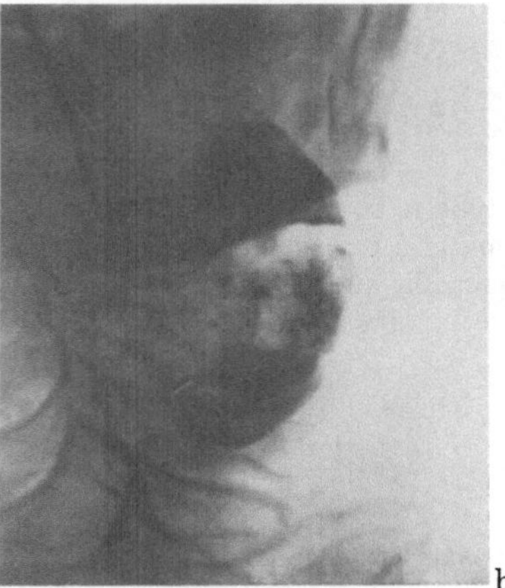
b

Abb. 136a u. b. Klinisch: submandibulär seit mehreren Monaten an Größe zunehmende Geschwulst. Sialographisch auffällige Engstellung und unregelmäßige Strikturierung der Drüsengänge, unregelmäßige Kontrastmittelaussparungen im Parenchym als Hinweis auf infiltrierend-destruierend wachsende Geschwulst der linken Glandula submandibularis. Histologisch: trabeculäres Carcinom. Später Generalisierung des Geschwulstleidens, Kachexietod. 79jähriger Mann (JNr. 501)

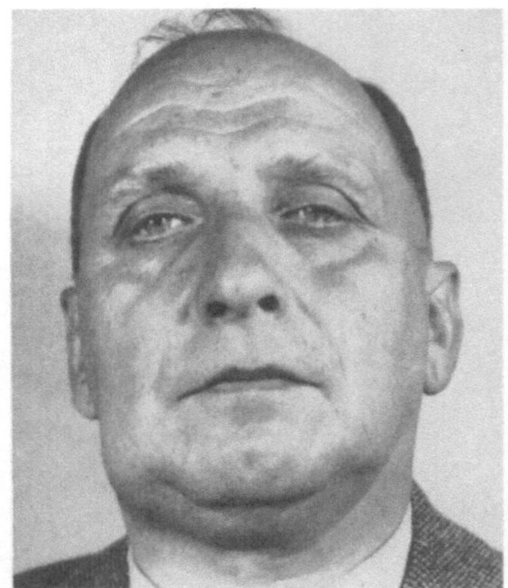
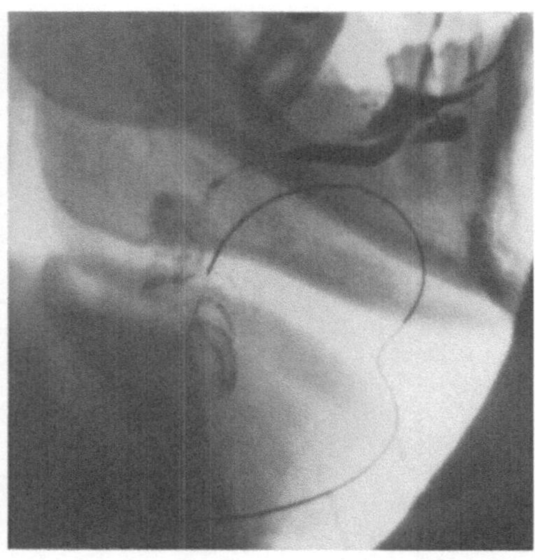

a b

Abb. 137 a u. b. Seit 10 Jahren langsam wachsende Geschwulst rechts submandibular. Sialographisch: durch einen Tumor nach dorsal und cranial abgedrängte hochgradig veränderte rechte Glandula submandibularis, deren Parenchym weitgehend von Geschwulstmassen substituiert ist, Engstellung des dorsalen Whartongangdrittels, Kontrastmittelschwaden am oberen Drüsenpol, stark verzögerte Entleerung. Histologisch: solides, teils plattenepithelförmiges Carcinom. Mischtumorentartung anzunehmen. 58jähriger Mann (JNr. 492)

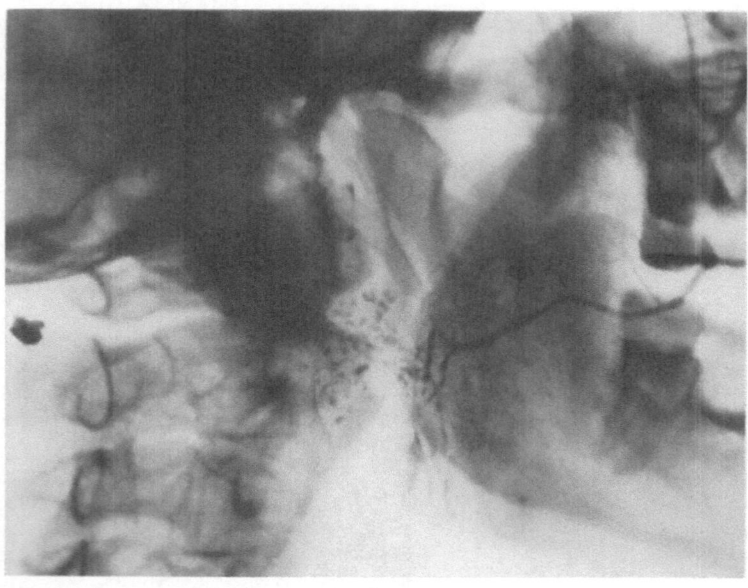
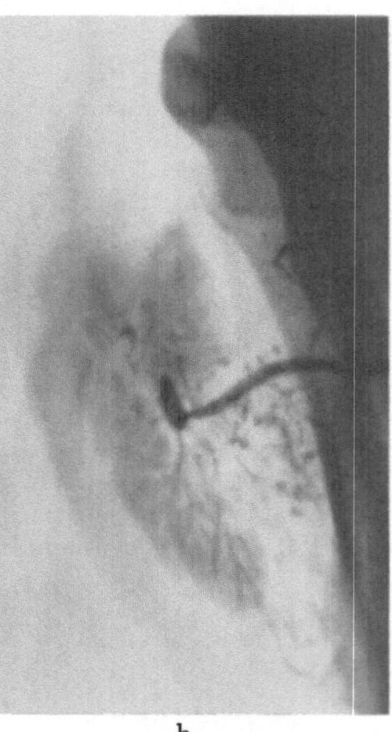

a b

Abb. 138 a u. b. Seit 1 Jahr Parotisschwellung rechts. Sialographisch: Abbruch des Hauptganges im Drüsenzentrum, Destruktion des caudalen und dorsalen Parotispoles; statt der normalen zarten Gangfiederung unregelmäßig stippchenförmige Kontrastmittelverteilung als Zeichen eines infiltrativ-destruierend wachsenden Tumors. Histologisch: verhornendes Plattenepithelcarcinom. 64jähriger Mann (JNr. 40)

Tabelle 29 (s. S. 476)

Autor	Parotis	Submandibularis	Sublingualis	
Ahlbom	177	13	2	192
D'Antuono	151	18	1	170
Böhme	372	34	5	411
McFarland	282	18	1	301
Foote u. Frazell	766	107	4	877
Pfeiffer	116	10	—	126

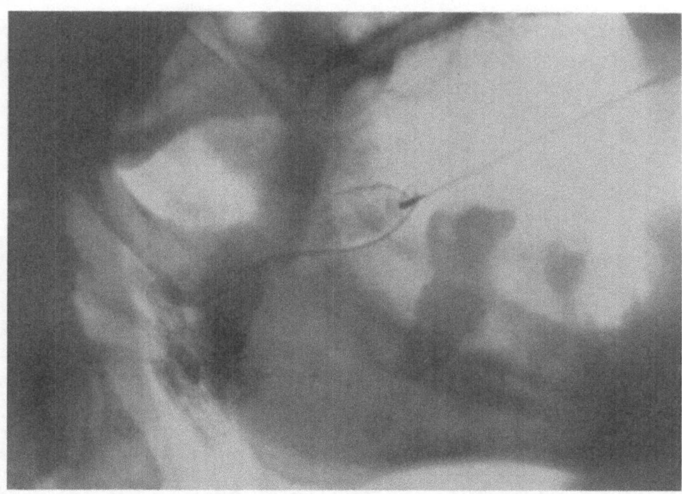

Abb. 139. Seit mehreren Monaten Facialislähmung rechts. Sialographisch: zeigt nur der vordere, oberflächliche Parotisanteil eine pathologische Parenchymanfärbung bei sehr enggestelltem Hauptgang, in den papillennahe ein großer akzessorischer Drüsenanteil von cranial einmündet. Nach dorsal unregelmäßig begrenzter Füllungsdefekt, der vorwiegend dem retromandibulären Drüsenbezirk angehört, Kontaktaufnahme; stark verzögerte Kontrastmittelausscheidung. Destruierender maligner Prozeß anzunehmen. Histologisch: Plattenepithelcarcinom. Später Metastasen in der Halswirbelsäule. 37jähriger Mann (JNr. 486)

Tabelle 30. *Unter 20 Jahre alte Patienten mit Geschwülsten der Speicheldrüsen und ihrer Umgebung*

Nr.	Alter	♂	♀	J.Nr.	Lokalisation	Diagnose	Rö.	Hist.
1	2	+		120m	P	cystisches Lymphangiom	i, l	II
2	4		+	61m	P	Sarkom	h_1	I
3		+		234	U P	Hemihypertrophia faciei	l	II
4	5		+	207	U P	Neurom	a	II
5		+		123m	(P) + U P	rez. cystisches Lymphangiom	d_1l	I, II
6	7	+		395	U P	Lymphogranulomatose	a	II
7	9	+		509	U P	capillares und kavernöses Hämangiom	a	II
8	11	+		8	U P	Lymphangiom und Neurofibromatose	a	I
9	12	+		147m	P	Mischtumor ohne Mal.zeichen	i_2	II
10		+		20	U P	kavernöses Hämangiom	a	II
11			+	393	U P	kavernöses Hämangiom, Phlb.	a	II
12	13		+	86m	U P	Massetercyste	a	III
13		+		517	U P	kavernöses Hämangiom, Phlb.	a	III
14	14	+		117	(Sbm) + U Sbm	Angiofibrom	i_2	I, II
15			+	392	U P + Sbm	kavernöses Halbseitenhämangiom	a, a	III
16		+		443	U P	Lymphangiomartige Schwellung	a	III
17			+	139m	U P	Massetercyste	a	III
18		+		229	P	Mischtumor	i_2	II
19	15		+	252	U P	Kiemengangcyste	a	II
20		+		390	U P	Masseterhypertrophie	a	II
21			+	405	U P	kavernöses Hämangiom	a	III
22			+	518	U P	kavernöses Hämangiom, Phlb.	l	III
23	16		+	338	P	capilläres Hämangiom	i_2	II
24	17	+		565	(O) + U P	Hemihypertrophia faciei	b, l	III
25			+	63m	U P	retromandibuläre Kiemengangfistel	a	II
26	18	+		413	U P	Masseterhypertrophie	a	II
27			+	611	U P	Masseterlipom	a	II
28		+		2	U P	kavernöses Hämangiom, Phlb.	l_1	III
29	19		+	84	U P + Sbm	kavernöses Hämangiom, Phlb.	a, a	III
30			+	222	U P	Masseterhypertrophie	a	III

Es bedeuten P, Sbm Glandula parotis und submandibularis, U Umgebung der ...; die Bezeichnung der Röntgensymptome ist Abb. 28 zu entnehmen; Histologie I bedeutet histologische Untersuchung *vor* Sialographie, II *nach* Sialographie, III ohne Histologie.

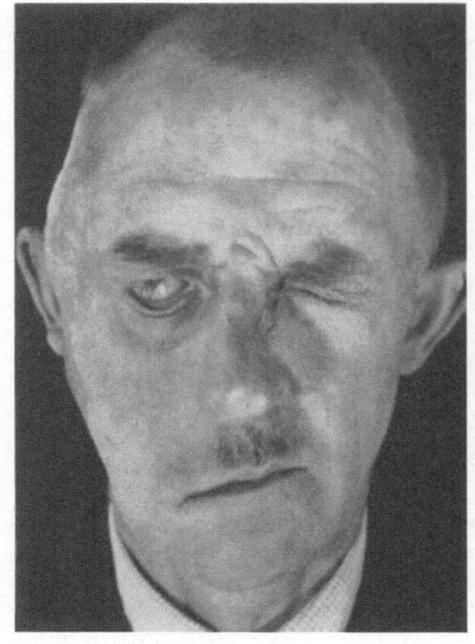

a

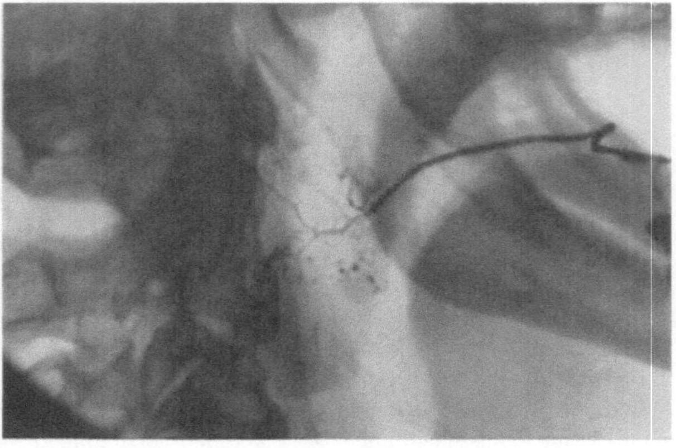

b

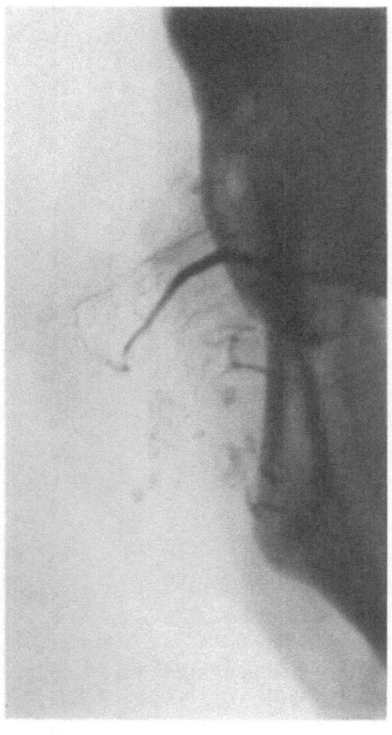

c

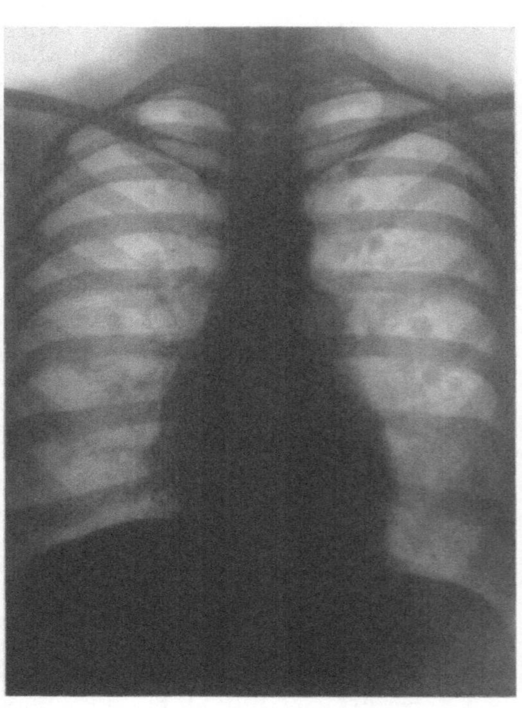

d

Abb. 140a—d. Geschwulstrezidiv ca. 5 Jahre nach Bestrahlung eines Parotiscarcinoms rechts. Sialographisch: enggestelltes Kaliber der spärlichen Gangaufzweigungen. Spritzerartige unregelmäßige Kontrastmitteldepots vorwiegend im caudalen Drüsenanteil. Weitgehende Substitution des Drüsenparenchyms, teils Bestrahlungsatrophie. Histologisch: adenoides Carcinom. 55jähriger Mann (JNr. 63); später Lungenmetastasen (d)

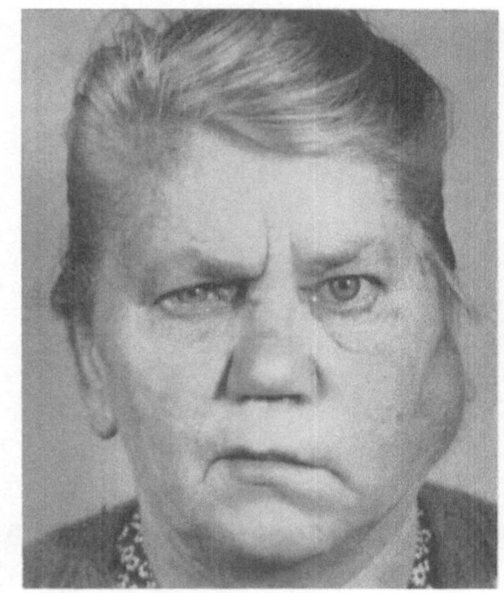
a

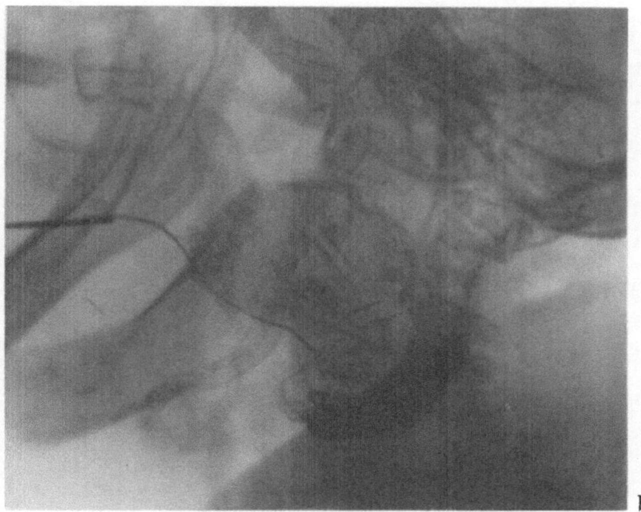
b

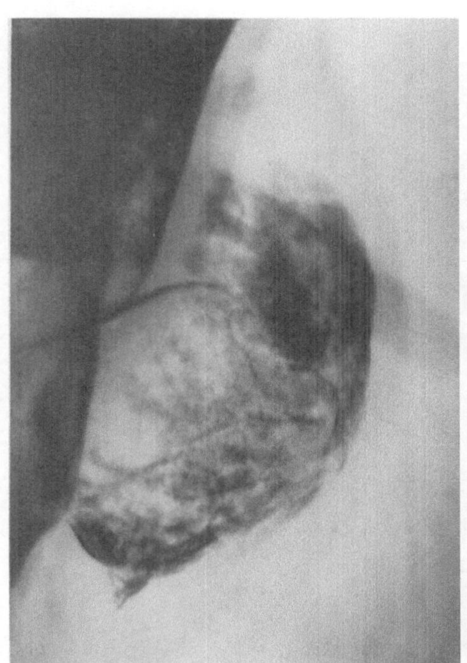
c

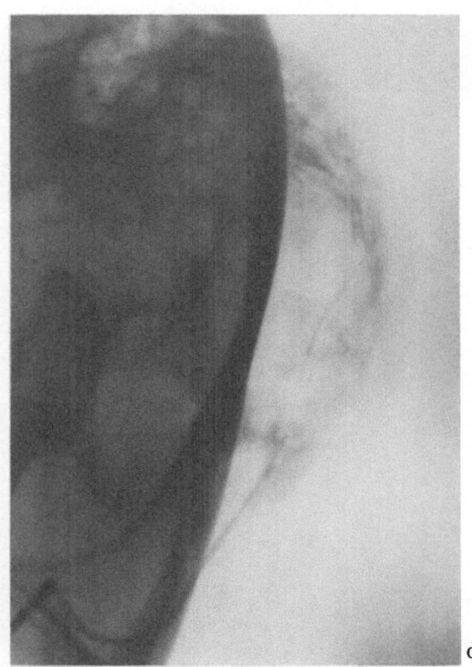
d

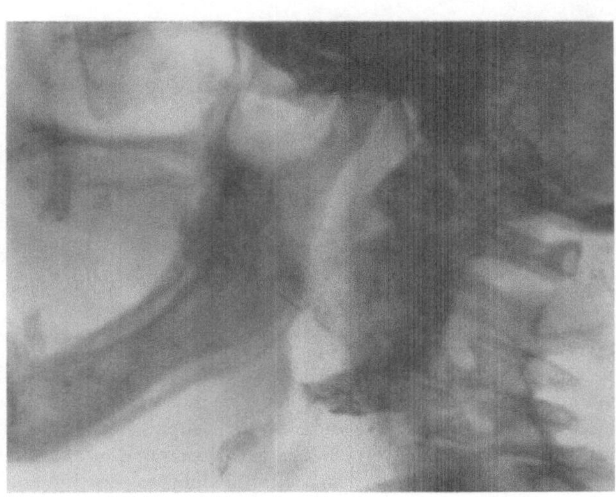
e

Abb. 141 a—e. Exulcerierte Geschwulst hinter dem linken Ohr, die seit einem Jahr entstanden ist. Sialographisch: etwa hühnereigroßer zentral in der linken Parotis gelegener raumfordernder Prozeß mit ausgedehnter Destruktion des Drüsenparenchyms und des normalen Gangsystems. In der Mantelzone dorsal Reste stärker angefärbten Parenchyms. Aufnahmen in drei Ebenen, deutlich verzögerte Kontrastmittelausscheidung. Histologisch: alveolär-trabeculäres Parotiscarcinom mit schleimbildenden Zellen. Nach 2 Jahren Retrobulbärmetastasen. 68jährige Frau (JNr. 498)

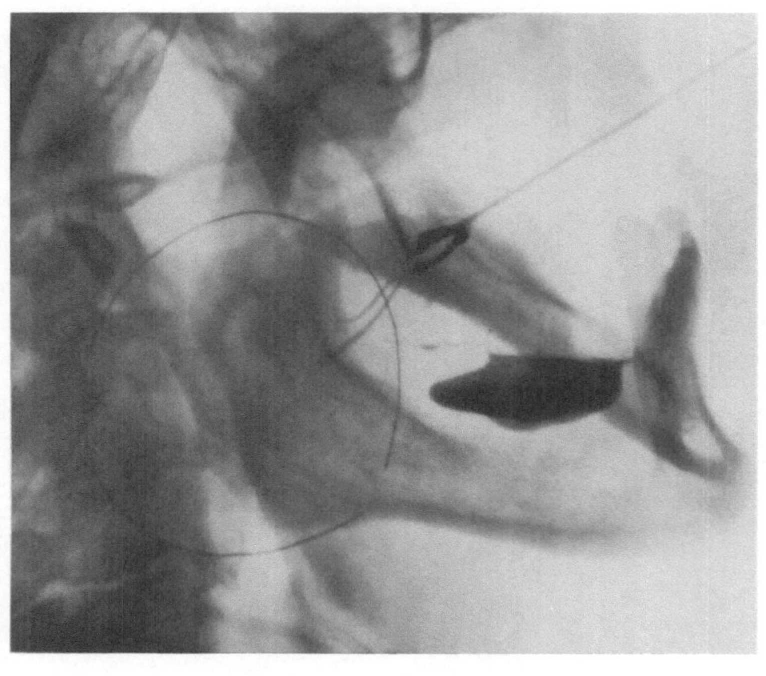
a

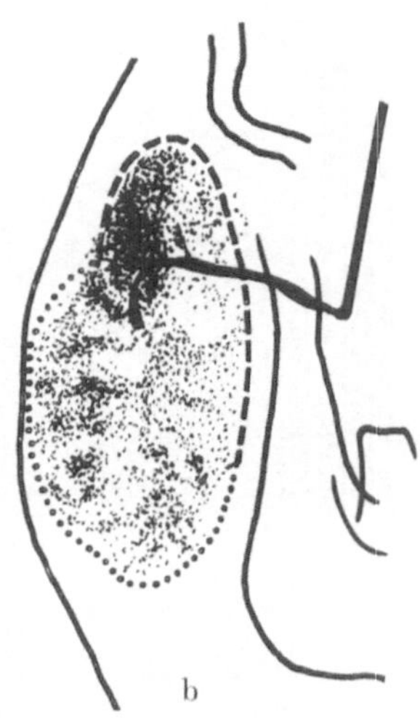
b

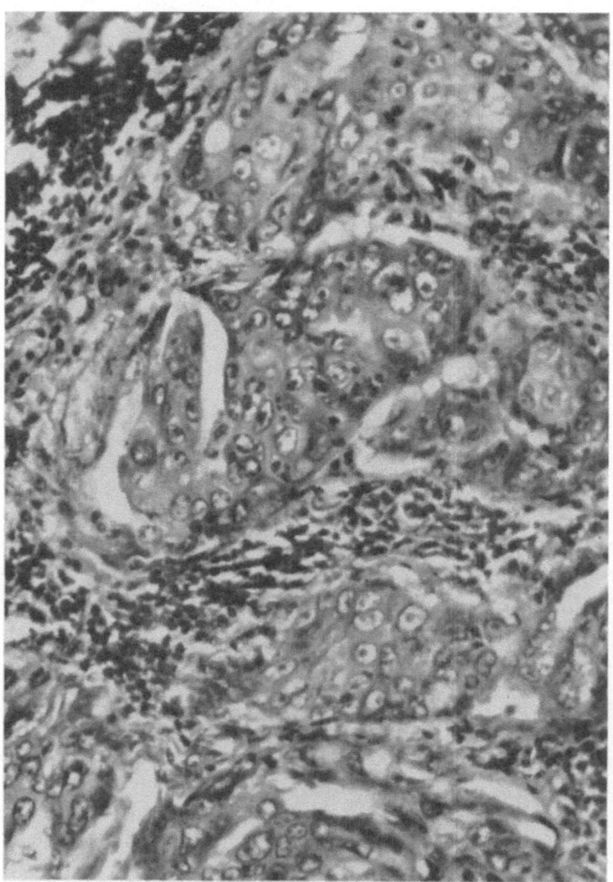
e

Abb. 142a—g. Klinisch: ausgedehntes Parotiscarcinom rechts. Im Sialogramm Abbruch des Hauptganges bei unvollständiger Füllung; Einmündung eines größeren akzessorischen Drüsenlappens in das buccale Hauptgangdrittel; nach weiterer Füllung wolkige Kontrastmittelausbreitung im vorderen Drüsenpol, hochgradiger Füllungsdefekt infolge ausgedehnter Substitution des Drüsenparenchyms durch Geschwulstmassen. Eine normale intraglanduläre Gangaufzweigung ist nicht mehr erkennbar; auch röntgenologisch ausgedehntes destruierend

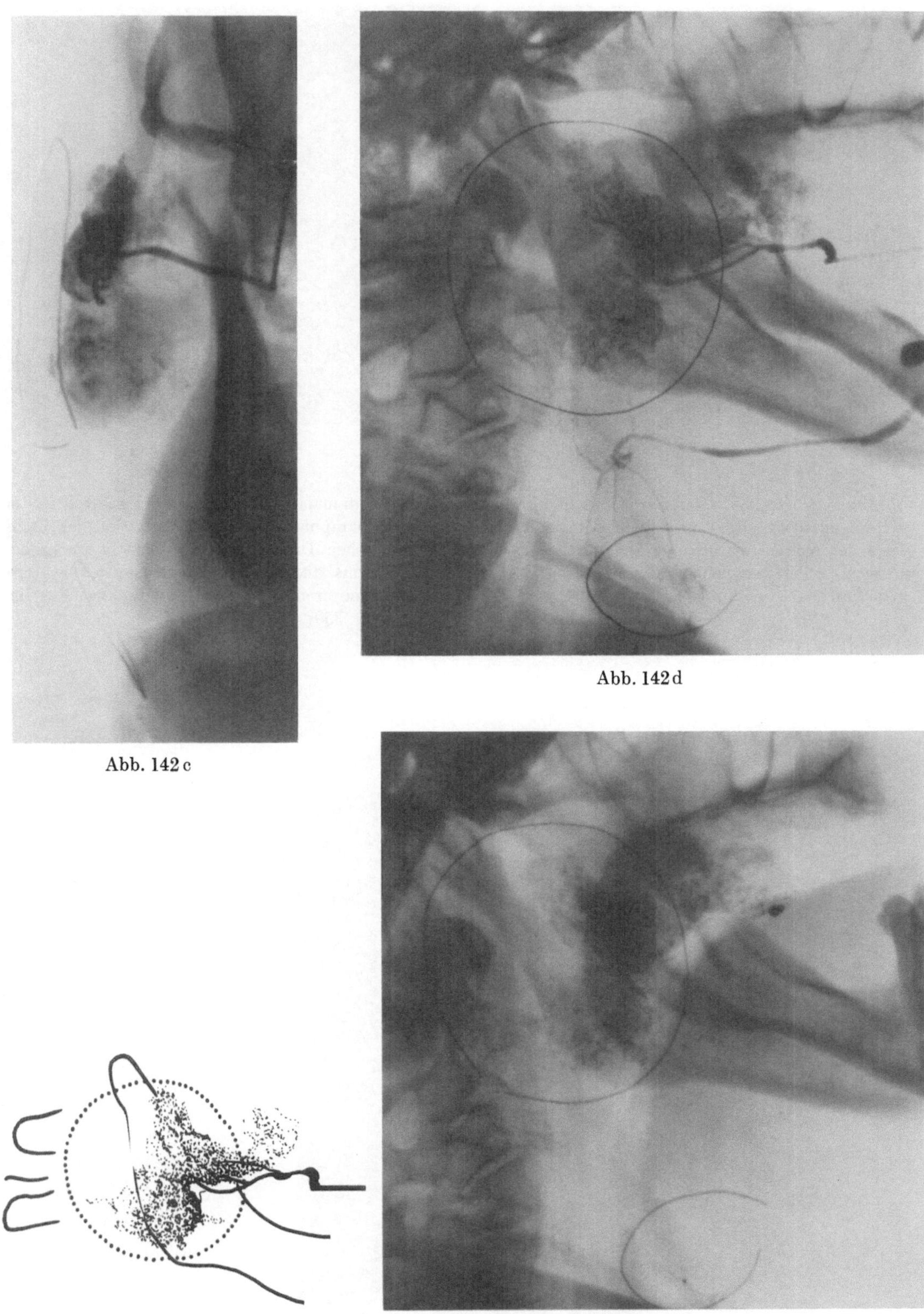

Abb. 142c

Abb. 142d

Abb. 142f

Abb. 142g

wachsendes Neoplasma. Histologisch: nicht verhornendes Plattenepithel-Carcinom; unreife Stachelzellnester mit polymorphen Zellkernen und großen Nucleolen; infiltrierendes Wachstum in das angrenzende Fettgewebe und lymphocytäre Stromareaktion (Pathologisches Institut der Universität Münster). 59jähriger Patient, (JNr. 68m). a) Unvollständige Füllung, b) und f) Schemazeichnung, c) Sagittalaufnahme, d) Frontalaufnahme, e) Histologie: HE 298fach, g) Entleerungsaufnahme

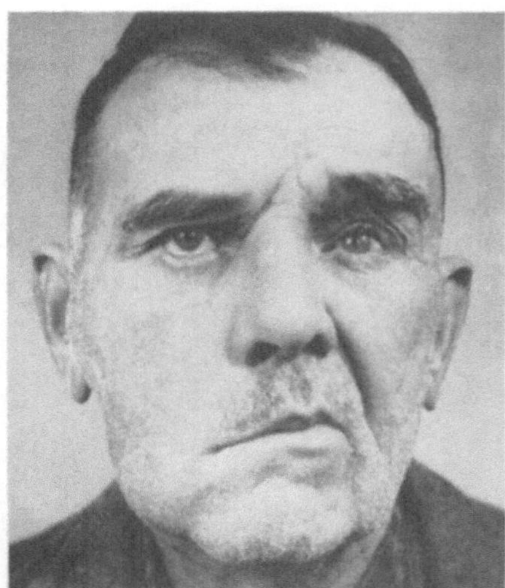

a

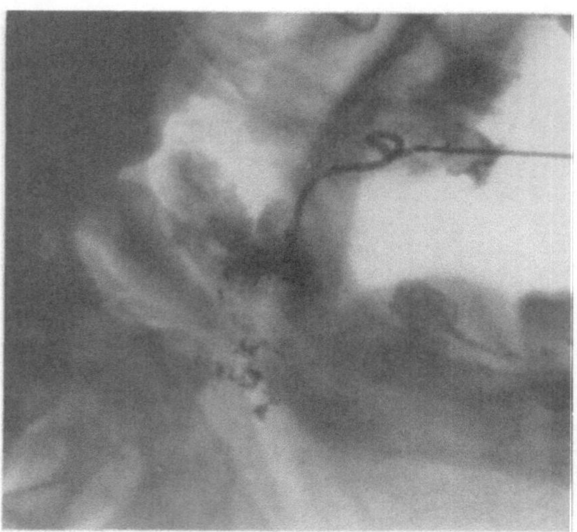

b

Abb. 143a u. b. Rezidiv einer Parotisgeschwulst nach 22 Jahren; damals Exstirpation einer sekretgefüllten Cyste, die unregelmäßige Epithelwucherungen erkennen ließ. Sialographisch: völlige Destruktion des Gangsystems der rechten Parotis bis auf Restfüllung eines akzessorischen Drüsenanteils: infiltrativ wachsende Parotisgeschwulst, weitgehende Substitution des Drüsenparenchyms durch Geschwulstmassen; verzögerte Kontrastmittelausscheidung, Kontaktaufnahme. Histologisch: Adenocarcinom, keine Radikaloperation mehr möglich. 69jähriger Mann (JNr. 350)

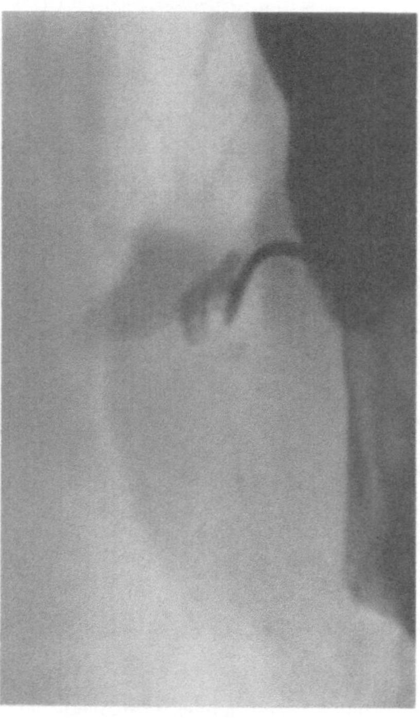

Abb. 144. Seit einem halben Jahr Wangenschwellung. Sialographisch nur noch Darstellung des extraglandulären Hauptganges möglich, völlige Substitution der Drüse durch Geschwulstmassen; operativ bestätigt (Sagittalaufnahme). Histologisch: verhornendes Plattenepithelcarcinom. 68jähriger Mann (JNr. 48)

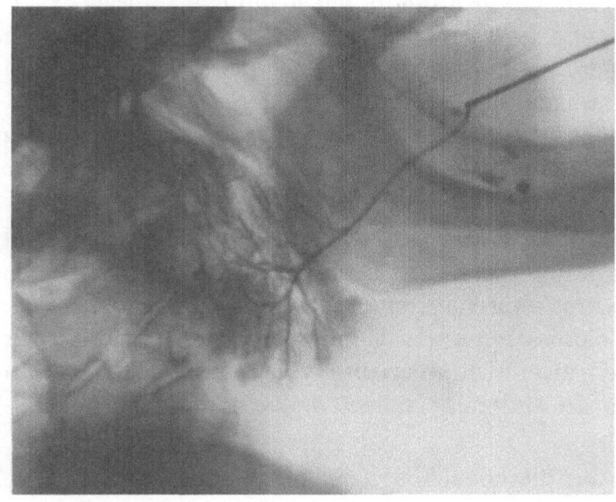

a

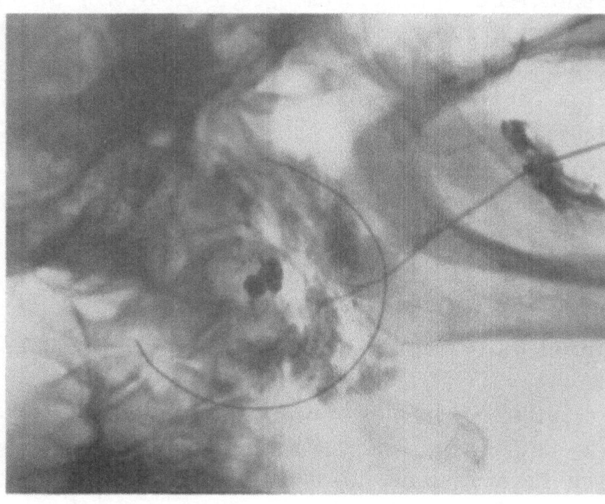

b c

Abb. 145a—c. Seit mehreren Monaten geringe Parotisschwellung rechts; a) sialographisch: bohnengroße Aussparung im oberen Drüsenpol. Gangabbrüche mehrerer Drüsengänge 2. und 3. Ordnung als Zeichen eines primär expansiv wachsenden Tumors mit röntgenologischen Malignitätszeichen. Histologisch jedoch nur chronische unspezifische Entzündung nachgewiesen (wohl zu oberflächlich!). b) und c) Kontrollsialogramm nach 7 Monaten: walnußgroßer Destruktionsherd im Drüsenzentrum, multiple Gangabbrüche, über erbsgroßer Einschmelzungshöhle; fehlende Parenchymanfärbung im dorsalen Drüsenpol; stark verzögerte Kontrastmittelausscheidung. 68jährige Frau (JNr. 561) Inoperabilität

γ) *Röntgendiagnostik der Geschwülste in der Umgebung der Speicheldrüsen*

Die Röntgendiagnostik der Speicheldrüsengeschwülste hat sich auch mit den Erkrankungen der unmittelbaren Drüsenumgebung zu befassen. Soweit es sich um entzündliche Erkrankungen handelt, wurde in Kapitel 4 auf sie eingegangen. Die Röntgensymptome der Umgebungsgeschwülste sollen im folgenden aufgezeigt werden, ihre differentialdiagnostische Bedeutung wurde bereits hervorgehoben (vgl. Abb. 146--155).

In einem großen Prozentsatz der Fälle, bei denen sich klinisch die Zugehörigkeit einer Geschwulst zu den Speicheldrüsen nicht beurteilen läßt, kann ein normaler Sialogrammbefund in Verbindung mit dem einfachen Hilfsmittel einer äußerlich auf der Haut angebrachten Drahtringmarkierung die Situation eindeutig klären. Dem normalen Röntgenbefund kommt somit ebenso diagnostischer Wert zu.

Als zweiten Befund kann das Sialogramm Verdrängungserscheinungen durch extraglanduläre Pelottenwirkungen bei Umgebungsgeschwülsten registrieren. Es läßt sich daraus sehr oft ein näherer Anhalt über die Lokalisation des Tumors gewinnen. Im Schema Abb. 28 sind diese Pelottenwirkungen als l_1, l_2 und l_3 wiedergegeben, gegliedert nach dem Ort ihrer Einwirkung in solche, die den extraglandulären Ausführungsgang allein, die den Hauptgang und die Drüse, und die nur die Drüse betreffen. Größere Tumoren beeinträchtigen zuweilen Parotis und Submandibularis der gleichen Seite.

Greift eine paraglanduläre Geschwulst aggressiv auf die Speicheldrüse über, sind neben Zeichen einer Verdrängung des Drüsenkörpers auch Destruktionen des Parenchyms röntgenologisch erfaßbar, sofern sie makroskopische Dimensionen angenommen haben. Die Beurteilung der primären Tumor-Lokalisation ist in manchen Fällen schwierig oder gar nicht mehr möglich, wenn ein nach zwei Seiten orientiertes Geschwulstwachstum vorliegt, sog. Janus-Tumoren, die auch an anderen Organen bekannt sind (Bronchialsystem, Trachea und Oesophagus).

Ein besonderes Augenmerk ist stets auf die benachbarten Skeletelemente zu richten. Knochendestruktionen, Periostreaktionen oder tumoröse Auftreibungen kennzeichnen mitunter gerade in Verbindung mit dem Sialogramm klinisch ungeklärte Schwellungen als Umgebungserkrankung. Daß fortgeschrittene Speicheldrüsengeschwülste vor allem der Parotis jedoch auch Nachbarschaftsveränderungen am Skelet auslösen können, ist zu bedenken und wird am eigenen Krankengut demonstriert. Eine zusammenfassende Mitteilung solcher Knochenbefunde bei Speicheldrüsentumoren und ihre Bedeutung für die Speicheldrüsentumordiagnostik erfolgte durch LAPIDUS.

In manchen Fällen lassen sich auch angiographisch Geschwülste der Speicheldrüsenregion beurteilen, wie dies SCHEUNEMANN u. SCHRUDDE zeigten. Wir haben von dieser Methode vereinzelt Gebrauch gemacht.

δ) Das Krankengut der Geschwulstpatienten

Analyse des Krankengutes. In 10 Jahren untersuchten wir über 800 Personen sialographisch, darunter 231 Geschwulstträger.

106 litten an Tumoren der unmittelbaren Speicheldrüsenumgebung, 125 an Geschwülsten der Speicheldrüsen (Glandula parotis und submandibularis). Ein einziges Mal beobachteten wir einen doppelseitigen Parotistumor. Dieser Befund ist selten und schließt sich an Fälle von BAKER, MCDONALD, BLACK und GERACI; BOLEY und ROBINSON; BROWN, MCDOWELL und FRYER; HOFFMANN; POLLACK; PRICOLO; STAHL; TANSINI sowie WUESTER an. Leider lehnte unsere Patientin die Operation der anderen Seite ab, so daß die Diagnose eines Mischtumors nur einseitig histologisch bestätigt werden konnte. Nach dem Sialogramm lag unzweifelhaft beiderseits ein expansiv wachsender Tumor vor, der links und rechts zu analogen Befunden einer Gangverdrängung geführt hatte (vgl. Abb. 126).

Von den 126 Speicheldrüsengeschwülsten waren 109 histologisch untersucht worden. Zum Teil war die histologische Diagnose zeitlich *vor* der Sialographie bekannt (Gruppe I in Tabelle 31, S. 485), zum Teil erfolgte die histologische Untersuchung erst *nach* der Sialographie (Gruppe II in Tabelle 31); Einzelheiten zu Tabelle 31 s. S. 486.

Die Aufgliederung nach histologischen Befunden ist der Tabelle 27 (S. 446) zu entnehmen.

Speicheldrüsengeschwülste treten am häufigsten an der Glandula parotis, viel seltener an der Glandula submandibularis auf, wie die Zusammenstellung in Tabelle 29 (S. 468) zeigt.

Von den 116 Parotistumoren unseres Krankengutes waren 99, von den Submandibularisgeschwülsten alle 10 histologisch gesichert.

Zur Klärung der Alters- und Geschlechtsverteilung haben wir alle 125 Patienten mit Speicheldrüsentumoren nach Dezennien geordnet in einem Säulenschema wiedergegeben (Abb. 156). Durch unterschiedliche Schraffierungen sind Männer und Frauen mit „gutartigen“ und „bösartigen“ Tumoren in gesonderten Kolumnen gekennzeichnet. Die Begriffe „gutartig“ und „bösartig“ sind als grobe Gruppenmerkmale nach morphologischer Orientierung zu verstehen, ohne die biologische Wertigkeit der einzelnen Geschwülste zu berücksichtigen.

Das Gesamtkrankengut an Speicheldrüsengeschwulstpatienten gliedert sich in 49 Männer und 76 Frauen; das weibliche Geschlecht überwiegt. Die Altersgruppe 41—50, 51—60, 61—70 sind mit 20, 31, 32 Patienten am stärksten besetzt. Das 3.—8. Jahrzehnt enthält jeweils Frauen mit gutartigen Tumoren in der Überzahl, die absolut meisten Patienten mit diesen Tumoren sind im 6. Jahrzehnt zu finden.

Das männliche Geschlecht ist mit 49 Patienten weniger stark vertreten. Um so erstaunlicher ist es, daß das männliche Geschlecht die größere Patientenzahl mit „malignen“ Tumoren, zahlenmäßig am ausgeprägtesten im 6. und 7. Jahrzehnt besitzt.

Schlüsseln wir die 109 Fälle mit *histologisch* gesicherten Speicheldrüsentumoren nach Alter und Geschlecht auf, ergeben sich gewisse Parallelen zu statistischen Angaben anderer Autoren. Cylindrome treten danach vorwiegend bei Frauen auf (FOOTE u. FRAZELL; REDON; SCHWEISSINGER). Acht unserer neun Cylindrompatienten waren Frauen! Adenolymphome sind überwiegend bei Männern zu finden (10:1, 6:1), in unserem Krankengut fünf Männer und zwei Frauen mit Adenolymphomen. Mischtumoren befallen das weibliche Geschlecht etwas häufiger, etwa im Verhältnis 3:2; 35 unserer 55 Patienten mit nicht maligne entarteten Mischtumoren waren Frauen! Vergleiche hierzu KENNON (1921), HINTZE (1934), AHLBOM (1935), MCFARLAND (1936), FOOTE und FRAZELL (1953), REDON 1955) u.a. Maligne Entartungen von Mischtumoren sahen wir in unserem Krankengut häufiger bei Männern, 10mal, bei Frauen 7mal. Noch deutlicher ist die Prävalenz des männlichen Geschlechts im Fall der primären Speicheldrüsencarcinome: zwölf Männer und nur drei Frauen, eine Tatsache, die wie die Geschlechtsverteilung von Mischtumoren verschiedentlich Spekulationen einer hormonalen Abhängigkeit dieser Geschwülste ausgelöst hat. Ob einige Geschwulstarten in bestimmten Lebensaltern gehäuft auftreten, läßt sich nach unserem Krankengut schwer entscheiden, da die Alterswerte stark streuen. Es scheint sich aber die in der Literatur vertretene Ansicht zu bestätigen, daß Frauen im mittleren Lebensalter häufiger an Mischtumoren erkranken, ältere Männer dagegen häufiger an primären Speicheldrüsencarcinomen.

Tumoren der Speicheldrüsen sind aber auch bei jungen Menschen zu beobachten, wesentlich häufiger jedoch Geschwülste der Speicheldrüsenumgebung; ihre Abgrenzung ist klinisch oft schwer möglich und deswegen eine Aufgabe der Sialographie. Unter anderem wurden 30 Patienten mit Geschwülsten der Speicheldrüsen und Speicheldrüsenumgebung im Alter von 2—19 Jahren sialographiert; in allen Fällen konnte dadurch geklärt werden, ob eine *glanduläre* oder *extraglanduläre* Geschwulst bestand. Die bei fünf Patienten sialographisch festgestellten Speicheldrüsengeschwülste wurden operativ bestätigt. Die restlichen 25 Patienten litten an Umgebungserkrankungen, 14mal erfolgte eine histologische Sicherung der extraglandulären Tumoren (vgl. Tabelle 30, S. 469). Häufigster Befund waren angiomatöse Geschwülste (Lymphangiome, Hämangiome).

Unser Gesamtkrankengut enthält 72 histologisch gesicherte Mischtumoren, davon waren 17 (24%) maligne entartet. Mischtumorrezidive lagen 20mal vor (27%), darunter drei dritte und ein viertes Rezidiv; das längste Intervall bis zum Auftreten eines Rezidivs betrug 20 Jahre; eine Frau war bei ihrem zweiten Mischtumorrezidiv erst 22 Jahre alt, der Tumor war maligne entartet! Metastasierungen haben wir mehrfach beobachtet, sie können wie bei jeder Geschwulst in die regionalen Lymphknoten und hämatogen erfolgen. Metastasen nicht maligne entarteter Mischtumoren sahen wir in keinem Fall. Weniger bekannt sind Skeletbefunde, die Speicheldrüsentumoren durch Druckarrosion oder aber als echte Kontinuitätsmetastasen hervorrufen können. Wir fanden bei drei Patienten Deformierungen benachbarter Skeletteile (einmal aufsteigender Unterkieferast, zweimal Abbiegungen des Proc. styloides (vgl. Abb. 124e, 135)]. Bei drei Patienten bestanden echte Geschwulstübergriffe auf den Unterkiefer mit osteolytischen Destruktionen (Abb. 151, 152). Diese sind differentialdiagnostisch von primären Knochenneoplasmen zu unterscheiden,

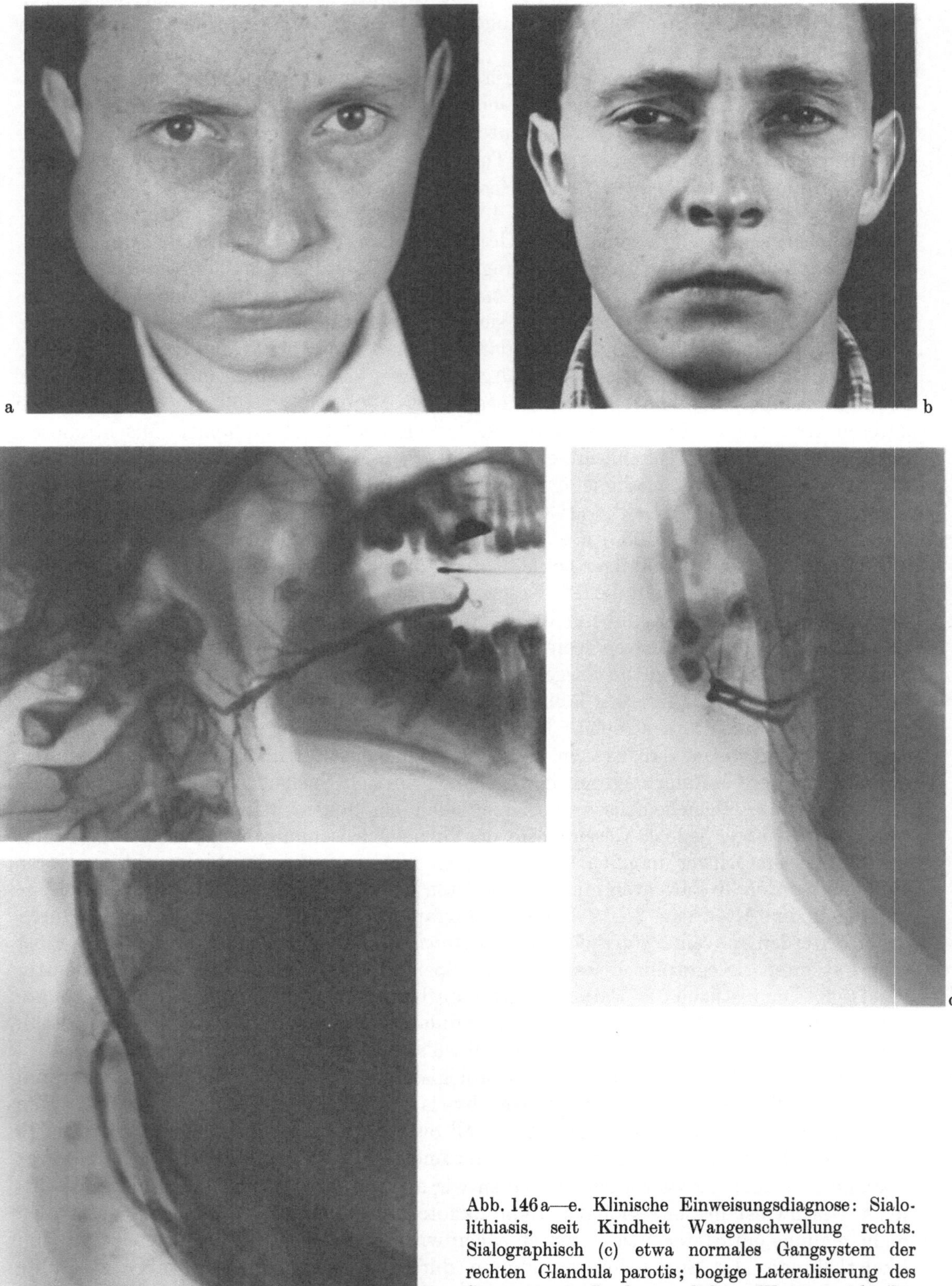

Abb. 146a—e. Klinische Einweisungsdiagnose: Sialolithiasis, seit Kindheit Wangenschwellung rechts. Sialographisch (c) etwa normales Gangsystem der rechten Glandula parotis; bogige Lateralisierung des Stenonganges. In den verdickten Wangenweichteilen mehrere Phlebolithen (d und e), keine Beziehungen zum Gangsystem oder Drüsenkörper. Patientenphoto vor (a) und nach Radiumpunkturbehandlung (b) des intramuralen kavernösen Wangenhämangioms. 18jähriger Mann (JNr. 2)

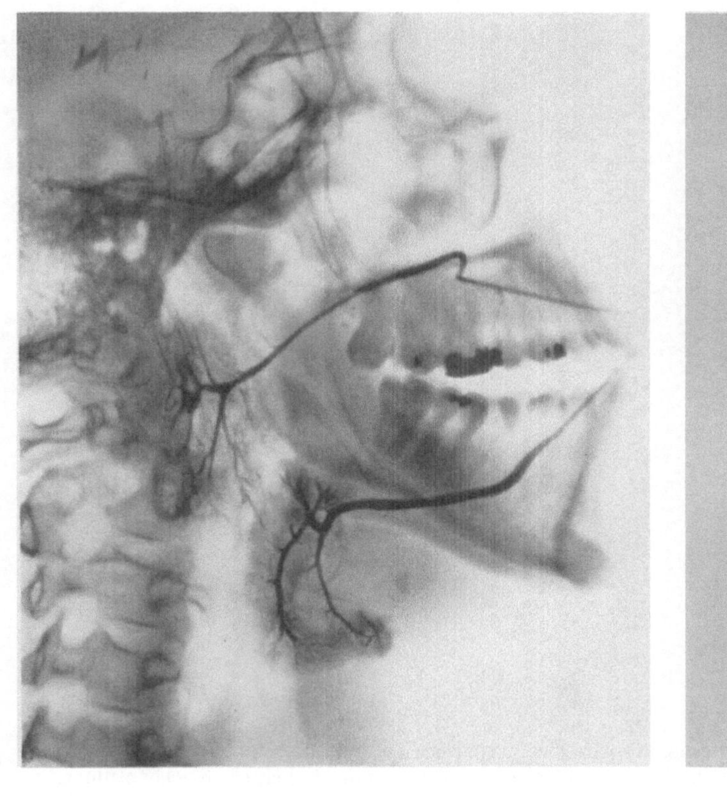
a

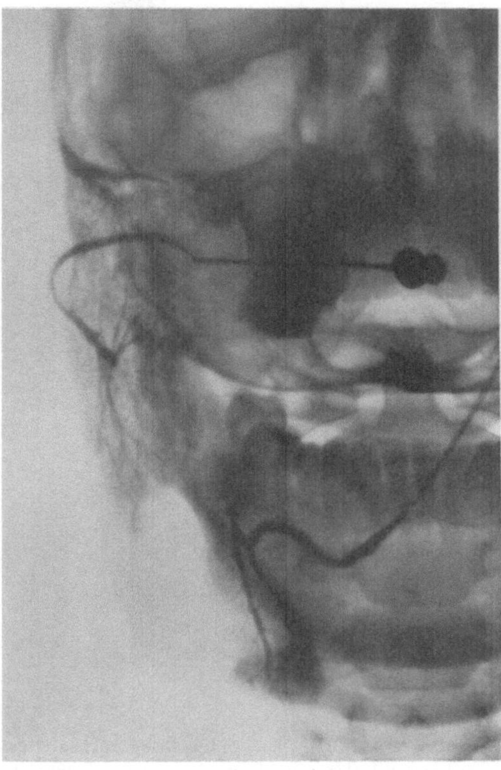
b

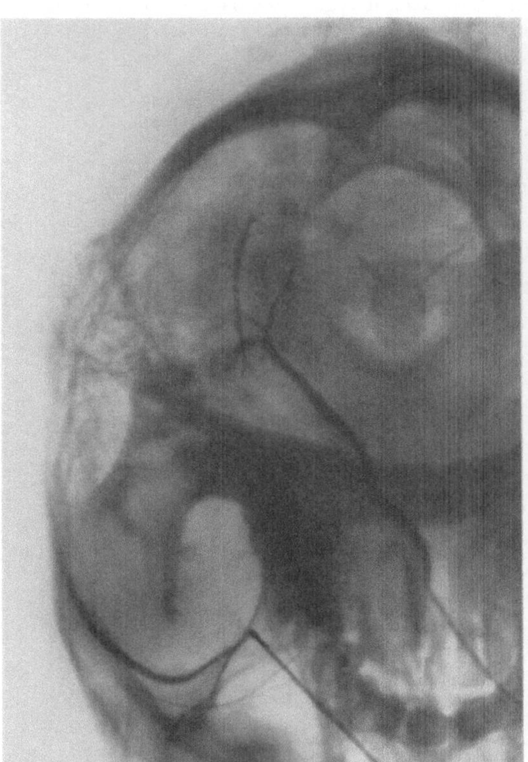
c

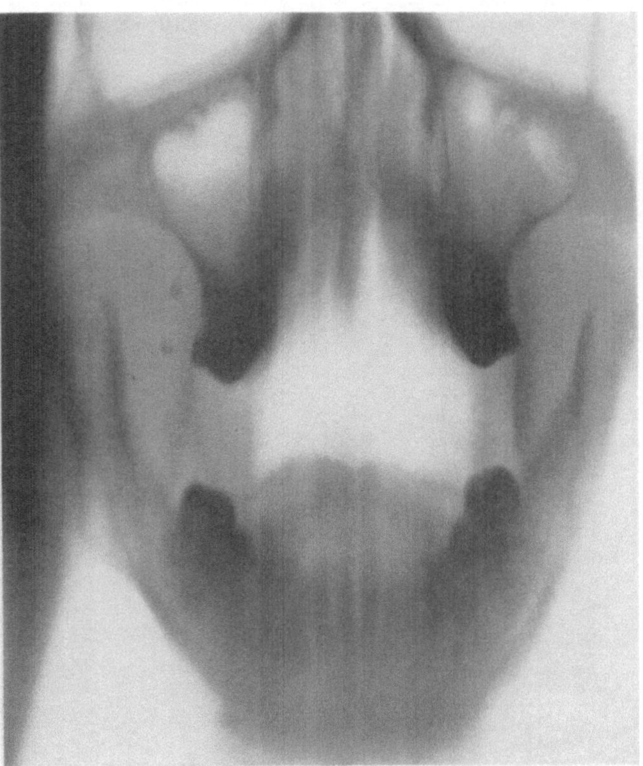
d

Abb. 147a—d. Ausgedehntes kavernöses Hämangiom der rechten Gesichtshälfte, intramurale Lage, mehrere Phlebolithen enthaltend; Lateralisierung des rechten Stenonganges, Medialverlagerung des rechten Whartonganges, pelottenartige Impression der rechten Glandula submandibularis, Simultandarstellung von Parotis und Submandibularis. Aufnahmen in drei Ebenen; Tomographie: in der 4,5 cm-Schicht sind drei Phlebolithen getroffen (d), basale Verschattungen beider Kieferhöhlen wie Cysten. J. H., 32jähriger Mann (JNr. 30m)

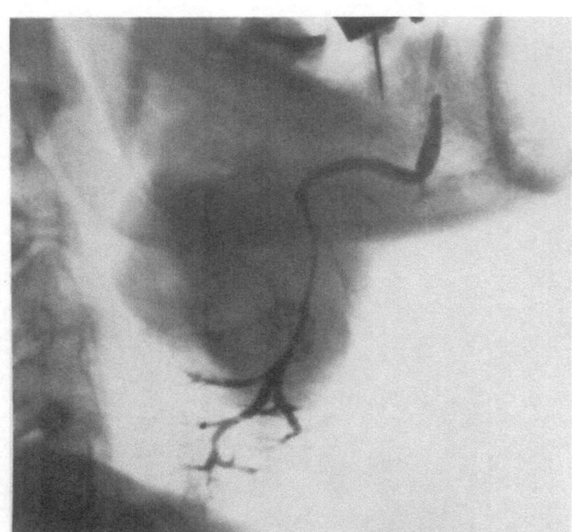

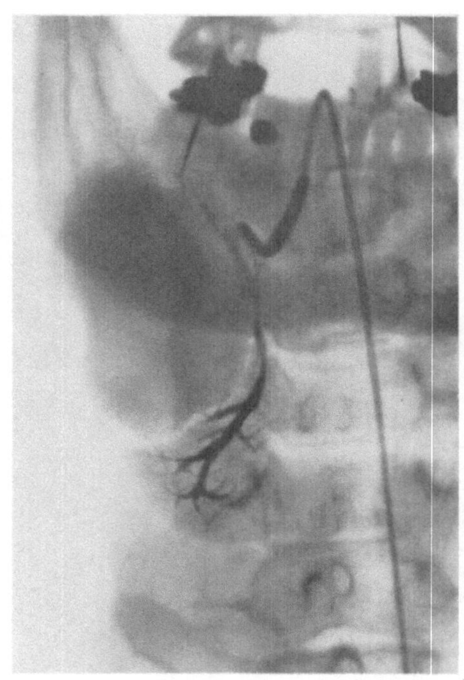

a b

Abb. 148a u. b. Derbe Schwellung rechts submandibulär. Sialographisch: Verdrängung der rechten Glandula submandibularis nach medial und ventral durch einen pflaumengroßen, compactadichten Knochentumor, der dem horizontalen Unterkieferast rechts breitbasig aufsitzt. Histologisch sog. Osteoma durum. Wie die Operation bestätigte, lediglich Pelottenwirkung auf die Speicheldrüse. 40jährige Frau (JNr. 482)

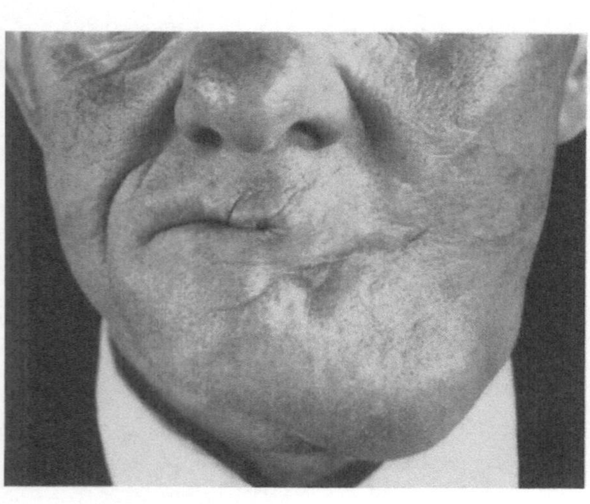

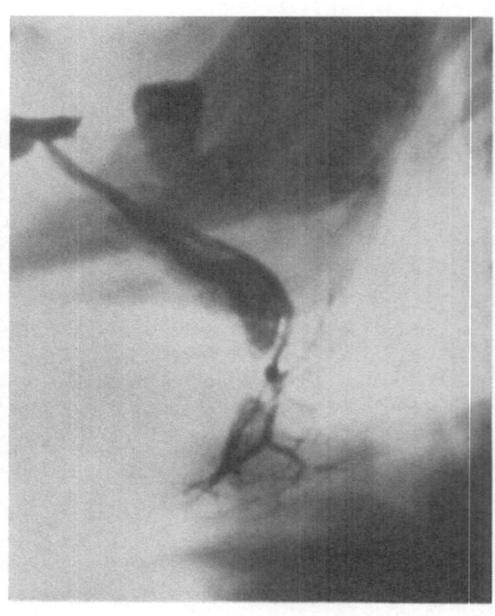

a b

Abb. 149a u. b. Fluktuierende Schwellung links submandibulär, fragliche Speichelzisterne, Zustand nach Unterlippenplastik wegen Lippencarcinom. Sialographisch etwa normales Bild der Glandula submandibularis links, auffällig stark angefärbter (überspritzt?) geschwänzter wohl akzessorischer Drüsenanteil, der in das mittlere Whartongangdrittel einmündet, gegen die ventrale fluktuierende Schwellung flach konkav abgegrenzt. Bernsteinfarbenes, Diastase negatives Punktat! Bei Operation Metastase des Lippencarcinoms bestätigt. 54jähriger Mann (JNr. 271)

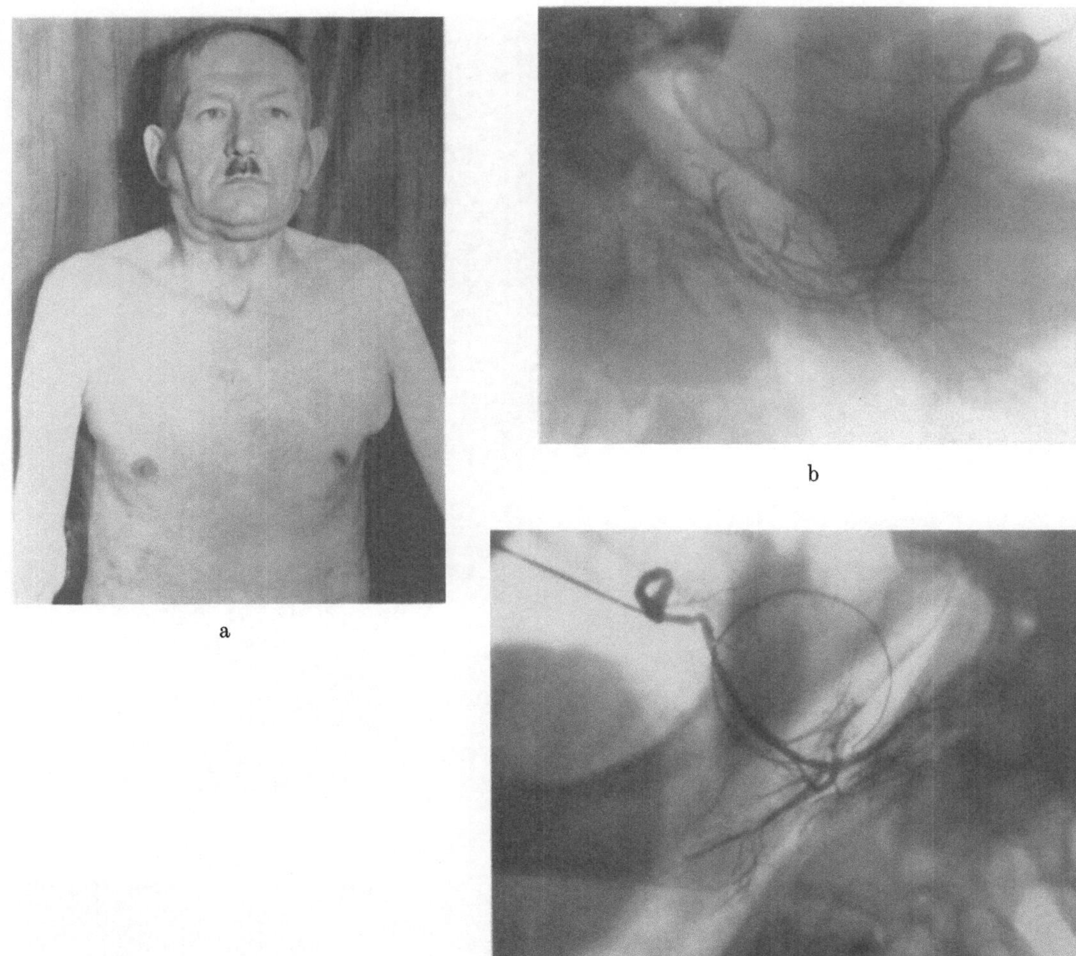

Abb. 150a—c. Seit Monaten beiderseitig indolente Parotisschwellungen; multilokuläre Lymphknotenschwellungen bei lymphatischer Leukämie. Sialographisch: etwa symmetrische Gangabdrängungen in beiden Ohrspeicheldrüsen, z. T. stärkere Abspreizungen der Drüsengänge. Histologisch Lymphadenose gesichert. Wegen der Parenchymbeteiligung Einordnung in das Mikulicz-Syndrom gerechtfertigt. 54jähriger Mann (JNr. 189)

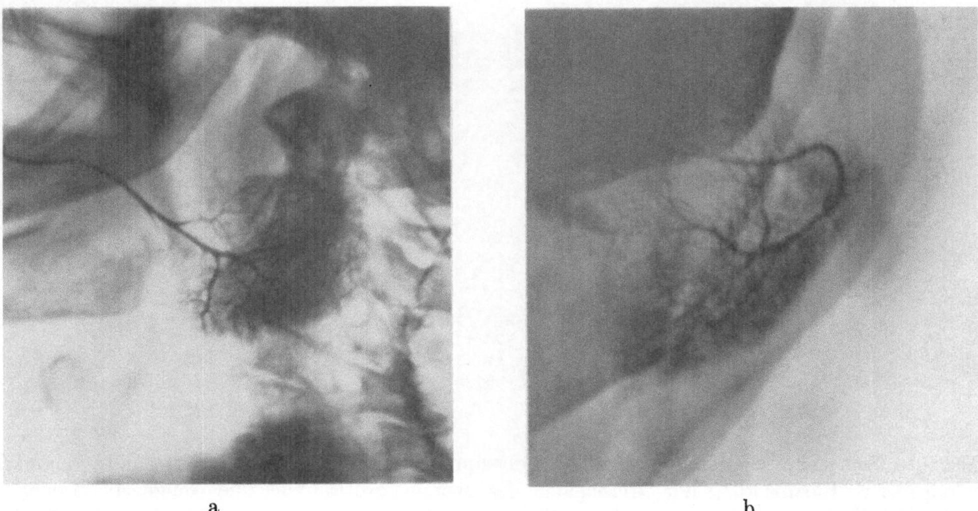

Abb. 151 a u. b. Unterkiefertumor links. Sialographisch seitliche Abdrängung der sonst normal dargestellten Glandula parotis. Großer osteolytischer Prozeß der Kieferwinkelregion links. Keine Histologie. 76jährige Frau (JNr. 55)

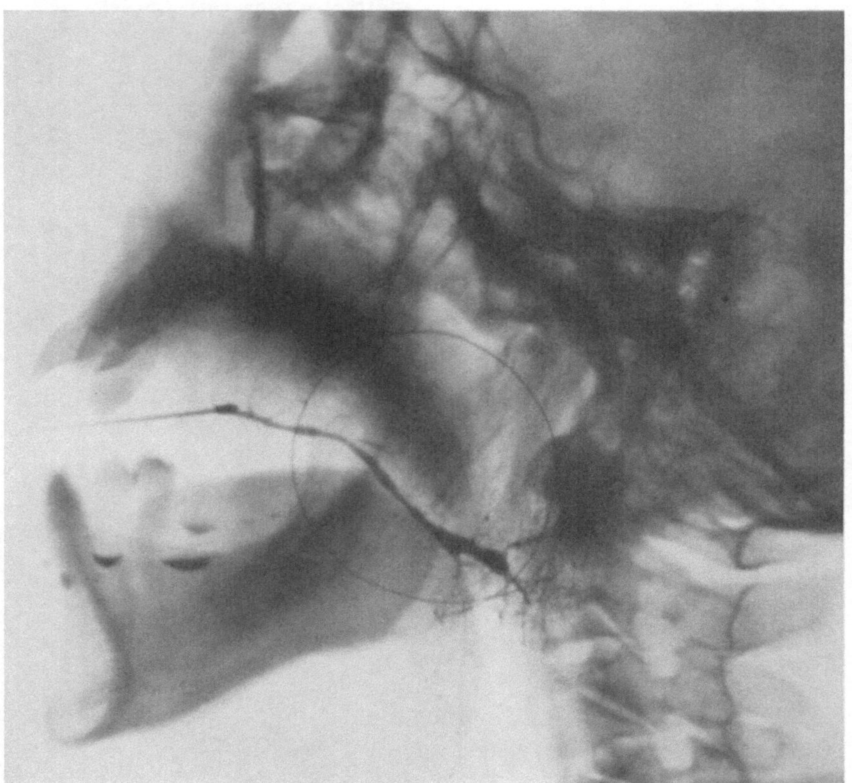

a

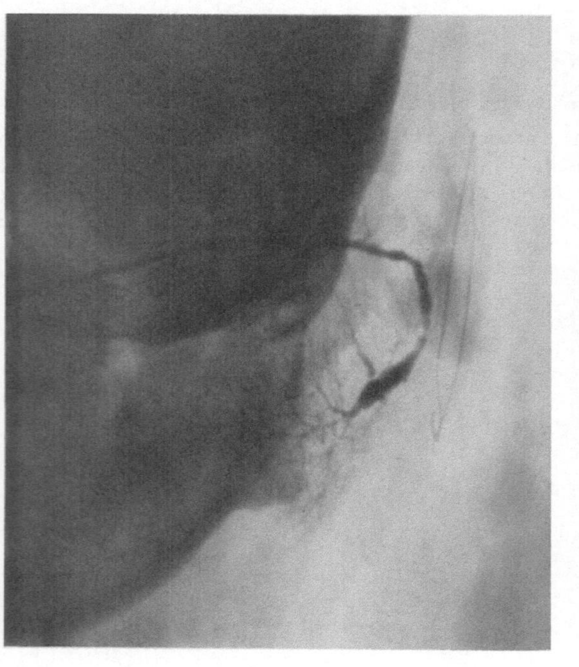

b

c

Abb. 152 a—d. Seit mehreren Monaten Schwellung der linken Wange. Röntgenologisch (a und b) im markierten Schwellungsbezirk Rarifizierung der Drüsengänge des oberen Parotisanteils und Gangdestruktionen wie bei malignem Prozeß; Spontanfraktur (c) des aufsteigenden Unterkieferastes (vgl. Tomogramm). Histologisch Plasmocytom (d): Exzentrisch gelagerte Zellkerne mit unterschiedlicher Chromatindichte, von Cytoplasmasäumen umgeben; lockere Anordnung der Geschwulstzellen, HE 614fach, (Pathologisches Institut der Universität Münster). 58jähriger Patient (JNr. 78 m)

die sekundär auf die Parotis übergreifen können. Die Abbildungen zeigen derartige Befunde bei einem Osteosarkom und einem Plasmacytom. Hämatogene Metastasierungen in das Skeletsystem und die Lungen erlitten sieben der untersuchten Patienten (Abb. 140d), bei einer Frau trat eine Oberschenkelspontanfraktur ein, vgl. hierzu BURGHARDT, GROSS u. FRIEDMANN, LAMPE u. ZATZKIN, RYAN sowie WILNER. Ungeklärt bleibt die Metastasierungsursache eines Mannes, der 3 Jahre nach der Operation eines

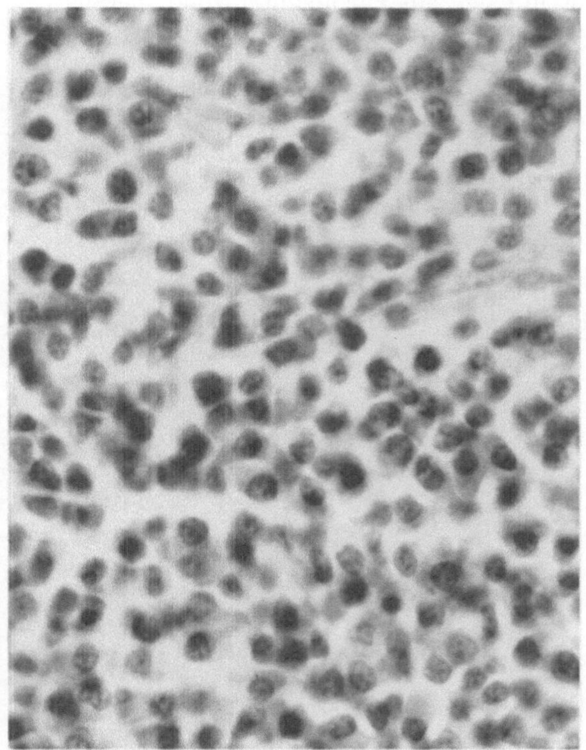

Abb. 152d

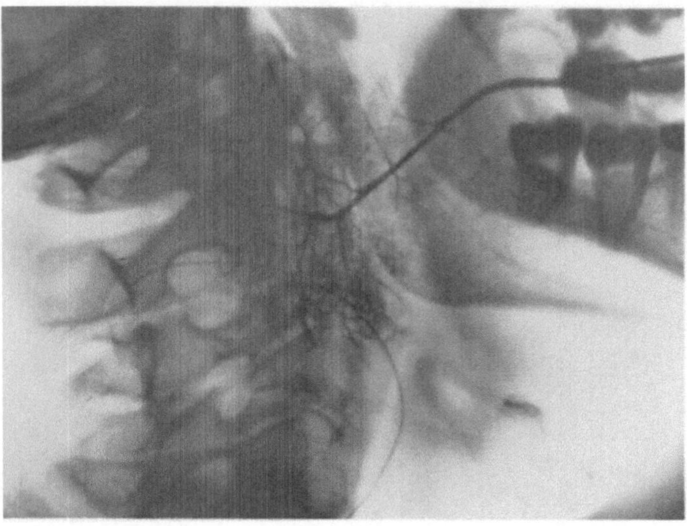

a

Abb. 153a—c. Klinische Einweisungsdiagnose: chronische Parotitis; histologisch war diese Diagnose erhärtet worden. Sialographisch: geringfügige Vergröberung der peripheren Gangaufzweigungen, der mit Draht markierte Schwellungsbezirk liegt jedoch eindeutig außerhalb der Drüse! Arteriographische Darstellung über die A. carotis. Histologisch: Spindelzellsarkom, inoperabel. 25jährige Patientin (JNr. 203)

Adenolymphoms an der Generalisierung eines Geschwulstleidens verstarb; es ist anzunehmen, daß ein nicht erkanntes zweites Neoplasma die Aussaat hervorrief, da die maligne Entartung eines Adenolymphoms wenig wahrscheinlich ist.

Einmal trat eine Mischgeschwulst der Parotis als *Zweittumor* auf: Bei der Kontrolluntersuchung einer 59jährigen Patientin wegen Zustandes nach Strahlenbehandlung eines primär inoperablen Collumcarcinoms fiel nach mehrjähriger lokaler Rezidivfreiheit eine derbe Schwellung am Kieferwinkel auf; die Sialographie konnte den Metastasenverdacht entkräften, operativ stellte sich ein Parotismischtumor heraus.

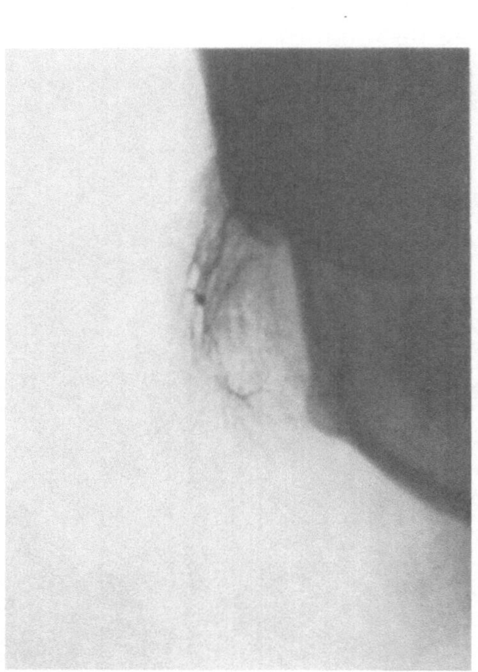

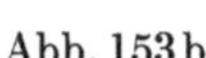

Abb. 153b

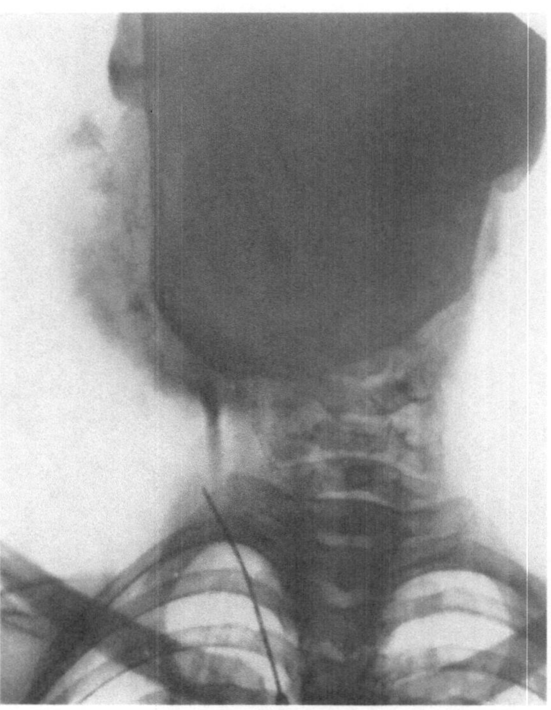

Abb. 153c

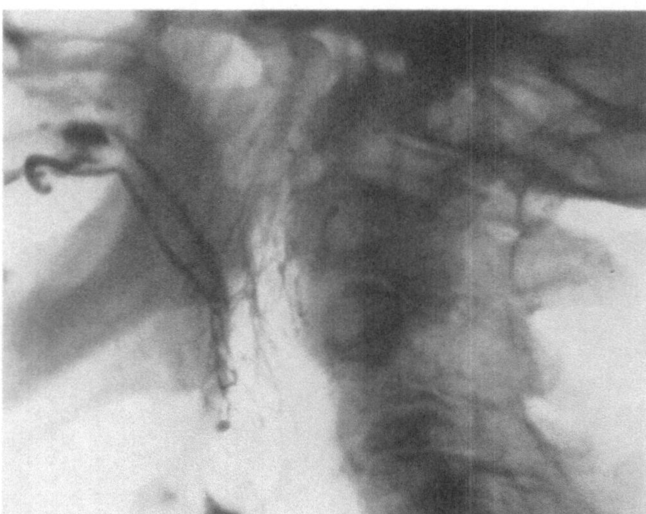

Abb. 154. Pilzförmige Geschwulst hinter dem linken Ohr; Sialogramm: Die als Weichteilschatten erkennbare Geschwulst ragt bis an den dorsalen Parotispol. Das Gangsystem dieser Region ist entsprechend der Tumorkonvexität abgedrängt, die Gänge zeigen ein unregelmäßiges Kaliber mit kolbigen Auftreibungen; „Janustumor“, primäre Organzugehörigkeit nicht mehr beurteilbar. Histologisch verhornendes Plattenepithelcarcinom, Tumorzapfen in der Parotis. 80jähriger Mann (JNr. 239)

Das Zusammentreffen von Speicheldrüsentumoren mit *nicht*-neoplastischen Krankheiten haben wir einige Male beobachtet, ohne aus solchen Koinzidenzen einen kausalen Zusammenhang ableiten zu können. Vier Patienten mit Mischtumoren litten an Lungentuberkulose. Etwas auffälliger war bei sechs Patienten das Zusammentreffen von Diabetes mellitus und Speicheldrüsengeschwülsten, davon drei maligne entartete Mischtumoren. Diese Befunde verdienen immerhin deshalb Beachtung, weil Wechselbeziehungen zwischen Speicheldrüsen, besonders der Parotis und dem endokrinen System, erneut diskutiert werden und sog. Speicheldrüsenhypertrophie bei Kranken mit endokrinen Störungen tatsächlich vorkommen (vgl. Kapitel 5). Sollte eine hypothetische „hormonale" Stimulierung der Speicheldrüsen in wenigen Fällen zur Manifestation einer Geschwulst führen?

Tabelle 31. *Verteilung der Röntgenbefunde bei Geschwülsten der Speicheldrüsen und ihrer Umgebung (126 Speicheldrüsengeschwülste, 106 Umgebungsgeschwülste)*

Sialogrammbefunde Symptome a—l	I. Histologie vor Sialogramm				II. Histologie nach Sialogramm				III. ohne Histologie	Alle Speicheldrüsentumoren I+II+III	IV. Umgebungstumoren	
	Parotis		Submandibularis		Parotis		Submandibularis					
	gutartig	bösartig	gutartig	bösartig	gutartig	bösartig	gutartig	bösartig	Parotis		Parotisgebiet und 3 × Parotis und Submandibularis	Submandibularisgebiet und 3 × Parotis und Submandibularis
a	2				1					3	59	5
b	1									1	1	
c	1	2					1	1		5	3	
d	10	8		1	1	1				21	3	
e												
f												
g	2	1			1	1				5	2	
h	2					1				3	1	2
i	2	1			48	4	4	2	15	76	4	
k		3				5		1	2	11	3	1
l						1				1	14	11
Σ	20	15		1	51	13	5	4				
Insgesamt	35		1		64		9		17	126	90	19

Einen Einfluß der Sexualhormone auf Speicheldrüsentumoren hat man zur Erklärung der teilweise erkennbaren Geschlechtsdisposition und Altersprädilektion einiger Geschwulstarten erwogen. White und Garcelon versuchten fortgeschrittene maligne Speicheldrüsentumoren mit oestrogenen Substanzen zu beeinflussen.

Eine von uns untersuchte Patientin war gravide, die operative Behandlung wurde deshalb um etwa 1 Jahr verschoben, ohne daß eine auffällige Wachstumstendenz der Mischgeschwulst festgestellt werden konnte.

Daß rezidivierende Speicheldrüsenentzündungen der Geschwulstentstehung vorausgehen, ist nach unseren Erhebungen nicht festzustellen. Nur eine Patientin, die an einem typischen Sjögren-Bild mit maximalen Veränderungen aller vier großen Kopfspeicheldrüsen litt, mußte 1 Jahr nach der Sialographie an einem Tumor der Parotis operiert werden, histologisch „Mischtumor seltener Bauart". Die Patientin verstarb an einem ungeklärten Geschwulstleiden des Bauchraumes, eine Metastasierung war nicht auszuschließen. Ein zweiter Patient mit Sjögren-Syndrom verstarb an einer malignen Reticulose (Abb. 101).

Um den diagnostischen und differentialdiagnostischen Wert der Sialographie bei Tumoren der Speicheldrüsenregion zu objektivieren, haben wir die Ergebnisse der Sialographie unserer 231 Geschwulstpatienten mit den histologischen Befunden konfrontiert. Da nicht alle Patienten operiert wurden oder eine operative eventuell auch radiologische Behandlung bei einem Teil vorausgegangen war, haben wir das Krankengut in vier verschiedene Gruppen gegliedert (vgl. Tabelle 31):

Zu Gruppe I: Es handelt sich größtenteils um Patienten, die im Rahmen der nachgehenden Geschwulstfürsorge zur Kontrolluntersuchung erschienen und eine operative, radiologische oder kombinierte Behandlung von Speicheldrüsentumoren absolviert hatten. Hieraus ergaben sich in der Mehrzahl Veränderungen, die röntgenologisch als Drüsenatrophie („c"), Abbruch des Hauptganges

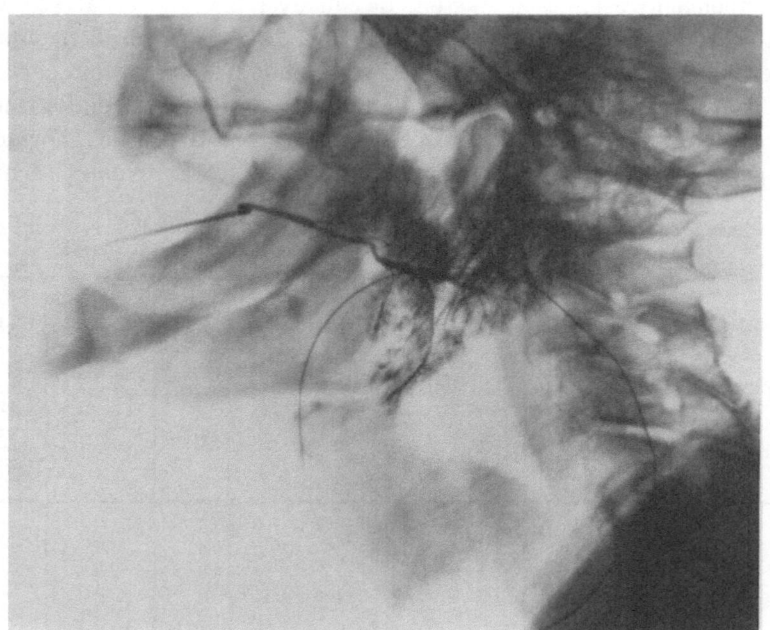

a

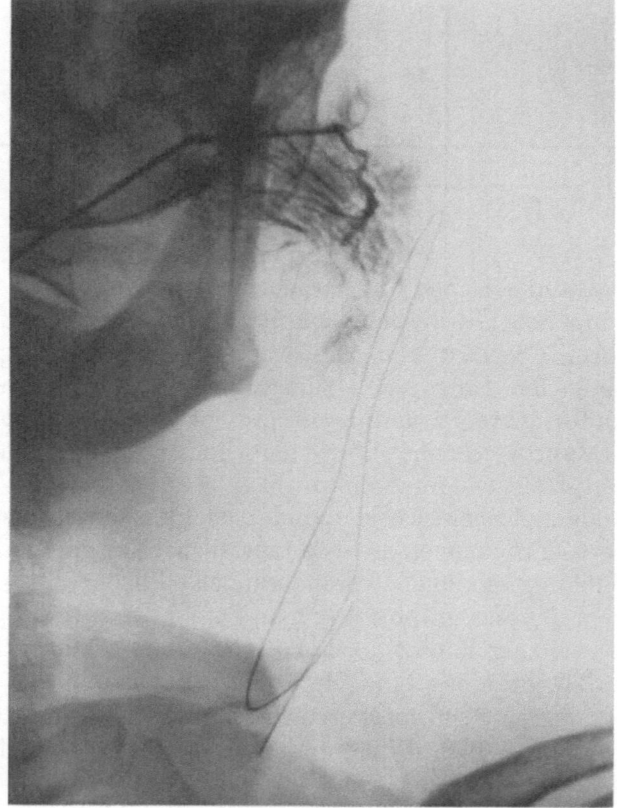

b

Abb. 155a u. b. Faustgroße fluktuierende Lymphknotenmetastase bei inkurabelem Tonsillencarcinom links, Markierung auf der Haut mit Drahtring. Sialogramm: Pelottenwirkung auf die linke Glandula parotis, die von der Unterlage abgehoben und nach ventral abgedrängt ist, im übrigen normale Gangdarstellung. Bernsteinfarbenes Lymphknotenpunktat, Amylase negativ. 73jähriger Mann (JNr. 12m)

(„d"), vereinzelt als periphere Sialangiektasie („g") oder pathologische Kontrastanfärbung („h") imponierten. In sechs Fällen deuteten Tumorsymptome („i" und „k") auf Rezidive hin, die sich klinisch oder operativ bestätigten. Verhindert eine Hauptgangunterbrechung eine Sialographie, kann röntgenologisch zur Frage Rezidiv nicht Stellung genommen werden (vgl. im übrigen auch „posttraumatische Röntgenbefunde").

Zu Gruppe II: 73 Patienten mit Geschwülsten der Speicheldrüsen wurden präoperativ sialographisch untersucht. Der Wert der Sialographie läßt sich demzufolge an diesem Kollektiv am besten überprüfen. Fast alle Tumoren, die histologisch Malignitätszeichen vermissen ließen, zeigten ein expansives Wachstum. Dieses drückt sich sialographisch im Symptom „i" verschiedenen Stärkegrades aus. Wir fanden das Symptom „i" 52mal bei 56 Patienten! Das gleiche Symptom war außerdem sechsmal bei Patienten mit malignen Tumoren zu finden, hauptsächlich bei entarteten Mischgeschwülsten. Weitere sechs Patienten der 17 Carcinomträger zeigten als charakteristisches Symptom für ein destruierendes-infiltrierendes Wachstum das Symptom „k". Demnach waren 12mal „zuverlässige" Tumorsymptome bei 17 Speicheldrüsencarcinomen einschließlich entarteter Mischgeschwülste zu finden. Es erwiesen sich außerdem alle Röntgenbefunde, die auf eine Substitution normalen Drüsengewebes hindeuteten, als unbedingt neoplasmaverdächtig, wie z.B. Hauptgangabbruch oder größere durch das Gangsystem drainierte Einschmelzungsbezirke, vor allem, wenn anamnestische oder klinische Hinweise zu einem solchen Ereignis fehlten. Die sialographische Symptomatik der infiltrierend wachsenden Speicheldrüsenneoplasmen ist also vielseitiger; sie muß der Treffsicherheit des histologischen Befundes unterlegen sein, weil ihre Voraussetzung eine makroskopische Dimension der neoplastischen Destruktion ist. Hier liegt die Grenze jeder röntgenologischen Beurteilung!

Tabelle 32

	Anzahl der	
	Patienten	Sialogramme
I. Histologie *vor* Sialographie		36
II. Histologie *nach* Sialographie	125 (1× bds. P-Tu)	73
III. *ohne* Histologie		17
IV. Umgebungstumoren	106 (3× P + Sbd. Sialogramme)	109
	231	235

Zu Gruppe III: 17 Fälle von Speicheldrüsentumoren wurden histologisch nicht kontrolliert, häufig weil Inoperabilität vorlag. In diesen fortgeschrittenen Fällen bestanden nach dem klinischen Aspekt selten Zweifel an der Diagnose einer Speicheldrüsengeschwulst. Mehrfach hat auch der weitere Verlauf die Diagnose bestätigt, in einzelnen Fällen auch die Kontrollsialographie. Dreimal konnte ihr Ergebnis dazu beitragen, Patienten von der Notwendigkeit einer Operation zu überzeugen. Das Symptom expansiven Geschwulstwachstums „i" war in 15 Fällen nachweisbar, mehrfach in der Form „i_3.", Befall der gesamten Drüse (vgl. Abb. 125). Auch die zweimal gefundenen Veränderungen „k" ließen keinen Zweifel an einem sehr fortgeschrittenen Zerstörungsprozeß. Eindrucksvoll ist das Beispiel einer 68jährigen Patientin, das zugleich lehrt, welche Tragweite einem Röntgenbefund innewohnen kann, und daß seine Symptomatik auch bei anders lautendem histologischen Urteil ihr Gewicht behält (vgl. Abb. 145). Seit mehreren Monaten bestand eine geringe Parotisschwellung rechts, deswegen Sialographie. Röntgenbefund: Umschriebene Gangverdrängung in der rechten Parotis, vereinzelt Gangabbrüche der Aufzweigungen 2. und 3. Ordnung. Um den dringenden Verdacht auf eine maligne entartete Geschwulst zu erhärten, wurde eine Probeexcision vorgenommen; sie ergab jedoch nur eine chronische, unspezifische Entzündung, retrospektiv wohl deshalb, weil die Gewebsentnahme zu oberflächlich erfolgte. Nach 7 Monaten Kontrollsialographie, inzwischen erhebliche Zunahme der Schwellung, Facialislähmung. Röntgenbefund: Gut walnußgroßer Destruktionsprozeß im Drüsenzentrum, Gangabbrüche, Substitution des Drüsengewebes durch Geschwulstmassen. Von einer Radikaloperation mußte wegen des fortgeschrittenen Zustandes der eindeutig malignen Parotisgeschwulst Abstand genommen werden. Überweisung zur Strahlenbehandlung. Da eine histologische Sicherung des Befundes nicht erfolgte, wurde dieser Fall in Gruppe III eingeordnet.

Zu Gruppe IV: Es wurden 106 Patienten sialographisch untersucht, die an Geschwülsten der Speicheldrüsenumgebung litten. In etwa 50% war nach dem klinischen Befund eine Umgebungserkrankung bekannt. Die Röntgenuntersuchung erfolgte zum Ausschluß einer Speicheldrüsenbeteiligung. Bei etwa 30% war klinisch eine Abgrenzung der Umgebungsgeschwulst gegen die Speicheldrüsen nicht sicher möglich, bei den restlichen 20% wurde klinisch eine Speicheldrüsenerkrankung vermutet. Histologisch wurde die Diagnose bei 75 Patienten zum Teil vor, zum Teil nach der Sialographie gesichert. In Tabelle 33 werden die histologischen Befunde zusammengefaßt. Die Verteilung der sialographischen Befunde ist der Tabelle 31 zu entnehmen. Danach konnte 64mal durch ein normales Sialogramm eine Mitbeteiligung der Speicheldrüsen ausgeschlossen werden, 25mal als Zeichen einer Pelottenwirkung auf Drüse oder Gangsystem die extraglanduläre Lage einer Schwellung wahrscheinlich gemacht werden und viermal der Übergriff eines neoplastischen Umgebungsprozesses auf die Speicheldrüsen nachgewiesen werden. Besondere Beachtung verdienen

Tabelle 33. *Aufgliederung von 106 Geschwülsten der Speicheldrüsenumgebung*

			hist. ges.
1. Gutartige Veränderungen			
a) Hemihypertrophie des Gesichts		2	
Masseterschwellungen		8	2
umschriebene Wangenschwellungen		4	
b) Fibrome, Neurome, Osteome, Lymphangiome		10	10
c) Kavernöse Hämangiome, 13× Phlebolithen		16	2
d) Cysten, branchiogen		4	4
2. Bösartige Veränderungen			
a) Systemerkrankungen (maligne Retikulosen, Hodgkin etc.)		12	11
b) differenzierte Sarkome (Fibrosarkom, Myxochondroosteosarkom etc.)		5	4
c) Plasmocytom		1	1
d) Wangencarcinom, Gehörgangcarcinom, Mundbodencarcinom		4	3
e) Mycosis fungoides		1	1
f) Lymphknotenmetastasen bekannter Primärtumoren			
Larynx, Bronchus	4		
Lippen, Tonsillen	6		
Augenlid	1	20	19
Haut und Anhangsgebilde	4		
Mamma	4		
Pankreas	1		
g) Lymphknotenmetastasen unbekannter Primärtumoren		13	12
h) intraglanduläre Lymphknotenmetastasen (in der Parotis von Tonsillencarcinom, Lidcarcinom, Melanosarkom)		4	4
3. Mischtumoren, heterotop			
a) gutartig		1	1
b) verkrebst		1	1
		106	75

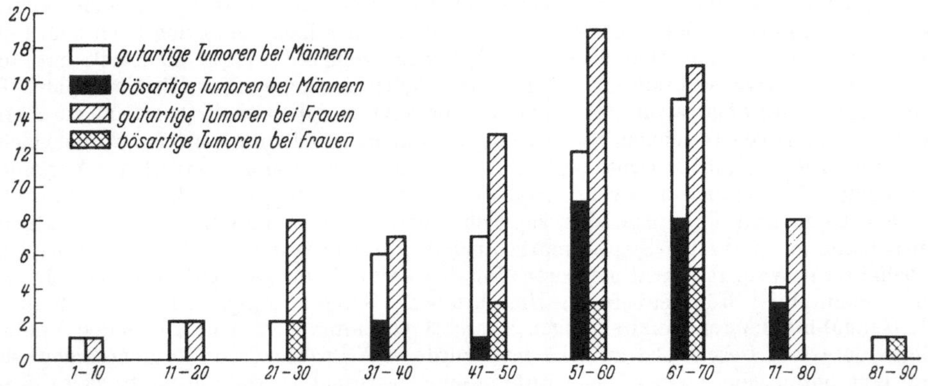

Abb. 156. Alters- und Geschlechtsverteilung von 125 Patienten mit Speicheldrüsentumoren. 49 ♂, 76 ♀ (1 ♀ mit Parotistumor beiderseits)

vier Fälle, die nach dem Röntgenbefund „i" als eine intraglanduläre Geschwulst imponierten, aber streng genommen nicht als Speicheldrüsengeschwülste bezeichnet werden können und deshalb in Gruppe IV aufgeführt werden: Intraglanduläre Lymphknotenmetastasen regionaler extraglandulärer Tumoren (sämtlich histologisch gesichert, zweimal Lidcarcinom, einmal Tonsillencarcinom, einmal Melanosarkom). Röntgenologisch sind solche Befunde *nicht* von intraglandulären entzündlichen Lymphknotenschwellungen zu unterscheiden (s. dort), ebenso nicht von expansiv wachsenden Geschwülsten! Außer der Lokalisation (BLADY u. HOCKER) ist auch die Kenntnis einer Geschwulst aus dem Einzugsgebiet der intraglandulären Parotislymphknoten (vgl. Walther-Schema Abb. 8) bei der Deutung des Befundes „i" zu berücksichtigen; sind Irrtumsmöglichkeiten auch in solchen Fällen nicht auszuschließen, so stellen sie doch kein ernsthaftes Argument gegen die Sialographie dar, sondern veranschaulichen lediglich die Grenzen der Methode.

Abschließend sollen als gutartige tumoröse Umgebungserkrankungen der Speicheldrüsen die unter den Fehlbildungen genannten Hemihypertrophien, umschriebene Masseterhypertrophien, -hernien und -cysten sowie die Lymph- und Hämangiome erwähnt werden (vgl. Bachmann und Hager; Bird und Clark; Blatt, Magielski, Maxwell und Holt; Fleischer; Gelbke; Loebell; Neuss; Pfeiffer und Seige; Scheunemann und Schrudde; Schwartz und Salz; Tiedemann; Wegmann und Meister u.a.). Während branchiogene Cysten auch nach unserem Krankengut häufiger in der Submandibularregion vorkommen und somit differentialdiagnostisch gegen die Unterkieferspeicheldrüse abgegrenzt werden müssen, sind Schwellungen der Masseteren ein- oder doppelseitig „spezifisch“ für die Parotisregion. Abgesehen von ihrer auffälligen Wulstung beim Anspannen der Kaumuskulatur sind sie sialographisch nach Drahtringmarkierung leicht abgrenzbar, selten üben sie eine Pelottenwirkung auf den vorderen Parotispol aus. Einzelne unserer Fälle wurden operativ gesichert.

Die kavernösen Hämangiome sind aus dem Röntgennativbild zu diagnostizieren, wenn sie Phlebolithen enthalten (Pfeiffer u. Seige). Meistens treten diese durch ihren wechselnden Füllungszustand klinisch charakterisierten schwammigen Tumoren bei jüngeren Menschen auf (Tabelle 30); sie bevorzugen die Parotisregion. Sie können als intramurale Gebilde eine typische blaurote Verfärbung der Haut oder Schleimhaut vermissen lassen. Gerade dann wird nach unseren Erfahrungen bei Anwesenheit von Phlebolithen beinahe regelmäßig zunächst eine Sialolithiasis vermutet. Insgesamt haben wir bei zwölf Patienten phlebobolithenhaltige Hämangiome beobachtet, davon zehn intramurale. Die Diagnose wurde zweimal operativ bestätigt, dreimal wurden Angiographien ausgeführt, einmal eine pelottenartige Impression der Glandula submandibularis und dreimal bogige Lateralisierungen des Stenon-Ganges festgestellt. Die Ausdehnung erstreckte sich in zwei Fällen auf die Parotis und Submandibularisregion (vgl. Abb. 146, 147). In der Mehrzahl der Fälle behandelten wir diese kavernösen Angiome mit Radiumpunkturen und erzielten dabei kosmetisch ausgezeichnete Resultate (Abb. 146), zum Nachweis der stets erhalten gebliebenen Speicheldrüsenfunktion dienten unter anderem Kontroll-Sialogramme.

7. Posttraumatische Speicheldrüsenveränderungen

Die Speicheldrüsen und ihre Ausführungsgänge können von verschiedenen Traumen betroffen werden, die sich in drei Gruppen gliedern lassen.

a) Alle Verletzungen im engeren Sinn,

b) Operationstraumen,

c) aktinische Schädigungen.

Röntgenologisch lassen sich die Lokalisation und die Ausdehnung organischer Veränderungen nach Trauma und eventuell eine Beeinträchtigung der Drüsenfunktion sichtbar machen. Der Nutzen einer röntgenologischen Befunderhebung für therapeutische Eingriffe vor allem plastisch chirurgischer Art ist offenkundig, aber auch deren Vorteil zur Kontrolle konservativer und operativer Behandlungsergebnisse oder als Unterlage für Gutachten. Kontraindiziert ist die Sialographie bei akuten Verletzungen. Häufigste Folge von Verletzungen sind Speichelfisteln. Schon Boss, Konjetzny, Lange u. Simon nannten die Kontrastdarstellung solcher Fisteln eine Voraussetzung für eine wirksame Behandlung. Die Röntgenuntersuchung kann zudem in vielen Fällen eine Klärung der Fistelursache herbeiführen. In Betracht kommen einschmelzende Entzündungen (s. dort), Steine, die zur Gangperforation geführt haben und angeborene Fehlbildungen. Differentialdiagnostisch sind außerdem Fisteln anderer Ursache in der gleichen Region gegen Speichelfisteln abzugrenzen, z.B. branchiogene Fisteln, Fisteln chronisch entzündlicher Lymphknotenprozesse, osteomyelitischer Herde, selten auch Fisteln, die vom Pharynx und dem Oesophagus ausgehen (Eckel).

Nach der Lokalisation der Fistelöffnung unterscheidet man *innere* und *äußere* Speichelfisteln, *Gang*fisteln und *Drüsen*fisteln. Akzessorische Drüsenanteile können Speichelfisteln unterhalten; Sekundärinfektionen der Speichelfisteln durch Keimaszension kommen selten vor. Klinisch sind Speichelfisteln in den meisten Fällen ohne Schwierigkeit an einer bei Nahrungsaufnahme einsetzenden Sekretionssteigerung zu erkennen, im

Exkret läßt sich Amylase nachweisen. Epithelmacerationen sind häufig in der Umgebung des Fistelmaules zu beobachten, desgleichen granulomartige Gebilde (Abb. 157). Nach inneren Speichelfisteln soll gefahndet werden, wenn an typischer Stelle ein absonderndes Ostium nicht zu finden ist, die Orientierung entlang des mutmaßlichen Gangverlaufes deckt mitunter solche innere Fisteln auf, deren Öffnung sich von anlagemäßig dislozierten Gangpapillen (vgl. Abb. 31) erfahrungsgemäß unterscheiden läßt. Ursache innerer Fisteln sind neben Steinperforationen und Verletzungen therapeutische Gangschlitzungen bei Sialolithiasis, also vor allem am Wharton-Gang (vgl. Abb. 55).

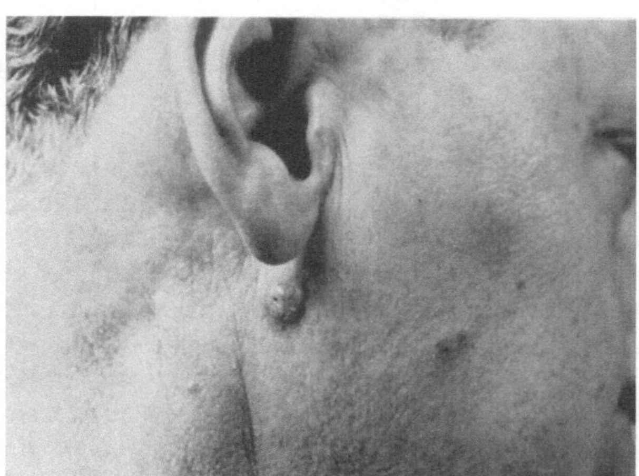

Abb. 157. Äußere Speichelfistel, sog. Drüsenfistel nach Probeexcision aus der rechten Parotis. 41jähriger Patient (JNr. 29)

Die Röntgenuntersuchung eines Patienten mit Speichelfistel sollte grundsätzlich durch Nativaufnahmen in zwei Ebenen eingeleitet werden, nachdem die Fistelöffnung mit einer entsprechenden Metallmarke gekennzeichnet worden ist. Wie bei jeder Fistelfüllung hängt das Ergebnis vom straffen Kanülensitz in der Fistel ab. Je nach Art der Fistel stellt sich entweder der extraglanduläre oder intraglanduläre Teil des Gangsystems dar. Es empfiehlt sich, die Fisteldarstellung durch eine zusätzliche Sialographie zu ergänzen, wodurch sich oft die Wegsamkeit des Gangsystems am besten beurteilen läßt. Mitunter sezerniert ein akzessorischer Drüsenlappen in den Hauptausführungsgang, während drüsenwärts eine Gangunterbrechung besteht und die Hauptdrüse ausschließlich ihr Sekret über die Fistel nach außen absondert. Auf die plastisch chirurgische Behandlung solcher Fälle wiesen unter anderem Beyer und Blair hin. Auch für eine kombinierte radiologisch-chirurgische Fisteltherapie, die Hetzar ausführlich beschrieb, muß man wissen, welcher Drüsenanteil die Fistelabsonderung unterhält. Eine temporäre Ausschaltung der Fistelsekretion kann nur dann gelingen, wenn das Bestrahlungsfeld richtig lokalisiert wird!

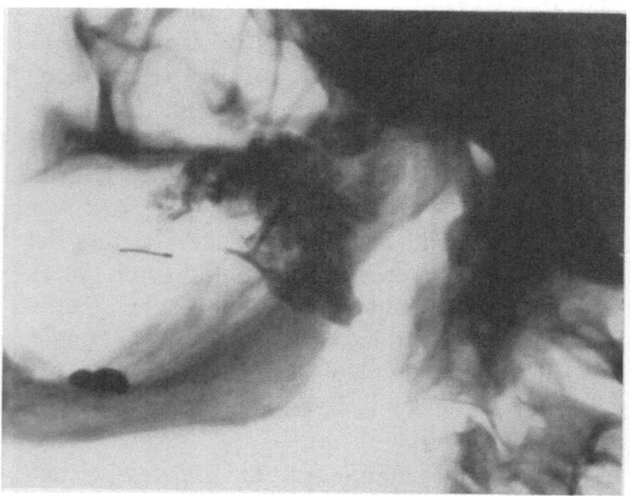

a

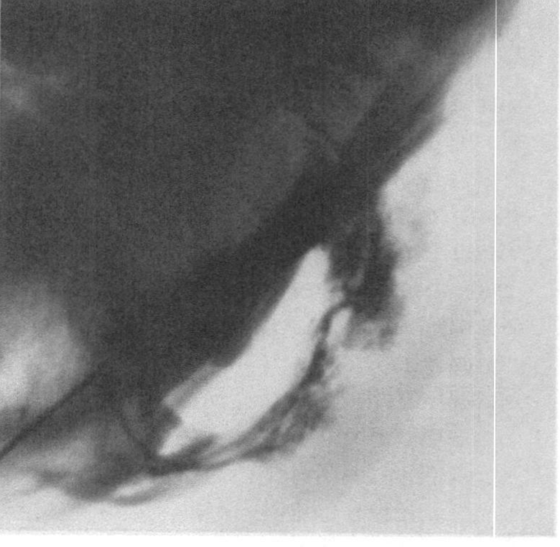

b

Abb. 158a u. b. Zustand nach Teilresektion der linken Glandula parotis wegen granulärer Tuberkulose. Sialographisch Darstellung der Restdrüse, ausgeprägter akzessorischer Drüsenanteil buccal, besonders im Axialbild gut erkennbar. Vermehrte Parenchymanfärbung überwiegend durch Überspritzung

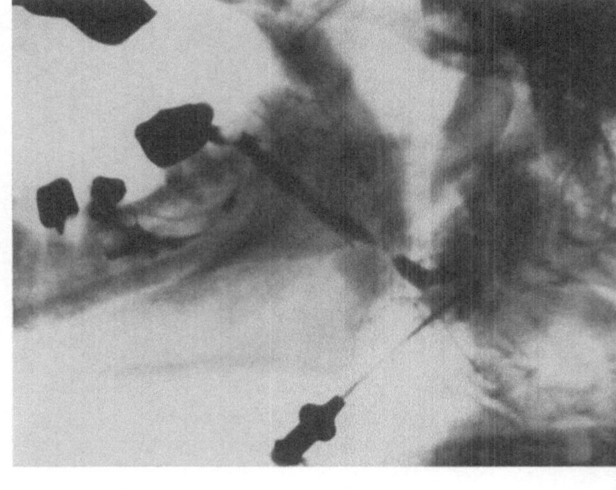
a

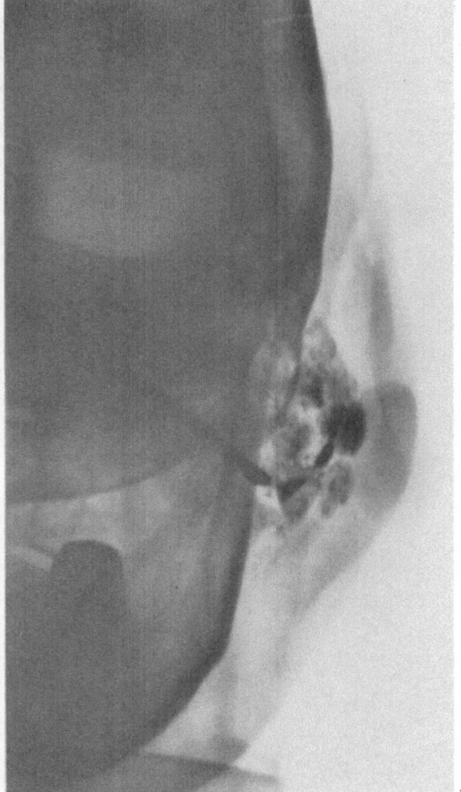
b

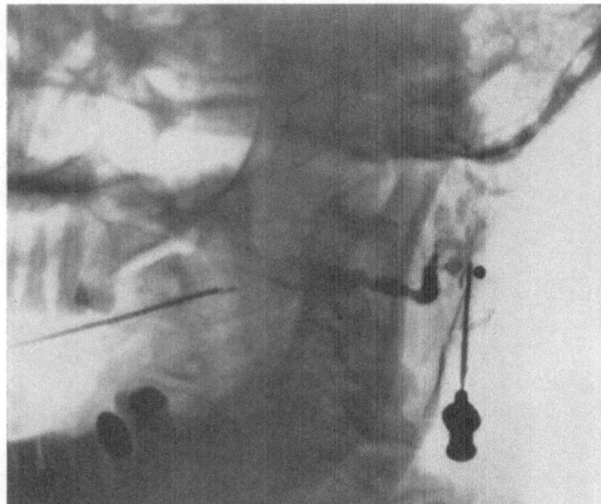
c

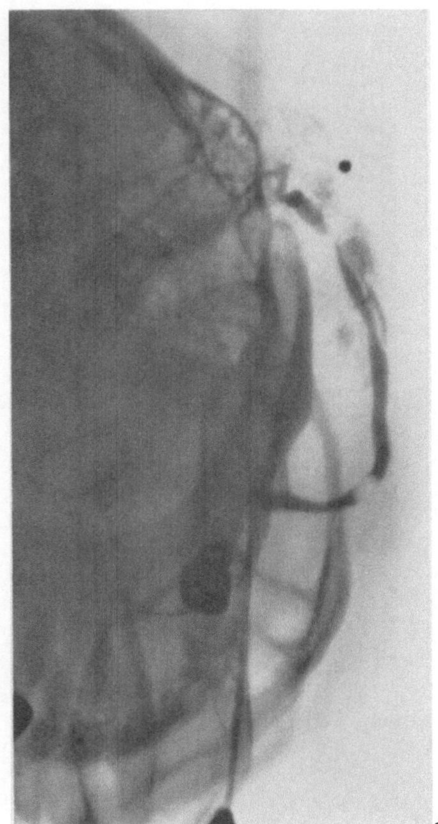
d

Abb. 159a—d. Äußere Speichelfistel der linken Glandula parotis nach Incision einer abscedierenden Parotitis. Schrotkugelmarkierung des Fistelmaules. Kontrastmittelfüllung zuerst über die Fistel; das Kontrastmittel dringt bis in den Stenongang vor. Durch eine nachfolgende Kontrastmittelinstillation über den Stenongang komplette Auffüllung des Gangsystems bis auf ovale Aussparung (Luftblase). Pathologische Parenchymanfärbung; chronisch entzündliche Veränderungen und beginnende Drüsenatrophie. 55jährige Frau (JNr. 149m)

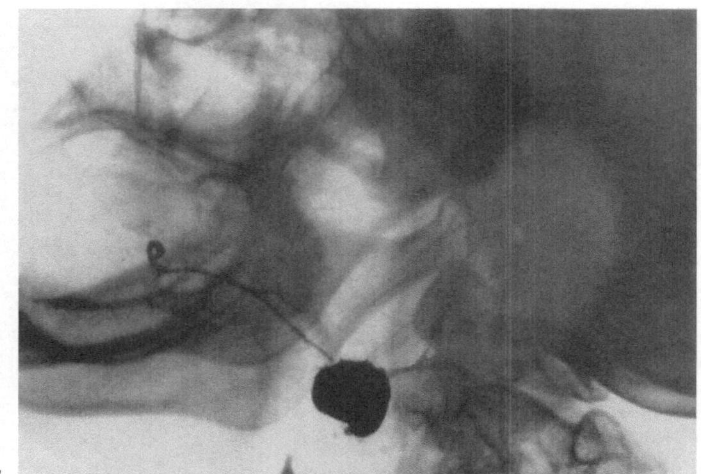
a

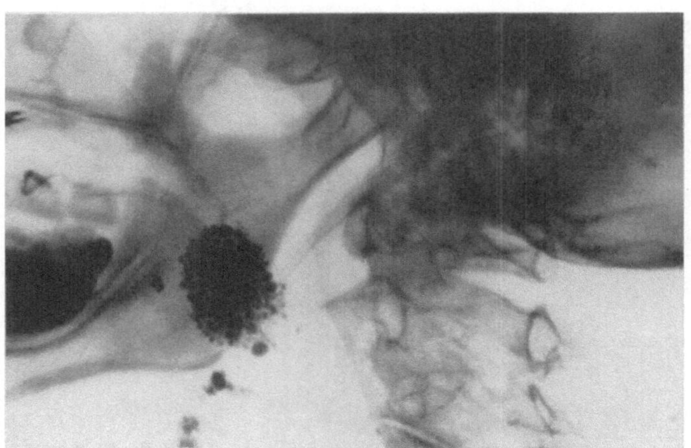
b

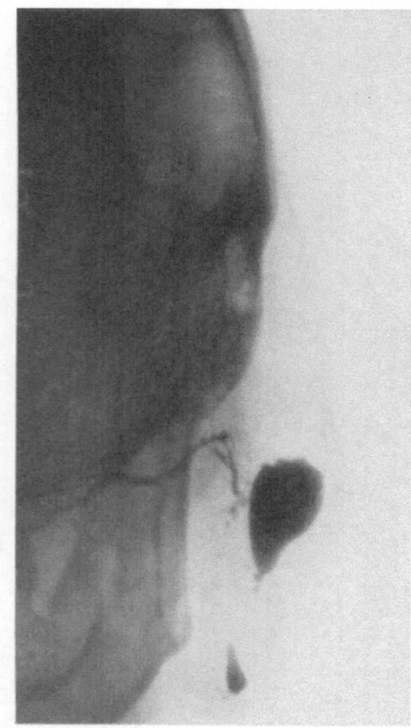
c

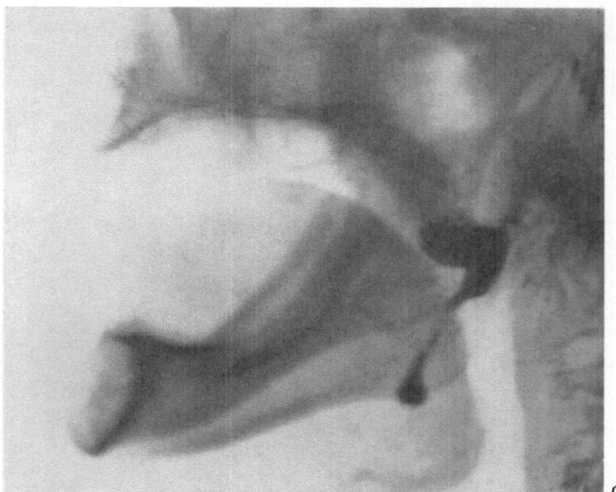
d

Abb. 160a—d. Speichelzisterne nach Mischtumoroperation linke Parotis. Kontrastmittelfüllung der Zisterne über den Stenongang, unvollständige Darstellung des Drüsengangsystems. Tropfige Entmischung des Kontrastmittels (Jodipin) (b) bei Untersuchung im Liegen. 72jährige Patientin (JNr. 41)

Wir beobachteten 23 Patienten mit äußeren Speichelfisteln, 22 Befunde wurden durch kombinierte Füllung gesichert, in einem Fall mißlang der sialographische Nachweis (operative Klärung), weil die Fistel in unmittelbarer Nachbarschaft der Stenon-Papille abzweigte und die ca. 1 cm tief eingeschobene Kanüle bereits jenseits des Fistelursprunges lag! 16mal bestand eine Stenon-Gangfistel, 5mal eine Drüsenfistel der Parotis, 2mal eine Wharton-Gangfistel. Bei zwei Patienten war eine völlige Unterbrechung des Hauptganges präglandulär feststellbar, jedoch mündete ein großer akzessorischer Drüsenanteil in den Stumpf des Hauptganges ein; Fistelursachen waren 10mal operative Maßnahmen (Incisionen, Probeexcisionen) und 2mal Kriegsverletzungen; in den übrigen Fällen Steinleiden und perforierte entzündliche Erkrankungen (vgl. Abb. 56, 81, 82, 88, 157, 159). Bei fünf Patienten fanden wir innere Speichelfisteln, 4mal am Wharton-Gang (Abb. 55). Weniger bekannt als Folge einer traumatischen Läsion sind sog. Speichelzisternen; wir verstehen darunter die Absonderung von Speichel in Gewebsspalten, ohne daß eine Drainage nach außen oder zur Mundhöhle erfolgt. Diese äußerlich als fluktuierende, jedoch nicht entzündlich veränderte Schwellungen imponierenden Speichelansammlungen stehen je nach ihrer Entstehung noch mit dem Hauptgang in Verbindung. Wir beobachteten drei derartige, Fälle, zwei entstanden nach einer Parotismischtumoroperation, wonach einmal der restliche obere Drüsenpol vom Stenon-Gang gefüllt werden konnte, während die Zisterne aus dem unteren zum Teil resezierten Parotispol gespeist wurde (Abb. 160). Wir schlossen bei dieser 72jährigen Frau (J.Nr. 41) an die Sialographie eine Punktion der Zisterne an, um das vom Stenon-Gang her in die Zisterne eingedrungene Jodipin zu entleeren. Die seitliche Aufnahme an der liegenden Patientin ergab als typisches Phänomen des öligen Kontrastmittels eine tropfige Entmischung. Die Verklebung der Zisterne erfolgte nach temporärer Verödungsbestrahlung der linken Parotis. Bei einem zweiten Patienten bestand eine vollständige Kontinuitätstrennung des Hauptganges (vgl. Abb. 161).

a) Verletzungen im engeren Sinn

In der Literatur bisher wohl einzig von Zabka beschrieben ist eine Ruptur des Stenon-Ganges nach stumpfem Trauma. Wir konnten einen ähnlichen Krankheitsfall disgnostizieren und erfolgreich behandeln: Ein 28jähriger Bergmann (J.Nr. 104 m) hatte durch Gesteinsmassen vor Ort eine erhebliche Kontusion des Kopfes erlitten; nach Abklingen eines größeren Hämatoms der Gesichtsweichteile trat nach einem Intervall von wenigen Tagen eine zunehmende fluktuierende Schwellung der linken Wange auf. Die Leeraufnahme nach Markierung der Schwellung ergab unter anderem eine Fraktur im aufsteigenden Unterkieferast (vgl. Schichtaufnahmen Abb. 161); es folgte eine kombinierte Untersuchung der Parotis und der Zisterne. Der Stenon-Gang stellte sich sehr engkalibrig dar und zeigte im buccalen Drittel einen Abbruch; von hier trat etwas Pantopaque als zartwolkiges Depot in die Umgebung des Gangendes über, zum Teil tropfte Kontrastmittel in eine Zisterne ab. Wäßriges Kontrastmittel (Urografin), das nach Punktion percutan in die Zisterne eingebracht werden konnte, veranschaulichte deren Ausdehnung, das Kontrastmittel wurde abpunktiert (Abb. 161). Nach temporärer Ausschaltung der Drüsenfunktion durch Röntgenbestrahlungen trat eine Verklebung der Zisterne ein.

b) Operationstraumen

Nach größeren Operationen an den Speicheldrüsen sind im Grad unterschiedliche Veränderungen sialographisch erkennbar: vom Fehlen eines Drüsenpoles nach Teilresektion bis zum Gangstumpf nach Drüsenexstirpation. Gerade die Fortschritte in der Facialischirurgie (Miehlke u.a.) lassen in zunehmendem Maße solche Befunde auch in der Parotisregion erwarten.

Am Krankengut der Geschwulstpatienten haben wir mehrfach postoperative Gang- und Drüsenbefunde erheben können, wie die Tabelle 31 (S. 485) zeigt. Desgleichen haben Matzker u. Romaceva den Wert der Sialographie zur Erfassung postoperativer Veränderungen hervorgehoben. Die Abb. 158, 168 zeigen einen Zustand nach Teilresektion der Glandula

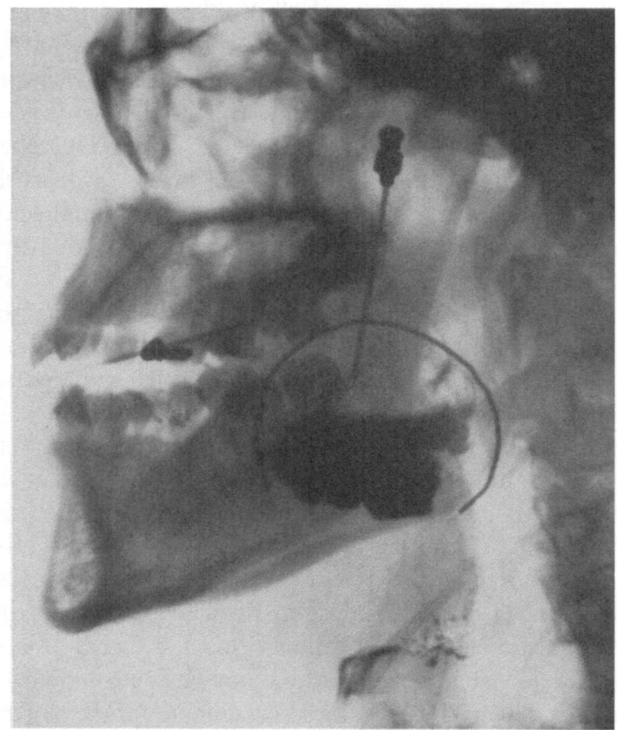

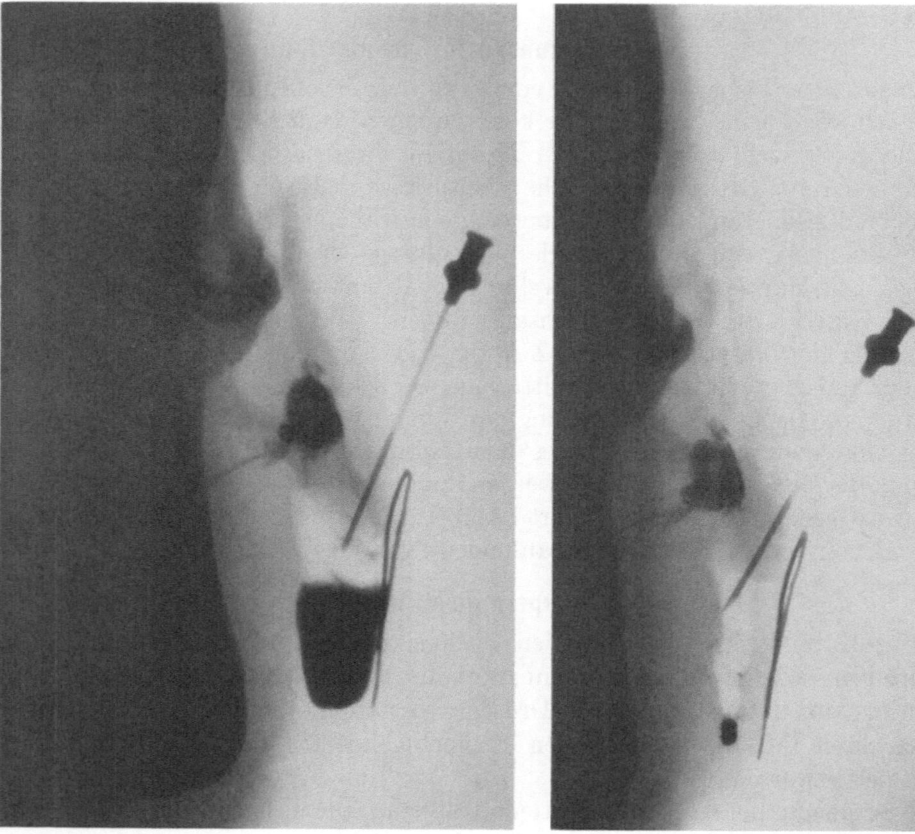

Abb. 161 a—e. Speichelzisterne in der linken Wange nach Ruptur des Stenonganges durch stumpfes Trauma. Kombinierte Kontrastdarstellung über den Stenongang links und durch percutane Punktion der Zisterne. Tomogramm: Unterkieferfraktur (d). 28jähriger Mann (JNr. 104 m)

parotis wegen einer teils granulären teils käsigen Tuberkulose und Zustände nach Geschwulstenuclation der Parotis. Bei 16 Patienten war ein postoperativer Abbruch des Hauptganges nach Kontrastmittelinstillation sichtbar.

Für die Untersuchungstechnik solcher Patienten ist wichtig, daß das Kontrastmittelfassungsvermögen entsprechend dem reduzierten Speicheldrüsenvolumen herabgesetzt ist und Überspritzungen leichter erfolgen können. Auch sind derartige Füllungen, wenn die Drüse in ihrer Funktion herabgesetzt ist, wegen bestehender Verklebungen in der Regel für den Patienten unangenehmer, so daß sich die Verwendung wäßrigen Kontrastmittels

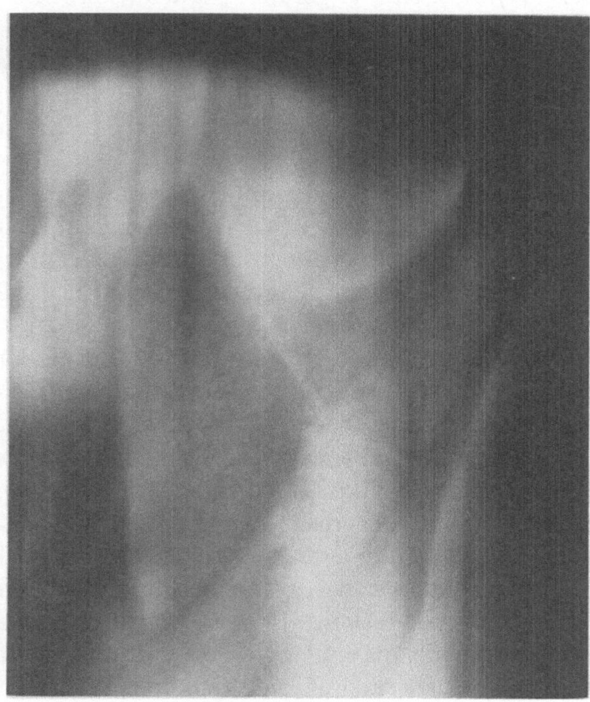

Abb. 161d

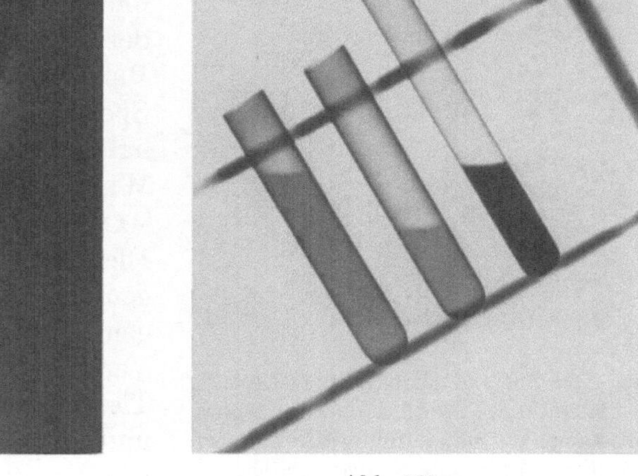

Abb. 161e

empfiehlt. Operative Eingriffe der Drüsen*umgebung* sind mitunter ebenfalls Ursache für narbige Verziehungen des Gangsystems oder der gesamten Drüse, wie wir bei verschiedenen Patienten nach Laryngektomie fanden.

Schließlich ist in diesem Zusammenhang ein häufig posttraumatisch, vor allem postoperativ (Laage-Hellman) ausgelöstes Syndrom zu erwähnen, das „Gustatorische Schwitzen“. Es beruht auf einer nervösen Fehlregulation. Folgende Bezeichnungen sind im Schrifttum zu finden:

Auriculotemporales Syndrom,
Chorda tympani-Syndrom,
Gustatory Sweating and Flushing (GSF-Syndrom),
Gustatory-Syndrom,
Hyperhidrosis parotidea,
Irritations-Syndrom,
Salivo-sudoripares Syndrom,
Unilateral Flushsweat Syndrom,
Unilateral submental Sweating,
Baillarger-Syndrom,
Dupuy-Syndrom,
Frey-Syndrom.

Ausführliche Literaturangaben sind den Arbeiten von Haxton und Laage-Hellmann zu entnehmen, desgleichen verweisen wir auf die jüngsten Veröffentlichungen von Bepperling, Morfit und Kramish sowie Young. Die Patienten leiden an einer abnormen Schweißabsonderung im Bezirk der Wange, häufig verbunden mit einer flüchtigen Rötung. Durch Nahrungsaufnahme, vorwiegend saure Speisen, werden diese Sensationen provoziert. Sie können nicht nur im Hautareal der Parotis, sondern auch in dem der Submandibularis auftreten.

Aus unserem Krankengut, das mehrere Fälle von gustatorischem Schwitzen enthält, führen wir die Daten eines 46jährigen Mannes an, der durch eine Granatsplitterverletzung eine ausgedehnte Weichteilverletzung am linken Oberkiefer und eine Fraktur des aufsteigenden Unterkieferastes links erlitt (Abb. 162). Der linke Stenon-Gang war rupturiert, das Gangostium obliteriert. Es bestand ein ausgeprägtes gustatorisches Schwitzen. Differentialdiagnostisch sind solche flächenhaften Schweißabsonderungen kaum mit Speichelfisteln zu verwechseln; der sichere Nachweis von Schweiß konnte in unserem Fall (vgl. Tabelle 34) biochemisch geführt werden (SCHULTZE-JENA). Bekannter sind zur Diagnostik Indikatormethoden (Minorsche Jod-Stärke-Probe etc., siehe BEPPERLING, LAAGE-HELLMANN).

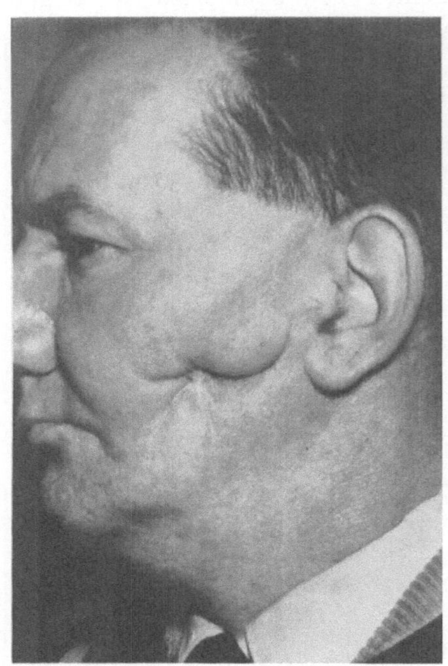

Abb. 162. Zustand nach Kriegsverletzung der linken Wange, Abriß des Stenonganges, Obliteration der Gangöffnung; Unterkieferfraktur. Ausgeprägtes gustatorisches Schwitzen. 46jähriger Mann

Tabelle 34. *Biochemischer Nachweis der Schweißzusammensetzung eines Patienten mit „Geschmacksschwitzen"; keine Unterschiede des präauriculär entnommenen Schweißes im Vergleich zu dem des rechten Unterarmes, normale Werte* (SCHULTZE-JENA)

	Gesicht links präauriculär	Rechter Unterarm Beugeseite
Menge	151,0 mg	414,8 mg
Chlor	47,8 mAeq/l	53,7 mAeq/l
Natrium	49,2 mAeq/l	55,4 mAeq/l
Kalium	nicht bestimmt	9,2 mAeq/l

c) Aktinische Schädigungen

Die Speicheldrüsen sind durch ionisierende Strahlen je nach der verabfolgten Dosis und Strahlenqualität reversibel oder irreversibel beeinflußbar. Der morphologischen Schädigung geht eine Beeinträchtigung der Funktion voraus (vgl. unter anderen SEIGE u. PFEIFFER). Es ist bekannt, daß die serösen Anteile der Speicheldrüsen strahlenempfindlicher sind und deshalb ihre Funktion zuerst einstellen (ENGLISH, WHEATCROFT, LYON und MILLER; EVANS und ACKERMAN; LACASSAGNE und GRICOUROFF; MOSS u.a.). Dies drückt sich in der Absonderung eines zähklebrigen und mengenmäßig reduzierten Speichels bei steigender Strahlendosis aus, eventuell gefolgt vom Versiegen der Sekretion. Für die konventionelle Tiefentherapie gilt, daß die Strahlenempfindlichkeit und der Reaktionsablauf sich ähnlich verhalten wie an der Haut (DU MESNIL DE ROCHEMONT). Nach einer schon durch BERGONIÉ und SPEDER 1911 beschriebenen Frühschwellung im Anfang der Serie, die mit einer verminderten oder selten gesteigerten Sekretion einhergehen kann, folgt etwa bei 1500 R nach 3 Wochen eine mehrwöchige Trockenheitsperiode; nach tumorwirksamen Dosen jenseits 3000 R versiegt die Sekretion als Ausdruck einer irreversiblen Verödung des Drüsenparenchyms für immer. Die Strahlenwirkung hängt außerdem von verschiedenen Faktoren ab, wie z.B. dem Funktionszustand der Drüsen bei Behandlungsbeginn, dem Alter des Patienten und dem oft erstaunlichen drüsenspezifischen Regenerationsvermögen. Dauerverödungen müssen eventuell in Kauf genommen werden, wenn eine Tumorvernichtung in der Speicheldrüsenregion oder der unmittelbaren Nachbarschaft erforderlich ist. Da kaum alle Speicheldrüsen in die Bestrahlung einbezogen werden, sind die nachteiligen Auswirkungen zumutbar, ähnlich wie die irreversiblen Hautveränderungen (Abb. 166a).

Die temporäre Ausschaltung der Speicheldrüsenfunktion hat sich einen festen Platz in der Behandlung der Speichelfisteln erworben und ermöglicht es, chirurgische Eingriffe in der Periode sistierender Sekretion mit nachhaltigerem Erfolg auszuführen (HETZAR;

LÖHR und VIETEN; PORTMANN u.a.). Wir haben diese Methode oft und mit gutem Erfolg angewandt. Während die Endzustände einer aktinisch verödeten Speicheldrüse im histologischen Befund schon länger geklärt sind (ENGLISH, EVANS und ACKERMAN; GAUWERKY und LINDEMANN; MOSS u.a.), haben tierexperimentelle Studien von ENGLISH,

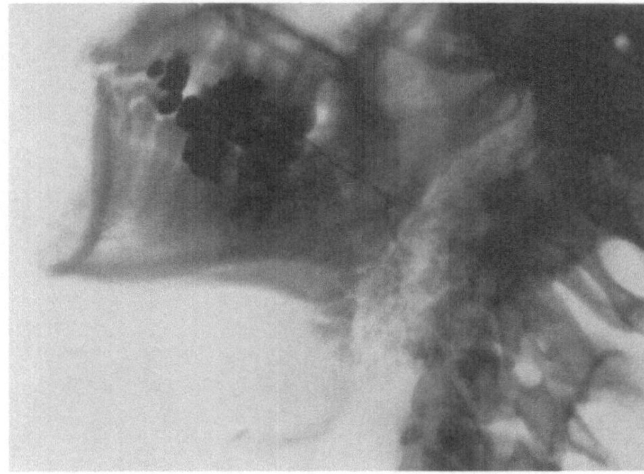

a

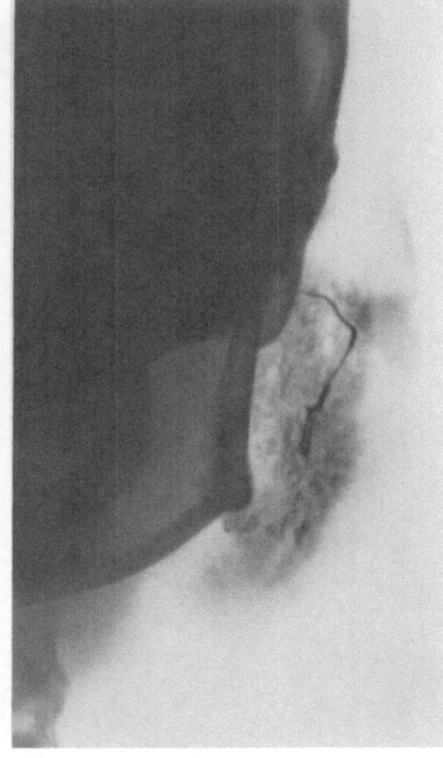

b

Abb. 163a u. b. Zustand nach Operation und Röntgentiefenbestrahlungen eines Reticulumzellsarkoms im linken Parotisgebiet. Röntgenologisch geringe Rarifizierung des Gangsystems im oberen Drüsenpol der linken Parotis; auffallend betonte lobuläre Struktur und betonte Parenchymanfärbung; Kontrastmittelausscheidung verzögert. 25jährige Patientin (JNr. 26m)

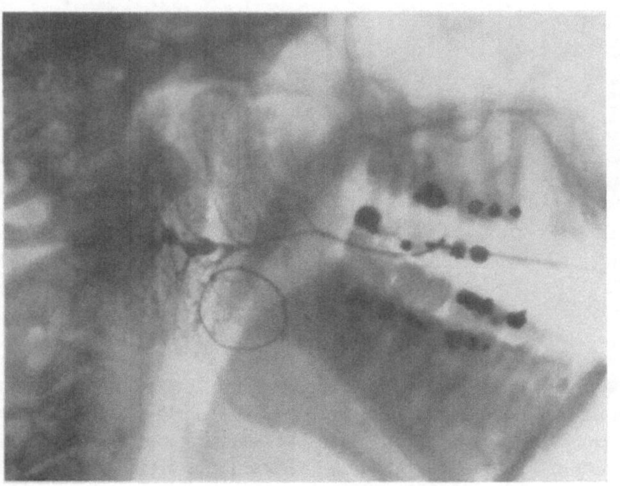

Abb. 164. Zustand nach Röntgenbestrahlung eines rezidivierenden Parotistumors (Mischtumor), Dosis ca. 3200 R. Sialogramm: Enggestelltes Hauptgangkaliber, umschriebene Ektasien intraglandulärer Gänge 1. und 2. Ordnung. Drahtringmarkierung des ehemaligen Tumorsitzes. 25jährige Patientin (JNr. 496)

WHEATCROFT, LYON und MILLER am Hund und sialographische Untersuchungen von MARCATO und MARCATO neue Erkenntnisse über morphologische Veränderungen der Zwischenstufen erbracht. Histologisch sind sie durch das Bild der Dyschylie (SEIFERT), durch vacuolige Degeneration und Chromatinverklumpungen (DU MESNIL DE ROCHEMONT) charakterisiert, im Endstadium sind die Drüsen stark geschrumpft, die Läppchen

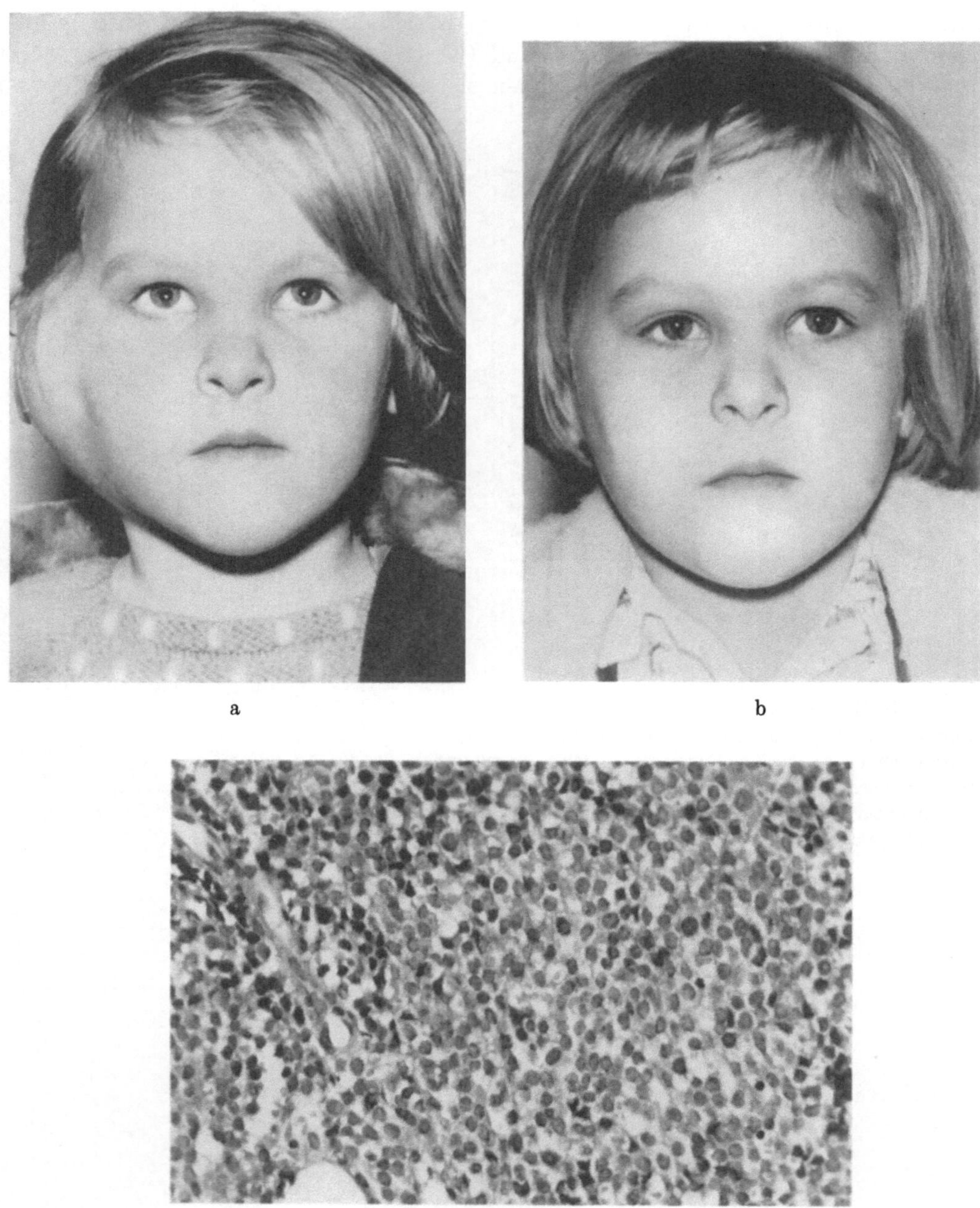

Abb. 165a—d. Parotis-Sarkom rechts (a) vor, (b) nach Behandlung mit Röntgenstrahlen. Primär inoperabel, Durchbruch in den Gehörgang. Histologisch Reticulumzellsarkom: großrundkernige Zellformen mit Cytoplasmafortsätzen in netzförmiger Anordnung; schwammartige Auflockerung des Geschwulststromas. HE-Färbung. c) Vergr. 317fach. d) Sialogramm 3 Monate nach Röntgenbestrahlung, ca. 3000 R Herddosis. Rarifizierung des Gangsystems, ausgedehnte Parenchymanfärbung wolkigen Charakters. 4jähriges Mädchen (JNr. 61 m)

atroph, die kleinen Gänge obliteriert, desgleichen die Blutgefäße; weitgehender Ersatz des Parenchyms durch Bindegewebe (Fibrosierung, Cirrhose, Sklerose). Hohlräume bilden sich mitunter in erhaltenen Parenchymresten bzw. Regeneraten, oft ohne mit dem Kanalsystem zu kommunizieren.

Röntgenologisch ist die gestörte Funktion in einer mangelhaften oder fehlenden Kontrastmittelausscheidung zu erkennen. Marcato und Marcato beschrieben Kontrastmittelimprägnationen des Parenchyms nach 1000 R, zylindrische und starre Erweite-

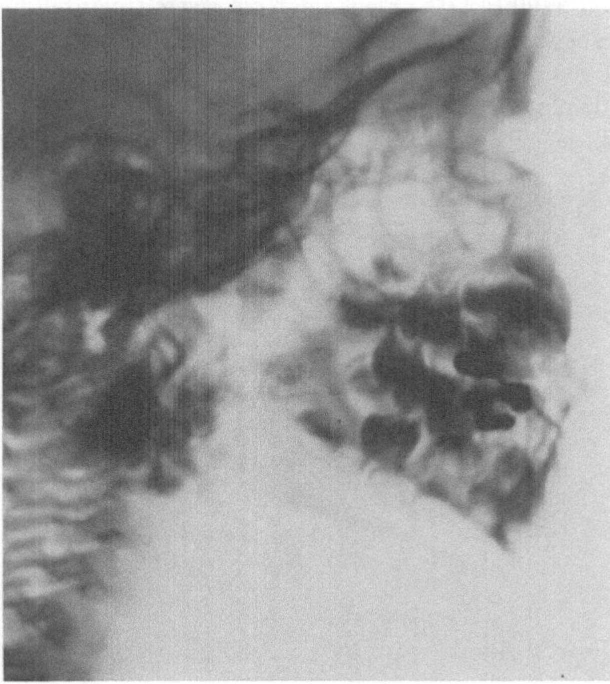

Abb. 165d

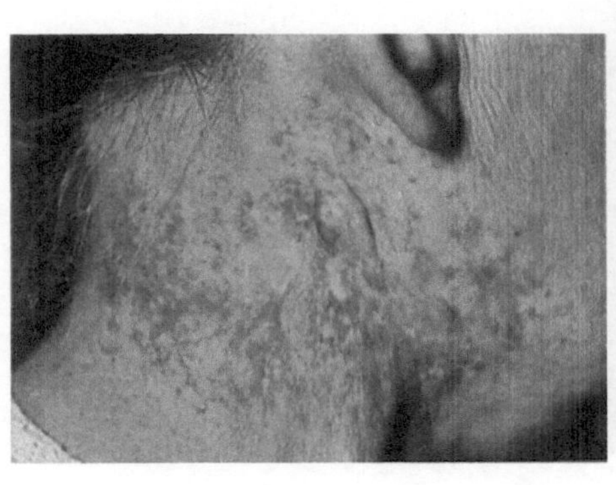

a

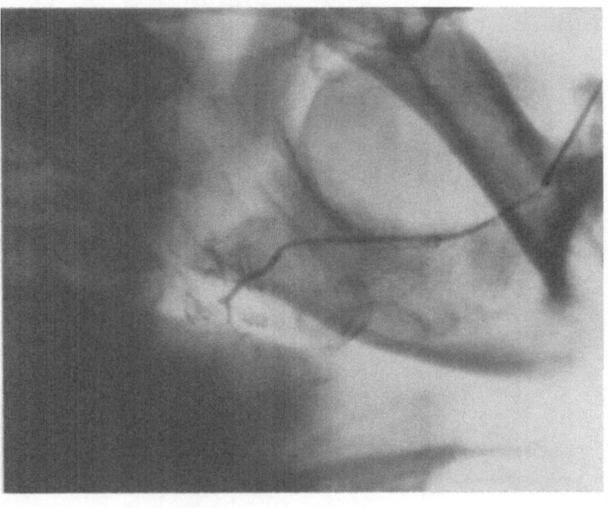

b

Abb. 166a u. b. a) Zustand nach Intensivbestrahlung eines inoperabelen Tonsillencarcinoms rechts, das zu Halslymphknotenmetastasen geführt hatte. Typische Hautveränderungen mit Pigmentverschiebungen, Teleangiektasien und narbiger Schrumpfung. Obliteration des rechten Stenonganges. b) Sialographisch nur Submandibularisdarstellung rechts möglich; erhebliche Drüsenatrophie, enggestelltes Gangsystem; bei steigender Kontrastmenge stärkere fleckige Anfärbung; hochgradige Funktionsstörung. 55jährige Frau (JNr. 180)

rungen der Gänge 1. und 2. Ordnung nach 2000—3000 R. Ausdruck der Spätschädigung ist eine hochgradige Engstellung des Ausführungsgangsystems bis zur völligen Obliteration. Das Gangsystem ist erheblich rarifiziert und sehr rigide. Rupturen können bei zu starker Druckanwendung eintreten und zu Extravasaten führen. Eine typische zarte Kontrastmittelanfärbung des Parenchyms kann nicht mehr eintreten, wenn das Parenchym durch Bindegewebe ersetzt ist (Abb. 165—167), nur noch eine fleckige bis schwadenförmige Kontrastmittelverteilung, die sich aber entgegen RANGERs Ansicht von Kontrastmitteldepots in präformierten Hohlräumen unterscheidet. In einem Fall beobachteten wir kugelige Ektasien nach 3200 R OD. Fleckige Kontrastmittelanschoppungen nach mittleren Dosierungen haben wir mehrfach an der Glandula submandibularis feststellen können (nach 1000—2000 R OD), desgleichen Rarifizierungen des Gangsystems und eine verzögerte Kontrastmittelausscheidung, z.B. bei mehreren Fällen radiologisch behandelter Unterkieferaktinomykose. Maximale Befunde boten sich nach Tumorbestrahlungen der

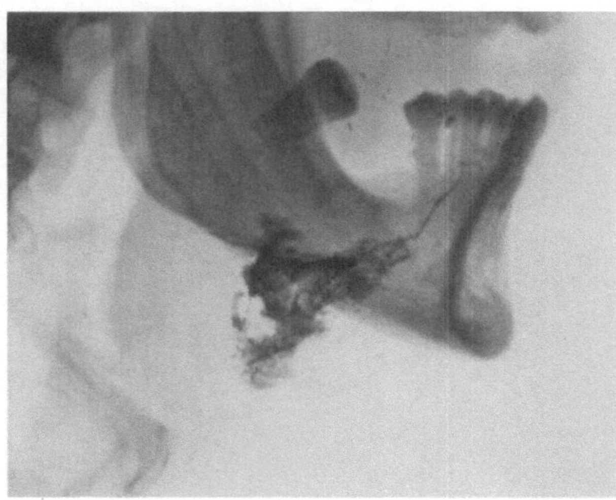

a

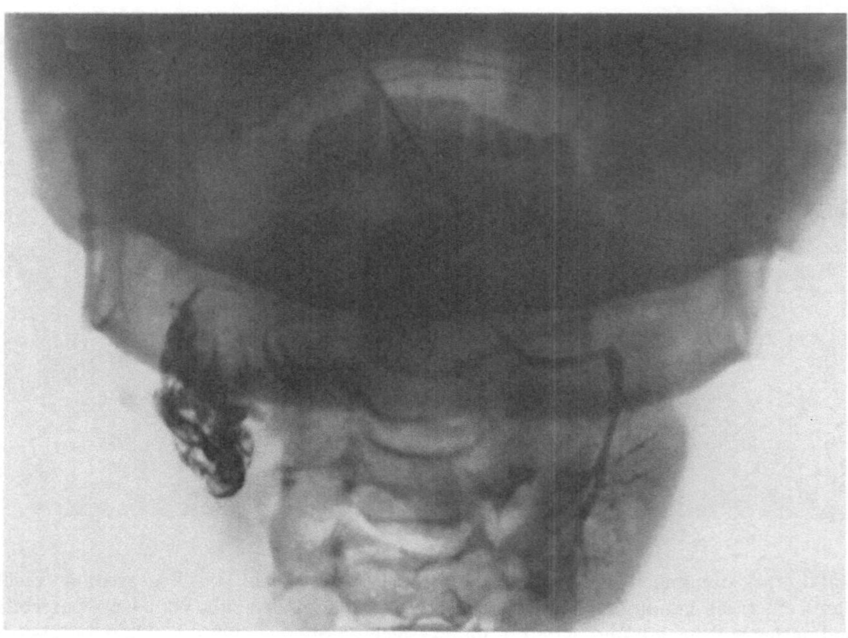

b

Abb. 167 a u. b. Zustand nach Intensivbestrahlung eines Plattenepithelcarcinoms wahrscheinlich von der rechten Glandula submandibularis ausgehend. Weitgehende Verödung der Drüse röntgenologisch erkennbar. 69jähriger Mann (JNr. 114)

Speicheldrüsen oder der unmittelbaren Speicheldrüsenumgebung (vgl. Tumorpatienten I, Tabelle 31), erkennbar am Symptom „c". Sehr strahlensensible Tumoren schmelzen mitunter ein, bevor eine „Verödungsdosis" der Drüse erreicht worden ist; drainiert das Gangsystem die Einschmelzungshöhle, stellt sich sialographisch ein charakteristisches Bild dar, wie Abb. 169 zeigt. Im übrigen führen wir aus unserem Krankengut folgende Bildbeispiele aktinischer Speicheldrüsenveränderungen an (Abb. 163—167, 169).

8. Schlußfolgerungen und Zusammenfassung

Ziel der vorstehenden Ausführungen war es, im größeren Zusammenhang auf die Röntgenuntersuchung der Speicheldrüsen und ihrer Ausführungsgänge einzugehen. Vor allem bei chronischen Erkrankungen vermitteln ihre Befunde ein wichtiges Teilresultat,

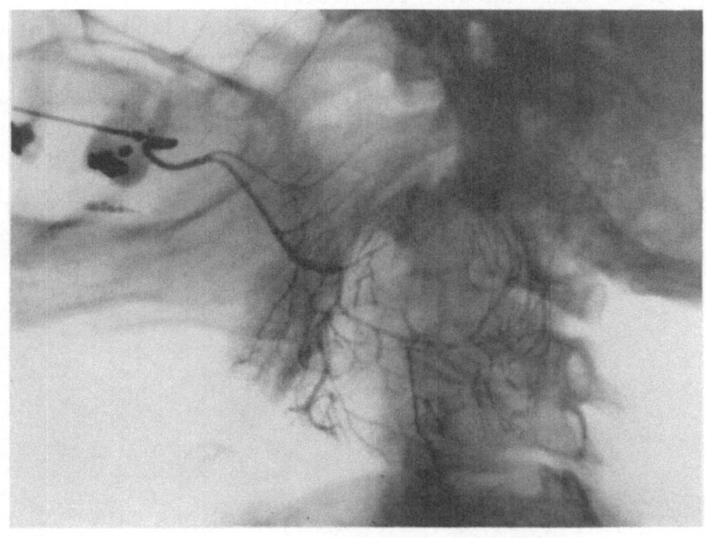

a

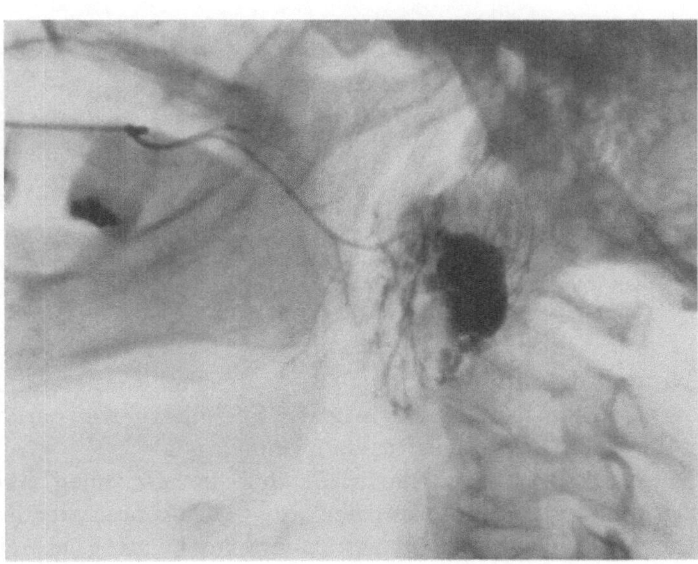

b

Abb. 168a u. b. a) Gut pflaumengroßer expansiv wachsender Tumor in der linken Glandula parotis, rechts analoger Befund. Histologisch Mischtumor ohne Malignitätszeichen. b) Postoperatives Sialogramm: Füllung eines bohnengroßen präformierten Hohlraumes im ehemaligen Geschwulstgebiet, zisternenartig. 59jährige Frau (JNr. 255)

dessen Koordinierung mit den Ergebnissen anderer Untersuchungsmethoden die Voraussetzung für eine optimale diagnostische Bewertung der Speicheldrüsen schafft.

Im einzelnen war es notwendig, das normale Röntgenbild genau zu analysieren. Die Interpretation hat dabei die Feinheiten der anatomischen Architektur, die Speicheldrüsenfunktion und die jeweilige Untersuchungstechnik zu berücksichtigen, als deren Teilproblem z.B. die Kontrastmittelwahl Einfluß auf die Parenchymdarstellung hat.

Schwieriger gestaltete es sich, ein umfassendes Urteil über die Leistungsfähigkeit der Röntgenuntersuchung bei den sehr vielen verschiedenartigen krankhaften Zuständen der Speicheldrüsen zu gewinnen. Pathologische Veränderungen der Speicheldrüsen treten qualitativ und quantitativ unterschiedlich auf, bevorzugen zum Teil die Glandula parotis, zum Teil die Glandula submandibularis. Sie können lokal auf die Speicheldrüsen beschränkt sein, von der unmittelbaren Nachbarschaft auf die Drüsen übergreifen, Komplikationen eines von den Speicheldrüsen unabhängigen Leidens sein oder die Speicheldrüsen beim Befall des Organismus durch eine Systemkrankheit einbeziehen.

Der großen Gruppe entzündlicher Erkrankungen stehen als Hauptgruppe die Geschwulstkrankheiten gegenüber; Speicheldrüsenveränderungen, die durch Stoffwechselstörungen hervorgerufen werden, können in der Gruppe der Sialadenosen zusammengefaßt werden. Von Variationen als den Spielarten der Norm sind Anomalien und Mißbildungen als pathologische Abweichungen zu unterscheiden. Alle posttraumatischen Zustände lassen sich schließlich gesondert aufführen.

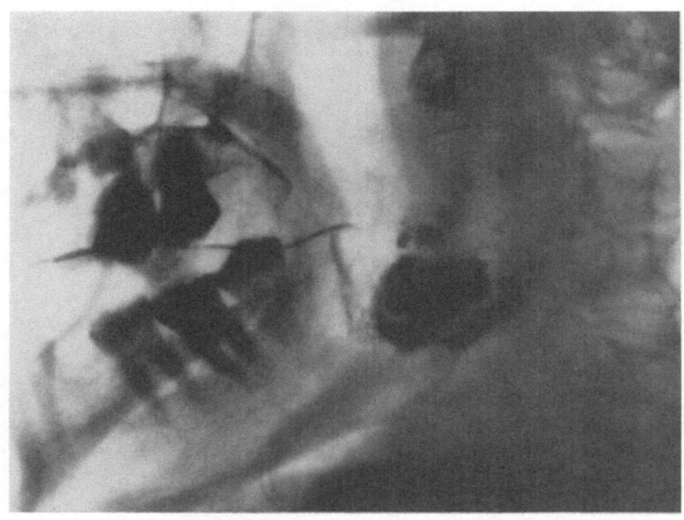

Abb. 169. Zustand nach Intensivbestrahlung der linken Glandula parotis wegen eines gering zur Verhornung neigenden Plattenepithelcarcinoms. Sialographisch Einschmelzungshöhle nach Bestrahlung aufgetreten. 61jährige Patientin (JNr. 223)

Es ergibt sich, daß durch die pathologischen Speicheldrüsenveränderungen die Interessengebiete der verschiedensten medizinischen Fachdisziplinen berührt werden, wie es sich auch in der Verteilung des Schrifttums widerspiegelt.

Eine wichtige Aufgabe bestand darin, die bei den einzelnen Krankheiten wiederkehrenden Sialogrammbefunde zu ermitteln, ihre Pathogenese zu klären und auf diese Weise ihre pathognomonische Bedeutung zu erkennen. Hierbei zeigte sich, daß im Schrifttum zwar eine Fülle von Einzelbeobachtungen niedergelegt sind, jedoch auch manche Lücken bestehen, die zugrunde gelegten Anschauungen mitunter der Wirklichkeit nicht entsprechen und gelegentlich Schlußfolgerungen gezogen werden, die die Grenzen der Methode überschreiten. Wir bemühten uns deshalb, das pathologische Substrat in den Vordergrund unserer Betrachtungen zu stellen und durch klinische Ergänzungen dem wahren Sachverhalt näher zu kommen.

Unter dieser Zielsetzung untersuchten wir ein größeres Patientengut. Dies war dank der hervorragenden Zusammenarbeit mit den verschiedensten Fachkliniken (s. unten) möglich. Wir konnten in 10 Jahren bei über 800 Personen insgesamt ca. 1000 Sialogramme anfertigen. Zur Analyse der Befunde dienten in Anlehnung an Hetzar und Aubert von uns entworfene Schemata, die sich vor allem durch Erweiterungen unterscheiden, um alle erhobenen Befunde einordnen zu können. Als Ergebnis kamen wir mit dem Vorbehalt jeden Schmatisierungsversuches zu einer Einteilung, die in Abb. 28 (S. 359) die Formen der *Speichelgangveränderungen* und in Abb. 29 (S. 360) die Formen der *Parenchymveränderungen* wiedergibt.

Die Buchstabensignatur gestattet es, die Befunde der sialographisch beurteilbaren vier großen Kopfspeicheldrüsen nach Art einer Formel zu registrieren, deren kreuzförmige Anordnung dem Zahnschema entlehnt ist:

rechte Gld. parotis	linke Gld. parotis
rechte Gld. submand.	linke Gld. submand.

Der Vorteil einer derartigen Befundfixierung liegt in der Übersichtlichkeit und synoptischen Erfaßbarkeit verschiedenster Befundmerkmale mehrerer Drüsen zugleich, ist also vor allem bei krankhaftem Befall mehrerer Speicheldrüsen zu empfehlen, z.B. bei Sjögren-Syndrom u.ä., vgl. folgendes Beispiel:

g_3, h_1	g_3, c
g_2, c	a

rechte Gld. parotis: periphere kugelige Ektasien, pathologische Parenchymanfärbung
linke Gld. parotis: periphere kugelige Ektasien, Hypotrophie
rechte Gld. submand.: periphere kugelige Ektasien in umschriebenem Bezirk, Hypotrophie
linke Gld. submand.: normaler Drüsenbefund

Diese Gliederung der Symptome (Tabelle 28 (S. 463), 29 (S. 468) hat sich uns zur Befundanalyse im praktischen Gebrauch seit vielen Jahren gut bewährt. Befunde, deren Deutung anfangs Schwierigkeiten bereitete, wurden nach größeren Zeitabständen überprüft, eventuell durch spezielle Untersuchungsreihen zum Teil auch tierexperimentell an Hunden reproduziert. Wir konnten aber im übrigen an einer schematischen Gliederung festhalten, deren Grundzüge wir nach Untersuchung der ersten 100 Patienten festgelegt hatten. Wir bemühten uns besonders, die pathologischen Parenchymveränderungen im Zusammenhang darzustellen und den Krankheitswert der Parenchymsubstitution aufzuzeigen. Wir glauben, daß die sog. pathologische Kontrastmittelanfärbung, die bisher, wenn auch nicht unwidersprochen, als wichtigstes Krankheitszeichen pathologischer Parenchymprozesse angesehen wurde, ein oft überwertetes Teilsymptom ist.

Die Kontrastdarstellung der Speichelwege bedeutete gegenüber der früher einzig möglichen Nativdiagnostik der Speicheldrüsenregion bereits einen erheblichen Fortschritt. Sialolithiasis und Speichelfisteln gaben als Krankheiten, deren Symptom sich überwiegend am Gangsystem manifestieren, bezeichnenderweise den Anstoß zur Sialographie; sie setzten sich am schnellsten als Indikation dieses neuen Verfahrens durch, desgleichen die bisher dem Auge verborgene Gangektasie, die erstmalig am Lebenden sialographisch nachgewiesen werden konnte. Der Wert der Tumordiagnostik wurde nur zögernd anerkannt. Die Gründe hierzu lagen ohne Zweifel in der gelegentlich auch heute anzutreffenden Bagatellisierung solcher Erkrankungen, ihrer relativen Seltenheit und einer deshalb mühevollen, sich auf größere Zeiträume erstreckenden Urteilsbildung.

Erst die *Synopsis* von Gang- *und* Parenchymveränderungen ermöglichte, Speicheldrüsenentzündungen von Geschwulstleiden mit größerer Sicherheit röntgenologisch zu differenzieren und die Befunde der selteneren Erkrankungen M. Boeck, Sjögren-Syndrom sowie posttraumatischer Zustände dem Verständnis näher zu bringen. Tabelle 35 (S. 504) faßt Erfahrungen zusammen, die sich aus der Befundanalyse von 289 Patienten mit entzündlichen Speicheldrüsenkrankheiten und 231 Patienten mit Geschwulstleiden ergaben (vgl. auch die nachstehende Aufstellung in Tabelle 36).

Die Verfeinerung radiologischer Untersuchungsmethoden darf nicht darüber hinwegtäuschen, daß deren Ergebnisse eine krankheitsspezifische Diagnose im bakteriologischen oder histologischen Sinn *nicht* erlauben. Speziell die Sialographie gestattet aber sehr wohl klinische Vermutungsdiagnosen näher zu präzisieren, pathologische Veränderungen exakt zu lokalisieren, ihre räumliche Ausdehnung zu erkennen und Einblicke in die Drüsenfunktion zu gewinnen.

Tabelle 35. *Röntgenologische Leitsymptome zur Differenzierung von Entzündungen und Geschwülsten der Speicheldrüsen*

Entzündung	Geschwulst	
Hauptgangserweiterungen Segmentierungen Ursache: Obstruktion entz. Wandveränderungen	Hauptgangsverdrängungen Gangstauchung Ursache: Pelottenwirkung	
periphere kugelige Sialangiektasie Ursache: pericanaliculäre entz. Infiltrate, angeboren	expansives Wachstum bogige Abdrängung konzentrische Anordnung „Zwiebelschalenform"	infiltratives Wachstum Gangabbruch regellose Destruktion „unregelmäßige Sprenkel"
entz. Parenchymveränderungen „Rauhreifbild", Substitution durch entz. Gewebe	Kaliberschwankungen „ausgewalzt" umschriebene Substitution des Parenchyms durch Tu.	unregelmäßige Extravasate diffuse Substitution des Parenchyms durch Tu-Infiltration

Tabelle 36. *Aufstellung der Patienten mit Speicheldrüsenentzündungen und Geschwulstleiden*

Entzündungen	Patientenzahl	Tabelle	Geschwülste	Patientenzahl	Tabelle
mit Obstruktion					
Sialolithiasis	63	11	Speicheldrüsengeschwülste	125	29
anderer Ätiologie	18	13			
ohne Obstruktion					
periphere kugelige Ektasien	40	14	Umgebungsgeschwülste	106	29
kombinierte Ektasien	4	16			
Entzündungen mit Abszedierung	26	17			
Umgebungsentzündungen mit Abszedierung	58	17			
Parenchymentzündungen	51	19			
Sjögren-Syndrom	21	22			
M. Boeck	7	25			
Vergiftungen	1				
	289			231	

Insgesamt 520 Patienten

Die sialographische Einteilung chronischer Entzündungen in „*obstruktive*" und „*nicht obstruktive*" gibt dem Kliniker Anhaltspunkte für die Therapie; die Abgrenzung der einschmelzenden Entzündungen ist durch die empirische Feststellung eines häufig spezifischen Grundleidens für weitere diagnostische und therapeutische Maßnahmen wesentlich.

Der Nachweis, die Lokalisierung und die Differenzierung der Speicheldrüsengeschwülste in „*expansiv*" bzw. „*infiltrativ destruierend*" wachsende bestimmen die Richtung der einzuschlagenden Diagnostik und Therapie und dürften somit im Zeichen der Fortschritte in der Facialis-Chirurgie an Bedeutung zunehmen. Der diagnostische Wert der Sialographie zeigte sich auch bei der Aufdeckung und Berichtigung klinischer Fehldiagnosen in über 50 Fällen unseres Krankengutes! Ihnen stehen nur wenig röntgenologische Fehlurteile gegenüber, die im wesentlichen zustande kamen, wenn die Grenzen der Methode nicht genügend berücksichtigt wurden. Geht man von der subtilen Bildanalyse aus, ohne sich in spekulative Deutungen zu verlieren, werden Fehlurteile auf ein Minimum zu reduzieren sein.

Optimales leistet die Sialographie, wenn sie unter den geltenden Indikationen in technisch einwandfreier Handhabung sinnvoll in die klinische Gesamtuntersuchung eingeschaltet wird. Kritische Beurteilung und umfangreiches Wissen sind auch in der Röntgendiagnostik der Speicheldrüsen und ihrer Ausführungsgänge am besten geeignet, die Grenzen des Normalen und die Anfänge der Pathologischen zu erkennen.

Literatur

ACHENBACH, W., u. G. STOLLBERG: Das Sjögren-Syndrom in der Allgemeinpraxis. Dtsch. med. Wschr. **1954**, 1745—1748.

AHLBOM, H. E.: Mucous- and salivary-gland tumours. A clinical study with special reference to radiotherapy, based on 254 cases treated at radiumhemmet Stockholm. Acta radiol. (Stockh.), Suppl. **23**, 1—425 (1935).

ALBERTINI, A. v.: Histologie der malignen Geschwülste „Histologische Geschwulstdiagnostik. Stuttgart: Georg Thieme 1955.

ALLINGTON, H. V.: Dryness of the mouth. Arch. Dermat. Syph. (Chic.) **62**, 829—850 (1950).

AMGWERD, R.: Über die Tumoren der Parotisgegend. Diss. Zürich 1952.

ANDERSON, J. R., K. G. GRAY, J. S. BECK, and W. F. KINNEAR: Precipitating autoantibodies in Sjögren disease. Lancet **1961 II**, 456—460.

ANDREAS, M., u. H. SIELER: Zur Behandlung der Aktinomykose im Gesichts - Halsbereich. Münch. med. Wschr. **1961**, 871.

ANDREW, W.: Vergleich über Altersveränderungen der Speicheldrüsen bei Mensch und Ratte. J. Geront. **7**, 178 (1952).

ANTHONY, D. H.: Affections of salivary glands and their ducts. J. Tenn. med. Ass. **24**, 175—192 (1931).

—, and D. F. FISHER: Diseases of the salivary glands and their ducts. J. Tenn. med. Ass. **41**, 362 (1948).

ARCELIN, F.: Radiographie d'un calcul salivaire de la glande sublinguale. Lyon méd. **118**, 769 (1912).

— Revue prat. d'Electrol. et de Rad. Med., **3**, 1913, zitiert bei A. BARRAUD. Acta otolaryng. (Stockh.) **17**, 313 (1932).

ARIEL, I. M., A. P. JEROME, and G. T. PACK: Treatment of tumors of the parotid salivary gland. Surgery **35**, 124—158 (1954).

ARIEL, J. M.: Treatment of tumors of the parotid salivary gland. GP "Kansas City Mo" **13**, 92—104 (1956).

ASCHOFF, L.: Zit. bei M. BÜRGER, Altern und Krankheit. Leipzig: VEB Georg Thieme 1960.

AUBERT, J. A., et J. GUÉRIN: Diagnostic radiologique des affections des glandes salivaires. Rev. Stomat. (Paris) **50**, 255—258 (1949).

— — Diagnostic radiologique des affections des glandes salivaires. Rev. Stomat. (Paris) **51**, 646 (1950).

AXHAUSEN, G.: Die allgemeine Chirurgie in der Zahn-, Mund- und Kieferheilkunde. München u. Berlin: J. F. Lehmann 1940.

BAADER, E. W.: Berufskrankheiten. München u. Berlin: Urban & Schwarzenberg 1960.

BACHER, E.: Parotitis bilateralis tuberculosa. Sammlg. selt. klin. Fälle **15**, 7—15 (1958).

BACHMANN, K. D., u. H. HAGER: Lymphangiome der Mundhöhle. Med. Bild, 2. Jg., **1**, 13 (1959).

BAKER, N. H., J. R. McDONALD, B. M. BLACK, and J. E. GERACI: Bilateral mixed tumors of the parotid glands. Proc. Mayo Clin. **31**, 428—430 (1956).

BARGMANN, W.: Histologie und mikroskopische Anatomie des Menschen. Stuttgart: Georg Thieme 1948, Bd. I; 1951, Bd. II.

BARRAUD, A.: Roentgenography of the salivary ducts. Rev. Laryng. (Bordeaux) **52**, 453—571 (1931).

— Roentgenography of the salivary ducts. Acta otolaryng. (Stockh.) **17**, 313 (1932).

BARSKY, A. J., and H. SILBERMANN: Roentgen-visualization of the parotid gland, by means of lipiodol injection. Amer. J. Surg. **95**, 46—51 (1932).

BÁRSONY, T.: Idiopathische Stenongang-Dilatation. Klin. Wschr. **1925**, 2500.

BAUER, E.: Differentialdiagnose der Halslymphknotenschwellung. Wien. klin. Wschr. **1957**, 481.

BAUER, F., and J. J. BYRNE: Induced tumors of the parotid gland. Cancer Res. **10**, 755—761 (1950).

BAUER, K. H.: Das Krebsproblem. Berlin: Springer 1949.

BAUER, W. H., and J. D. BAUER: Classification of glandular tumors of salivary glands. Arch. Path. **55**, 328—346 (1953).

BEAHRS, O. H., and B. F. L'ESPERANCE: The facial nerve in parotid surgery. J. Amer. med. Ass. **162**, 261—263 (1956).

— H. OLIVER ADSON, and A. MARTIN: The surgical anatomy and technic of parotidectomy. Amer. J. Surg. **95**, 885 (1958).

BECKER, W.: Über die makroskopische Struktur der Ohrspeicheldrüse. Z. Laryng. Rhinol. **37**, 397—403 (1958a).

— Die Klinik der Erkrankungen der großen Kopfspeicheldrüsen. Z. Laryng. Rhinol. **37**, 203—240 (1958b).

— In: K. SCHUCHARDT, Anatomie, Entwicklungsgeschichte und Mißbildungen der Ohrspeicheldrüse. Fortschritte der Kiefer- und Gesichtschirurgie, Bd. VI, S. 194—200. Stuttgart: Georg Thieme 1960.

— J. MATZKER u. J. RUCKES: Zur Morphologie der diffusen, kugelförmigen Gangektasien in der Glandula parotis. Z. Laryng. Rhinol. **39**, 479—492 (1960).

— K. UNGERECHT, H. H. NAUMANN, F. DENECKE, G. BOETTE, K. H. WUTTGE u. H. DIETZ: Über Klinik der Erkrankung der großen Speicheldrüsen, zur DD. der Schwellung im Parotisbereich, über die sogenannten Zylindrome, zur Chirurgie der Parotiserkrankungen, zur Sialographie der Parotiserkrankungen, besonders des Boeckschen Sarkoid, zur Endokrinie der großen Kopfspeicheldrüsen. Med. Klin. **52**, 2218 (1957).

— *Tagungsberichte:* BECKER: Die Klinik der Erkrankungen der großen Speicheldrüsen. UNGERECHT: Zur Differentialdiagnose der Schwellungen im Parotisbereich. NAUMANN: Über die sogenannten Cylindrome. DENECKE: Zur

Chirurgie der Parotiserkrankungen unter Berücksichtigung des N. facialis. BOETTE u. WUTTGE: Sialographische Darstellung von Parotiserkrankungen mit besonderer Berücksichtigung eines Boeckschen Sarkoids. DIETZ: Zur Frage der Endokrinie der großen Kopfspeicheldrüsen.

BÉCLÈRE, H.: Calculs salivaires. Bull. Soc. franç. Électrothérap. **41** (1921).

BEHRMANN, H. T., and K. K. LEE: Sjögren's Syndrome. Arch. Derm. Syph. (Chic.) **61**, 63 (1950).

BEIGLBÖCK, W., u. H. HOFF: Über das Sjögrensche Syndrom. Dtsch. med. Wschr. **1952**, 42.

BENNINGHOFF, A.: Über die Bedeutung der Gangsysteme der großen Speicheldrüsen vom strömungstechnischen Standpunkt aus. Morph. Jb. **85**, 261—267 (1941).

BEPPERLING, W.: Zur Pathogenese des Geschmacksschwitzens. Dtsch. Z. Nervenheilk. **179**, 200—216 (1959).

BERGONIÉ, J., et E. SPEDER: Sur quelques formes de reactions précoces après des irradiations roentgen. Arch. Élect. méd. **19**, 241—245 (1911).

BERGER, U.: Viren als Erreger von Speicheldrüsenaffektionen. In: K. SCHUCHARDT, Fortschritte der Kiefer- und Gesichtschirurgie, Bd. VI, 307—311, Stuttgart: Georg Thieme 1960.

BERNIER, J. L., and R. W. TIECKE: Haemangioma of parotid gland. J. oral Surg. **8**, 171—173 (1950).

BETSCH, A.: Die chronische Keratitis filiformis als Folge mangelnder Tränensekretion. Klin. Mbl. Augenheilk. **80**, 618 (1928).

— Über klimakterische Tränensekretionsstörungen. Klin. Mbl. Augenheilk. **85**, 277 (1930).

BEYER, T. E.: Sialography. Rocky Mtn med. J. **43**, 210—216 (1946).

— Sialography. Rocky Mtn med. J. **43**, 307 (1946).

—, and J. R. BLAIR: Adenolymphoma of the parotid gland. Laryngoscope (St. Louis) **58**, 1253—1255 (1948).

— — Sialography in the diagnosis and treatment of lesions of the parotid gland and duct. Laryngoscope (St. Louis) **66**, 6071 (1956).

— — and P. K. HAMILTON jr.: Adenocarcinom at the parotis duct. Arch. Otolaryng. **63**, 196—198 (1936).

BILLROTH, T.: Beobachtungen über Geschwülste der Speicheldrüsen. Virchows Arch. path. Anat. **17**, 357—375 (1859).

BIRD, T., and G. O. CLARK: Neurofibromatous macroglossia. J. Laryng. **69**, 51—58 (1955).

BIRNKRANT, W. B.: J. Lab. clin. Med. **26**, 1009 (1941). Zit. bei W. KORP, Über die sogenannte Parotishypertrophie. Med. Klin. **48**, 1325—1329 (1953).

BISCHOFF, P.: Mißbildungen und Entleerungsstörungen der oberen Harnwege im Kindesalter. Verb. Dtsch. Ges. Urol. Z. Urol., Sonderbd. **1958**, 29—63.

BLADY, J. V., and A. F. HOCKER: Sialography. Its technic and application in the Roentgen study of neoplasma of the parotid gland. Surg. Gynec. Obstet. **67**, 777—787 (1938).

— — The application of sialography in nonneoplastic diseases of the parotid gland. Radiology **32**, 131 (1939).

BLATT, J. M., R. M. DENNING, J. H. ZUMBERGE, and J. H. MAXWELL: Studies in sialolithiasis. I. The structure on mineralogical compositions of salivary gland calculs. Ann. Otol. (St. Louis) **67**, 595—617 (1958).

— J. E. MAGIELSKI, J. H. MAXWELL, and J. F. HOLT: Secretory sialography in diseases external to the major salivary glands. Ann. Otol. (St. Louis) **68**, 175 (1959).

—, and J. H. MAXWELL: Secretory sialography. Trans. Amer. Acad. Ophthal. Otolaryng. **61**, 490—492 (1956).

— — Secretory sialography. Trans. Amer. Acad. Ophthal. Otolaryng. **61**, 413 (1956).

— — and J. E. MAGIELSKI: Secretory sialography in diseases of the major salivary glands, 9/IV, 19—35, in George Morrison Coates, Editor in chief H. P. Schenk. Hagerström, Maryland: W. F. Prior Co., Inc. 1960.

— W. M. MIKKELSEN, and R. M. DENNING: Studies in sialolithiasis II uric acid calculus of the parotis gland. Ann. Otol. Rhinol. St. Louis **67**, 1022—1032 (1958).

— P. RUBIN, A. J. FRENCH, J. H. MAXWELL, and J. F. HOLT: Secretory sialography in diseases of the major salivary glands. Ann. Otol. (St. Louis) **65**, 295 (1956).

BLOCKER jr., T. G., S. R. LEVIS, and C. SNYDER: Tumoren der Parotis: approach and management. Surgery **15** (2), 102—106 (1955).

BÖCK, J., u. F. FEYRTER: Über das Epithelioma a double metaplasie. Wien. klin. Wschr. **1960**, 525—530.

BÖHM, A.: Über den Sjögrenschen Symptomenkomplex. Münch. med. Wschr. **1950**, 955.

BÖHME, P. E.: Beitrag zum heutigen Stande der Parotischirurgie. Bruns' Beitr. klin. Chir. **194**, 385—394 (1957).

BOETTE, G., u. K. H. WUTTGE: Sialographische Darstellung von Parotiserkrankungen unter besonderer Berücksichtigung eines Boeckschen Sarkoids. Z. Laryng. Rhinol. **37**, 302 (1958).

BÖTTGER, C. W.: Über die Füllung der Endbäumchen bei der Bronchographie. Diss. Freiburg i. Br. 1941.

— Über die Füllung der Endbäumchen bei der Bronchographie. Zbl. ges. Radiol. **36**, 27 (1943).

BOHN, H., E. KOCH, F. KOCH, W. RICK u. R. RAU: Die Erwachsenen-Mucoviscidosis als überaus häufige dominant erbliche Krankheit. Medizinische **24**, 1139—1149 (1959).

BOLEY, J. O., u. D. W. ROBINSON: Bilateral oxyphilic granular cell adenoma of parotid gland. Report of a case. Arch. Path. **58**, 564—567 (1954).

BOLLINGER: Über die neue Pilzkrankheit beim Rinde. Zbl. med. Wiss. **27** (1877).

BONNEAU, H., u. D. SOMMER: Orientierende Diagnostik der Speicheldrüsentumoren mit feiner Nadel. Path. et Biol. **7**, 785—791 (1959).

BONNIN, H., G. MORETTI et A. GEYER: Les grosses parotides des cirrhoses alcooliques. Presse méd. **70**, 1149—1151 (1960).

BOSS, W.: Speichelsteinrezidiv. Bruns' Beitr. klin. Chir. **146**, 222—231 (1929).

BOSTRÖM, G.: Untersuchungen über die Aktinomykose des Menschen. Beitr. path. Anat. **9**, 1—235 (1890).

BOYCE, W. H., and F. K. GARVEY: Amount and nature of organic matrix of urinary calculi. J. Urol. (Baltimore) **76**, 213—227 (1956).

— — u. C. M. NORFLEET: Ion-binding properties of electrophoretically homogeneous mucoproteins of urine in normal subjects and in patients with renal calculous disease. J. Urol. (Baltimore) **72**, 1019—1031 (1954a).

— — — Proteins and other viocolliuds of urine in health and in calculous disease. I. Electrophoretic studies on pH 4.5 and 8.6 of those compenents soluble in molar sodium chlorid. J. clin. Invest. **33**, 1287—1297 (1954b).

— — — The turbidity of urine in the normal and in patients with urinary calculi. Exp. Med. Surg. **12**, 450—459 (1954c).

— — — The metal chelate compounds of urine, their relation to the initiation and growth of calculi. Amer. J. Med. **19**, 87—95 (1955).

—, and N. M. SULKIN: Biocolloids of urine in health and in calculous disease: III. The mucoprotein matrix of urinary calculi. J. clin. Invest. **35**, 1067—1079 (1956).

—, and M. SWANSON: Biocolloids of urine in health and in calculous disease. II. Electrophoretic and biochemical studies of a mucoprotein insoluble in molar sodium chloride. J. clin. Invest. **34**, 1581—1589 (1955).

BRANDT, H. H.: Zur klinischen Problematik der Bleivergiftung. Z. ges. inn. Med. **12**, 7—12 (1957).

BREUER, J.: Die Kieferknochen- und Kiefergelenksaktinomykose und ihre Behandlung. Öst. Z. Stomat. **48**, 26 (1951).

BROWN, J. B., F. MCDOWELL, and M. P. FRYER: Direct operativ removal of benign mixed tumors of origin in the parotid region with summary of parotid tumors in general. Surg. Gynec. Obstet. **90**, 257—268 (1950).

BROWN, J. R.: Papillary cystadenoma lymphomatosum. Arch. Surg. **63**, 185 (1951).

BRUNOW, W.: Über Speichelsteine und Speichelsteinkrankheit (Sialolithiasis). Diss. Berlin 1928.

BRUNSCHWIG, A.: Mixed tumors of the tongue and sublingual gland. Surg. Gynec. Obstet. **50**, 407 (1930).

BRUZELIUS, S., E. CEDERQUIST, F. LINELL, and F. BERGMAN: Tumours of the parotid gland. Acta chir. scand. **114**, 1—9 (1957).

BUCHER, U. G., and L. REID: Sjögrens syndrome. Report of a fatal case with pulmonary and renal lesions. Brit. J. Dis. Chest **53**, 237 (1959).

BÜCHNER, F.: Allgemeine Pathologie. München u. Berlin: Urban Schwarzenberg 1950.

BÜRGER, M.: Altern und Krankheit. Leipzig: VEB Georg Thieme 1954.

BURGHARDT, W.: Bericht über Parotistumorerkrankungen der Jahre 1947—1952 aus dem Leipziger Universitäts-Röntgeninstitut. Diss. Leipzig 1956.

BYARS, T., L. V. ACKERMANN, and E. PEACOCK: Tumors of salivary gland origin in children. A clinical pathologic appraisal of 24 cases. Ann. Surg. **146**, 40—51 (1957).

CARDELL, B. S., u. K. J. GURLING: Zit. bei H. GÜNTHER. J. Path. Bact. **68**, 137 (1954); — Dtsch. Arch. klin. Med. **203**, 449—479 (1956).

CARLSTEN, D. B.: Lipiodolinjektion in den Ausführungsgang der Speicheldrüsen. Acta radiol. (Stockh.) **6**, 221—223 (1926).

CHARPY, A. 1914: Zitiert bei J. ZABKA, Čs. Otolaryng. **4**, 243—249 (1955).

— in P. POIRIER et A. CHARPY: Anatomie Humaine, tome 4, p. 678. Paris: Masson & Cie. 1900.

CHRISTIANJ, M.: Possibilità di una indagine funzionale mediante scialografia con mezzo di contrasto riassorbibile. Clin. otorinolaring. 8, 217 (1956).

CLARK, K. C.: Positioning in radiography. London: W. M. Heinemann 1958.

CONERLY, D. B., and MCSWAIN: Mixed tumors of salivary glands. Amer. Surg. **20**, 844—848 (1954).

COVERDALE, H.: Some unusual cases of Sjögrens syndrome. Brit. J. Ophthal. **32**, 669 (1948).

CRIFO, S., u. T. MARULLO: Veränderungen der submandibulären Speicheldrüse der Ratte nach experimenteller Hepatopathie. Valsalva **33**, 214—227 (1957).

CSILLAG, A.: Der praktische Wert der Sialoadenographie in der Diagnostik der intermittierenden Speicheldrüsenschwellungen. Acta otolaryng. (Stockh.) **23**, 481—498 (1936).

—, u. W. CZUNFT: Die Röntgenuntersuchung der Speicheldrüsen mit Kontrastfüllung (Sialographie). Acta oto-laryng. (Stockh.) **21**, 329—342 (1934).

— Practical value of sialoadenography 342 (1934).

— Practical value of sialoadenography in diagnosis of intermittent inflammation of salivary glands. Orv. Hétil. **78**, 870—873 (1934).

— Practical value of sialoadenography in diagnosis of intermittent swelling of the salivary gland. Acta oto-laryng. (Stockh.) **23**, 481—498 (1936).

—, u. W. SZUNFT: Orv. Hetil. **77**, 1023-1025 (1933).

CURSCHMANN, H.: Über Xerostomie. Münch. med. Wschr. **1929**, 269.

DABELOW, A.: Vergleichende Untersuchungen zur Entwicklung einiger Drüsen, ihrer Gefäßbäume und ihrem Verhalten zum umgebenden Gewebe. Anat. Anz., Erg.-H. **78**, 165 (1934).

D'ANTUONO: Prognostic histologique des tumeurs des glandes salivaires. Bull. Ass. franç. Cancer **36**, 40—62 (1949).

DASS, CH.: Speicheldrüsenerkrankungen mit besonderer Berücksichtigung ihrer röntgenologischen Darstellung. Diss. Hamburg 1923.
DAVIDSON, H., u. A. HYMANSON: Zbl. Kinderheilk. **35**, 10 (1923).
DAVIS, J. G.: Rhinolith. Amer. J. Roentgenol. **76**, 343—345 (1956).
DAVIS, R. A., B. J. ANSON, J. M. BÜDINGER, and L. E. KURTH: Surgical anatomy of the facial nerve and parotid gland based upon a study of 350 cervicofacial halves. Surg. Gynec. Obstet. **102**, 385—412 (1956).
DECHAUME, M.: Sous-maxillites et parotidites d'origine reflexe. Presse méd. **40**, 596 (1943).
— Adenites parotidiennes d'origine dentaire. Presse méd. **16**, 199—200 (1945).
— Endocrinologie des glandes salivaires. Presse méd. **26**, 584 (1958).
—, et M. BONNEAU: La sialographie. Presse méd. **28**, 561—564 (1951).
— — et J. PAYEN: La Lithiase Sous-Maxillaire. Presse méd. **42**, 908—910 (1952).
— — — et M. MASSE: Hypertrophies parotidiennes bilatérales dites essentielles. Presse méd. **68**, 1402—1404 (1955).
— — et J. PLANCKE: A propos d'une observation de lithiase sublinguale confirmeé par la sialographie. Presse méd. **65**, 1159—1160 (1950).
— — et M. ROSA DE GOES: Adenitis Sous-Maxillaires simulant une Sous-Maxillite. Presse méd. **74**, 1536—1537 (1951).
— J. CAUHEPE et J. DUBRUILLE: L'hémiatrophie faciale progressive. Rev. Stomat. (Paris) **55**, 12 (1954).
— M. GRELLET, C. CREPY, J. PAYEN, M. BONNEAU et M. MARIE: La tuberculose nodulaire de la parotide. Presse méd. **50**, 1139—1149 (1958).
— R. COUJARD, J. PAYEN et M. BONNEAU: Glandes salivaires et systeme neuro-vegetatif. Confrontations cliniques et experimentales. Presse méd. **14**, 303—305 (1958).
— J. PAYEN, M. BONNEAU et A. DOZIN: La sialographie et la ponction biopsie dans le diagnostic etiologique des affections chroniques des glandes salivaires. Presse méd. **66**, 2040 (1958).
— — — J. ROUOT et F. GARLOPEAU: Les lésions buccales dans la maladie sclérodermique et dans le syndrome de Gougerot-Sjögren. Rev. Stomat. (Paris) **59**, 10—11, 733—750 (1958).
DEICHMÜLLER: Zit. bei DORENDORF, Über Erweiterung der Speicheldrüsenausführungsgänge bei Bläsern. Berl. klin. Wschr. **1890**, 10.
DIAMANT, B., H. DIAMANT, and B. HOLMSTEDT: The salivary secretion in man under the influence of intravenously infused acetyl-beta-methylcholine iodide. Arch. int. Pharmacodyn. **1957**, 86—97.
DIAMANT, H.: Ligation of the parotid duct in chronic recurrent parotitis. Acta oto-laryng. (Stockh.) **49**, 375—380 (1958).
— Discussion on the salivary glands-physiology, pathology and treatment. Proc. roy. Soc. Med. **53**, 461—464 (1960).
DIAMANT, H., et A. FORSBERG: La sialographie methode d'investigation de la glande parotide. Rev. hebd. laryng. (Paris) **80**, 957—969 (1959).
— — Spotkörtelsjukdomar. Svensk tandläk.-T. **53**, 411—419 (1960).
DIAMANT, M.: Enlargement of the parotid gland. Diagnosis and Terminology. Acta oto-laryng. (Stockh.) **52**, 299—310 (1960).
DIAZ-RIVERA, R. S., and A. J. MILLER: Ann. intern. Med. **24**, 420 (1946). Zit. bei S. RAUCH, Die Speicheldrüsen der Menschen. Stuttgart: Georg Thieme 1959.
DIETHELM, L.: Zur röntgenologischen Darstellung der Speichelsteine. Röntgen-Bl. **1**, 41—47 (1948).
DIETZ, H.: Das Verhalten der großen Kopfspeicheldrüse des Kaninchens nach Unterbindung ihres Ausführungsganges und nach Transplantation. Frankfurt. Z. Path. **66**, 416 (1955).
— Zur Frage der Endokrinie der großen Kopfspeicheldrüsen. Z. Laryng. Rhinol. **37**, 374—382 (1958).
DITTRICH, K. J.: Zytomegalie. Z. ärztl. Fortbild. **52**, 16 (1958).
DOBRZANIECKI, W., et E. MICHALOWSKI: Lyon chir. **28**, 571 (1931). Zit. bei Y. TAKAOKA, T. JAMAGUCHI, N. JAMADA u. K. KOSAKA: Der hormonale Einfluß der Parotisdrüsen auf den Kohlenhydrat- und Eiweiß-Stoffwechsel. Klin. Wschr. **1954**, 369—375.
DÖRKEN, H.: Über das Verhalten der Serum-Diastase nach Sialographie. Klin. Wschr. **1956**, 1032.
DORENDORF: Über Erweiterung der Speicheldrüsenausführungsgänge bei Bläsern. Z. Ohrenheilk. **59**, 91 (1909).
DOSSOT, F.: Tuberculose de la glande parotide. Thèse, Paris 1958.
DUMAS, P.: Discussion sur la technique de la sialographie. Rev. Stomat. (Paris) **51**, 634 (1950).
DU MESNIL DE ROCHEMONT, R.: Lehrbuch der Strahlenheilkunde. Stuttgart: Ferdinand Enke 1958.
DU PLESSIS, D. J.: Parotid enlargement in malnutrition. S. Afr. med. J. **1956**, 700—703.
— Disorders of the parotid limph glands simulating diseases of the parotid salivary glands. Medicine in South Africa **1957**, 9—18.
ECKEL, W.: Zur Kasuistik, Behandlung und gutachtlichen Beurteilung der Traktionsdivertikel des Ösophagus. Z. Laryng. Rhinol. **40**, 702—707 (1961).
EIGLER, G., u. G. BÖNNINGHAUS: Parotisschwellungen bei Dystrophikern. Ärztl. Wschr. **3**, 45—48 (1948).
EINSTEIN, R. A. J., and S. L. PERZIK: Parotid sialography. Roentgenologico-surgical correlation in a series of 70 cases. Calif. Med. **88**, 98 (1958).
ELLMANN, P., and F.P. WEBER: Sjögren's Disease with urgness of the bronchial mucosa and uncertain lung lesion. Brit. med. J. **1949**, 304.

ELLMANN, P., F. P. WEBER, u. T. E. W. GOODIER: A contribution to the pathology of Sjögrens disease. Quart. J. Med. **20**, 33—42 (1951).

ENGERT, K.: Zwei seltene Fälle von Speichelsteinkrankheit. Z. Stomat. **33**, 1153 (1935).

ENGLISH, J. A.: Enzymatic activity of radiated and normal salivary gland. Amer. J. Physiol. **183**, 463—474 (1955).

— Enzymatic activity of radiated exteriorized salivary glands. Amer. J. Physiol. **186**, 245—249 (1956).

— M. G. WHEATCHOFT, H. W. LYON, and C. MILLER: Long term observations of radiation changes in salivary glands and the general effects of 1000 r to 1750 r of X-ray radiation locally administered to the heads of dogs. Oral Surg. **8**, 87—99 (1955).

EPSTEIN, C. M.: Sialography. Amer. J. Surg. **92**, 603—605 (1956).

—, and R. BENDIX: Effect of non-volatile substances on salivary glands in sialography. Plast. reconstr. Surg. **13**, 299 (1954).

ERDSTRÖM, G.: Acta med. scand. **99**, 228 (1939), zitiert bei GÜNTHER. Dtsch. Arch. klin. Med. **203**, 449—479 (1956).

ESCHLER, J.: Sekretionsmenge und Kationengehalt des Speichels bei Reizung durch verschiedene Nahrungsmittel. Dtsch. Zahn-, Mund- u. Kieferheilk. **28**, 395—406 (1958).

— Technik und klinische Bedeutung der perkutanen Speicheldrüsenbiopsie. In: K. SCHUCHARDT, Fortschritte der Kiefer- und Gesichtschirurgie, Bd. 6. Stuttgart: Georg Thieme 1960.

ESSER, H., u. F. E. SCHMENGLER: Sjögrensches Syndrom und reaktive Reticulose. Ärztl. Forsch. **1**, 313 (1951).

EVANS, J. C., u. L. V. ACKERMAN: Irradiated and obstructed submaxillary salivary glands simulating cervical lymph node metastasis. Radiology **62**, 550—555 (1954).

FAWCETT and S. KIRKWOOD: Role of the salivary glands in extrathyroidal iodine metabolism. Science **120**, 547—548 (1954).

FEHER, L.: Über die Behandlung des Sjögrenschen Syndromes mittels Transplantation von Kalbshypophysen. Z. ges. inn. Med. **9**, 1201—1204 (1954).

— Die frühere Diagnose des Sjögrenschen Syndromes. Methode zur Untersuchung der Sekretionsfunktion der Speicheldrüse. Z. ges. inn. Med. **10**, 647—648 (1955).

FERNER, H.: Bau und Struktur der Speicheldrüsen unter Berücksichtigung eigener elektronenmikroskopischer Beobachtungen am Menschen. Dtsch. zahnärztl. Z. **16**, 128—142 (1961).

FEUZ, J.: A propos des glandes salivaires. Une nouvelle méthode d'exploration. Schweiz. med. Wschr. **1932**a, 666—671.

— Über die Speicheldrüsen. Eine neue Untersuchungsmethode. Arch. Ohr.-, Nas.- u. Kehlk.-Heilk. **132**, 308—325 (1932b).

FEUZ, J.: Year book of radiology. Chicago 1932c.

— Remarques sur la tuberculose des glandes salivaires. Ann. Oto-laryng. (Paris) **1**, 19 (1934).

— La sialographie- sa technique, ses indications, son utilité. Rev. Laryng. (Bordeaux) **56**, 1037—1116 (1935); **57**, 66—89 (1936a).

— Quelques remarques sur les glandes parotides. Rev. méd. Suisse rom. **56**, 737 (1936b).

FEYRTER, F.: Zur Frage der Endokrinie des sogenannten Speicheldrüsenmischtumors. Dtsch. med. Wschr. **1961**, 335.

FLAUM, E.: Parotishypertrophie, ein neues Symptom des Diabetes mellitus. Klin. Wschr. **1932**, 966, 1704.

FLEISCHER, K.: Konkrementbildung in Wangenangiomen. Arch. Ohr-, Nas.- u. Kehlk.-Heilk. **165**, 502—507 (1954) (Kongreßbericht).

FLEMING, H. S.: Speicheldrüsentumoren. Oral. Surg. **1954**, 683—694.

FLORIAN, J., u. K. SEIDEL: Klinik, Pathogenese und Therapie des Sjögren-Syndroms. Dtsch. med. J. **10**, 54—59 (1959).

FOOTE, F. W., and E. L. FRAZELL: Tumors of the major salivary glands, Atlas of Tumor Pathology, Sect 4, Fasc. 11. Washington: Armed Forces Institute of Pathology 1954.

FRANCESSCHETTI, A.: Schweiz. med. Wschr. **71**, 572 (1941). Zit. bei S. RAUCH 1959.

FRÄNKEL, W. K.: Über Speichelsteine. Chirurg **3**, 215 (1931).

FRANKE, H., u. K. SEIGE: Über Speicheldrüsenvergrößerungen bei Störungen der inneren Sekretion. Dtsch. Zschr. Verdauungskrkh. **10**, 52—65 (1950).

FREEMANN, B. S.: Sialography in children. Surg. Gynec. Obstet. **107**, 505—507 (1958).

FREUDENBERG, E.: Über eine Sondergruppe jugendlicher Diabetiker. Schweiz. med.Wschr. **1945**, 225.

FRIESE, G., u. A. LINKE: Beitrag zur Ätiologie des Sjögrenschen Syndroms. Dtsch. med. Wschr. **1950**, 980.

FULL, H.: Pathologische Physiologie der Speicheldrüsen. In: Handbuch der normalen und pathologischen Physiologie, Bd. 18, S. 67. Berlin 1932.

GAEHTGENS, G.: Typische Speicheldrüsenmischgeschwulst des Fingers. Frankfurt. Z. Path. **47**, 374—381 (1935).

GAMP, A.: Zur Pathogenese des Sjögren-Syndroms. Z. Rheumaforsch. **13**, 221 (1954).

GAULHOFER, W. K.: Die Wirkung von Cortison auf das Sjögren-Syndrom. Acta med. scand. **149**, 441—448 (1954).

GAUS, W.: Seltene Spätfolge nach Parotitis. Zbl. Hals-, Nas.- u. Ohrenheilk. **47**, 97 (1940).

GAUWERKY, F., u. B. LINDEMANN: Erfahrungen mit der Sialographie bei Entzündungen und Tumoren der Parotis. Röntgenpraxis **20**, 291 (1948).

— — Aktuelle Probleme der Pathologie und Therapie. Stuttgart: Georg Thieme 1949.

GEILER, G.: Zur Pathogenese der Adenolymphome. Virchows Arch. path. Anat. **330**, 172—191 (1957).
— Die Pathogenese des Mikulicz-Syndroms. Arch. Ohr.-, Nas.- u. Kehlk.-Heilk. **173**, 428—430 (1958).
GELBKE, H.: Operative Korrektur eckiger Gesichtsformen bei Masseterhyperplasie und prominentem Unterkieferwinkel. Langenbecks Arch. klin. Chir. **288**, 248 (1958).
GERBAULET, K., u. W. FITTING: Über das Jod-Konzentrierungs- und Sekretionsvermögen der Speicheldrüsen. Klin. Wschr. **1956**, 120—125.
— — u. S. ROSENKAIMER: Zum Sekretionsvermögen der Speicheldrüsen für anorganisches Serumjod. Klin. Wschr. **1957**, 576—583.
GERRY, R. G., and E. L. SEIGMANN: Chronic sialadenitis and sialography. Oral Surg. **8**, 453—478 (1955).
GESP, L.: La tuberculose des glandes salivaires. J. franç. Oto-rhino-laryng. **1**, 676—693 (1952).
GIGON, A.: Krankheiten der Speicheldrüsen. Handbuch der inneren Medizin, Bd. 3. Berlin-Göttingen-Heidelberg: Springer 1953.
GODWIN, J. T.: Benign lymphoepithelial lesion of parotid gland. Cancer (N.Y.) **5**, 1089—1103 (1952). Zit. von PATEY-THACKRAY, im Zusammenhang mit Mikulicz Kht.
—, and S. H. COLVIN jr.: Adenoma of the parotid gland. Arch. Path. **46**, 187 (1948).
GOLJANITZKY, J. A.: Zur Frage des Ersatzes der endokrinen Drüsen. (Die innere Sekretion der Speicheldrüsen.) Langenbecks Arch. klin. Chir. **130**, 763 (1924).
GOOLDEN, A. W. G., J. R. MALLARD, and H. E. A. FAHRAN: Radiation sialitis following radioiodine therapy. Brit. J. Radiol. **30**, 210 (1957).
GOUGEROT, M.: Insuffisance progressive et atrophie des glandes salivaires et muqueuses de la bouche des conjunctives (et parfois des muqueuses, nasale, laryngée, vulvaire). Bull. Soc. franc. Derm. Syph. **32**, 376 (1925).
GRABNER, E.: Aktinomykose in Speichelsteinen. Z. Stomat. **34**, 862 (1934).
GROSKOPFF, K. W., u. R. TISCHENDORF: Das normale menschliche Skelett in Röntgenskizzen. Leipzig: Georg Thieme 1953.
GROSS, W., and A. P. FRIEDMANN: Cerebral metastases from a mixed tumor of the parotid gland. Neurology (Minneap.) **5**, 435—437 (1955).
GÜLZOW, M.: Zur Speicheldrüsenhypertrophie als Folge der Fehlernährung. Zbl. ges. inn. Med. **1948**, 470.
GÜNNEL, F.: Zur „fakultativen Malignität" der Cylindrome und Parotismischtumoren. Arch. Ohr.-, Nas.- u. Kehlk.-Heilk. **170** (1), 1—32 (1956).
GÜNTHER, H.: Der Kopf-Kiefer-Index und seine ontogenetische, phylogenetische und klinische Bedeutung. Virchows Arch. path. Anat. **319**, 282—293 (1950).
— Die Xerostomie als Krankheitszeichen und die essentielle und rheumatische Xeropathie. Dtsch. Arch. klin. Med. **203**, 449—479 (1956).
GULLMO, A., u. G. BÖÖK-HEDERSTRÖM: A method of sialography. Acta radiol. (Stockh.) **49**, 17 (1958).
HAAS, E.: Über die rheumatische Genese einer generalisierten Gefäßerkrankung mit Sjögrenschem Syndrom (Dakryo-sialoadenopathia atrophicans). Virchows Arch. path. Anat. **320**, 264 (1951).
HAENISCH, F.: Fall von symmetrischer Erkrankung der Tränen- und Mundspeicheldrüsen (MICULICZ-KÜMMEL) mit „Heilung" durch Röntgenstrahlen. Fortschr. Röntgenstr. **10**, 291 (1906).
HÄUPL, K., W. MEYER u. K. SCHUCHARDT: Die Zahn-, Mund- und Kieferheilkunde. München u. Berlin: Urban & Schwarzenberg 1958.
HAFERKAMP, O.: Die Immunoparotitis im Tierexperiment. Münch. med. Wschr. **1961**, 1087.
HAMPERL, H.: Onkocyten und Geschwülste der Speicheldrüsen. Virchows Arch. path. Anat. **282**, 424—436 (1931a).
— Beiträge zur normalen und pathologischen Histologie menschlicher Speicheldrüsen. Z. mikr.-anat. Forsch. **27**, 1 (1931b).
HARE, H. F.: Sialography or lipiodol injection of salivary ducts. Surg. Clin. N. Amer. **15**, 1567—1573 (1935).
HARRINGTON, A. B., u. H. A. DEWAR: Case of Sjögren's disease with scleroderma. Brit. med. J. **1951**, 1302.
HARRISON, G. R.: Calculs of the salivary glands and ducts. Surg. Gynec. Obstet. **43**, 431 (1926).
HARTWEG, H.: Über die Boecksche Krankheit der Lungen. Fortschr. Röntgenstr. **72**, 385 (1950).
HAUSS, W. H., u. G. JUNGE-HÜLSING: Über die universelle unspezifische Mesenchymreaktion. Dtsch. med. Wschr. **1961**, 703—708.
— — Veränderungen des Bindegewebsstoffwechsels durch toxische, infektiöse und allergische Einflüsse. Z. Rheumaforsch. **20**, 161—175 (1961).
HAXTON, H. A.: Gustatory-sweating. Brain **71**, 16 (1948).
HEATON, J. M.: Sjögrens syndrome und systemic lupus erythematosus. Brit. med. J. **1959**, 5120, 466—469.
HEERFORDT, C.F.: Über eine „Febris uveoparotidea subchronica" an der Glandula parotis und der Uvea des Auges lokalisiert und häufig mit Paresen cerebrospinaler Nerven kompliziert. Arch. f. Opth. **70**, 254 (1909).
HEIDENHAIN, M.: Neue Grundlagen zur Morphologie der Speicheldrüsen. Anat. Anz. **52**, 305—331 (1920).
— Über die teilungsfähigen Drüseneinheiten oder Adenomeren sowie über die Grundbegriffe in morphologischer Systemlehre. Berlin: Springer 1921.
HEIDERICH, F.: Handbuch der Anatomie des Kindes I. München: J. F. Bergmann 1938.
HEILMEYER, L., K. WURM u. H. REINDELL: Klinik des Morbus Boeck. Beitr. Klin. Tuberk. **114**, 46 (1955).

HEINE, F.: Die Probeexcision aus Veränderungen in Thoraxraum und Lunge unter thorakoskopischer Sicht. Beitr. Klin. Tuberk. **116**, 615—627 (1957).

HEINEKE, H.: Verletzungen und chirurgische Krankheiten der Speicheldrüsen. Dtsch. Z. Chir. **33**, 311 (1913).

HEINKEL, K., u. I. GRAML: Untersuchungen über die „Ruhesekretion" der Parotis. Methodik und klin. Anwendung. Medizinische **17**, 830—836 (1959).

HENNING, N.: Lehrbuch der Verdauungskrankheiten. Stuttgart: Georg Thieme 1949.

HENSEL, G.: Untersuchungen über den Diastasegehalt des Speichels bei Frühgeborenen. Z. Kinderheilk. **54**, 367 (1933).

HERRMANN, A.: Über symmetrische Lipome an den Kieferwinkeln. Z. Laryng. Rhinol. **26**, 26—29 (1935).

— Speichelstein als Ursache für Paratonsillarabszeß. Hals-, Nas.- u. Ohrenarzt, 1. Teil **32**, 68—71 (1941).

— Arch. HNO **154**, 176 (1944).

— Über die Verlagerung der Glandula submandibularis (submaxillaris) und ihre klinische Bedeutung. Z. Laryng. Rhinol. **32**, 365 (1953).

HERRMANN, P.: Kasuistischer Beitrag zur kongenitalen äußeren Speichelfistel der Glandula parotis in K. SCHUCHARDT, Fortschritte der Kiefer- und Gesichtschirurgie, Bd. VI, 317—319, Stuttgart: Georg Thieme 1960.

HERTIG, P.: Adénites tuberculose des glandes salivaires (tuberkulöse Lymphknotenentzündung und Speicheldrüsentuberkulose). Pract. oto-rhino-laryng. (Basel) **23**, 22—30 (1961).

HETTLER, M., u. F. LAUTH: Die gezielte Sialographie. Fortschr. Röntgenstr. **95**, 493—505 (1961).

HETZAR, W.: Die Sialographie. Leipzig: Georg Thieme 1942.

— Anatomische und funktionelle Besonderheiten des Speichelsystems, nachgewiesen mittels der Sialographie. Insbesondere über die Beziehungen der Glandula submandibularis zum Sublingualis - Drüsenkomplex. Dtsch. Z. Chir. **258**, 160 (1943a).

— Die Sialographie in der Kriegschirurgie. Fortschr. Röntgenstr. **67**, 199—223 (1943b).

HINTZE, A.: Gutartige und bösartige Parotisgeschwülste und ihre Heilungsmöglichkeiten. Langenbecks Arch. klin. Chir. **180**, 606—636 (58. Kongr.-Ber.) (1934).

HLUBNA-DAUM, E., u. R. DEUTSCHMANN: Beitrag zur Klinik und Patho-Histologie des Sjögrensyndroms. Dtsch. zahnärztl. Z. **15**, 1113—1117 (1960).

HOBBS, W. H., u. H. SNEIERSON: Infections of the parotid gland. Amer. J. Surg. **32**, 258 (1936).

— — u. C. FAUST: Acute and chronic infections of the parotid glands, treatment by dilatation of Stenon's duct. Surg. Gynec. Obstet. **54**, 555—563 (1932).

HOCHMANN, R.: Zur Kasuistik der Speichelsteine. Zahnärztl. Rdsch. **1**, 419—421 (1929).

HÖHLING, J., u. E. u. M. WANNENMACHER: Über den Zahnstein. I. Mitt. DDZ. **6**, 143—151 (1962).

HOFFMANN, E.: Branchial cysts within the parotid gland. Ann. Surg. **152**, 290—295 (1960).

HOFFMANN, J. M.: Bilateral mixed tumors of parotid gland. Northw. Med. (Seattle) **49**, 190—191 (1957).

HOLM, S.: Keratoconjunctivitis sicca und Sicca-Syndrom. Acta ophthal. (Kbh.), Suppl. 33 (1949).

HOUPERT, L.: A propos de la technique de la sialographie. Rev. Stomat. (Paris) **51**, 627 (1950).

HOUWER, A. W. M.: Keratitis filamentosa and chronic arthritis. Trans. ophthal. Soc. U. K. **47**, 88 (1927).

HOWARD, J. M., A. J. RAWSON, C. E. KOOP, R. G. HORN, and H. P. ROYSTER: Parotid tumors in children. Surg. Gynec. Obstet. **90**, 307—319 (1950).

HUNGERLAND, H., I. QUENZLEIN u. H. WEBER: Über das Verhalten der Natrium- und Calciumkonzentration des Speichels im Säuglings- und Kindesalter. Klin. Wschr. **1955**, 44.

IBRAHIM, J.: Zur Verdauungsphysiologie des menschlichen Neugeborenen. Hoppe-Seylers Z. physiol. Chem. **64**, 95 (1910).

IGLAUER, S.: A simple maneuver to increase the visibility of a salivary calculus in the roentgenogram. Radiology **21**, 297 (1939).

IMMENKAMP, A.: Die Behandlung der chronischen Parotis durch Parotidektomie: Tagg. der Dtsch. Ges. für Kiefer- und Gesichtschirurgie, Münster 1962.

ISRAEL, J.: Neue Beobachtungen auf dem Gebiet der Mykosen des Menschen. Virchows Arch. path. Anat. **74**, 15—51 (1878).

—, u. M. WOLFF: Gelungene Züchtung des Strahlenpilzes außerhalb des tierischen Organismus und Übertragung seiner Reinkultur auf Tiere. Dtsch. med. Wschr. **1890**, 413.

ITO, Y., and S. OKABE: Studies on the physiological chemistry of the salivary glands XXXIX: Isolation of saliva-parotin — A from the human mixed saliva. Endocr. jap. **6**, 166 (1959).

— Y. E. KIM, and S. TANAKA: Studies on the salivary gland hormones labeled with J^{131}. III. Effect of ligation of several blood vessels an the degradation and distribution of J^{131}-labeled parotin in vivo. Endocr. jap. **5**, 201—207 (1958).

JACOBOVICI, J., et S. JIANU: La radiographie des voies salivaires après injection du substance opaque (Sialographie). J. Radiol. Électrol. **17**, 507—510 (1933).

— et J. POPOLITZA et ALBU: Sialographie. Presse méd. **34**, 1188 (1926).

JACOBSON, L., and W. N. MILLER: The measurement of saliva J^{131} in percentage of given dose per liter as an index of thyroid function. Amer. J. Roentgenol. 81, 80 (1959).

Jaensch, H.: Technik und Möglichkeiten radiomanometrischer Speicheldrüsenuntersuchungen mit dem trijodierten Kontrastmittel Triopac. Arch. Ohr.-, Nas.- u. Kehlk.-Heilk. **172**, 180 (1957).

Jakobi, W., u. F. Demuth: Die wahre Acidität der Mundflüssigkeit beim Säugling und Neugeborenen. Z. Kinderheilk. **34**, 293 (1923).

Jarmer, K.: Kieferaktinomykose. Berlin: VEB Volk u. Gesundheit 1953.

Jebavy, Z., M. Hradsky u. V. Herout: Gastrobiopsie bei Kranken mit Sjögrensyndrom. Z. ges. inn. Med. **16**, 2—7 (1961).

Jensen, A. T., and M. Danoe: X-ray crystakographie examination of calculi from salivary glands. J. dent. Res. **31**, 620 (1952).

Jerome, A. P.: Management of tumors of the parotid gland. Ann. Surg. **140**, 164—169 (1954).

Jones, B. R.: Lacrimal and salivary precipitating antibodies in Sjögrens syndrome. Lancet 1958, **II** 773—776.

Jorns, G.: Die exkretorische Pankreasfunktion in ihrer Bedeutung für die Entstehung, Erkennung und Behandlung akuter Pankreaserkrankungen. Z. ärztl. Fortbild. **13**, 546 (1957).

— „Aberrant foci" bei Mischgeschwülsten der Ohrspeicheldrüse. Archiv Geschwulstforsch. **10**, 155 (1957).

Jüngling, O.: Zur ausschließlichen Röntgenbestrahlung der Aktinomykose. Zbl. Chir. **45**, 2770 (1930).

Kabakow, B. D.: Ein Fall von angeborenem Fehlen beider Ohrspeicheldrüsen und ungenügender Entwicklung der übrigen Speicheldrüsen. Vestn. Khir. **69**, 42 (1949).

Kaliampetsos, G., u. K. H. Bonmann: Die Parotistumoren. Ergebn. Chir. Orthop. **42**, 278—365 (1959a).

— — Über bilaterales Vorkommen von Parotistumoren. Mitteilung über ein bilaterales Cystadenoma lymphomatosum. Bruns' Beitr. klin. Chir. **198**, 26—35 (1959b).

Kaneko, T.: Salivary gland hormone (salivaparotin) of the parotid gland. J. oto-rhinolaryng. Soc. Jap. **62**, 199—210 (1959).

Kasatkin: Roentgenové vysetrovani slinnych zlaz. Stomatologiya (Mosk.) **2**, 44—50 (1947).

Kaufmann, E.: Spezielle pathologische Anatomie. Berlin: W. de Gruyter & Co. 1955.

Keith, H. M., and N. Y. Rochester: Injection of the parotid gland with iodized oil. J. Amer. med. Ass. **90**, 1270 (1928).

Kennon: Tumors of the salivary glands with their after-history. Brit. J. Surg. **9** (1921).

Kersting: Korresp.-Bl. Zahnärzte **29**, 332 (1900).

Keutel, H. J.: Untersuchungen der Harnkolloide bei der schwarzen Rasse. Verhandlungsber. der Dtsch. Ges. für Urologie, 19. Tagg, 4.—6. Sept. 1961.

— Ätiologische Betrachtungen über die Harnsteingenese auf Grund biochemischer Forschungsergebnisse. Wien. med. Wschr. **1962**, 32.

Kim, Y. E.: Studies on the salivary gland hormones labeled with J^{131}. IV. Studies on the degradation of J^{131} labeled parotin by several tissue homogenates of rat. Endocr. jap. **5**, 208—216 (1958).

Kimm, H. T., J. W. Spies, and J. J. Wolfe: Sialography with particular reference to neoplastic diseases. Amer. J. Roentgenol. **34**, 289 (1935).

Kirklin, J. W., J. R. McDonald, S. W. Harrington, and G. B. New: Parotid tumors, histopathology, clinical behavior and endresults. Surg. Gynec. Obstet. **92**, 721—733 (1951).

Kitamura, T., M. Okuda, Y. Imai, H. Tsuxu, u. S. Alhara: Zur Kenntnis der Sialangiektasie. Mschr. Ohrenheilk. **95**, 330—335 (1961).

Klein, H.: Die Speicheldrüse bei E 605-Vergiftung. Dtsch. Z. gerichtl. Med. **45**, 510—515 (1956).

Klein, I.: Ein sogenannter Speicheldrüsenmischtumor an der Haut der Vulva. Geburtsh. u. Frauenheilk. **8**, 721 (1956).

Koch, E., H. Bohn, W. Rick u. W. Hartung: Die erbliche Mucoviscidosis des Erwachsenen als unerwartet häufige Ursache chronischer Bronchialleiden und ihrer Folgen. Internist (Berl.) **2**, 35—44 (1960).

—, u. H. Lapp: Klinische und pathologisch-anatomische Befunde bei drei Erwachsenen mit Mucoviscidosis. Medizinische **24**, 1149 (1959).

Kochanowsky, J.: Ein neues Verfahren der Radiographie der Speichelsteine der Glandula sublingualis und submandibularis. Pol. przegl. radjol. **10**, 165—168 (1934).

König, E.: Die Chirurgie der Speicheldrüsen. Berlin: W. de Gruyter & Co. 1951.

Kohnz, R.: Zur Behandlung der Speicheldrüsencysten. In: K. Schuchardt, S. 289—295. Fortschritte der Kiefer- und Gesichtschirurgie, Bd. VI. Stuttgart: Georg Thieme 1960.

Konjetzny, G. E.: Zur Kenntnis und Behandlung der dauernden Parotisfisteln. Zbl. Chir. **1934**, 243.

Konnov, A. J.: Stenonuv vyvod v roentgenovem zobrazeni. Diss. Leningrad 1947.

Kornrumpf, E.: Die fraktionierte Sialoadenographie der Glandula submandibularis. Dtsch. Zahn-, Mund- u. Kieferheilk. **32**, 37—51 (1960).

Korp, W.: Über die sogenannte Parotishypertrophie. Med. Klin. **48**, 1325—1329 (1953).

Koumrouyan, H.: Sialographische Angaben von Sjögren über das Syndrom. Pract. oto-rhinolaryng. (Basel) **10**, 546—554 (1948).

Kranz, P.: Zur Frage der Diagnosestellung und Therapie bei Kieferaktinomykose. Dtsch. Zahn-, Mund- u. Kieferheilk. **6**, 287 (1939).

— Klinische Zahnheilkunde und ihre Grenzgebiete. München: Hanser-Verlag 1946.

Krasnogorski, W.: Bedingte und unbedingte Reflexe im Kindesalter und ihre Bedeutung für die Klinik. Ergebn. inn. Med. Kinderheilk. **39**, 613—730 (1931).

Krepler, P.: Das Krankheitsbild der pyogenen rezidivierenden Parotitis. Z. Kinderheilk. **78**, 2, 130 (1956a).
— Die kongenitale Sialodochoektasie der Parotis. Ein Beitrag zur Pathogenese der pyogenen rekurrierenden Parotitis. Z. Kinderheilk. **79**, 2, 211 (1956b).
— Das Krankheitsbild der rekurrierenden pyogenen Parotitis. Wien. klin. Wschr. **1958**, 120.
Küttner, H.: Die Chirurgie der Speicheldrüsen. In: Handbuch der praktischen Chirurgie, 6. Aufl., Bd. I, S. 912. Stuttgart 1926.
Kunstmann, H.: Über Parotisadenome und ihre Genese. Frankfurt. Z. Path. **49**, 214 (1936).
Kussmaul, J.: Anfallsweise auftretende Speichelgeschwulst in Folge von chronisch eitriger fibrinöser Entzündung des Stenonschen Ganges. Berl. klin. Wschr. **1879**, 209—211.
Laage, G.: Seltene Carcinome im Bereich der Speicheldrüsen und ihrer Ausführungsgänge. HNO (Berl.) **3**, 307—309 (1952).
Laage-Hellmann, J. E.: Schwitzen und Erröten während des Essens nach konservativer Parotidektomie. Acta oto-laryng. (Stockh.) **48**, 234 (1957).
— Treatment of gustatory sweating and flushing. Acta oto-laryng. (Stockh.) **49**, 132 (1958a).
— Gustatory sweating and flushing. Aetiological implications of latent period and mode of development after parotidectomy. Acta oto-laryng. (Stockh.) **49**, 306—314 (1958b).
— Aetiological implications of response of separate sweat glands to various stimuli. Acta oto-laryng. (Stockh.) **49**, 363—374 (1958c).
Lacassagne, A., et G. Gricouroff: Action des radiations ionisantes sur l'organisme. Paris: Masson & Cie. 1956.
Lampe, J., and H. Zatzkin: Pulmonary metastases of pseudoadenomatous basal cell carcinoma (mucous and salivary gland tumor). Radiology **53**, 379—385 (1949).
Lang, J. F.: Pathologische Anatomie der großen Kopfspeicheldrüsen. In: Henke-Lubarsch, Handbuch der speziellen pathologischen Anatomie und Histologie, Bd. V, Teil 2. Berlin: Springer 1929.
Lange, K.: Die Darstellung der Parotisgänge mittels Lipiodol bei Speichelfisteln. Chirurg **4**, 877—878 (1932).
Langer, E.: Die gutartigen Gewächse im Bereiche des Gesichtes und der Kiefer. In: K. Schuchardt, Fortschritte der Kiefer- und Gesichtschirurgie, Bd. IV, 251—262. Stuttgart: Georg Thieme 1958.
Lapidus, F. J.: Die Röntgen-Diagnostik der Parotistumoren. Vestn. Rentgenol. Radiol. (Leningrad) **4**, 20—22 (1953).
Lathrop, E. D.: Krankheiten der Speicheldrüse. Laryngoscope (St. Louis) **66**, 251—268 (1956).
Lawrenze, H. C., u. L. Procita: Bilaterales papilläres Cystadenoma lymphomatosum der Speicheldrüsen. Amer. J. Surg. **76**, 440 (1948).
Lebaco, E., E. Pluygers et A. Tirzmalis: Les localisations hépato-spléniques de la sarcoidose de Besnier-Boeck-Schaumann. Diagnostic et traitement. Acta gastro-ent. belg. **20**, 534—554 (1957).
Lehnhardt, E.: Röntgenkontrastbilder seltener Speicheldrüsenerkrankungen. Z. Laryng. Rhinol. **36**, 86—93 (1957).
Leitner, St. J.: Der Morbus Besnier-Boeck-Schaumann. Basel: Benno Schwabe & Co. 1942.
Lentze, F. A.: Verbesserung der bakteriologischen Diagnose der Aktinomykose. Zbl. Bakt., I. Abt. Orig. **141**, 21—36 (1938).
— Die mikrobiologische Diagnostik der Aktinomykose. Münch. med. Wschr. **47**, 1826 (1938).
— Die Aktinomykose und verwandte Fadenpilzinfektionen. In: M. Gundel, Die ansteckenden Krankheiten. Leipzig: Georg Thieme 1944.
— Zur antibiotischen Therapie der Aktinomykose. In: K. Schuchardt, Fortschritte der Kiefer- und Gesichtschirurgie. Stuttgart: Georg Thieme 1957.
— Zur Frage einer komplexen Ätiologie der Aktinomykose und ihre Bedeutung für die Therapie. Ärztl. Forsch. **12**, 205 (1958).
—, u. H. D. Brede: In: K. Schuchardt, Zahn-, Mund- und Kieferheilkunde, Bd. 3. Berlin u. München: Urban & Schwarzenberg 1959.
Leroux, G. F.: Application des méthodes d' examen sialographique au diagnostic des affections néoplastiques de régions parotidiennes et sous-maxillaires. J. Radiol. Électrol. **28**, 85 (1947).
— Application des méthodes d'examen sialographique au diagnostic des affections non néoplastiques des glandes salivaires. J. belge Radiol. **31**, 1—20 (1948).
Leroux, L., et A. Chevalier: L'injection de Lipiodol dans les glandes salivaires. Ann. Oto-laryng. (Paris) **12**, 457—464 (1945).
— A. Chevalier u. Monmignault: La Sialographie. J. Radiol. Électrol. **26**, 88—98 (1944/45).
— R. Gaillard, et J. Lemoyne: Diagnostic et indications thérapeutiques des tuméfactions chroniques des glandes salivaires. Soc. Franc. d'oto-rhino-laryng. congr. 1950. Rapports 57 (I) 1950, 5, Presse méd. 25—27 (1951).
Lindig, W.: Die Boecksche Lungenerkrankung. In: W. Hirsch, Lungenkrankheiten im Röntgenbild. Leipzig: VEB Thieme 1957.
Lisch, K.: Über hereditäres Vorkommen des mit Keratokonjunktivitis sicca verbundenen Sjögrenschen Symptomenkomplexes. Arch. Augenheilk. **110**, 357 (1937).
— Seltene Formen von Konjunktivitis und ihre Behandlung. Münch. med. Wschr. **1955**, 893—894.
Loebell, G.: Schattengebende Veränderungen im Halsbereich und ihre Differentialdiagnose im Röntgenbild. Z. Laryng. Rhinol. **33**, 181 (1954).
Löhr, H., u. H. Vieten: Die Röntgentherapie der Speicheldrüsenerkrankungen. In: K. Schuchardt, Fortschritte der Kiefer- und Gesichtschirurgie, Bd. VI. S. 266—273. Stuttgart: Georg Thieme 1960.

Löwenkron, H.: Über die Entwicklung des Bindegewebes der großen Mundspeicheldrüsen bei menschlichen Embryonen. Z. Anat. Entwickl.-Gesch. **93**, 370 (1930).
Losse, H., A. Bäumer, W. Strobel u. M. Fritsch: Zur Klinik der Kalkstoffwechselstörungen des Erwachsenenalters. Ergebn. inn. Med. Kinderheilk., N.F. **13** (1960).
Lucherini, T., C. Cerrini e A. Fiumicelli: La scialografia nel reumatismo cronico. Policlinico, Sez. prat. **1956**, 1081—1090.
Luckner, H., u. K. Scriba: Speicheldrüsenvergrößerungen beim experimentellen Ernährungsödem. Ärztl. Wschr. **1948**, 652.
Lyle, F. M.: Surgical consideration of parotid tumors. Amer. J. Surg. **91**, 332 (1956).
Lyon, E.: Swelling of parotid and diabetes mellitus. Gastroenterologia (Basel) **68**, 139—147 (1943).
— Das Sjögren-Syndrom. Medizinische **4**, 133 (1956).
Magnoni, A.: Il valore della scialografia nelle affezioni della parotide. Quad. Radiol. **2**, 140—142 (1937).
— Osservazioni sul tempo di eliminazione parotide normali. Radiol. med. (Torino) **24**, 102 (1937).
—, e M. Cristiani: Olio vodats nel dotto di stenone come iodato della parotite epidemica. Minerva med. **2**, 10—12 (1940).
Manitz, G.: Zur Technik der Nierenbiopsie. Medizinische **52**, 2146—2147 (1958).
Mansfeld, G., u. E. Schmidt: Versuche zu einer operativen Behandlung des Diabetes. Klin. Wschr. **1928**, 1457.
Marcato, M., u. P. U. Gennari: Modificazioni scialografiche della parotide sotto stimoli farmacodinamici. Ateneo parmense **31**, 839—864 (1960).
—, u. D. Marcato: Modificazioni scialografiche in corso di roentgenirradiazione della regione del collo. Ateneo parmense **30**, 568—585 (1959).
Marche, J.: Le syndrome de Sjögren sa place nosologique. Rev. Rhum. **13**, 295—300 (1946).
Masson, P., u. L. Berger: Epithéliomas à double métaplasie de la parotide. Bull. Ass. franç. Cancer **13**, 366—373 (1924).
Mathis, H.: Die Erkrankungen der Speicheldrüsen. München: Carl Hanser 1954.
— Über die Folgeerscheinungen des totalen Verschlusses der menschlichen großen Speicheldrüsen. Dtsch. Zahn-, Mund- u. Kieferheilk. **6**, 28 (1958).
—, u. L. Frey: Z. Stomat. **36**, 669 (1938). Zit. bei H. Mathis, Die Erkrankungen der Speicheldrüsen. München: Carl Hanser 1954.
Matzker, J.: Beitrag zur Sialographie. Arch. Ohr.-, Nas.- u. Kehlk.-Heilk. **162**, 324—331 (1953).
— Die intraglanduläre Lymphadenitis tuberculosa als Differentialdiagnose zum Parotismischtumor. Z. Laryng. Rhinol. **35**, 790—794 (1956).
— Postoperative Sialographie. Z. Laryng. Rhinol. **38**, 738 (1959).
Mazza, L.: La scialografia nelle affezioni delle ghiandole salivari. Milano: Edizioni Chirurgia 1955.
McCance, R. A., R. F. A. Dean, and A. M. Barrett: Studies of undernutrition. Wuppertal 1946—1949. Spec. Rep. Ser. med. Res. Coun. (Lond.) **275**, 135 (1951).
McCormack, L. J., E. W. Cauldwell, and and B. J. Anson: The surgical anatomy of the facial nerve; with special reference to the parotid gland. Surg. Gynec. Obstet. **80**, 620—630 (1945).
McFarland, J.: Tumors of parotid region: studies of 135 cases. Surg. Gynec. Obstet. **57**, 104—114 (1933).
— 300 mixed tumors of salivary gland of which 69 recurred. Surg. Gynec. Obstet. **63**, 457—468 (1936).
McKenzie, J.: Parotid gland in relation to the facial nerve. J. Anat. (Lond.) **82**, 183—186 (1948).
Mellinghoff, K.: Parotishypertrophie und Zuckerkrankheit. Klin. Wschr. **1948**, 652.
Meyhöfer, W., u. E. Nägele: Über den Morbus Boeck. Med. Bilderdienst Roche **12**, 3—16 (1960).
Michel, G.: Beitrag zur Topographie der Ausführungsgänge der Glandula submandibularis und der Glandula sublingualis major des Hundes. Berl. Münch. tierärztl. Wschr. **1956**, 132.
Mikulicz, J.: Sitzg. d. Vereins f. wissensch. Heilkd. zu Königsberg i.P. 23. 1. 1888. Berl. Klin. Wschr. **25**, 759 (1888).
— Über eine eigenartige Erkrankung der Tränen- und Mundspeicheldrüsen. Beitr. z. Chir. Festschr. f. Theodor Billroth. Stuttgart **1892**, 610.
Miehlke, A.: Die Chirurgie des Nervus facialis. München u. Berlin: Urban & Schwarzenberg 1960.
Misch, J.: Lehrbuch der Grenzgebiete der Medizin und Zahnheilkunde. Leipzig: F. C. Vogel 1923.
Möller, H.: Über das Sjögren-Syndrom. In: Brugsch-Brugsch, Samml. seltener klin. Fälle (Leipzig) **1**, 46—52 (1950).
Moeschlin, S.: Klinik und Therapie der Vergiftungen. Stuttgart: Georg Thieme 1952.
Montella, G., e P. F. Fontane: I tumori delle ghiandole salivari. Anat. ital. Chir. **33**, 619—657 (1956).
Morfit, H. M., and D. Kramish: Auriculotemporal (Frey's) Syndrome following surgery of parotid tumors. Amer. J. Surg. **102**, 777—780 (1961).
Morgan, A. D., and R. W. Raven: Sjögren's Syndrome: General disease. Brit. J. Surg. **40**, 154 (1952).
Morgan, W. S.: The probable systemic nature of Mikulicz's disease and its relation to syndrome. N. Engl. J. Med. **251**, 5—10 (1954).
—, and B. Castleman: A clinicopathologic study of Mikulicz's disease. Amer. J. Path. **29**, 471 (1953).

MORIS, J. (1946): Čs. Otolaryng. 4, 243—249 (1955). Zit. bei ZABKA.
MOSS, W. T.: Therapeutic radiology. St. Louis: C. V. Mosby Co. 1959.
— The position of radiation therapy in the treatment of tumors of the salivary gland. Amer. J. Surg. 98, 912—914 (1959).
MOYSE, P.: A propos de 72 cas de tumeurs parotidiennes traitées par la chirurgie. Bull. cancer (Paris) 18, 210 (1949).
— A propos de 200 tumeurs parotidiennes opérées. Mém. Acad. Chir. 81, 33—34, 999—1007 (1955).
MÜHLER, E.: Sjögren-Syndrom und Periarteriitis nodosa. Münch. med. Wschr. **1961**, 504—506.
MULERT, D.: Zur Kenntnis der Ätiologie der sogenannten „Mikuliczschen Krankheit". Ärztl. Wschr. **1952**, 174.
NAESLUND, C.: Studien über Speichelsteinbildung. Acta path. microbiol. scand. 2, 244—276 (1926).
NASH, L., and L. F. MORRISON: Asymptomatic chronic enlargement of the parotid glands. Review and report of a case. Ann. Otol. (St. Louis) 58, 646—664 (1949).
NAUMANN, H. H.: Die Lymphknoten-Metastasen beim Krebs der Mundhöhle und der oberen Luftwege. Dtsch. med. Wschr. **1957**, 1263.
— Parotisgeschwülste und ihre Behandlung. Münch. med. Wschr. **1959**, 1001.
— Parotis und Ohr. In K. SCHUCHARDT, Fortschritte der Kiefer- und Gesichtschirurgie, Bd. VI, 301—306 1960. Stuttgart: Georg Thieme 1960.
NEUSS, O.: Familiäres und endemisches Vorkommen von Retikuloendotheliosen mit besonderer Berücksichtigung von Morbus Besnier - Boeck - Schaumann. Medizinische 40, 1407—1409 (1955a).
— Die Mikuliczsche Krankheit und die „allergische Parotitis" sowie ihre möglichen Beziehungen zu Systemerkrankungen. Z. Laryng. Rhinol. 34, 307—311 (1955b).
— Multiple Phlebolithen bei einem Parotisangiom. Z. Laryng. Rhinol. 37, 240—242 (1958).
NICKOL, H. J.: Besondere Gesichtspunkte zur Frage der Diagnostik und Behandlung der Speicheldrüsenmischgeschwülste. Mschr. Ohrenheilk. 93, 73—81 (1959).
OBLATT, E., L. FEHER u. TH. CSIKY: Serumeiweißuntersuchungen bei der Sklerodermie und im Sjögrenschen Syndrom. Klin. Wschr. **1958**, 769.
OGATA, A.: Ikaishuho 408, 831, 871 (1924). Zit. bei Y. TAKAOKA, T. YAMAGUCHI, N. YAMADA u. K. KOSAKA, Der hormonale Einfluß der Parotisdrüsen auf den Kohlenhydrat- und Eiweiß-Stoffwechsel. Klin. Wschr. **1954**, 369—375.
OLLERENSHAW, R. G. W., and S. S. ROSE: Radiological diagnosis of salivary gland disease. Brit. J. Radiol. 24, 538 (1951).
— — Sialography — a valuable diagnostic method. Med. Radiogr. Photogr. 33, 93—102 (1957).
OPPENHEIM, H., and M. WING: Sialography and surface anatomy of the parotid duct. Arch. Otolaryng. 71, 80—83 (1960).
PAPAYANNOPOULOS, G. J., K. C. SAWYER, and A.-F. LUBCHENCO: Tumors of the parotid gland. J. int. Coll. Surg. 21, 545—558 (1954).
PARHON, C. J., A. BABES et J. PETREA: Contribution à l'endocrinologie experimentale et clinique des glandes salivaires. Studii si cerc. Endocrinology 8, 7—32 (1957).
PARRETT, J.: La sialographie dans la maladie de Gougerot-Sjögren. Presse méd. 62, 478—479 (1954a).
— L'expression stomatologique de la maladie de Gougerot-Sjögren. Ann. Oculist. (Paris) 187, 898 (1954b).
PATEY, D. H., and I. RANGER: Some points in the surgical anatomy of the parotid gland. Brit. J. Surg. 45, 250—258 (1957).
—, and A. C. THACKRAY: Tuberculous disease of the parotid. Arch. Middx Hosp. 4, 256—261 (1954).
— — Chronic "sialectatic" parotitis in the light of pathological studies on parotidectomy material. Brit. J. Surg. 43, 43—50 (1955).
— — The pathological anatomy and treatment of parotid tumours with retropharyngeal extension (Dumb-Bell-tumors). Brit. J. Surg. 44, 352—358 (1957).
PATTERSON, R. H.: Salivary gland and duct calculi. Surg. Clin. N. Amer. 12, 335—340 (1932).
PAUTRIER, L. M.: La maladie de Besnier-Boeck-Schaumann. Paris: Masson & Cie. 1940.
PAYNE, R. T.: Sialography: its technique and applications. Brit. J. Surg. 19, 142—145 (1931a).
— Sialography: its technique and applications. St. Bart. Hosp. Rep. 64, 125 (1931b).
— Sialography. Brit. J. Radiol. 54, 492—497 (1932).
— Recurrent pyogenic parotitis: its pathology, diagnosis and treatment. Lancet **1933 I**, 348.
— Idiopathic dilatation of Stenon's duct. Lancet **1936 I**, 655.
— Acute parotitis as manifestation of latent uraemia. Lancet **1937 I**, 867.
— Infection of the salivary glands. Proc. roy. Soc. Med. 31, 398 (1938).
— Pneumococcal parotitis. Brit. med. J. 1, 287—292 (1940a).
— The diagnosis, classification and treatment of tumours of the salivary glands. Brit. J. Radiol. 17, 3—12 (1940b).
PEARSON, R. S. B.: Two cases of Felty's syndrome with features of Sjögren's syndrome. Proc. roy. Soc. Med. 45, 253 (1952).
— G. L. WALDBOTT, and J. J. SHEA: Allergic parotitis. J. Allergy 18, 51—54 (1947).
PETER, H.: Über die Geschwülste vom Typ der Speicheldrüsenmischtumoren an den Extremitäten. Zbl. Chir. 8, 577 (1958).
PFEIFER, G.: Die klinische Bedeutung des Sjögrensyndroms. In: K. SCHUCHARDT, Fortschritte der Kiefer- und Gesichtschirurgie,

Bd. VI, 296—300. Stuttgart: Georg Thieme 1960.

Pfeifer, K.: Beitrag zur Kenntnis der Sialolithiasis. Zbl. Chir. **78**, 1000—1003 (1953).

Pfeiffer, H.: Über die Röntgentherapie der asymmetrischen Tränen- und Speicheldrüsenerkrankungen. Bruns' Beitr. klin. Chir. **50**, 245 (1906).

Pfeiffer, H.: Ein Beitrag zur Auswertung von Sialogrammen der normalen Gld. submandibularis. Diss. Leipzig 1960.

Pfeiffer, K.: Aufnahmetechnische Ergänzungen zur Parotissialographie. 3. Ebene und Kontakttechnik. Fortschr. Röntgenstr. **80**, 263—266 (1954).

— Zur Technik der Sialographie. Röntgen- u. Lab.-Prax. **8**, 93—97 (1955a).

— Röntgenbefunde bei klinischen Fehldiagnosen im Bereich der großen Mundspeicheldrüsen. Fortschr. Röntgenstr. **83**, 819 (1955b).

— Über die Boecksche Erkrankung der Kopfspeicheldrüsen zugleich ein Beitrag zur Analyse des Mikulicz-Syndroms. Der Radiologe **3**, 165—173 (1963).

—, u. K. Seige: Zur Differentialdiagnose der Speichelsteine und Phlebolithen im Wangenbereich. Radiol. clin. (Basel) **22**, 445—461 (1953).

Pichler, A.: Über ein seltenes atypisches Verhalten des Ductus submandibularis Whartoni. Wien. klin. Wschr. **1941**, 136—138.

Pietrantoni, L., e G. B. Leonardelli: Le neoplasie cistiche (adenolinfomi) e a cosidetta malignita potenziale (t. "misti" e clindromi) della parotide ed il loro trattamento chirurgico. Arch. ital. Otol., Suppl. 39, **70**, 1—45 (1959a).

Pietrantoni, L., G. B. Leonardelli e L. Mazza: La scialografia nelle neoformazioni capsulate della parotide. Arch. ital. Otol., Suppl. 39, **70**, 63—89 (1959b).

Pizetti, F., G. B. Leonardelli e L. Barenghi: Gli adenomi "veri" delle ghiandole salivari. Arch. ital. Otol., Suppl. 39, **170**, 93—110 (1959c).

Pollack, R. S.: Doppelseitiger gutartiger Mischtumor der Parotis. Stanf. med. Bull. **14/1**, 51—52 (1956).

Ponfik: Die Aktinomykose des Menschen, eine neue Infektionskrankheit. Festschrift zum 25jährigen Jubiläum Virchows, Berlin 1882.

Popescu, C., B. Medrea, M. Schwartz et Z. Baciu: Le syndrome de Gougerot-Sjögren. Presse méd. **69**, 2197—2198 (1961).

Portmann, U. V.: Treatment of salivary fistula by irradiation. Ann. Surg. **101**, 1175—1180 (1935).

Pricolo, V.: Tumore misto bilaterale della ghiandola sottomascellare. Tumori **20**, 32—44 (1946).

Putney, F. J., and M. J. Shapiro: Sialography. Arch. Otolaryng. **51**, 526 (1950).

— — Sialography. Radiology **56**, 526—534 (1951).

Pyrah, L. H.: Chronic parotitis: A report of four cases with sialograms. Brit. J. Surg. **20**, 508—515 (1933).

—, and P. R. Allison: Some sialograms. Brit. med. J. **1931 II**, 1028—1030.

Ranger, I.: Experimentelle Untersuchungen über die Sialographie und ihre Zuordnung zu histologischen Erscheinungen an normalen Parotis- und Submandibularisdrüsen. Brit. J. Surg. **44**, 415—418 (1957).

Rauber-Kopsch, F.: Lehrbuch und Atlas der Anatomie des Menschen. Leipzig: VEB Georg Thieme 1955.

Rauch, S.: Die rezidivierende, abakterielle Parotitis bilateralis dienzephaler Genese (AOP-Syndrom). Pract. oto-rhino-laryng. (Basel) **17**, 359—362 (1955).

— Zur Physiologie und Pathologie der Speicheldrüsen. Schweiz. med. Wschr. **1956**, 771.

— Zur Differentialdiagnose chronisch rezidivierender Speicheldrüsenschwellungen. Pract. oto-rhino-laryng. (Basel) **18**, 272 (1956a).

— Die diencephale Parotitis recidivans bilateralis (das AOP-Syndrom). Arch. Ohr.-, Nas.- u. Kehlk.-Heilk. **168**, 371—394 (1956b).

— Le facteur hereditaire dans le syndrome AOP. (adiposite, oligomenorrhoe, tumefaction parotidicum recidivante). J. Génét. hum. **6**, 238—244 (1957).

— Speicheldrüsenmykosen und Küttnersche Krankheit. Pract. oto-rhino-laryng. (Basel) **21**, 333 (1959a).

— Die Speicheldrüsen des Menschen. Stuttgart: Georg Thieme 1959b.

— A. Duckert, P. Morgenthaler u. A. Köstlin: Beitrag zur Speichelsteingenese. Schweiz med. Wschr. **1960**, 460.

— and A. Köstlin: Nüchternwerte des menschlichen Speichels. Schweiz. med. Wschr. **1957**, 1371.

Reader, S. R., H. M. White, and P. C. Elmes: Ann. rheum. Dis. **10**, 288 (1951). Zit. bei G. Seifert u. G. Geiler. Dtsch. med. Wschr. **1957**, 1415—1417.

Reddy, D. J., u. R. T. Suryaparkasa: Mischtumoren vom Speicheldrüsentyp. (Ungewöhnliche Lokalisation.) Excerpta med. (Amst.) Col. 4, Nr 4, Sec. **16**, 326 (1956).

Redon, H.: Les tumeurs de la parotide. Bull. cancer (Paris) **40**, 32 (1949).

— Chirurgie des glandes salivaires. Paris: Masson & Cie. 1955.

— A propos du syndroma dit l'auriculotemporal. Mém. Acad. Chir. **81**, 14—15, 387 (1955).

— Die Behandlung der veränderten Epitheliome der Parotisregion. Rev. Stomat. (Paris) **57**, 757—762 (1956).

—, et M. Grellet: Sialographies dans les affections tumorales de la parotide. Rev. Stomat. (Paris) **51**, 666 (1950).

— et M. Grellet: La Sialographie de la Glande Parotide, sa valeur diagnostique. Presse méd. **1951**, 1729.

REHRMANN, A.: Klinik der Verletzungen der Speicheldrüsen. In: K. SCHUCHARDT, Fortschritte der Kiefer- und Gesichtschirurgie, Bd. VI, 251—256. Stuttgart: Georg Thieme 1960.

REID, L. M.: Correlation of certain bronchographic abnormalities seen in chronic bronchitis with the pathological changes. Thorax 10, 199 (1955).

— Selection of tissue for microscopic study from lungs injected with radio-opaque material. Thorax 10, 197 (1955).

—, and G. SIMON: The peripheral pattern in the normal bronchogram and its relation to peripheral pulmonary anatomy. Thorax 13, 103 (1958).

REKOW, V.: Submaxillare Röntgenaufnahmen, ein neues Verfahren zur röntgenologischen Darstellung des Unterkiefers und seiner Zähne. Dtsch. Zahnheilk. 75 (1929).

REYMOND, CL., CL. WILD, J. FREI et T. BERAUD: Syndrome de Sjögren et insuffisance des catalysateurs cellulaires. Schweiz. med.Wschr. 1953, 953; 1954, 391.

REYMOND, H. A., and J. N. LINDQUIST: Periodic sialorrhoea. J. Amer. med. Ass. 149, 1465 (1952).

RICHTER, A.: Die Parenchymdarstellung bei der Sialographie und ihre Zuordnung zum Sjögren-Syndrom. Arch. Ohr.-, Nas. u. Kehlk.-Heilk. 167, 482—491 (1955).

RIDDEL, W. J. B.: Über angeborenes Fehlen der Tränendrüsen als Teilsymptom der erblichen ektodermalen Dysplasie. Glasgow med. J. 133, 85 (1940).

RIEDER, W., u. O. VOELKEL: Wasserlösliche Kontrastmittel zur Darstellung der Speicheldrüsen. Z. Laryng. Rhinol. 34, 311—322 (1955).

RIENZO, S. DI, u. H. H. WEBER: Radiologische Exploration des Bronchus. Stuttgart: Georg Thieme 1960.

RIGLER, R. G., and P. W. SCANLON: Radiation parotitis from radioactive iodine therapy. Proc. Mayo Clin. 30, 149—153 (1955).

RJABKOV: Zit. bei J. ZABKA. Čs. Otolaryng. 4, 243 (1955).

ROCCHI, F.: Scialografia normale e pathologica. Riv. Rad. e Fis. Med. 2, 1—24 (1930).

RÖSSLE, R.: Zit. bei M. BÜRGER, Altern und Krankheit. Leipzig: VEB Georg Thieme 1954.

RÖSSLE, W.: Ein Beitrag zur Myositis ossificans der Kaumuskulatur. Zahnärztl. Welt 5, 492 (1950).

ROMACEVA, J. F.: Über die Sialographie bei Speichelsteinen. Ref. Dtsch. Zahn-, Mund- u. Kieferheilk. 12, 197 (1949).

— Die Röntgendiagnose der Neoplasien der Speicheldrüsen. Stomatologiya (Mosk.) 2, 35—39 (1951).

ROMANI, S., e G. PESAVENTO: Mezzi di contrasto oleosi ed idrosolubili in sialografia. Quad. Radiol. 23, 1—21 (1957).

ROSE, S. S.: Sialography in diagnosis. Postgrad. med. J. 26, 521 (1950).

ROSE, S. S.: A clinical and radiological survey of 192 cases of recurrent swellings of the salivary glands. Ann. roy. Coll. Surg. Engl. 15, 374—401 (1954).

ROSENAK, ST.: Sialographisch diagnostizierte Parotismischgeschwulst. Fortschr. Röntgenstr. 52, 519 (1935).

ROSENAUER, F., u. H. LEIDINGER: Zur Radikaloperation der Parotismischtumoren. Langenbecks Arch. klin. Chir. 278, 107—114 (1954).

ROULET: Zit. bei M. BÜRGER, Altern und Krankheit. Leipzig: VEB Georg Thieme 1954.

RUBIN, PH.: A modification of sialography (preliminary report). Univ. Mich. med. Bull. 21, 57 (1955).

—, and B. E. BESSE: The sialographic differentiation of Mikulicz's disease and Mikulicz's syndrome. Radiology 68, 477—487 (1957).

— I. M. BLATT, F. J. HOLT, and J. H. MAXWELL: Physiological or secretory sialography. Ann. Otol. (St. Louis) 64, 667—688 (1955).

—, and F. J. HOLT: Secretory sialography in diseases of the major salivary glands. Amer. J. Roentgenol. 77, 575—598 (1957).

RUF, C.: Morbus Besnier-Boeck-Schaumann und Hals-Nasen-Ohrenheilkunde. HNO (Berl.) 3, 102 (1952).

RUPPE, C.: Paris méd. 26, 397 (1936). Zit. bei E. BACHER. Samml. selt. klin. Fälle 15, 7—15 (1958).

RYAN, M. J.: Radiologische Erscheinungen ektopischer Speicheldrüsenadenome vom Typus des Zylindroms. Proc. roy. Soc. Med. 50, 96 (1957).

SAMUEL, E.: Sialo-acinar reflux in sialography. Brit. J. Radiol. 23, 157 (1950).

SARASIN 1957: Zit. bei S. RAUCH, Die Speicheldrüsen des Menschen. Stuttgart: Georg Thieme 1959.

SCHAPOSNIK, F., L. J. BERGNA y A. CONTI: Sindrome de Sjögren et L. E. diseminado. Prensa méd. argent 43, 897 (1956).

SCHEELE: Über Glasbläsermund und seine Komplikationen. Berl. klin. Wschr. 1900, 10, 11.

SCHEELE, U.: Experimenteller Beitrag zur Äthioninschädigung der großen Kopfspeicheldrüsen. Diss. Münster 1961.

SCHEIER: Über Krankheiten der Mundhöhle bei Glasbläsern. Arch. Laryng. Rhin. (Berl.) (1907).

SCHEUNEMANN, H., u. J. SCHRUDDE: Intravitalangiographische Untersuchungen bei Geschwülsten im Kieferbereich. Dtsch. Zahn-, Mund- u. Kieferheilk. 25, 190—200 (1956).

SCHIESSLE, W., K. WURM u. H. REINDELL: Ergebnisse und Bedeutung bronchiologischer Untersuchungen bei Lungensarkoidose (Morbus Boeck). Münch. med. Wschr. 1961, 726.

SCHIMANSKY, E.: Die Jodausscheidung als diagnostisches Hilfsmittel bei Speicheldrüsenaffektionen. Z. Laryng. Rhinol. 31, 235 (1952).

SCHINZ, H. R., W. E. BAENSCH, E. FRIEDL, u. E. UEHLINGER: Lehrbuch der Röntgendiagnostik. Stuttgart: Georg Thieme 1952.

Schlitter, H. E.: Zur Röntgendiagnostik der Parotitis tuberculosa und generalisierten Speichelgangektasie. Fortschr. Röntgenstr. **94**, 517—521 (1961).

Schlorhaufer, W.: Ein Beitrag zur Sialodochitis. Wien. klin. Wschr. **1958**, 47.

Schmidt, A. G. E.: Die Sialoadenographie als diagnostisches Hilfsmittel bei Speicheldrüsenerkrankungen. Diss. Berlin 1959.

Schmitt, H. G.: Darstellung der Speichelsteine der Glandula submaxillaris. Röntgenpraxis **12**, 290 (1940).

Schmitt, W., S. Ortel u. H. Blume: Klinisches und Experimentelles zur Penizillinbehandlung der akuten eitrigen Parotitis. Zbl. Chir. **79**, 1598 (1954).

Schneider, G.: Die cervico-faciale Aktinomykose im Lichte diagnostischer Betrachtungen. Dtsch. Zahn-, Mund- u. Kieferheilk. **16**, 396 (1952).

Schoen, H.: Medizinische Röntgentechnik, Teil I. Stuttgart: Georg Thieme 1956.

Schönfeld: Über idiopathische Xerostomie. Zahnärztl. Rdsch. Berlin (1922).

Scholtz, A.: Kontrasterzeugende Magenfüllung im Laufe einer Ausscheidungspyelographie. Z. Urol. **35**, 209—212 (1941).

Schramm, G.: Die Speicheldrüsen in verschiedenen Lebensaltern. Diss., Rostock 1933.

Schreiner, B. F., u. W. L. Mattick: Tumors of the salivary glands, based on study of 66 cases. Amer. J. Roentgenol. **21**, 541 (1929).

Schroff, B. S.: Diseases of the salivary glands; sialography: its application in the study and treatment of salivary glands conditions. J. Amer. dent. Ass. **26**, 861 (1939).

Schuchardt, K., u. B. Spiessl: Diagnose und Therapie der Tumoren der Glandula submandibularis. In: Fortschritte der Kiefer- und Gesichtschirurgie, Bd. VI, 227—235. Stuttgart: Georg Thieme 1960.

Schultze, K. F., u. J. Erbslöh: Gynäkologische Röntgendiagnostik. Stuttgart 1954.

Schultze-Jena, B.: Persönliche Mitteilung.

Schulz, H.-G.: Erfahrungen mit einem neuen viskösen Kontrastmittel zur Sialographie. Radiol. diagn. (Berl.) **2**, 127—132 (1961).

Schulz, M. D., and D. Weisenberger: The sialogram in the diagnosis of swelling about the salivary glands. Surg. Clin. N. Amer. **27**, 1156 (1947).

— — Sialography: its value in the diagnosis of swellings about the salivary glands. Oral. Surg. **1**, 233 (1948).

Schulz, W.: Über Tuberkulose der Speicheldrüsen. Z. Laryng. Rhinol. **23**, 118 (1934).

Schulze, G., u. K. Miehlke: Die rheumatischen Speicheldrüsenentzündungen. Z. Rheumaforsch. **19**, 166—172 (1960).

Schwartz, A., u. N. Salz: Cavernous hemangioma associated with phleboliths in the masseter muscle. Acta radiol. (Stockh.) **43**, 233 (1955).

Schweissinger, I.: Klinische Betrachtung über Zylindrome in der Hals-, Nasen- und Ohrenheilkunde. Z. Laryng. Rhinol. **37**, 21—27 (1958).

Seelig, S.: Zur chirurgischen Behandlung der Zuckerkrankheit. Langenbecks Arch. klin. Chir. **157** (Kongreßber.), 322—329 u. 29 (1929).

Seifert, G.: Zur Pathologie der Cytomegalie. Virchows Arch. path. Anat. **325**, 596—623 (1954).

— Pathologie und Ätiologie der Speicheldrüsenschwellungen. DDZ. **24**, 1—10 (1960a).

— Veränderungen der großen Kopfspeicheldrüsen nach experimenteller Äthionineinwirkung. Virchows Arch. path. Anat. **333**, 497—503 (1960b).

— Spontanveränderungen der großen Kopfspeicheldrüsen bei Laboratoriumstieren. Beitr. path. Anat. **123**, 299—332 (1960c).

— Die morphologische Diagnose der Zytomegalie. Münch. med. Wschr. **1961**, 139.

— Experimentelle Speicheldrüsenvergrößerungen nach Einwirkung von Noradrenalin. Beitr. path. Anat. **126**, 321—351 (1962).

— Die Sekretionsstörungen (Dyschylien) der Speicheldrüsen. Berlin-Göttingen-Heidelberg: Springer 1964.

—, u. G. Geiler: Zur Pathologie der kindlichen Kopfspeicheldrüsen. Beitr. path. Anat. **116**, 1—38 (1956).

— — Speicheldrüsen und Rheumatismus. Dtsch. med. Wschr. **1957**a, 1415.

— — Vergleichende Untersuchungen der Kopfspeichel- und Tränendrüsen zur Pathogenese des Sjögren-Syndroms und der Mikulicz-Krankheit. Virchows Arch. path. Anat. **330**, 402 (1957b).

—, u. R. Gieseking: Elektronenmikroskopische Befunde am Rattenpankreas nach experimenteller Äthioninschädigung. Beitr. path. Anat. **124**, 81—107 (1961).

Seige, K.: Untersuchungen über die Funktion der Ohrspeicheldrüse, I. Mitteilung. Dtsch. Z. Verdau.- u. Stoffwechselkr. **14**, 263 (1954).

—, u. G. Klein: Untersuchungen über die Funktion der Ohrspeicheldrüse. II. Mitt. Z. Alternsforsch. **8**, 309 (1955).

—, u. K. Pfeiffer: Untersuchungen über die Funktion der Ohrspeicheldrüse. III. Mitt. Dtsch. Z. Verdau.- u. Stoffwechselkr. **15**, 86—98 (1955).

—, u. H. Weber: Über den Einfluß des Lebensalters auf die aktuelle Reaktion des gemischten Mundspeichels. Z. Alternsforsch. **14**, 359—366 (1960).

Seneque, J.: Tumeur salivaire du canal de sténon. Complication de la pneumatocèle des vervèes. Presse méd. **33**, 1153—1154 (1925).

Seward, G. R.: A technique for sialography. Oral Surg. **14**, 154—163 (1961).

Shanks, S. C., and P. Kerley: The salivary glands. In: S. C. Shanks, A text-book of X-ray diagnosis. Philadelphia: W. B. Saunders Co. 1950.

Sharma, K. D., and J. B. Shrisvastav: Ectopic mixed salivary tumours of the lips. Amer. J. Surg. **4**, 506 (1958).

SHEARN, M. A.: Sjögrens syndrome in association with scleroderma. Ann. intern. Med. **52**, 1353 (1960).
SHEARN, M. N., and B. PIROFSKY: Disseminated lupus erythematosus. Arch. intern. Med. **90**, 790 (1952).
SHELDON, J. H.: Sjögren's Syndrome associated with pigmentation and sclerodermia of the legs. Proc. roy. Soc. Med. **32**, 255 (1939).
SICARD, J. A., u. J. FORESTIER: Diagnostic et therapeutic par lipiodol. Paris: Masson & Cie. 1928.
SIMON, E.: Meine Technik der Sialographie. Röntgenpraxis **6**, 471 (1934a).
— Erkrankungen der Ohrspeicheldrüse im Röntgenbild. Chirurg **6**, 404—412 (1934b).
— Erkrankungen der Sublingual- und Submaxillardrüse im Röntgenbild. Zbl. Chir. **62**, 162 (1935).
— Weitere Erfahrungen mit der Darstellung der Parotis im Röntgenbild. Bruns' Beitr. klin. Chir. **170**, 77 (1939).
— Zur Geschichte der Sialographie. Zbl. Chir. **73**, 21 (1948).
SIRSAT, M. V.: Myoepithelial tumors of the salivary gland (report of 3 cases). Indian med. Gaz. **81**, 460—462 (1946).
— Salivary gland tumors (a reviev of 121 cases). Indian J. Surg. **15**, 65—73 (1953).
— Mischtumoren vom Speicheldrüsentyp (ungewöhnliche Lokalisationen). Indian J. Surg. **17**, 79—80 (1955).
SJÖGREN, H.: Zur Kenntnis der Keratoconjunctivitis sicca. Suppl. II, Acta ophthal. (Kbh.) 1—153 (1933).
— Zur Kenntnis der Keratoconjunctivitis sicca. II. Allgemeine Symptomatologie und Ätiologie. Acta ophthal. (Kbh.) **13**, 1—39 (1935a).
— Zur Kenntnis der Keratoconjunctivitis sicca. III. Mikroskopische Veränderungen der Nasendrüsen. Acta ophthal. (Kbh.) **13**, 40—45 (1935b).
— Zur Kenntnis der Keratoconjunctivitis sicca. IV. Mikroskopische Untersuchungen über das Initialstadium der Drüsenveränderungen. Acta ophthal. (Kbh.) **16**, 70—88 (1937/38).
— Zur Kenntnis der Keratoconjunctivitis sicca. V. Augenveränderungen nach Exstirpation der Tränendrüsen, Behandlung. Acta ophthal. (Kbh.) **16**, 80—88 (1938).
— Zur Kenntnis der Keratoconjunctivitis sicca, Das Siccasyndrom und ähnliche Zustände, Dakryo-sialo-adeno pathia atrophicans. Acta ophthal. (Kbh.) **18**, 369—382 (1940).
— Keratoconjunctivitis sicca und chronische Polyarthritis. Acta med. scand. **130**, 484 (1948).
SÖDERLUND, G.: Die Speichelsteinkrankheit und das Verhalten zu den primären und den chronischen Speicheldrüsenaktinomykosen. Acta chir. scand. **63**, 237 (1926).
SOROKIN, N.M.: Der diagnostische Wert der röntgenologischen und cytologischen Untersuchungsmethoden bei Tumoren und tumorähnlichen Gebilden der Parotis. Vestn. Rentgenol. Radiol. **3**, 7 (1953).
SPANNER, R.: Der Abkürzungskreislauf in der Glandula submaxillaris. Z. Anat. Entwickl.-Gesch. **107**, 1937.
SPOENDLIN, H.: Chronische diffuse doppelseitige Schwellungen der Parotis. Dtsch. med. Wschr. **1959**, 1970—1975.
SPOSITO, M., e R. CHELI: Significance of enlargement of parotid gland in cirrhosis of liver; biopsy study. Rif. med. **65**, 1241—1268 (1951).
SPRINZELS, H.: Parotishypertrophie bei Fettleibigen. Wien. klin. Wschr. **1912**, 1901.
STAHEL, W.: Das Sjögrensche Syndrom eine A-Hypovitaminose. Klin. Wschr. **1938**, 1692.
STAHL jr., W. M.: Bilateral mixed tumors of the submaxillary gland. Surgery **41**, 308–312 (1956).
STATE, D.: Superficial lobectomy and total parotidectomy with preservation of the facial nerve in the treatment of parotid tumors. Surg. Gynec. Obstet. **89**, 237—241 (1949).
STEGGERDA, F. R.: Amer. J. Physiol. **126**, 635 (1939); **132**, 517 (1941). Zit. in S. RAUCH, Die Speicheldrüsen des Menschen. Stuttgart: Georg Thieme 1959.
STEINHARDT, G.: Über besondere Zellen in den alternden Mundspeicheldrüsen (Onkocyten) und ihre Beziehungen zu den Adenolymphomen. Virchows Arch. path. Anat. **289**, 624—635 (1933).
— Zur Technik der Speicheldrüsensondierung, zur Sialoskopie und Sialographie. Dtsch. Zahn-, Mund- u. Kieferheilk. **9**, 132—145 (1942).
— Speicheldrüsenerkrankungen. In: Die Zahn-, Mund- und Kieferheilkunde, Bd. III, S.1237—1254. München u. Berlin: Urban & Schwarzenberg 1958.
— Entzündungen der Speicheldrüsen. In: K. SCHUCHARDT, Fortschritte der Kiefer- und Gesichtschirurgie, Bd. VI, 236—244. Stuttgart: Georg Thieme 1960.
STEINL, E.: Diagnostische Irrtümer durch Speichelsteine. Dtsch. zahnärztl. Z. **8**, 351 (1953).
STENSTAM, T.: Acta med. scand. **127**, 130 (1947). Zit. bei H. GÜNTHER, die Xerostomie als Krankheitszeichen und die essentielle und rheumatische Xeropathie. Dtsch. Arch. klin. Med. **203**, 449—479 (1956).
STÖHR, F., u. E. RISAK: Zur Klinik und Anatomie der Parotisgeschwülste. Langenbecks Arch. klin. Chir. **143**, 609—648 (1926).
STOYANOV, P. K.: Zwei Fälle von Sjögren-Syndrom und deren therapeutische Beeinflussung durch Resochin. Med. Klin. **22**, 957 (1961).
STREUER, W.: Betrachtungen zur Bakteriologie, Diagnostik, Klinik und Therapie der dentalen Kiefer-Gesichts-Aktinomykose. Dtsch. Gesundh.-Wes. **9**, 300 (1954).
STRIETZEL, M.: Vortäuschung eines Speichelsteines im Ductus parotidicus durch einen Psammomkörper. Med. Klin. **53**, 1303 (1958).
STUART, C.: Klinisch-therapeutische Überlegungen über die Entwicklung von 26 Parotismischtumoren. Radioter. Radiobiol. Fis. med. **8**, 350—369 (1953).

STUMP, D. J.: Onkocytic adenoma of the salivary glands. Arch. Path. 48, 287—296 (1949).

SUNTHEIM, G.: Ein Beitrag zur Auswertung von Sialogrammen der normalen Gld. parotis. Diss. Leipzig 1960.

SWINBURNE, G.: Sialoangiectasis. Brit. J. Surg. 27, 713—716 (1940).

SWINTON, N. W., and S. WARREN: Salivary gland tumors. Surgery 67, 424—435 (1938).

TAKAOKA, Y.: Influence of the salivary gland on the metabolism. 14 Japan Med. congr. 2, 170—172 (1955).

— T. YAMAGUCHI, N. YAMADA u. K. KOSAKA: Der hormonale Einfluß der Parotisdrüsen auf den Kohlenhydrat- und Eiweißstoffwechsel. Klin. Wschr. 32, 369—375 (1954).

TANSINI, I.: Bilateral parotid carcinom. Arch. ital.. Chir. 20, 295 (1928).

TEATINI, G. P.: Beobachtungen zur Parotistuberkulose. Z. Laryng. Rhinol. 40, 15—22 (1961).

THACKRAY, A. C.: Sialangiektasie. Arch. Middx Hosp. 5, 155—159 (1955).

THIBAUDEAU, A. A., and E. M. BURKE: An histological study of salivary gland-tumors. J. Cancer Res. 14, 440 (1930).

THIELEMANNS: Zit. bei K. ZOLLFRANK: sialographische Befunde nach Bleivergiftung. Diss. Leipzig 1956.

THODE, H. G., CH. H. JAIMET, and S. KIRKWOOD: Studies and diagnostic tests of salivary-gland and thyroid-gland function with radioiodine. New Engl. J. Med. 251, 129—134 (1954).

THOMAS, R. A.: The technique of sialography. Brit. J. Radiol. 29, 209 (1956).

TIEDEMANN, R.: Neurofibromatosis Recklinghausen mit vielfältiger Symptomatik im Kopf-Hals-Bereich. Z. Laryng. Rhinol. 35, 576 (1956).

TORINA, R.: Il dotto de stenone nei vari tipi constituizionale di cranio. Ann. ital. Chir. 24, 438 (1947).

TRAUTMANN, F., u. R. KANTHER: Über Parotisschwellungen, Pankreatitis, Gynäkomastie. Erörterung des Zusammenhanges mit Inanitionsdystrophie, Malaria, Leberschädigung. Z. ges. inn. Med. 582 (1947).

UIBE, V.: Über histologische Veränderungen der Parotis bei Diabetes mellitus. Diss., Leipzig 1954.

UNGERECHT, K.: Zur Differentialdiagnose von Schwellungen im Parotisbereich. Z. Laryng. Rhinol. 37, 192 (1958).

— Zur Technik der Facialisfreilegung bei der Parotidektomie. In: K. SCHUCHARDT, Fortschritte der Kiefer- und Gesichtschirurgie, Bd. VI, 274—284. Stuttgart: Georg Thieme 1960.

USLENGHI, J. P.: Nueva tecnia para investigacion radiologica de las glandulas salivales. Sem. méd. (B. Aires) 27, 41 (1925).

UTENDORFER, R. W.: Tumors of the parotid salivary gland. Minn. Med. 38 (1955).

UTIMURA, S.: Jap. J. Med. 8, 481 (1928).

VANNOTTI, A.: A propos du syndrome de Sjögren. Helv. med. Acta 15, 511 (1948).

VIETEN, H., u. H. LÖHR: Die Röntgentherapie der Speicheldrüsenerkrankungen. In: K. SCHUCHARDT, Fortschritte der Kiefer- und Gesichtschirurgie, Bd. 6. Stuttgart: Georg Thieme 1960.

WALTHER, H. E.: Krebsmetastasen. Basel: Benno Schwabe & Co. 1948.

WANNENMACHER, E.: Klinische Beobachtungen über die Beeinflussung der Speichelsekretion durch Neucesol. Dtsch. zahnärztl. Z. 3, 1011 (1950).

WASSMUND, M.: Die pyogenen Erkrankungen der submaxillaren und sublingualen Speicheldrüsen. Dtsch. zahnärztl. Wschr. 1936, 51, 80.

— Klinische Probleme der Aktinomykose. Dtsch. Zahn-, Mund- u. Kieferheilk. 3, 143 (1940).

— Neuere Auffassungen über Aktinomykose. Zahnärztl. Fortbild. 197—203 (1942).

WAWRO, M. W., R. W. FREDERIKSON u. R. TENNAND: Hämangiom der Parotisdrüse bei Neugeborenen und Kindern. Cancer (Philad.) 8, 595—600 (1955).

WAWRO, N. W., and G. MCADAMS: Cylindromata of major and minor salivary gland origin. Arch. Surg. 68, 252 (1954).

WEECH, A. A.: Hereditary ectodermal dysplasia (congenital ectodermal defect). Amer. J. Dis. Child. 37, 766—790 (1929).

WEGMANN, T.: Parotishypertrophie und Dupuytrensche Kontraktur bei Lebercirrhose. Münch. med. Wschr. 1960, 1926—1929.

—, u. M. MEISTER: Die Masseterhypertrophie. Schweiz. med. Wschr. 1956, 257.

WEIL, R., u. G. KNAK: Über die Altersverteilung der Regio submentalis beim Menschen. Z. Alternsforsch. 13, 320—332 (1959).

WEINMANN, J. P., and H. SIEBER: Bone and bones, 2nd ed. London: Henry Kimpton 1955.

WHEELOCK, M. C., P. PUTONG, and J. TROTA: Pathologic features of neoplasmes of the salivary glands. Amer. J. Surg. 98, 907—911 (1959).

WHITE, G., u. G. G. GARCELON: Estrogen and combined estrogen and X-ray therapy. Their effects on advanced malignant salivary gland tumors. New Engl. J. Med. 253, 410—412 (1955).

WIEDEMANN, H.-R.: Sialographie im Kindesalter. Z. Kinderheilk. 69, 133—160 (1951).

— Rezidivierende Parotisschwellung bei drei Geschwistern. Kinderärztl. Prax. 23, 6242—6250 (1956).

WILNER, D.: A roentgen study of skeletal and intrathoracis metastases from salivary gland cancer. Radiology 55, 801—806 (1950).

WINKLMANN, M.: Beiderseitige symmetrische Pseudo-parotitis. Zbl. Chir. 72, 1265—1267 (1947).

WINSTEN, J., D. GOUL, and G. WARD: Sialography. Surg. Gynec. Obstet. 102, 315—321 (1956).

WINSTEN, J., u. G. E. WARD: The parotid gland an anatomic study. Surgery **40**, 585—606 (1956).

WISKOWSKY, B.: Sialodochographie. Tagg der Tschechoslowak. Otolaryngolog. Ges. 10. 1. 25. Zbl. Hals-, Nas- u. Ohrenheilk. 8, 320 (1926).

WISSMANN: Keratitis filiformis als Teilsymptom innersekretorischer Störungen. Dtsch. med. Wschr. **1932**, 1525.

WITEBSKY, E.: Über Immunologie und klinische Bedeutung der Autoantikörper. 68. Tagg. d. Dtsch. Ges. f. Inn. Medizin, Verhandlungsber. Dtsch. med. Wschr. **1962**, 1363—1367.

WITZGALL, E.: Die Pneumatocele der Parotis als Berufskrankheit der Glasbläser. Diss., Freiburg i. Br. 1932.

WOLF, C. D., and D. SOLOWAY: Sialadenitis and sialodochitis diagnosis and management. J. Amer. dent. Ass. **31**, 1030—1039 (1944).

WOOD, J.: Zit. bei J. HOWARD, A. D. RAWSON, C. E. COOP, R. C. HORN u. H. P. ROYSTER: Parotid tumors in children. Surg. Gynec. Obstet. **90**, 307—319 (1950).

WUESTER, W. O.: Zit. bei F. W. FOOTE u. E. L. FRAZELL, Tumors of the major salivary glands, Atlas of tumor pathology, sect. IV, fasc. 11. Washington: Armed Forces Institute of Pathology 1954.

YAMAGUCHI, S.: Studien über die Mundspeicheldrüsen. Beitr. path. Anat. **73**, 113 (1925).

YANNOULÍS, G. E.: Über die Sialographie, das Sialogramm und seine Besonderheiten. Mschr. Ohrenheilk. **81**, 437—439 (1947).

— Über die Entleerungszeit bei gesunden und erkrankten Speicheldrüsen. 25. Jahresverslg. der Dtsch. Ges. der Hals-Nasen-Ohrenärzte, Düsseldorf Juni 1954. Ref. Zbl. Hals-, Nasen- u. Ohrenheilk. **51**, 28 (1954/55).

—, u. G. A. LOGOTHETIS: Adenosialographischer Atlas. Saloniki 1953.

YOUNG, A. G.: Unilateral sweating of the submental region after eating. Brit. med. J. **1956 II**, 976.

ZABKA, J.: Pathologische Befunde des Stenonschen Ganges im sialographischen Bild. Čsl. Otolaryng. **4**, 243—249 (1955).

ZEDGENIDZE, G. A.: Roentgenova diagnostika chorob slinnych alas Medgiz. Leningrad 1953.

ZIEDSES DES PLANTES, B. G.: Anwendung der Subtraktion bei der Karotis-Arteriographie. Ann. radiol. **4**, 625 (1961).

ZIMMER, L.: Die Viskosität der Röntgen-Kontrastmittel und ihre Bedeutung für einzelne Anwendungsgebiete. Diss., Leipzig 1959.

ZIMMERMANN, K. W.: Die Speicheldrüsen der Mundhöhle und die Bauchspeicheldrüse. In: Handbuch der mikroskopischen Anatomie des Menschen, Bd. V/1. Berlin: Springer 1927.

ZOLLFRANK, K.: Sialographische Befunde nach Bleivergiftung. Diss., Leipzig 1956.

VII. Die Röntgendiagnostik der angeborenen und erworbenen Fisteln

Von

H. Werner

Mit 118 Abbildungen

Allgemeiner Teil

1. Definition und Einteilung der Fisteln

Eine äußere Fistel ist ein abnormer, längere Zeit bestehender röhrenförmiger Hohlraum, durch den sich in den Weichteilen, im Skelet oder in inneren Organen produzierte Sekrete nach außen entleeren. Die Fistel kann aus einem einzigen Gang bestehen oder ein mehr oder minder weit verzweigtes System von Fistelgängen und Höhlen bilden.

Das älteste bisher bekannte Buch über Fisteln stammt von Hippokrates: „Liber de fistulis" (450 a. Chr.). Vor ihm finden sich viele Einzelangaben besonders von arabischer Seite. Der Begriff „fistula" bedeutet ursprünglich „enge Röhre". Er wurde schon sehr früh in die Medizin eingeführt und damals auch zur Bezeichnung röhrenförmiger medizinischer Instrumente sowie zur Benennung kanalförmiger Hohlräume des menschlichen Körpers benutzt. In den Schriften von Celsus: „De re medica" von 1554 wird der Begriff „fistula" in unserem heutigen Sinne verwendet zur Bezeichnung verschiedener Fisteln wie z.B. der Analfisteln, Blasenfisteln, Knochen- und Weichteilfisteln.

Fisteln lassen sich nach mannigfachen Gesichtspunkten einteilen, so z.B. in angeborene und erworbene. Während die angeborenen Fisteln im allgemeinen an typischen Stellen in Erscheinung treten, können die erworbenen sehr verschieden lokalisiert sein und im Gefolge eines Traumas, einer Infektion, einer Operation oder eines Tumorzerfalls entstehen. Weitere Einteilungsmöglichkeiten ergeben sich nach der Lokalisation der Fisteln, ihrem Verlauf, ihrer Beschaffenheit, nach ihrer histologischen Struktur, nach der Art des von ihnen ausgeschiedenen Sekretes sowie nach ihrer Ätiologie oder Genese. Bei den späteren Ausführungen wurde eine Unterteilung in angeborene und erworbene Fisteln gewählt. Letztere wurden nach topographischen Gesichtspunkten zusammengefaßt.

Das Bestehen einer Fistel stellt für den Erkrankten nicht nur eine lästige Erscheinung dar, sondern kann durch den ständigen unphysiologischen Verlust körpereigener Substanzen, durch Zerfallsprozesse, durch drohende Amyloidbildung und maligne Entartung sowie durch die Unterhaltung einer Infektion zu einer erheblichen Reduzierung des Allgemeinzustandes führen. Die Beseitigung der Fistel ist daher Ziel des ärztlichen Handelns. Um eine endgültige Heilung zu erreichen, genügt erfahrungsgemäß nicht die chirurgische Entfernung der Fistelgänge oder deren konservative Behandlung, vielmehr muß bei infektiösen Fisteln der Ursprungsherd beseitigt und außerdem bei pathologischen Kommunikationen mit Organen, die physiologische Sekrete produzieren, der normale Abfluß wiederhergestellt werden.

Die Verfolgung der Fistelgänge intra operationem bereitet unter Umständen auch bei Anwendung von Sonden und Methylenblauinjektionen Schwierigkeiten. Die vorherige Kenntnis der Ausdehnung, des Verlaufes und des Ursprungsortes der Fistel ist für den Erfolg der Operation unerläßlich. Sie läßt sich meist nur durch röntgenologische Kontrastmitteldarstellung erzielen.

2. Technik der röntgenologischen Fisteldarstellung

Zur Sichtbarmachung der Fistelgänge ist deren Auffüllung mit einer schattengebenden Substanz notwendig. Das Hohlraumsystem einer Fistel ist oft mit Sekreten angefüllt, die dem Einbringen von Kontrastmitteln einen Widerstand entgegensetzen. Es ist zu beachten, daß das gewaltsame Einpressen von Kontrastmitteln unter Druck bei Verschluß der äußeren Fistelöffnung zur Verdrängung des meist infektiösen Sekretes führen muß. Dabei kann es zum Durchbruch durch das die Fistel auskleidende Granulationsgewebe und zum Einbruch in das umgebende gesunde Gewebe und damit zur Ausbreitung der Infektion kommen. Wegen dieser Gefahren muß es Ziel der Technik sein, einen Austausch des Sekretes gegen Kontrastmittel zu erzielen. Hierfür empfiehlt es sich, unter Berücksichtigung der Weite des Fistelkanals einen ein- oder doppelläufigen Katheter soweit wie möglich in die Tiefe zu führen und das Sekret auszuspülen. Etwa verbleibende Spülflüssigkeit muß vor Einlaufen des Kontrastmittels abgesaugt werden.

Ein erster Hinweis auf eine solche röntgenologische Fisteldarstellung mit Hilfe einer kontrastgebenden Substanz findet sich 1897 bei GRAFF. Als Kontrastmittel wurde von ihm 10%iges Jodoformglycerin verwendet. Im Jahre 1906 nahm BECK (Chicago) Fistelfüllungen mit Wismutvaseline vor (Bismuth. subnitr. 30,0, Vaselini albi 60,0). Diese Methode bewährte sich nicht. REICH veröffentlichte 1909 elf Fälle von Wismutvergiftungen nach Fistelfüllungen, bei denen Stomatitiden, Metallsäume am Zahnfleisch, Nephritiden und Blutbildveränderungen mit Methämoglobinbildung aufgetreten waren. Im Jahre 1916 gaben HOLZKNECHT, LILIENFELD und PORDES eine neue Technik mit Schmelzstäbchen an, die in die Fistel eingeführt wurden und sich durch die Körpertemperatur verflüssigten. Diese Stäbchen waren aus folgenden Substanzen zusammengestellt: Circonoxyd chem. pur. (Kontrastin), Butyri cacao āā, Xerophormi 5%, M. fiant bacilli longitud. 8 cm, crassitud. 2 mm. Sie erwiesen sich als vollkommen ungiftig und ergaben eine gute Kontrastdichte.

Der Gebrauch von Jodölen zur Fisteldiagnostik geht ursprünglich auf eine Mitteilung von FRITSCH 1911 zurück, die jedoch wenig Beachtung fand. Erst die Veröffentlichungen von SICARD und FORESTIER (1921), die das Jodöl Lipiodol benutzten, fanden soviel Resonanz, daß diese Untersuchungsart als Routinemethode eingeführt wurde. Wegen der hohen Viscosität des Mittels ließen sich jedoch feine Fistelgänge und Verzweigungen nicht darstellen. Von deutscher Seite ist deshalb das seit 1897 im Handel befindliche Präparat Jodipin (Ölsäureglycerinester) in dünnflüssiger Form zur Fisteldarstellung herausgebracht worden. Die Verwendung der angeführten Jodöle rief bei besonderer Überempfindlichkeit allergische Erscheinungen hervor. Ergab die Testuntersuchung Jodüberempfindlichkeit, wurde deshalb Bromipin (WINTERNITZ) benutzt. Als Gefahr bei Anwendung ölhaltiger Kontrastmittel muß das Auftreten von Fettembolien erwähnt werden, wie sie von LEB beschrieben wurden.

Die weitere Entwicklung führte zu wasserlöslichen Kontrastmitteln, die sich gegenüber den ölhaltigen unter anderem dadurch auszeichnen, daß sie sich mit Fistelsekreten besser mischen und so bis in die feinsten Verzweigungen eindringen können. Von einigen Autoren wurde auch Bariumsulfat zur Füllung oberflächlicher Fisteln verwendet (HEUCK u. MOLLOWITZ u.a.). KALLENBERG und MOHR sowie auch HIMMELMANN, MANDL und PANEK, KALMOS, PIZZOGLIO und PAAS stellten schwere Komplikationen durch Fremdkörperreiz bei Austritt von Bariumsulfat in seröse Höhlen fest und warnen vor Anwendung in diesem Bereich. Während das Bariumsulfat über Jahre hindurch in Fisteln liegenbleiben kann und so störende Schatten erzeugt, werden die wasserlöslichen Kontrastmittel sehr schnell resorbiert oder fließen nach außen ab. Mit Fortschreiten der chemischen Forschung gelang die Herstellung von geeigneten Kontrastmitteln, die eine große Schattendichte mit einer geringen Toxizität verbinden. Hier sind besonders die trijodierten, wasserlöslichen Kontrastmittel zu nennen, die als bekannt vorausgesetzt werden dürfen.

Ein technisches Hauptproblem bei der Durchführung der Fistelfüllungen ist es, einen Abfluß des Kontrastmittels durch die Fistelöffnung und damit das Auftreten von störenden Schattenbildungen auf der Haut zu vermeiden. Es ist mit verschiedensten Methoden und Instrumenten versucht worden, einen Abschluß der Fistelöffnung nach außen zu erreichen. Zunächst besteht die Möglichkeit, ein auf die Injektionskanüle gesetztes, durchbohrtes Ansatzstück zu verwenden, das der Fistelöffnung angepaßt ist, wie es von Janker 1929 angegeben wurde und in ähnlicher Form bei Heuck und Mollowitz Anwendung fand. Je nach Art der Öffnung und Tiefe der Fistel kamen auch Knopfkanülen, konisch zulaufende Kanülen, durchbohrte Korken usw. zur Anwendung. Die

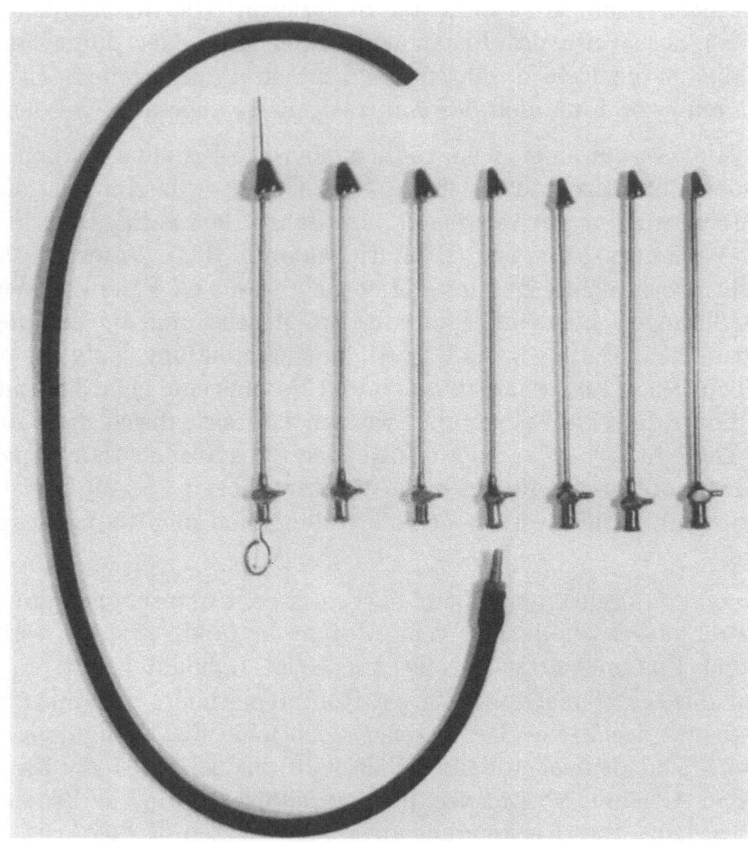

Abb. 1. Fistelbesteck nach Åke Gullmo

Abb. 1 zeigt ein Besteck, wie es zur Fisteldarstellung von Gullmo angegeben wurde. Eine andere Methode der Abdichtung besteht darin, daß ein Abschluß durch aufgeklebte Gummiplatten, die zur Fistelfüllung mit der Kanüle durchstochen werden, erzielt wird. Für den Fistelverschluß nach Füllung mit Bariumstäbchen gab Pokorny 1927 das Übersprayen der in der Fistelöffnung sichtbaren, durch die Körpertemperatur flüssig gewordenen Bariumsubstanz mit Äthylchlorid (Kelen) an. Hierdurch bildete sich ein fester Pfropf, der den Gang verschloß. Alle diese Methoden haben den Nachteil, daß das in den Fistelgängen befindliche, meistens infizierte Sekret nicht nach außen abfließen kann und so durch den Kontrastmittelinnendruck in das umgebende Gewebe gepreßt wird. Die deshalb angegebene Methode der sog. fraktionierten Fistelfüllung, wobei die Füllung zeitweise unterbrochen wird, um eine Durchmischung des Kontrastmittels mit dem Sekret zu erzielen, führt nicht immer zum Erfolg.

Es muß darauf hingewiesen werden, daß die Einführung der Injektionskanüle in den Fistelgang der Verlaufsrichtung dieses Ganges entsprechen muß, da es anderenfalls zu

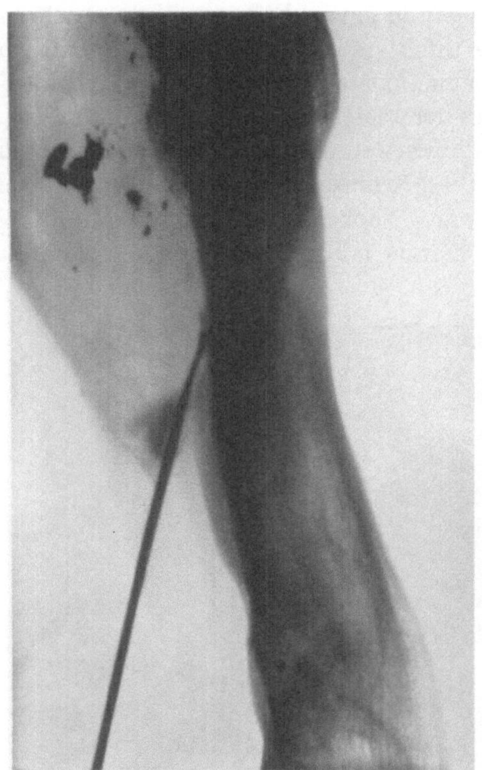

a

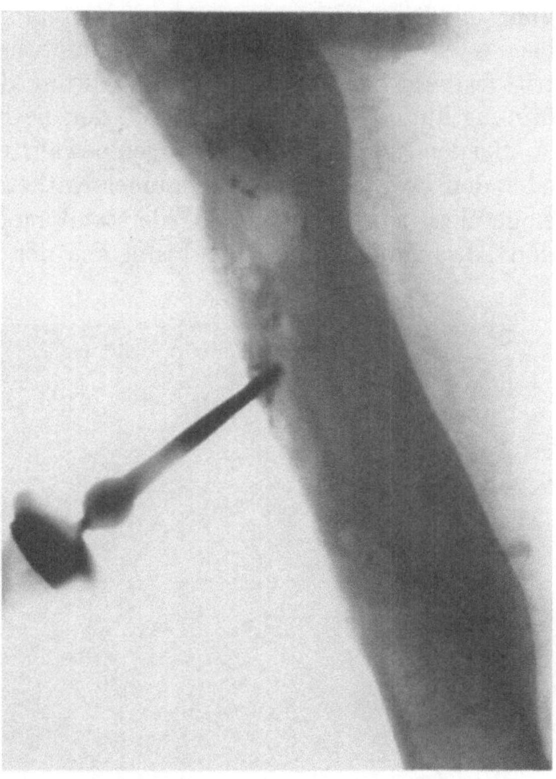

b

Abb. 2a u. b. W.H., 42 Jahre, Rö.-Nr. 10440/53. Falsche Technik der Fistelfüllung. Ein gut bis auf den Knochen sondierbarer Fistelgang konnte nicht ausreichend mit Kontrastmittel gefüllt werden, da die Injektionskanüle in abweichender Richtung eingeführt wurde und außerdem ein genügender Abschluß der Fistelöffnung nach außen fehlte

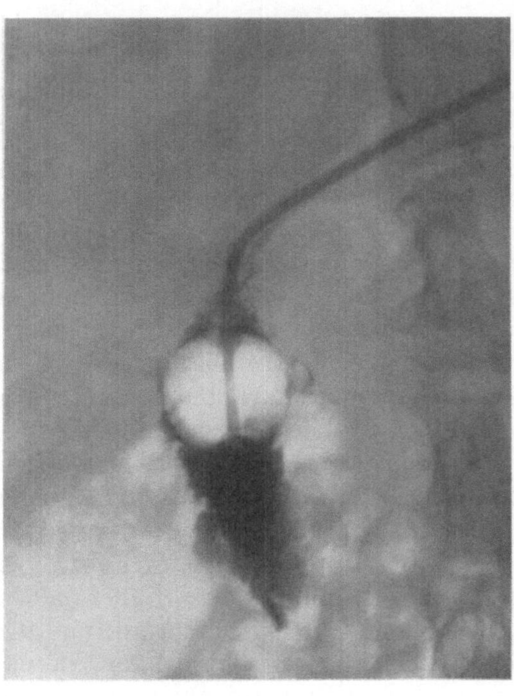

a

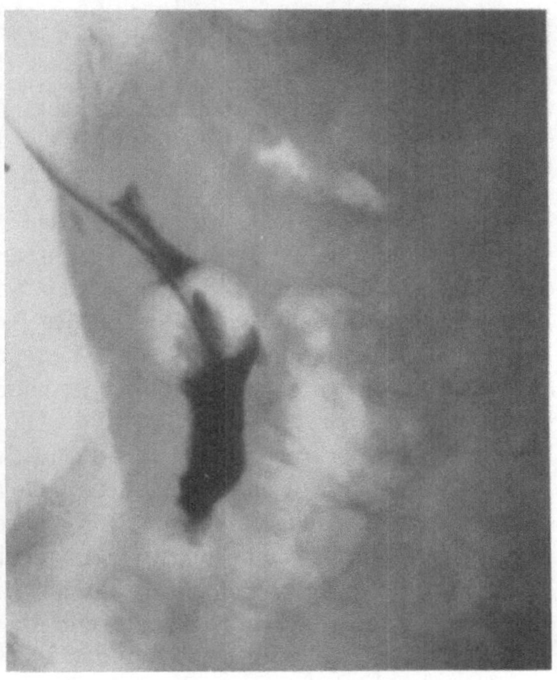

b

Abb. 3a u. b. A.G., 66 Jahre, Rö.-Nr. 3468/60. Darstellung einer nach Cholecystektomie entstandenen Fistelhöhle mittels eines mit Blocker versehenen Spezialkatheters

mechanischen Verletzungen kommen kann. Derartige Verletzungen können bei Anwendung ölhaltiger Kontrastmittel zur Fettembolie — wie in einem Falle von LEB beschrieben — führen und die Gefahr der Ausbreitung einer Infektion mit sich bringen. Außerdem tritt bei Abweichungen von der Richtung des Fistelkanals ein Verschluß der Kanülenöffnung durch Wandberührung auf, der die Füllung der Fistel erschwert (Abb. 2a und b).

Bei den eigenen Untersuchungen bewährte sich die Verwendung von Ureterenkathetern oder den etwas weicheren Pflaumer-Kathetern. Diese wurden von außen in die Fistel eingeführt, soweit es ohne Widerstand möglich war. Nach vorangegangener Spülung und Absaugung konnte die Fistel aus der Tiefe heraus mit Kontrastmittel aufgefüllt

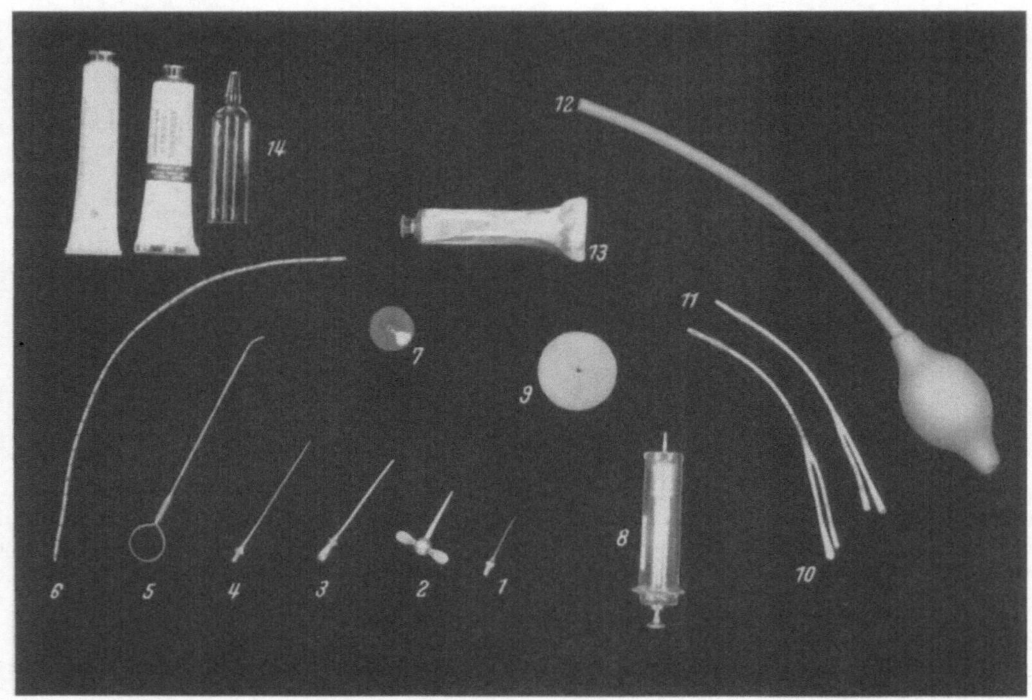

Abb. 4. Fistelbesteck. *1* Stumpfe Kanüle; *2* Flügelkanüle; *3* Knopfkanüle; *4* stumpfe Kanüle mit seitlicher Öffnung; *5* spitz zulaufender Spezialkatheter mit seitlicher Öffnung; *6* Ureterenkatheter; *7* Olive zum Aufsetzen auf Flügelkanüle; *8* Rekordspritze; *9* Gummiplatte zum Aufkleben; *10* u. *11* Spezialkatheter mit Ballon (einläufige Blocker); *12* Gummiballon zum Aufblasen der Blocker; *13* Spezialklebstoff zum Aufkleben der Gummiplatte; *14* Kontrastmittel: Urografin, Xumbradil viscös, Propyliodon

werden. Wenn das Kontrastmittel von innen an der Fistelöffnung angekommen ist, muß ein Verschluß der Fistelöffnung vorgenommen werden. Bei größeren Fistelöffnungen kann es schwierig sein, ein Abfließen des Kontrastmittels über die Haut zu verhindern. In solchen Fällen fanden sog. Blocker Verwendung, die analog den Intubationsschläuchen aus einem aufblasbaren Gummiballon und einem ein- oder doppelläufig hindurchführenden Schlauchsystem zusammengesetzt sind. Die in den einen Schlauch injizierte Spülflüssigkeit bzw. das Kontrastmittel kann die in dem Hohlraumsystem der Fistel befindlichen Sekrete durch den zweiten Schlauch nach außen herausspülen, ohne daß es zu einem stärkeren Innendruck in den Fistelgängen kommt. Der doppelläufige Blocker ist jedoch wegen seines großen Querschnittes nur bei sehr weiten Fistelgängen anwendbar, bei engen Fisteln bewährte sich ein einläufiger Blocker (Abb. 3a und b), dessen Ballon jedoch erst dann aufgeblasen werden darf, wenn die Spülung bereits durchgeführt wurde und die Kontrastmittelauffüllung stattgefunden hat. Sehr zweckmäßig ist auch die Anwendung von Gummischläuchen mit Blocker, die mehrere seitliche Öffnungen aufweisen, damit auch seitlich abzweigende Fistelgänge durchspült werden können. Bei Fistelsystemen mit mehreren nach außen mündenden Fistelöffnungen kann der zur Einführung des

Schlauches benutzte Fistelgang sofort verschlossen werden, da eine Drucksteigerung im Fistelsystem nicht eintreten kann und eine gute Durchspülung auf jeden Fall gewährleistet ist. Sind zähflüssige und von Flocken durchsetzte Sekrete in einem Fistelsystem vorhanden, so lassen sich diese nicht durch die beschriebene Spülbehandlung entfernen. Hier ist gegebenenfalls eine Vorbehandlung mit fermenthaltigen Flüssigkeiten angezeigt, die eine Verflüssigung der zähen Sekrete bewirken soll. Die Anwendung von langen und starren Kanülen und Sonden kann ebenfalls geeignet sein (Abb. 5a und b, 6), bringt jedoch die Gefahr der Perforation der Wand des Fistelganges mit sich. Knopfkanülen oder stumpfe Kanülen (Abb. 7), eventuell mit seitlichen Öffnungen, sind aus diesem Grunde schon besser geeignet. Eine generelle Anweisung zur Auswahl bestimmter

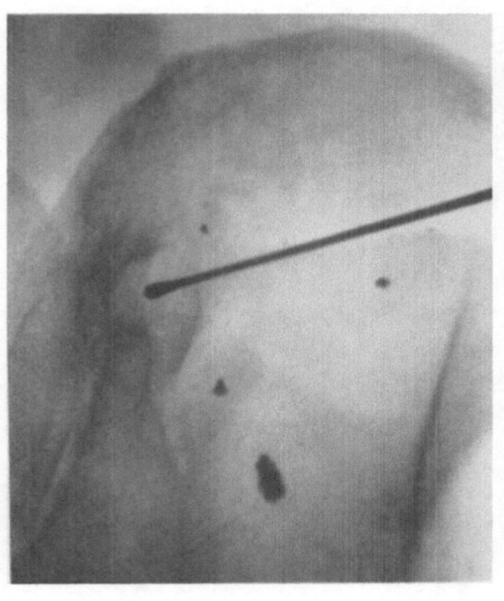

a

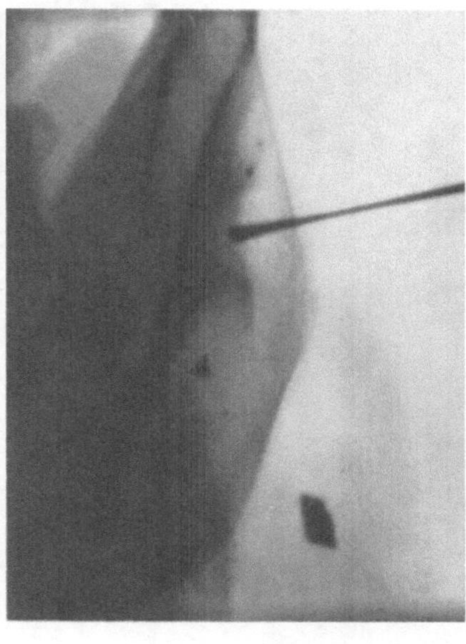

b

Abb. 5a u. b. R. G., 35 Jahre, Rö.-Nr. 13269/55. Sondierung einer Fistel, die zu einem an der Dorsalseite der linken Darmbeinschaufel dicht neben dem Sacroiliacalgelenk gelegenen muldenförmigen Knochendefekt zieht (Osteomyelitis nach Granatsplitterverletzung)

Instrumente oder zur Anwendung einer bestimmten Technik kann nicht gegeben werden, da sich die Handhabung jeweils den außerordentlich variablen individuellen Verhältnissen anpassen muß. Die Abb. 4 zeigt das bei uns gebräuchliche Fistelbesteck.

Um einer durch die Fistelfüllung verursachten Infektionsausbreitung zu begegnen, verwendeten Heuck und Mollowitz Antibiotica, die sie dem Kontrastmittel beimischten. Gelegentlich beobachtet man bei einem erhöhten Innendruck im Fistelsystem ein Abfließen des Kontrastmittels durch benachbarte Venen (Abb. 8). Außer der bereits erwähnten Infektionsgefahr führt dieser Vorgang zu keinen weiteren Komplikationen, wenn wasserlösliche Kontrastmittel Anwendung finden, die auch zur intravenösen Injektion benutzt werden können. Bei hochinfektiösen Fisteln empfiehlt sich eine präventive Allgemeinapplikation von Antibiotica schon vor der Fistelfüllung. Gelegentlich kann eine Fistelfüllung zu heftigen Schmerzen führen. In solchen Fällen bringt die Verwendung von Lokalanaesthetica als Spülflüssigkeit wesentliche Erleichterung. Nur ganz vereinzelt wird eine Allgemeinnarkose notwendig sein.

Um die topographische Situation einer Fistel sicher darstellen und günstige Aufnahmepositionen finden zu können, ist die Durchleuchtungskontrolle während der Fistelfüllung unerläßlich. Das Format der für die Aufnahmen verwendeten Filme muß so groß sein, daß die Röntgenbilder eine klare Erkennung der Lagebeziehungen und des Verlaufes der Fistel gestatten. Die äußere Fistelöffnung wird auf den Aufnahmen durch die liegende

Kanüle häufig erkennbar sein. Wurde die Kanüle vorher abgenommen oder findet ein nicht kontrastgebendes Instrumentarium Verwendung, so sollte die Fistelöffnung durch Markierungen gekennzeichnet werden. Hierzu kann der von SGALITZER angegebene Fistelring Verwendung finden. Durchleuchtungskontrolle und Aufnahmen in verschiedenen

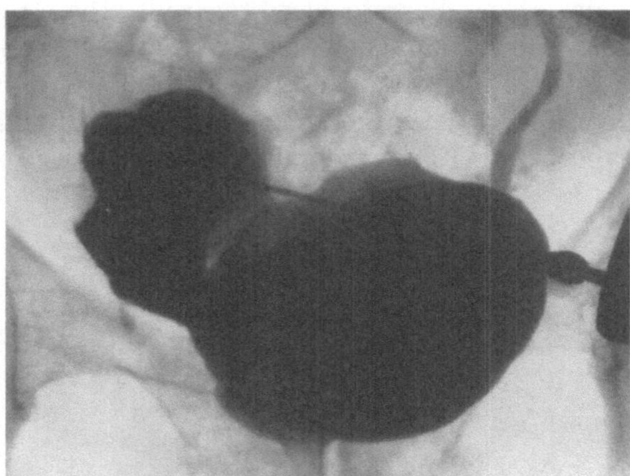

Abb. 6. F. G., 52 Jahre, Rö.-Nr. 2240/61. Auffüllung einer neben der Blase gelegenen Höhle mit Hilfe einer langen starren Kanüle. Die Höhle steht mit der Blase in Verbindung

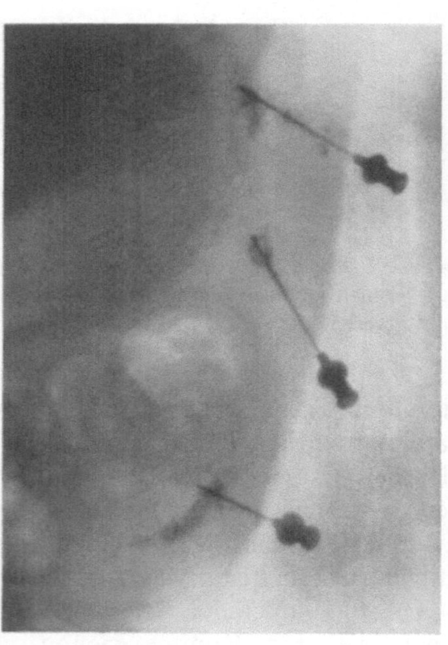

Abb. 7

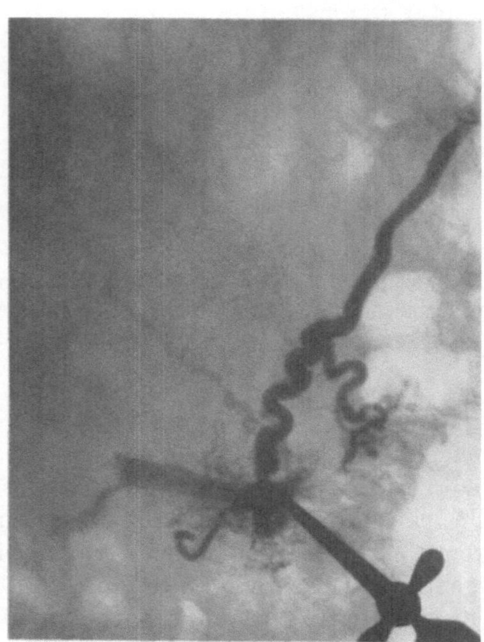

Abb. 8

Abb. 7. H. M., 49 Jahre, Rö.-Nr. 17436/55. Füllung dreier kleinster, in einer Operationsnarbe am Oberbauch gelegener Fistelgänge (Nahtfisteln) mit Hilfe feiner stumpfer Kanülen

Abb. 8. F. M., 54 Jahre, Rö.-Nr. 4145/61. Abfluß des Kontrastmittels über benachbarte Venen nach Füllung einer in den Bauchdecken gelegenen Fistelhöhle

Ebenen vermeiden darüber hinaus auch Überlagerungen durch Skeletteile und der verschiedenen kontrastmittelgefüllten Fistelabschnitte untereinander. MELCHIOR und WILIMOVSKI weisen auf die Möglichkeit hin, durch Lagewechsel des Patienten ein Einfließen des Kontrastmittels bis zum tiefsten Punkt zu ermöglichen. Auch die Anwendung des stereoskopischen Verfahrens (BISHOP; TESCHENDORF) gibt häufig wichtige Aufschlüsse.

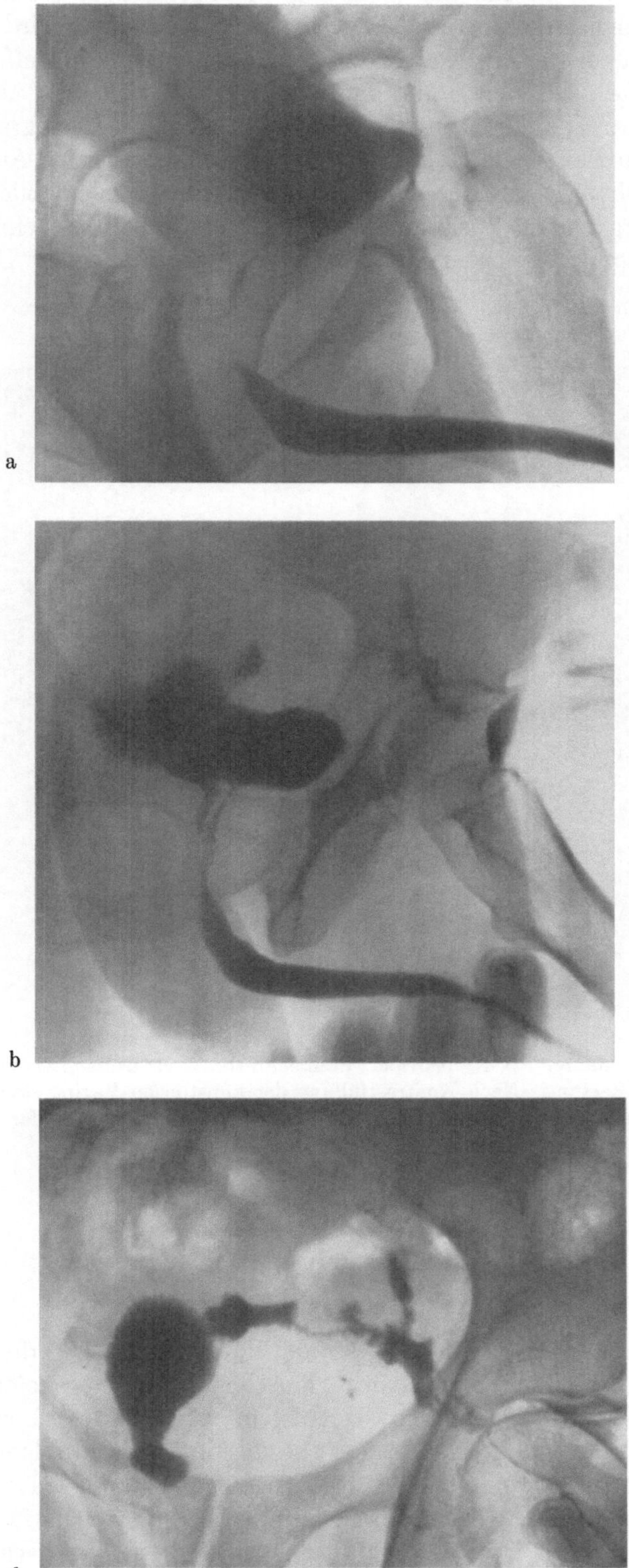

Abb. 9a—c. K.C., 40 Jahre, Rö.-Nr. 15117/59. In der linken Leistenbeuge mündendes Fistelsystem bei einem Samenblasenempyem. Es füllt sich eine in der Tiefe des kleinen Beckens liegende birnenförmige Höhle, die ihrerseits einen Ausführungsgang zur Pars posterior urethrae und zwar genau am Colliculus seminalis besitzt. Die Darstellung der Fistel erfolgte von der äußeren Öffnung an der Leiste. Zur Lagebestimmung des Hohlraums wurde außerdem eine Harnröhren- und Blasenfüllung vorgenommen

Bei äußeren Fisteln, die mit den physiologischen Hohlraumsystemen des Körpers in Zusammenhang stehen oder in der Nähe derselben verlaufen, wird häufig neben der Fistelfüllung auch eine weitere Kontrastmitteldarstellung des betreffenden Organs oder anderer in der Nähe gelegener Hohlraumsysteme erforderlich. So können z.B. Magen-Darmpassagen, Kontrasteinläufe, intravenöse und retrograde Pyelogramme, Blasen- und Harnröhrendarstellungen sowie Hystero-Salpingographien wichtige Aufschlüsse hinsichtlich des Zusammenhanges mit der Fistel bringen (Abb. 9). Schließlich lassen sich auch mit inneren Hohlorganen in Zusammenhang stehende äußere Fisteln allein durch Auffüllung dieser Hohlorgane von der physiologischen Öffnung her zur Darstellung bringen (Abb. 10a und b).

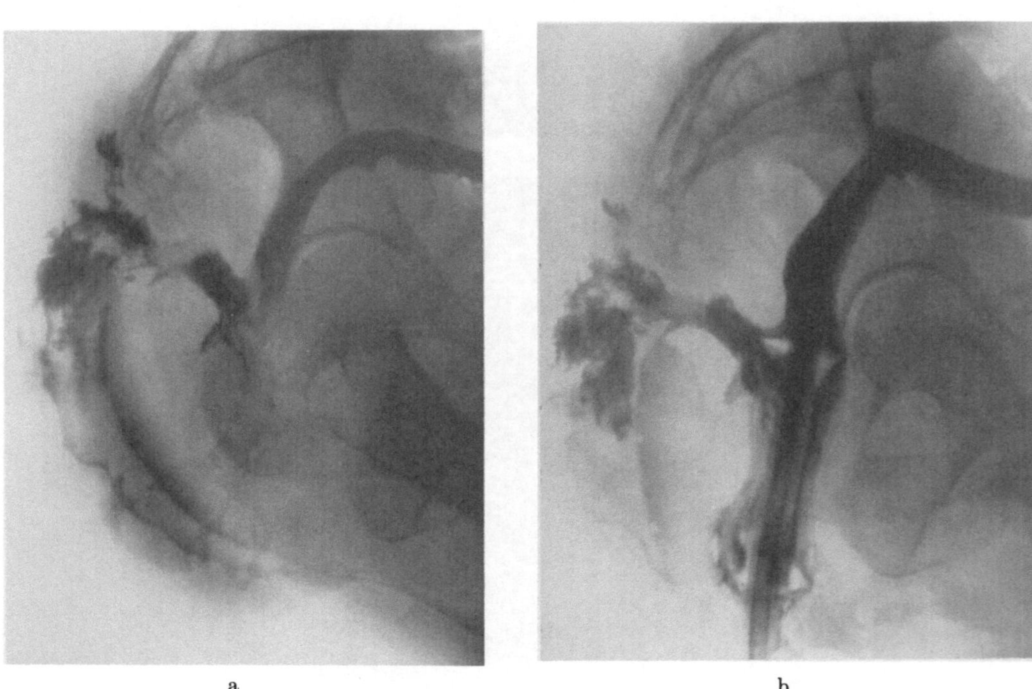

a b

Abb. 10a u. b. E.B., 57 Jahre, Rö.-Nr. 9351/56. Steißbeinfistel nach früherer gynäkologischer Operation (Vagina arteficialis aus Rectum). Nach Kontrastfüllung der künstlichen Vagina stellt sich ein nach dorsal laufender und caudal vom Kreuzbein endender Fistelgang dar

Spezieller Teil

1. Fisteln des Kopfes und des Halses

a) Angeborene Fisteln

Von den angeborenen Fisteln des *Kopfes* und des *Halses* stehen die medianen und die lateralen Halsfisteln im Vordergrund des klinischen und röntgenologischen Interesses (Abb. 11, 12). Mit der Beschreibung von Halsfisteln am Ende des 18. und am Anfang des 19. Jahrhunderts (HUNCZOWSKI; ASCHERSON) begann auch die Problematik ihrer Genese. Die Diskussion über die Entstehung der medianen Halsfistel ist zu einem gewissen Abschluß gelangt. Die Mehrzahl der Autoren stimmt weitgehend darin überein, daß sich diese — wie erstmals von HIS (1891) dargelegt wurde — genetisch auf rudimentäre Abschnitte des Ductus thyreoglossus zurückführen lasse. Dieser Gang entsteht bei der Aussprossung der Schilddrüsenanlage aus der vorderen Schlundwand und ihrer Wanderung nach caudal. WENGLOWSKI fand in Serienschnitten von Embryonen, Kindern und Erwachsenen in etwa 30% der Fälle mikroskopische Reste des Ductus thyreoglossus entweder in Form gesonderter Schilddrüsenläppchen oder als epitheliale Inseln.

Bei der Geburt finden sich als rudimentäre Überbleibsel des Ductus thyreoglossus solide oder cystische Anlagen, die erst später durch Infektion oder Sekretion die Entstehung einer Fistel verursachen. Nur selten ist schon zu diesem Zeitpunkt eine Fistel komplett ausgebildet (SCHMIDT und SPÄNGLER). Nach SCHWAIGER liegt bei der Geburt zunächst meist eine inkomplette innere Fistel vor. In vielen Fällen kommt es zu einer Obliteration des Ductus lingualis, so daß schließlich eine inkomplette äußere Halsfistel übrigbleibt.

Die Öffnung der medianen Halsfistel (Abb. 13a und b, 14a und b) liegt gewöhnlich in der Mittellinie in der Höhe zwischen Schilddrüsenisthmus und Zungenbein oder auch paramedian. Von dort verläuft die Fistel als Ductus thyreoideus bis zum Zungenbein. Dieser Abschnitt ist oft als derber Strang durch die Haut tastbar. In den meisten Fällen zieht der Fistelgang hinter dem Zungenbein entlang, seltener davor, oder perforiert dieses, er ist jedoch stets mit dem Zungenbein verwachsen. Hier beginnt der

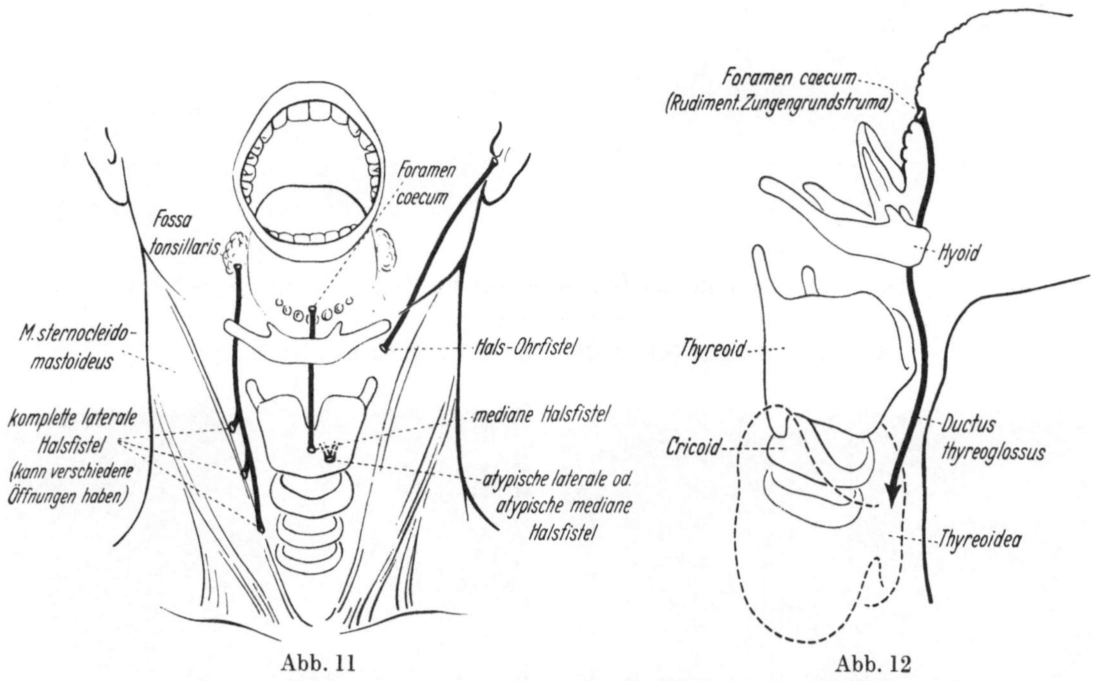

Abb. 11 Abb. 12

Abb. 11. Öffnungen und Verläufe der medianen und lateralen Halsfisteln

Abb. 12. Verlauf der medianen Halsfistel

zweite Abschnitt, der als Ductus lingualis bezeichnet wird. Er durchdringt die Mundboden- und Zungenmuskulatur und mündet im Foramen caecum.

Über die Genese der lateralen Halsfisteln bestehen in der Literatur noch Meinungsverschiedenheiten. ASCHERSON stellte 1832 seine Kiemengangstheorie auf. Die Lokalisation der Fistel im Bereich des aus der zweiten Schlundtasche stammenden Gewebes veranlaßte KONSTANECKI und MILECKI (1890) zu der Auffassung, daß die seitlichen Halsfisteln nur aus der zweiten Kiementasche (Rabelscher Gang) entstehen könnten. Dabei soll der Durchbruch nach außen erst durch entzündliche Prozesse sekundär zustandekommen. Dieser Meinung schließen sich mit geringfügigen Abänderungen SULTAN (1898), KÖNIG (1896), DEHLER (1898) und HAMMAR (1904) an. Eine zweite, andere Theorie entwickelte WENGLOWSKI im Jahre 1908. Er fand in der Wand des Fistelganges Hassalsche Körperchen und die innere Fistelöffnung immer an der Zungenwurzel caudal des Tonsillenbettes hinter dem Arcus glosso-palatinus gelegen. Er folgerte daraus die Entstehung der seitlichen Halsfisteln aus einem persistierenden Ductus thymopharyngeus, der sich bei der Bildung der Thymusanlage aus dem Epithel der dritten Schlundtasche und ihrer Verlagerung caudalwärts entwickelt.

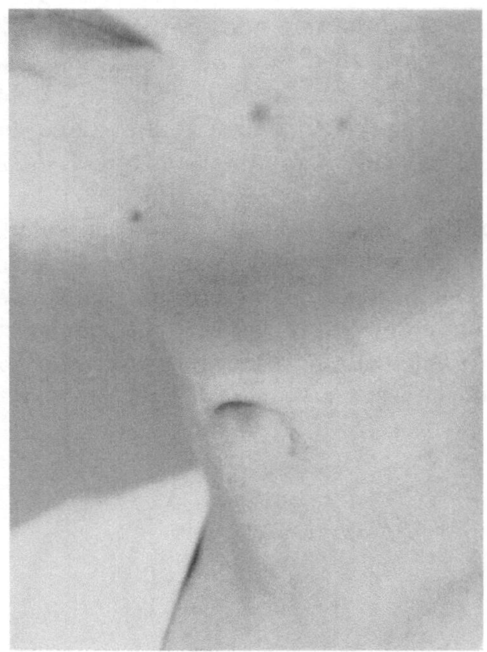
a

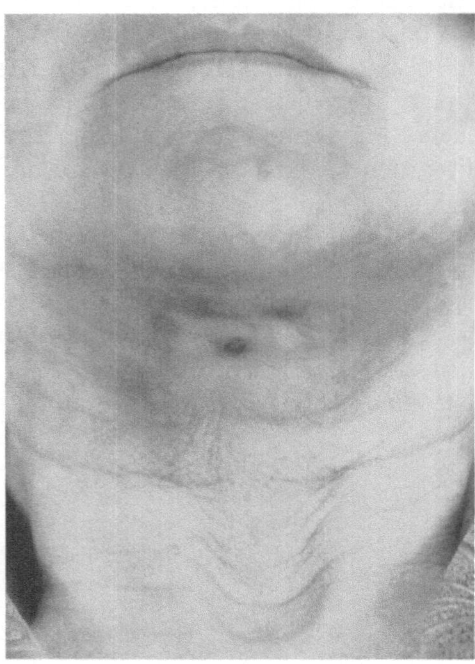
b

Abb. 13a. H.E., 398/61. Mediane Halsfistel, Öffnung caudal des Hyoid. Verziehung nach cranial während des Schluckaktes

Abb. 13b. M.K., 327/61. Mediane Halsfistel, Öffnung in Hyoidhöhe

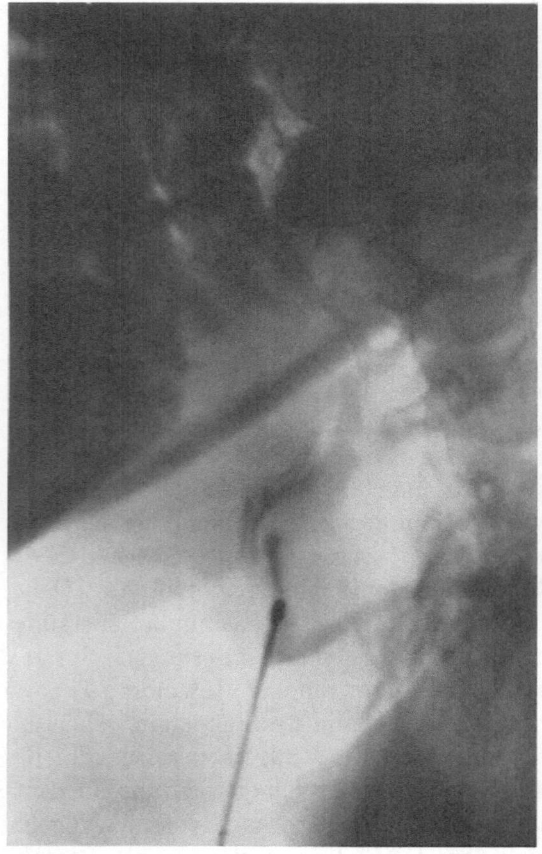
a

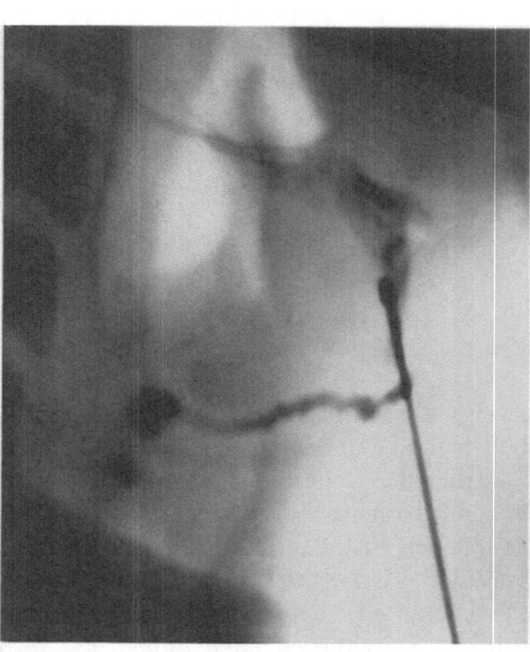
b

Abb. 14a u. b. T.M., 42 Jahre, Rö.-Nr. 3549/50. Von der in der Medianlinie gelegenen Fistelöffnung läßt sich ein etwa $2^1/_2$ cm langer schmaler Fistelgang auffüllen, der bis zur Mitte des Zungenbeines reicht und dasselbe nach ventral hin umgreift

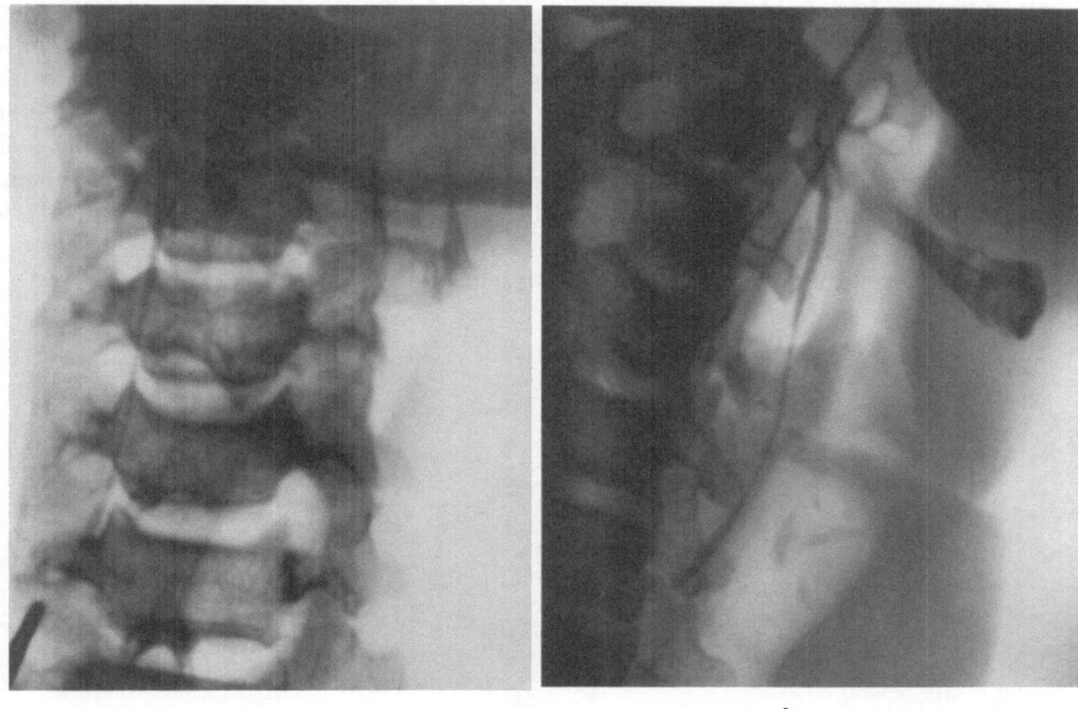

a b

Abb. 15a u. b. E. J., 23 Jahre, Rö.-Nr. 3728/52. Laterale Halsfistel, bei der sich von der Fistelöffnung aus an der rechten Halsseite ein 12 cm langer, stricknadeldicker Fistelgang füllt, der in Höhe des Atlas an der Hinterseite in den Hypopharynx einmündet

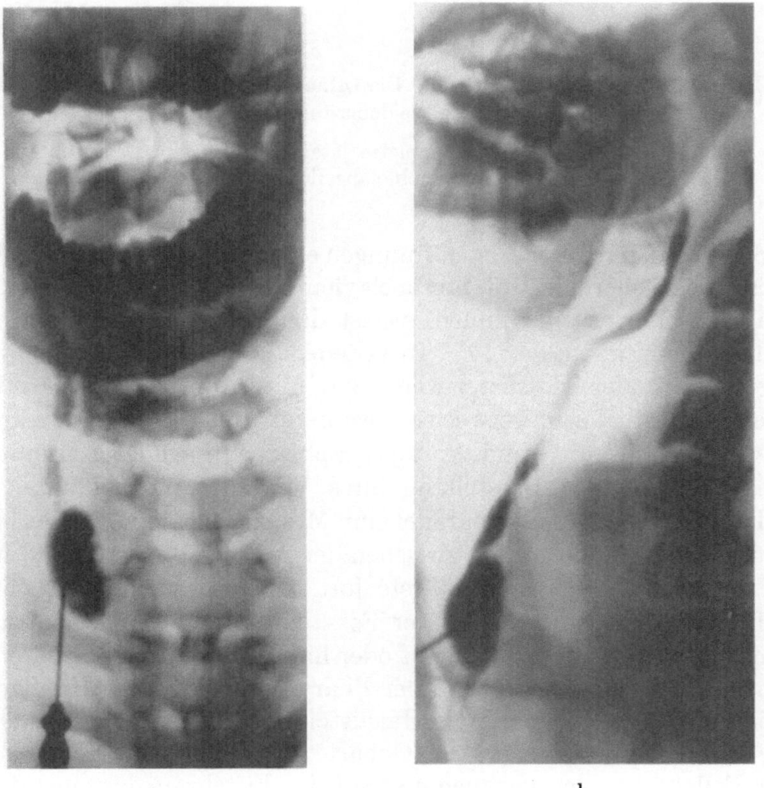

a b

Abb. 16a u. b. R. M., 9910/48. Typischer Verlauf einer lateralen Halsfistel

Die Gegner dieser Theorie wenden ein, daß die Lage der inneren Fistelmündung inkonstant ist. Sie findet sich ebenso häufig innerhalb der Fossa tonsillaris in einem Gebiet, das sich nicht mehr aus der dritten Schlundtasche entwickelt. NYLANDER (1929) konnte bei seinen Fällen histologisch kein typisches Thymusgewebe nachweisen, er lehnte die Theorie WENGLOWSKIs ab. Er hält — wie auch HAMMAR — an der Theorie einer Entstehung aus dem sog. Kiemengang RABELs fest. Eine Kombination beider Theorien findet sich bei SIMON, STULZ, FONTAINE und H. MEYER. Danach sind die cranial des Zungenbeins gelegenen Fisteln mit dem Kiemenapparat in Zusammenhang zu bringen, während die caudal des Hyoid befindlichen vom Thymuskanal abgeleitet werden, der sich von der lateralen Pharynxwand bis zum Sternum erstreckt.

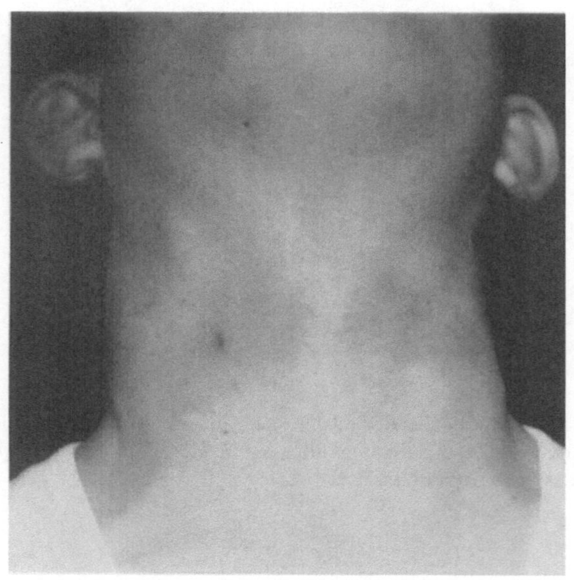

Abb. 17

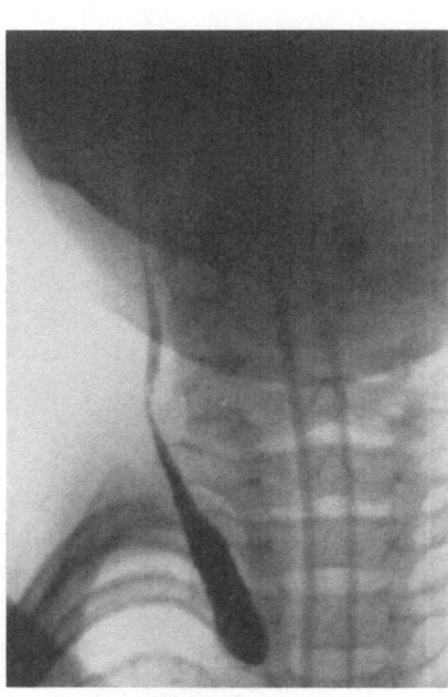

Abb. 18

Abb. 17. H. G., 4092/52. Laterale Halsfistel. Die Öffnung liegt am vorderen Rand des Musculus sternocleidomastoideus

Abb. 18. A.P., 6 Jahre, Rö.-Nr. 4266/62. Komplette laterale Halsfistel. Das Kontrastmittel ist in die Mundhöhle abgeflossen

Der typische Sitz der äußeren Fistelöffnungen einer lateralen Halsfistel (Abb. 15a und b, 16a und b) ist dicht oberhalb des Sternoclaviculargelenks gelegen. Die Öffnung kann sich jedoch auch weiter cranial finden, sie ist dann am vorderen Rand des M. sternocleidomastoideus lokalisiert (Abb. 17). In seltenen Fällen beobachtet man jedoch auch die Mündung der lateralen Halsfistel weiter zur Mitte hin, so daß sie mit der Öffnung einer medianen Halsfistel leicht verwechselt werden kann. Die Unterscheidung der beiden Fisteltypen ist also nicht auf Grund der topographischen Lage ihrer Mündungen, sondern ausschließlich mit Hilfe der Darstellung ihres Verlaufes möglich. Die laterale Fistel durchbricht das Platysma, verläuft parallel zum M. sternocleidomastoideus bis zum großen Zungenbeinhorn und setzt sich dann, zwischen der A. carotis externa und interna mit der Gefäßscheide fest verwachsen, in die Tiefe fort, um in der seitlichen Pharynxwand zu enden. Die Mündung liegt entweder in der Fossa tonsillaris, oft im Zentrum der Tonsille selbst oder hinter der Fossa tonsillaris, auf oder hinter dem Arcus palato-pharyngeus oder schließlich unter der Fossa tonsillaris in der Pharynxschleimhaut. Häufiger als die komplette ist die inkomplette äußere laterale Halsfistel. In seltenen Fällen finden sich mehrere Lumina. Die Fistel kann schon bei der Geburt vorhanden sein. Für den Chirurgen ist es von großer Bedeutung, den genauen Verlauf der Fistel vor der Operation zu kennen, um einerseits den Hautschnitt richtig legen und andererseits eine totale Entfernung aller

Fistelgänge vornehmen zu können, wie es zur Vermeidung eines Rezidivs erforderlich ist. Es muß davor gewarnt werden, eine Klärung der Verhältnisse durch Sondierung erzwingen zu wollen, da es dabei zu Epithelverletzungen und Perforationen kommen kann. Außerdem ist eine Sondierung der Fistel wegen der Krümmungen, Verzweigungen und Doppelbildungen des Ganges meist nicht in der ganzen Ausdehnung möglich. Injektionen von Farbstoffen und Geschmackslösungen (Methylenblau, Süß- und Bitterstoffe) können als weitere diagnostische Maßnahmen herangezogen werden; sie sind jedoch in ihrem Aussagewert der Röntgendiagnostik bei weitem unterlegen.

Abb. 18 zeigt den röntgenologisch dargestellten Verlauf einer kompletten lateralen Halsfistel.

Ebenfalls auf entwicklungsgeschichtlicher Grundlage sind die angeborenen *Hals-Ohrfisteln* entstanden. König stellte unter Einbeziehung eines eigenen Falles sieben weitere aus der Literatur zusammen und ist der Meinung, daß es sich hier um Entwicklungshemmungen im Bereich der Hyomandibularfurche vor dem dritten Fetalmonat, also um echte Kiemengangsfisteln handelt. Die äußere Öffnung dieser Fisteln liegt in der Kinn-Kieferregion. Die inneren Fistelöffnungen finden sich teils im Mittelohr, teils im äußeren Gehörgang. Auch hier kann eine Kontrastdarstellung der Fistel Aufklärung über die vorliegenden morphologischen Verhältnisse bringen. Virchow hat einen Fall von „vollkommener Hals-Rachenfistel" bei Mikrotie mitgeteilt, deren äußere Öffnung in der Gegend des Warzenfortsatzes gelegen hatte.

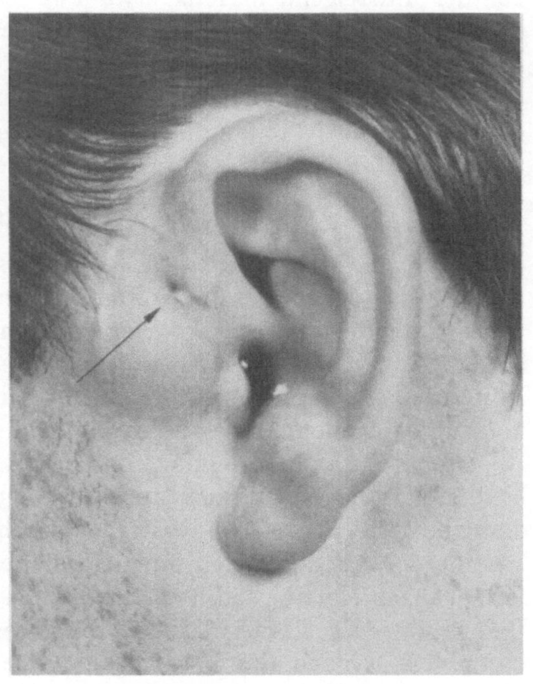

Abb. 19. H. G., 4092/52. Fistula auris congenita links. Die Öffnung sitzt an typischer Stelle vor der aufsteigenden Helix etwa 1 cm oberhalb des Tragus

Im Bereich der *Nase* finden sich ebenfalls Fisteln auf angeborener Grundlage. Graf unterscheidet 1. primäre, rein mediane Nasenfisteln, 2. sekundäre mediane Nasenfisteln und 3. seitliche Nasenfisteln. Bei den primären medianen Nasenfisteln finden sich die äußeren Fistelöffnungen am Nasenrücken, meist zwischen Nasenspitze und knöcherner Nase in Form einer kleinen Delle. Der etwa 1,5 cm lange Fistelgang verläuft schräg nach oben in die Tiefe. Die Kontrastfüllung kann eine Dermoidcyste am Ende des Ganges aufdecken. In manchen Fällen läßt sich auf der Leeraufnahme schon eine blasige Auftreibung des Nasenbeines erkennen. Die Cysten haben meist keine Verbindung mit den Stirnhöhlen, jedoch sind nicht alle medianen Nasenfisteln mit einer in der Tiefe gelegenen Cyste kombiniert (Boenninghaus). Das Dermoid ist fast immer in der Gegend der Nasenwurzel gelegen. Aus der Fistelöffnung erfolgt oft eine Absonderung von Talg und Haaren. Bramann berichtete 1890 wohl als erster in der deutschen Literatur über Dermoidcysten der Nase. Die sekundären medianen Nasenfisteln entstehen infolge eines Durchbruches einer subcutanen Dermoidcyste nach außen. Bei den seitlichen Nasenfisteln kann die Fistelöffnung wie ein drittes Nasenloch imponieren.

Bei den angeborenen *Unterlippenfisteln* handelt es sich nach Mathis um bilateral symmetrisch zur Sagittallinie, etwa an der Grenze zur Pars villosa auftretende, die Lippe schräg in sagittaler Richtung mehr oder minder weit durchziehende, blind endende Kanäle. Die äußere Mündung kann verschieden geformt sein: eine frontale Furche (Mathis und Tretter), eine Saugscheibe (Hilgenrainer), oberflächliche Rillen wie Einbißstellen

(MÜLLER und GÄRTNER). Nach WEYERS finden sich bei dieser Art von angeborenen Fisteln alle Übergänge von angedeuteter Lippenfurche über Schleimhauttaschen bis zum echten Blindkanal. Sowohl bei den Unterlippenfisteln als auch bei den beschriebenen angeborenen Ohrfisteln handelt es sich um Fistelkanäle von so geringer Länge, daß die Indikation zu einer röntgenologischen Fisteldarstellung im allgemeinen nicht gegeben ist.

Die Unterlippenfisteln entstehen nach STIEDA durch excessives Wachstum, durch Schließung zweier bereits bei Embryonen vorhandener symmetrischer Lippenfurchen, d.h. durch Umbildung von Rinnen zu Kanälen.

GOLDFLAM und LEMKE beschrieben drei Fälle von Fisteln, die in den *Mundwinkeln* gelegen waren. Eine röntgenologische Fisteldarstellung (LEMKE) ergab beiderseits ein feines, sich verzweigendes Fistelsystem, dessen Lokalisation LEMKE als Hinweis für das Vorliegen einer echten Hemmungsmißbildung der ursprünglichen Wangenlippen ansieht.

Die von BETZ zuerst beschriebene *Fistula auris congenita* (Abb. 19) findet sich direkt vor der aufsteigenden Helix etwa 1 cm oberhalb des Tragus, jedoch kommt sie auch in selteneren Fällen auf der Ohrmuschel selbst [Fistula auriculae congenita (GRUNERT)] und weiter unten vor dem Tragus vor.

Weiterer Erwähnung bedürfen die sehr seltenen angeborenen *Speichelfisteln*, die bei querer Wangenspalte zur Beobachtung kommen (HEBER).

b) Die erworbenen Fisteln des Kopfes und Halses

Die Diagnostik der *Zahnfisteln* mit klinischen Untersuchungsmethoden stößt häufig auf Schwierigkeiten, da die Fistelöffnungen an sehr verschiedenen Stellen des Gesichtes und Halses, oft weit entfernt vom erkrankten Zahn, lokalisiert sein können. Die Zahnfistel ist das letzte Glied einer Kette von Erkrankungen, die mit der Karies beginnt und über Pulpitis, Periodontitis, Einbruch in den Knochen, endostales Stadium, Durchbruch und subperiostalen Absceß schließlich zur Fistel führt.

Aus der Zusammenstellung von R. MEYER geht hervor, daß von den Zähnen des Unterkiefers entspringende Hautfisteln etwa zehnmal so häufig sind wie die von den Zähnen des Oberkiefers ausgehenden. Die Durchbrüche am Oberkiefer erfolgen meist in das Vestibulum oris, also nach innen. Der überwiegende Anteil dieser Fisteln geht von Infektionen der Molaren aus. Typische Lokalisationen der Mündungen von Zahnfisteln sind im Bereich des Gesichtsschädels: für die unteren Incisivi das mittlere Kinn, für die unteren Canini die Gegend des Foramen mentale beiderseits, für die Prämolaren und Molaren die muskelfreie Zone zwischen dem Musculus quadrangularis menti und vorderem Masseterrand, die Gegend hinter dem Masseter am Kieferwinkel und der Mundboden. Ausgehend von Zahnentzündungen kann es auch zu Senkungsabscessen kommen. Die äußere Öffnung der Fistel wurde bei solchen Fällen am Hals vor dem Sternocleidomastoideus, in der hinteren Schlüsselbeingrube, an der Schulter, im Bereich der seitlichen Thoraxwand, an den Mammae sowie am Sternalrand gefunden. Gewöhnlich ist die äußere Fistelöffnung von einem kleinen Granulationspfropf umgeben. Von den Zähnen des Oberkiefers ausgehende Fisteln münden in den Nasolabialfalten oder im inneren und äußeren Augenwinkel (Eckzähne), in selteneren Fällen endet die Fistel am Nasenflügel, an der Schläfe oder über dem Jochbein. Auch vereiterte Wurzeln, Follicularcysten, Zahnfleischulcera und retinierte Weisheitszähne können den Ausgangspunkt für derartige Fisteln darstellen. Differentialdiagnostisch muß man bei Fisteln im Bereich des Gesichtsschädels an nicht dentogene Ursprungsherde denken.

Zu diesen gehören unter anderem die hämatogene oder posttraumatische Osteomyelitis. Von historischem Interesse ist die Phosphornekrose des Kiefers mit osteomyelitischen Einschmelzungsprozessen und Fistelbildungen. Chronische und akute eitrige Entzündungen im Bereich der Nebenhöhlen können zur Entstehung einer Fistel führen. Bei Stirnhöhlenvereiterungen finden sich zwei Prädilektionsstellen für äußere Fistelbildungen: 1. im oberen Orbitalwinkel etwas hinter der Fovea trochlearis und 2. $^1/_2$—1 cm hinter der Incisura supraorbitalis. Bei beiden weisen kleine Venenstämmchen dem Sekret den Weg nach außen. Ein Durchbruch der Eiterung an der Vorderwand der Stirnhöhle erfordert dagegen wahrscheinlich zusätzlich ein Trauma (DENKER und KAHLER). Der Zeitraum zwischen Trauma und Fisteldurchbruch kann Monate betragen. Differentialdiagnostisch ist an eine luetische Zerstörung der vorderen Stirnhöhlenwand zu denken.

Infektiöse Prozesse des Mittelohres und des Mastoids führen gelegentlich zur primären und Operationen in diesem Bereich zur sekundären Fistelbildung. Der primären Fistel-

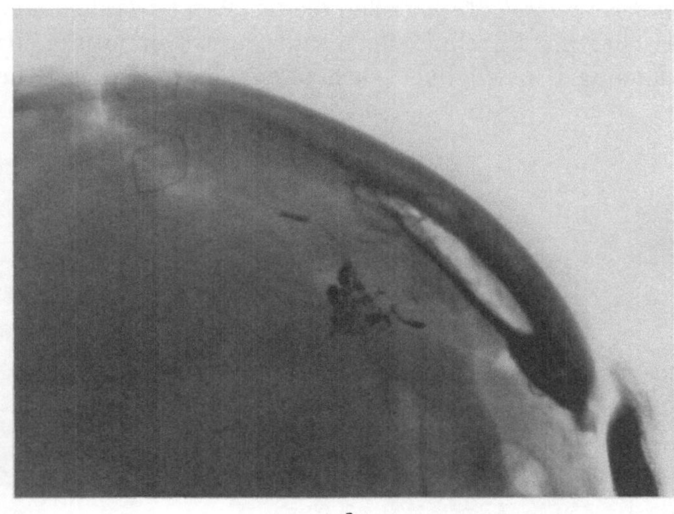

a

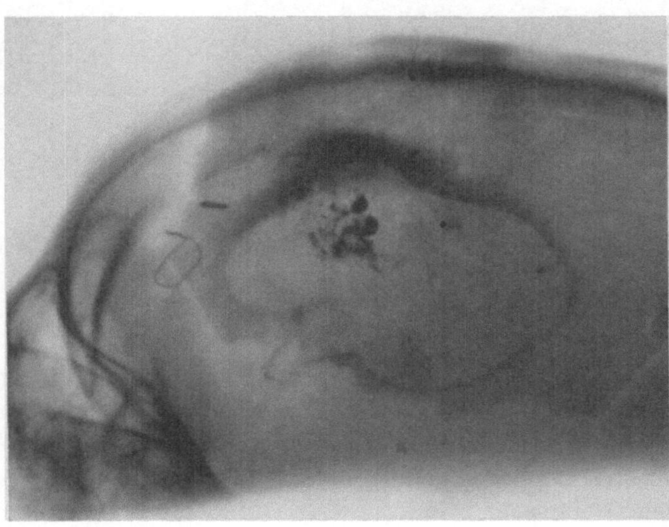

b

Abb. 20a u. b. W.P., 45 Jahre, Rö.-Nr. 9191/61. Zustand nach operativer Behandlung eines Hirntumors. Die Fistel führt in einen flachen Hohlraum zwischen der eingelegten Knochenschale und der Dura

bildung geht meist ein subperiostaler Absceß mit Schwellung und Rötung hinter der Ohrmuschel voraus. Retroauriculäre Fisteln tuberkulöser Genese, die durch Perforation eines tuberkulösen Abscesses entstehen, treten besonders im Kindesalter auf. Ein Durchbruch in den Gehörgang, in den Nacken und in die Jochbeingegend wurde ebenfalls beschrieben. Fisteln im Bereich des Hirnschädels (Abb. 20a und b) entstehen auf infektiöser Grundlage nach traumatischen Kontinuitätstrennungen des Schädeldaches, insbesondere nach Schußverletzungen, nach Osteomyelitis mit Sequesterbildung, im Gefolge von Hirnoperationen und Schädeldachplastiken (Abb. 21a und b).

Liquorfisteln (Abb. 22a—c), wie sie auf angeborener Grundlage, meist verbunden mit Meningocele oder Encephalocele, postoperativ und posttraumatisch nach Schädelbrüchen und Schußverletzungen in Erscheinung treten, bieten im allgemeinen keine Indikation zur Darstellung mit Kontrastmitteln.

Äußere *Tränengangsfisteln* entstehen im Gefolge von Traumen und auch von entzündlichen und tumorösen Erkrankungen. Eine Kontrastdarstellung der Tränenwege ist möglich. Sie kann vom unteren oder oberen Tränenpünktchen aus sowie von der äußeren Fistelöffnung erfolgen. Es empfiehlt sich die Anwendung einer stumpfen Hohlsonde.

Von den *Fisteln der Speicheldrüsen* stehen die der Parotis zahlenmäßig an erster Stelle (Abb. 23). Die Ursachen der Fistelbildungen sind meist traumatisch (Hufschlag, Schuß-, Schnitt-, Stichverletzungen usw.), aber auch entzündliche Prozesse unspezifischer und

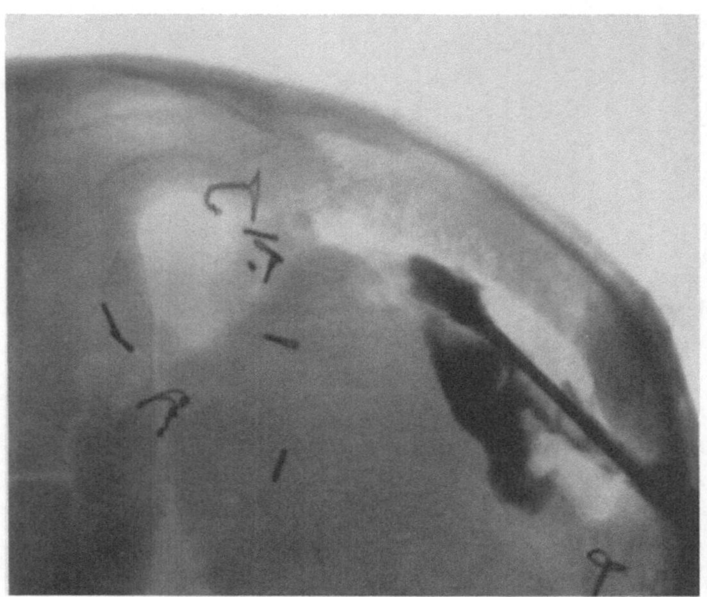

a

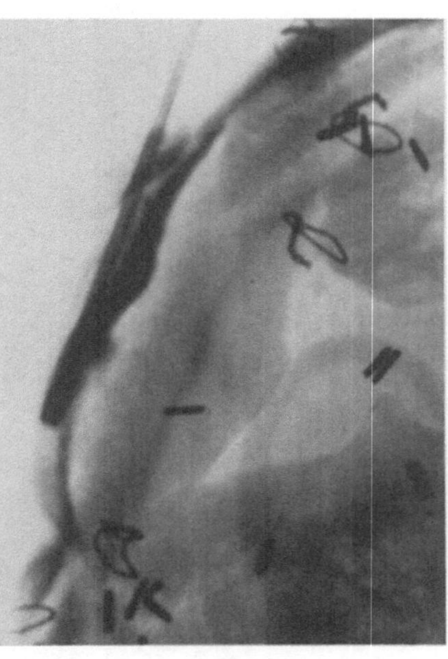

b

Abb. 21a u. b. H.-P.E., 22 Jahre, Rö.-Nr. 17876/59. Äußere Fistel am Kopf nach Schädeldachplastik. Das Kontrastmittel umspült mehrere isolierte, kleine Knochenstücke im Hinterhaupt, die Sequestern entsprechen (operativ bestätigt)

spezifischer Art (Aktinomykose, Tuberkulose) können zu Fistelbildungen führen. Schließlich seien postoperative Fisteln z.B. nach Tumoroperationen erwähnt. HEBER unterscheidet Drüsenfisteln und Gangfisteln. Bei ersteren geht die Fistel von einem kleineren zu einem oder mehreren Läppchen gehörigen Speichelgang aus, bei letzteren besteht eine Verbindung mit dem Stenonschen Gang. Die Darstellung der Fistel kann von der äußeren Fistelöffnung oder von der inneren Mündung des Stenonschen Ganges aus erfolgen. Bei der Kontrastmitteldarstellung einer Drüsenfistel wird sich bei Füllung von außen her das sezernierende Drüsenläppchen mit seinem Ductulus isoliert darstellen, während es bei Füllung von innen her ausgespart ist. Bei der Gangfistel kommt es bei Kontrastmittelfüllung von außen zur Darstellung der ganzen Drüse, während Füllung vom Mund her nur den erhaltenen distalen Gangteil zur Abbildung bringt. Die äußere Öffnung einer Gangfistel projiziert sich auf die Wange. Die dorsale Begrenzung liegt auf der Verbindungslinie Jochbein-Kieferwinkel, die vordere Grenze ist durch die innere Mündung des Ganges (zwischen oberem Prämolar 2 und Molar 1—2) gegeben. In seltenen Fällen kann ein Parotisabsceß bis in den äußeren Gehörgang durchbrechen und zu einer entsprechenden Fistelbildung führen. Eine Indikation zur Fisteldarstellung bei den Glandulae submandibulares und sublinguales ist nur selten gegeben.

GROTTING beschreibt eine an der Kinnspitze mündende Fistel, die von einer in der Zungenmitte gelegenen, branchiogenen oder Dermoidcyste ausging.

Die Weichteilfisteln im Bereich des Kopfes und Halses sind fast ausschließlich infektiöser Genese. So können im Anschluß an Phlegmonen, Abscesse und Furunkel Fisteln entstehen, deren Verlauf durch die anatomischen Gegebenheiten in dem Sinne bestimmt

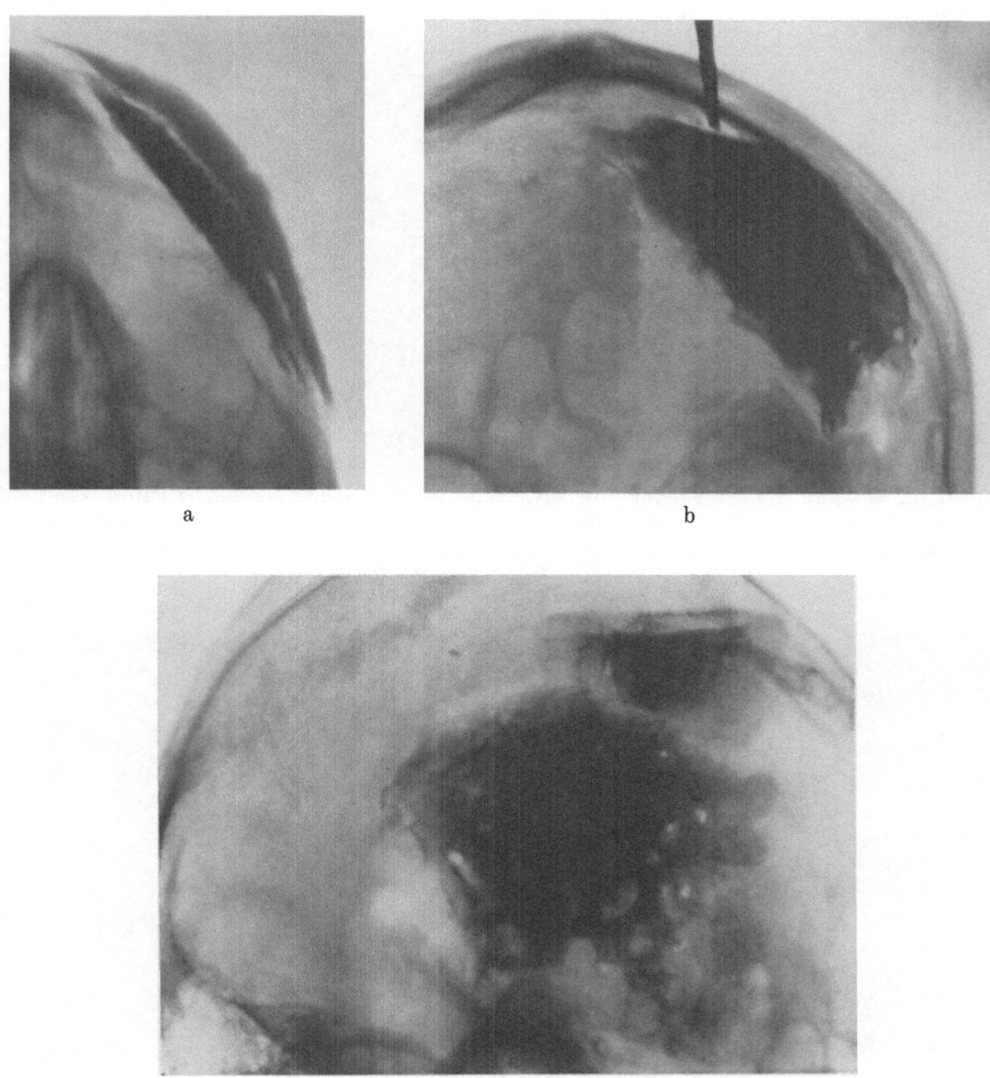

Abb. 22a—c. W.F., 23 Jahre, Rö.-Nr. 3867/59. Operativ behandelte Liquorfistel im Bereich der Lamina cribriformis nach Verkehrsunfall. Die Fistelöffnung führt in eine der Schädeloberfläche angepaßte Höhle im Bereich des Trepanationsdefektes. Die multiplen rundlichen Aufhellungen im Kontrastmittel entsprechen wahrscheinlich Granulationen

wird, daß Knochen, Fascien und Muskulatur dem Eiterdurchbruch Widerstand entgegensetzen und so den Weg der Fistel beeinflussen. Von größerer Bedeutung sind die Fisteln spezifischer Genese. Bei den tuberkulösen Lymphknoten, die meist, besonders im Kindesalter, zu den primären Formen der Tuberkulose gehören, kann es im Halsbereich zu Einschmelzungen und primären Fistelbildungen kommen. Meist sind mehrere Hautfisteln vorhanden, die von den vorzugsweise befallenen Lymphknotengruppen der Submentalregion, des Kieferwinkels und der Lymphonodi superficiales und profundi ausgehen. Häufiger jedoch ist die sekundäre Fistel nach operativen Eingriffen an solchen Lymphknoten.

Die oft in der Mundhöhle entstehende cervicofaciale Weichteilaktinomykose (Abb. 24a und b) führt häufig zu Fistelbildungen mit Absonderung von Eiter, dessen bakteriologische, histologische und mikroskopische Untersuchung die Diagnose stellen läßt. Ein Übergreifen der Infektion auf den Knochen hat Destruktionen und Knochenfisteln zur Folge. Das klinische Bild der Aktinomykose ist charakterisiert durch bretth arte Infiltrate, die von Abscessen und Eiter enthaltenden Fistelgängen durchsetzt sind, sowie durch

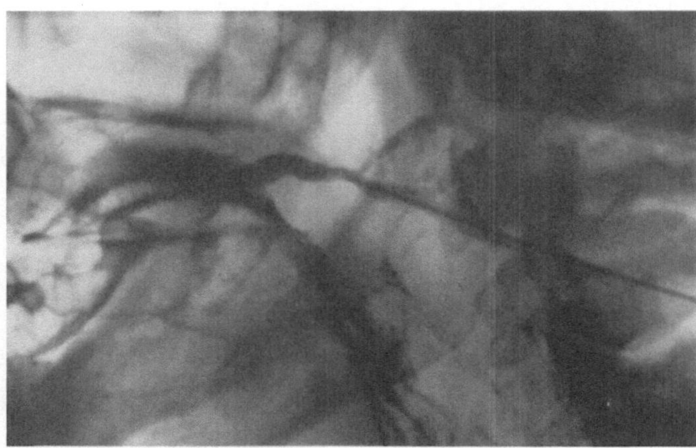

Abb. 23. K. S., 53 Jahre, Rö.-Nr. 8647/59. Recidivierende und abscedierte chronische Parotitis mit äußerer Speichelfistel. Darstellung des Ductus parotideus bis zur Papille mit Austritt des Kontrastmittels in die Mundhöhle. Abzweigung zweier Seitengänge nach cranial-dorsal vom Hauptgang und weitere Verzweigung derselben (retrograde Darstellung der Parotisgänge)

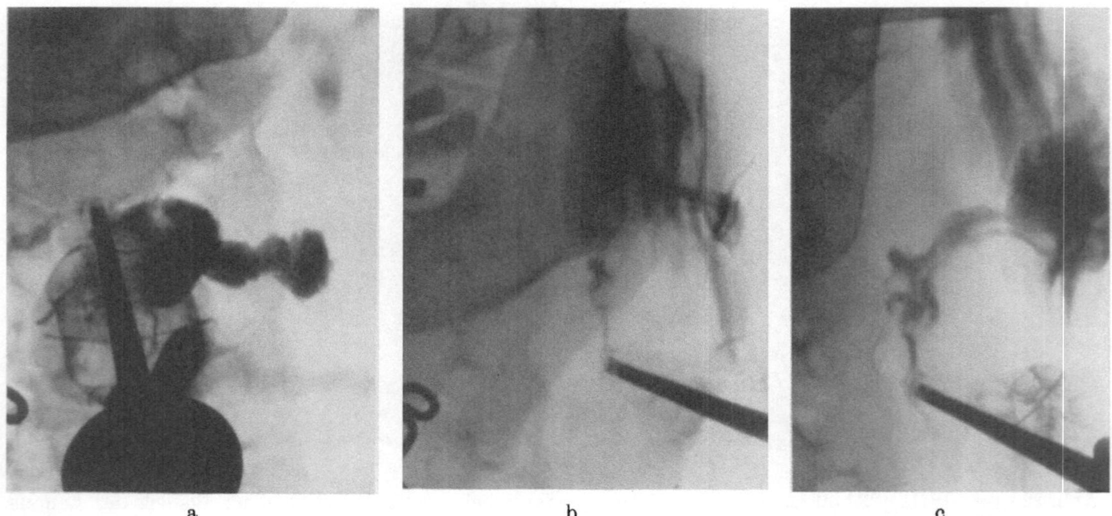

Abb. 24a—c. Ch. K., 69 Jahre, Rö.-Nr. 1933/58. Aktinomykotische Halsfistel mit mehreren Fistelöffnungen an beiden Halsseiten. Die einzelnen Gänge sind etwa bleistiftdick und stehen untereinander in Verbindung

eine blaurote Verfärbung der befallenen Haut. Die Infektion breitet sich nach allen Richtungen hin aus, ohne auf Organgrenzen Rücksicht zu nehmen. Verkäsung und größere Nekrosen fehlen (EUFINGER). Da die Behandlung der Aktinomykose heute mit Antibioticis und Röntgentiefenbestrahlung zu sehr guten Erfolgen führt, ist ein chirurgisches Vorgehen meist nicht erforderlich und es erübrigt sich aus diesem Grunde die Darstellung des Fistelsystems.

Zu den selteneren spezifischen Infektionen mit Ausbildung von Fisteln gehören das syphilitische Gumma und der Rotz. Auch Fistelbildungen nach Röntgenbestrahlung oder Punktion von lymphogranulomatösen Geweben sind in der Literatur bekannt (TRAUT).

Verletzungen des Oesophagus von innen oder außen können nur dann zu äußeren Fisteln führen, wenn es sich um größere Defekte mit Abgang von Speisen handelt, bei denen eine perioesophageale Entzündung das Zusammenfallen und Verkleben des Fistelganges verhindert.

2. Thorax

Angeborene äußere Fisteln im Bereich des Thorax sind nicht bekannt.

Die erworbenen Fisteln lassen sich in parietale und viscerale unterteilen und sind entweder infektiösen oder posttraumatischen Ursprungs.

Zu den parietalen Fisteln der Thoraxwand gehören die Fisteln der Mamma. Sie sind Folge einer chronisch abscedierenden Mastitis, die nach außen durchgebrochen ist. Es handelt sich in der Mehrzahl der Fälle um unspezifische Infektionen des pericanaliculären

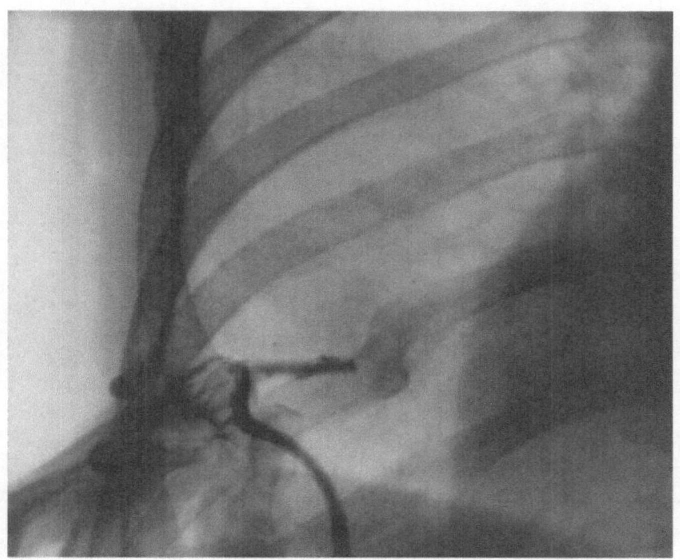

Abb. 25. F.D., 56 Jahre, Rö.-Nr. 8888/49. Die Fistel verläuft zum oberen Rand der alten Resektionsstelle der 9. Rippe rechts. Hier findet sich ein bohnengroßer entzündlicher Destruktionsherd

Bindegewebes, die sekundär auf das Drüsenparenchym übergreifen. Dabei kommt es zu entzündlichen Veränderungen der Drüsengänge, die nach außen perforieren können und so zur Milchfistel führen. Schließlich findet sich als Endstadium der unbehandelten Mastitis ein kompliziertes und verschlungenes System von Fistelgängen und Höhlen, die mit bröckeligem, käseartigen Inhalt angefüllt sind. Zu den seltenen Formen der Brustfisteln gehören solche bei Mastitis typhosa und dysenterica. Im Gegensatz zur Mastitis bei epidemischer Parotitis, die im allgemeinen nicht zur Einschmelzung neigt, kann es bei der als Grippekomplikation auftretenden Mastitis zur Abszedierung und schließlich zur Fistelbildung kommen. Von den spezifischen Infektionen der Mamma steht die Tuberkulose in ihrer Bedeutung an erster Stelle. Die sog. „chronisch fistelnde Mastitis" wird zwischen der Pubertät und dem Klimakterium beobachtet. Die ihr zugrunde liegende tuberkulöse Infektion kann primär in der Mamma entstehen oder fortgeleitet von den visceralen Thoraxorganen oder vom knöchernen Thorax übergreifen. Von den kalten Abscessen und Kavernen, die oft als fluktuierende Geschwulst tastbar sind, gehen röhrenförmige Fistelgänge aus, die das ganze Drüsenparenchym durchsetzen, die Haut unterminieren und durchbrechen können. Die äußeren Fistelöffnungen zeigen typische tuberkulöse Granulationen. In den meisten Fällen kommt es jedoch zur Mischinfektion.

Bei der gummösen Mastitis, einer der beiden Formen der tertiären Lues an der Brustdrüse, kann es zur zentralen Erweichung der Gummen und schließlich zum Durchbruch nach außen kommen. Die Gummen sind vorzugsweise in der Umgebung der Brustwarze lokalisiert.

Die primäre Aktinomykose der Brustdrüse ist außerordentlich selten, die sekundäre ist fortgeleitet und entspricht den gleichartigen Veränderungen an der übrigen Thoraxwand.

Auf nicht entzündlicher traumatischer Grundlage oder als Folge von Operationen kann es bei Verletzung der Milchgänge zur Ausbildung von Milchfisteln kommen.

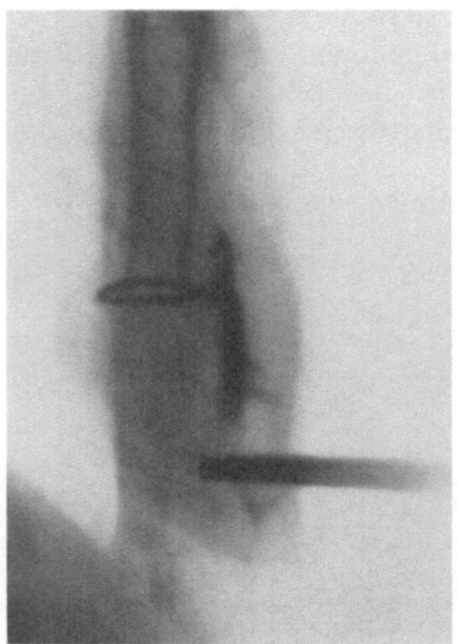

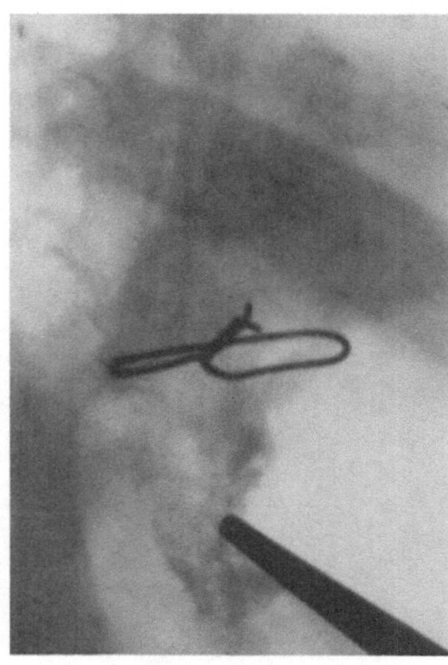

Abb. 26. P.F., 41 Jahre, Rö.-Nr. 2385/53. Zustand nach operativer Beseitigung eines Thymoms. Der Fistelkanal verläuft zu dem im Brustbein liegenden Metalldraht, der offensichtlich die Ursache der Fistel darstellt. Verdacht auf Absceß an der Innenseite des Brustbeins in Höhe des Drahtringes

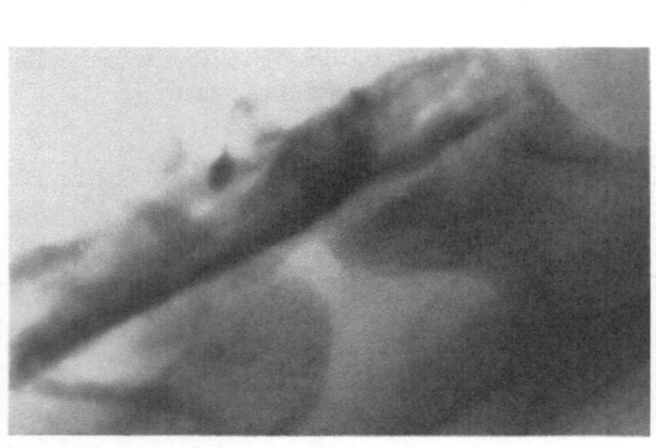

a

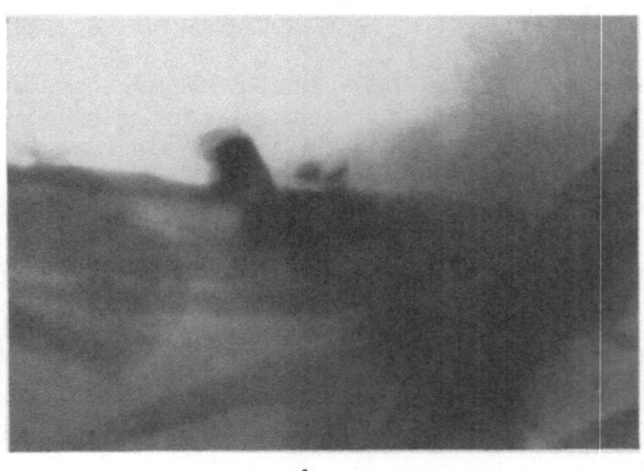

b

Abb. 27a u. b. G.Th., 21 Jahre, Rö.-Nr. 5936/59. Zustand nach operativ versorgter Claviculafraktur mit Spanausbolzung. Die Fistel führt direkt in das Fibulatransplantat im rechten Schlüsselbein und zwar etwas lateral von der medialen Pseudarthrose. An dieser Stelle liegen Granulationshöhlen und Resorptionszonen

Von den übrigen Weichteilfisteln der Thoraxwand sind zunächst die von den Lymphknoten der Achselhöhlen, der supra- und infraclaviculären Gruben und von intercostal gelegenen Lymphknoten ausgehenden Fisteln zu nennen. Auch hier handelt es sich meist um tuberkulöse Infektionen mit Einschmelzungen. In seltenen Fällen finden sich Fisteln, die von subpectoral gelegenen Abscessen nach außen durchbrechen.

Tuberkulöse Prozesse des knöchernen Thorax mit Ausbildung von äußeren Fisteln finden sich vorzugsweise an den Knorpelknochengrenzen der Rippen, seltener an den dorsalen Rippenpartien sowie am Sternum und den Sternoclaviculargelenken. Kontrastfüllungen der Fisteln offenbaren die Lokalisation des tuberkulösen Prozesses. Neben der tuberkulösen Rippencaries verdienen auch die unspezifische Osteomyelitis (Abb. 25), die Chondritis nach Typhus (rostbraunes Exsudat), Fleck- und Rückfallfieber Erwähnung. Die Lues des knöchernen Thorax findet sich nach BEITZKE und SCHLESINGER im oberen Sternalbereich. Auch an den Rippen kann es zur Periostitis gummosa und Osteomyelitis gummosa, zur Karies und Nekrose kommen.

Weiter wird postoperativ die Ausbildung infektiöser Prozesse an den Rippen, am Sternum und an den Schlüsselbeinen beobachtet (Abb. 26, 27a und b).

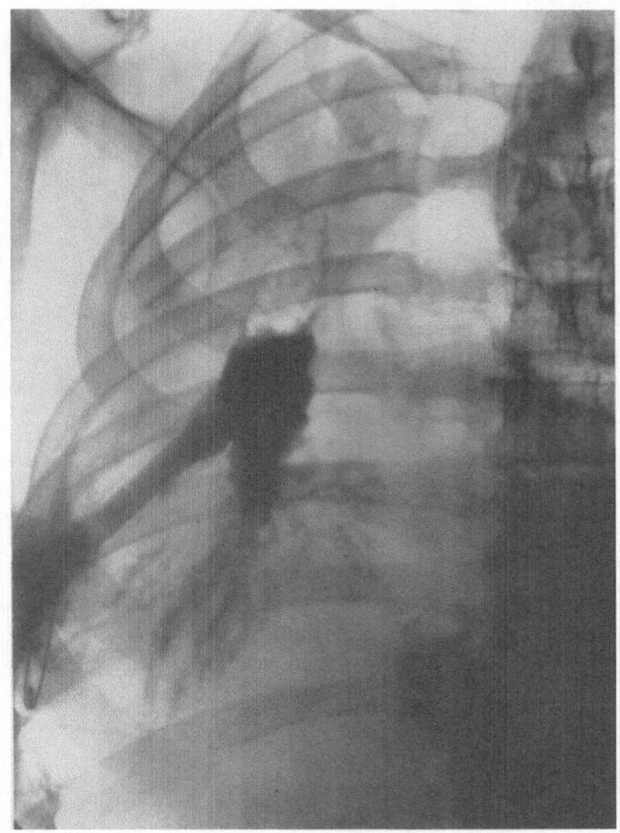

Abb. 28. H.M., 45 Jahre, Rö.-Nr. 6830/59. Füllung einer Empyemresthöhle nach Lobektomie links wegen Bronchialcarcinom. Die craniale Wandbegrenzung der Empyemresthöhle ist im Doppelkontrastverfahren mit Luft und Kontrastmittel dargestellt

Bei Fisteln, die im Bereich des Rückens und der seitlichen Thoraxwand münden, muß an tuberkulöse Herde auch im Schulterblatt gedacht werden. Der Weg solcher Fisteln wird durch den Verlauf der Muskulatur bestimmt.

Die von dem visceralen Thorax ausgehenden Fisteln entspringen am häufigsten aus einem Pleuraempyem. Das Empyem kann auf der Grundlage einer Pneumonie, einer spezifischen Infektion der Lunge, z.B. einer Aktinomykose, oder auch von außen durchbrechender infektiöser Prozesse entstanden sein. Die Empyemfisteln bilden sich am häufigsten im Gefolge operativer Eingriffe und Punktionen (Abb. 28, 29a und b, 30, 31, 32), in seltenen Fällen spontan als sog. Empyema necessitatis, bei dem es durch ulceröse und nekrotisierende Prozesse der Brustwand zur subpleuralen Phlegmone und zum Durchbruch durch die Brustwand kommt

Die bronchocutanen Fisteln werden nach LANDOIS in direkte und indirekte eingeteilt. Erstere verlaufen aus den Bronchien direkt zur äußeren Haut (Abb. 33a und b, 34), letztere passieren in ihrem Verlauf eine Empyemresthöhle (Abb. 35a und b). Die Ursache

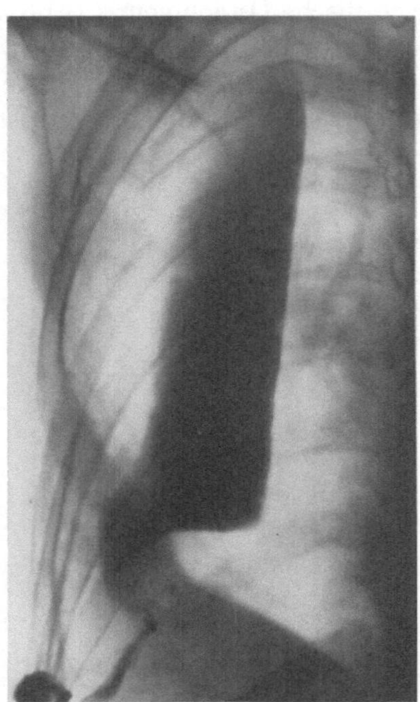

a

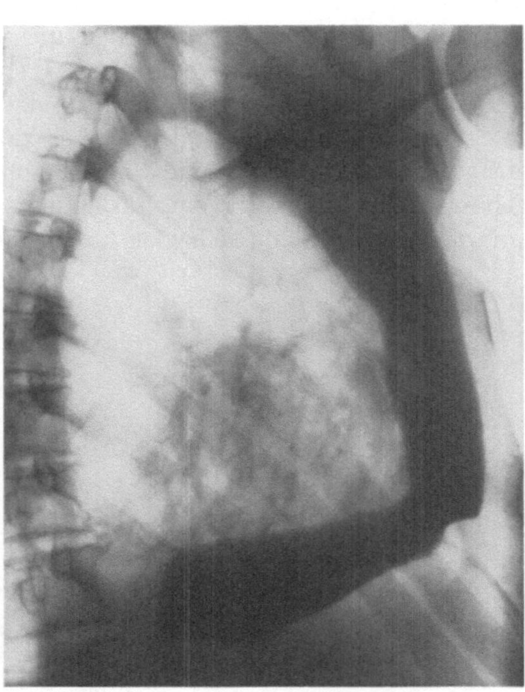

b

Abb. 29a u. b. K.Z., 53 Jahre, Rö.-Nr. 12107/57. Zustand nach Ektomie des rechten Mittel- und Unterlappens mit Ausbildung einer fistelnden Resthöhle. Auffüllung der Höhle von der Fistelöffnung her. Durch verschiedentliche Umlagerung des Patienten vermischt sich das Kontrastmittel mit der Ergußflüssigkeit

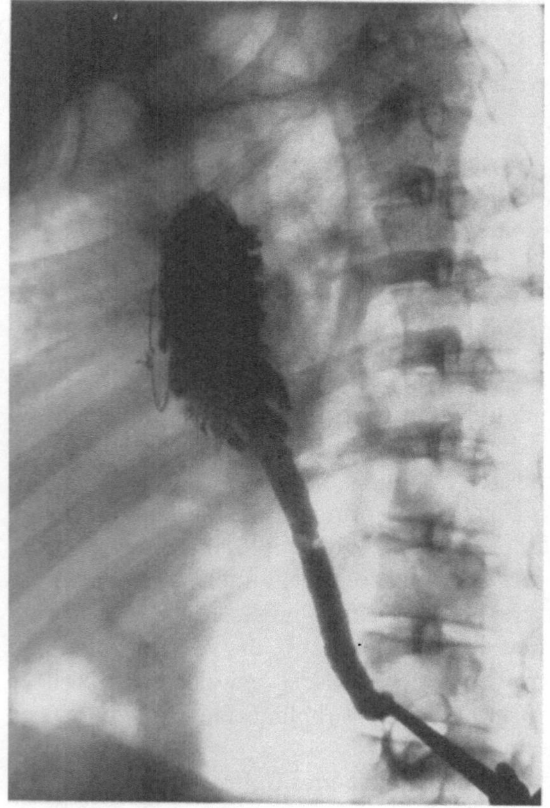

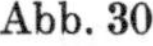

Abb. 30

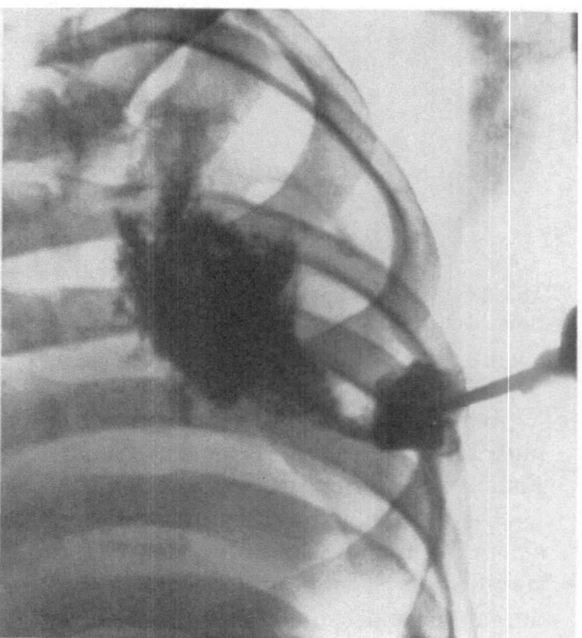

Abb. 31

Abb. 30. O. St., 41 Jahre, Rö.-Nr. 2768/53. In eine Resthöhle mündende Fistel nach Pneumektomie links

Abb. 31. R. H., 44 Jahre, Rö.-Nr. 9145/55. Resthöhle im linken Ober- und Mittelfeld nach Ektomie des rechten Oberlappens wegen Bronchialcarcinoms. Keine Verbindung zum Bronchialsystem

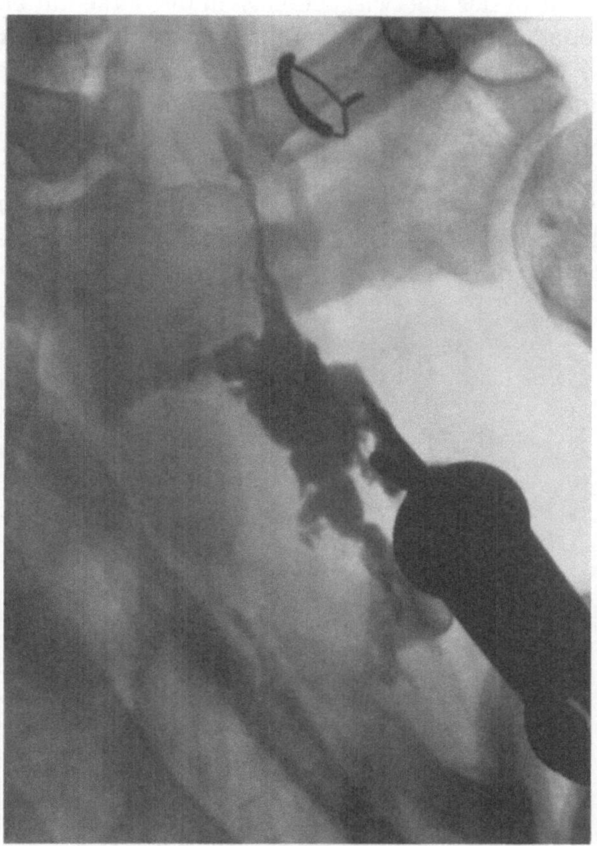

Abb. 32. H. S., 30 Jahre, Rö.-Nr. 16396/52. Zustand nach Thorakoplastik und Teilresektion der linken Clavicula wegen eines Lungenabscesses. 18 cm langes Fistelsystem in einer Tiefe von etwa 3 cm. Die Fistelöffnung mündet in die im Zentrum gelegene pfirsichkerngroße Höhlenbildung

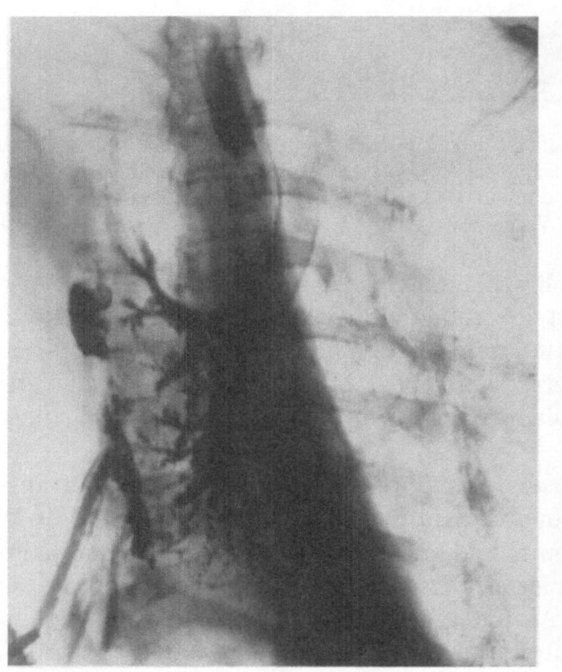
a

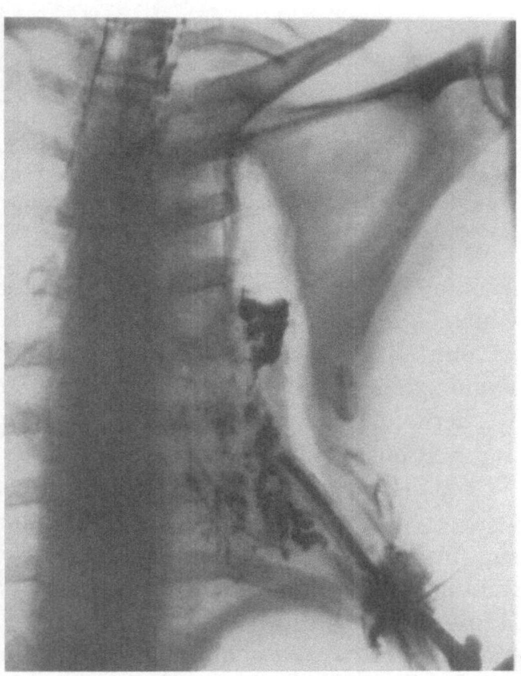
b

Abb. 33 a u. b. K. C., 33 Jahre, Rö.-Nr. 7382/53. Bronchialfistel nach Thorakoplastik wegen eines Pleuraempyems. Von dem in der Fistelöffnung liegenden Drain aus stellt sich ein Höhlensystem dar, das mehrere Verbindungen zum Bronchialbaum aufweist

der Bronchusfisteln ist in der überwiegenden Zahl der Fälle auf eine postoperative Nahtinsuffizienz am Bronchusstumpf zurückzuführen. Nach SCHNEIDRZIK kann das Intervall zwischen Operation und Ausbildung einer Fistel bis zu 14 Wochen betragen. Auch nach Anlegung einer Monaldi-Drainage oder Maurer-Tamponade tuberkulöser Kavernen ist die Entstehung von Bronchialfisteln beobachtet worden. Die direkten Bronchusfisteln sind durch hörbares Luftentweichen, durch Luftverlust während des Sprechens und bei Anstrengungen sowie auch durch Schleimabsonderung charakterisiert.

Bei den indirekten, eine Empyemresthöhle durchlaufenden Fisteln (Abb. 36a und b, 37a und b) findet sich differentialdiagnostisch kein Entweichen der Luft aus der Fistel-

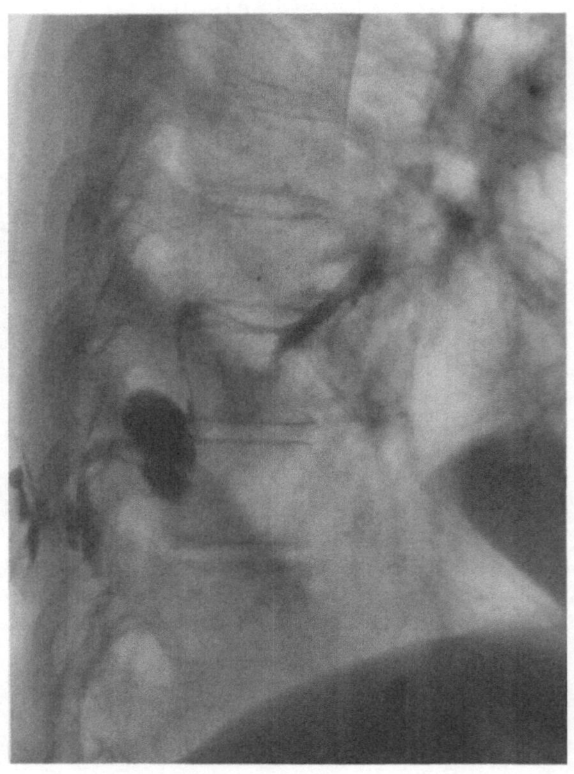

Abb. 34. C.A., 40 Jahre, Rö.-Nr. 8531/59. Bronchialfistel nach ausgedehnter Thorakoplastik rechts. Nach Injektion des Kontrastmittels in die an der rechten Rückenseite gelegene Fistelöffnung stellt sich in den Weichteilen eine Fistelhöhle dar, die durch einen dünnen Gang mit dem Bronchialsystem des rechten Unterlappens in Verbindung steht

öffnung an der Thoraxwand, es entleert sich spezifischer oder unspezifischer Eiter. Die Kontrastmitteldarstellung von Bronchusfisteln stößt gelegentlich auf Schwierigkeiten, da ein Ventilmechanismus oder eine temporäre Verstopfung des Fistelkanals zu Fehldiagnosen Anlaß geben können. In derartigen Fällen bringt unter Umständen die Wiederholung nach vorhergegangener Spülung oder auch die Füllung des Fistelganges durch Bronchographie Aufklärung.

Die *Aktinomykose der Lunge und der Brustwand* führt im Endstadium zu einer ausgedehnten Fistelbildung. Über das bronchopulmonale Stadium kommt es nach SHIOTA zur Ausdehnung der Infektion auf die Pleura und die Thoraxwand (pleuro-thorakales Stadium), und dann im dritten, dem fistulösen Stadium, zum Durchbruch durch die Haut. Bei der destruktiven Form der Aktinomykose kann es in den Lungen zu ausgedehnten Kavernenbildungen, gekammerten Empyemhöhlen und weitverzweigten, mit der Hautoberfläche in Verbindung stehenden Fistelsystemen kommen.

Der Durchbruch der Lungenaktinomykose durch die Thoraxwand erfolgt im allgemeinen durch die Intercostalräume. An der äußeren Brustwand finden sich bretthart

Infiltrate von braunroter, livider Farbe, die von zahlreichen Fistelöffnungen mit derbem Rand durchbohrt sind. Aus diesen entleert sich fade riechendes, eitriges Sekret.

Dicke Pleuraschwarten sind von Abscessen durchsetzt, die Rippen zeigen Usuren und ossifizierende, periostitische Veränderungen. Diese werden als pathognomonisch für die Aktinomykose der Brustwand angesehen. Sie treten bei tuberkulöser Knochenbeteiligung nicht in Erscheinung. Der fortschreitende aktinomykotische Prozeß kann auch zu einer Osteomyelitis actinomycotica mit Ausbildung von Fisteln und Granulationshöhlen führen. Nach GRÄSSNER beträgt von den Aktinomykosen des Skeletsystems der Anteil der Rippen 10%, die Beteiligung des Sternums 3%.

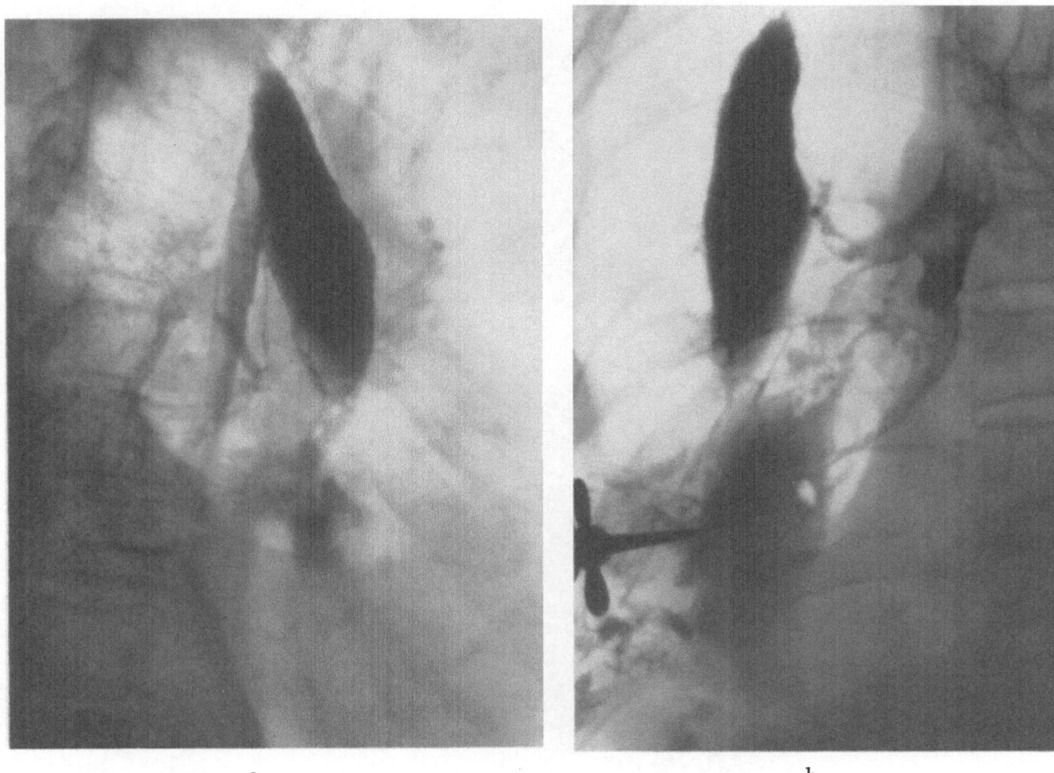

Abb. 35a u. b. A.H., 69 Jahre, Rö.-Nr. 16269/61. Bronchialfistel an der rechten Thoraxseite nach Lobektomie. Über eine Fistelhöhle, die dorsal und lateral der Thoraxwand anliegt, kommt es zum Übertritt des Kontrastmittels in das Bronchialsystem

Durch Zusammenfließen mehrerer Fisteln entstehen aktinomykotische Geschwüre, worauf besonders SAUERBRUCH hinweist. Die aktinomykotischen Fisteln finden sich vornehmlich an den hinteren unteren Partien der Brustwand (ARNDT). Die primäre Lungenaktinomykose [viermal so häufig wie die sekundäre (ARNDT)] beginnt in den meisten Fällen in den Unterlappen, rechts häufiger als links. Sie entsteht entweder durch Inhalation pathogener Keime durch die Atemwege oder durch Inoculation bei direkten Verletzungen der Thoraxwand. Bei der sekundären Lungenaktinomykose führt der Infektionsweg häufig von der cervico-facialen Aktinomykose descendierend über die Lungenspitzen und einen paravertebralen Senkungsabsceß in den Thorax; in seltenen Fällen steigt die Infektion aus der Bauchhöhle auf.

Die röntgenologische Fisteldarstellung mit Kontrastmittel gibt Auskunft über die Ausdehnung und den Verlauf des Fistelsystems sowie über eine eventuelle Kommunikation der äußeren Fistelöffnung mit Zerfallshöhlen oder den Bronchien. Im letzteren Fall tritt beim Einfließen des Kontrastmittels ein sehr starker Hustenreiz auf. Die Patienten schmecken das ausgehustete Kontrastmittel.

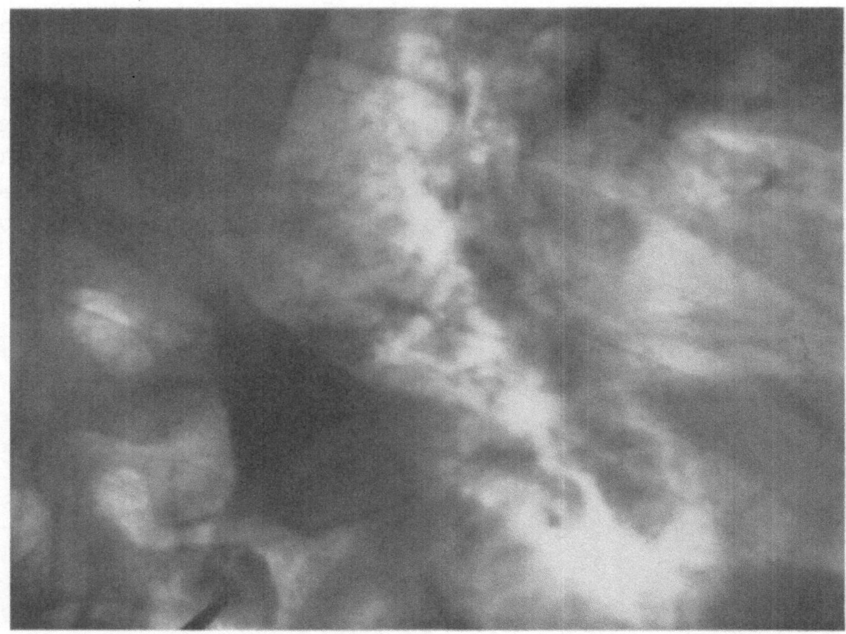

a

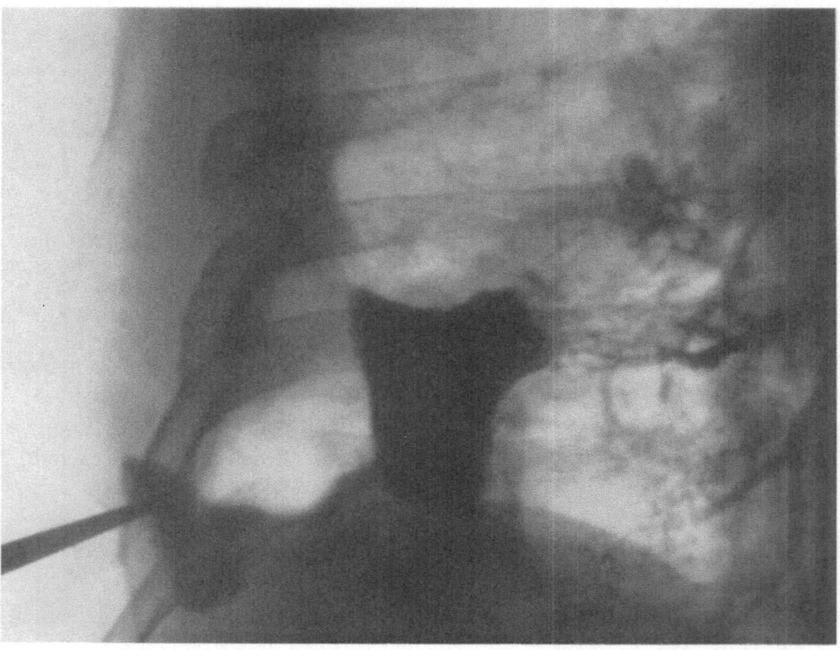

b

Abb. 36a u. b. H.H., 61 Jahre, Rö.-Nr. 3792/56a + b. Gekammerte Empyemresthöhle rechts. Nach deren Auffüllung mit Kontrastmittel lassen sich mehrere Verbindungen mit dem Bronchialsystem darstellen. Es handelt sich also um eine Bronchialfistel

Zu den weniger häufigen Fisteln des Thoraxraumes gehören solche, die vom Mediastinum ihren Ausgang nehmen und in der äußeren Haut münden. In der Mehrzahl der Fälle sind schwerere Traumen wie Schuß-, Stichverletzungen und Knochenbrüche, deren Fragmente das Mediastinum perforieren, für derartige Fistelbildungen verantwortlich zu machen. Eine Verletzung des Ductus thoracicus kann zur äußeren Chylusfistel führen, die durch starke Sekretion einer milchig trüben Emulsion gekennzeichnet ist.

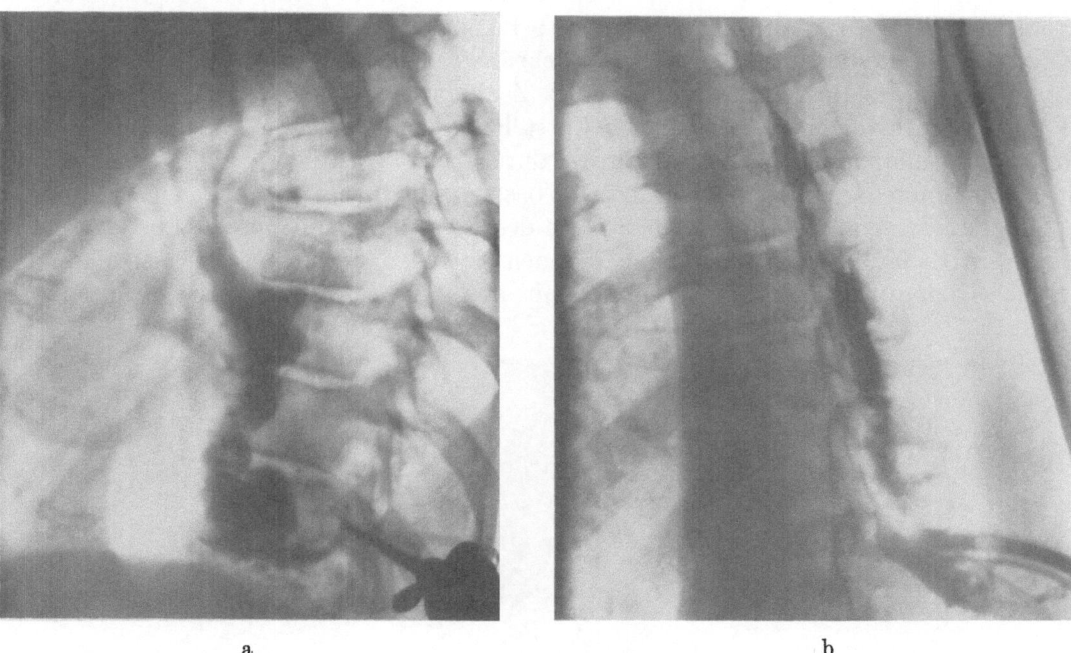

a b

Abb. 37a u. b. H.B., 40 Jahre, Rö.-Nr. 9992/52 und 15117/52 a+b. Pleuraempyem links nach Thorakoplastik. Es läßt sich ein etwa fingerbreiter, unregelmäßig geformter Hohlraum darstellen, der von der paravertebral, dicht cranial des Zwerchfells gelegenen Fistelöffnung intrathorakal nach cranial verläuft

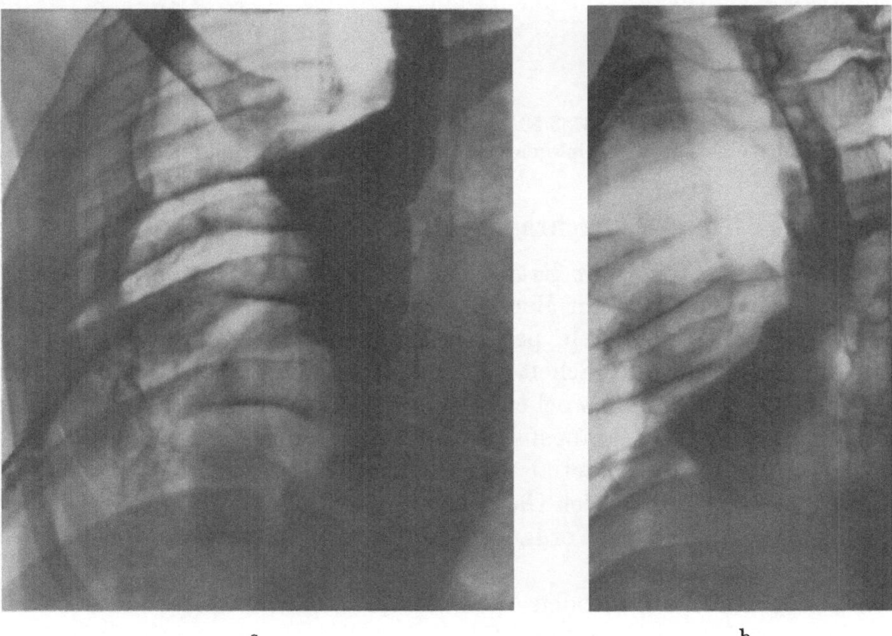

a b

Abb. 38a u. b. H.G., 26 Jahre. Äußere Oesophagusfistel nach Rippenosteomyelitis in der Kindheit. Von der an der rechten Brustwand gelegenen Fistelöffnung zieht ein verzweigtes Fistelsystem mit einem Ausläufer bis in den Oesophagus und füllt den Oesophagus im mittleren Drittel mit Kontrastmittel auf (Bilder: Prof. Diethelm, Mainz)

Nach Killian braucht die Chylussekretion aus der Wunde nicht unmittelbar nach der Verletzung einzusetzen, es kann vielmehr zwischen Verletzung und Beginn der Chylusabsonderung ein Intervall von Tagen bestehen. Die operative Verletzung des Ductus thoracicus ist nach Plexusnaht, thorakaler Grenzstrangresektion, cervicaler Sympathektomie, operativer Entfernung tuberkulöser Lymphknoten oder Carcinommetastasen, nach Halsfisteln, Rippenresektionen, Phrenicusexhairese und operativen Eingriffen an der Arteria subclavia (Angermann; Edington; Heller; Smith; Meier und Fraenkel; Nasarow; Kleinschmidt; Zesas) beschrieben worden. Auch operative Eingriffe am Oesophagus, wie z.B. die Entfernung eines Zenkerschen Divertikels oder Resektionen bei Oesophaguscarcinomen können zur Entstehung von Mediastinalfisteln führen. Die spontane Ausbildung einer Mediastinalfistel durch Perforation eines tuberkulösen Mediastinallymphknotens nach außen wurde von Vossschulte beschrieben.

Tuberkulöse Krankheitsherde im Bereich des Sternum, der Rippen (Abb. 38a und b) und der Wirbelsäule (Abb. 39a und b) können sowohl nach innen in das Mediastinum wie auch nach außen durchbrechen und somit zu äußeren Mediastinalfisteln führen.

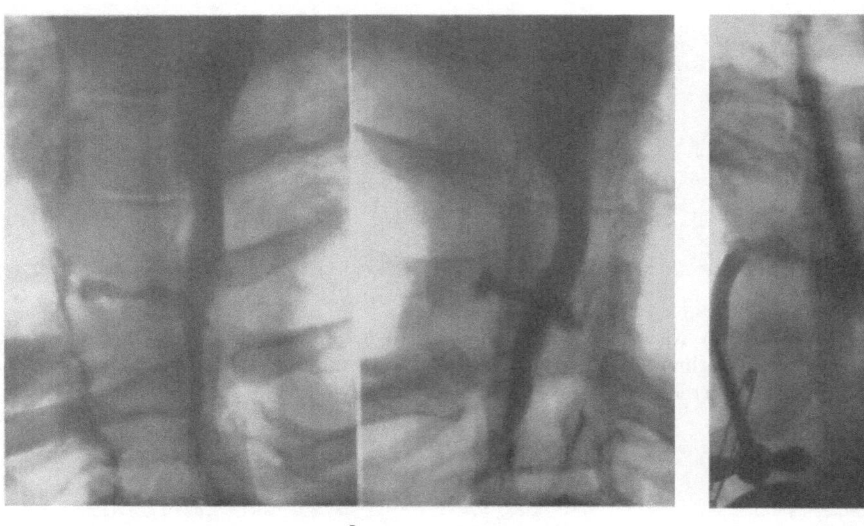

a b

Abb. 39a u. b. G.T., 27 Jahre, Rö.-Nr. 3753/53. Äußere Oesophagusfistel nach Spondylitis Th 3/Th 4, wahrscheinlich als Folge eines aus dem hinteren Mediastinum in die Speiseröhre perforierten Abscesses

3. Fisteln des Bauchraumes und des Urogenitalsystems

Zu den *angeborenen Fisteln des Bauchraumes* gehören die Dottergangsfisteln und die Urachusfisteln. Beide münden im Bereich des Nabels. *Die Dottergangsfisteln* sind als komplette oder inkomplette Fisteln persistierende Reste des Ductus omphaloentericus, einer Verbindung zwischen dem Scheitel der fetalen Nabelschleife und dem Dottersack, die normalerweise in der 7. Fetalwoche obliteriert. Das Meckelsche Divertikel kann als eine inkomplette innere Dottergangsfistel aufgefaßt werden. Die äußere Dottergangsfistel mündet gewöhnlich am Nabel als hellrotes, polypoides Gebilde mit einer zentralen Öffnung. Aus der Fistel entleert sich Gas, Schleim oder Dünndarminhalt. Die Umgebung der Fistelöffnung wird durch die Verdauungssäfte mazeriert, gelegentlich findet sich eine Eversion des Fistelganges.

Die ebenfalls am Nabel mündenden *Urachusfisteln* stellen ein Überbleibsel einer fetalen Verbindung zwischen Blasenscheitel und Nabel dar. Der Urachus entwickelt sich aus dem cranialen Teil der Allantois und obliteriert normalerweise zum Ligamentum umbilicale mediale. Beim Bestehen einer kompletten Urachusfistel entleert sich Urin aus der polypartig vorgewölbten Fistelöffnung.

Die Differentialdiagnose zwischen Urachusfistel und Dottergangsfistel wird dann wenig Schwierigkeiten bereiten, wenn es sich um komplette Fisteln handelt, da die Exkretion entweder in Form von Dünndarminhalt oder Urin Aufklärung bringt. Bei inkompletten äußeren Fisteln findet sich keine typische Exkretion und erst die röntgenologische Untersuchung kann durch die Kontrastdarstellung des Fistelverlaufs die genaue Diagnose herbeiführen.

Die *angeborenen Analfisteln* lassen sich ebenfalls in komplette und inkomplette unterteilen. Da nur die vollständige operative Entfernung eine Heilung ermöglicht, gewinnt die Kontrastdarstellung des Fistelverlaufs entscheidende Bedeutung. In der überwiegenden Zahl der Fälle ist der Verlauf dieser Fisteln submucös oder subcutan innerhalb des Sphincter ani gelegen, nur in Ausnahmefällen wird der Sphincter umlaufen (ischiorectale Form).

Es sind von den Krypten ausgehende, manchmal cystische, lange Fisteln, die mit Schleim gefüllt sind. Sie münden entweder in der vorderen oder hinteren Medianlinie (Stelzner).

Bei *angeborenen Verschlüssen des Anus* kommt es nach Grob in 70% der Fälle zur Ausbildung einer Fistel zwischen dem Blindsack des Rectum und den benachbarten Organen des Urogenitaltractus oder der Außenwelt. Am häufigsten finden sich solche Fisteln bei der Atresia ani et recti, seltener bei der Atresia ani und bei der Analstenose. Außer der Fistula recto-vesicalis und der Fistula recto-urethralis findet sich die Fistula perinealis, die gewöhnlich bei Knaben im Winkel zwischen Scrotalansatz und Damm mündet. Derartige Fisteln können sich jedoch auch subcutan in der Rhaphe des Scrotum und Penis bis weit nach vorn erstrecken und als Fistula scrotalis bzw. suburethralis imponieren. Bei Mädchen mündet die Fistel in zwei Drittel aller Fälle unmittelbar vor der hinteren Commissur der großen Labien in das Vestibulum vaginae (Fistula vestibularis) oder in seltenen Fällen zwischen Rectum und unterem Drittel der Vagina (Fistula vaginalis) oder als Fistula perinealis.

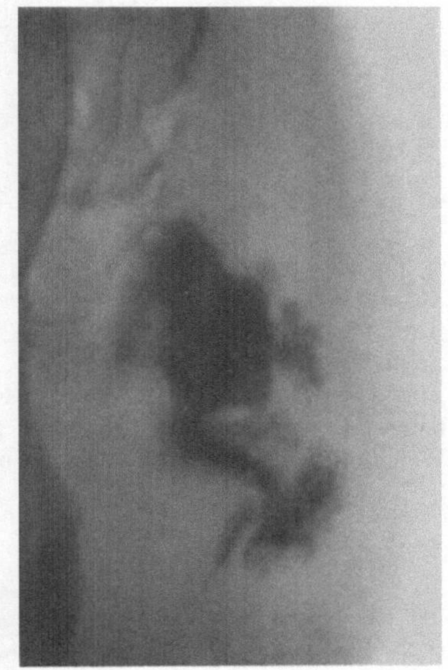

Abb. 40. F.W., 42 Jahre, Rö.-Nr 3628/58. Infizierte Dermoidcyste am Kreuzbein mit einem nach dorsal austretenden Fistelkanal

Die angeborenen suprapubischen oder oberen Blasenfisteln sind als partielle Formen der Blasenektopie aufzufassen. Hierbei findet sich zwischen Nabel und Genitale ein Defekt, dessen Ränder in prolabierende Blasenschleimhaut übergehen. Als Ausdruck einer angedeuteten minimalen Epispadie findet sich am Dorsum des Penis gelegentlich eine flache Längsrinne mit kleinen, oberflächlich gelegenen Fistelgängen, die nicht mit der normal liegenden Urethra in Verbindung stehen. Eine Indikation zur röntgenologischen Darstellung derartiger Fisteln ist im allgemeinen nicht gegeben.

Die *congenital-ektopisch mündenden Ureteren* können zuweilen als äußere Harnleiterfisteln imponieren. In der überwiegenden Mehrzahl der Fälle handelt es sich jedoch um innere Fisteln. Lediglich beim weiblichen Geschlecht kann sich die Mündung im Vestibulum vaginae finden.

Die *perianalen Schleimhautfisteln* gehören zu denjenigen, die primär nicht mit dem Anus oder dem Rectum in Verbindung stehen. Nach Dukes handelt es sich dabei um ein sog. „doppeltes Rectum", dessen Ausbildung in das ganz frühe Embryonalleben fällt. Die Fisteln treten gewöhnlich multipel auf und sondern viel Schleim ab.

Die *perianalen, fistelnden Dermoidcysten* sind meist perineal gelegen. Die Fisteln entspringen aus einem als Tumor imponierenden Gebilde. Es besteht oft ein umfangreiches Fistelsystem mit multiplen Öffnungen, das die oberflächliche perineale Fascie niemals durchbricht. Die Fistelgänge sind meist haarfein, so daß sie schwer auszumachen sind. Die in der Embryonalzeit durch Entwicklungsstörungen entstandenen sog. *Steißbeindermoide* sind Ursprung von Fisteln, die meist pericoccygeal münden (Abb. 40). Die Dermoide finden sich extrarectal, retrorectal oder in seltenen Fällen auch perirectal, jedoch stets außerhalb der Fascia pelvis parietalis. Die Fistel entwickelt sich meist in der Kindheit, oft nach Ausbildung eines kleinen Abscesses. Da nur die radikale Entfernung von Fistel-

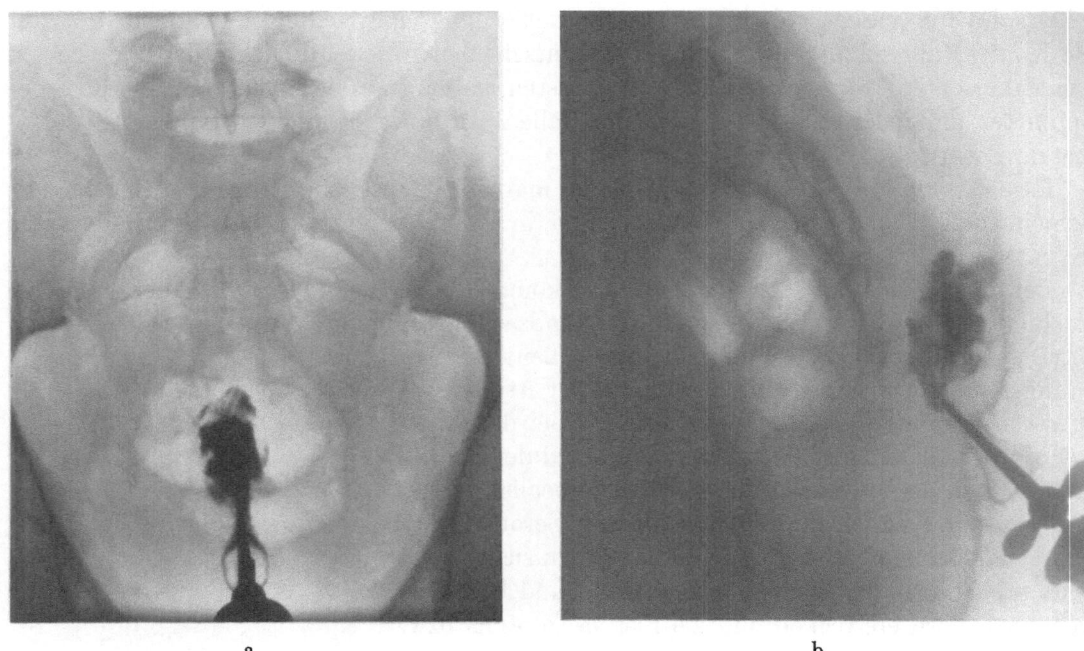

Abb. 41a u. b. H.-J.F., 12 Jahre, Rö.-Nr. 11211/56. Seit einem $^3/_4$ Jahr bestehende Fistel dorsal des Kreuzbeines. Die Fistelfüllung zeigt eine pflaumengroße, unregelmäßig begrenzte und strukturierte Höhle in den Weichteilen dorsal vom Os sacrum etwa in der Medianlinie gelegen. Die Operation bestätigte das Vorliegen eines Steißbeindermoids

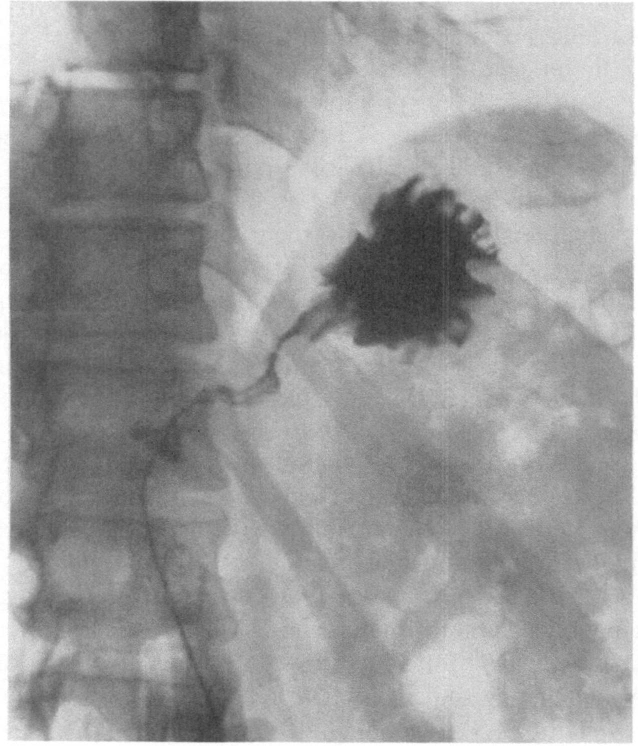

Abb. 42. S.R., 40 Jahre, Rö.-Nr. 9644/60. Magenfistel nach Billroth II-Operation. Von der im Bereich der Bauchwand gelegenen Fistelöffnung aus kommt es zur Darstellung eines Fistelganges, der bis in den Restmagen führt (Katheterdarstellung)

system und Dermoid eine Heilung gewährleistet, ist auch hier eine Indikation zur röntgenologischen Darstellung gegeben, um über die topographischen Verhältnisse vor Beginn der Operation Aufklärung zu erlangen (Abb. 41a und b).

Als seltener Ausgangsort einer Fistel sind die *Teratome der Kreuz- und Steißbeingegend* zu nennen. Meist kommt es zur Ausbildung multipler Fisteln, aus denen sich Schleim entleert.

Bei den sehr wahrscheinlich auf eine angeborene Entwicklungsstörung zurückzuführenden Sinus pilonidales (Haarnestgrübchen) handelt es sich um multipel auftretende angeborene Fisteln, die genau in der Mittellinie zwischen der Rima ani und dem Steißbein gelegen sind. Die nicht von Granulationsgewebe umgebenen Fistelöffnungen führen in ein System von haarfeinen Gängen. In den meisten Fällen werden derartige Fisteln wegen

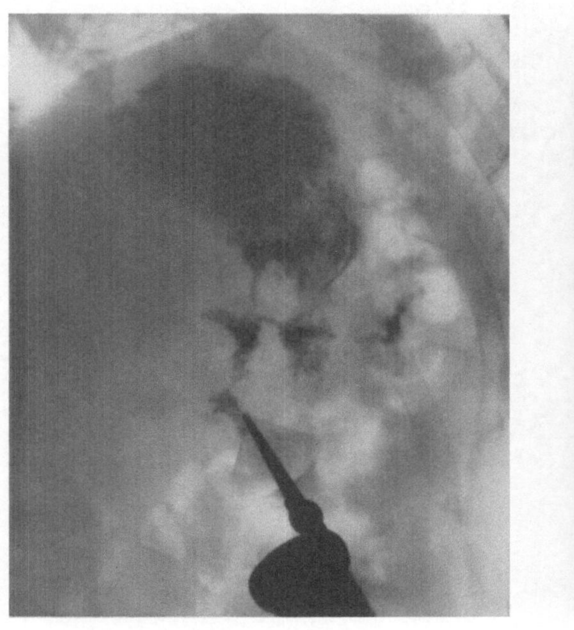

a

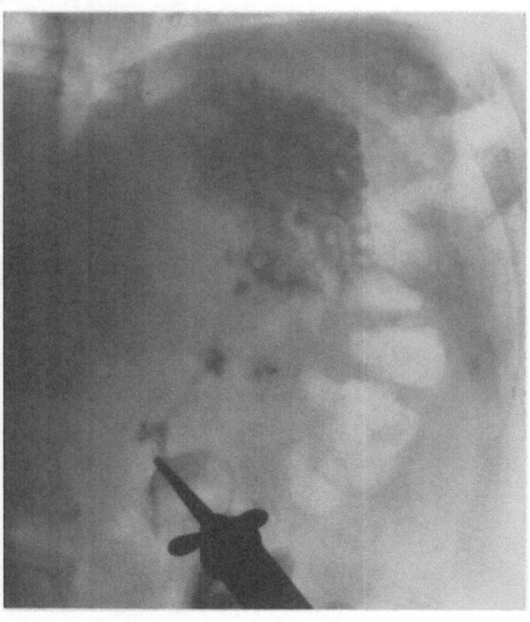

b

Abb. 43a u. b. W. W., 50 Jahre, Rö.-Nr. 1739/54. Postoperative Magenfistel, die als Folge einer Nahtinsuffizienz entstanden ist

ihrer geringen Sekretion und ihrer Unauffälligkeit vom Träger nicht bemerkt. Erst be Entzündungen, die durch mechanische Einwirkung zustande kommen, wird das Augenmerk auf diese Veränderungen gerichtet.

Von den *erworbenen* Fisteln des *Bauchraumes* sind die mit dem Magendarmtrakt in Verbindung stehenden von großer Bedeutung, da sie die häufigsten sind und zu schweren Krankheitserscheinungen führen können. In den folgenden Ausführungen wurden die absichtlich angelegten Darmfisteln nicht berücksichtigt, da sie für diagnostische Erhebungen nicht in Frage kommen.

Am Magen sind die spontan entstandenen äußeren Fisteln von den posttraumatischen und postoperativen (Abb. 42) zu unterscheiden. Erstere wurden in der älteren Literatur als Folgezustand einer spontanen Perforation einer eingeklemmten Magenhernie nach außen beschrieben (WIESINGER). Als Ursachen sind weiterhin Perforationen durch verschluckte Fremdkörper (ANDEL; MIDDELDORPF), ulceröse und carcinomatöse Prozesse des Magens, die in die Bauchwand penetrieren oder einwachsen, Magenwandabscesse, Hydatidencysten (MACDONALD) und infektiöse Abscesse der Bauchwand angeführt worden. Bei den indirekten Fisteln bricht ein nach Perforation eines Ulcus entstandener, abgekapselter Bauchhöhlenabsceß nach außen durch. Bei den direkten Fisteln bilden sich vor dem Durchbruch Verwachsungen des Magens mit der Bauchwand. Der häufigste Sitz der äußeren Magenfisteln ist die Nabelgegend, das linke Hypochondrium und Epigastrium sowie in seltenen Fällen ein Intercostalraum.

Auch Abscesse der näheren oder weiteren Umgebung des Magens, wie z.B. die Leberabscesse, können durch Perforation sowohl nach der Haut wie zum Magen hin zur Bildung einer äußeren Magenfistel führen.

HILDEBRANDT erwähnt zwei Fälle von Magen-Gallenblasen-Bauchwandfisteln, durch die sich gleichzeitig Mageninhalt und Galle nach außen ergoß. Als Ursache posttraumatischer Fistelbildungen zwischen Magen und Bauchwand sind von außen die Bauchwand und den Magen durchbohrende Verletzungen wie Schuß-, Stich- und Spießungsverletzungen zu nennen. Nach Operationen am Magen kommt es dann zur

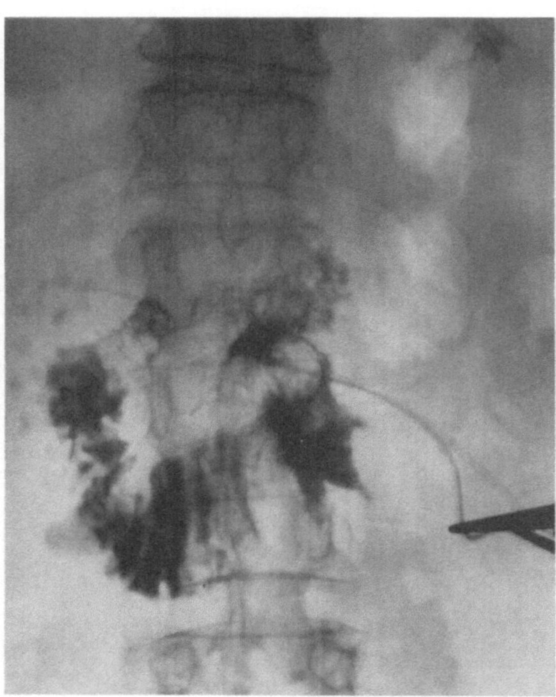

Abb. 44. M.P., 66 Jahre, Rö.-Nr. 13319/59. Dünndarmfistel nach Magenresektion. Von der im Mittelbauch befindlichen Operationsnarbe geht ein Fistelgang aus, der zunächst in eine kleine Fistelhöhle führt, die innerhalb der Bauchwand gelegen ist und durch einen kurzen Gang mit einer Dünndarmschlinge in Verbindung steht

Fistelbildung, wenn eine Nahtinsuffizienz besteht und Verklebungen den Durchbruch in die freie Bauchhöhle verhindern (Abb. 43a und b).

Spontan entstandene *äußere Duodenalfisteln* sind selten, LIEBLEIN beschreibt eine solche vom Duodenum in die Bauchdecken verlaufende Fistel nach Perforation typhöser Geschwüre.

Postoperativ entstehen äußere Duodenalfisteln (Abb. 44) entweder als *Endtyp* nach SHACKELFORD und MARBURY bei Nahtinsuffizienz am Duodenalstumpf nach Billroth II-Operation oder als *lateraler Typ* bei nicht reseziertem Duodenum nach Duodenotomie und Operationen an den anhängenden Organen, gelegentlich auch einmal nach Operationen an den Nieren (Abb. 45a und b). Schließlich können auch perforierende Traumen bei Unfällen und Schußverletzungen (Abb. 46a und b) für die Ausbildung vom lateralen Typ verantwortlich zu machen sein. Die äußere Duodenalfistel stellt wegen des ständigen Verlustes an Elektrolyten, Fermenten und Nahrungsstoffen sowie wegen der eintretenden Dehydration eine ernste Komplikation mit hoher Mortalität dar.

Die recht häufigen *Darmfisteln* lassen sich je nach ihrer Beschaffenheit in Röhren- oder Lippenfisteln einteilen. Bei den ersteren besteht ein längerer, von Granulations-

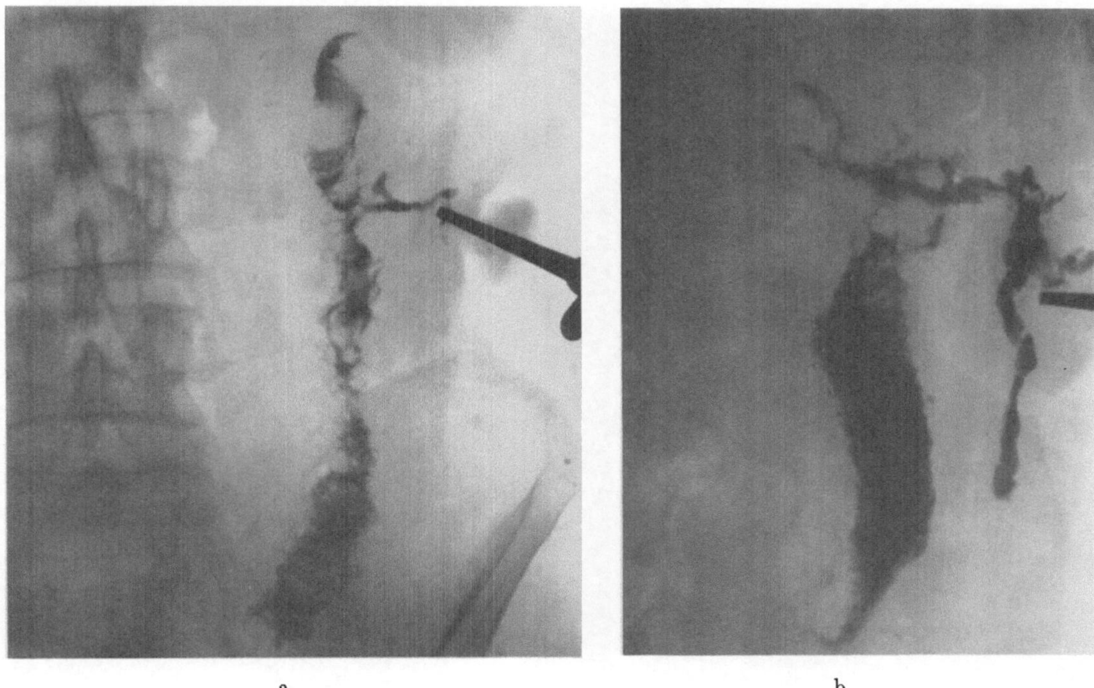

a b

Abb. 45a u. b. R.L., 64 Jahre, Rö.-Nr. 7862/61. Postoperative Darmfistel nach Nephrektomie. An der Einmündungsstelle in das Colon descendens findet sich eine Einengung des Darmlumens

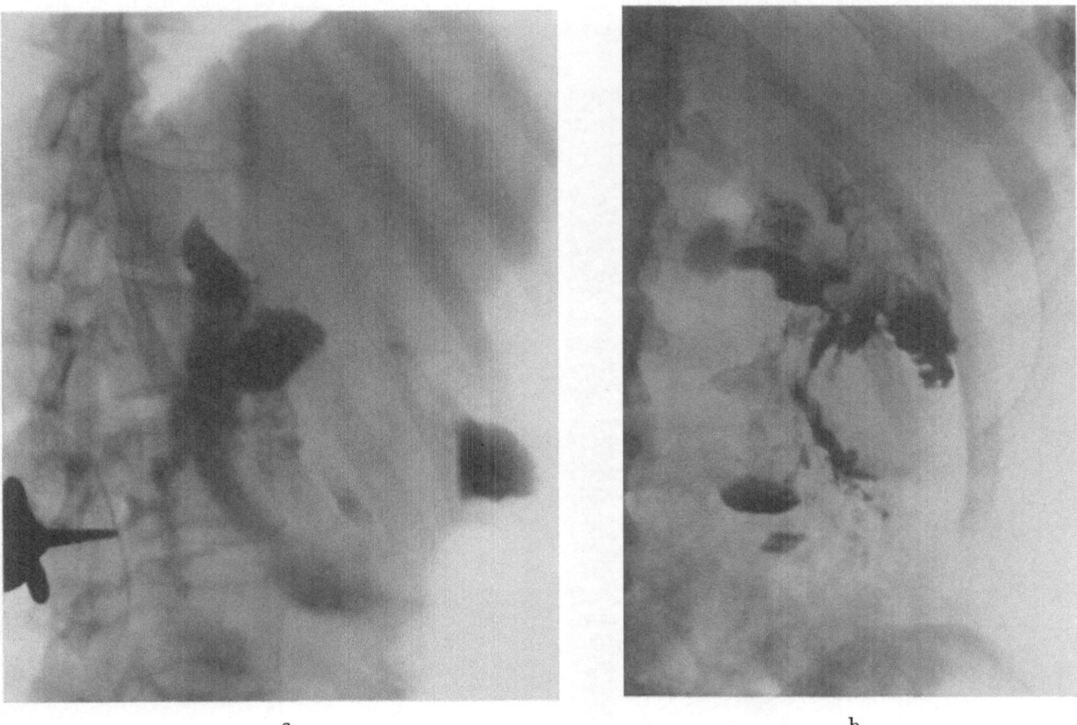

a b

Abb. 46a u. b. B.S., 39 Jahre, Rö.-Nr. 17911/54. Duodenalfistel nach alter Schußverletzung. Von der in der rechten Lendengegend gelegenen Fistelöffnung füllt sich ein in die Tiefe verlaufender Fistelkanal, der sich in ein unregelmäßig gekammertes Höhlensystem fortsetzt. Von hier aus verläuft ein Fistelkanal zur Pars superior duodeni. Auffüllung des Duodenums

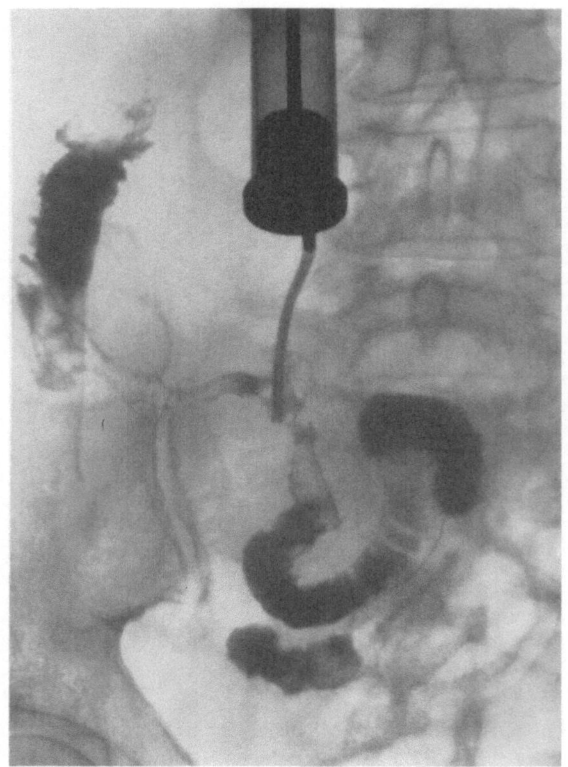

a

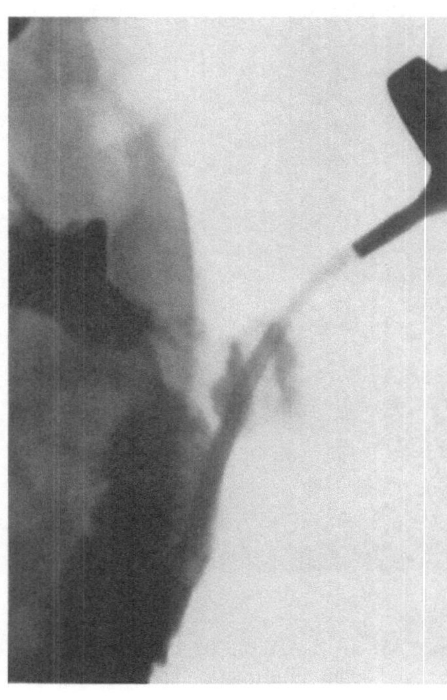

b

Abb. 47a u. b. A. Sch., 78 Jahre, Rö.-Nr. 789/60. Dünndarmfistel im rechten Unterbauch. Die Fistel führt in eine untere Dünndarmschlinge, die in diesem Abschnitt keine Fiederung aufweist, sondern in ein relativ starres Rohr von etwa Bleistiftdicke und etwas unregelmäßiger Reliefbildung umgewandelt ist

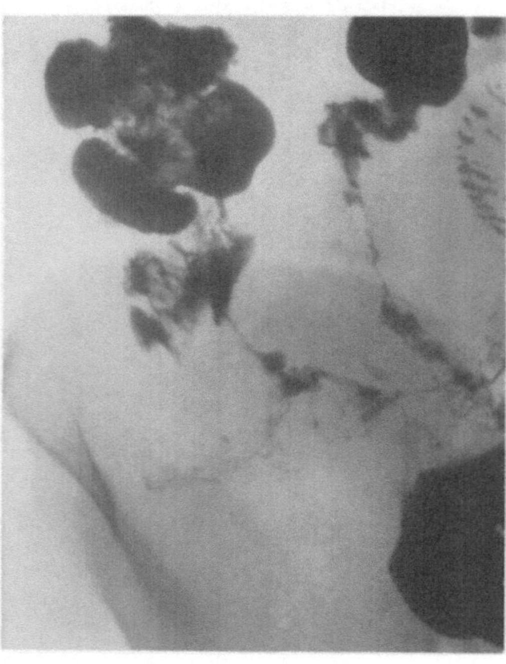

a

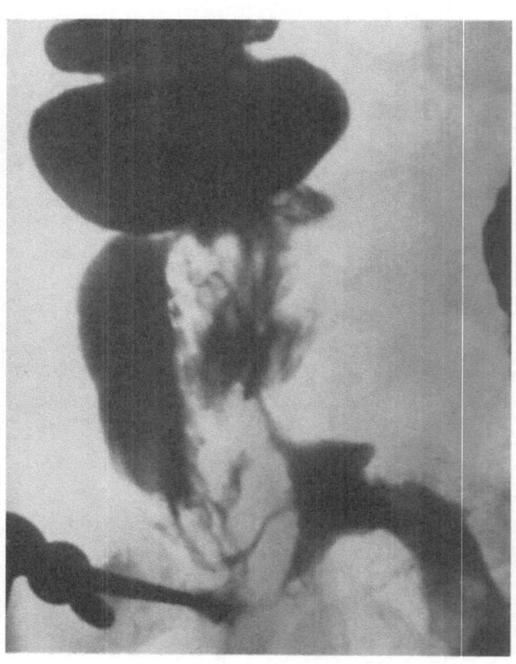

b

Abb. 48a u. b. St. K., 29 Jahre, Rö.-Nr. 2414/58. Von der Fistelöffnung am rechten Unterbauch füllt sich ein ausgedehntes Fistelsystem, das mit der letzten Dünndarmschlinge und dem unteren Coecumpol in Verbindung steht

gewebe erfüllter Fistelgang von der äußeren Haut bis zum Darmlumen. Bei letzteren hat sich eine Verbindung zwischen äußerer Haut und der Schleimhaut der in die Wunde prolabierten Darmschlinge eingestellt.

Auch die *Dünndarmfisteln* (Abb. 47a und b) können spontan und auf traumatischer Grundlage entstehen. Bei einem eingeklemmten Bruch kann es zur Gangrän der inkarzerierten Dünndarmschlinge und damit zur Perforation nach außen kommen. Auf entzündlicher Basis entstehen bei Tuberkulose, Typhus, Enteritis und Aktinomykose

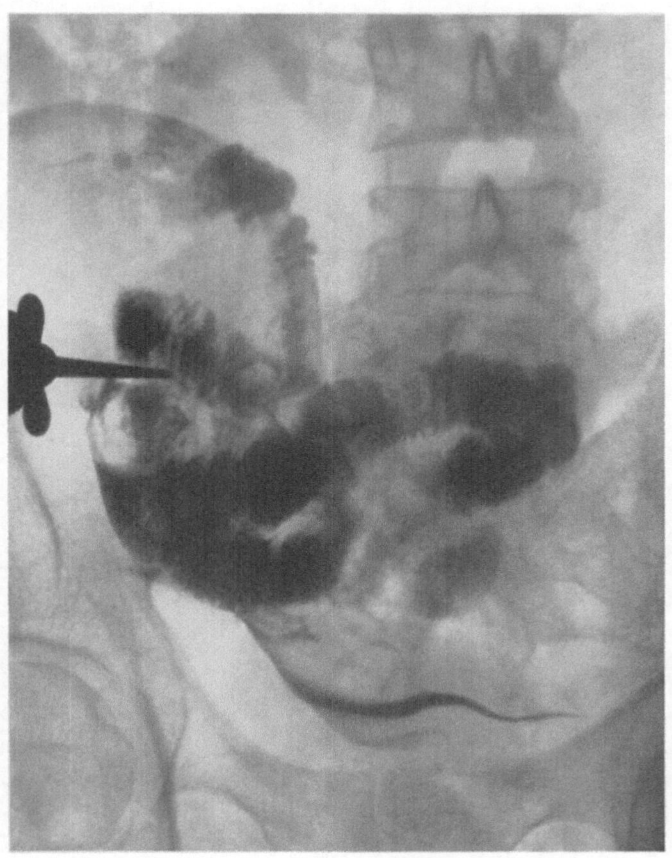

Abb. 49. H.B., 55 Jahre, Rö.-Nr. 16267/61. Dünndarmfistel nach perityphlitischem Absceß. Das in die Fistelöffnung im Bereich der Appendektomienarbe injizierte Kontrastmittel füllt mehrere Dünndarmschlingen. Ein geringer Teil des Kontrastmittels läuft in die freie Bauchhöhle ab

ebenfalls Dünndarmfisteln. Typhöse Darmgeschwüre finden sich vornehmlich im Bereich des Ileum. Die bevorzugte Lokalisation von tuberkulösen und aktinomykotischen Veränderungen ist die Ileocoecalregion (Abb. 48a und b). In selteneren Fällen können auch penetrierende Tumoren zu Dünndarmfisteln führen. Von außen kommende Traumen bewirken wie beim Magen unmittelbar oder auf dem Umweg einer lokalisierten oder allgemeinen Peritonitis eine Fistelbildung. Postoperativ sind in erster Linie die Nahtinsuffizienz und zurückgelassene Fremdkörper als Entstehungsursachen für Fisteln anzuführen. Schließlich sei auf die Bildung einer Fistel auf dem Boden eines perityphlitischen Abscesses (Abb. 49) (spontan oder postoperativ) sowie auf Absceßbildung im Anschluß an eine Entzündung des Meckelschen Divertikels hingewiesen.

Fisteln, die vom *Dickdarm* ausgehen und nach außen führen, werden als Kotfisteln bezeichnet (Abb. 50). Im Gegensatz zu den Fisteln aus dem oberen Verdauungstrakt beeinträchtigen sie den Allgemeinzustand des Kranken nur in geringerem Maße, da die resorptiven Vorgänge bereits in den höher befindlichen Darmabschnitten im wesentlichen abgelaufen sind. Zur spontanen Fistelbildung im Bereich des Dickdarms kommt es vornehmlich in der Ileocoecalgegend bei Tuberkulose und Aktinomykose. Aber auch unspezifische Abscesse, die häufig als Folge einer Appendicitis in Erscheinung treten, können sich den Weg nach außen bahnen und schließlich zur Kotfistel werden. Die Entzündung des Meckelschen Divertikels mit anschließender Abszedierung kann dann zu einer Kotfistel führen, wenn es zum Reflux von Dickdarminhalt durch die Valvula

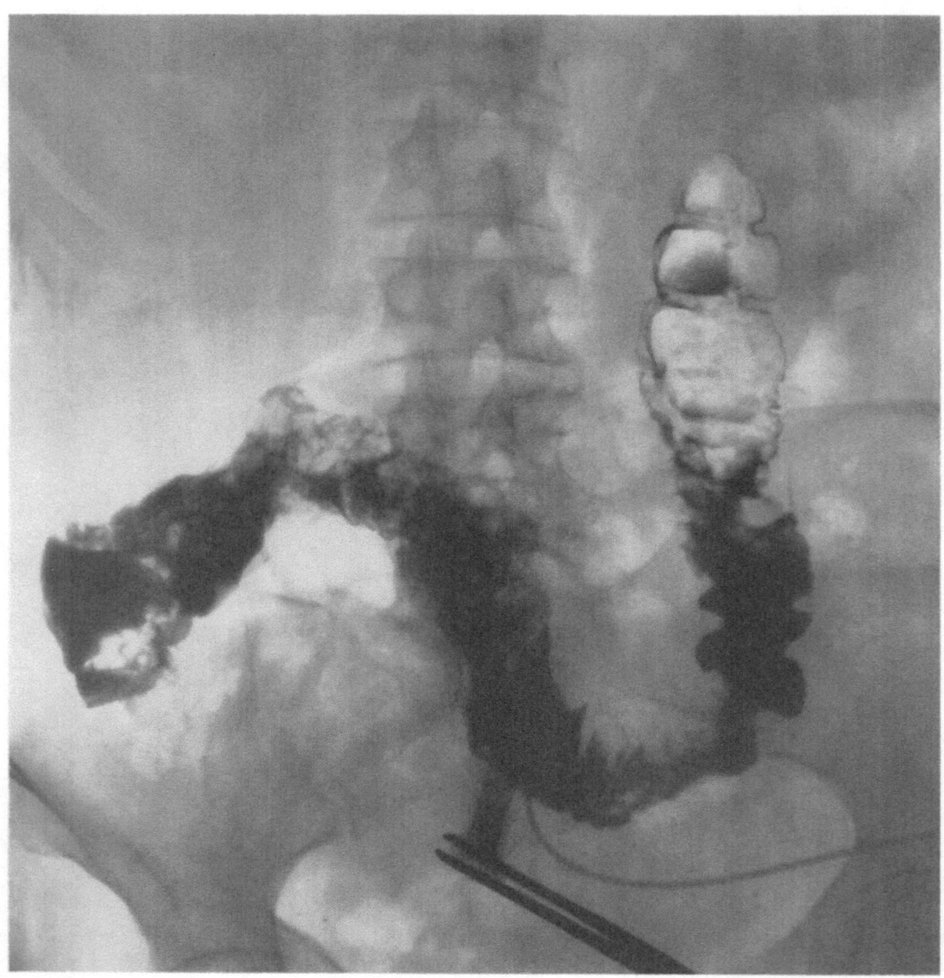

Abb. 50. St. S., 64 Jahre, Rö.-Nr. 13484/59. Kotfistel. Von der Fistelöffnung in der Bauchhaut kommt es zur Darstellung einer kleinen Fistelhöhle, die in direkter Verbindung mit dem Colon transversum steht. Es gelingt durch Injektion von Kontrastmittel durch die Fistelöffnung mit Hilfe eines Ureterenkatheters, das Colon transversum aufzufüllen. Das noch liegende Drainrohr war verstopft

BAUHINI kommt. Kotfisteln als Folge ulceröser Prozesse an der Darmwand sind außer bei den genannten spezifischen Entzündungen auch bei unspezifischer Colitis und auf dem Boden tumoröser Prozesse beschrieben worden. Weiterhin bedürfen solche Kotfisteln besonderer Erwähnung, die durch infektiöse abscedierende Prozesse in der Nachbarschaft des Dickdarms bedingt sind, und die einerseits nach außen und andererseits in den Darm perforieren. Hier sind vor allen Dingen die Parametritis, tuberkulöse Mesenterialdrüseninfekte, inguinale Lymphknotenabscesse und die Paranephritis zu nennen. Schließlich können verschluckte Fremdkörper die Darmwand perforieren und eine Fistelbildung etablieren. Bevorzugte Lokalisation sind die Ileocoecalgegend und die Kurvaturen des Dickdarms. Postoperativ können Kotfisteln nach allen Eingriffen am Dickdarm in

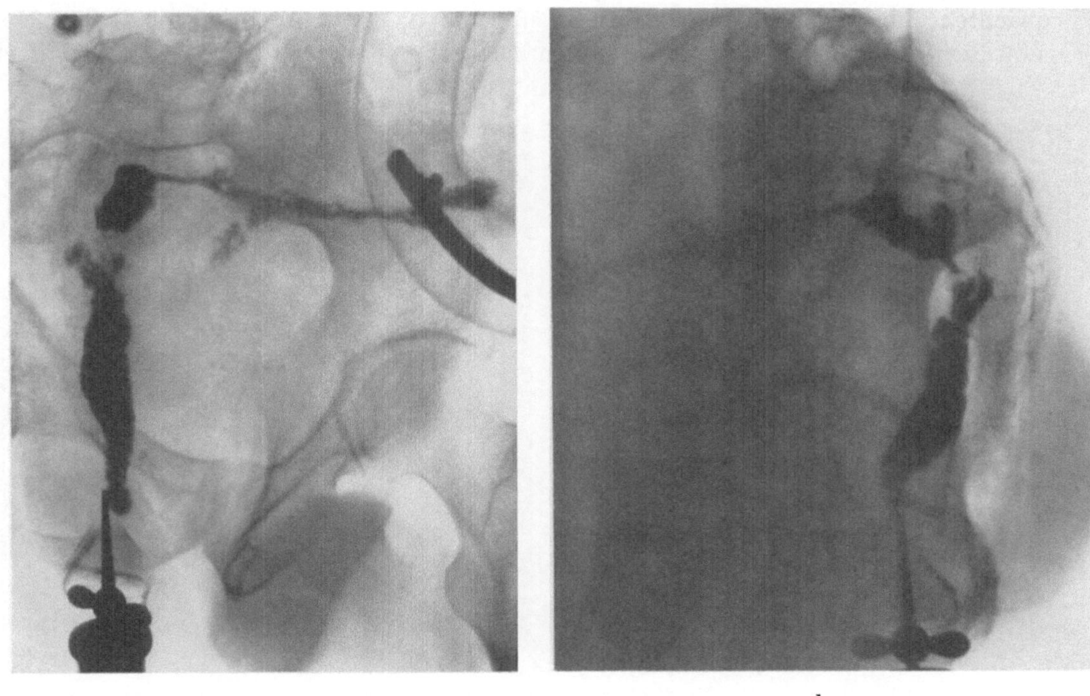

a b

Abb. 51a u. b. A.M., 64 Jahre, Rö.-Nr. 17067/56. Zustand nach Resektion von Rectum und Sigma wegen eines Carcinoms mit einer in der Analregion mündenden Fistel. Von dort füllt sich ein fingerdicker Fistelkanal, der entlang der Kreuzbeinexcavation zieht, in der Höhe von S 1 nach links und ventral umbiegt und bis zum Anus praeter verläuft

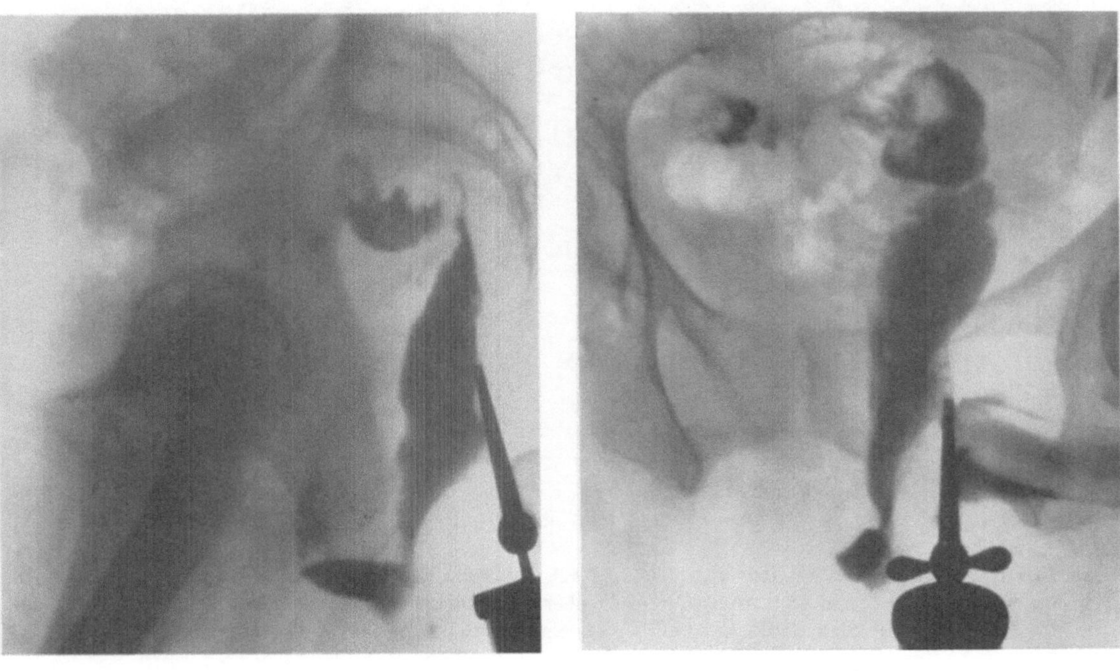

a b

Abb. 52a u. b. A.O., 69 Jahre, Rö.-Nr. 15121/54. Zustand nach Rectumexstirpation. Von der in Steißbeinhöhe gelegenen Fistelöffnung füllt sich eine länglich ovale, parallel zur Kreuzbeinexcavation, ventral vom Os sacrum nach cranial und caudal zu verlaufende Höhle. An ihrer cranialen Begrenzung fließt Kontrastmittel in den Darm ab (Stumpffistel)

Erscheinung treten. Besonders häufig sind sie nach Rectumcarcinom-Operationen zu beobachten (Abb. 51a und b, 52a und b, 53a und b). Aber auch bei gynäkologischen Operationen und Nephrektomien kommen Dickdarmverletzungen vor, die zu Fisteln

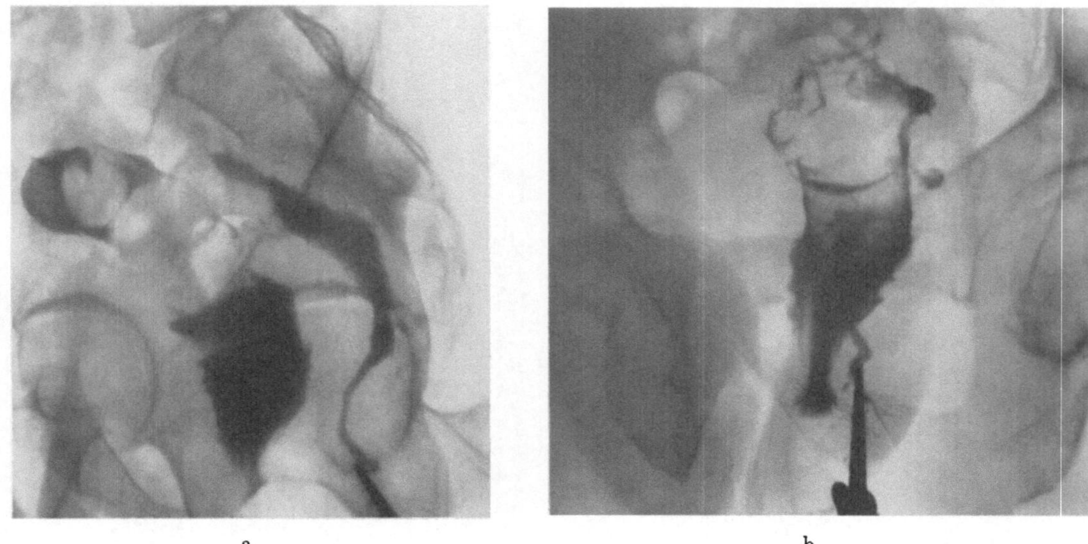

a b

Abb. 53a u. b. O.B., 61 Jahre, Rö.-Nr. 2932/54. Zustand nach Rectumresektion (HOLLENBACH) wegen eines Carcinoms mit einer verbliebenen, am Damm mündenden Fistel. Die Fistel durchläuft die Kreuzbeinhöhle und mündet in Höhe von S 2 in den Darm, der bis zum Anus dargestellt wird

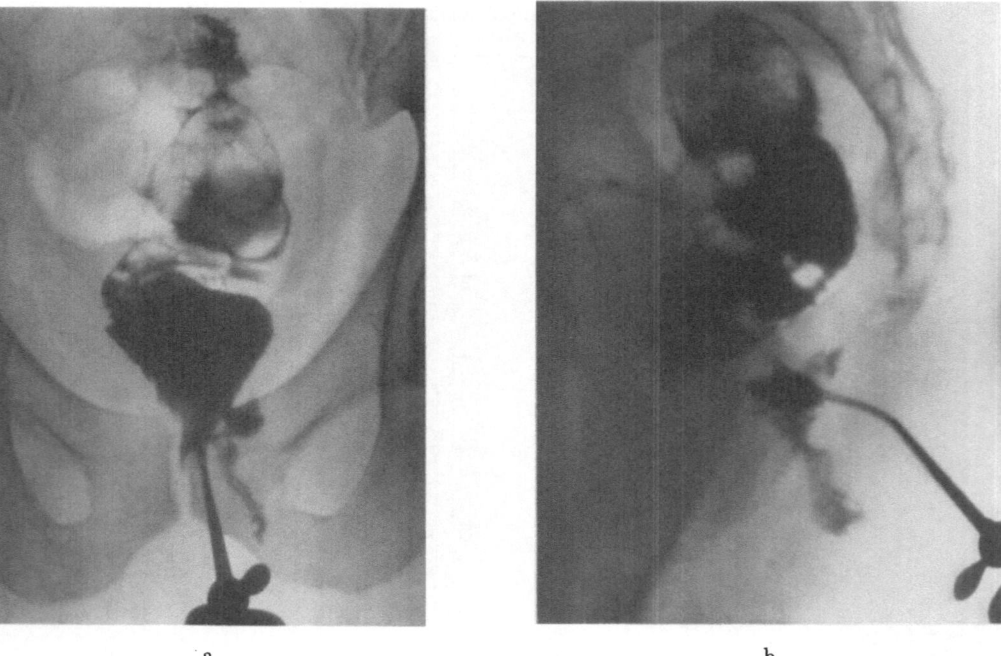

a b

Abb. 54a u. b. H.R., 43 Jahre, Rö.-Nr. 8833/56. Nach Injektion des Kontrastmittels in die genau median gelegene Fistelöffnung dorsal vom Anus füllen sich über einen bleistiftdicken Fistelgang das Rectum und das aborale Sigma auf. Ein weiterer Fistelgang verläuft in die Gesäßweichteile

verschiedener Lokalisation führen können. Als Ursachen sind die Nahtinsuffizienz und die Infektion der Operationswunde anzusehen.

Im Gegensatz zu den selteneren, bei Analverschlüssen zu beobachtenden, angeborenen Analfisteln sind die erworbenen Analfisteln jedem Chirurgen eine geläufige Erscheinung.

Die vom Rectum ausgehenden äußeren Analfisteln (Abb. 54a und b) können sehr verschiedener Ursache sein und eine sehr unterschiedliche Lokalisation ihrer Fistelöffnung zeigen. Sie münden am Unterbauch, in der Damm-, After- oder Kreuzbeingegend. Die posttraumatischen Fisteln des Rectum können im Gefolge von Pfählungsverletzungen, Schuß- und Stichwunden sowie durch von innen einwirkende Traumen, wie z.B. durch Perforation von Knochensplittern, Fischgräten, Glassplittern und anderen Fremdkörpern entstehen. Pfählungsverletzungen erfolgen meist durch die Ischiorectalgrube oder in

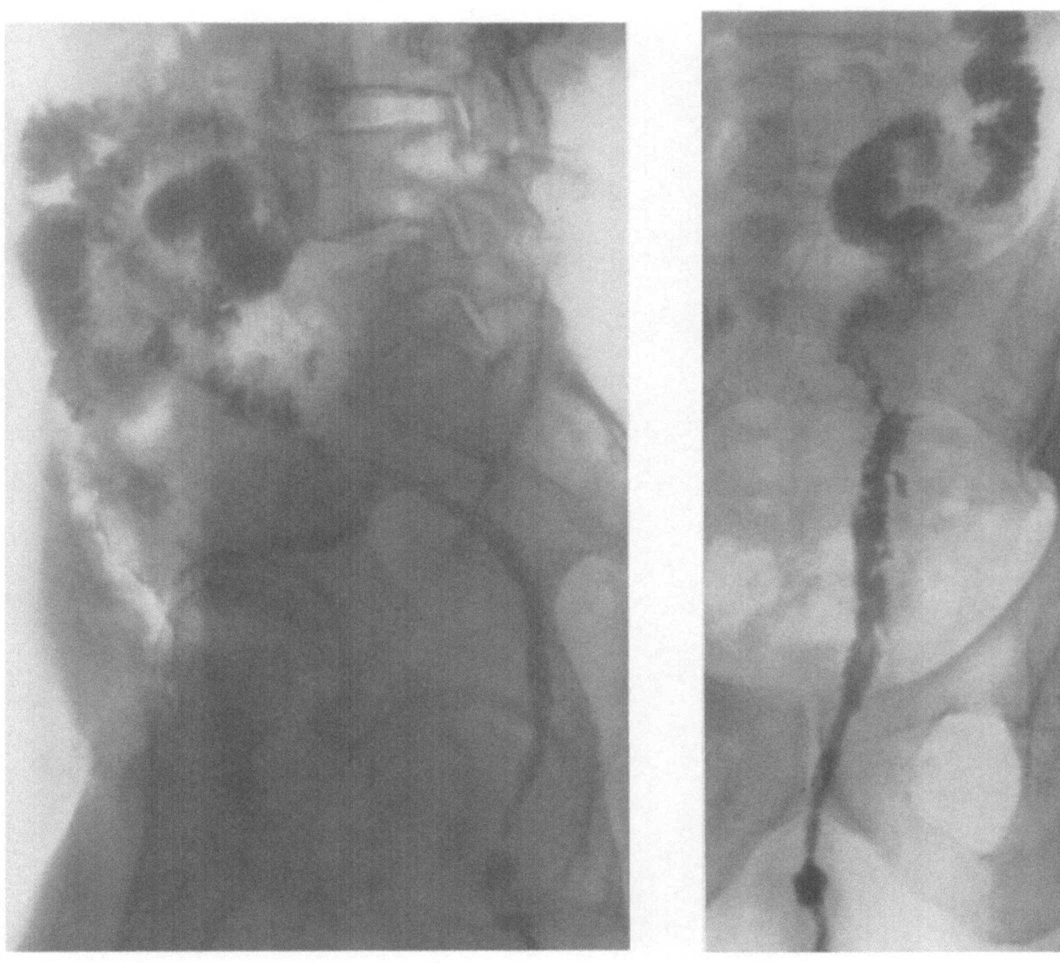

a b

Abb. 55a u. b. H.M., 63 Jahre, Rö.-Nr. 7880/57. Am Damm mündende Fistel nach Rectumresektion wegen eines Neoplasma. Die Fistel durchzieht die Kreuzbeinhöhle und steht mit einer Dünndarmschlinge in Verbindung

selteneren Fällen perianal oder parasacral. Die Fisteln nach Schuß- und Stichverletzungen verlaufen meist im Wundkanal, während es bei Perforationen von innen her zunächst zur Ausbildung von ischiorectalen oder pelvirectalen Abscessen kommt, die sekundär nach außen durchbrechen. Von den postoperativen Fisteln in diesem Bereich stehen die nach operativer Entfernung eines Rectumcarcinoms entstandenen an erster Stelle (Abb. 55a und b, 56). Die Ausbildung einer postoperativen Fistel erfolgt nach D'Allaines etwa am 15. Tag nach der Operation. Ursächlich sind verschiedene Faktoren wie Nahtinsuffizienz, örtliche Infektion, zu starke Zugwirkung an der Nahtstelle u. a. anzuführen.

Weiterhin kommen Verletzungen des Rectum mit Fistelbildung bei gynäkologischen Operationen vor (Abb. 57). In seltenen Fällen ist bei weit fortgeschrittenen Rectumcarcinomen mit Durchbruch nach außen die spontane Entwicklung einer Fistel zu beobachten.

Die überwiegende Mehrzahl der vom Rectum ausgehenden Fisteln ist entzündlicher Genese. Auf dem Boden einer Diverticulitis kommt es recht selten zur Ausbildung spontaner äußerer Fisteln, dagegen entstehen diese häufig nach Incision peridiverticulitischer Abscesse. Ihre Mündungen liegen dann meist an den Bauchdecken. Die Colitis ulcerosa, bei der es sich vorwiegend um eine Erkrankung der Darmschleimhaut handelt, führt kaum zu fistelnden Prozessen. Relativ häufig kommt es hingegen bei der „*Ileitis terminalis*" zu ausgedehnten, durch das Becken verlaufenden und pararectal mündenden Fistelsystemen. Diese Erkrankung kommt selten im Colon oder Rectum vor, hier

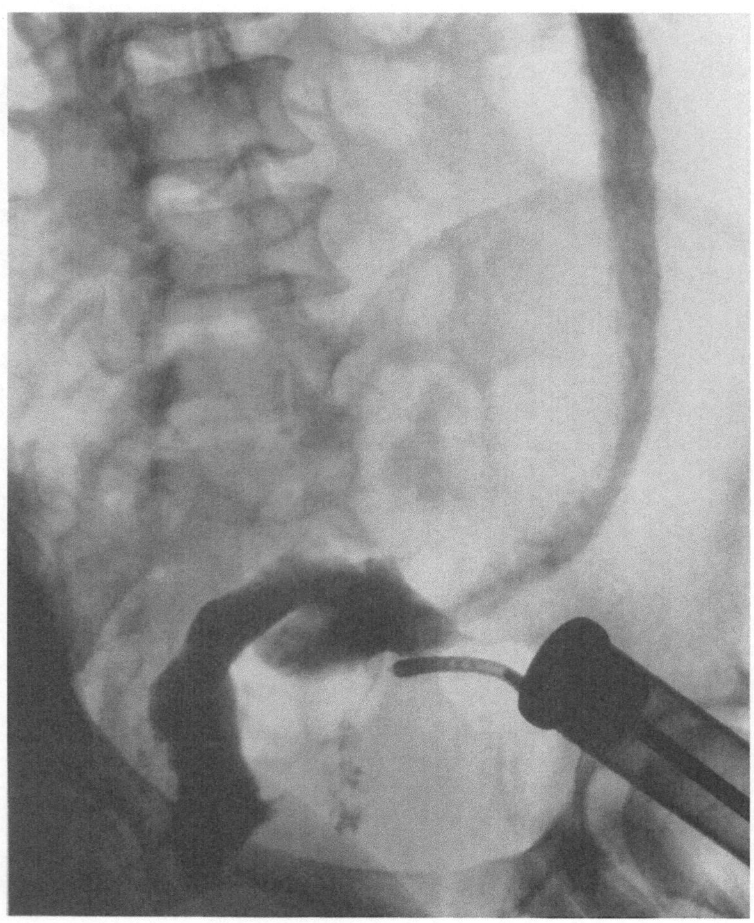

Abb. 56. M.T., 50 Jahre, Rö.-Nr. 2218/61. Zustand nach Darmresektion bei Sigmacarcinom mit Ausbildung einer Fistel, die aus dem Darmlumen entspringt und in der Bauchhaut endigt

besteht eine große Neigung zur Fistelbildung. Auch die spezifischen Infektionen des Rectum können ätiologisch für Fistelbildungen verantwortlich sein. Luetische Gummen führen zu Geschwürsbildungen und schwieligen Entzündungen der Darmwand und der das Rectum umgebenden Gewebe, woraus Fisteln resultieren können. Die seltene Aktinomykose des Rectum und das auf diesen Darmabschnitt übergreifende Lymphogranuloma inguinale können Fisteln entstehen lassen. Die in der Umgebung des Rectum verlaufenden unspezifischen Entzündungen mit anschließenden anorectalen, perianalen, pelvirectalen und ischiorectalen Abscessen suchen ihren Weg entlang der Analwand und perforieren fistelbildend in der Umgebung des Anus (HAFTER). Derartige Fisteln treten bevorzugt beim männlichen Geschlecht in Erscheinung, besonders im 3.—5. Lebensjahrzehnt. Es handelt sich fast ausschließlich um Röhrenfisteln.

Die Symptome sind die dauernde intermittierende Sekretion sowie Schmerzhaftigkeit und rezidivierende Retentionen.

Auch nach Incision solcher Abscesse verbleiben häufiger derartige Fisteln (Abb. 58). Bei den in der näheren und weiteren Umgebung des Anus mündenden Fisteln handelt es sich in 90 % der Fälle um reine Analfisteln. Diese gehen von entzündlich veränderten Krypten des Enddarmes aus und sind ebenfalls Folge von Abscessen. Die Fisteln entwickeln sich immer nach präformierten Gewebszügen und -räumen (STELZNER). Dabei spielen Leitwege wie z. B. Gefäße und die das Sphincterorgan durchziehenden und in den Krypten mündenden Proktodäaldrüsen sowie auch Hindernisse in Form von Muskel-

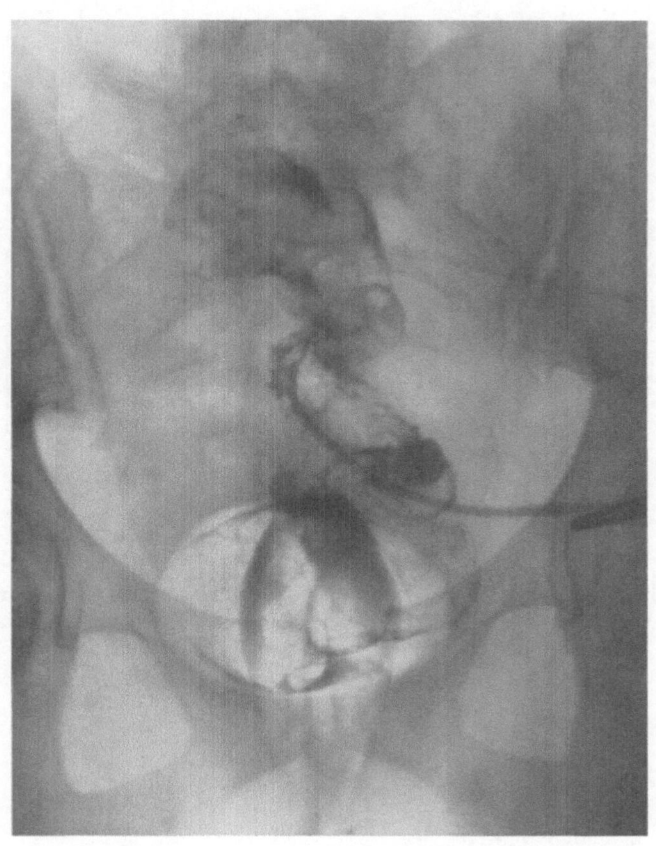

Abb. 57. A. B., 32 Jahre, Rö.-Nr. 3598/59. Kotfistel nach Totalexstirpation von Uterus und Adnexen wegen infizierter Ovarialcyste. Von zwei durch die Öffnungen der Fistel eingeführten Ureterenkathetern kommt es zur Auffüllung des aboralen Sigmaanteils und auch des Rectum. Darstellung einer Darmstenose an der Einmündungsstelle in den Darm

zügen eine entscheidende Rolle. So zwingt die Vielzahl der in der Analgegend mündenden Fisteln zu einer systematischen Einteilung nach topographischen Gesichtspunkten. Dabei ist es zweckmäßig, die Einteilung der Fisteln nach ihren Beziehungen zum Sphincterorgan durchzuführen, wie es von STELZNER in seiner Monographie angegeben wurde.

Die *intrasphincteren Fisteln* unterteilen sich in die subcutanen und die submucösen. Bei beiden Gruppen kann es sich um komplette, inkomplette äußere und in seltenen Fällen inkomplette innere Fisteln handeln. Die angeborenen subcutanen Fisteln sind bereits abgehandelt, die erworbenen gehen zumeist von einer Krypte aus. Die Fistelöffnung ist zuweilen zwischen den perianalen Falten verborgen und läßt sich nur schwer ausmachen; sie imponiert entweder als hirsekorngroße Narbe oder in seltenen Fällen als Granulationspfropf. Der Fistelgang ist im allgemeinen unter der Haut tastbar. Die submucösen Fisteln entstehen aus submucösen Abscessen auf der Grundlage von vereiterten Hämorrhoiden und Fremdkörpern. Sie verlaufen von der unteren Rectum-

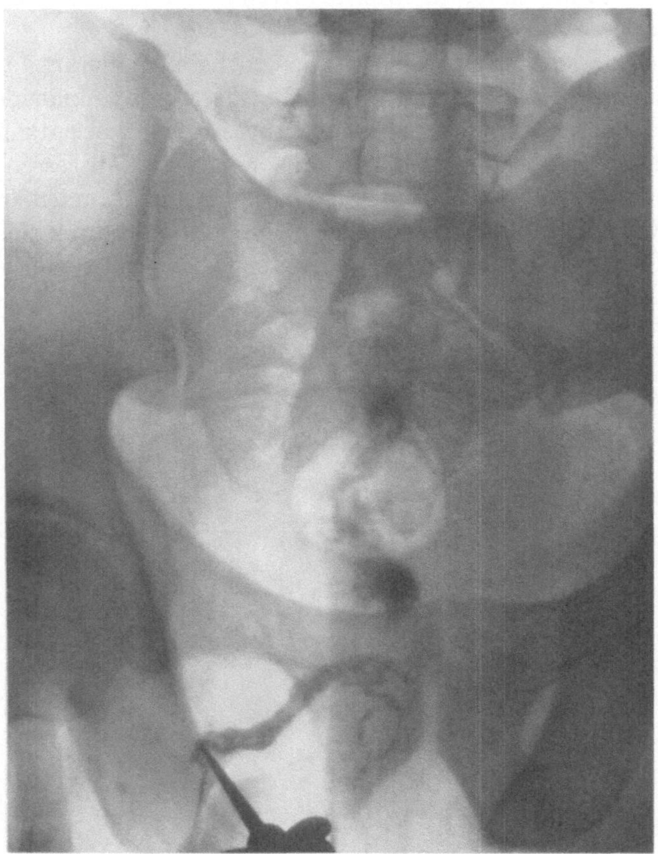

Abb. 58. H.K., 40 Jahre, Rö.-Nr. 16179/56. Nach einem periproktitischen Absceß zurückgebliebene extrasphinctere Analfistel. Ein notizbleistiftdicker Fistelgang zieht von der rechten Gesäßhälfte nach medial und cranial in das kleine Becken und mündet dort in das Rectum

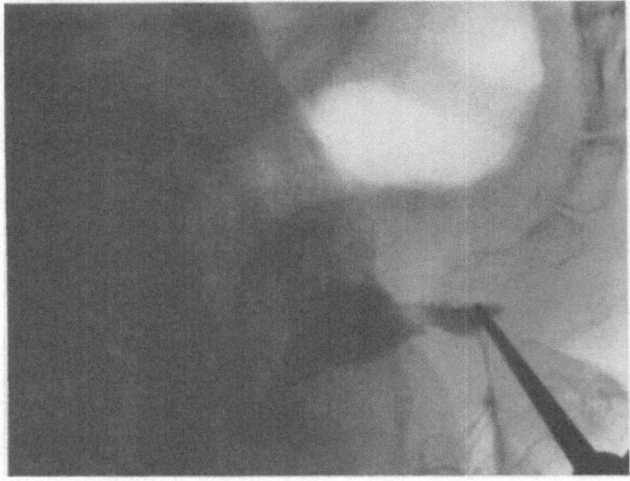

Abb. 59. H.D., 22 Jahre, Rö.-Nr. 13423/57. Komplette extrasphinctere Analfistel. Von der in der Rima ani gelegenen Fistelöffnung aus kommt es zur Darstellung eines caudal von der Steißbeinspitze nach ventral verlaufenden Ganges, der ein Kontrastmitteldepot in den Weichteilen füllt

mucosa caudalwärts und münden in der Linea anorectalis oder im Bereiche der äußeren Analhaut. Diese Fisteln können sich zweigförmig unter der Schleimhaut ausbreiten, quer verlaufen oder das Rectum in der ganzen Circumferenz umgreifen (bilaterale oder T-Fisteln).

Die *intermuskulären Fisteln* entstehen auf dem Boden einer Kryptitis und führen im Verlauf der Proktodäaldrüsen oder der Sinus rectales durch den Sphincter internus oder im Längsfasersystem zwischen internus und externus analwärts. Eine zweite Art der intermuskulären Fisteln entwickelt sich in den Ringlamellen des subcutanen und superficiellen Sphincter externus.

Die *transsphincteren Fisteln* werden am häufigsten beobachtet. Sie sind immer unterhalb des Levator ani gelegen und durchbohren das Sphincterorgan mit dem Hauptgang.

Die Nebengänge können bis in die Ischiorectalgrube oder auch zum Gesäß führen. Die perisphincteren Fisteln stellen eine Untergruppe dar. Sie verlaufen direkt an der

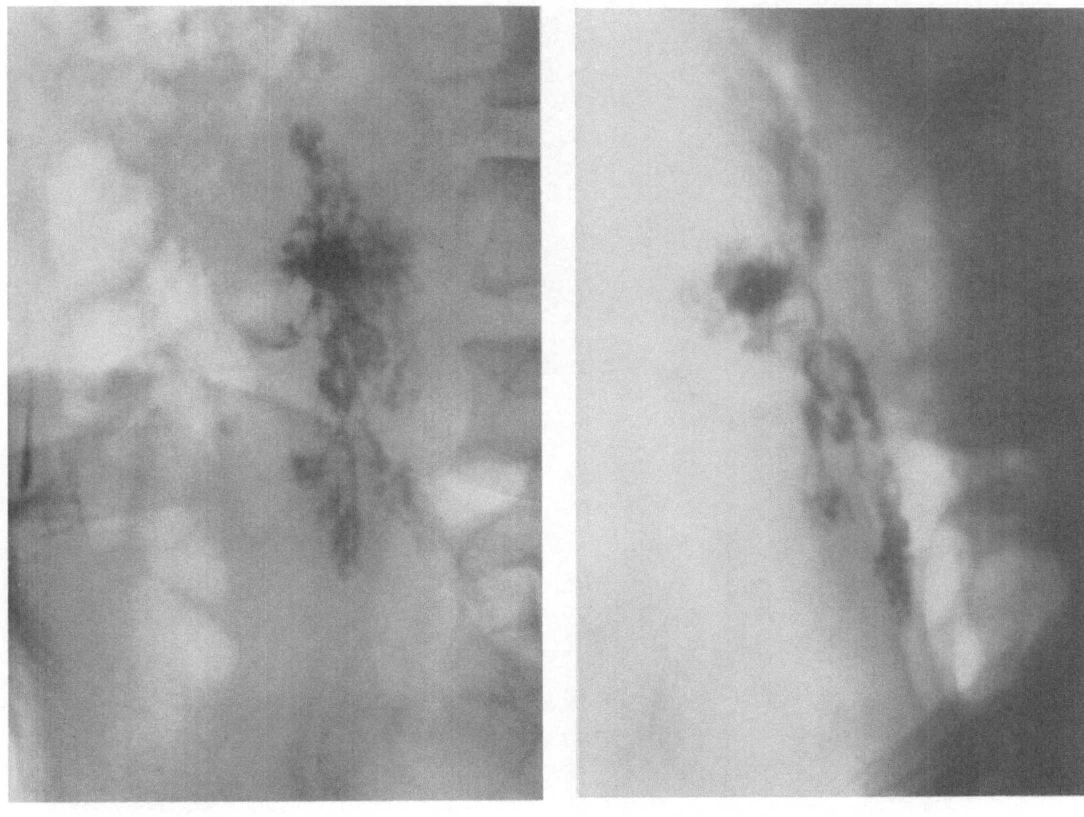

a b

Abb. 60a u. b. K.-H.L., 37 Jahre, Rö.-Nr. 3755/52. Nach Injektion in die Nabelfistel füllt sich in der Umgebung des Nabels, aber noch innerhalb der Bauchdecken, ein handflächengroßes, verzweigtes Fistelsystem, das zur Bauchhöhle selbst wahrscheinlich keine Verbindung hat

äußeren Grenze des Sphincters. Die zweite Untergruppe bilden die ischiorectalen Fisteln, die mehr oder weniger seitlich von der Mittellinie den in der hinteren Analkommissur gelegenen großen Krypten entspringen. Sind beide Fossae ischiorectales befallen, so spricht man von einer Hufeisenfistel. Nach der in der älteren Literatur ersichtlichen Goodsallschen Regel haben alle vor der Linea ani transversa (Verbindung der Sitzbeinhöcker) entwickelten Fisteln gerade Gänge und alle hinter ihr gelegenen gebogene Verläufe. Stelzner hält diese Regel nicht mehr für zutreffend und kommt zu einer anderen Feststellung: „Jede Fistel, die von einem akut durchgebrochenen oder regelrecht eröffneten Absceß aus entsteht, ist gerade und leicht sondierbar, ganz gleich, ob sie perineal oder ischiorectal entwickelt ist. Jede rezidivierende Fistel, die anoperiert oder aus chronisch penetrierenden oder unvollkommen eröffneten Abscessen entsteht, zeigt Resthöhlen, krumme Gänge und ist schwer sondierbar.“

Die *extrasphincteren, perianalen Fisteln* (Abb. 59) werden von den genannten vier Hauptgruppen am seltensten beobachtet. Als pelvirectale Fisteln entstehen sie im Gefolge von Schußverletzungen, Pfählungsverletzungen oder pelvirectalen Abscessen. Der Fistel-

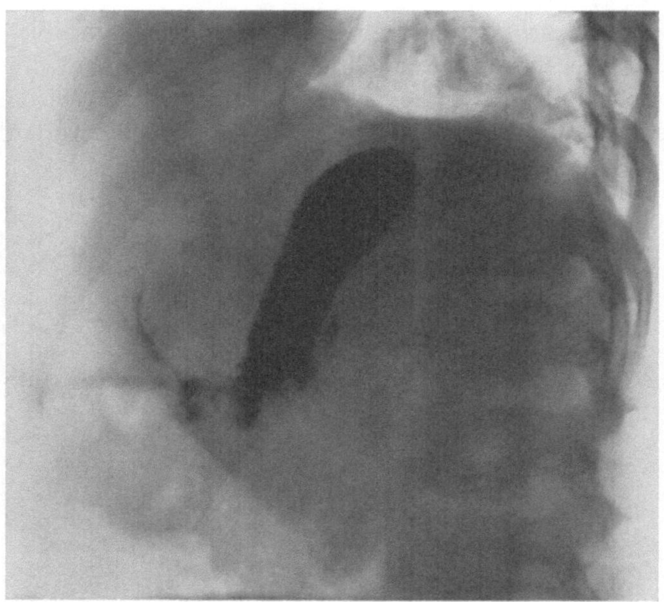

a

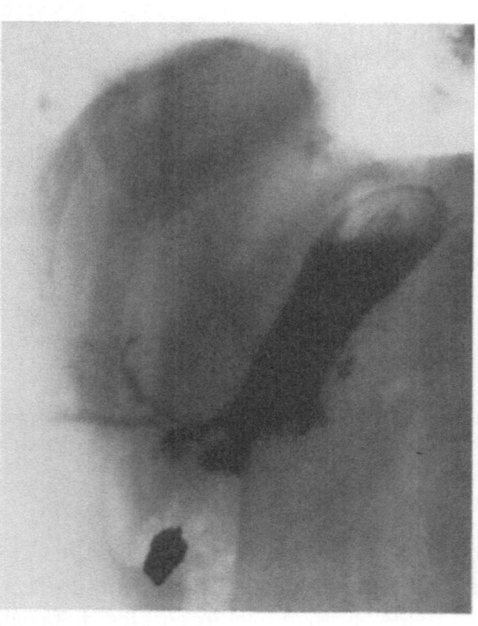

b

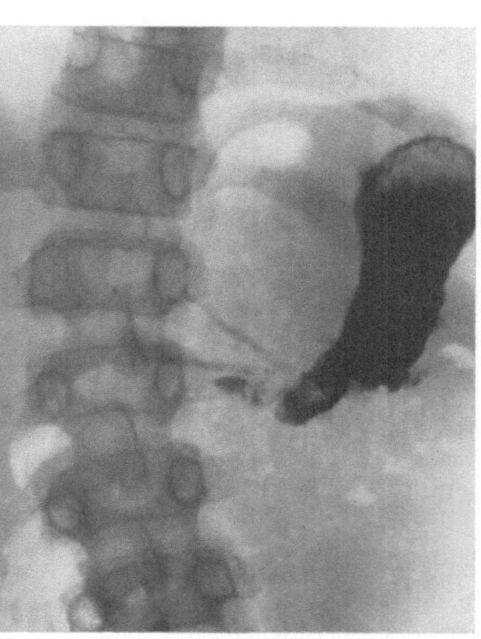

c

Abb. 61a—c. J.-H. V., 12 Jahre, Rö.-Nr. 4855/59. Großer subphrenischer Absceß links, der sich von der Fistelöffnung an der Bauchwand darstellen läßt und bis unter die linke Zwerchfellkuppe reicht (Zustand nach Explosionsverletzung)

verlauf ist außerhalb des Sphincterorgans lokalisiert, die Mündung befindet sich weiter als 5 cm vom Analrand entfernt und ist oft im hinteren Abschnitt der Ischiorectalgrube gelegen. Nicht selten tritt dieser Fisteltyp bei rezidivierenden oder weit fortgeschrittenen Portiocarcinomen und auch bei Bestrahlungspatienten in Erscheinung.

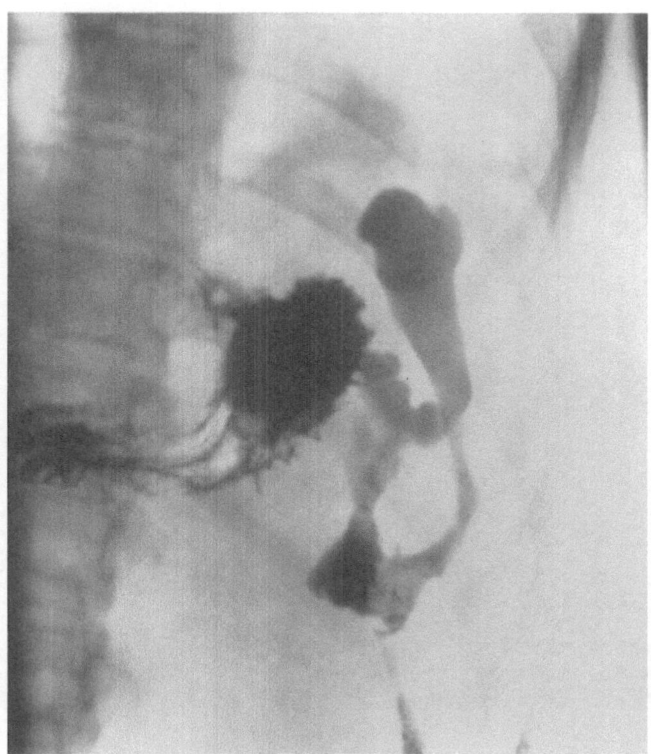

Abb. 62. L. B., 29 Jahre, Rö.-Nr. 6912/48. Subphrenischer Absceß links nach Milzexstirpation. Das Fistelsystem mündet in der Lendengegend. Die gleichzeitig durchgeführte Kontrastfüllung des Magens von oral zeigt, daß die Fornix drei Querfinger caudal von der Zwerchfellkuppe steht

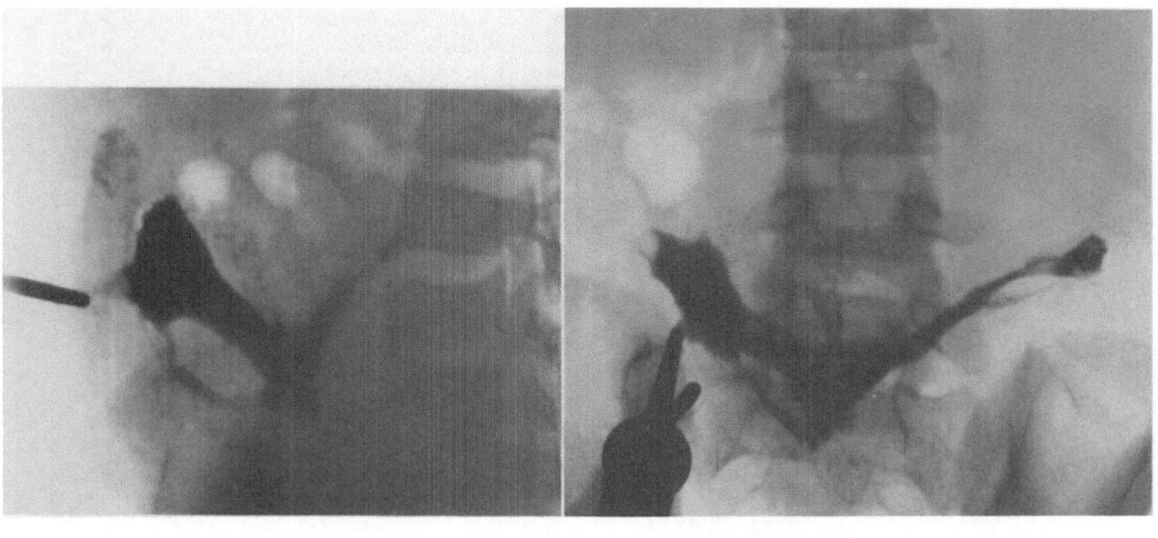

a b

Abb. 63a u. b. A. M., 6 Jahre, Rö.-Nr. 598/50. Von der Fistelöffnung am rechten Unterbauch aus füllt sich ein intraabdominal gelegenes Fistelsystem, das nach links lateral zu einem partiell verkalkten Mesenteriallymphknoten zieht. In der Umgebung weitere partiell verkalkte Lymphknoten

Außer den von der Darmwand ausgehenden Absceßbildungen, die einer lokalen Peritonitis entsprechen, kann es in seltenen Fällen auch auf dem Boden einer allgemeinen Peritonitis zur Einschmelzung und Fistelbildung kommen. So neigen insbesondere die Pneumokokkenperitonitis und die käsig-eitrige Bauchfelltuberkulose zur Abszedierung.

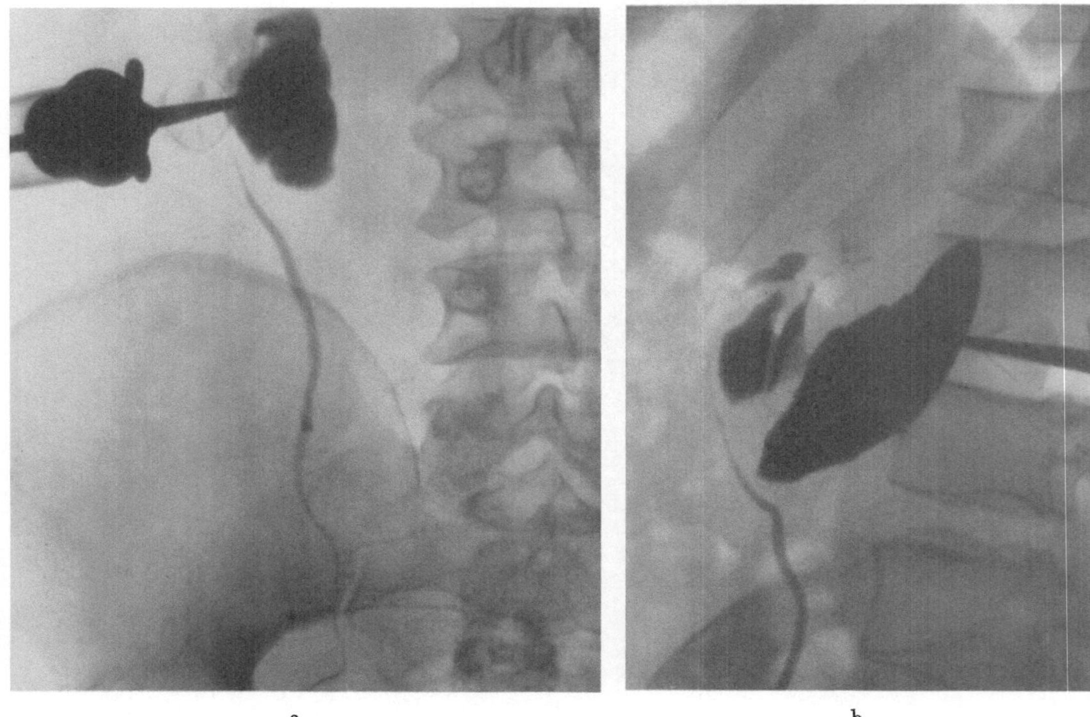

a b

Abb. 64a u. b. A.M., 42 Jahre, Rö.-Nr. 14193/54. Pankreasfistel nach operativer Behandlung einer Pankreascyste. Von der gänseeigroßen Fistelhöhle aus stellt sich ein venöser Abfluß dar

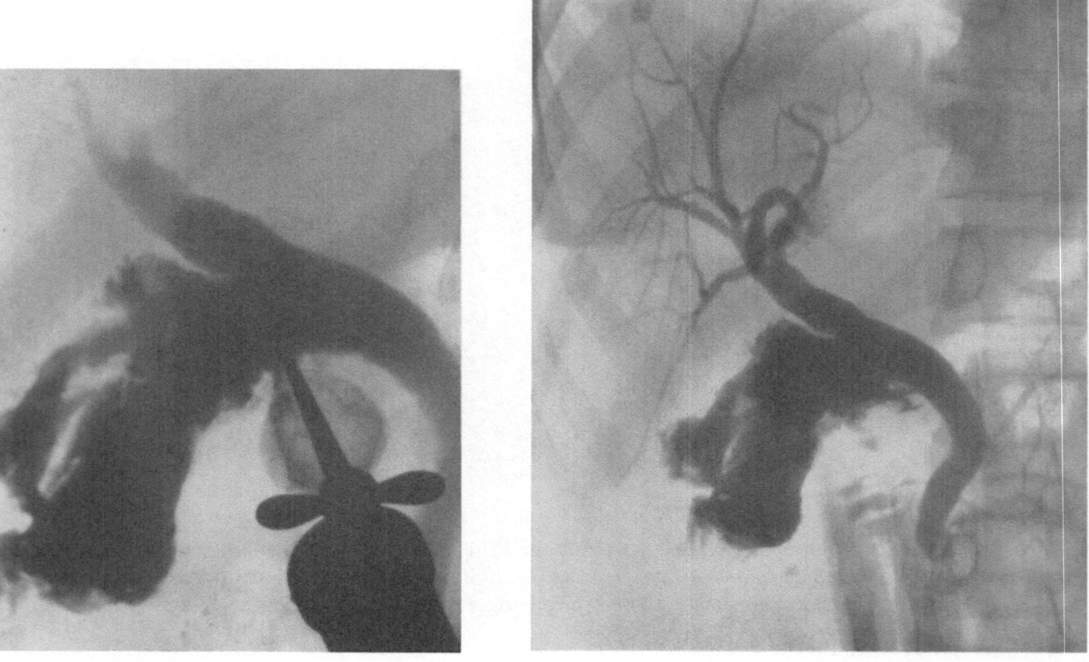

a b

Abb. 65a u. b. D.B., 52 Jahre, Rö.-Nr. 12788/60. Äußere Gallengangsfistel nach Cholecystektomie. Starke Erweiterung des Ductus choledochus bei Steinverschluß (b) dicht vor der Papille. Die Fistel steht mit dem Gallenblasenbett in Verbindung (a)

Die äußere Fistelöffnung findet sich bei beiden Formen vornehmlich im Bereich des Nabels. Gerade die Vielzahl der am Nabel mündenden Fisteln unterstreicht die differentialdiagnostische Bedeutung der röntgenologischen Fisteldarstellung mit Kontrastmitteln, die oft allein in der Lage ist, eine Klärung der Verhältnisse herbeizuführen. Jedoch gelingt es manchmal nur, Ausdehnung und Verlauf zu klären, während die Diagnose unklar bleibt (Abb. 60a und b).

Auf dem Boden einer umschriebenen oder abgekapselten Peritonitis kann es ebenfalls zu hartnäckigen Fisteleiterungen kommen. Die Abb. 61a—c zeigt die Kontrastdarstellung eines linksseitigen subphrenischen Abscesses, der im Anschluß an eine Explosionsverletzung in Erscheinung getreten ist. Die Absceßhöhle wurde von einer an der Bauchwand

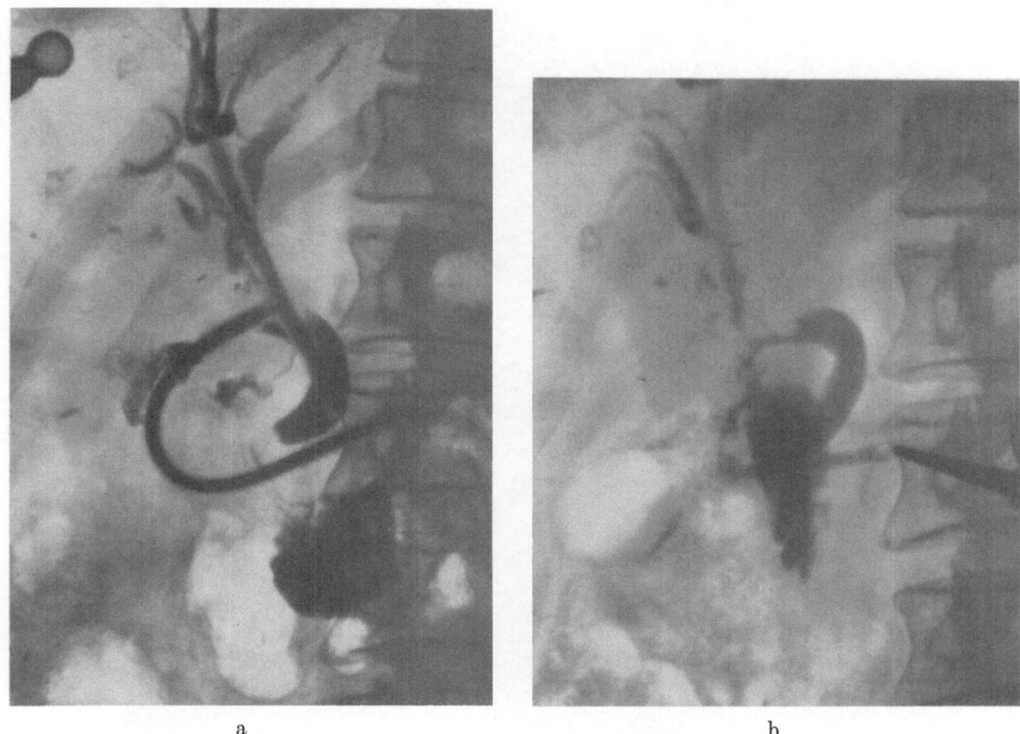

a b

Abb. 66a u. b. E. L., 71 Jahre, Rö.-Nr. 10102/52 und 12014/52. a) Darstellung der Gallenwege durch eingelegtes T-Drain. b) 2 Monate später Gallengangsfistel im Verlauf der entfernten T-Drainage

gelegenen Fistelöffnung aufgefüllt. Die gleichzeitige Kontrastfüllung des Magens veranschaulicht in einem weiteren Fall (Abb. 62) die topographische Situation mit Abdrängung der Fornix vom Zwerchfell. Im Bereich der Bauchdecken mündende Fisteln können auch aus tuberkulösen Mesenteriallymphknoten entstehen (Abb. 63a und b). Bei fehlender Abkapselung kann das Kontrastmittel von der Fistel aus in die freie Bauchhöhle zwischen die Darmschlingen fließen.

Vom Pankreas ausgehende äußere Fisteln treten entweder als Folge eines perforierenden Traumas oder postoperativ in Erscheinung. Derartige Fisteln zeigen in der Umgebung ihrer äußeren Öffnung besonders stark ausgeprägte Macerationen der Haut, die durch den starken Gehalt an Fermenten im Fistelsekret bedingt sind. Das Pankreassekret ist gewöhnlich wasserklar und geruchlos, es können bis zu 1500 cm³ am Tag ausgeschieden werden. Postoperativ kommt es nach allen Verletzungen des Ductus Wirsungianus oder auch des Drüsengewebes bei ungenügender Deckung zur Ausbildung hartnäckiger Fisteln. Durch Anstauung und Perforation von Gefäßen kann es zu stärkeren Blutungen kommen. Im Anschluß an die operative Behandlung von echten Cysten oder Pseudocysten sind Fistelbildungen ebenfalls keine Seltenheit (Abb. 64a und b).

Gallenfisteln entstehen in den meisten Fällen postoperativ, nur selten findet sich eine spontane Ausbildung einer solchen Fistel. Vereinzelt wurden Durchbrüche von Gallensteinen durch die Bauchdecken nach außen beschrieben, die eine Gallenfistel zur Folge hatten.

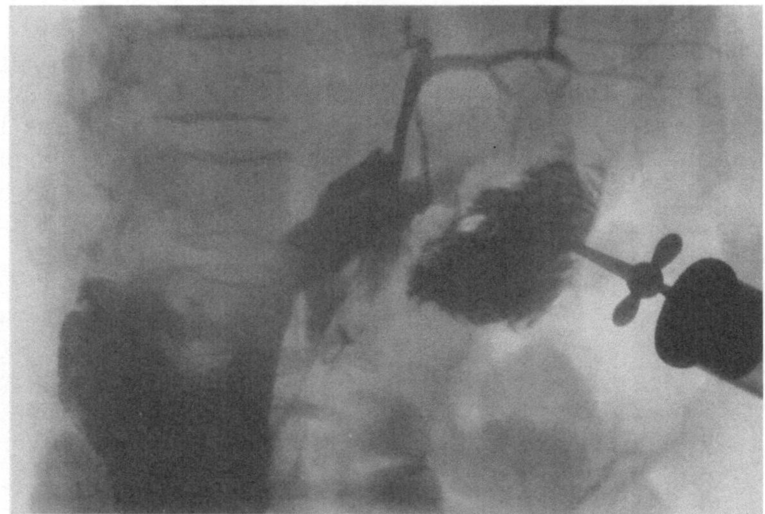

a

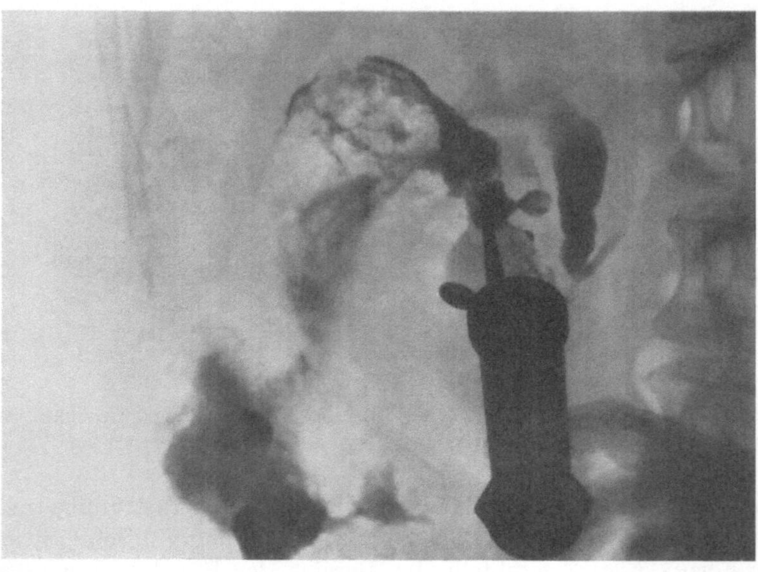

b

Abb. 67a u. b. F.S., 55 Jahre, Rö.-Nr. 1389/60 und 899/61. Zustand nach operativer Behandlung einer perforierten Gallenblase. Von der Fistelöffnung in der Bauchwand füllt sich ein Fistelsystem, das mit den Gallenwegen, mit einer Dünndarmschlinge, mit dem Colon ascendens und einem retroperitoneal gelegenen Absceß in Verbindung steht

Der spontane Durchbruch von pericholecystitischen Abscessen und Leberabscessen kann ebenfalls eine Gallenfistel verursachen. Nach operativen Eingriffen an den Gallenwegen entstehen gelegentlich Schleim- und Gallenfisteln. Die Schleimfistel bildet sich nach Cholecystotomien aus, wenn der Ductus cysticus durch Steine oder Tumoren verschlossen und der Einfluß von Galle aus den Gallenwegen in die Gallenblase verlegt ist. Der Ausbildung von postoperativen Gallenfisteln können sehr verschiedene Ursachen zugrunde liegen. Die häufigste davon ist eine Verlegung der ableitenden Gallenwege

(Abb. 65a und b), die bei der Operation übersehen und nicht beseitigt wurde. Der Rückstau von Galle begünstigt die Entstehung einer Nahtinsuffizienz in derartigen Fällen. Das Hindernis kann hervorgerufen sein durch Gallensteine, Tumoren, entzündliche Stenosen oder auf dem Boden einer schrumpfenden Papillitis, die entweder idiopathisch, durch unsorgfältiges Bougieren während der Operation oder durch Einwirkung von Steinen entstanden ist.

Nach einer in den Gallenwegen befindlichen Drainage kommt es häufig zur Ausbildung einer Gallenfistel, die sich jedoch in den meisten Fällen bald spontan schließt. Nur bei

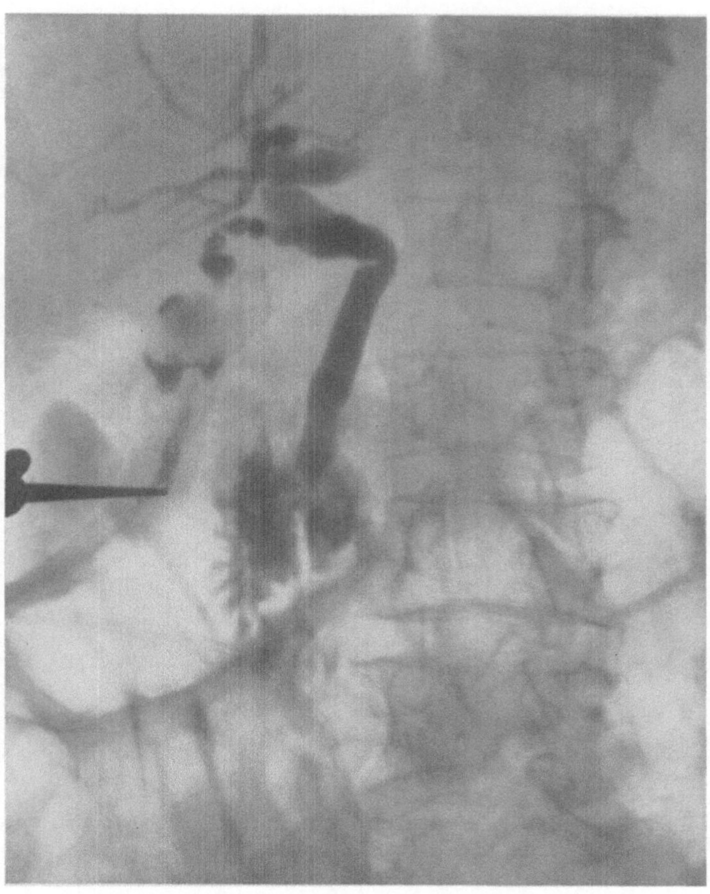

Abb. 68. K.O., 70 Jahre, Rö.-Nr. 4553/56. Von einer in einem Narbenbruch am rechten Oberbauch befindlichen Fistelöffnung führt ein stricknadeldicker Fistelgang zur Gallenblase, in der ein kirschgroßer, glatt begrenzter Füllungsdefekt (Gallenstein ?) zur Darstellung kommt. Gute Kontrastmittelfüllung des extra- und intrahepatischen Gallenwegsystems über den Ductus cysticus

Bestehenbleiben der Fistel (Abb. 66a und b) über 1—2 Monate (Hafter) soll eine operative Revision der Gallenwege und eine Beseitigung der Fistel vorgenommen werden. Die Entwicklung einer Gallenfistel nach Cholecystektomien kann in einer Insuffizienz des Cysticusstumpfes begründet sein, ihre Ursache in dem Vorhandensein größerer aberrierender Gallengänge im Bereich des Gallenblasenwundbettes haben oder nach Gallenblasenperforationen erfolgen (Abb. 67a und b). Eine Lippenfistel, aus der sich Galle entleert, wird sich nie spontan schließen, sie muß stets operativ beseitigt werden. Schließlich ist die versehentliche Verletzung der Gallenwege bei Operationen in der Nachbarschaft, z.B. von penetrierenden Ulcera duodeni, Tumoren, Darmverschlüssen usw., als Ursache für Entstehung der die Gallenfisteln zu erwähnen (Abb. 68). Bei Vorhandensein von Gallenfisteln finden sich zumeist Verwachsungen und Verklebungen zwischen den Darmschlingen und den Gallengängen. Ihre Beseitigung bereitet dem Chirurgen große

Schwierigkeiten, wenn er nicht vor dem Eingriff durch die röntgenologische Kontrastdarstellung der Gallenwege über die vorliegenden topographischen Verhältnisse informiert wird. Die Gefahr einer versehentlichen Verletzung der Gallenwege bei der Operation kann durch die röntgenologischen Untersuchungen erheblich vermindert werden.

Es ist mit Hilfe der Kontrastdarstellung des Fistelsystems ebenfalls möglich, im Operationsgebiet liegengebliebene Fremdkörper wie Drainschläuche, Gazetupfer usw. zu identifizieren. Sie erscheinen entweder als Füllungsdefekte im Kontrastmittelband oder können mit dem Kontrastanreicherungsverfahren von SGALITZER als Positivschatten zur Darstellung kommen.

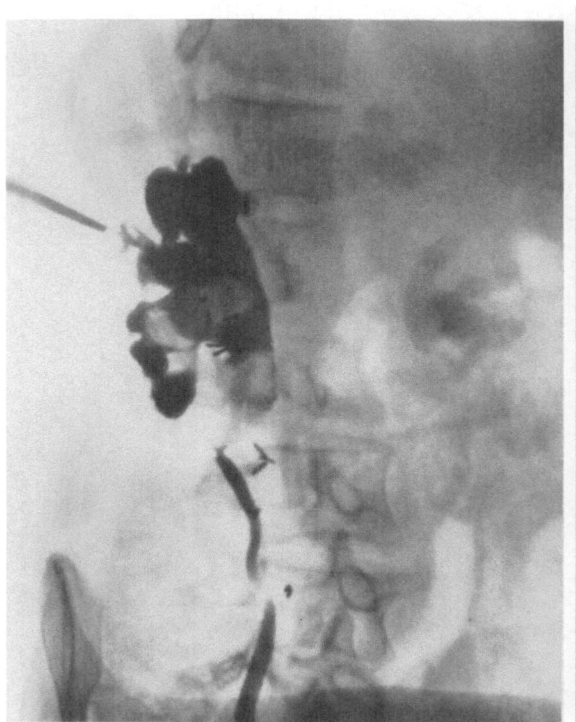

Abb. 69

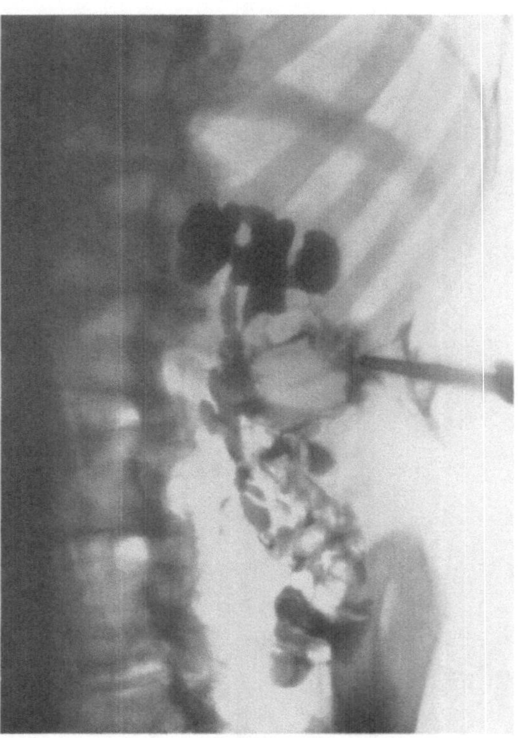

Abb. 70

Abb. 69. T. Sch., 43 Jahre, Rö.-Nr. 12843/56. Zustand nach mehrfachen Pyelotomien wegen rezidivierender Nierenbeckensteine. Von der im rechten Lendenbereich gelegenen Fistelöffnung aus kommt es zur Auffüllung eines unregelmäßig begrenzten, kurzen Ganges, der in ein stark erweitertes Nierenbeckenkelchsystem führt. Darstellung eines Nierenbeckensteines und einer Ureterstenose

Abb. 70. H. H., 42 Jahre, Rö.-Nr. 8075/52. Harnfistel nach Teilresektion der linken Niere. Durch ein weitverzweigtes, in die Tiefe führendes Fistelsystem kommt es zur Auffüllung des verbliebenen Anteils vom Nierenbeckenkelchsystem. Außerdem besteht eine Verbindung der Fistel zum Dickdarm

Da bei länger bestehenden Gallenfisteln die resorptiven Vorgänge im Darm entscheidend beeinträchtigt sind und es dadurch zu schweren Stoffwechselstörungen (Osteoporose, Vitamin- und Elektrolytmangel, Blutungsneigung usw.) kommt, wird die Indikation zur Beseitigung einer Fistel immer gegeben sein.

Von den *Nieren* ausgehende Fisteln entstehen fast ausschließlich postoperativ. Nach Eingriffen an einer Niere (z. B. Pyelotomien [Abb. 69], Polresektionen [Abb. 70]) kommt es dann zur Ausbildung einer Urinfistel im Wundgebiet, wenn der abführende Ureter verlegt ist (Abb. 71), oder bei insuffizienter Naht eines Nierenbeckenkelches. Als Hindernis sind zurückgebliebene Harnleitersteine, Blutgerinnsel, entzündliche Schwellungen und andere mechanische Ursachen zu nennen. Bekannt sind auch die Nierenfisteln nach Kavernotomien, wenn die Kaverne mit dem Nierenbecken in Verbindung steht. Weiterhin bildet sich eine Fistel aus, wenn versehentlich ein accessorisches Nierengefäß unterbunden wurde und es zu einem Niereninfarkt mit Einschmelzung des Gewebes gekommen ist. Nach Nephrektomien kommen Fisteln vor, wenn eine Nahtinsuffizienz am Ureterstumpf im Bereich der Resektionsstelle besteht und es durch einen Reflux von der Blase her zum Austritt des Urins in das Wundbett kommt. An der Nierenkapsel kann ein ausgerissenes, bei der Operation zurückgelassenes Nierenstück ernährt werden und so Urin sezernieren, der dann eine Fistel unterhält.

Eiterfisteln nach Nephrektomien werden durch zurückgelassene Fremdkörper wie Tupfer, Gaze usw., aber auch durch nekrotische Gewebsanteile der Nierenkapsel oder des perirenalen Fettgewebes hervorgerufen (Abb. 72a und b).

In gleicher Weise entstehen Fettgewebsnekrosen mit Fistelbildung leicht nach Nebennierenoperationen und hier besonders bei Morbus Cushing wegen der starken Adipositas (Abb. 73a und b und Abb. 74).

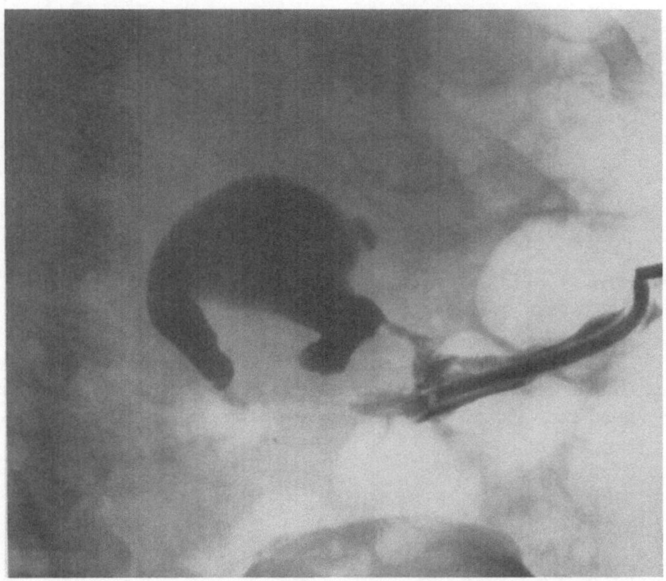

Abb. 71. H.V., 66 Jahre, Rö.-Nr. 16537/59. Restfistel nach Fistelung der linken Niere. Der Fistelgang steht mit der unteren Kelchgruppe in Verbindung und füllt ein erweitertes Nierenbeckenkelchsystem auf

Tuberkulöse Nierenfisteln sind im allgemeinen recht hartnäckig und bestehen lange.

Ureterwundfisteln entstehen im Gefolge von Ureterolithotomien oder nach plastischen Operationen (Abb. 75) bei sekundären Wundverhältnissen, wenn die Anastomose nicht dichthält oder stenosiert ist, wenn der unterste umgepflanzte Harnleiterteil durch zu starke Skeletierung nekrotisch wird oder durch frühzeitiges Entfernen des Schienenkatheters.

Häufiger jedoch führen versehentliche Ureterverletzungen bei Operationen in der Nachbarschaft zur Harnleiterfistel. An erster Stelle sind nach BOEMINGHAUS gynäkologische Eingriffe zu nennen. An zweiter Stelle folgen die Fisteln nach abdomino-sacraler Mastdarmoperation. Je nach Lage des Operationsgebietes mündet die Fistel im Bereich der Vulva, des Kreuzbeins, des Dammes, der Leistengegend oder in den caudalen Abschnitten der Bauchdecken.

Blasenfisteln entstehen als Folge von stumpfen und scharfen Traumen, wenn es zu Zerreißungen der Blasenwand kommt. Die entstandenen Fisteln folgen nach scharfen Traumen meist dem alten Verletzungsweg und führen häufig zur Bauchwand, wo sie mit einer oder mehreren Fistelöffnungen münden. Bei andersartigen Verletzungen können die Fisteln auch in der Kreuzbeingegend und am Damm enden.

Auch chronische Entzündungen der Blase und ihrer Umgebung können schließlich in Fistelbildungen nach außen oder in ein Nachbarorgan ausgehen. Sie entstehen gelegent-

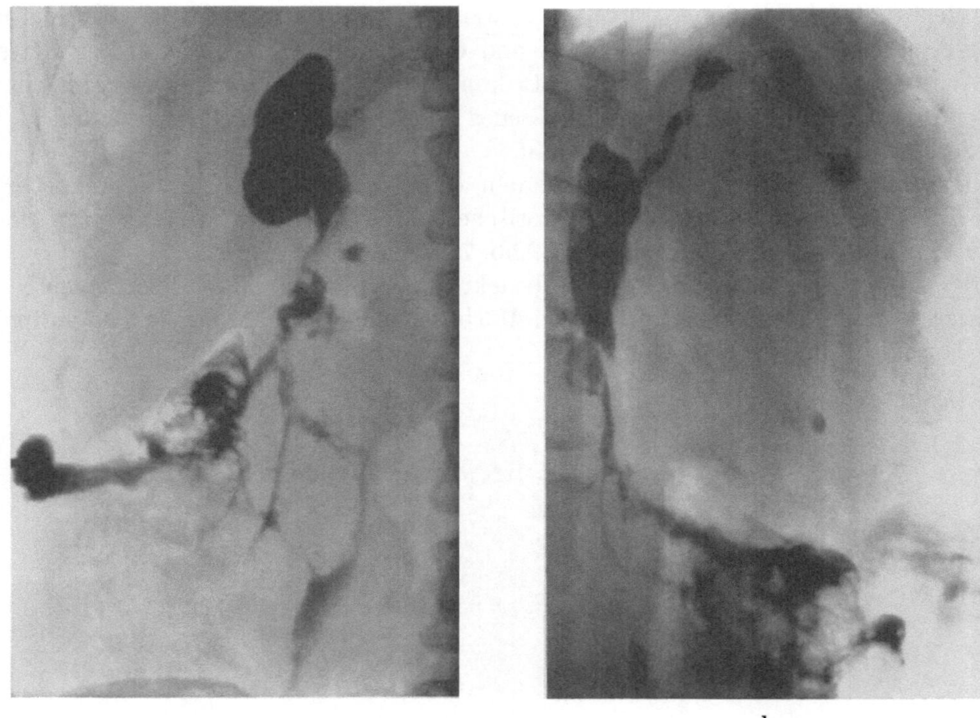

a b

Abb. 72a u. b. L.R., 66 Jahre, Rö.-Nr. 12050/57. Fistel nach Nephrektomie rechts wegen Hypernephrom. Der Gang zieht in das Gebiet des ehemaligen Nierenlagers rechts, wo es zur Darstellung eines verzweigten Systems ohne sichere Verbindung zu anderen Hohlorganen kommt

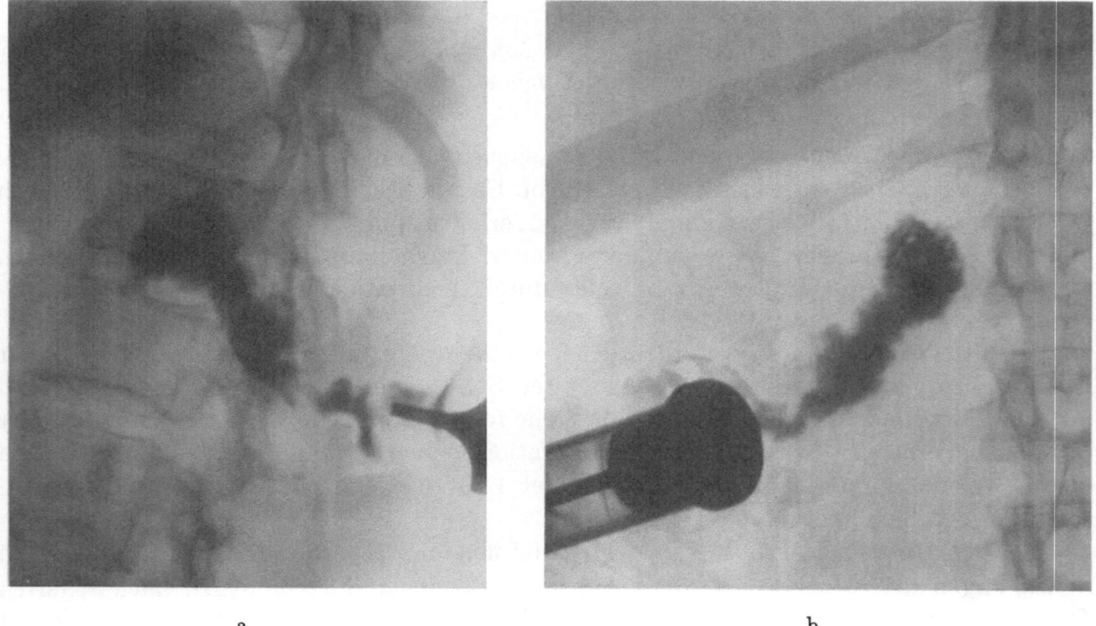

a b

Abb. 73a u. b. H.S., 28 Jahre, Rö.-Nr. 10483/60. Fistel nach Resektion der hyperplastischen Nebennieren bei Cushing-Syndrom. Die rechtsseitige Fistel verläuft nach ventral und medial in das ehemalige Operationsgebiet hinein. Der Fistelgang und die Fistelhöhle sind unregelmäßig begrenzt. Eine Verbindung zur Resektionsstelle der 11. Rippe besteht nicht. Auf der linken Seite befand sich ein analoges Fistelsystem

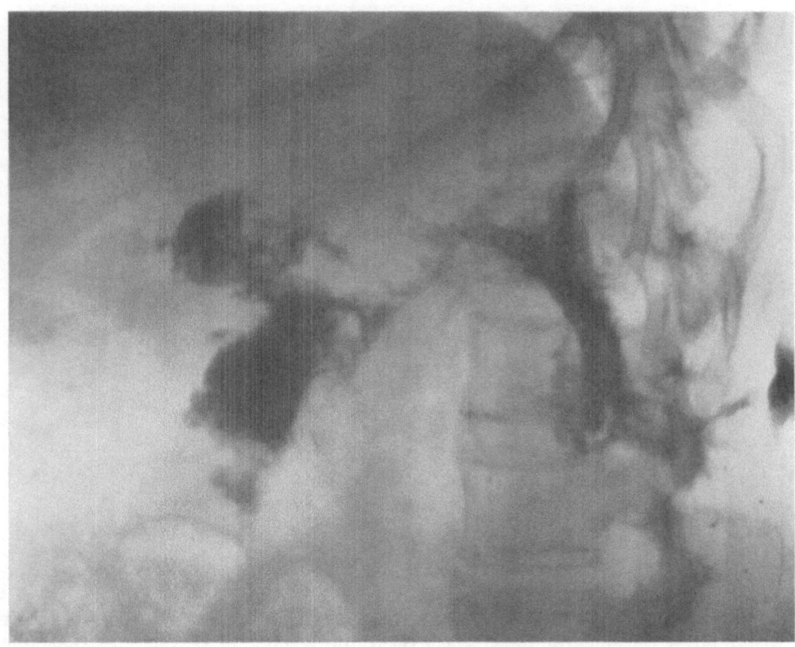

Abb. 74. E.B., 34 Jahre, Rö.-Nr. 324/59. Fistel nach Nebennierenresektion wegen eines Cushing-Syndroms. Die Fistel führt von der linken Lendengegend in das Gebiet des linken Nierenlagers, stellt hier ein ausgedehntes Hohlraumsystem dar und wird wahrscheinlich von Fettgewebsnekrosen unterhalten

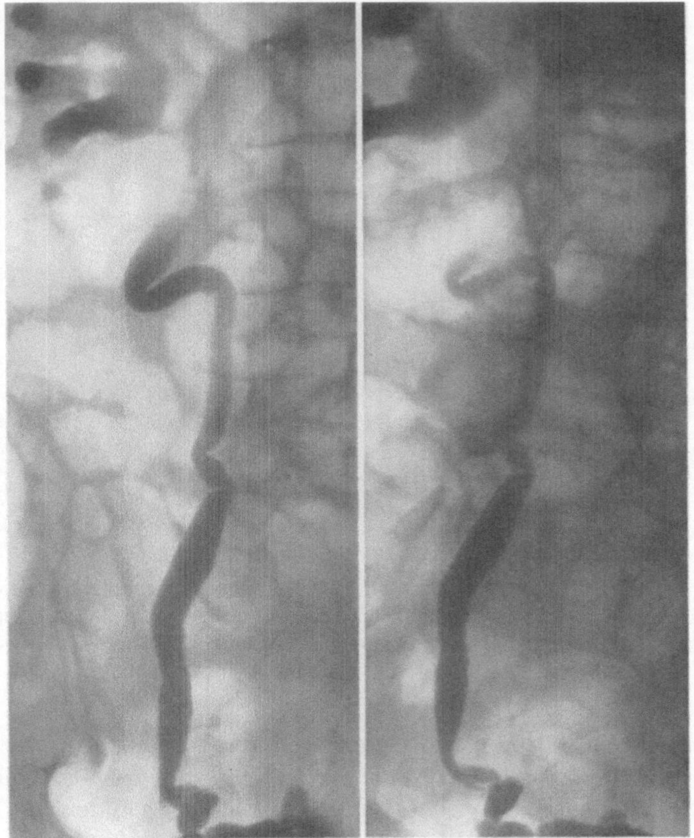

Abb. 75. G.J., 75 Jahre, Rö.-Nr. 2229/59. Harnfistel nach Ureterimplantation in die Blase. Der Fistelgang führt zum rechten Ureter und füllt diesen mit Kontrastmittel auf

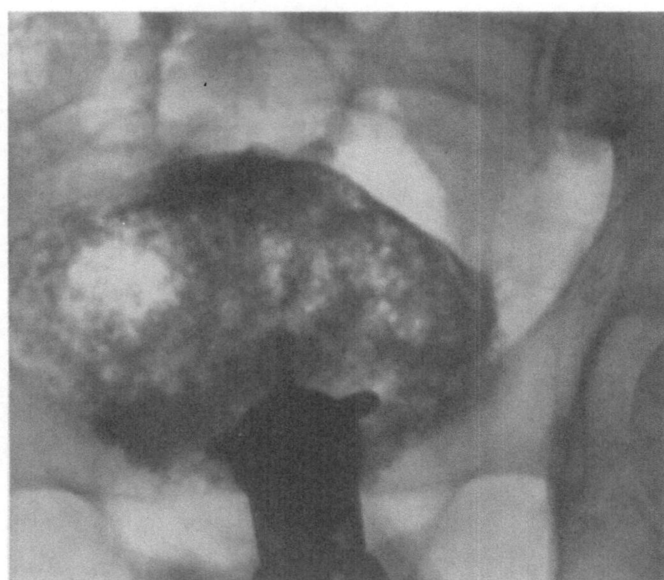

Abb. 76. H. A., 56 Jahre, Rö.-Nr. 1845/52. Zustand nach Blasenexstirpation und Implantation der Ureteren in das Sigma wegen eines Blasencarcinoms. Die Fistelfüllung zeigt im Bereich des Blasenbettes eine in Größe und Form der Blase entsprechende Höhle mit eigenartiger, granulierter Oberflächenzeichnung. Es handelte sich um einen zur Ausfüllung des Hohlraumes eingelegten synthetischen Fibrinschwamm, der später wieder entfernt werden mußte

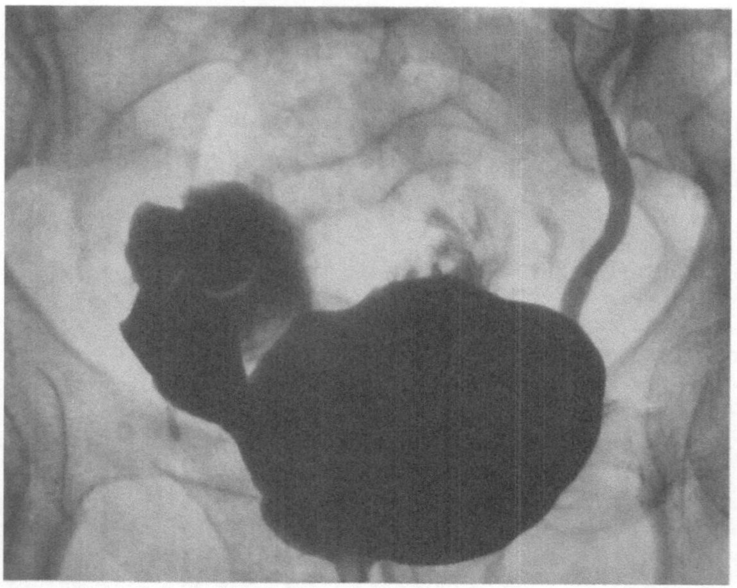

Abb. 77. F. G., 52 Jahre, Rö.-Nr. 2240/61. Zustand nach Teilresektion der Blasenwand im Bereich des rechten Ostium mit Implantation des rechten Ureters in die Blasenwand. Von der äußeren Fistelöffnung am Unterbauch füllt sich eine rechts neben der Blase gelegene glatt begrenzte Höhle, über die das Kontrastmittel in die Blase einfließt

lich als Folge von Fremdkörpern wie Geschossen, Granatsplittern, Tuchresten, Knochensplittern usw., die nach Verletzungen im ehemaligen Wundbereich verblieben sind. Solche Fremdkörper können auch nach Perforation in die Blase einwandern und hier inkrustieren.

Außer der Fistelfüllung sind Miktionsaufnahmen zur Klärung der Verhältnisse besonders zweckmäßig. Im Anschluß an Blasenexstirpationen (Abb. 76), Blasenteilresektionen (Abb. 77), Prostatektomien (Abb. 78a und b, Abb. 79) und Blasenplastiken beob-

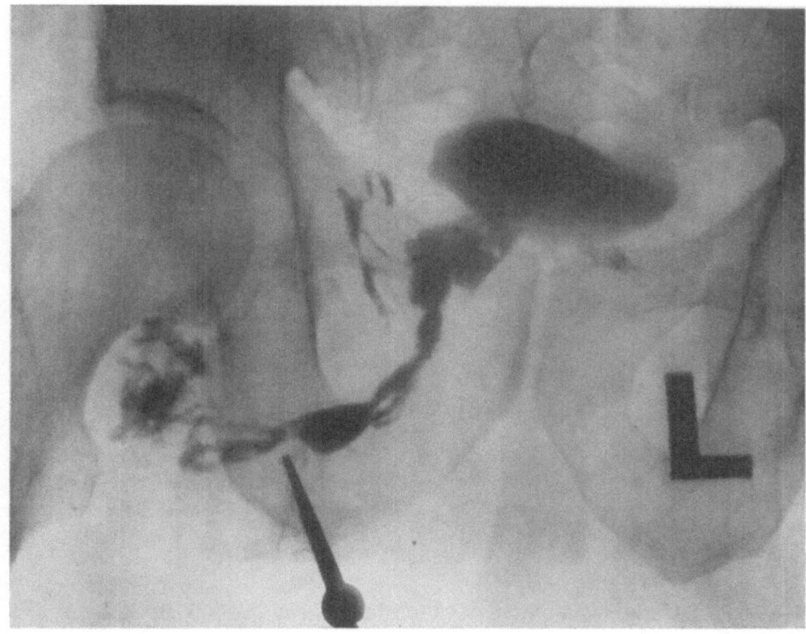

a

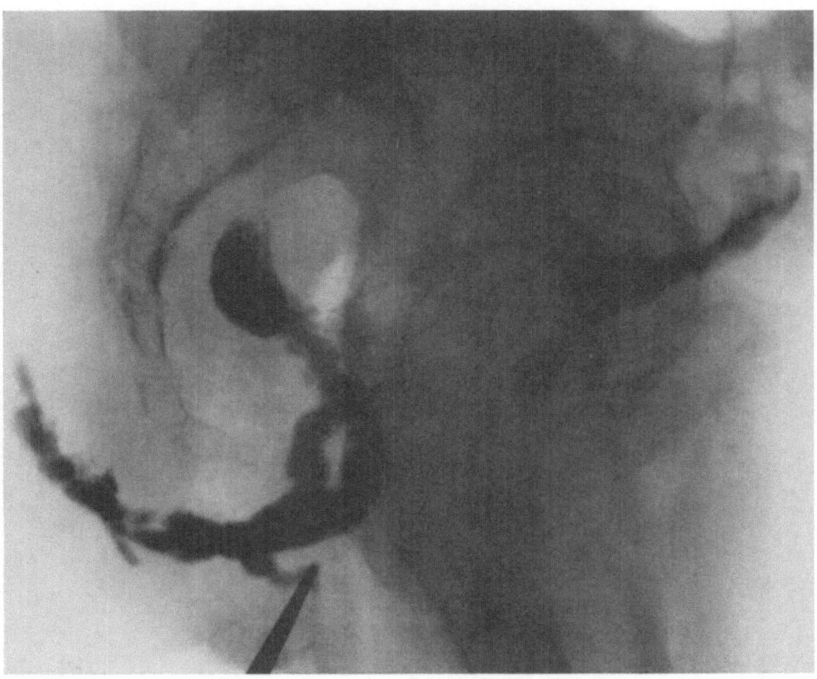

b

Abb. 78a u. b. J.F., 74 Jahre, Rö.-Nr. 12377/58. Zustand nach Prostatektomie. Von der über der rechten Glutäalmuskulatur gelegenen Fistelöffnung kommt es zur Darstellung eines verzweigten Fistelsystems, von dem ein Schenkel in die dorsalen Weichteile zieht, während der andere in breiter Verbindung mit der Blase steht und diese sowie das ehemalige Prostatabett füllt

achtet man nicht selten die postoperative Entstehung von Fisteln. Ätiologisch spielen auch hierbei die Verlegung der abführenden Harnröhre, die Nahtinsuffizienz und die Wundinfektion eine ausschlaggebende Rolle. Operativ angelegte suprapubische Blasenfisteln gehen spontan zu, wenn das distale Hindernis beseitigt wird. Beträgt das Fassungsvermögen der Blase nach einer Teilresektion wegen eines Carcinoms weniger als 50 cm³,

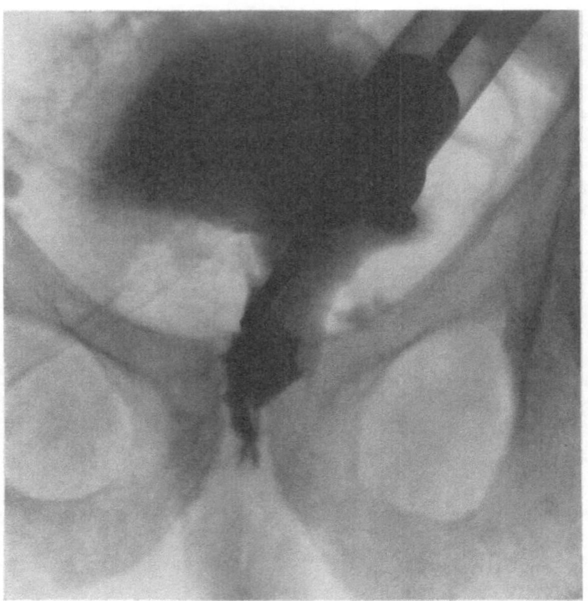

Abb. 79. P.N., 74 Jahre, Rö.-Nr. 13386/52. Von den Bauchdecken hinter die Symphyse in das alte Prostatabett ziehende Fistel nach Prostatektomie (MILLIN). Das Kontrastmittel fließt über die hintere Harnröhre in die Blase

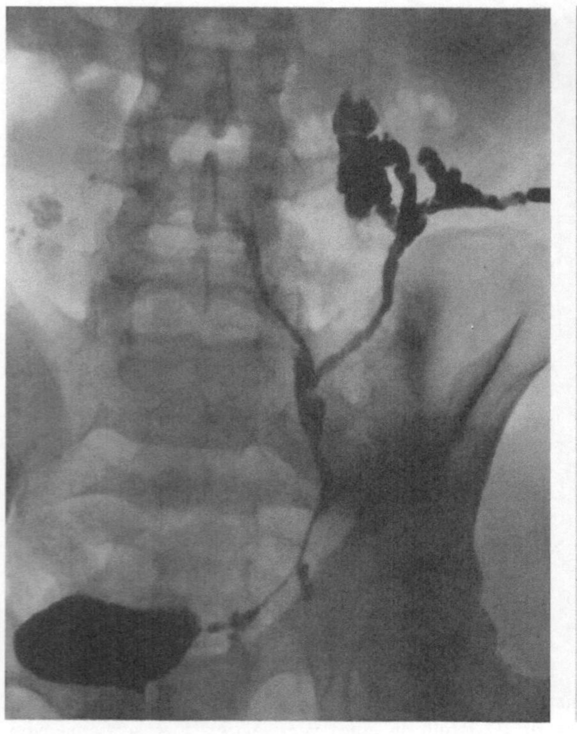

a

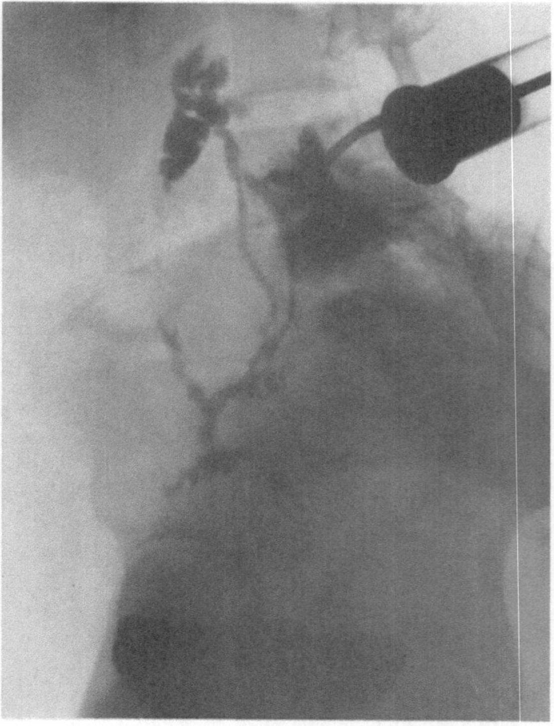

b

Abb. 80a u. b. H.F., 20 Jahre, Rö.-Nr. 2077/61. Ausgedehntes Fistelsystem bei entzündlichem Prozeß des linken Sacroiliacalgelenkes. Die Fistel wird von der äußeren Öffnung in der linken Flanke aufgefüllt und steht mit der Blase in Verbindung

so entsteht eine Urinfistel, die sich nicht von alleine schließt. Auch nach Strahleneinwirkung (Tiefenbestrahlung maligner Tumoren, Radiumeinlagen, Kobalttherapie) kann es zur Ausbildung innerer und äußerer Fisteln kommen, die häufig erst lange Zeit nach

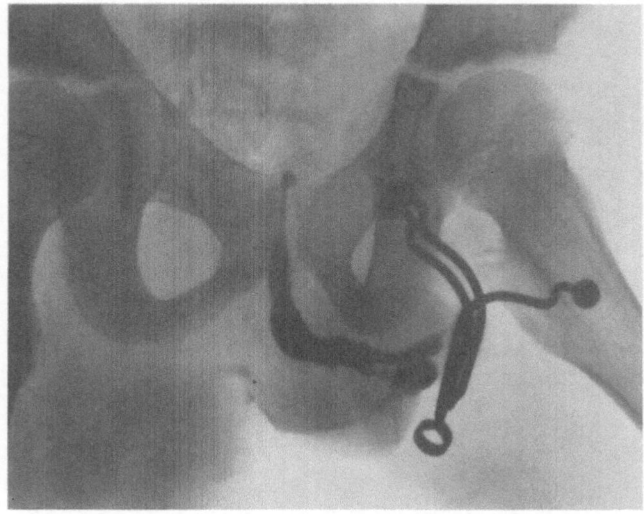

a

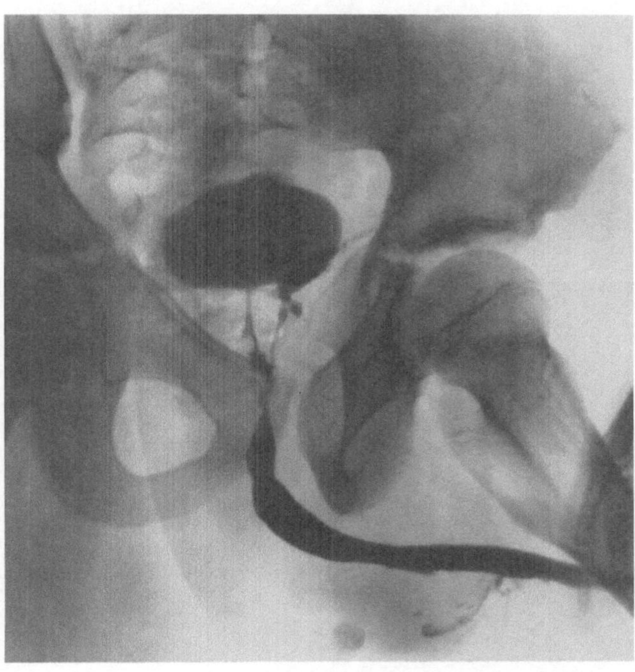

b

Abb. 81a u. b. G. G., 12 Jahre, Rö.-Nr. 15459/53. a) Äußere Harnröhrenfistel traumatischer Genese. Die Fistel zweigt an der Peniswurzel aus der Harnröhre ab und verläuft caudalwärts nach außen. Rö.-Nr. 1228/55. b) Eine zweite innere Fistel entspringt beim gleichen Patienten aus der pars posterior urethrae und verläuft an der Blase vorbei in das kleine Becken (Fisteldarstellung durch Urethrographie)

Beendigung der Bestrahlung auftreten. OTTOW beschreibt die Entstehung einer Nekrose des Schambeines mit Blasenfistel 9 Jahre nach Einwirkung der Röntgenstrahlen.

Schließlich kann die Harnblase von der Umgebung her geschädigt werden. So wurde ein Fall beschrieben, bei dem es durch Kompression von seiten eines torquierten Blastoms zu einer Wandgangrän der Harnblase kam, die von einer äußeren Fistelbildung gefolgt war. Abb. 80a und b zeigt ein mit der Blase in Verbindung stehendes Fistelsystem, das seine äußere Mündung in der linken Lendengegend hat und nach operativer Behandlung eines entzündlichen Prozesses am linken Sacroiliacalgelenk entstanden ist.

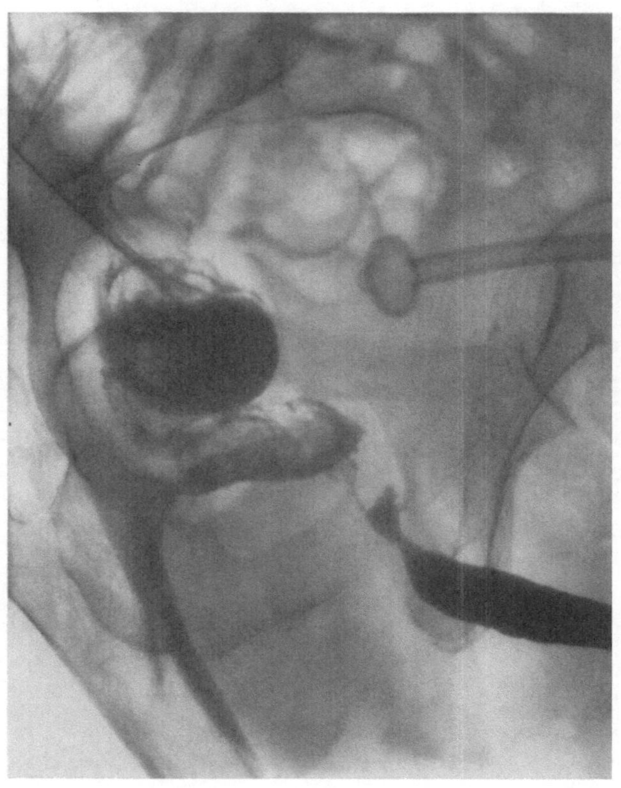

a

b

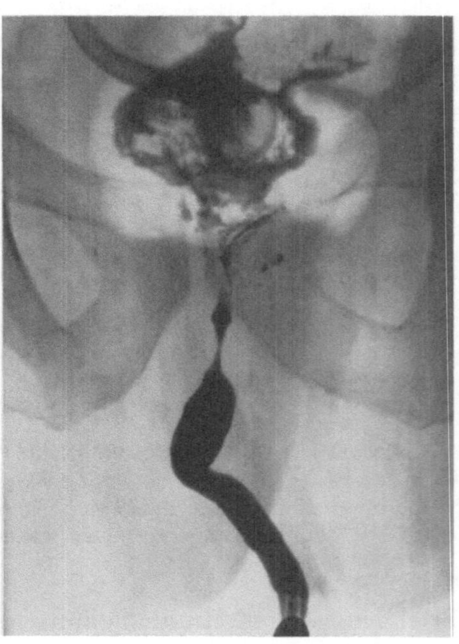

c

Abb. 82a—c. W.M., 71 Jahre, Rö.-Nr. 14848/59. Zustand nach Prostatektomie (FREYER). Es besteht eine Fistel zwischen der hinteren Harnröhre und der Ampulla recti. Auffüllung durch Urethrographie

Die *Harnröhrenfisteln* entstehen entweder im Gefolge von Verletzungen (Abb. 81a und b), Operationen oder von entzündlichen Veränderungen der Harnröhre und ihrer Umgebung. Die Verletzungen der Urethra können von außen, z.B. Abriß der Harnröhre bei Unfällen und Abschnürung des Penis, sowie von innen bei Ausbildung einer Via falsa durch unsachgemäßes Bougieren oder Katheterisieren verursacht sein. Im Anschluß an das Trauma entsteht gewöhnlich eine Urinphlegmone, die sich ihren Weg nach außen bahnt. Postoperativ kann die Urethrotomia externa eine Fistel hinterlassen. Paraurethrale Abscesse können auch ohne vorhergegangene Traumen entstehen und zu ähnlichen Fistelbildungen führen. Es handelt sich dann meist um ausgedehnte Fistelsysteme mit unregelmäßigen Verästelungen und mit mehreren Mündungen, die teils nach innen ins Rectum, in die Urethra oder in die Scheide, teils nach außen zum Damm, Scrotum, Gesäß oder Penis durchbrechen. Der gewöhnlichste Typ verläuft von der Pars diaphragmatica oder Pars bulbosa zum Damm. Schließlich sei noch die Bilharziosis erwähnt, die bei Befall von Penis und Urethra zu ausgedehnten Fistelbildungen Veranlassung gibt. Aber auch durch Steinverschluß der Urethra sowie durch Strikturen als Folge entzündlicher Harnröhrenveränderungen können periurethrale Phlegmonen und Urininfiltrationen hervorgerufen werden, die nach NEUGEBAUER und WEHNER eine Fistelentstehung bewirken.

Um über die jeweiligen topographischen Verhältnisse beim Vorhandensein von ausgedehnten Fistelsystemen Aufschluß zu erlangen, kann man sich mehrerer röntgenologischer Darstellungsmethoden bedienen. Zunächst kann das Fistelsystem von der äußeren Fistelöffnung her mit Kontrastmittel angefüllt werden. In vielen Fällen lassen sich auch mit der normalen Harnröhrendarstellung ausreichende diagnostische Aufschlüsse erzielen. Als besonders geeignete Spezialmethode soll noch die Miktion von vorher instilliertem Kontrastmittel gegen Widerstand erwähnt werden, da sich mit diesem Verfahren ein hoher Innendruck erzeugen läßt, der oft zu besonders guten Darstellungen führt. Liegt die Fistelöffnung proximal des Sphincter externus, so fließt ständig Harn aus der Fistel, liegt sie distal davon, so kommt es nur bei der Miktion zum Harnträufeln. In geeigneten Fällen (Urorectalfisteln, Abb. 82a—c) ist ein Kontrasteinlauf zur Klärung der Verhältnisse erforderlich.

Auch die *Prostata* kann Ursprungsort von Fisteln sein, die ihren Verlauf gegen den Damm nehmen. So kommt es nach der Eröffnung von Prostataabscessen und Phlegmonen zu hartnäckigen Fistelbildungen, die sich in den meisten Fällen ihren Weg zwischen Bulbus und Musculus perinei transversus nach außen bahnen. Derartige Fisteln können auch tuberkulöser Ätiologie sein. Weiterhin führen Abszedierungen im Bereich der Glandulae bulbourethrales (Cowpersche Drüsen) zu urethroperinealen Fisteln. Operative Eingriffe an den Samenblasen können gelegentlich ebenfalls eine Ausbildung von Fistelsystemen zur Folge haben. Die tuberkulöse Nebenhodenentzündung neigt zur Abszedierung und bricht an der Hinter- und Seitenfläche der Scrotalwand nach außen durch. Auf diese Weise bilden sich hartnäckige Fisteln aus, die chirurgisches Eingreifen erforderlich machen. Nach operativer Behandlung einer solchen Nebenhodentuberkulose mit Entfernung des Samenleiters kann es zu Samenleiterstumpfabscessen kommen, die nach außen perforieren. Am Hoden sind hartnäckige Fistelbildungen bei der gummösen Orchitis beschrieben worden.

Auf die Abhandlung der Fisteln im Bereich des weiblichen Genitale wurde im vorliegenden Kapitel verzichtet, es wird auf das entsprechende gynäkologische Kapitel verwiesen.

4. Fisteln an Extremitäten und knöchernem Becken

Die im Bereich der Extremitäten und des Beckens gelegenen Fisteln nehmen ihren Ursprung entweder von den Weichteilen (Abb. 83) oder von den Knochen (Abb. 84a und b). Ursächlich sind die Weichteilfisteln fast ausschließlich auf infektiöse Prozesse zurückzuführen. Diese können posttraumatisch, postoperativ oder metastatisch entstanden sein (Abb. 85a und b, 86a und b und 87). Durch die Haut eingedrungene Fremdkörper wie Geschosse, Metall- und Glassplitter, Tuchfetzen, Dornen, Holzstückchen können eine chronische Eiterung unterhalten, die zur Ausbildung einer Fistel führt.

Bei röntgenologisch nichtschattengebenden Fremdkörpern wird die Kontrastdarstellung der Fistel Aufschluß über die Lokalisation des Eiterherdes geben. Auch postoperativ zurückgelassene Fremdkörper wie Tupfer, Drains, Seidenfäden können zur Fistelbildung Veranlassung geben.

Mit Hilfe des Kontrastanreicherungsverfahrens (SGALITZER) gelingt es unter Umständen, einen nichtschattengebenden Fremdkörper mit Kontrastmitteln „anzufärben" und so auf dem Röntgenbild sichtbar zu machen. Bei den nach Wundnähten entstehenden Fadenfisteln wird eine Indikation zur Fisteldarstellung selten gegeben sein. Bei besonders adipösen Patienten führen Operationen gelegentlich zur nachfolgenden Einschmelzung von Fettgewebe, die eine Fistelsekretion unterhält. So können auch nach plastischen Operationen in den Weichteilen, besonders nach Plastiken mit körperfremdem Material (Abb. 88), Fisteln entstehen.

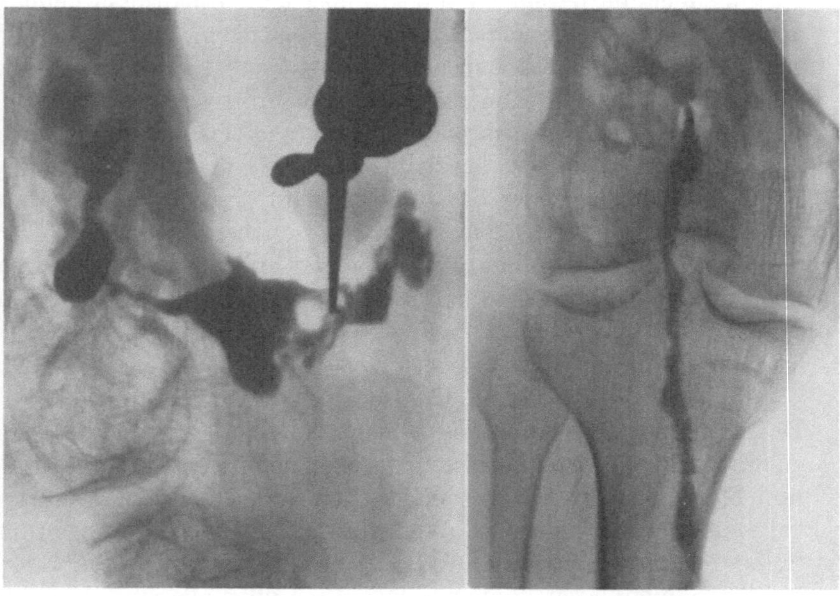

Abb. 83 Abb. 84a Abb. 84b

Abb. 83. K. S., 57 Jahre, Rö.-Nr. 9700/61. Füllung eines ausgedehnten Fistelsystems an der lateralen Seite des rechten Oberschenkels, das von der Fistelöffnung in Höhe des Trochanter minor bis dicht proximal des Kniegelenkes reicht. Die Fistel liegt in den Weichteilen und zieht an einigen Stellen bis an das Periost heran

Abb. 84a u. b. O. Z., 56 Jahre, Rö.-Nr. 14184/57 und 7572/57. Alte Osteomyelitis des distalen Femurdrittels links mit mehreren Granulationshöhlen. Die Fistel verläuft in den Knochen hinein und breitet sich in den Granulationshöhlen aus. Bei einer anderen Fistelfüllung stellt sich noch ein notizbleistiftdicker Fistelgang von mehr als 15 cm Länge dar, der in den Weichteilen zu einer zweiten Fistelöffnung am Unterschenkel führt

Durch subcutane und cutane Panaritien hervorgerufene Fisteln und auch solche aus infizierten Atheromen, wie sie an Kopf und Rücken, in seltenen Fällen auch an den Extremitäten zu finden sind, lassen sich in ihrem Verlauf meist durch Sondierung klären. Weichteilabscesse, die die Haut durchbrechen, führen zur Fistelbildung, da die Absceßmembranen die Eiterung und damit die Fisteln unterhalten (GOHRBRANDT) (Abb. 89a und b). Nekrotisierende Infektionen an Sehnen, Fascien und Bändern lassen analog den Knochensequestern hartnäckige Fisteln entstehen. Nach stumpfen Traumen ausgebildete Hämatome können durch hämatogene oder exogene Infektion zum Entstehungsherd von Fisteln werden, wie es die Abb. 90a und b bei einer Schambeinfraktur zeigen.

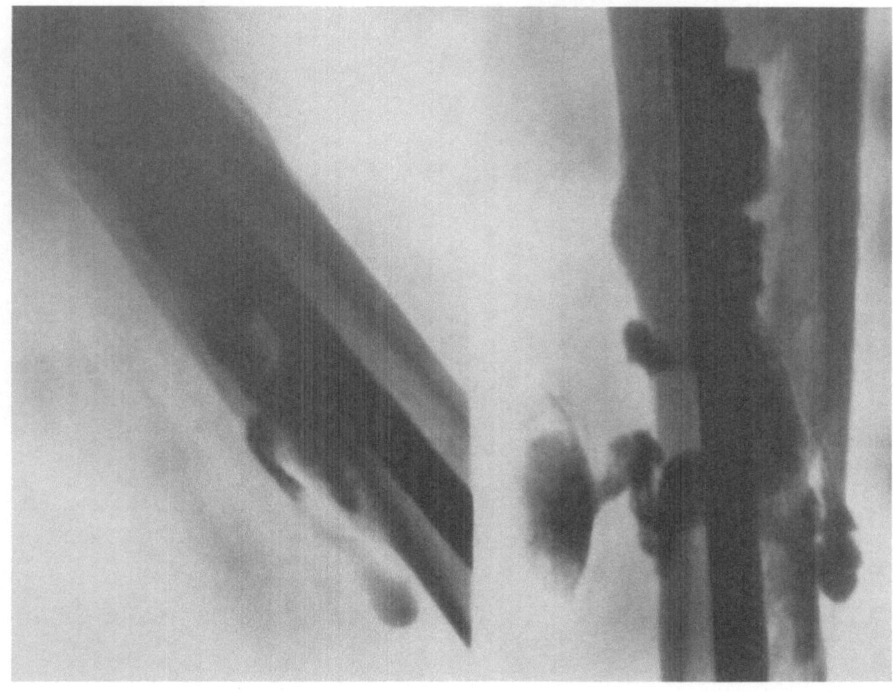

a b

Abb. 85a u. b. L. Sch., 44 Jahre, Rö.-Nr. 1568/58. Markraumfistel nach Nagelung einer komplizierten Oberschenkelfraktur rechts, etwa in Schaftmitte

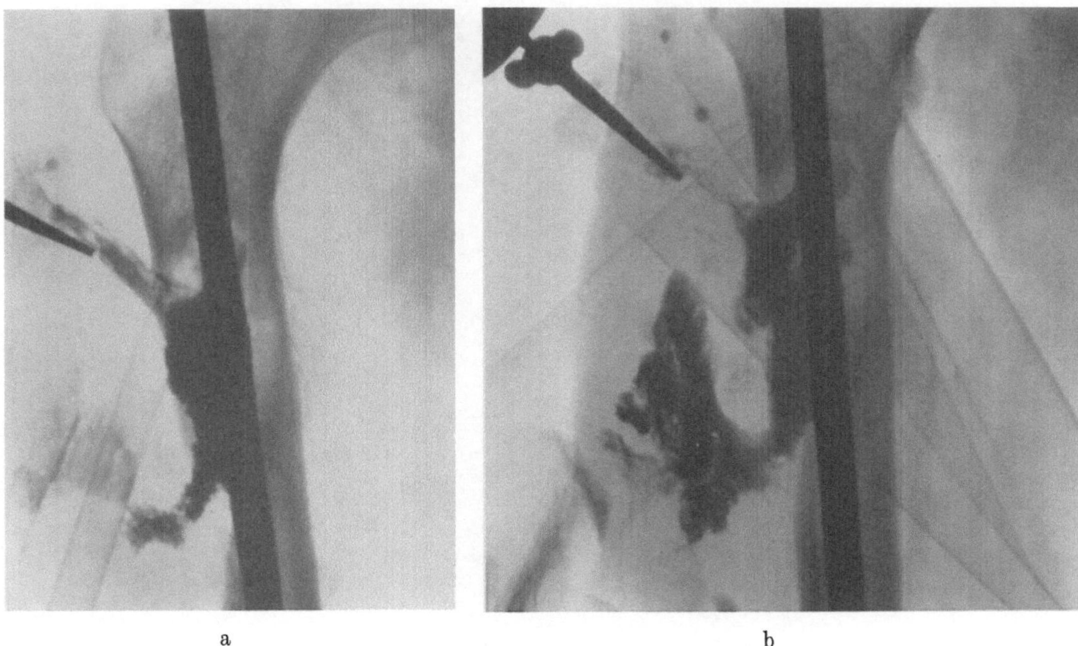

a b

Abb. 86a u. b. P. C., 16 Jahre, Rö.-Nr. 14705/57. Zustand nach operativer Ausräumung eines braunen Tumors nach pathologischer Fraktur und nach Versorgung derselben mit einem Nagel. Eine am lateralen Oberschenkel mündende Fistel verläuft in die Knochenhöhle bis an den Nagel heran

Die Mündung ausgedehnter Weichteilfisteln liegt oft weit entfernt von ihrem Ursprungsort. So kann ein Psoasabsceß weit cranial z.B. in der Nierengegend entstehen, sich entlang des Psoas nach unten senken und in der Leistengegend (Abb. 91) oder am Ober-

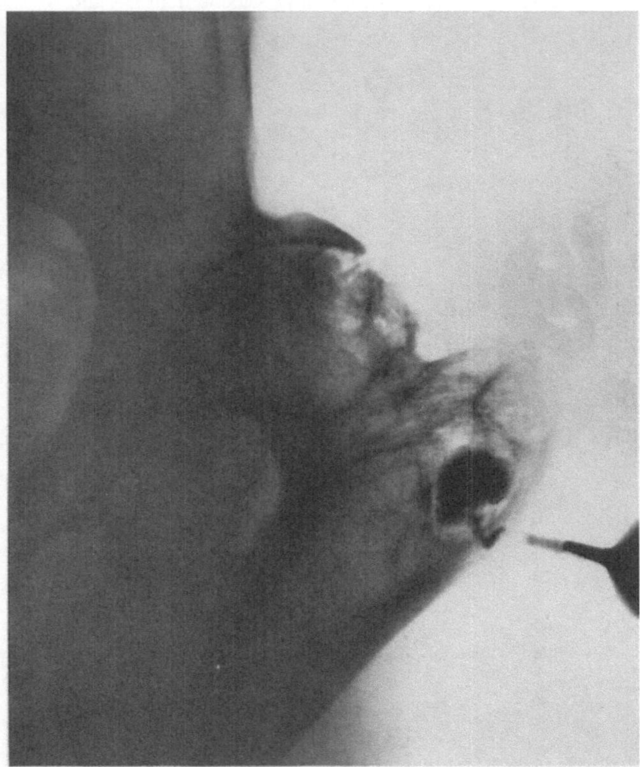

Abb. 87. H. S., 71 Jahre, Rö.-Nr. 15785/61. Seit Jahrzehnten bestehende Fistel über dem linken Trochantermassiv, die in eine im Trochanter major gelegene Granulationshöhle hineinzieht. Weitere Granulationshöhlen finden sich in den proximalen Bezirken des Schenkelkopfes und -halses

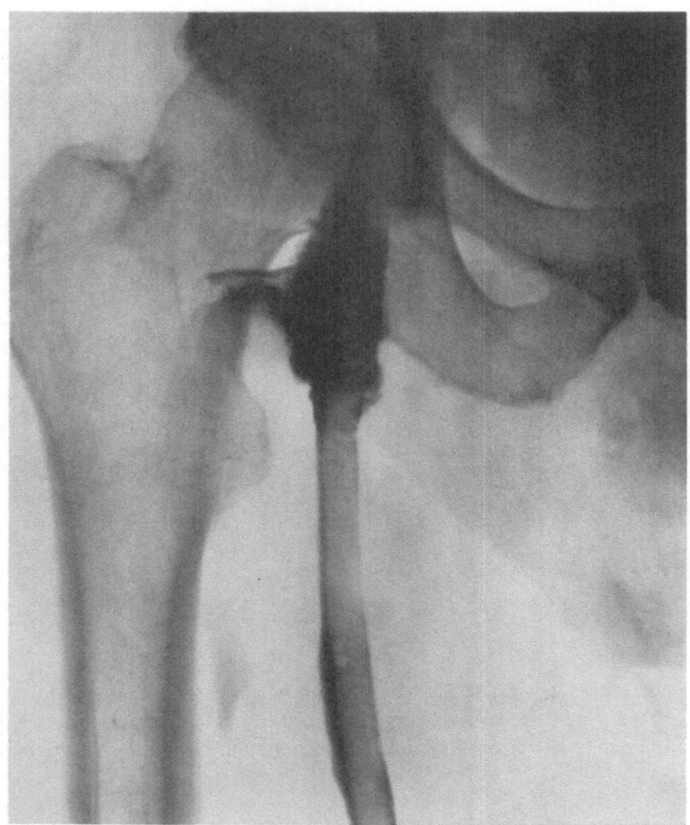

Abb. 88. A. G., 62 Jahre, Rö.-Nr. 15762/58. Zustand nach Gefäßplastik. Die Fistel zieht in die Tiefe auf die Nylonprothese und umspült dieselbe in cranialer und caudaler Richtung

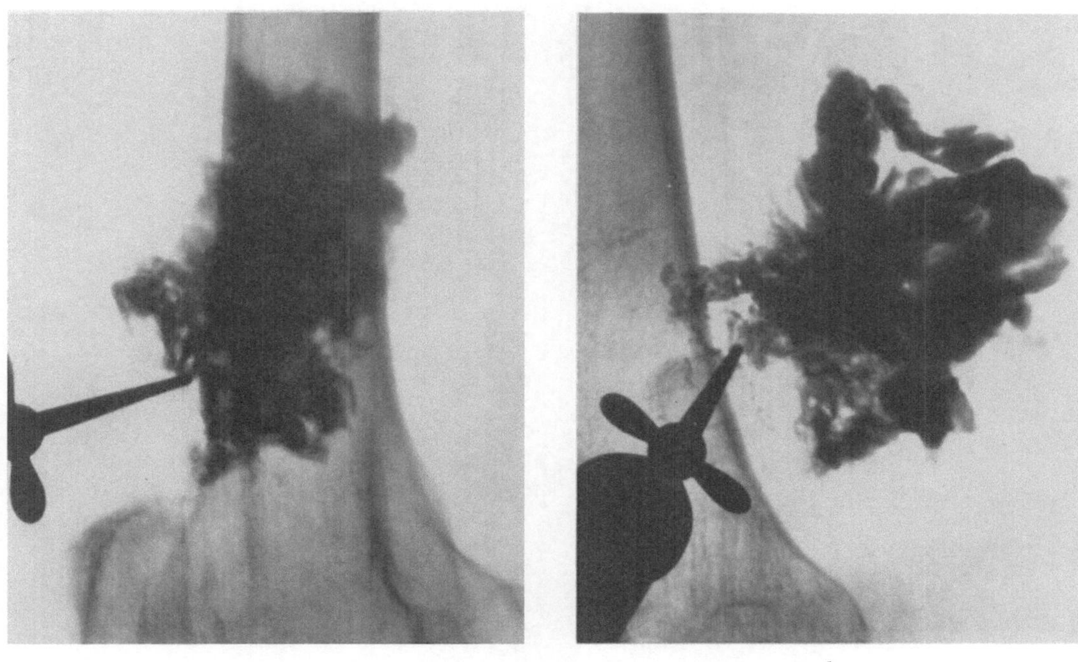

a b

Abb. 89a u. b. A.Th., 65 Jahre, Rö.-Nr. 334/61. Weichteilfistel im distalen Anteil des rechten Oberschenkels ohne Verbindung mit dem Knochen

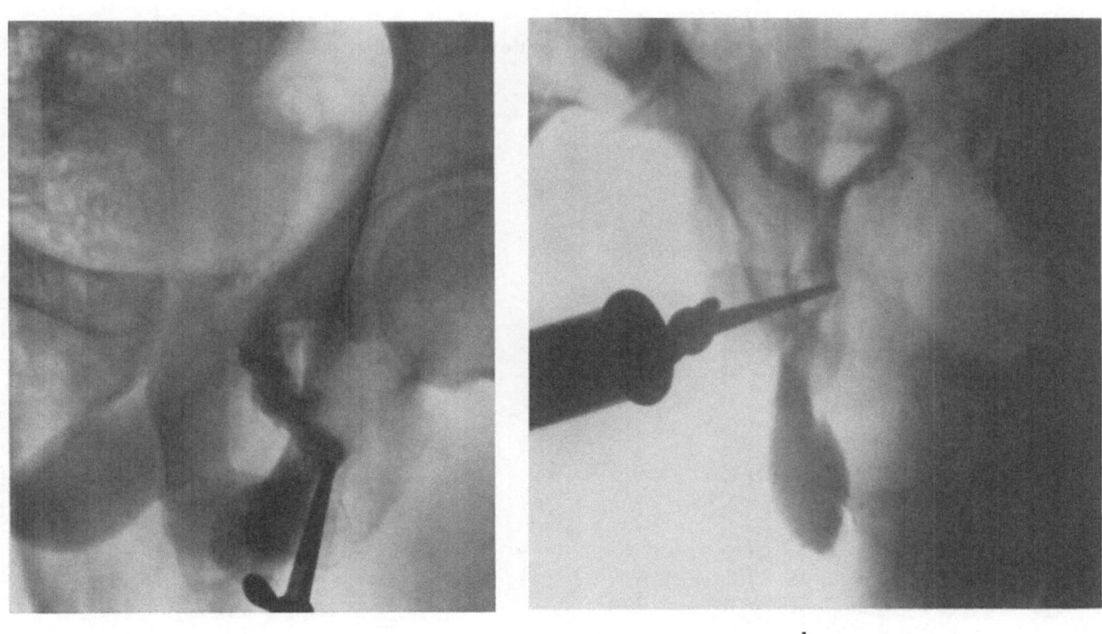

a b

Abb. 90a u. b. K.-H.V., 25 Jahre, Rö.-Nr. 15425/54. Zustand nach linksseitiger Schambeinfraktur mit einer durch infiziertes Hämatom entstandenen Fisteleiterung. Die Fistel entspringt in der Gegend der alten Fraktur und mündet in der linken Leistengegend

schenkel münden. Die Fisteleiterung kann entweder spezifischer oder unspezifischer Genese sein, oft ist auch die Wirbelsäule der Ausgangspunkt. Durch Geschoß- und Granatsplitterverletzungen im Bereich der Beckenweichteile entstehen ebenfalls weitverzweigte und ausgedehnte Fistelsysteme, die ihren Verlauf der Schwere nach caudalwärts nehmen

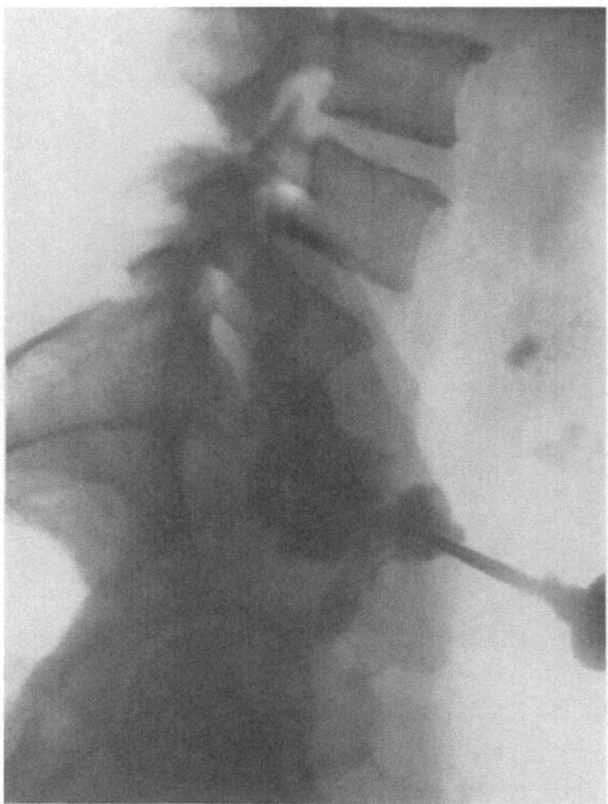

Abb. 91. W.K., 46 Jahre, Rö.-Nr. 9182/55. In die rechte Leistengegend mündende Fistel bei Psoasabsceß

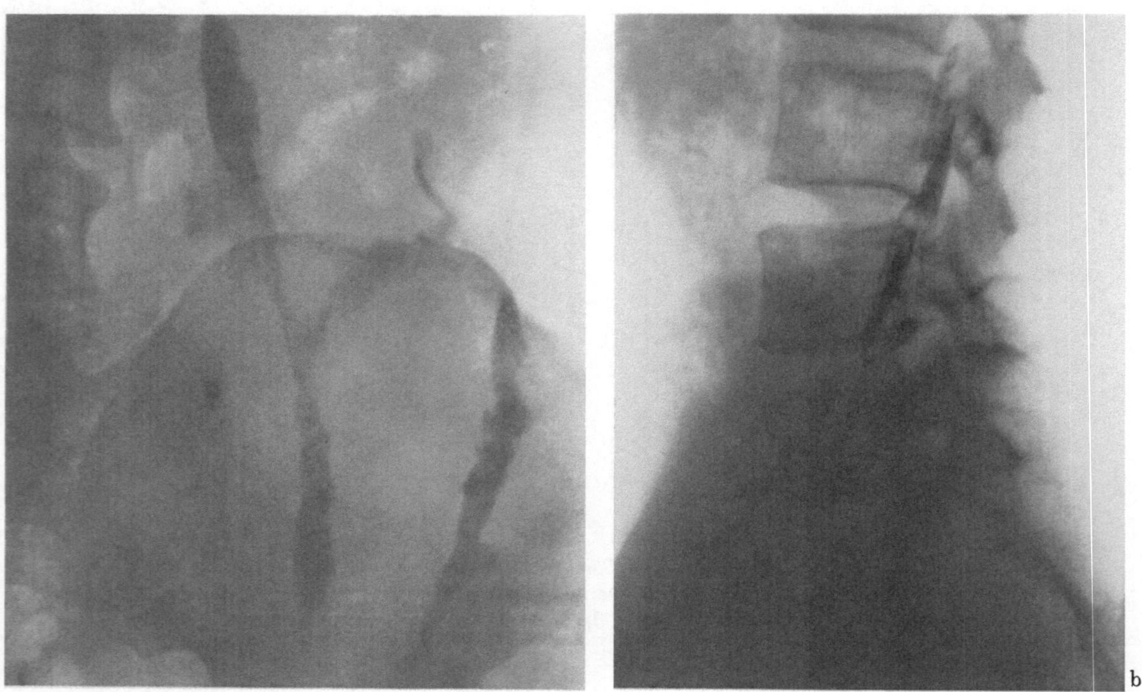

Abb. 92a u. b. H.B., 38 Jahre, Rö.-Nr. 6800/61. Ausgedehntes Fistelsystem, das von der caudalen Begrenzung des Os ilium bis zur Höhe des Querfortsatzes von L 2 am Psoasrand entlang verläuft. Die Fistel wird von einem kleinen Granatsplitter in der Gegend des linken Iliosakralgelenkes unterhalten, der durch einen kleinen Gang mit der übrigen Fistel in Verbindung steht

(Abb. 92a und b). Derartige Fistelsysteme finden sich innerhalb des kleinen Beckens (Abb. 93), sind aber häufig auch mit ganzer Ausdehnung außerhalb des knöchernen Beckens gelegen (Abb. 94a und b).

Chronische Wundinfektionen mit Fistelbildung (Abb. 95a und b) werden häufig auch nach Verletzungen von Schleimbeuteln (besonders am Knie und Ellenbogen) beobachtet.

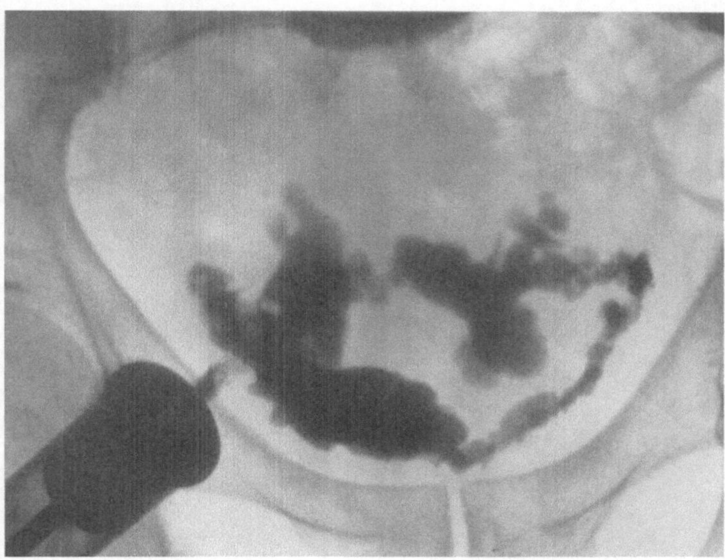

Abb. 93. J.L., 40 Jahre, Rö.-Nr. 1382/50. Ausgedehntes Fistelsystem bei einem Absceß im kleinen Becken, das rechts lateral und etwas cranial der Symphyse am Unterbauch mündet

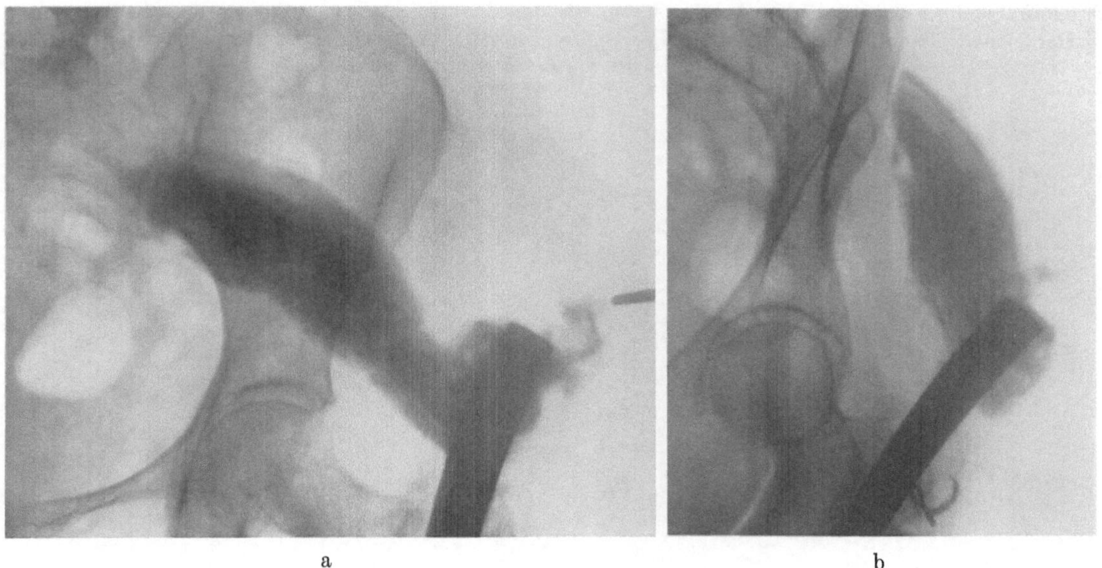

a b

Abb. 94a u. b. P.Sch., 68 Jahre, Rö.-Nr. 7935/55. Äußere Weichteilfistel nach genagelter subtrochanterer Oberschenkelfraktur. Von der Fistelöffnung stellt sich ein Hohlraumsystem dar, welches das craniale Nagelende umfließt und von dort in die dorsalen Weichteile zieht (wahrscheinlich in ein Muskelsystem)

Eine von der Bursa ausgehende Fistel ist jedoch nicht selten tuberkulöser Genese. Dabei kommt es zur Ausbildung eines kalten Abscesses mit Durchbruch nach außen. Auf ähnliche Weise tritt eine Fistel bei der Tendovaginitis tuberculosa in Erscheinung.

Tuberkulös infizierte Lymphknoten mit Einschmelzungsprozessen können auch an den Extremitäten, besonders in der Leistenbeuge (Abb. 96a und b), Achselhöhle und am

Ellenbogen Fisteln verursachen. Bei Lymphknoten der Leistengegend ist differentialdiagnostisch an das Vorliegen einer Lymphogranulomatosis inguinalis zu denken. Hierbei kommt es zu faustgroßen, dunkelroten Paketen in den Leistenbeugen, die schließlich

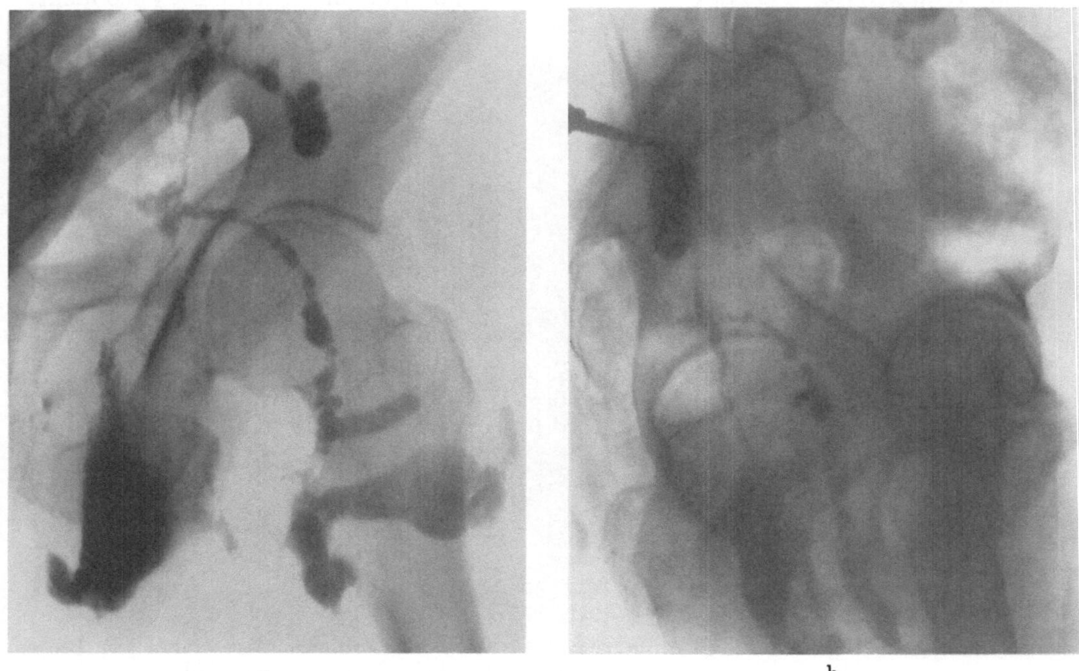

a b

Abb. 95a u. b. W.F., 44 Jahre, Rö.-Nr. 14503/54. Ausgedehntes Fistelsystem des Beckens, das von der äußeren Fistelöffnung über der Glutäalmuskulatur bis in die dorsalen Weichteile des linken Oberschenkels reicht (Zustand nach Granatsplitterverletzung). Der Splitter ist noch einen Querfinger caudal des Schambeines erkennbar und wird von Kontrastmittel umflossen

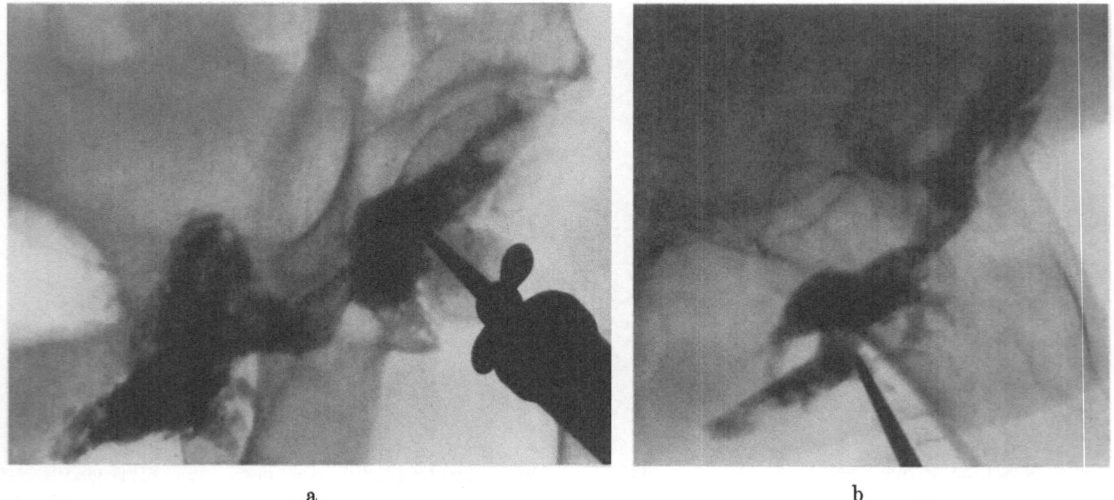

a b

Abb. 96a u. b. W.P., 63 Jahre, Rö.-Nr. 6629/61. Ausgedehntes Fistelsystem in den Weichteilen, von der linken Leiste bis zur Symphyse ziehend, ohne Verbindung mit Knochen oder Hohlorganen

eitrig einschmelzen. Weichteilfisteln auf der Basis spezifischer Infektionen sind weiterhin bei der Lues, der Aktinomykose und der Streptotrichose bekannt.

Die Lues führt nur im Stadium III zur Fistelbildung. Gummen, die auch in Haut und Muskeln auftreten, werden durch Obliteration der versorgenden Gefäße nekrotisch,

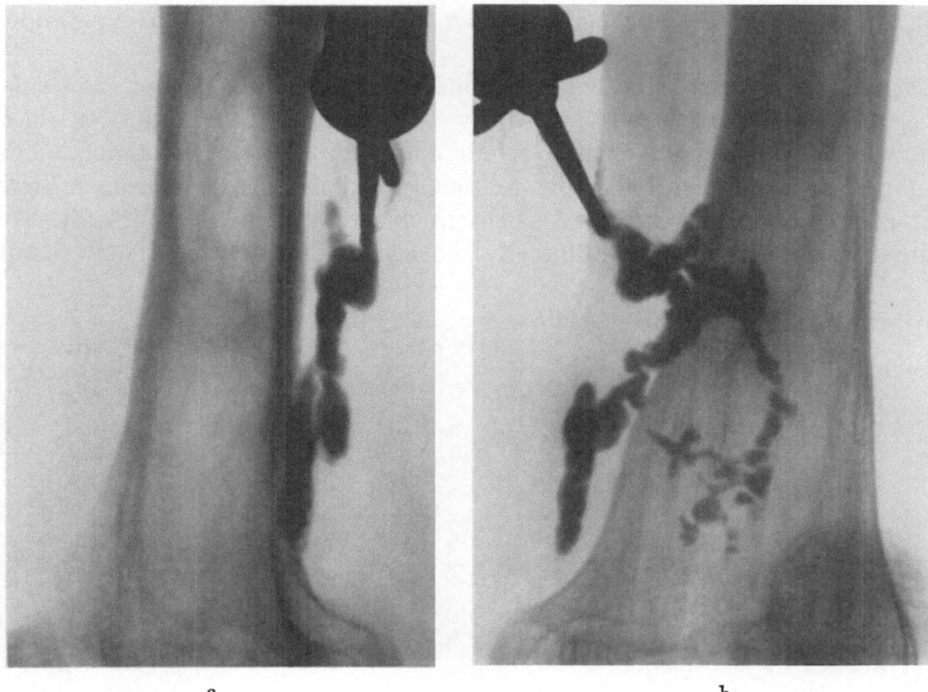

a b

Abb. 97a u. b. H. Sch., 17 Jahre, Rö.-Nr. 13662/53 a + b. Verzweigtes Fistelsystem in den medialen dorsalen Weichteilen des rechten Oberschenkels bei chronischer Osteomyelitis. Die Fistel reicht bis an den Knochen heran

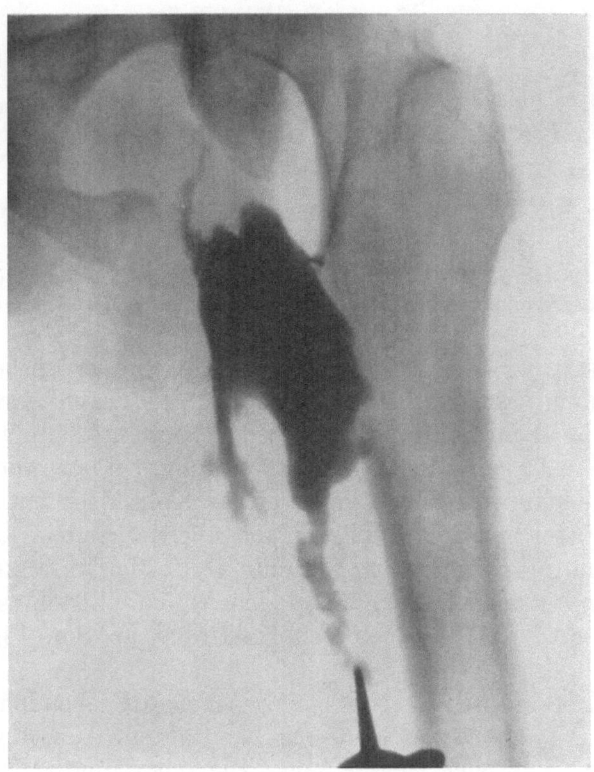

Abb. 98. H.K., 24 Jahre, Rö.-Nr. 13645/53. Zustand nach Resektion des aufsteigenden Sitzbeinastes wegen Osteomyelitis und ausgedehnter Fistelbildung. Restfistel mit Höhlenbildung in den Oberschenkelweichteilen und dünnem, auf die Resektionsfläche des Sitzbeines zulaufenden Fistelgang

zerfallen und brechen durch die Haut. In Sehnenscheiden und Schleimbeuteln gelegene Gummen bilden Fisteln aus, die sich entweder in Gelenke (speziell am Knie) oder nach außen erstrecken.

Bei der an den Extremitäten lokalisierten *Aktinomykose* beobachtet man eine blaurötlich verfärbte und verdünnte Haut, die von zahlreichen Fistelöffnungen durchsetzt ist. Zumeist handelt es sich um eine fortgeleitete oder metastatisch entstandene Form der Erkrankung. Nur in seltenen Fällen entsteht eine Aktinomykose primär nach Verletzung der Haut (z.B. durch Einspießung von Ährenteilen oder von Holzsplittern). Aus den Fistelöffnungen entleert sich dünnflüssiger, körnchenhaltiger Eiter. Nach KRUPIEKA,

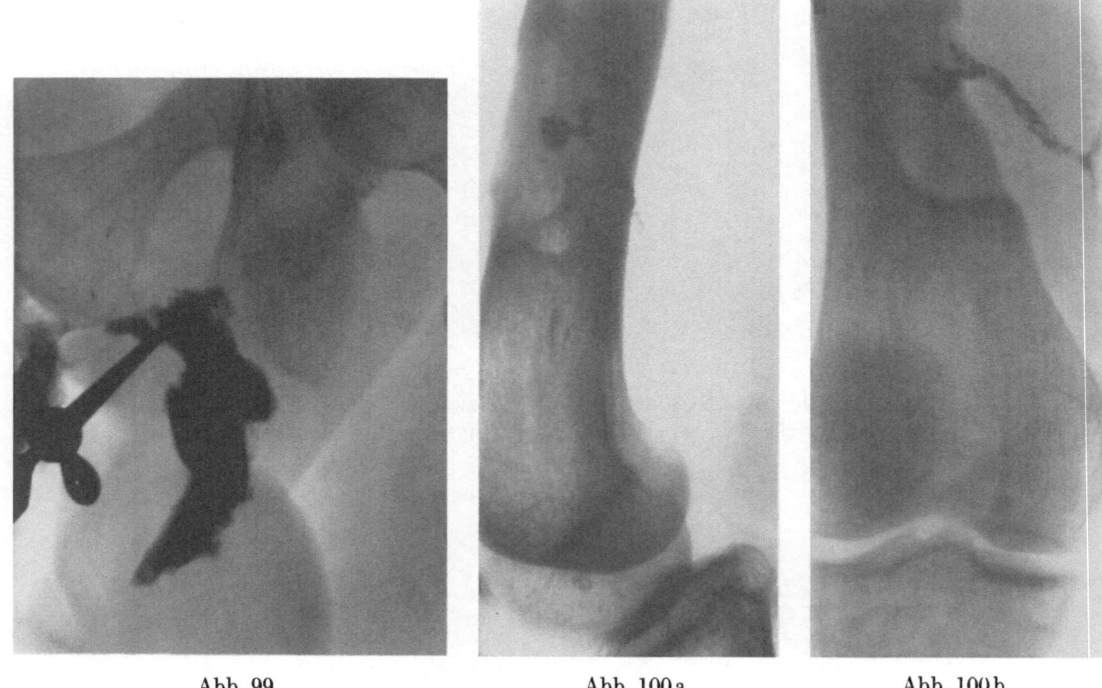

Abb. 99 Abb. 100a Abb. 100b

Abb. 99. P.M., 38 Jahre, Rö.-Nr. 17979/58. Rezidivierende Fistel nach Osteomyelitis des linken Sitzbeines im Gefolge einer Schußverletzung

Abb. 100a u. b. W.K., 18 Jahre, Rö.-Nr. 4951/50. Osteomyelitische Knochenfistel nach Ausmuldung eines handbreit proximal des linken Kniegelenkes gelegenen Herdes

MEHL und SORRENTINO wird die Haut in 2% der Aktinomykosen befallen. Die Infektion breitet sich gewöhnlich nach der Tiefe zu aus und greift, eine chronische Osteomyelitis vortäuschend, auf den Knochen über. Die *Streptotrichose* (Madurafraß) ist eine vorwiegend im Orient und in Indien auftretende Erkrankung, bei der runde, konfluierende und schmerzlose Knoten blauroter Farbe und weicher Konsistenz entstehen, die schließlich zerfallen und eine Fistel mit dünnflüssigem und übelriechenden, körnchenhaltigen Eiter zur Folge haben. Im fortgeschrittenen Stadium greift die Erkrankung auch auf Sehnen, Gelenke, Periost und Knochen über. Von den Weichteilfisteln seien schließlich noch solche bei der Calcinosis (Durchbruch von Kalktophi an den Fingerkuppen) und bei Gicht erwähnt.

Die von den Extremitäten und Beckenknochen ausgehenden Fisteln sind in der Mehrzahl der Fälle auf eine *Osteomyelitis* zurückzuführen (Abb. 97a und b). Diese kann spezifischer oder unspezifischer Genese sein. Die unspezifische Osteomyelitis führt im chronischen Stadium mit Einschmelzung und Sequesterbildung zur Entwicklung von hartnäckigen Fisteln, die auch nach Resektion (Abb. 98 und 99) oder Ausmuldung häufig noch nicht gleich vollständig verschwinden (Abb. 100a und b, 101). Dem Infektionsweg entsprechend unterscheidet man die hämatogene (Abb. 102) und die exogene Osteomyelitis (Abb. 103). Die akute hämatogene Osteomyelitis geht heutzutage nur selten, die exogene Ostitis auch heute noch häufig in ein chronisches Stadium über (EUFINGER). So trugen nach SCHRÖDER die Kriegsbeschädigten in 1,1 % der Fälle noch 10 Jahre nach Beendigung des letzten Krieges Fisteln nach einer chronischen Schußosteomyelitis (Abb. 104). Verantwortlich zu machen für eine chronische Fisteleiterung aus dem Knochen sind Fremdkörper und Sequester, die häufig über Jahre hin unerkannt bleiben, sowie auch starre Höhlenbildungen (SPRINGORUM). In seltenen Fällen kann es auch bei

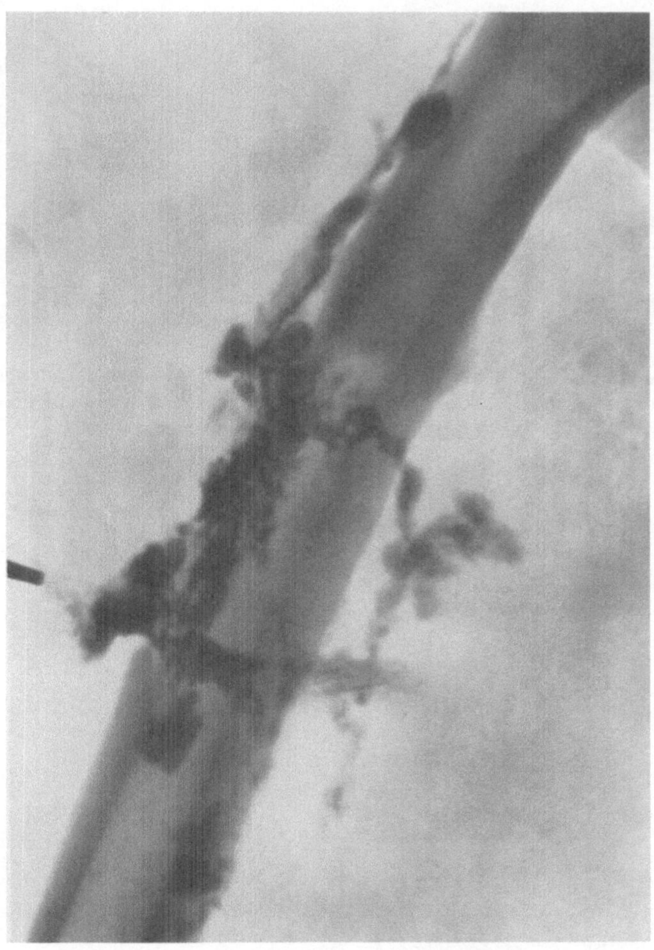

Abb. 101. K.K., 45 Jahre, Rö.-Nr. 9718/61. Ausgedehntes Fistelsystem im oberen Drittel des rechten Oberschenkels nach Ausmuldung wegen Osteomyelitis. Die verschiedenen Fistelöffnungen stehen miteinander in Verbindung

Knochentumoren oder im Gefolge ihrer operativen Ausräumung zu Fistelbildungen kommen (Abb. 105).

Bakteriologisch handelt es sich bei unspezifischen Fisteleiterungen aus dem Knochen in der überwiegenden Mehrzahl der Fälle um Staphylokokkeninfektionen, nur selten werden Streptokokken oder Colibakterien nachgewiesen. Die Fisteln ziehen in die Tiefe auf den Knochen zu, durchsetzen die osteomyelitischen Totenladen in Form von Kloaken und führen zum Sequester, der von Eiter umspült in der Totenlade liegt. Bei der Sondierung fühlt sich der lebende Knochen glatt an, während ein Sequester hart und rauh wie Bimsstein erscheint und sich unter Umständen auch mit der Sonde bewegen läßt. Die Fistelgänge sind mit leicht blutenden Granulationen ausgekleidet. Aus der Fistelöffnung entleert sich rahmig-gelber Eiter. Als weiterer Ursprungsort einer unspezifischen

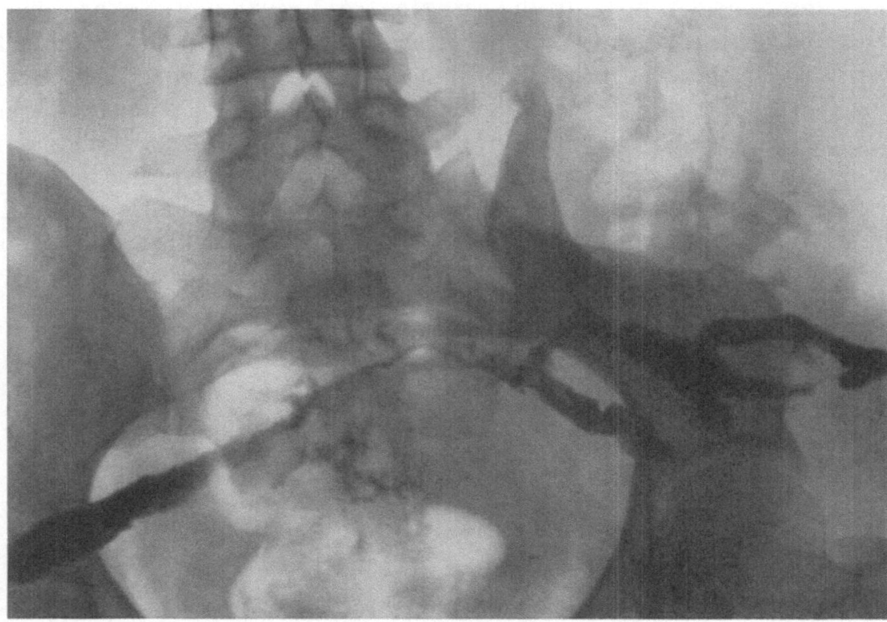

Abb. 102. Ch. K., 30 Jahre, Rö.-Nr. 4580/53. Beckenfistel bei metastatischer Darmbeinosteomyelitis im Gefolge eines kriminellen Abortes. Nach Resektion der linken Darmbeinschaufel besteht noch eine Restfistel, die in der linken Gesäßhälfte mündet

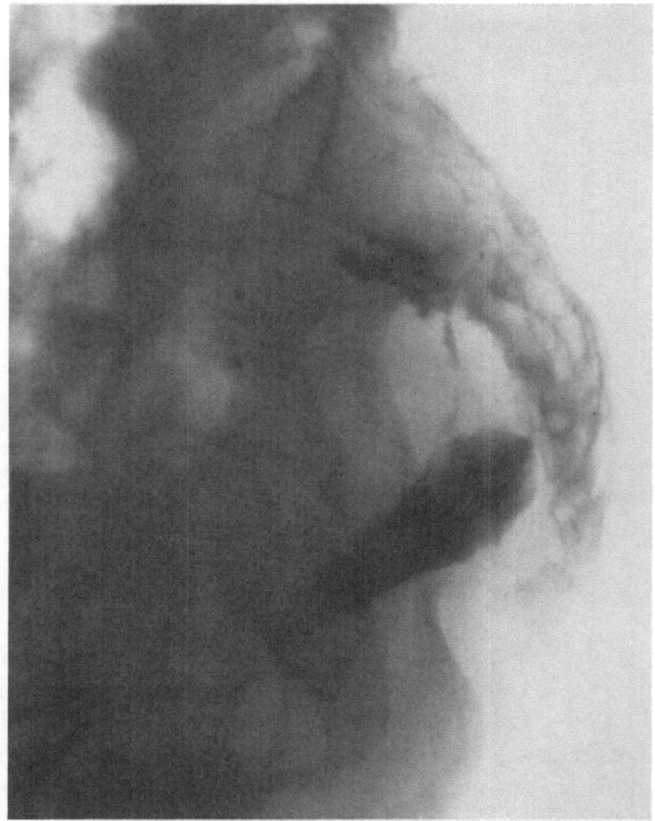

Abb. 103. G. K., 33 Jahre, Rö.-Nr. 1010/54. Zustand nach Granatsplitterverletzung des Kreuzbeins. Die Fistel verläuft durch den alten Schußkanal im Kreuzbein nach ventral in das kleine Becken hinein. Die Fistel teilt sich. Ihre Ausläufer ziehen zu zwei Granatsplittergruppen im kleinen Becken

Knochenfistel bedarf der Knochensequester am Amputationsstumpf (Kronensequester) noch der besonderen Erwähnung. Die hämatogene Osteomyelitis führt im chronischen Stadium zu ähnlichen Fistelbildungen wie die exogene Ostitis. Bevorzugte Infektionsherde sind nach WANKE sowie ANSCHÜTZ und WANKE die langen Röhrenknochen, so in 31 % der Femur (Abb. 106), in 29 % die Tibia, in 11 % der Humerus, in 7 % der Radius, in 2 % die Ulna, in 2 % die Fibula und in 18 % die kurzen platten Knochen. Die Abb. 107

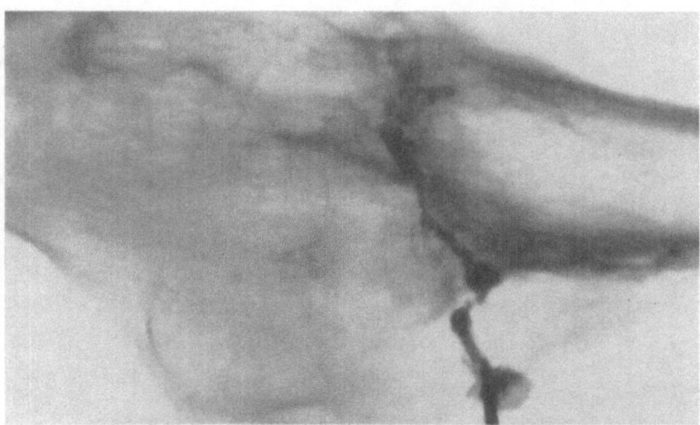

Abb. 104. G. G., 41 Jahre, Rö.-Nr. 11064/57. Fistel nach Schußosteomyelitis des rechten Kniegelenkes, die zur knöchernen Ankylose des Gelenkes einschließlich der Patella geführt hat. Die Fistel zieht in den Knochen hinein

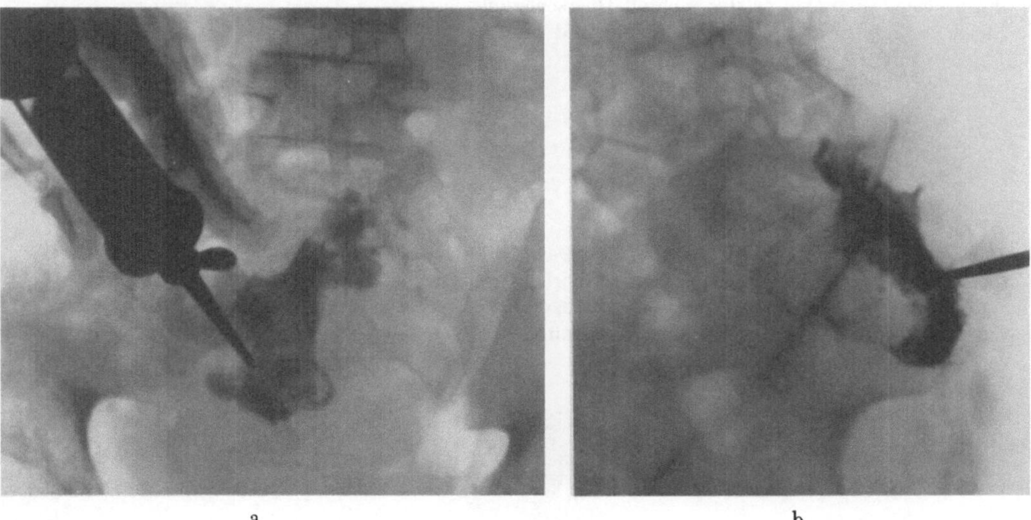

a b

Abb. 105a u. b. E. L., 12 Jahre, Rö.-Nr. 16134/54. Fistel nach partieller Kreuzbeinamputation wegen einer xanthomatösen Riesenzellgeschwulst. Von der dorsal des Os sacrum gelegenen Fistelöffnung aus füllt sich eine verzweigte, unregelmäßig begrenzte Höhle, die dem Kreuzbeinstumpf dorsal anliegt und sein caudales Ende umspült. Die Fistel endet an der ventralen Kreuzbeinfläche

zeigt eine ebenfalls seltene Lokalisation einer Osteomyelitis im Kreuzbein. Der unspezifische Brodie-Absceß führt nur manchmal zur Ausbildung einer Fistel.

Auch nach operativer Einbringung körperfremden Materials entstehen exogene, unspezifische Knochenfisteln. Sie finden sich gelegentlich nach Marknagelungen (Abb. 108a und b), Osteosynthesen mit Laschenschrauben (Abb. 109), Laneschen Platten (Abb. 110), Drahtschlingen usw. Nach Beseitigung dieser Fremdkörper kann eine Fistel noch bestehen (Abb. 111).

In gleicher Weise vermag die plastische Ausfüllung von Knochenhöhlen (Tumoren, Cysten, operativen Ausmuldungen) Fisteleiterungen hervorzurufen (Abb. 112 und 113).

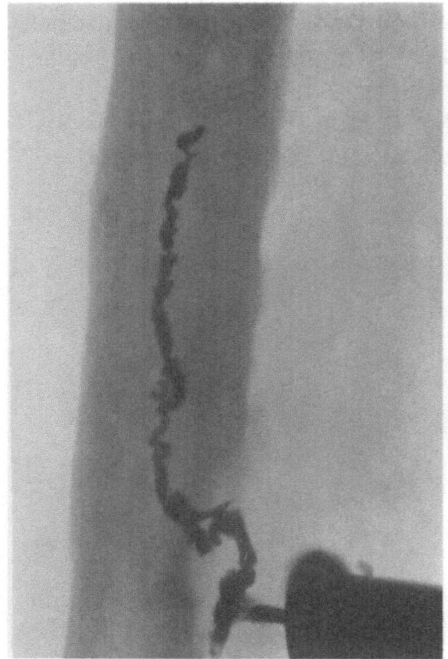

Abb. 106. A.H., 15 Jahre, Rö.-Nr. 3138/49. Knochenfistel bei chronischer Osteomyelitis des rechten Oberschenkels. Die Fistel verläuft in den Markraum hinein und mündet in einer pflaumengroßen Höhle

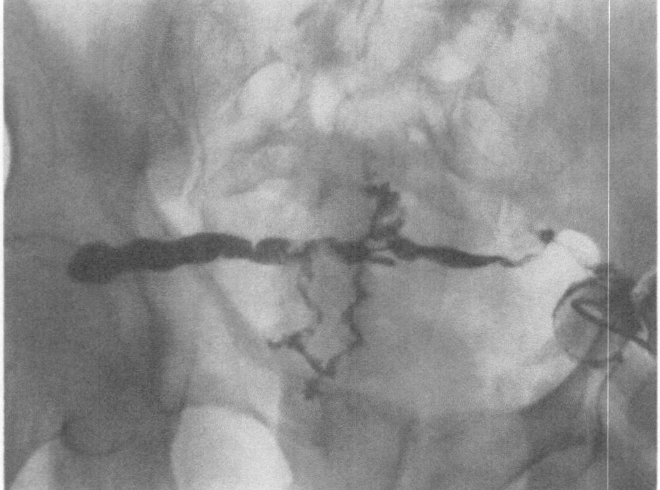

Abb. 107a

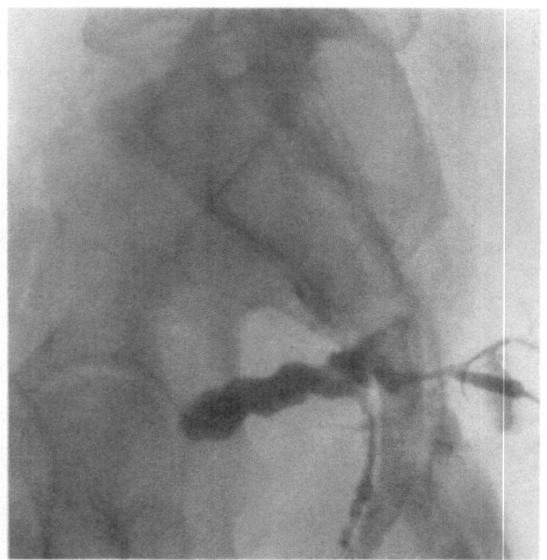

Abb. 107b

Abb. 107a u. b. G.B., 51 Jahre, Rö.-Nr. 12339/59. Entzündliche Destruktion des dritten Kreuzbeinwirbels mit Ausbildung eines ausgedehnten Fistelsystems, das an der dorsalen Fläche des linken Oberschenkels mündet

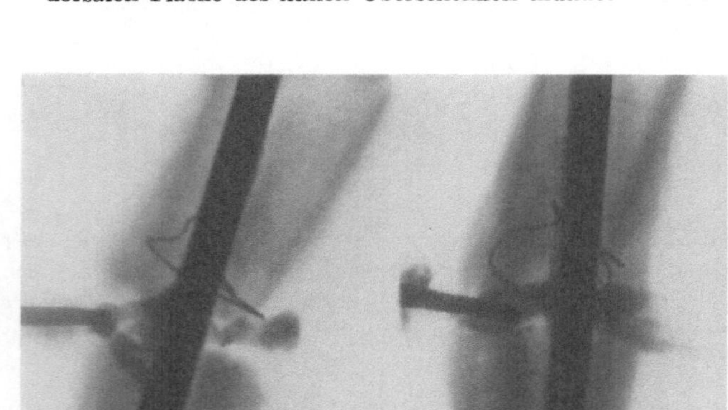

a

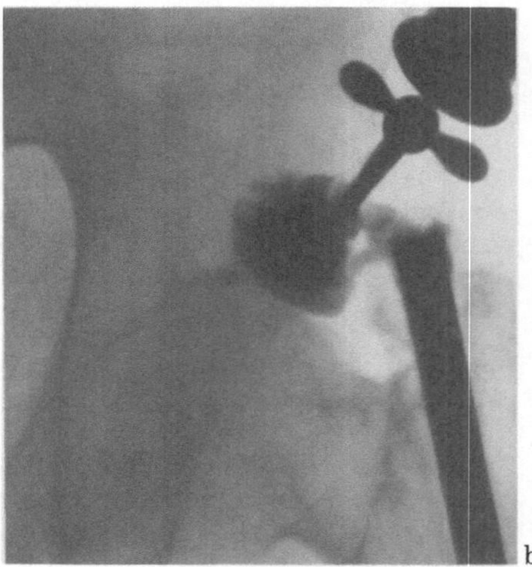

b

Abb. 108a u. b. J.D., 22 Jahre, Rö.-Nr. 10591/51 und 15761/53. a) Fistel im Bereich des Frakturspaltes im Femur nach Marknagelung und Drahtung. Die Fistel verläuft durch den Frakturspalt und zieht etwas in den Markraum hinein. b) Eine zweite Fistel führt vom proximalen, aus dem Knochen herausragenden Ende des Marknagels über eine pflaumengroße Höhlenbildung nach dorsal außen

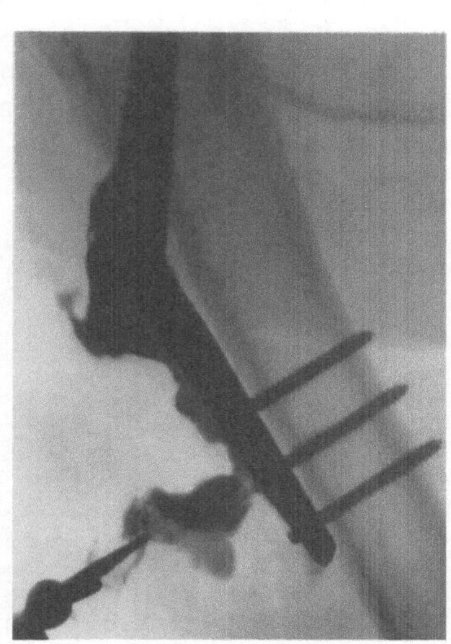

Abb. 109

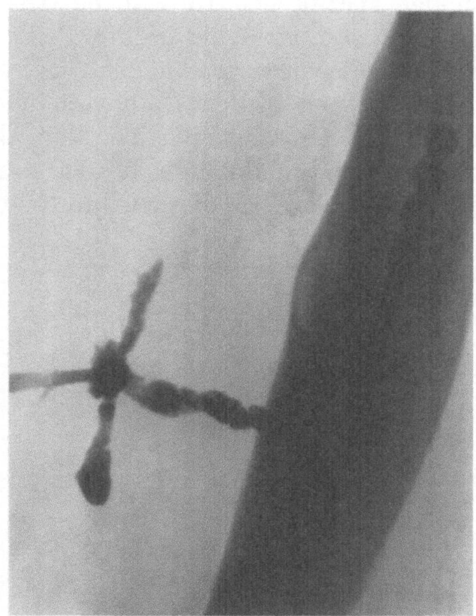

Abb. 110

Abb. 109. A. D., 78 Jahre, Rö.-Nr. 586/60. Mit einer Laschenschraube versorgte pertrochantere Schenkelhalsfraktur rechts mit verbliebener Fistel. Das Kontrastmittel umfließt die Laschenschraube und dringt in den Bohrkanal ein

Abb. 110. H. G., 48 Jahre, Rö.-Nr. 6437/53. Knochenfistel nach Versorgung einer Oberschenkelfraktur rechts mit Lanescher Platte. Von der Fistelöffnung aus verläuft ein Gang direkt in die Tiefe und steht mit den um die korrodierten Schrauben herum gelegenen Granulationshöhlen in Verbindung

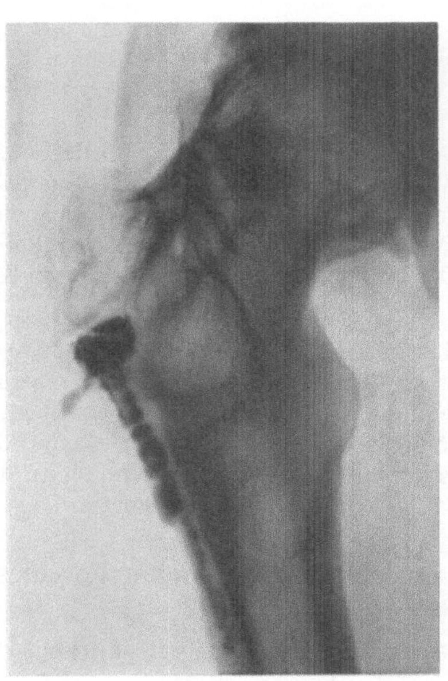

Abb. 111

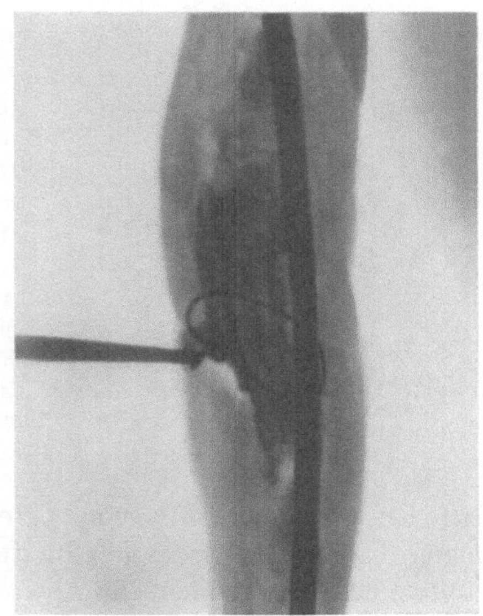

Abb. 112

Abb. 111. H. St., 30 Jahre, Rö.-Nr. 2853/61. Die Fistel zieht vom Trochanter major in einer äußeren Corticalisrinne, zum Teil von periostaler Callusbildung umgeben, 10 cm nach caudal, immer in engster Berührung mit dem Knochen. Die Fistel verläuft somit im Bett der entfernten Laschenschraube

Abb. 112. H. K., 20 Jahre, Rö.-Nr. 13161/58. Zustand nach Ausmuldung eines braunen Tumors und anschließender Nagelung, Spaneinlagerung und Anlegung einer Drahtligatur. Von der an der lateralen Seite des rechten Oberarms gelegenen Fistelöffnung aus fließt das Kontrastmittel direkt in die Knochenhöhle und umfließt hier die nicht eingeheilten Knochenspäne

Von den spezifischen Infektionen des Knochens, die zur Fistelentstehung führen, kommt der *Tuberkulose* die größte Bedeutung zu. Im Gegensatz zur unspezifischen Osteomyelitis, die vorwiegend in den Diaphysen lokalisiert ist, finden sich die tuberkulösen Knocheninfektionen in den Epiphysen und den spongiösen Anteilen der Metaphysen. Die tuberkulöse Osteomyelitis hat kein akutes Stadium, sie entsteht von vornherein schleichend. Die tuberkulösen Fisteln zeigen charakteristische Merkmale. Die Fistelöffnung ist unregelmäßig geformt, ihre Ränder sind livide verfärbt. Im Fistelgang finden

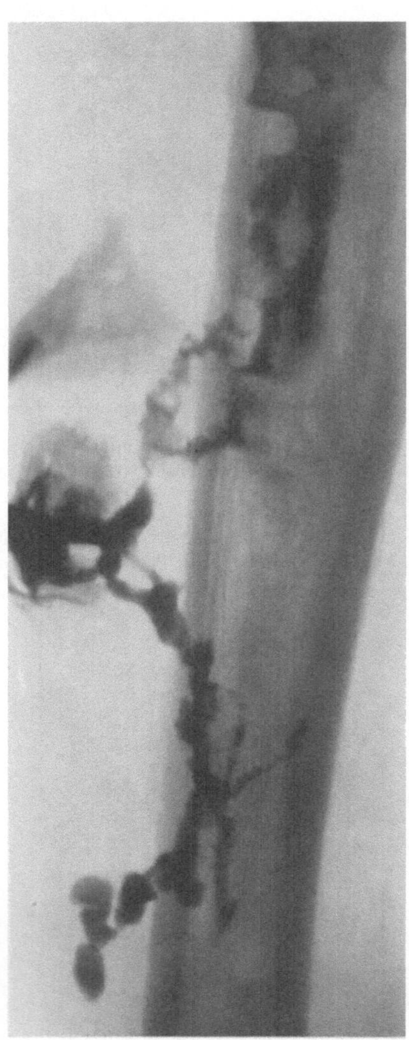

Abb. 113

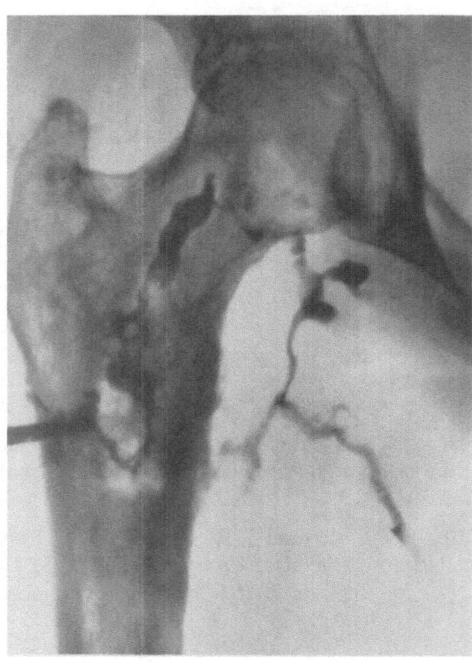

Abb. 114

Abb. 113. E. A., 41 Jahre, Rö.-Nr. 16013/61. Knochenfistel nach Ausmuldung und anschließender Spaneinlagerung bei Osteomyelitis des rechten Femur. Gewundene, sich verzweigende Fistelgänge, die in die Ausmuldung hineinführen. Die eingelegten Späne werden von Kontrastmittel umspült

Abb. 114. H. G., 39 Jahre, Rö.-Nr. 13530/51. Typhöse chronische Osteomyelitis des rechten Oberschenkels mit Fistelbildung. Die Fistel entspringt aus mehreren Granulationshöhlen und Knochendefekten. Abfluß des Kontrastmittels durch eine zweite Fistelöffnung an der Innenseite des Oberschenkels

sich schlaffe Granulationen. Aus seiner Öffnung entleert sich weißlich-grünliches, wäßriges, mit körnigen Käsebröckeln oder mit Flocken durchsetztes Sekret. Der Tuberkuloseeiter verdankt seine Entstehung nicht der Anwesenheit pyogener Erreger, sondern der fermentativen Wirkung zerfallener polymorphkerniger Leukocyten (EUFINGER). Die tuberkulösen Fistelgänge sind fuchsbauartig verzweigt, die Sequesterbildung ist selten. Bei der Sekundärinfektion des kalten Abscesses erfolgen der Durchbruch und die Fistelbildung schneller. Eine weitere spezifische Infektion des Knochens, die zur Fistelbildung führt, kann im Verlauf einer *typhösen* Erkrankung auftreten. Durch hämatogene Aussaat kommt es zur Ausbildung von entzündlichen Infiltraten und Abscessen im Knochen, die nach außen hin durchbrechen und zu hartnäckigen, an Tuberkulose erinnernde Fisteleiterungen führen (Abb. 114). Der typhöse Eiter ist gelb-braun bis rostfarben, bei Vorliegen

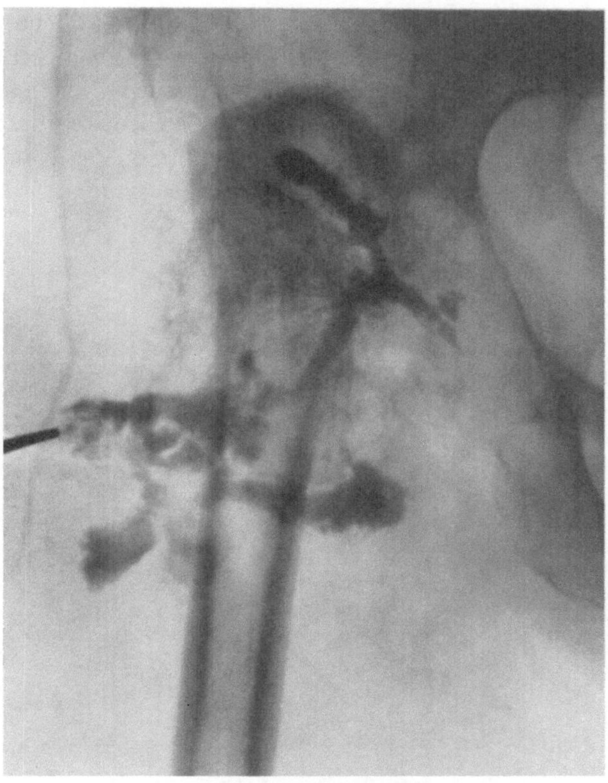

Abb. 115. M.L., 63 Jahre, Rö.-Nr. 14078/53. Fistel nach infizierter Schenkelhalsfraktur rechts. Von der Fistelöffnung an der lateralen Seite des Oberschenkels aus verläuft das Gangsystem an den Knochen und zur zweiten Öffnung in der Inguinalgegend

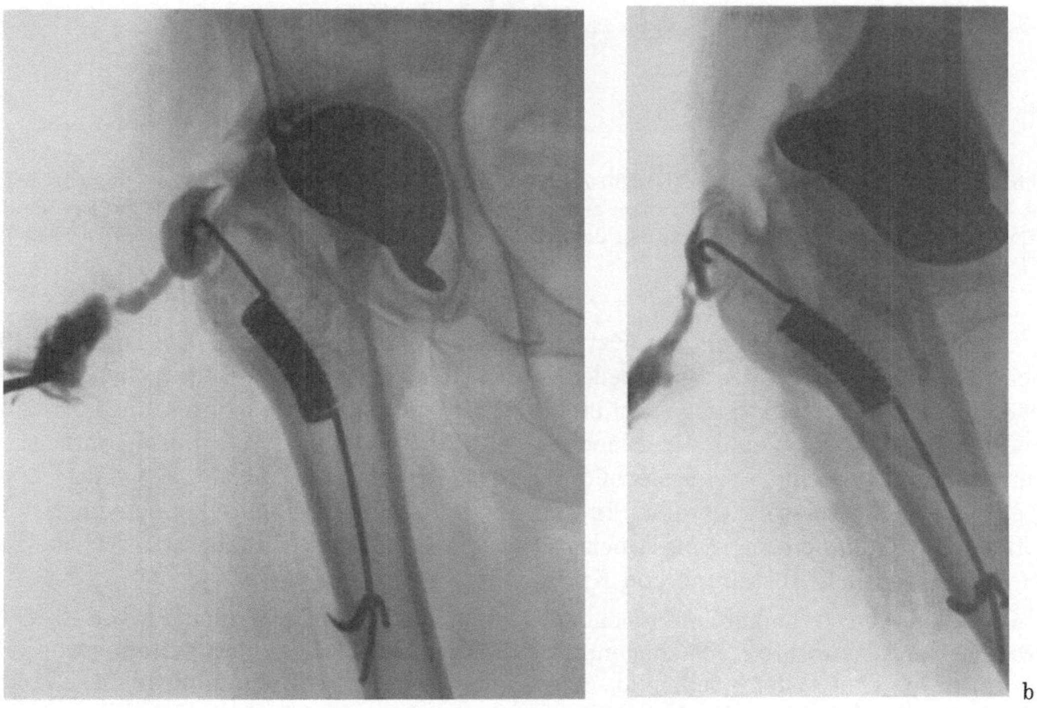

Abb. 116a u. b. Ch.A., 41 Jahre, Rö.-Nr. 15364/57. Die Fistel zieht auf den rechten Trochanter major zu und umfließt diesen an der Stelle, an der das craniale Ende der Spongiosafeder herausragt (Kappenplastik des Hüftgelenkes)

einer Mischinfektion ist er von gelblicher Farbe. Prädilektionsstellen für das Auftreten typhöser Infektionen am Skeletsystem sind in erster Linie die knöchernen und knorpeligen Anteile der Rippen, daneben bilden sich derartige Infektionen an den Diaphysen der Tibia und in seltenen Fällen an Humerus und Femur aus. Die Fistel nimmt ihren Ausgang von kleinen Granulations- und Nekroseherden. Man beobachtet kleine Totalsequester innerhalb reichlicher Granulationen, die von einer dünnen periostalen Schale umgeben sind. Die Herde können sowohl zentral als auch cortical lokalisiert sein.

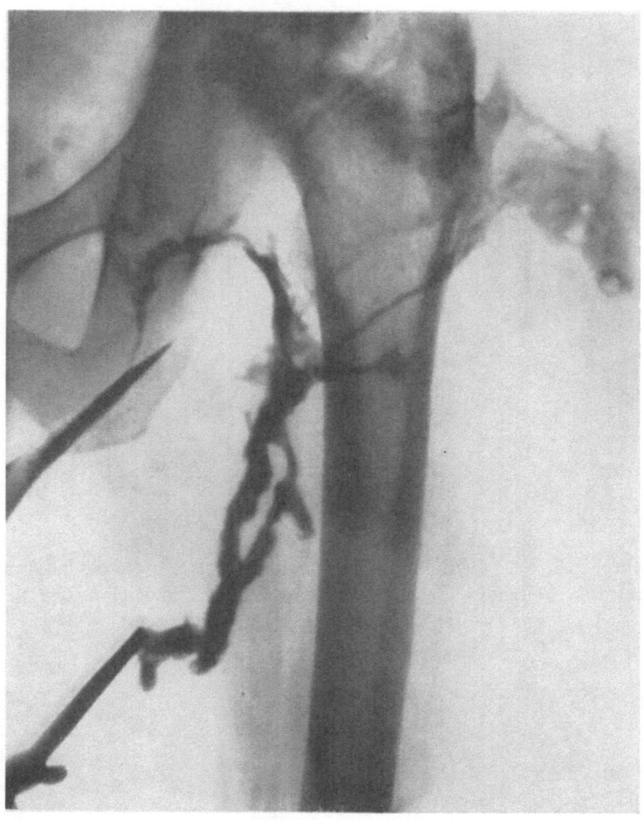

Abb. 117. O.O., 48 Jahre, Rö.-Nr. 2971/59. Zerstörung des Schenkelkopfes bei Osteomyelitis (Artikulation des Halses in der Pfanne). Das Fistelsystem an der Innenseite des Oberschenkels steht mit der zweiten Fistelöffnung in der linken Leistenbeuge und mit der dritten Fistelöffnung an der Außenseite des Oberschenkels in Verbindung

Aktinomykotische Fisteln der Extremitätenknochen sind selten. Die Infektion greift meist von den umliegenden Weichteilen auf den Knochen über und dringt in die Haversschen Kanäle ein. Langsam penetrierend schreitet die Infektion durch die Corticalis in die Spongiosa vor, so daß der Knochen schließlich von Kanälen durchbohrt ist und wurmstichig aussieht. Sequesterbildung tritt selten auf, platte Knochen können fleckweise völlig zerstört werden. Im Tertiärstadium der Syphilis können im Knochen auftretende Gummen zur Einschmelzung kommen und nach außen aufbrechen. Dabei erfolgt gelegentlich Abstoßung von Knochennekrosen.

Die von den Gelenken ausgehenden Fisteln sind fast ausschließlich auf infektiöse Prozesse zurückzuführen. Pathogenetisch können sie Folge einer perforierenden Verletzung sein, vom Gelenk selber ausgehen oder von einer Entzündung in der Nachbarschaft übergreifen. Aus der Vielzahl der möglichen traumatischen Einwirkungen seien Schußverletzungen, Rißverletzungen, Stich- und Schnittwunden sowie auch offene Knochenbrüche (Abb. 115) mit Eröffnung von Gelenken angeführt.

Im Anschluß an operative Eingriffe (Gelenkplastiken [Abb. 116a und b], Nagelung, Spananlagerungen usw.) oder Punktionen kann es ebenfalls zu infektiösen Fisteleiterungen kommen. Derartige Fisteln bilden sich im allgemeinen im präformierten Wundkanal aus. Die Infektion ist zumeist unspezifisch, Staphylokokken und Streptokokken werden am häufigsten nachgewiesen. Bei der atraumatischen Form einer Gelenkvereiterung handelt es sich entweder um eine synoviale Entstehung oder um die ossale Form. Bei der ersteren kommt es auf hämatogenem Wege zu einer Infektion der Kapsel mit anschließendem Empyem, Abszedierung und zum Durchbruch nach außen. Die ossäre Form besteht darin, daß ein in den benachbarten Knochenpartien und Weichteilen befindlicher infektiöser Prozeß (Panaritium, Phlegmone, Erysipel, Furunkel, Thrombophlebitis, Osteomyelitis) in das Gelenk einbricht und zu einer Infektion desselben führt (Abb. 117). Hämatogene oder metastatisch entstandene Vereiterungen von Gelenken können unspezifischer (Sepsis, Pneumonie, Furunkulose, Otitis media usw.) oder auch spezifischer Genese (Tuberkulose, Aktinomykose, Lues, Pocken, Bang, Typhus, Gonorrhoe) sein.

Nach WANKE und ANSCHÜTZ metastasieren bei unspezifischen Infektionen die Staphylokokken gerne in die Knochen und die Streptokokken mehr in die Gelenke. Der Häufigkeit entsprechend stehen die tuberkulösen Gelenkentzündungen mit Fistelbildung im Vordergrund des Interesses.

Die spezifischen Infektionen befallen bevorzugt bestimmte Gelenke, die aus ihnen entstehenden Fisteln brechen an Prädilektionsstellen nach außen durch.

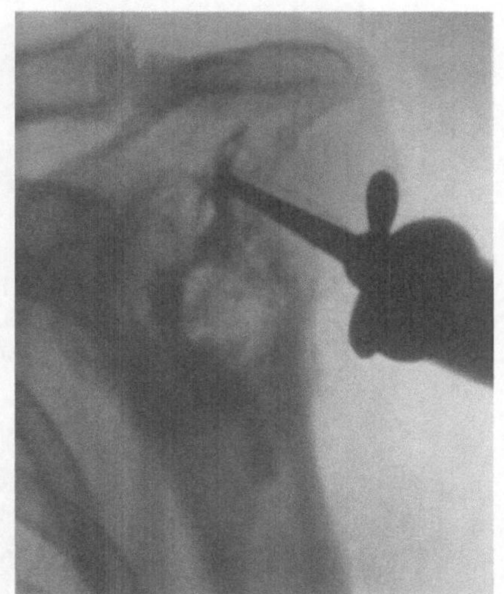

Abb. 118. E. B., 64 Jahre, Rö.-Nr. 5672/55. Gelenkfistel des linken Schultergelenkes. Zustand bei Arthritis tuberculosa mit teilweiser Ankylosierung und ausgedehnten Höhlenbildungen im linken Oberarmkopf. Die Fistelöffnung ist unterhalb des linken Acromion in der vorderen Axillarlinie gelegen. Die Fistel steht mit den beschriebenen Knochenhöhlen in Verbindung

Das *Schultergelenk* ist wegen der geringen Ausdehnung des Kapselschlauches seltener von eitrigen Infektionen befallen. Subpektoralphlegmonen bei Abscessen von Lymphknoten, Osteomyelitiden benachbarter Knochen und tiefgreifende Abscesse der Subcutis können in das Schultergelenk einbrechen und eine eitrige Infektion des Gelenkes mit anschließender Fistelbildung hervorrufen. Bei der tuberkulösen Infektion (Fungus) (Abb. 118) treten kalte Abscesse in Erscheinung, die nach außen durchbrechen und eine Fistel hinterlassen. Die äußere Mündung einer spontan entstandenen Fistel ist meist am vorderen oder hinteren Rand des Deltamuskels oder in der Axilla gelegen, Senkungsabscesse können auch weiter unten im Bereich der Brust oder des Rückens an die Oberfläche treten. Durch luetische Gummen resultiert in seltenen Fällen eine Zerstörung von Kapsel, Knorpel und Knochen, es kann dabei auch eine Fistel zurückbleiben.

Am *Ellenbogengelenk* kommt es durch Einwirkung von Traumen (Abb. 119a und b), metastatisch oder auch durch Übergreifen einer Osteomyelitis und einer Phlegmone zur Ausbildung eitriger Gelenkinfektionen unspezifischer Art. Die Tuberkulose des Ellenbogengelenks ist doppelt so häufig wie die des Schultergelenks, tritt bevorzugt bei Jugendlichen auf, führt über die exsudative, die käsig-eitrige Form zur Abszedierung und schließlich zur Entstehung typischer Fisteln (HOLLE und SONNTAG). In 53% aller Ellenbogengelenktuberkulosen finden sich Fistelbildungen. Die äußere Fistelöffnung im Gefolge eines spontan durchgebrochenen kalten Abscesses ist entweder seitlich der Tricepssehne oder aber außen am Radiusköpfchen gelegen. Ein kalter Absceß kann jedoch auch zwischen den Muskellogen nach distal fortschreiten und am Unterarm münden. Eine Fistelöffnung findet sich jedoch niemals an der Beugeseite des Ellenbogengelenkes. Fistelnde *Handgelenksentzündungen* lassen sich vielfach auf Verletzungen zurückführen, wobei es sich

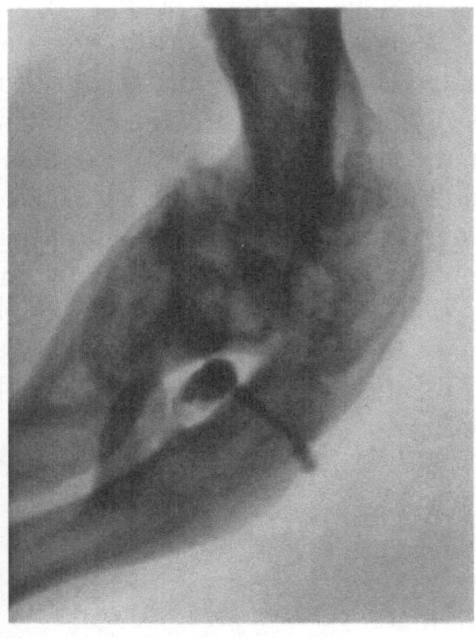

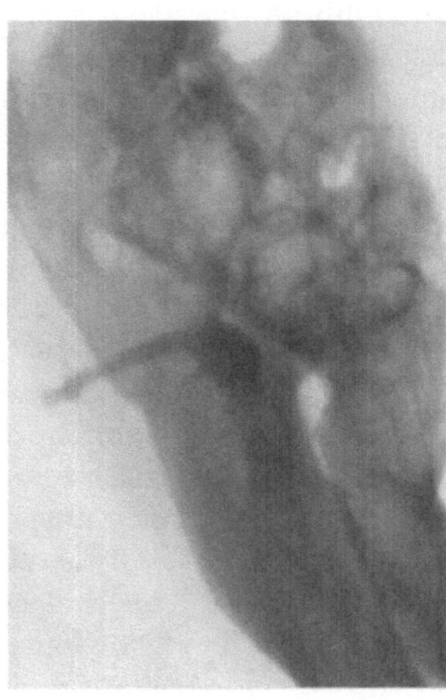

a b

Abb. 119a u. b. M.H., 48 Jahre, Rö.-Nr. 16875/58. Zustand nach Granatsplitterverletzung mit Zertrümmerung des linken Ellenbogengelenkes. Die Fistel verläuft in einen zwischen dem proximalen Ulna- und Radiusende gelegenen pflaumenkerngroßen Defekt

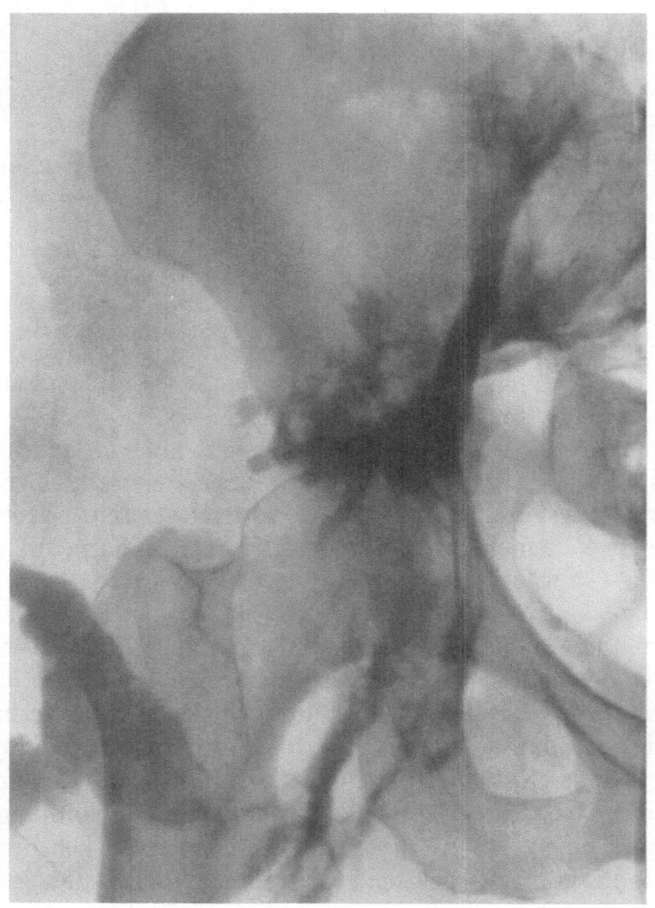

Abb. 120. H. Sch., 46 Jahre, Rö.-Nr. 7176/56. Ausgedehntes Fistelsystem, ausgehend vom rechten Sacroiliacalgelenk. Füllung von der über dem Trochanter major gelegenen Fistelöffnung

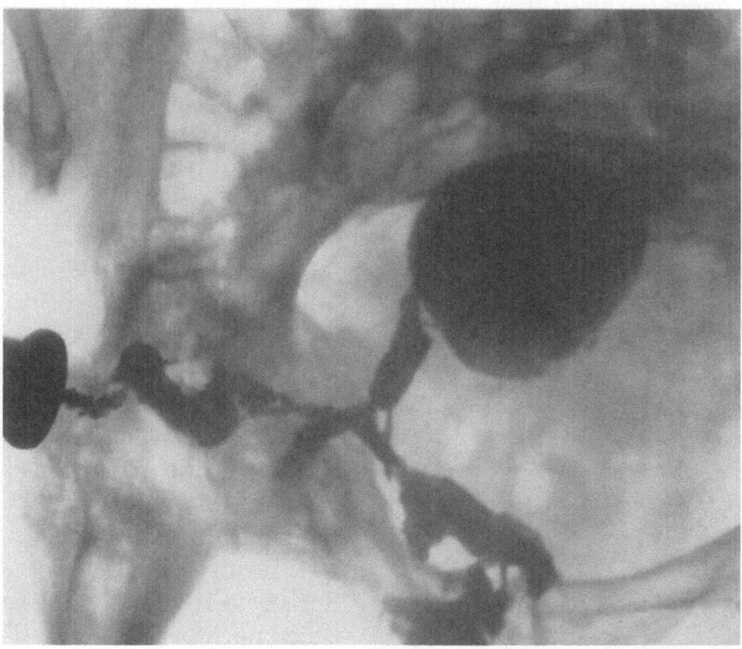

Abb. 121. K. J., 63 Jahre, Rö.-Nr. 9123/49. Seit über 50 Jahren bestehendes, ausgedehntes Fistelsystem bei rechtsseitiger Coxitis mit Verbindung zu dem Gelenk

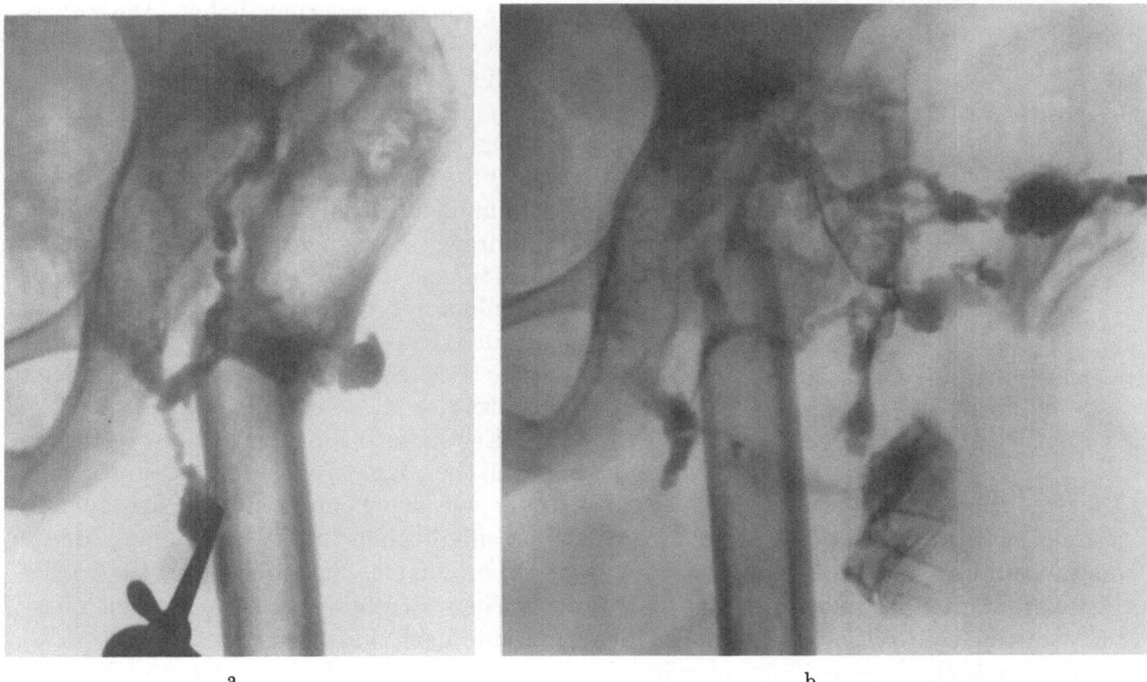

a b

Abb. 122a u. b. M. M., 49 Jahre, Rö.-Nr. 262/53. Tuberkulöse Gelenkfistel bei Coxitis links. Die verschiedenen Fistelöffnungen stehen untereinander in Verbindung. Ein bleistiftdicker Fistelgang zieht direkt in das Gelenk hinein und füllt hier eine etwa haselnußgroße Höhle auf

meist um unspezifische Infektionen handelt. Die Tuberkulose der Hand- und Fingergelenke ist selten, sie kann von Knochen und Sehnenscheiden auf die Gelenke übergreifen und so zu kommunizierenden Fistelbildungen führen; bei Knochenherden wurde auch eine Sequestrierung beobachtet.

Von den *Sacroiliacalgelenken* ausgehende spezifische oder unspezifische Fisteln bestehen häufig aus einem ausgedehnten Gangsystem, das schließlich seinen Verlauf nach caudal nimmt und in der Leistenbeuge oder am Oberschenkel mündet (Abb. 120).

Beim Säugling und Jugendlichen findet sich häufig eine *Hüftgelenksentzündung*, die meist von einem Schenkelkopfherd übergreift. Die metastatische Form der Hüftgelenksentzündung entsteht bei den betroffenen Säuglingen ausgehend von einer Nabelinfektion, Mittelohreiterung oder im Verlauf einer Sepsis. Auch Infektionskrankheiten wie Masern, Diphtherie und Pocken können das Bild hervorrufen.

Der bei der Coxitis purulenta (Abb. 121) abgesonderte Eiter bricht durch die Kapsel, ergießt sich in die Weichteile, folgt als Senkungsabsceß den Muskelsepten und wird mit einer Fistelöffnung in der Adductoren- oder Glutäalgegend sichtbar. Primäre Ursprungsorte einer fortgeleitet entstehenden Coxitis sind beim Erwachsenen auch umgebende Phlegmonen, osteomyelitische Herde im Bereich der Beckenknochen und infizierte Inguinallymphknoten. Schließlich seien noch perforierende Traumen erwähnt. Die Coxitis tuberculosa (Abb. 122a und b) ist eine relativ häufige Erkrankung, ein Drittel aller tuberkulösen Arthritiden entfallen auf die Hüftgelenke. Bei Kindern ist dieser Anteil wesentlich höher. Die tuberkulöse Gelenkentzündung führt außerordentlich häufig zu hartnäckigen Fistelbildungen (über 50% der Erkrankungsfälle).

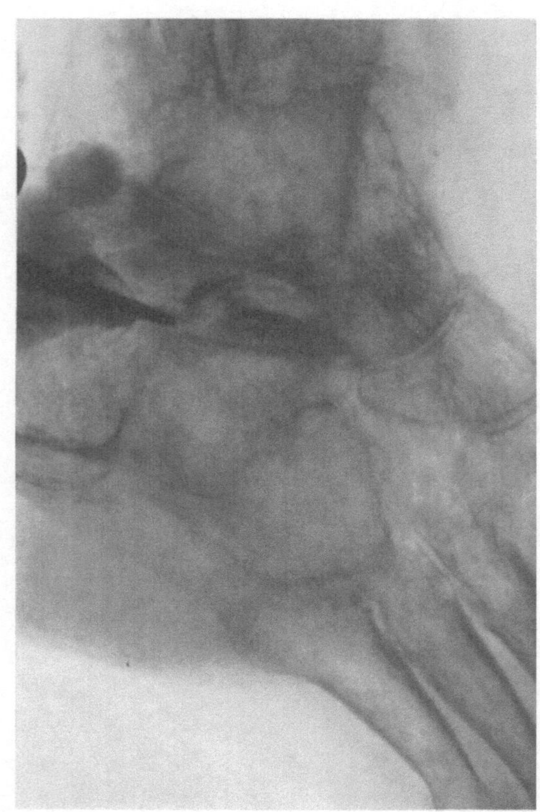

Abb. 123. E.R., 51 Jahre, Rö.-Nr. 14205/57. Knochenfistel nach Sprunggelenksarthrodese rechts. Darstellung einer Restfistel nach Entfernung zur Versteifung eingelegter Knochenspäne

Die Ursache der Entstehung einer *Kniegelenksfistel* ist in erster Linie auf Verletzungen und tuberkulöse Infektionen zurückzuführen. Bezüglich der unspezifischen Infektionen treffen die bei den anderen Gelenken erörterten Gesichtspunkte auch auf das Kniegelenk zu. Die Tuberkulose dieses Gelenkes ist neben der im Hüftgelenk lokalisierten die am häufigsten auftretende. Bei Erwachsenen liegt meist die synoviale Form, bei Kindern die ossale Form vor. Die Infektion bricht entweder von der Tibia oder von den Femurkondylen aus oder in seltenen Fällen von der Patella und dem Wadenbeinköpfchen in das Gelenk ein. Abszedierung und Fistelbildung sind meist im zweiten Verlaufsjahr zu beobachten. Die äußere Fistelöffnung ist lateral oder medial vom Knie gelegen. Senkungsabscesse brechen meist im Wadenbereich zwischen den langen Beugemuskeln nach dorsal zu durch.

Unspezifische eitrige Entzündungen der *Fußgelenke* sind auf Empyeme und Kapselphlegmonen zurückzuführen (Abb. 123). Der Durchbruch des Eiters erfolgt an den sich vorwölbenden Abschnitten der Gelenkkapsel. Die äußere Öffnung findet sich häufig vorn beiderseits der Strecksehnen und seltener hinten neben der Achillessehne.

Abschließend seien noch die durch eine Gicht entstehenden Fistelbildungen erwähnt. Die Arthritis urica manifestiert sich hauptsächlich in den kleinen Gelenken der Finger und Zehen sowie im Grundgelenk von Daumen und Großzehen. Durch Einschmelzung der Gichtknoten in Verbindung mit entzündlichen Prozessen der Umgebung kommt es zur Perforation nach außen. Das längere Bestehen einer solchen Fistel wird durch eine Sekundärinfektion begünstigt.

Literatur

D'ALLAINES, F.: Die chirurgische Behandlung des Rektumcarcinoms. (Herausgegeben und übersetzt von THEO HOFFMANN.) Leipzig: Johann Ambrosius Barth 1956.

ANDEL: Zit. nach F. HENKE u. O. LUBARSCH, Handbuch der speziellen pathologischen Anatomie und Histologie, Bd. 4/3, S. 603. Berlin: Springer 1929.

ANGERMANN, F. K.: Verletzungen des Ductus thoracicus. Diss. Kiel 1932.

ANSCHÜTZ, W., u. R. WANKE: Chirurgie der Knochen. In: WULLSTEIN u. WILLMS, Lehrbuch der Chirurgie. Jena: Gustav Fischer 1956.

ARNDT, H. J.: Die aktinomykotischen Veränderungen der Lunge und des Brustfells und das Verhalten der Lunge und des Brustfells bei Aktinomykose. In: Handbuch der speziellen pathologischen Anatomie und Histologie, Bd. 3/3, 397. Berlin: Springer 1931.

ASCHERSON, F. M.: De fistulis colli congenitis. Berlin 1832.

BECK, E. G.: Eine neue Methode zur Diagnose und Behandlung von Fistelgängen. Zbl. Chir. **35**, 555—557 (1908).

BEITZKE, H., u. SCHLESINGER: Zit. nach E. DERRA, Handbuch der Thoraxchirurgie. Berlin-Göttingen-Heidelberg: Springer 1958.

BETZ, W., u. H. FISCHER: Zit. nach H. DENKER u. O. KAHLER, Handbuch der Hals-, Nasen- und Ohrenheilkunde, Bd. 6, S. 153. Berlin: Springer 1926.

BISHOP, B. W. F.: A case of retained urethral catheter with fistula of the urethra. S. Afr. med. J. **27**, 936—937 (1953).

BOEMINGHAUS, H.: Urologie. München: Werkverlag Dr. E. Banaschewski 1960.

BOENNINGHAUS, H. G.: Über mediane Epidermoidfisteln und -cysten der Nase. Z. Laryng. Rhinol. **34**, 800 (1955).

BRAMANN, F.: Über die Dermoide der Nase. Langenbecks Arch. klin. Chir. **40**, 100—136 (1890).

CELSUS, A. C.: Aurelii Cor. Celsi de re medica libri VIII lucduni. Apud Joan Tornaesium u. Getelmann, Gazeium 1554.

DEHLER, A.: Beitrag zur Kenntnis der sog. tiefen Atheromcysten am Hals. Bruns' Beitr. klin. Chir. **20**, 545—553 (1898).

DENKER, H., u. O. KAHLER: Handbuch der Hals-, Nasen- und Ohrenheilkunde, Bd. 6. Berlin: Springer 1926.

DUKES, C. E.: Zit. nach F. STELZNER. Die anorectalen Fisteln. Berlin-Göttingen-Heidelberg: Springer 1959.

EDINGTON, G. H.: Wound of the thoracic duct in the removal of tuberculous cervical glands. Glasg. med. J. **95**, 398—401 (1921).

EUFINGER, H.: Wunde, Wundkrankheiten, Chirurgische Infektionen, Parasitäre Erkrankungen. Klin. Chir. Praxis, Bd. 1 (Sonderdruck). S. 1—154. Stuttgart: Georg Thieme 1961.

FRAENKEL, A. G.: Über die Verletzungen des Ductus thoracicus. Med. Mysl' **3**, 26—31 (1924) [Russisch].

FRITSCH, K.: Zit. nach O. DYES, Kontrastfüllung von Fistelgängen. Chirurg **3**, 18—25 (1931).

GOHRBRANDT, E., u. E. v. REDWITZ: Lehrbuch der Chirurgie. Jena: Gustav Fischer 1956.

GOLDFLAM, S.: Ein Fall von angeborenen Fisteln der Unterlippe. Münch. med. Wschr. **54**, 74—75 (1907).

GRÄSSNER: Zit. nach H. BEITZKE, Die Aktinomykose des Knochens. Diss., Hamburg 1929.

GRAF, K.: Über mediane Nasenfisteln. Pract. oto-rhino-laryng. (Basel) **10**, 382—390 (1948).

GRAFF, H.: Beitrag zum diagnostischen Wert der Röntgenstrahlen. Fortschr. Röntgenstr. **1**, 229 (1897).

GROB, M.: Lehrbuch der Kinderchirurgie. Stuttgart: Georg Thieme 1957.

GROTTING, K. J.: Sinus, tracts near the midline of the face. Amer. J. Surg. **92**, 937—940 (1956).

GRUNERT, C.: Zur Entstehung der Fistula auris und auriculae congenita. Arch. Ohr.-, Nas.- u. Kehlk.-Heilk. **45**, 10—17 (1898).

GULLMO, Å.: Simple instrument for urethrocytography and fistulagraphy in adults and children. Acta radiol. (Stockh.) **45**, 473—478 (1956).

HAFTER, E.: Praktische Gastro-Enterologie. Stuttgart: Georg Thieme 1956.

HAMMAR, J. A.: Ein beachtenswerter Fall von kongenitaler Halskiemenfistel nebst einer Übersicht über die in der normalen Ontogenese des Menschen existierenden Verbindungen solcher Mißbildungen. Beitr. path. Anat. **36** (1904).

HEBER, H.: Die äußere Speichelfistel. Zweckmäßige konservative und operative Behandlungswege. Bruns' Beitr. klin. Chir. **178**, 379—386 (1949).

HELLER, H. J.: Heilung einer Verletzung des Ductus thoracicus. Zbl. Chir. **59**, 1179—1180 (1932).

HEUCK, F., u. G. MOLLOWITZ: Beitrag zur Darstellung und Behandlung von Fisteln. Medizinische **1952**, 1224—1227.

HILDEBRANDT, H.: Zit. nach HENKE-LUBARSCH, Handbuch der speziellen pathologischen Anatomie und Histologie, Bd. 4/3, S. 603. Berlin: Springer 1929.

HILGENRAINER, H.: Entzündung und Gangrän des Meckelschen Divertikels. Bruns' Beitr. klin. Chir. **40**, 99—135 (1903).

HIMMELMANN, W.: Zit. nach A. KALLENBERG u. K. MOHR, Darstellung von Fisteln und Perforationen mit einer wäßrig suspendierten mikrokristallinen Kontrastsubstanz. Röntgen-Bl. **11**, 161—169 (1958).

HIPPOKRATES: Zit. nach R. MEYER, Von den Zähnen ausgehende Hautfisteln und ihre Erkennung. Z. Haut- u. Geschl.-Kr. **12**, 1—10 (1952).

HIS, W.: Zit. nach O. R. HYNDMAN and G. LIGHT: The branchial apparatus. Arch. Surg. **19**, 410—452 (1929).

HOLLE, F., u. E. SONNTAG: Grundriß der gesamten Chirurgie. Berlin-Göttingen-Heidelberg: Springer 1960.

HOLZKNECHT, G., E. LILIENFELD u. F. PORDES: Zit. nach O. DYES, Kontrastfüllung von Fistelgängen. Chirurg 3, 18—25 (1931).
HUNCZOWSKI: Zit. nach G. LOEBEL, Angeborene Cysten und Fisteln im Kopf-Hals-Bereich. Z. Laryng. Rhinol. 32, 118—126 (1953).
JANKER, R.: Zit. nach R. WAHL, Über unsere Erfahrungen bei der röntgenologischen Darstellung von Fisteln. Zbl. Chir. 58, 543—547 (1931).
KALLENBERG, A., u. K. MOHR: Darstellung von Fisteln und Perforationen mit einer wäßrig suspendierten mirkokristallinen Kontrastsubstanz. Röntgen-Bl. 11, 161—169 (1958).
KALMOS, FR.: Zit. nach A. KALLENBERG u. K. MOHR, Darstellung von Fisteln und Perforationen mit einer wäßrig suspendierten mikrokristallinen Kontrastsubstanz. Röntgen-Bl. 11, 161—169 (1958).
KILLIAN, H.: Die Chirurgie des Mediastinums und des Ductus thoracicus. Leipzig: Georg Thieme 1940.
KLEINSCHMIDT, P.: Verletzung des Ductus thoracicus bei Phrenikusexairese. Zbl. Chir. 54, 795—796 (1927).
KÖNIG, E.: Zur Behandlung der Mastdarmfistel. Chirurg 4, 216—219 (1950).
KÖNIG, W. F.: Zur Kenntnis der kongenitalen Ohr-Halsfisteln. HNO (Berl.) 6, 137—139 (1957).
KONSTANECKI, K. v., u. A. v. MILECKI: Die angeborene Kiemenfistel des Menschen. Ihre anatomische Bedeutung und ihr Verhältnis zu verwandten branchiogenen Mißbildungen. Virchows Arch. path. Anat. 120, 385—436 (1890).
KRUPIEKA, H.: Behandlung der Hautaktinomykose. Rozhl. Chir. Gynaek. 20, 692 (1941).
LANDOIS, L.: Zit. nach H. J. LAUBER, Zur Behandlung der Bronchusfistel. Chirurg 17/18, 642—644 (1947).
LEB, A.: Lungenembolie nach Fistelfüllung mit Beckscher Wismutpaste. Bruns' Beitr. klin. Chir. 128, 515—520 (1923).
LEMKE, G.: Über Fisteln der Lippen einschließlich der Mundwinkel. Sonderdruck aus Derm. Wschr. 140, 1085—1089 (1959).
LIEBLEIN, V.: Die Geschwüre des Magen-Darmkanals. Dtsch. Chir. Billroth-Lücke 46c, 1—359 (1905).
MACDONALD: Gastric fistula caused by hydatic cyst. Aust. med. Gaz. S. 348 (1898).
MANDL, F.: Zit. nach A. KALLENBERG u. K. MOHR, Darstellung von Fisteln und Perforationen mit einer wäßrig suspendierten mikrokristallinen Kontrastsubstanz. Röntgen-Bl. 11, 161—169 (1958).
MATHIS, H.: Zit. nach H. WEYERS, Über angeborene Unterlippenfisteln und ihre Beziehungen zu Oberkieferspaltungen. Arch. Kinderheilk. 138, 30—34 (1950).
—, u. R. TRETTER: Die sog. angeborenen Unterlippenfisteln. Dtsch. zahnärztl. Z. 2, 781—788 (1947).
MEHL, W.: Aktinomykose der Haut in der individualpathologischen Betrachtung. Dtsch. med. Wschr. 74, 706 (1949).
MEIER, K. E.: Eine seltene Komplikation. Festschr. Rozanov 1934, S. 273—275 [Russisch].
MELCHIOR, E., u. WILIMOVSKI: Zit. nach O. DYES, Kontrastfüllung von Fistelgängen. Chirurg 3, 18—25 (1931).
MEYER, H.: Congenitale Cysten und Fisteln des Halses. Zbl. Chir. 59, 2971 (1932).
MEYER, R.: Von den Zähnen ausgehende Hautfisteln und ihre Erkennung. Z. Haut- u. Geschl.-Kr. 13, 1—10 (1952).
MIDDELDORPF, A. T.: De fistulis ventriculi externis et chirurgica earum sanatione. Vratislaviae 1859.
MÜLLER, J., u. F. GÄRTNER: Ein kurzer Beitrag zu dem Thema: Angeborene Unterlippenfisteln. Dtsch. zahnärztl. Z. 6, 1260—1262 (1951).
NASAROW, W. M.: Über die Verletzungen des Ductus thoracicus bei Operationen in der ersten Supraclavicularregion. Zbl. Chir. 40, 1020 (1913).
NEUGEBAUER, G.: Über Harnröhrensteine. Dtsch. med. Wschr. 46, 546 (1920).
NYLANDER, P. E. A.: Über die Genese der kongenitalen lateralen Halsfisteln und -cysten. Dtsch. Z. Chir. 215, 139—145 (1929).
OTTOW, B.: Blasen-Bauchdeckenfistel mit Nekrose des Schambeins infolge einer Röntgenverbrennung. Zbl. ges. Gynäk. 51, 2936—2943 (1927).
PAAS, H. R.: Zit. nach A. KALLENBERG u. K. MOHR, Darstellung von Fisteln und Perforationen mit einer wäßrig suspendierten mikrokristallinen Kontrastsubstanz. Röntgen-Bl. 11, 161—169 (1958).
PANEK: Zit. nach A. KALLENBERG u. K. MOHR, Darstellung von Fisteln und Perforationen mit einer wäßrig suspendierten mikrokristallinen Kontrastsubstanz. Röntgen-Bl. 11, 161—169 (1958).
PIZZOGLIO, E.: Zit. nach A. KALLENBERG u. K. MOHR, Darstellung von Fisteln und Perforationen mit einer wäßrig suspendierten mikrokristallinen Kontrastsubstanz. Röntgen-Bl. 11, 161—169 (1958).
POKORNY, L.: Verbesserung der Technik bei der Fistelfüllung mittels Bariumstäbchen. Fortschr. Röntgenstr. 36, 720 (1927).
REICH, A.: Über Vergiftungen durch Becksche Wismutpastenbehandlung. Bruns' Beitr. klin. Chir. 65, 184—217 (1909).
SAUERBRUCH, F.: Zit. nach BIER, BRAUN, KÜMMEL, Chirurgische Operationslehre, Bd. II, S. 565. Leipzig: Johann Ambrosius Barth 1919.
— Die Chirurgie der Brustorgane, 2. Aufl., Bd. 1. Berlin: Springer 1920.
SCHMIDT, G., u. H. SPÄNGLER: Beitrag zur Kenntnis sog. branchiogener Cysten und Fisteln. Langenbecks Arch. klin. Chir. 280, 609—622 (1955).
SCHNEIDRZIK, W. E. J.: Lungen- und Ösophagusresektionen. Jena: Gustav Fischer 1950.

SCHRÖDER, W.: Über Schußosteomyelitis. Chirurg **26**, 548—551 (1955).

SCHWAIGER, M.: In: H. HELLNER, R. NISSEN u. K. VOSSSCHULTE, Lehrbuch der Chirurgie, S. 359—390. Stuttgart: Georg Thieme 1962.

SGALITZER, M.: Über den röntgenologischen Nachweis nicht-schattengebender Fremdkörper in Empyemhöhlen. Fortschr. Röntgenstr. **28**, 332 (1921/22).

— Zur diagnostischen Bedeutung von Fistelfüllungen. Fortschr. Röntgenstr. **41**, 748—755 (1930a).

— Erfahrungen mit der Röntgenbehandlung von Liquorfisteln. Wien. med. Wschr. **80**, 1195—1197 (1930b).

SHACKELFORD, R. T., and W. B. MARBURY jr.: Left hepatic lobectomy for external biliary fistula. Ann. Surg. **144**, 245—251 (1956).

SHIOTA, H.: Beitrag zur Kenntnis der menschlichen Aktinomykose. Dtsch. Z. Chir. **101**, 299 (1909).

SICARD, and J. FORESTIER: Iodized oil as contrast medium in roentgenology. Bull. Soc. méd. Hop Paris **46**, 463 (1922).

SIMON, R., R. FONTAINE et E. STULZ: Les fistules et les cystes congénitaux de la région latérales du cou. A propos de trois cas personnels. Arch. franço-belg. Chir. **28**, 203—258 (1925).

SMITH, J. B.: Obstructet submaxillary salivary adenitis caused by foreign body. Report of case. J. oral. Surg. **7**, 78—80 (1949).

SORRENTINO, G.: Di un nuova casa di actinomycosi della pella Policlinico. Sez. pract. (Roma) **37**, 12 (1926).

SPRINGORUM, P. W.: Die Behandlung osteomyelitischer Knochenhöhlen. Dtsch. med. Wschr. **74**, 360—362 (1949).

STELZNER, F.: Die anorectalen Fisteln, Bd. VIII, 257 S., 156 Abb. Berlin-Göttingen-Heidelberg: Springer 1959.

STIEDA, A.: Die angeborenen Fisteln der Unterlippe und ihre Entstehung. Langenbecks Arch. klin. Chir. **79**, 293—322 (1908).

SULTAN, G.: Zur Kenntnis der Halsfisteln und -Cysten. Dtsch. Z. Chir. **48**, 113—155 (1898).

TESCHENDORF, W.: Zit. nach O. DYES, Kontrastfüllung von Fistelgängen. Chirurg **3**, 18—25 (1931).

TRAUT, E. F.: Spontaneous fistulas in lymphogranulomatosis. J. Amer. med. Ass. **88**, 1386—1387 (1927).

VIRCHOW, R.: Zit. nach H. DENKER u. O. KAHLER, Handbuch der Hals-, Nasen- und Ohrenheilkunde. Berlin: Springer 1925/29.

VOSSSCHULTE, K.: In: Lehrbuch der Chirurgie (Hrsg. H. HELLNER, R. NISSEN u. K. VOSSSCHULTE, S. 433—484. Stuttgart: Georg Thieme 1958.

WANKE, R.: Endokrine Organe. In: HELLNER, NISSEN u. VOSSSCHULTE, Lehrbuch der Chirurgie, 2. verb. Aufl. Stuttgart: Georg Thieme 1958.

WEHNER, E.: Beitrag zur Klinik und Operation der prostatischen Harnröhrensteine und ein Fall von Spontanperforation eines Riesenharnröhrensteines. Z. urol. Chir. **10**, 204 (1922).

WENGLOWSKI, R.: Über die Halsfisteln und cysten. Langenbecks Arch. klin. Chir. **98**, 151—208 (1912); **100**, 789—892 (1913).

WEYERS, H.: Über angeborene Unterlippenfisteln und ihre Beziehungen zu Oberkieferspaltungen. Arch. Kinderheilk. **138**, 30—34 (1949).

WIESINGER, A.: Über akute Darmwandbrüche der Linea alba und der vorderen Bauchwand mit Ausgang in Gangrän. Dtsch. Z. Chir. **67**, 83—91 (1903).

WIESINGER, A.: Zit. nach H. HILGENREINER, Entzündung und Gangrän des Meckelschen Divertikels. Bruns' Beitr. klin. Chir. **40**, 99—135 (1903).

WINTERNITZ, R.: Zit. nach O. DYES, Kontrastfüllung von Fistelgängen. Chirurg **3**, 18—25 (1931).

ZESAS, D. G.: Die operativ entstandenen Verletzungen des Ductus thoracicus. Ihre Bedeutung — ihre Behandlung. Dtsch. Z. Chir. **113**, 197—218 (1912).

— Die nicht operativ entstandenen Verletzungen des Ductus thoracicus. Dtsch. Z. Chir. **115**, 49—62 (1912).

Namenverzeichnis — Author Index

Die *kursiv* gedruckten Seitenzahlen beziehen sich auf die Literatur

Page numbers in *italics* refer to the bibliography

Sachverzeichnis

(Deutsch-Englisch)

Bei gleicher Schreibweise in beiden Sprachen sind die Stichwörter nur einmal aufgeführt

Subject Index

(English-German)

Where English and German spelling of a word is identical, the German version is omitted